Aging and Heart Failure

老年与心力衰竭
——机制和管理

Aging and Heart Failure

老年与心力衰竭
——机制和管理

原　　著　Bodh I. Jugdutt

主　　译　胡大一

副 主 译　刘力松

译者名单　（按姓名汉语拼音排序）

白书玲（北京和睦家医院）　　　　　刘力松（北京和睦家医院）

范振兴（首都医科大学宣武医院）　　吕妍坤（河北省人民医院）

胡大一（北京大学人民医院　北京　　任文林（北京市垂杨柳医院）
　　　　和睦家医院）　　　　　　　万昕红（北京和睦家医院）

胡少东（首都医科大学宣武医院）　　王长远（首都医科大学宣武医院）

焦振宇（北京朝阳医院）　　　　　　王　雷（北京友谊医院）

金钟一（北京和睦家康复医院）　　　杨　伟（首都医科大学宣武医院）

李碧汐（首都医科大学宣武医院）　　张　涛（北京华信医院）

李树仁（河北省人民医院）　　　　　周亚群（首都医科大学宣武医院）

刘东霞（河北省人民医院）

北京大学医学出版社

LAONIAN YU XINLISHUAIJIE——JIZHI HE GUANLI

图书在版编目（CIP）数据

老年与心力衰竭：机制和管理/（加）扎格杜特
（Jugdutt，B. I.）原著；胡大一主译. —北京：北京大
学医学出版社，2015.8
书名原文：Aging and Heart Failure
ISBN 978-7-5659-1139-2

Ⅰ. ①老⋯ Ⅱ. ①扎⋯ ②胡⋯ Ⅲ. ①老年人—心力
衰竭—诊疗 Ⅳ. ①R541.6

中国版本图书馆 CIP 数据核字（2015）第 129751 号

北京市版权局著作权合同登记号：图字：01-2015-1531

Translation from English language edition：
Aging and Heart Failure
by Bodh I. Jugdutt
Copyright © 2014 Springer New York
Springer New York is a part of Springer Science＋Business Media
All Rights Reserved

Simplified Chinese translation Copyright © 2015 by Peking University Medical Press.
All Rights Reserved.

老年与心力衰竭——机制和管理

主　　译：胡大一
出版发行：北京大学医学出版社
地　　址：（100191）北京市海淀区学院路 38 号　北京大学医学部院内
电　　话：发行部 010-82802230；图书邮购 010-82802495
网　　址：http://www.pumpress.com.cn
E - mail：booksale@bjmu.edu.cn
印　　刷：北京佳信达欣艺术印刷有限公司
经　　销：新华书店
责任编辑：高　瑾　黄　越　　责任校对：金彤文　　责任印制：李　啸
开　　本：889mm×1194mm　1/16　印张：23.75　彩插：5　字数：695 千字
版　　次：2015 年 8 月第 1 版　2015 年 8 月第 1 次印刷
书　　号：ISBN 978-7-5659-1139-2
定　　价：158.00 元

版权所有，违者必究
（凡属质量问题请与本社发行部联系退换）

译者前言

心力衰竭是各种心血管疾病的终末期表现，发病患病率高，死亡率高，曾是预后仅次于肺癌、远差于其他癌症的严重威胁人类健康与生命的疾病。患者需反复住院、消耗大量医疗卫生资源，故而心力衰竭是本世纪心血管疾病防控最严峻的挑战。

老年人群是心力衰竭的高发人群，老龄与心力衰竭是最需关注的医学与社会话题。近 30 年来针对阻断或拮抗神经内分泌系统——肾素-血管紧张素-醛固酮和交感神经系统的一系列临床试验，获得了重大突破性进展。但这些研究入组的老年，尤其是高龄老年患者很少。目前，对老年心力衰竭治疗的指南或共识多是基于非老年人群临床研究结果的外推。同时，在老年人群十分多见的左心室射血分数保留心力衰竭或舒张功能衰竭的临床干预手段十分有限，至今没有可改善预后的治疗药物。对于老年人群常遇到的右心衰竭的研究亦甚少。

《老年与心力衰竭》是一部高水平的系统性学术著作。本书分为前后两大部分，前一部分，即一至二十章，重点讨论老年与心力衰竭的临床问题，后一部分，包括二十一至三十二章，主要讨论老年与心力衰竭的分子机制。

作者特别强调了康复与慢病管理对老年心力衰竭患者治疗的重要意义。这与我近年来奔走呼吁并身体力行，努力推广的对心血管疾病患者全面全程进行 5 个处方的管理，服务与关爱并存模式高度一致，我国目前碎片式医疗服务模式和断裂的医疗服务链面对快速人口老龄化与心力衰竭的高发显得苍白无力。很像"只卖汽车，不办 4S 店"。心力衰竭恶化住院，症状缓解出院就"放羊了"，消极等待心力衰竭再次恶化加重，即使患者接受高成本的心室同步化起搏与植入式自动复律除颤器的治疗，也匮乏术后的系统随访。我们面对的老年心力衰竭的挑战，不缺药物与技术，迫切需要改变机制，探讨管理服务模式，把预防、康复融入医养结合的老年人群的慢病管理。

我要特别强调，本书作者也十分强调的是，心力衰竭是可以预防的疾病。本书谈的是人生的最后阶段的疾病终末期的问题，我们应从青少年做好源头的预防，从小培养健康文明的生活方式与行为；有效控制高血压、糖尿病、血脂异常、肥胖与吸烟这些心血管病的危险因素；此外，时间就是心肌，时间就是生命，及早、充分、持续开通心肌梗死相关的冠状动脉血管闭塞，做好心肌梗死后的康复与二级预防，不但预防动脉粥样硬化和心肌梗死，而且充分用好拮抗交感神经与肾素-血管紧张素-醛固酮药物，预防式拮抗左心室重构，控制好一条条防线。

趋利性的医疗模式促使把有限的医疗卫生资源用在获取经济效益好而快的技术上，我国对心力衰竭的重视与投入非常不足，医学不能急功近利，喜新厌旧，嫌贫爱富。心力衰竭在农村与贫困地区老年人群中的问题更为严重。

我与在北京和睦家医院心脏中心和心脏康复中心的中青年医生们（部分为兼职多点执业）共同翻译出版这本《老年与心力衰竭》的学术著作，希望对推动这一领域的研究创新与临床实践规范化起到一些促进和推动作用。

审读到我的这些中青年医生同事们翻译的书稿，令我激动的是，这是我主译的多部学术著作中译文质量最好的。不仅在科学上严谨，而且中文流畅，极少有硬译的痕迹。我感谢这些中青年医生，尤其感谢刘力松医生接受组织翻译任务后努力做好翻译的组织工作，按时高质量完成翻译工作。

我也十分愉快再次与北京大学医学出版社合作，从选题策划到出版，高瑾女士付出了辛勤劳动。

我们衷心感谢诺华制药有限公司对本书出版给

予的大力支持，也期待在心力衰竭治疗的新药研发的新征程上，与诺华制药有限公司有更多富有成效的合作。

译文中不当或错误之处，请广大读者指正。

中华预防医学会副会长
国际欧亚科学院院士
世界心脏联盟理事
中国心脏联盟主任
胡大一
2015.8.1

本书献给：

Catherine Elizabeth Jugdutt（1947—2012）

作为妻子和朋友在无数试验与困境中无私地支持我，用一生追逐知识与真理以推动心血管健康事业的发展并使人类受益。

和

Dr. Myron L. Weisfeldt

作为我在约翰·霍普金斯医院的领导与导师，给我以灵感与激励，使我不断进行研究以寻求知识和真理并肩负起"老年与心力衰竭"事业。

原著者导师简介

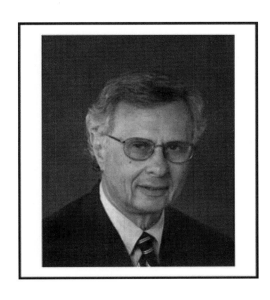

Myron Weisfeldt 博士毕业于约翰·霍普金斯医学院，在哥伦比亚长老会医院和美国国立卫生研究院的国家老龄研究所完成了博士后训练，在麻省总医院取得心脏科专科医师（fellow）资格。在霍普金斯大学担任教职后不久，他被任命为美国心脏协会的委员。

伴随老化的心脏功能是他的研究领域之一。他与 James Weiss 共同发现作为时间常数的等容压力的下降是左心室松弛的独立指标，之前使用的心肌松弛时间常数（Tau）是反映心室松弛功能的金指标。他的研究兴趣还涉及急性心肌梗死的治疗。他是确立组织型纤维蛋白溶酶原激活剂（tPA）在急性心肌梗死临床治疗中的价值的首篇论文的主要作者；另外，他还是阐述成功在人体植入除颤器的首篇论文的主要作者。对他而言，最大的成就可能还是

发现了心肺复苏（CPR）过程中血液循环的机制。CRP 过程中血液循环的主要机制是人体胸腔内压力的升高，而并非是直接按压心脏的结果。他目前是复苏终点研究的领头人，这项研究由（美国）国家心、肺和血液研究所，国防部和加拿大卫生机构资助，在 10 个主要城市和地区建立国际急救医疗服务网络系统。这是首个努力提高心搏骤停患者生存的大规模临床试验。

从 1975 年至 1991 年他担任约翰·霍普金斯医院心脏科主任。

1991 年至 2001 年，他是纽约哥伦比亚教会医院医疗主席和塞缪尔·巴德医学教授。自 2001 年开始，他是约翰·霍普金斯医院的医疗主席和"威廉·奥斯勒（现代医学之父）"教授。

1992 年 Weisfeldt 博士荣获美国心脏协会优秀奖及 1998 年的美国心脏协会金心脏奖。2001 年他获迪金森·理查兹心肺委员会奖和重症医学奖；2004 年获詹姆斯·b·赫里克临床心脏委员会奖。2003 年他被美国心脏协会推举为"心肺复苏研究的杰出领导者"。1989 年至 1990 年，他担任美国心脏协会主席。在担任美国心脏协会主席期间，他成功开展了在所有包装食品产品上张贴食品营养标签的项目。此外，一个美国心脏协会特别小组，支持了在公共场所设置自动体外除颤器。在他担任主席期间，由前任主席 Bernadine Healy 博士开展的关于女性心脏病的各项研究得以持续推进。

Weisfeldt 博士是美国国家医学研究所、美国临床研究学会、美国内科协会和医学教授协会的成员。

2008 年他获得医学教授协会的多面手奖。

原 著 序

本书所阐述的老年与心力衰竭的理念产生于20世纪80年代，当时 Myron L. Weisfeldt 教授编写的《老化的心脏：其功能及对应激的反应》一书刚刚出版。随后在20世纪90年代早期，启发了 Nanette K. Wenger 教授编写的专著《将老年人纳入临床试验：心血管疾病和心血管治疗模式》的出版。与此同时，基于人群研究和大规模随机临床试验（RCT）的观察显示，心肌梗死后老年患者的心血管并发症及不良左心室重构风险较高，其对心力衰竭的影响如同火上浇油。

作为引起心力衰竭的心脏病的发病机制，心脏重构的概念起源于20世纪70年代中期，随后对其进行了大量从实验室到临床、从临床到实验室的研究。自20世纪80年代中期开始，关于心力衰竭发病机制的认识从最初的强调压力和容量负荷过重，过渡到心肌损伤（如心肌梗死和高血压）后发生的适应性及非适应性结构和功能重构的理论，并进一步进展至单纯性或压力/容量混合性过载状态，进而导致多种心肌病。

心肌梗死急性期和亚急性期发生不良左心室重构的概念，明确了不良心脏重构是进行性左心室扩大和心室功能恶化的机制，从而增加了慢性心力衰竭的患病率和死亡率。与此同时，在过去的40年，随着对老化生物学以及老化对于流行心血管疾病（如心肌梗死和高血压）损伤反应影响的认识的不断拓展，认清了几个潜在的分子路径和目标，促进了药物的研发，改进了老年患者相关疾病的治疗。这些研究最大的获益就在于达成了共识：即从儿童期至成人再到老年，终身暴露于心血管危险因素和心脏毒性物质，促进了向心力衰竭的进程。进而开启了一个新的研究时代——心血管老化生物学的研究及其对心脏重构的终身影响。

尽管取得了很大进展，应清醒认识到，心脏的扩大仍在继续、心力衰竭的负担仍在增加，特别是在发生 ST 段抬高型心肌梗死之后的人群，还存在巨大认识空白。随着导致不良心脏重构疾病谱的扩大，开展深入了解分子机制的研究显得至关重要。伴随西方国家医学、公共卫生、医疗保险和社会经济状况的改善，人们的寿命延长了，但可悲的是，延长的寿命与心力衰竭的发病率呈现平行增长的趋势。在最近的20年，人们把注意力转移到老化相关生理学和细胞学、亚细胞学、分子学和生物化学重构等方面的研究，它们影响对心血管疾病和治疗的反应。在分子和细胞机制、氧化应激的重要性、代谢途径、细胞外和细胞内基质重构，以及梗死和非梗死区域纤维化对心力衰竭进展的深远影响等方面发生了知识爆炸。大量原创研究和综述涉及不良心脏重构的多方面分子机制，并对老年患者的心力衰竭治疗产生影响；有关新的治疗手段和策略的临床研究也最终惠及患者，因此有必要把上述主要观点汇总于本书中。

2008年本人作为客座编辑，《心力衰竭评论》的两本有关老年与心力衰竭的特别研讨会期刊，获得巨大收益。在老化生物学研究不断进展，合并老化相关心血管改变和相关可导致心力衰竭的心血管疾病（高血压、冠心病）的老年人群不断增长，以及人口统计特征发生重要改变的背景下，2010年出版了第一期，重点关注从时间角度人为对老年所下的定义。2012年出版的第二期，关注重要的老化相关问题——老年人心力衰竭治疗。2010年9月，我有机会带着上述观点受邀回到家乡圣地亚哥，在美国心力衰竭协会第14届科学年会的"老化生物学和心力衰竭治疗"论坛上，发表了"心脏病患者的老化生物学"的演讲。

正如美国流行歌手 Sonny 和 Cher 唱到的"旋律永存……"，是的，旋律必须永存。本书邀请了一组临床科学家讨论了老年与心力衰竭相关的问题，主要分为两大部分。第1至第20章，重点讨论临床问题；第21至32章，主要探讨了分子机制。本书第一部分的章节，重点涉及患心力衰竭人群老化所致人口结构的变化，以及心力衰竭治疗中与老化生物学相关的各个方面。对比时间老化与生物学老化，我提出了人群老化过程中心力衰竭的预防策略；通过对心血管危险因素的教育及强化心血管危险因素的管理，讨论推进健康老龄化。随着老龄人口的增加，为了确保他们的生命能够延续，继续为社会做贡献，越来越需要开发新的治疗靶点和治疗手段。由于老化的过程是持续不断的，一系列危险因素始终损害着心血管系统，因此改善老年和高龄老年人群的生存质量，从某种程度上要仰仗从儿童早期和青年时期就开始实施有效的预防措施。

第3章精彩地讨论了老年人群的高血压和舒张性心力衰竭的预防。第4章讨论了收缩性心力衰竭的治疗。第5章探讨了老年人群的心房颤动问题。第6章讨论了在心房颤动门诊开展监测及优化心房颤动的治疗。第7章讨论了老化过程中，高血压和舒张性心力衰竭患者的心脏重构。第8章重点讨论了老年人群心力衰竭的联合药物治疗，以及治疗过程中药物间的不良反应。第9章描述了伴随老化发生的血管重构及其与心力衰竭的关系。第10章讨论了针对老年人群最佳心力衰竭治疗的生物标志物。第11和12章描述了老年人体力活动的获益，回顾了心力衰竭时肾素-血管紧张素系统的特点。第13章讨论了老化与舒张性心力衰竭及其与炎症的相互作用，以及细胞外基质的调节。第14章我们提出再灌注治疗和血管扩张治疗可分别改善老年急性ST段抬高型心肌梗死和老年心力衰竭患者的预后。第15和16章回顾了促红细胞生成素治疗和心力衰竭时抵抗素的作用。第17章讨论了冠状动脉钙化在心血管危险分层中的作用。第18章提出了肾素-血管紧张素系统、肾素-血管紧张素-醛固酮系统和相关途径随老化发生的重构，及其对治疗产生的影响。第18章还讨论了针对高龄老年患者应用盐皮质激素受体阻断剂（MRAs），在此人群中一种新的代谢途径（包括11βHSD-2水平的下降和皮质醇诱导的盐皮质激素受体的激活）抵消了年龄相关的醛固酮水平的下降。第19章是关于老化与右心室重构，以及继发于肺动脉重构和肺动脉高压的心力衰竭。第20章讨论了心血管老化的生物标志物。

本书的分子机制部分，所有章节集中讨论了重要的转化研究领域。第21章从大体水平至分子水平，讨论了伴随老化心脏的变化过程。第22章探讨了细胞死亡和细胞存活的途径。第23章讨论了端粒和端粒酶。第24章讨论了伴随老化，炎症和纤维化发生的改变。第25章和26章分别探讨了心肌梗死后细胞外基质和心室重构，以及伴随老化心脏的钙信号传递与心脏功能的关系。第27章探讨了老化过程中整合素与心力衰竭的治疗，第28章讨论了新型生物标志物脂肪因子在老化和心力衰竭中的作用。第29章谈到了梗死后重构过程中，与老化相关的细胞和分子机制的变化。第30章讨论了老化相关线粒体功能的改变及对心力衰竭治疗的影响。最后，第31和32章，分别讨论了心脏老化过程中肌浆网钙ATP酶（SERCA）的调节及对舒张功能不全的影响，以及SMP-30、老化相关心脏重构与心力衰竭。

通过阅读本书应让读者认识到深入研究心血管老化生物学的必要性，需要更多有关高龄老年心力衰竭患者的循证医学证据，以及针对左心室射血分数保留心力衰竭（HF-PEF）和射血分数降低心力衰竭（HF-low EF）的新的治疗手段。总之，尽管生命的延长是有代价的，但通过新的治疗目标和手段，有希望和潜力在不久的将来得以实现。

总之，本书针对主要临床问题为当今和未来的卫生保健工作者（包括内科医生、临床科学家、研究者、教师、专科医师、实习生和医学生）提供了引人注目的宝贵资源，涉及老年心力衰竭的治疗、心血管老化过程的分子机制。同时，本书也为生理学、生物化学和病理生理学等老化相关领域的研究提供了有价值的资源，这些领域与老年心力衰竭的治疗及老年心力衰竭患者护理方面的重要临床问题关系密切。多种途径可导致老化过程中以及老年阶段的心力衰竭负担不断加重，希望本书能够激励未来转化医学研究，目的在于发现和发展能够预防、延缓和逆转上述途径各种变化的方法。受邀参编的各领域的领军人物和知名专家依照关键点精彩呈现了本书的32章内容。参考文献的列表很全面，包括了当前从PubMed和其他搜索引擎都很难找到的关键论文。值得注意的是，关于从基础研究到临床应用的转化方面，本书提出了潜在的新策略。希望在科学家、临床工作者、学生、教师和有兴趣开发新药的公司应用本书的过程中都可体现出其价值。书的条目毫不复杂，部分章节谈到的重要话题非常值得关注。据我们所知，目前为止还没有其他书籍涉及上述话题。

Edmonton，AB，Canada

Bodh I. Jugdutt，MD，MSc，DM，FRCPC，FACC，FACP，FAHA，FESC，FIACS

致　谢

感谢所有参与者对其所负责章节的卓越贡献。我将对 Catherine E. Jugdutt 和 Michael D. Sova（来自 Springer 公司）在本书准备与编辑过程中所给予的帮助致以深深谢意。

目　录

第一章 老年心力衰竭患者人口学特征的变化及其对治疗的意义

Changing Demographics of the Aging Population with Heart Failure and Implications for Therapy

Bodh I. Jugdutt

（任文林 译）

引言

随着时间推移，心血管（CV）老化不可避免，它是生物内在自然衰老过程的一部分。在全球人口老龄化的时代，心力衰竭（HF，简称心衰）普遍流行，其患病率随着年龄增长而增加[1]。心衰已是发达国家、并逐渐成为发展中国家的沉重医疗负担，尤其在≥65岁的老年人口[2-5]。更为重要的是，心衰是一种不断进展的疾病[6-9]，其患病率随年龄增长而急剧上升，从20～39岁年龄组的<1%到≥80岁年龄组的>20%[4-5]。心衰通常是心血管疾病（CVD）发展的终末阶段，是多种心血管疾病，尤其是冠状动脉性心脏病（CHD）和高血压的最后共同通路（见图1-1）。

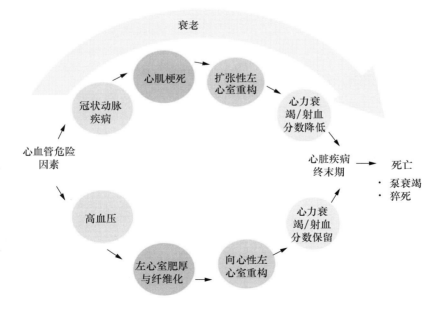

图1-1 心力衰竭、老化和心血管疾病事件链。心力衰竭可被视为一种进行性疾病，是叠加于老化过程中的疾病连续体，进展致残并最终导致死亡。老化过程和心血管疾病连续体的进行性变化促进了老年心力衰竭负担的增加。EF：射血分数；LV：左心室。（来源于 Jugclutt BI. Aging and Heart Failure：changing demographics and implications for therapy ha the elderly. Heart Failure Rev 2010；15：401-405. 获得 Springer Science＋Bttsiness Media 授权）

从病理生理学和治疗学角度，可将最终致残和致死的老年性心衰视为进展性的慢性疾病与进行性的生物老化过程的叠加（图 1-1）。老化过程引起心血管和其他系统一系列的生理学和生物学变化[10]（表 1-1），而这些与老化相关的变化可促进心衰综合征进展。在此背景下，心血管疾病危险因素和合并症如 2 型糖尿病、肥胖、高脂血症和氧化应激（表 1-2）也促进心衰、终末期心脏病和死亡的发生（图 1-1）。所以，对老年性心衰进展的预防要把握好时间和时机，相关预防措施最好尽早开始，付诸行动[11]。

老年人口的现代定义

目前的老年是根据出生年龄所做出的主观定义，没有生物学老化的准确生物标志物。在多数发达国家，年满 65 岁即达到退休年龄已被接受为定义老年人的年龄界值，也被视为老年的开始[12]。该定义源于 19 世纪后工业革命时期的英国。1875 年，英国互助会法令将 50 岁以上定义为老年，适于养老金计划的年龄是 60 岁或 65 岁[13]。在随后的 1889 年，奥托·冯·俾斯麦提出了德国的老年和残疾保险议案，他们为员工提供退休养老金的年龄是 65 岁，当时普鲁士人的平均预期寿命是 45 岁[14]。在没有更好定义的情况下，适合领取退休金的年龄便被默认为广泛接受的"老年"的定义[12]。

显然，将老年的起始年龄主观地定义为 65 岁纯粹是基于社会经济和政治上的考虑。变老是一个渐进的生物学过程，老年被认为是不能再为社会做出积极贡献的开始[15]。在发展中国家，一直将社会角色作为定义"老年"的主要考虑内容[16]。最近的社会经济研究表明，将年龄、功能和社会因素综合考虑的多维的"老年"定义可能更好[12]。但是，这样的定义并没有考虑到人口健康、卫生保健，特别是明显影响老年人功能和生活质量的心血管健康的变化。

在发达的工业化国家，随着对 CHD、急性冠状动脉综合征（ACS）、心肌梗死（MI）、高血压和心衰等心血管疾病的治疗进展，预计未来的老年人口将进一步增加，65 岁以上的人也有望对社会做出越来越大的有意义的贡献。考虑到寿命延长和老年人口必然增长的趋势，在发达的工业化国家，应努力引导并做好老年人口的健康促进工作。现在是改变老年标准的时候了，应该将使用了一个多世纪的从社会经济层面定义的 65 岁的老年年龄界值上调至≥85 岁，以适应现代趋势、治疗进展、较高生活质量的长寿和社会期望[1]。

心力衰竭分类

当前的心衰管理指南都认为，心衰是各种结构性和功能性心脏疾病导致心室充盈和射血功能受损的结果[6-9]，因此将其分为两大类，以指导心衰的处

表 1-1　心血管危险因素、老化和心衰

危险因素
年龄[a]
遗传因素
饮食
吸烟
静坐的生活方式
压力[a]
血脂异常
2 型糖尿病[a]
肥胖[a]
代谢综合征
高血压[a]
毒素暴露

来源于 Jugdutt BI. Aging and Heart Failure: changing demographics and implications for therapy in the elderly. Heart Failure Rev 2010；15：401-405. 获得 Springer Science ＋ Business Media 授权

[a]在老化过程中，对心衰的进展极其重要

表 1-2　与老化相关并影响心衰的生理学和生物学改变

过程
心血管老化
● ↑纤维化，细胞外基质，以及纤维状胶原蛋白
● ↑晚期糖基化终末产物（AGEs）
● ↑氧化应激，↑氧自由基，↑氧化损伤
● ↑血管紧张素和内皮素的水平
● ↓肌细胞数量，↑肌细胞尺寸
● 改变血管基质，↑弹力蛋白碎裂，钙化，胶原蛋白
生理学变化
● 心室/动脉变硬，左心室扩张，功能障碍
● ↑左心室向心性重构，↑左心室质量/容量比值
生物学变化
● ↓白细胞和组织的端粒长度
● 改变细胞和亚细胞功能
● 修复机制调节异常，对损伤反应的改变
● 线粒体功能障碍，线粒体改变
● 收缩途径、心脏/动脉应激反应的改变
● 神经体液、免疫、应激反应途径的改变
● 新陈代谢和代谢储备的变化

↑：增加、增强或升高；↓：减低或减少

理：①舒张性心力衰竭（DHF），即射血分数（EF）保留的心衰（HF/PEF），收缩功能保留的心衰（HF/PSF）或称射血分数正常的心衰（HF/NEF）；②收缩性心力衰竭（SHF），或称射血分数降低的心衰（HF/REF）。

重要的是别忘了这些指南都是基于心血管疾病药物治疗的随机临床试验（RCT）数据，而这些试验的研究对象多数为非老年的男性患者。由于年长的成年人（但非老年人）和进入试验的极少数老年心衰患者都显示出获益，所以应用这些数据时专家达成共识采用实用主义而非严格的方式，因此从老年人角度，这些 RCT 的数据显然有局限性。

人口特征变化与流行病学

过去的 30 年里，老年人口（≥65 岁）持续稳定增长[4,10,17]。美国心脏协会（AHA）和美国心脏病学学会（ACC）心脏疾病与卒中工作组的统计更新，弗莱明翰心脏研究（FHS）的纵向人口数据，美国国家健康和营养调查（NHANES）数据，以及美国国家心、肺、血液研究所（NHLBI）都提供了主要发达和工业化国家人口统计学和流行病学趋势的丰富数据资源。欧洲心脏病学学会（ESC）也提供了欧洲发达国家和发展中国家的丰富数据。

美国估计到 2030 年老年人口将达到 7210 万，是 2010 年 4040 万的近 2 倍[4]。1996 年的一项预测是到 2030 年时 65 岁及以上的人口比例为 20%，到 2040 年，≥85 岁的人口比例约为 18%[18]。有趣的是，2008 年世界卫生组织（WHO）预测美国人口的预期寿命是 78 岁，英国为 80 岁，加拿大为 81 岁，日本为 83 岁。

2011 年，40.5% 的美国人预计有某种心血管疾病，包括 CHD、高血压或心衰[17]。在 2012 年心脏病和卒中统计更新中[5]，男性和女性在 20~39、40~59、60~79 和 80 岁及以上各年龄亚组的心血管疾病流行都呈稳定增长（图 1-2）。该数据[5]还显示，在 45~54、55~64、65~74、75~84 和 85~94 岁各年龄组的男性和女性中，心血管疾病的发病率呈急剧增长（图 1-3）。该统计数据[5]亦显示，从 <45 岁到 ≥85 岁的人群中，心血管疾病所导致的死亡呈指数型上升（图 1-4）。在老年人群中，各种心血管疾病所导致的死亡占 80% 以上[4,18]。重要

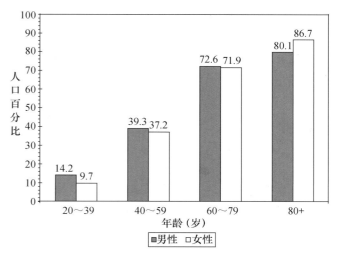

图 1-2 ≥20 岁成人中不同性别不同年龄心血管疾病流行情况（美国国家健康和营养调查研究 2005—2008）。资料来源：国家健康统计中心和国家心、肺、血液研究所。这些数据包括冠状动脉性心脏病、心衰、卒中及高血压。（来源于 Roger VL Go AS，Lloyd-Jones DM，Benjamin EJ，Berry JD，Borden WB et al. Heart disease and stroke statistics-2012 update：a report from. the American. Heart Association Circulation 2012；125：e2-e220. 获得 Wolter Kluwers Health 授权）

的是，在 ≥75~84 岁年龄区间的心血管疾病死亡率比癌症死亡率还高，≥85 岁者更是如此[5]。在 FHS 1980—2003 年的数据中，男性平均每年首发心血管事件率从 35~44 岁组的 3/1000 增加到 85~94 岁年龄组的 74/1000[5,19]。女性相应的心血管死亡率比男性晚发 10 年，随着年龄的增长，二者之间的这种差距逐渐缩小[5,19]。

同时，随着老年人口增加，老年人口中心衰的患病率也相应增加，因此，也伴随着高的死亡率、长时间的带病生存、频繁的住院和昂贵资源的消耗[4-8,17]。事实上，心衰是患者住院的最常见原因[20]。尽管心衰的治疗取得了进展，但老年人的预后依然不好。1991 年发表的一项早期美国社区研究资料显示，心衰的平均年龄是 76 岁，5 年死亡率 67%[21]。1986—1996 年间，苏格兰的一项早期研究显示，因心衰住院的患者中，1 年死亡率从 55 岁以下年龄组的 14% 上升到 84 岁以上年龄组的 58%[22]。估计 2010 年美国用于心衰治疗的费用约为 392 亿美元[4]。

总之，自 20 世纪 80 年代以来，美国人口统计学和流行病学的资料提供了心衰的流行病学证据，在日益增多的老年人中，心已扩展到 95 岁以上老

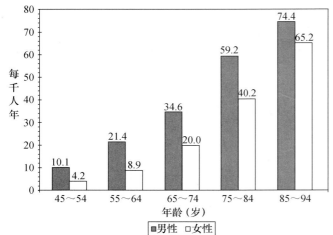

图 1-3 男女性不同年龄段心血管疾病（冠心病、心衰、卒中或间歇性跛行，不包括单独的高血压）发病率（弗莱明翰心脏研究，1980—2003）。来源：国家心、肺、血液研究所。（来源于 Roger VL, Go AS, Lloyd-Jones DM, Benjamin EJ, Berry JD, Borden WB et al. Heart disease and stroke statistics-2012 update: a report from the American Heart Association. Circulation 2012；125；e2-e220. 获得 Wolter Kluwers Health 授权）

年人口。重要的是，这些数据为旨在改善和优化老年心衰治疗的未来研究提供了参考依据。

心力衰竭为何在老年人中流行？

三个主要因素可解释为什么心衰在发达国家老年人口中的高流行现状以及让人忧虑的统计数字：①与老化相关的生物学因素；②老化过程中持续的长时间的心血管危险因素暴露；③与老龄化相关的多病共存状态[10, 23]。有些研究显示，心衰在 45 岁以后开始增加[24]。心衰最常见的两个原因，即心肌梗死和高血压，这在老年人口中也更多见，既往的心肌梗死和高血压使心衰发生的危险增高[4]。发生心肌梗死的平均年龄在男性是 64.5 岁，女性是 70.3 岁[5]，心肌梗死后心衰的发生随着年龄增长而增加。有几个研究显示，心衰主要发生于年龄较大的成年人（非老年人）和老年人，老年人的患病率更高。在美国，报道的 80 岁老人的心衰发生率是 20%，并随着高血压的严重程度而增高[4]。在老年心衰患者中，估计有 80% 的男性和 70% 的女性将在 8 年内死亡[4]。

射血分数降低的心力衰竭与射血分数保留的心力衰竭

心肌梗死特别是 ST 段抬高型心肌梗死（STEMI）患者通常发生扩张性左心室重构，导致射血分数降低的心衰（HF/REF）[10]（图 1-1）。有些临床试验表明，老年人 STEMI 后的左心室重构以及心功能障碍都比非老年人（即年龄 65 岁以下者）更严重[10, 23]。相反，高血压患者通常发生向心性左心室重构和纤维化[4,8-10]，导致左心室射血分数保留的心衰（HF/PEF）（图 1-1）。

在 1980—2000 年间的几个 HF/REF 的人群研究中，多数患者是老年人，许多都在 80 岁以上[24-25]。出院后 3~6 个月内再入院的比例 27%~47%[26]，并且仍无明显改善[27]。重要的是，HF/PEF 约占所有心衰患者的 50%，而在老年患者中的发生比例更高[28-30]。在一项更早的研究中，接近 53% 的老年患者有 HF/PEF[31]。另有研究也显示，HF/PEF 在老年人群更多见[18]，估计在 50%~70%。根据美国国家心、肺、血液研究所 2006 年 FactBook 提供的数据，美国约有高血压患者 7450 万，CHD 1760 万，慢性心衰 580 万，其中绝大多数是老年人。由于多数老年患者有高血压[32]，HF/PEF 理所当然在

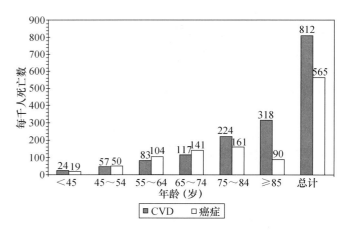

图 1-4 随年龄增长因心血管疾病死亡率与因癌症死亡率比较（美国：2008）。资料：（美国）国家健康统计中心。心血管疾病包含国际疾病分类（ICD）第 10 次修订版代码 100-199，Q20-Q28；肿瘤为 C00-C97。（来源于 Roger VL, Go AS, Lloyd-Jones DM, Benjamin EJ, Berry JD, Borden WB et al. Heart disease and stroke statistics-2012 update: a report from the American Heart Association. Circulation 2012；125；e2-e220. 获得 Wolter Kluwers Health 授权）

老年人群中更多见。2009 年报道的一项 HF/PEF
的研究中，所有患者年龄都在 80 岁以上，平均年龄
87 岁[33]。

在最近的 HF/PEF 研究中，已将诊断 HF/PEF
的左心室射血分数（LVEF）界值从以往的 45％ 修改
上调至 50％[9]。最早的 HF/REF 研究应用的 LVEF
界值是≤35％，LVEF 35％～50％ 之间就成了 RCT
的灰色地带。

最近研究发现，两类不同心衰的死亡方式也可
能不同。临床试验数据显示，心衰患者心血管原因
性死亡可达 90％，其中 50％ 死于心衰进展和泵衰竭
（非猝死），余下则死于与心律失常和缺血事件相关
的猝死[34]。在纽约心功能分级（NYHA）Ⅱ～Ⅳ级
的非卧床心衰患者，应用西雅图心衰模型（SHFM）
评分可预测猝死（低分）与泵衰竭死亡（高分）的
相对风险[35]。导致心衰患者死亡的主要机制包括不
良左心室重构、缺血、泵衰竭和心律失常，它们之
间也可能发生相互作用[34]。尸检数据表明，缺血是
引起心衰患者死亡的最重要因素[34]。

STEMI 多发生于老年人，而且幸存者更容易发
生 HF/REF[4]。临床研究显示，老年 STEMI 患者
代表了一组发病率和死亡率更高的高危人群[4-12,23]。
对于 STEMI 后患者而言，尽管有了经皮冠状动脉
介入（PCI）技术实现的心肌再灌注治疗以及血管
紧张素转化酶抑制剂（ACEI）、1 型血管紧张素Ⅱ
受体拮抗剂（ARB）、β受体阻滞剂和他汀类等药物
治疗的进展，老年患者的心血管死亡率依然很
高[10,23]。与非老年 STEMI 患者相比，老年 STEMI
患者的生存率仍没有显著改善[4,23]，老年存活者的
左心室不良重构和心衰更多见，预后更差[10,23]。虽
然 STEMI 的治疗进步可能减少早期病死率，但其
代价可能是远期发病率的增加。

按照 ACC/AHA 指南[23,36]的推荐去处理老年
ACS 和 STEMI 患者有可能降低发病率，但存活者
依然有患心衰的风险，并促进本已很高的心衰负担
进一步增加[10]。这表明，目前老年人 ACS 和 STE-
MI 的治疗并不乐观。

一个重要的因素可能是老化相关的生化、细胞
和亚细胞水平的改变以及 STEMI 后损伤的修复缺
陷[10]。如果后续的转化研究能够予以证实，将有可
能通过新的途径、治疗靶点和策略，为改进心衰的
治疗提供良好机会。

为实现这一目标，投资实体和制药企业需要在
心血管老化研究方面给予更多投入，既要通过实验
动物模型做好基础研究，也要重视不同亚组老年患
者的临床研究。

老年心力衰竭的治疗及其意义

ACC/AHA[6-7]和 ESC[8-9]的现行心衰管理指南
推荐综合性治疗，将非老年心衰和老年心衰患者心脏
结构和功能的变化过程分为 4 个阶段：①阶段 A，具
有心衰的危险因素但无结构性心脏病和症状；②阶段
B，有结构性心脏病但没有心衰的体征或症状；③阶
段 C，有结构性心脏病，既往或当前有心衰的症状；
④阶段 D，需要特殊干预的难治性心衰。

尽管年龄较大的人群中心血管疾病的患病人
数多，但却缺乏专门针对老年人群 HF/REF 或
HF/PEF 治疗的 RCT 数据。毋庸置疑，老年患者
在 HF/REF 治疗 RCT 中的所占比重不大。最近有
些研究纳入了老年亚组，但他们多数是男性。针对
年龄较大的成人（非老年）和老年女性的
RCT 少。

将老年患者排除在 RCT 之外的主要原因是考虑
到与老化相关问题会影响数据的解释。这些问题主
要包括由于老化导致的心血管系统对药物反应性的
改变，低血压风险的增加，多病共存，多药同用，
药物不良反应（ADR），药物与药物和药物与疾病
的相互作用，以及难以坚持和依从性差（表 1-3）。

老年 HF/REF 的治疗

尽管存在上述忧虑和 RCT 的局限性，各指南依
然对非老年和老年 HF/REF 患者的药物治疗和非药
物治疗提供了推荐。除了要小心与老化相关的事宜
（表 1-3）和对老年人的某些警示[6-8]，如注意应用血
管扩张剂所导致的低血压（表 1-4），其治疗没有显
著差别。

如上所述，之所以做治疗推荐，是因为在过去
30 年，主要针对非老年人（也包括老年亚组）的
HF/REF 患者药物治疗的 RCT 显示应用 RAAS 抑制
剂（如 ACEI、ARB 和醛固酮拮抗剂）和β受体阻滞
剂能明确降低发病率和死亡率[6-8]。指南也支持对
HF/REF 患者应用肼屈嗪、硝酸盐、地高辛和利
尿剂。

表 1-3　老年心力衰竭患者药物治疗中与老化相关的问题

缺陷	效应
心血管老化相关的变化	
● ↓压力感受器敏感性	↑血管扩张剂（硝酸盐、α受体拮抗剂）治疗引起的直立性低血压
● ↑左心室僵硬度，↓心血管顺应性，↑外周血管阻力	应用β受体阻滞剂治疗↓心排血量
● 心血管对β受体兴奋剂和β受体阻滞剂的反应性↓	对β受体兴奋剂和β受体阻滞剂治疗的敏感性↓
● 心脏储备↓	钙通道阻滞剂治疗可使心衰恶化
● 窦房结和房室结功能障碍	β受体阻滞剂和钙通道阻滞剂（CCB）治疗↑心脏传导阻滞的风险
与老化相关的其他变化	
● 身体质量和水分↓，体脂↑，白蛋白/糖蛋白比值↓，灌注↓	药代动力学/药效学改变（β受体阻滞剂，α受体兴奋剂，血管紧张素转化酶抑制剂，地高辛，丙吡胺，利多卡因，华法林，普萘洛尔）
● 肝质量、血流和代谢储备↓	药物代谢产物↑（普萘洛尔，拉贝洛尔，硝酸盐，利多卡因，地尔硫䓬，华法林）
	抗凝药物敏感性↑，出血风险↑
● 肾功能（肾小球、肾小管）↓，血流↓	肾清除率↓（血管紧张素转化酶抑制剂；地高辛；β受体阻滞剂：阿替洛尔，索他洛尔，纳多洛尔；其他抗心律失常药物）
● 胃肠功能、活动性和吸收↓，血流↓	药物吸收↓
● 认知力↓	对治疗的坚持和依从性↓
● 渴感机制↓	易于脱水
伴发疾病和多药同用	
● 高血压，糖尿病，关节炎，慢性肺部疾病，神经疾病，肾病，骨质疏松症，心房颤动	药物与药物之间的相互作用↑ 药物与疾病的相互作用↑ 心动过缓和低血压（钙通道阻滞剂），抑郁（β受体阻滞剂），低血糖症/高血糖症（治疗糖尿病药物），↑血压和心衰恶化（非甾体抗炎药），高钾血症（RAAS抑制剂），心律失常（地高辛），肌病和横纹肌溶解（他汀类药物），骨髓抑制（别嘌呤醇），出血（抗凝药）

↑：升高或增加；↓：降低或减少

表 1-4　老年心力衰竭药物治疗注意事项

说明	途径方法/理由
● 应用最简洁的剂量方案	↓用药种类，↓费用，↑依从性
● 小剂量开始，逐步缓慢加量	↓药物与疾病相互作用导致的ADR；硝酸盐，ACEI，ARB，MRA
● 定期做药物检查	↓药物相互作用导致的ADR：非处方（OTC）药，草药
● 监测肝肾功能	↓药物与疾病相互作用导致的ADR
● 监测液体/电解质平衡	↑ADR的警惕性 小心：袢利尿剂↓Na$^+$，K$^+$，Mg^{2+}；过度利尿致渴感↓；CCB和β受体阻滞剂导致的心动过缓；RAAS抑制剂导致的高钾血症；Ⅳ/Ⅴ期慢性肾病应用RAAS抑制剂；伴有↓K$^+$，↓Mg^{2+}和↑Ca^{2+}增加的药物毒性
● 全程监测ADR	跌倒/晕厥患者怀疑自主神经功能障碍 小心：应用血管扩张剂导致的直立性低血压；认知障碍加重，记忆力丧失，定向障碍，应激（地高辛）；前负荷依赖性和容量敏感性射血分数保留的心衰；NSAID诱发的钠水潴留所致的心衰恶化，引起ACEI、ARB、利尿剂和β受体阻滞剂抵抗
● 监测低能量和疲乏	怀疑低钠/低镁，贫血，其他原因（癌症）

↑：升高、增加或增强；↓：减少、降低或减弱；ADR：药物不良反应；CCB：钙通道阻滞剂；ACEI：血管紧张素转化酶抑制剂；ARB：血管紧张素受体拮抗剂；MRA：盐皮质激素受体拮抗剂；NSAID：非甾体抗炎药；RAAS：肾素-血管紧张素-醛固酮系统

老年 HF/PEF 的治疗

一直以来对于 HF/PEF 完全缺乏特异性治疗，直到最近才有所改变，相关研究也正在进行。高血压指南中的治疗支柱主要是药物治疗[32]。目前治疗 HF/PEF 的推荐主要包括控制血压、控制心房颤动患者的心室率、应用利尿剂控制肺淤血和外周水肿、治疗冠心病和冠状动脉血运重建控制明确的心肌缺血、恢复和维持心房颤动患者的窦性心律，以及有选择地应用地高辛[6-8]。

由于老年患者的心脏纤维化是舒张功能障碍的主要原因，而 RAAS 抑制剂具有抗纤维化作用，所以老年患者可能从其治疗中受益[10]。数个实验研究表明，对心肌梗死后的收缩性心衰以及高血压患者的舒张性心衰，应用设计单分子药物例如奥马曲拉（OMA）对血管紧张素转化酶（ACE）和脑啡肽酶（NEP）行双重抑制可以获得额外的益处。尽管已证明 OMA 的抗高血压作用优于 ACEI[37]、对心衰患者抗左心室重构的效能等同于 ACEI[38]，但是，由于对其副作用血管性水肿的担忧，（美国）食品药品管理局（FDA）没有批准 OMA 用于高血压治疗。

然而，随着最近的新药 LCZ696 的问世［脑啡肽酶（NEP）/血管紧张素受体拮抗剂］，双重作用分子的概念又被再次提起。2012 年 ESC 年会上公布的最新研究结果显示，LCZ696 对 HF/PEF 患者可能有益[39]。最近也正在 HF/REF 患者中对该药进行评估[39-40]。

非药物治疗

有几种非药物治疗方法被推荐用于收缩性心衰和舒张性心衰的治疗（表 1-5）。尽管专门针对老年人的数据缺乏，但该组患者可从埋藏式心脏复律除颤器（ICD）、心脏再同步治疗（CRT）以及其他的特异性治疗中显著获益[8]。在 ACC/AHA/ESC 的指南中，其共识是 ICD 适用于心肌梗死 40 天以后 LVEF<35% 者，以及 EF 低、纽约心功能分级（NYHA）Ⅱ～Ⅲ级、预期存活 1 年以上者[9]。ICD 已用于 80 岁以上患者，年龄更大也不是绝对禁忌证。有研究显示，CRT 以及 CRT 加 ICD 治疗可能有益。机械支持装置也可用于老年心衰患者，作为连接等待处理决定、恢复、进入临终或是可能要接受的心脏移植的过渡

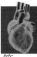

表 1-5　老化与心力衰竭的非药物治疗

治疗
埋藏式心脏复律除颤器（ICD）[a]
心脏再同步治疗（CRT）[a]
心肌再血管化：冠状动脉旁路移植术（CABG）[a]
心脏移植
全人工心脏（TAH）
二尖瓣修复或置换
左心室重建
心室辅助装置（VAD）
左心室辅助装置（LVAD）：第一代和新型辅助装置
右心室辅助装置（RVAD）：第一代辅助装置
被动心脏约束装置
心脏再生
心肌组织工程

来源于 Jugdutt BI. Aging and Heart Failure：changing demographics and implications for therapy in the elderly. Heart Failure Rev 2010；15：401-405. 获得 Springer Science ＋ Business Media 授权

[a] 已广泛应用

桥梁。除非有特别的理由，高龄不应作为心室辅助装置（VAD）应用的绝对禁忌证。有条件的老年心衰患者不应拒绝这些治疗。当然，还需有更多老年亚组的研究数据。

老年心力衰竭的当代治疗及预后

最近 30 年一个毋庸置疑的事实是心血管疾病的治疗进展，特别是 STEMI 和高血压[4-6]的治疗进步，使罹患这些疾病的非老年患者存活进入老年期的数量增加，从而使老年心衰的人口数量进一步扩大[4-11]。有些研究发现，老年心衰的预后更差[41-42]。其主要原因是老年人和高龄老人不是指南推荐的心衰循证治疗的最佳的应用对象[43]。另外，应用这些方法或新药治疗 HF/PEF 的研究数据显示，无论是对于非老年人还是老年人，都未发现有明显的生存获益[6-9]。这之所以受到特别的关注，是因为 HF/PEF 几乎占心衰患者的一半，而在老年人中，其比例可能更高[29-30]。同样，当前的内科治疗对于高龄 HF/PEF 患者并非是最理想的方法，80 岁以上患者的 5 年死亡率达 69%[33]。

老年心力衰竭当代内科治疗的问题和说明

正如前述讨论所强调的那样，老年心衰患者的

内科治疗并未达到最理想状态。通常引述的原因包括，对 HF/REF 患者存在漏诊，治疗不足，应用不足以及指南推荐的药物剂量不够[43]。常见的共病现象和心衰恶化使治疗复杂化，进一步加重了心衰的总体负担。其他问题也可使心衰的处理更为复杂，需要特别注意。混杂用药可能导致药物的相互作用（表 1-3），从而又产生疗效和安全议题。虚弱和认知受损导致依从性降低（表 1-4）。对利尿剂、ACEI、β 受体阻滞剂和（或）正性变力性药物的反应降低。老年人易患肾功能不全，排钠排水能力受损，治疗（如 ACEI、β 受体阻滞剂、硝酸盐和肼屈嗪）容易导致直立性低血压和加重低血压。平衡和本体感受功能受损、病态窦房结综合征和心动过缓可能使低血压复杂化，而 β 受体阻滞剂和地高辛等减慢心率的药物治疗可进一步加重心动过缓。但如没有禁忌证，不必停用 β 受体阻滞剂，因为该类药物可降低病死率。

因为随着变老会发生一系列的生理学和病理生理学变化，老年心衰患者的药物治疗必须注意相关问题。老年心衰的治疗必须个体化，并考虑其与年龄相关的改变，如生理学、药物代谢学、药物动力学和耐受性、合并症、多药同用以及药物之间的相互作用等[6-9]。但也不要因为这些考虑而妨碍心衰的治疗。

老年年龄分组与老年心力衰竭的治疗

老年人口并不单一，老年心衰患者也是这样。变老的过程呈渐进性，不同的个体变老的速度也不一致[10-11]。在老年人群序列中，传统的基于社会经济和政治考虑界定的 65 岁的老年年龄界值没有太大的意义[11]。许多老年医学专家对于 75 岁以前不会有明显心血管老化的看法事实上是不准确的。在老年心衰序列中，不同的亚组[11]预计有不同的治疗含义和不同的问题类型。

为了优化老年心衰的治疗，未来的 RCT 需要考虑不同的亚组及与之相关的心血管变化和问题。已有几个研究应用 3 个或 3 个以上的老年亚组，这有利于探讨更优化的治疗[10-11,44-45]。在一项跨越 20 年（1975—1995 年）的人群研究中，低龄老人（65～74岁）、中龄老人（75～84 岁）和高龄老人（>85 岁）这 3 个老年亚组中心肌梗死的危险呈顺行渐次增高[44]。INTERHEART 研究是对心肌梗死潜在的可

改变的心血管疾病危险因素进行评价和分类的研究，其中有从年轻成人到老年人（<45、46～55、56～65、66～70 和>70 岁）共 5 个不同的年龄组，该研究也发现了类似的趋势[45]。

总之，老年心衰的药物治疗面临挑战，需个体化。未来的 RCT 需将老年心衰患者按照实际年龄增长，系统分层为不同年龄组指导治疗，使各年龄亚组获益最大化。为了实现个体化治疗，RCT 必须提供可靠的指导数据，而不是将全部责任推到临床医生身上。因为老年心衰患者更可能由全科医生而非心脏科医生诊治，这就显得更为重要。即使是心血管医生，也不一定对老年人特有的问题都非常熟悉。有必要设立更多的专门针对老年人心衰的多学科心衰门诊。

心血管老化生物学知识的扩展

20 世纪 50 年代的尸检数据记录了老化心脏的特定改变[46]。20 世纪 80 年代早期，老年医学研究开始认真聚焦于老化相关的心血管变化[46-50]。20 世纪 70 年代后期，强调需更多关于老化的临床研究[51]，而 90 年代则着重关注于临床试验中需要纳入更多老年患者[52]。

临床上经常发现，各患者发生高血压、冠心病和心衰等心血管疾病的年龄以及进展速度并不相同。这些个体间的差异通常用心血管疾病遗传性易感或保护以及由遗传决定的生物学老化变异性解释。20世纪 90 年代以来的研究证据提示，端粒作为细胞的有丝分裂时钟[53]，其平均长度可看作是细胞水平生物学老化的内在标志物[54]。现已将端粒缩短与细胞老化、心血管疾病和心衰相关联[55]。反之，保持端粒长度似乎反映了健康的老龄化[56]。

从上述讨论可见，预防老年心衰应是卫生保健的重点。在规划和实施各项预防措施以降低老年男女性心衰负担之前，需更多心血管老化的转化研究和老年心衰的 RCT，以彻底弄清在日益壮大的老年心衰人群中，其生物学老化的效应。重要的是，要意识到心血管老化是终身连续的过程，由于伴随终身的心血管危险因素暴露使其变得更为危险，并加速发展为心衰（图 1-1）。

结论

心衰人口学特征和老年人群的变化对老年心衰的

治疗有重要意义。心衰负担增加是全球性挑战，并伴随着发病率、病死率、住院率和由此所导致的医疗费用的增加。因此，目前紧迫的是要增加公众知晓率，并加强研究，不仅关注与老化生物学相关的基础研究，更要注重老年 HF/REF 以及 HF/PEF 患者的 RCT。只有更多的研究才有可能找到新的策略，发现新的治疗靶标，以有效处理老年人的这两大类心衰。

扩展心血管老化生物学和分子机制的相关知识，将为努力延缓或阻止心血管老化的进展并防止未来发展为心衰提供重要的理论基础。这将降低卫生保健费用，促进老年人群的健康。为了全力推动健康老龄化的概念，无论是老年人还是非老年人，都有必要使延长寿命与心血管及其他系统的健康老化相协调。

致谢： 本工作得到安大略省渥太华市加拿大健康研究学会＃ IAP99003 项目的部分经费支持。作者感谢 Catherine Jugdutt 做出的专业帮助。

参考文献

1. Jugdutt BI. Aging and heart failure: changing demographics and implications for therapy in the elderly. Heart Fail Rev. 2010;15:401–5.
2. Kannel WB, Belanger AJ. Epidemiology of heart failure. Am Heart J. 1991;121:951–7.
3. O'Connell JB. The economic burden of heart failure. Clin Cardiol. 2000;23(Suppl III):6–103.
4. Lloyd-Jones D, Adams RJ, Brown TM, et al. Heart disease and stroke statistics – 2010 update: a report from the American Heart Association Statistics Committee and Stroke Statistics Subcommittee. Circulation. 2010;121:e1–170.
5. Roger VL, Go AS, Lloyd-Jones DM, Benjamin EJ, Berry JD, Borden WB, et al. Heart disease and stroke statistics-2012 update: a report from the American Heart Association. Circulation. 2012;125:e2–220.
6. Hunt SA, Abraham WT, Chin MH, et al. ACC/AHA 2005 guideline update for the diagnosis and management of chronic heart failure in the adult: a report of the American College of Cardiology/American Heart Association Task Force on Practice Guidelines (writing committee to update the 2001 guidelines for the evaluation and management of heart failure). Circulation. 2005;112:e154–235.
7. Jessup M, Abraham WT, Casey DE, et al. 2009 focused update: ACCF/AHA guidelines for the diagnosis and management of heart failure in adults: a report of the American College of Cardiology Foundation/American Heart Association Task Force on Practice Guidelines: developed in collaboration with the International Society for Heart and Lung Transplantation. Circulation. 2009;119:1977–2016.
8. Dickstein K, Cohen-Solal A, Filippatos G, et al. ESC guidelines for the diagnosis and treatment of acute and chronic heart failure 2008: the Task Force for the diagnosis and treatment of acute and chronic heart failure 2008 of the European Society of Cardiology. Eur J Heart Fail. 2008;10:933–89.
9. McMurray J, Adamopoulos S, Anker S, et al. ESC guidelines for the diagnosis and treatment of acute and chronic heart failure 2012 – the task force for the Diagnosis and Treatment of Acute and Chronic Heart Failure 2012 of the European Society of Cardiology. Developed in collaboration with the Heart Failure Association (HFA) of the ESC. Eur J Heart Fail. 2012;14:803–69.
10. Jugdutt BI. Aging and remodeling during healing of the wounded heart: current therapies and novel drug targets. Curr Drug Targets. 2008;9:325–44.
11. Jugdutt BI. Prevention of heart failure in the elderly: when, where and how to begin. Heart Fail Rev. 2012;17:531–44.
12. World Health Organization (WHO). Definition of an older or elderly person. http://www.who.int/healthinfo/survey/ageingdefnolder/en/print.html. Accessed 30 Dec 2009.
13. Roebuck J. When does old age begin? The evolution of the English definition. J Soc Hist. 1979;12:416–28.
14. Holborn H. A history of modern Germany – 1840–1945. Princeton, NJ: Princeton University Press; 1969. p. 291–3.
15. Gorman M. Development and the rights of older people. In: Randel J et al., editors. The ageing and development report: poverty, independence and the world's older people. London: Earthscan; 1999. p. 3–21.
16. Glascock AP, Fenman SL. A holocultural analysis of old age. Comp Soc Res. 1980;3:311–32.
17. Heidenreich PA, Trogdon JG, Knavjou OA, et al. Forecasting the future of cardiovascular disease in the United States: a policy statement from the American Heart Association. Circulation. 2011;123:933–44.
18. Day JC. Population projections in the United States by age, sex, and Hispanic origin: 1995–2050, Current population reports series. Washington, DC: US Government Printing Office; 1996.
19. National Heart, Lung, and Blood Institute. Incidence and prevalence: 2006 chart book on cardiovascular and lung diseases. Bethesda, MD: National Heart, Lung, and Blood Institute; 2006.
20. Thom T, Hasse N, Rosamond W, et al. Heart disease and stroke statistics. 2006 update: a report from the American Heart Association Statistics Committee and Stroke Statistics Subcommittee. Circulation. 2006;113:e85–151.
21. Senni M, Tribouilloy CM, Rodeheffer RJ, et al. Congestive heart failure in the community: a study of all incident cases in Olmstead County, Minnesota in 1991. Circulation. 1998;98:2282–9.

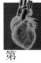

22. MacIntyre K, Capewell S, Stewart S, et al. Evidence of improving prognosis in heart failure: trends in case fatality in 66,547 patients hospitalized between 1986 and 1995. Circulation. 2000;102:1126–31.

23. Alexander KP, Newby LK, et al. Acute coronary care in the elderly, part II: ST-segment-elevation myocardial infarction: a scientific statement for healthcare professionals from the American Heart Association Council on Clinical Cardiology: in collaboration with the Society of Geriatric Cardiology. Circulation. 2007;115:2570–89.

24. Johansen H, Strauss B, Arnold JMO, Moe G, Liu P. On the rise: the current and projected future burden of congestive heart failure hospitalization in Canada. Can J Cardiol. 2003;19:430–5.

25. St John Sutton M, Pfeffer MA, et al. Cardiovascular death and left ventricular remodeling two years after myocardial infarction: baseline predictors and impact of long-term use of captopril: information from the Survival and Ventricular Enlargement (SAVE) trial. Circulation. 1997;96:3294–9.

26. McMurray JJ, Stewart S. Epidemiology, aetiology, and prognosis of heart failure. Heart. 2000;83:596–602.

27. Mendez GF, Cowie MR. The epidemiological features of heart failure in developing countries: a review of the literature. Int J Cardiol. 2001;80:213–9.

28. Fleg JL, Lakatta EG. Normal aging of the cardiovascular system. In: Aronow WS, Fleg JL, Rich MW, editors. Cardiovascular disease in the elderly. 4th ed. New York, NY: Informa; 2008. p. 1–43.

29. McCullough PA, Khandelwal AK, McKinnon JE, et al. Outcomes and prognostic factors of systolic as compared with diastolic heart failure in urban America. Congest Heart Fail. 2005;11:6–11.

30. McDonald K. Diastolic heart failure in the elderly: underlying mechanisms and clinical relevance. Int J Cardiol. 2008;125:197–202.

31. Redfield MM, Jacobsen SJ, Burnett Jr JC, Mahoney DW, Bailey KR, Rodeheffer RJ. Burden of systolic and diastolic ventricular dysfunction in the community: appreciating the scope of the heart failure epidemic. JAMA. 2003;289:194–202.

32. Aronow WS, Fleg JL, Pepine CJ, et al. ACCF/AHA 2011 expert consensus document on hypertension in the elderly. J Am Coll Cardiol. 2011;57(20): 2037–114.

33. Tehrani F, Phan A, Chien CV, Morrissey RP, Rafique AM, Schwarz ER. Value of medical therapy in patients >80 years of age with heart failure and preserved ejection fraction. Am J Cardiol. 2009;103: 829–33.

34. Orn S, Dickstein K. How do heart failure patients die? Eur Heart J. 2002;4(Suppl D):D59–65.

35. Mozaffarian D, Anker SD, Anand I, et al. Prediction of mode of death in heart failure: the Seattle Heart Failure Model. Circulation. 2007;116:392–8.

36. Cheitlin MD, Gerstenblith G, Hazzard WR, et al. Do existing databases answer clinical questions about geriatric cardiovascular disease and stroke? Am J Geriatr Cardiol. 2001;10:207–23. Database Conference January 27–30, 2000, Washington, DC.

37. Kostis JB, Packer M, Black HR, et al. Omapatrilat and enalapril in patients with hypertension: the Omapatrilat Cardiovascular Treatment vs Enalapril (OCTAVE) trial. Am J Hypertens. 2004;17:103–11.

38. Solomon SD, Skali H, Bourgoun M, et al. Effect of angiotensin-converting enzyme or vasopeptidase inhibition on ventricular size and function in patients with heart failure: the omapatrilat versus enalapril randomized trial of utility in reducing events (OVERTURE) echocardiographic study. Am Heart J. 2005;150:257–62.

39. Solomon SD, Zile M, Pieske B, et al. The angiotensin receptor neprilysin inhibitor LCZ696 in heart failure with preserved ejection fraction: a phase 2 double-blind randomized clinical trial. Lancet. 2012;380(9851): 1387–95.

40. ClinicalTrials.gov. Prospective comparison of ARNI with ACEI to determine impact on global mortality and morbidity in patients with heart failure (PARADIGM-HF). 2012. http://clinicaltrials.gov/ct2/show/NCT01035255. Accessed 1 Aug 2012.

41. Komajda M, Hanon O, Hochadel M, et al. Management of octogenarians hospitalized for heart failure in Euro Heart Failure Survey I. Eur Heart J. 2007;28:1310–8.

42. Mahjoub H, Rusinaru D, Soulière V, Durier C, Peltier M, Tribouilloy C. Long-term survival in patients older than 80 years hospitalised for heart failure. A 5-year prospective study. Eur J Heart Fail. 2008;10:78–84.

43. Komajda M, Hanon O, Hochadel M, et al. Contemporary management of octogenarians hospitalized for heart failure in Europe: Euro Heart Failure Survey II. Eur Heart J. 2009;30:478–86.

44. Goldberg RJ, McCormick D, Gurwitz JH, et al. Age-related trends in short- and long-term survival after acute myocardial infarction: a 20-year population-based perspective (1975–1995). Am J Cardiol. 1998;82:1311–7.

45. Yusuf S, Hawken S, Ounpuu S, et al. Effect of potentially modifiable risk factors associated with myocardial infarction in 52 countries (the INTERHEART study): case–control study. Lancet. 2004;364:937–52.

46. Weisfeldt ML, editor. The aging heart. Its function and response to stress. Aging, vol. 12. New York, NY: Raven; 1980.

47. Lakatta EG, Gerstenblith G, Weisfeldt ML. The aging heart: structure, function, and disease. In: Braunwald E, editor. Heart disease. Philadelphia, PA: Saunders; 1997. p. 1687–700.

48. Lakatta EG. Arterial and cardiac aging: major shareholders in cardiovascular disease enterprises. Part I. Circulation. 2003;107:139–46.

49. Lakatta EG. Arterial and cardiac aging: major share-

老年与心力衰竭

holders in cardiovascular disease enterprises. Part II. Circulation. 2003;107:346–54.

50. Lakatta EG, Wang M, Najjar SS. Arterial aging and subclinical arterial disease are fundamentally intertwined at macroscopic and molecular levels. Med Clin North Am. 2009;93:583–604.

51. Rowe JW. Clinical research on aging. Strategies and directions. N Engl J Med. 1977;297:1332–6.

52. Wenger NK, editor. Inclusion of elderly individuals in clinical trials. Cardiovascular disease and cardiovascular therapy as a model. Kansas City, MO: Marion Merrell Dow; 1993.

53. Harley CB. Telomere loss: mitotic clock or genetic time bomb? Mutat res. 1991;256:271–82.

54. Vaziri H, Dragowska W, Allsopp RC, et al. Evidence for a mitotic clock in human hematopoietic stem cells: loss of telomeric DNA with age. Proc Natl Acad Sci U S A. 1994;91:9857–60.

55. Oh H, Wang SC, Prahash A, et al. Telomere attrition and Chk2 activation in human heart failure. Proc Natl Acad Sci U S A. 2003;100:5378–83.

56. Njajou OT, Hsueh WC, Blackburn EH, et al. Association between telomere length, specific causes of death, and years of healthy life in health, aging, and body composition, a population-based cohort study. J Gerontol A Biol Sci Med Sci. 2009;64A: 860–4.

第一章 老年心力衰竭患者人口学特征的变化及其对治疗的意义

第二章 老化生物学及其对心力衰竭治疗和预防的影响

Biology of Aging and Implications for Heart Failure Therapy and Prevention

Bodh I. Jugdutt

（刘力松　译）

引言

自 20 世纪 70 年代早期以来，发达国家患有心衰的老年人口（年龄≥65 岁）的数量显著增长；而当前，在大多数发展中国家也呈现这种趋势。基于美国（USA）、欧洲和其他发达国家的人口学研究预测，世界范围内心衰日益增长的负担将很有可能继续，并给全球医疗税务体系带来压力[1-2]。到 2030 年美国老龄人口的数量将增加 1 倍[1]；到 2050 年，老龄人口（年龄≥85 岁）的数量将是目前的 3 倍[2]。公共卫生、营养、医疗和医疗保健服务系统的改善都无疑导致老年人口增长，在美国和欧洲，与之相伴随的患心衰老年人口数量的增长更加显著[3-5]。来自国家健康和营养调查（NHANES）的数据，即 2010 AHA 心脏病和卒中更新报告就明确指出，心衰患病率是年龄依赖性的，而老年男性和女性的患病率最高[4]。加拿大[6-7]也发现与美国[5]类似的趋势。如不立即采取适当预防策略和措施，老年男性和女性心衰患病率和相关并发症的负担将很可能加重，并为未来医疗税务体系带来更大负担。

20 世纪 90 年代以来，已有许多作者谈到由于成年人和老年人口心衰患病率日益增长，其相关死亡率、发病率、住院率和急诊就诊率的相应增加所带来的经济负担不断增长[5-14]。无论现在还是将来，预防老年人口的心衰都应作为医疗保健的优先策略。

然而，何时、何地以及如何开始这种策略需给出明确的界定[15]。由于衰老是一逐渐进展的生物过程，而心衰患病率又是年龄依赖性的[11,15]，客观评价和预防心衰应结合衰老的病理学以及与心血管系统老化相关的病理生理学改变，不同年龄阶段需不同的治疗策略[9,15]。此外，从逻辑上讲，应该早期采取预防措施，从年轻人群开始，从儿童期一直到成年早期和晚期，才能在对抗心衰增长带来的社会负担方面最大获益[15]。本章提出上述观点以及一些可能的预防策略，以期获得最佳防治效果。

老化、老年人和心血管疾病

有关人类老化的定义有数种，可从时间学、生物学、生理学和临床几个方面界定（表 2-1）。尽管老化生物学研究取得进展，大多数发达国家仍以 65 岁实足年龄作为老年人口定义的切点，主要是与之前的人口学研究和临床研究有关[9]。人口学和流行病学研究已证实，世界范围内≥65 岁老年人口的数量不仅在增长，也是心衰负担最重的人群，而且其心血管疾病（CVD）及其合并症的发病率、死亡率也最高[4,16-18]。这些研究还表明，年龄增加与 CVD 风险增高相关，包括高血压、冠状动脉性疾病（CHD）、卒中和心力衰竭[4]。重要的是，这种与老化相关医疗负担的增长，导致医疗成本水涨船高[4]；而且也为采取深入研究来解决老化本身可能

表 2-1　老化的定义

类型	基础
按照时间顺序	社会经济和政治
生物学	端粒长度，端粒的活动
生理学	老化表型
临床	生物标志物

导致心血管疾病和心衰这一问题，提供了强有力的理由。

老化生物学和心血管疾病风险

累积的证据表明，随时间推移，老化是不可避免的自然生物过程。老化自然过程可能导致青年、成年和老年心衰患者之间存在明显的生物学差异，并对其病理生理学和采取的最佳治疗方案产生影响[19-21]。例如，老化与生物学和心血管系统的变化有关，此两者会影响疾病的表现和对治疗的反应[19-21]。前文提到，老化也会导致 CVD 风险增加，包括高血压和 CHD[4]，两者都是心衰的病因[10,19-21]。近期研究显示，老化与心肌损伤后的不良修复反应和伤口愈合有关，导致左心室重构不良和心力衰竭[10,19-21]。

从细胞水平讲，老化是遗传因素主导的，以细胞分裂和完成特定功能的能力逐步降低为特征[19]。几个标志物与老化的表型相关（表 2-2）。如下面所讨论的，端粒是染色体末端的 DNA 序列，每次细胞分裂都会导致其变短，因此与老化相关。另一方面，端粒酶作为细胞内酶，可增加染色体末端端粒重复序列，保持端粒的长度。在某些情况下，端粒酶的活性可能随年龄增长而降低。端粒酶活性降低和端粒长度变短可作为 CVD 风险的早期标志物。在西苏格兰冠心病预防研究（West of Scotland Coronary Prevention Study，WOSCOPS）中，45～65 岁的患者被随机分配到安慰剂或普伐

表 2-2　老化表型和心力衰竭

LV 向心性重构增加
LV 质量与容量比值增加
细胞外基质、纤维状胶原蛋白含量、纤维化增加
LV 舒张功能和松弛受损
心力衰竭-射血分数尚存

　　LV，左心室

他汀组，较短的白细胞端粒长度可预测中年男子的 CHD 风险。重要的是，年龄每增加 10 岁，端粒长度减少 9%[22]。在最近的一项巢式（嵌入式）病例对照研究中，短的端粒长度与心肌梗死的风险相关[23]。

老化过程中的病理生理相关性和重构

在临床病理生理水平，随老化发生的一些生物学改变促进了不良心脏重塑及向心衰的持续进展[19-20]。之前我们假设老化是包括心血管结构在内的全身重构，涉及细胞、亚细胞、生物化学、分子、生理学和病理生理学的通路和反应[19-21]。由此推论，已知的与老化相关的生物学和心血管系统的变化可能影响疾病的表现和对治疗的反应，对心衰的管理有重要的治疗意义。重要的是，在老化过程中的一些生物学变化导致心脏不良重构和心衰的进展[15,19]。既然老化是逐渐进展的过程，心衰的管理必须考虑年龄相关的病理生理变化（表 2-3 和表 2-4），并且为了争取最大获益，针对不同年龄组的人群可能需采取不同治疗方案。对年轻患者心血管疾病的最佳治疗，对老年患者不一定最佳。这种情况也适用于心衰的治疗。

进一步拓展老化的生物学知识[8-11]及老化相关的心血管结构和功能的改变[24-27]提示我们，心血管疾病包括心衰都是在一逐渐老化的心脏基础上发生的。在过去的 30 年，一系列与老化相关的典型心血管系统生理学和病理生理学改变（表 2-3）、老化的病理生物学变化（表 2-4）及其表型（表 2-2）已得到确认[8,10]。一些证据强烈提示，老化是一连续生物学过程，在这一过程中，心血管结构、生理和生物化学的改变都会对心脏功能造成不良影响，从而导致心衰发生[8,10]。综上所述，老化过程的这些特征性变化是我们确定靶目标和采取特定干预措施的基础，从而防止向心衰的进展。

端粒、端粒的长度和端粒的活性及预防意义

自 20 世纪 90 年代就有证据显示，端粒可作为一种有丝分裂时钟[28]，平均端粒长度可作为生物老化在细胞水平上的一个标志[29]，并且是可遗传的[30]。端粒是染色体末端的 DNA-蛋白质复合物，维系染色体的稳定并控制细胞周期[31]。人类的端粒由包含 6 个核酸-碱基对的 DNA 重复序列组成，

表 2-3　心力衰竭以及随老化发生的心血管生理及病理生理改变
• 血管重构
—心室或动脉僵硬度增加，两者同时出现
—收缩压和脉压升高
• 血管重构和心肌质量/心室容量比值增高
—细胞外基质（胶原蛋白纤维）增加，纤维化增加
—晚期糖化终末产物（AGEs）增加
—胶原蛋白交联增加
—心室舒张功能不全和松弛受损
—心脏储备能力下降
• 心房重构和心房颤动
—细胞和亚细胞重构
—对压力的反应的改变
—对损伤反应的改变及修复能力受损
• 长期暴露于心血管危险因素导致的心血管系统重构
—与心血管危险因素的相互作用增加
—冠状动脉性心脏病及其并发症的风险增高
—外周动脉疾病及其并发症的风险增高
—脑血管病及其并发症的风险增高
—合并症及其后遗症的风险增高
—心肾相互作用及其后遗症的风险增高
—心血管事件风险增高

表 2-4　心力衰竭以及随老化发生的心血管生物学和病理学改变
• 白细胞和组织的端粒长度下降
• 基因调控表达发生改变
• 细胞和亚细胞功能发生改变
• 线粒体的数量和功能发生改变
• 心肌细胞的数量减少，心肌细胞的体积变大
• 心肌收缩协调性改变，心肌收缩力下降
• 等肌球蛋白的转变
• 兴奋-收缩耦联兴奋性下降
• 纤维化相关基因表达增加，基质中纤维和胶原增加
• 心肌僵硬度增加，血管重构及僵硬度增加
• 心室收缩末僵硬度增加（心室弹性下降）
• 心室舒张顺应性下降
• 免疫应答改变，修复应答改变
• 损伤应答改变，修复受损
• β-肾上腺素能系统重构
• 神经体液途径发生改变
• 血管紧张素和内皮素增加，血管紧张素 II 增加
• 应激反应途径发生改变
• 氧自由基增加，氧化应激和损伤增加
• 心脏和动脉对应激的反应发生改变
• 代谢和代谢储备发生改变

链的一端是 TTAGGG，另一端是 AATCCC。端粒的长度由基因决定[30]，似乎在每个个体不同器官都有一特征性长度[32]。在老化过程中，端粒随着细胞分裂变得越来越短[33]，其长度减少到一个临界值会触发细胞老化[31]，而端粒越短标志着生物学年龄越大[29]。氧化应激增加是造成每个细胞周期中端粒丢失增加及细胞老化[34]的重要机制，也是老化相关 CVD，如高血压[35]和同型半胱氨酸诱导的内皮细胞老化的重要机制[34]。前述后面的研究显示，前粥样硬化细胞内黏附分子-1（ICAM-1）和纤溶酶原激活物抑制剂-1（PAI-1）水平的升高与内皮老化的程度相关[34]。端粒的第二个磨损机制涉及炎症。举例来讲，干细胞培养液富含细胞因子如白细胞介素-6（IL-6）和干细胞因子（SCF）时，端粒磨损增加[29]。一个由 35～55 岁无明显 CVD 的男性和女性构成的人群，炎症和氧化应激标志物水平（如 IL-6 和高敏 C 反应蛋白，以及男性的纤维蛋白原和整体人群的氧化型低密度脂蛋白和尿酸）的升高与端粒的长度变短相关[36]。

老化相关心血管疾病中端粒的缩短——人群研究的证据

有数个研究[22-23,35-48]记录了体循环白细胞中端粒的缩短与年龄相关 CVD 的相关性（表 2-5）。这些研究至少提供了 8 个相关要点值得强调：

1. 端粒缩短先于临床疾病，端粒缩短的程度或许可解释个体间对心血管危险因素应答的生物学变异性[49]。

2. 有或没有冠状动脉疾病的个体间端粒长度的差异不能用心血管危险因素的差别解释[49]。

3. 有冠心病倾向的个体生物年龄较老，其端粒的长度与年长 8～12 岁的健康个体相等[22,37,39]。

4. 女性的端粒比男性长[46]，说明在一个给定的实足年龄，男性的生物学年龄更大并且可能与雌激素对端粒活性的作用有关[50]。

5. 氧化应激增加和炎症机制对端粒缩短和心血管疾病的进展起主要作用[35-36,44-45]。

表 2-5 端粒缩短和老化相关的心血管疾病的人群研究	
疾病［参考文献］	年龄（岁）
冠状动脉疾病[22]	45～64
心肌梗死风险增加[23]	40～84
高血压、胰岛素抵抗和氧化应激[35]	40～89
炎症和氧化应激[36]	35～55
动脉粥样硬化[37]	42～72
死亡率增加（心脏病、感染性疾病）[38]	60～97
早发心肌梗死[39]＜50 岁（平均）	42.3±5.7
男性心肌梗死和卒中[40]＞65 岁（平均）	74.2±5.2
高血压患者颈动脉粥样硬化[41]	63.6±1.0
慢性心力衰竭[42]	66±8.7
高龄老年患者左心室功能不全[43]	84.9～85.7
男性 1 型和 2 型糖尿病[44]	17～48，24～75
男性 2 型糖尿病和（或）胰岛素抵抗[45]a	～40～70
男性脉压增宽和脉搏波传导速率增快[46]	56±11
女性双胞胎肥胖和吸烟[47]	18～75
低经济收入国家女性双胞胎吸烟、肥胖及缺乏运动[48]	～32～68

a 此处所有端粒长度来自白细胞和非单核细胞[45]

6. 在心衰患者，端粒长度变短与粥样硬化性心脏病病情加重相关[42]。

7. 由于胰腺炎症反应增强，端粒显著缩短可能在 1 型糖尿病的发病过程中发挥了作用[44]。

8. 一个关于健康女性慢性应激刺激的研究显示，白细胞端粒酶活性降低可能是比端粒缩短更早的心血管危险标志物[51]。

人类病理研究中的端粒缩短和细胞老化

一些有关人类老化的病理研究都记录到端粒缩短，包括同一个体的不同组织[32]；尸检的 CHD 心脏冠状动脉内皮细胞[52]；尸检的腹主动脉，特别是远端部位的内膜和中层粥样硬化细胞[53]；粥样硬化斑块中的血管平滑肌细胞，细胞周期抑制剂 p16[INK4a] 和 c-Kit 阳性的细胞、肌细胞[54]；以及扩张型心肌病细胞[55]。既然老化过程中存在与 CHD 和其他心

血管疾病相关的端粒缩短，可用这些疾病导致的细胞更新和复制压力增加来解释，更多的证据提示端粒缩短可能参与疾病的发病过程。因此，从早期的粥样硬化斑块可找到内皮[56]和平滑肌[54]细胞老化的证据，细胞内黏附因子-1（ICAM-1）表达增加及内皮一氧化氮合酶（eNOS）表达降低与粥样硬化密切相关[57]。上述发现支持端粒假说[49]，即细胞衰老过程中的端粒缩短导致冠状动脉和其他 CVD 的发生。

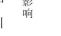

端粒缩短和心力衰竭

端粒缩短也会导致心衰。晚期心衰患者，心肌细胞的凋亡与特定的端粒结合因子（TRF-2）下调和细胞周期检测点激酶（Chk2）的激活有关，后两者与 DNA 损伤、凋亡及端粒缩短有关联[58]。实验室培养大鼠心肌细胞，抑制 TRF-2 诱发端粒缩短、Chk2 激活和细胞凋亡，而外源性的 TRF-2 可保护细胞免于氧化应激的损伤[58]。小鼠主动脉缩窄引起的机械张力增加可导致端粒缩短，犹如人类心衰患者 TRF-2 下调和 Chk2 激活所带来的效果[58]。通过强制性的转基因表达端粒酶，可防止端粒缩短、TRF-2 的下调、Chk2 的激活和细胞凋亡[58]。总之，这些结果表明心衰患者经由张力诱导的 TRF-2 下调，导致端粒功能障碍[58]。进一步研究发现，敲除端粒酶的小鼠进展为短端粒和心衰[59]，提示伴随衰老的端粒缩短可导致心衰，并有可能成为治疗的靶点。

应激蛋白和老化相关的心血管疾病

针对年老动物的研究是独特的，要免于通常环境危险因素的影响。在近期的一项研究中，年老小鼠的左心室蛋白质组学分析显示，有数个应激蛋白与老化和 CVD 相关，包括寿命（致死）蛋白、过氧化物氧化还原酶-3、环氧化物酶、超氧化物歧化酶 SOD-1（铜/锌 SOD）和 SOD-2（锰 SOD）；上述蛋白质在年轻、中年和老年小鼠[60]之间是有差别的，因此可作为判断心脏老化的潜在标志物。然而，此研究未测量端粒的长度。

保持的端粒长度和健康老龄化

既然端粒缩短与细胞老化和心血管疾病有关联，

保持端粒的长度似乎可反映健康老龄化。近期有 3 个关于健康老龄化和寿命的人群研究值得一提。首先，针对 70～79 岁的老年患者，较短的端粒长度与较差的健康状况、较短的生存和寿命相关，提示端粒长度有可能作为一个反映生存和健康老龄化的生物学标志物[61]。第二，57～97 岁年老个体的基因表达状况证实细胞分裂周期 42（CDC42）和冠蛋白（CORO1A）与生理年龄和生存密切相关；伴随年龄增长，基因表达增加死亡率升高，基因表达降低则死亡率降低[62]，从而支持遗传对长寿的贡献。第三，年龄 20～59 岁、≥90 岁和≥98 岁的个体，有 3 个能降低年龄相关的脂毒性的基因（HRAS1、LASS1 和 APOE）与生存延长有关，而 LASS1 基因似乎有利于健康老龄化和在生命的第 10 个 10 年生存更长[63]。遗憾的是，上述有关基因的研究都没有测定端粒的长度[62-63]。

老化的连续性、心血管危险暴露及向心力衰竭的进展

人群研究确立了环境、生活方式和遗传因素在高血压（CAD 和心衰）发展中的作用[1-4]。在人体老化的连续进程中，终身暴露并受到心血管危险因素的不良影响，造成病理生理的改变，并导致向心衰逐渐进展（图 2-1）。主要的危险因素包括年龄、遗传因素、饮食、吸烟、久坐的生活方式、压力、血脂异常，以及暴露于毒素。根据这一概念，基本生理学、生物学和结构的改变与心血管老化本身相关，导致纤维化增加、心室-动脉僵硬度增加、心室舒张功能不全和射血分数保留的心力衰竭[8-11,19-21]。另外，心血管危险因素间的相互作用、心脏老化本身及伴随疾病的共同影响，进一步推进向心衰的进展。主要的伴随疾病包括高血压、CAD、2 型糖尿病、代谢综合征和肥胖。实际上，人群研究显示心血管危险因素和心血管系统老化之间的相互作用，导致 CVD 的进展。高血压的情况就是这样。有几个心血管危险因素可导致高血压，高血压反过来与其他危险因素和伴随疾病相互作用，引起并发症和终末器官的病理变化，包括卒中、心肌梗死、心衰和肾衰竭[4]。当存在高血压前期和心肌梗死时，心衰风险显著增加就不令人惊讶了[4]。

老化的连续性、心血管风险及预防的意义

预防的过程中要考虑一些相关因素，老化过程中长时间暴露于心血管危险因素，对于 CVD 的进展有累积效应，终末靶器官和心衰的风险随年龄增长而升高[64-65]。许多研究包括非老年和老年研究都证实了这一事实。例如，Goldberg 等的一项持续 20 年（1975—1995 年）的人群研究显示，3 个老年亚组人群的心肌梗死风险逐渐升高，包括 65～74 岁年龄组、75～84 岁年龄组和 85 岁以上的高龄组[66]。近期 INTERHEART 研究显示，从年轻成人到老年人的 5 个年龄组（<45、46～55、56～65、66～70 及 >70 岁）中，心血管风险呈潜在的阶梯式变化[67]。

已过世的预防心脏病的先驱者 William B. Kannel 医生，1966—1979 年领导了弗莱明翰心脏研究（FHS）[68]，参与提出了"冠心病风险"这一术语[69]。Kannel 在确认可改变的心血管危险因素方面发挥了重要作用[70]。一项纵向研究入选了年龄 30～59 岁的 186 例男性和女性，经过 6 年观察，Kannel 等确认 3 个危险因素（高血压、高胆固醇血症和心电图证实的左心室肥厚），与 CHD 风险增高相关[69]。

另外至少有 5 个人群研究（包括了高龄老年人群[74]）扩展了危险因素列表，并记录了 CHD 的终身风险[71-73]。一项 FHS 队列入选 7733 例男性和女性，CHD［定义为心绞痛、冠状动脉功能不全（中间综合征）、心肌梗死或冠心病死亡］的终身风险，在 40 岁年龄段男性的风险为 1∶2，女性的风险为 1∶3；到 70 岁时男性的风险为 1∶3，女性为 1∶4[71]。另一项 FHS 队列入选 3564 例男性和 4362 例女性，既往均无动脉粥样硬化性 CVD（定义为心绞痛、冠状动脉功能不全、心肌梗死、卒中、间歇性跛行）和危险因素（指体重指数正常、不吸烟、无高血压、无高脂血症、无糖尿病），年龄 50～95 岁，均具有心血管疾病低风险，并且生存期更长[73]。第三个 FHS 队列入选年龄 35～84 岁、无 HF 病史的 3757 例男性和 4472 例女性，随访 25 年（1971—1996 年），总体男性和女性的心衰终身风险为 1∶5；对于既往无心肌梗死的人群，男性终身心衰风险为 1∶9、女性为 1∶6[64]。第四个 FHS 队列包括了平均年龄为 44 岁的 2302 例男性和女性，父母有心血

管疾病可预测 8 年后中年人群的心血管事件风险[72]。第五个 FHS 队列入选年龄 40～50 岁的 2531 例男性和女性，中年时低关键性心血管危险因素（心电图证实的左心室肥厚、体重指数、血脂、吸烟、糖耐量、体力活动和乙醇摄入）水平，可预测直到 85～100 岁的生存及无主要事件生存情况[74]。总体来讲，这 5 项研究都支持对青年成人和老年人进行教育、筛查、早期识别和针对心血管危险因素的治疗[71-73]，并关注家族史[72]，采取强化措施控制高血压、预防心肌梗死[64] 及延迟或预防年龄相关的发病率和死亡率[74]。

心血管危险因素的聚集及对预防的意义

Kannel 基于弗莱明翰心脏研究 60 年的流行病学数据[70]，强调主要危险因素的聚集性，暗示代谢综合征与代谢指标的相关性。弗莱明翰危险因素评分（FRS）中的 CAD 主要危险因素包括年龄、高血压、吸烟、糖尿病和高脂血症[69,75-76]。多重心血管危险因素的算法公式进一步扩展包括性别、总胆固醇（TC）、低密度脂蛋白胆固醇（LDL-C）和高密度脂蛋白胆固醇（HDL-C）水平及高血压的治疗，从而评估 CHD 导致的心肌梗死和死亡的风险[77-80]。雷诺兹风险评分系统（RRS）在传统危险因素基础上增加了早发冠状动脉性心脏病家族史和高敏 C 反应蛋白（hs-CRP），与 FRS（包括女性[81-82] 和男性[83]）相比，前者为亚临床动脉粥样硬化提供了额外预测信息。随着对心血管危险因素和动脉粥样硬化生物学、动脉粥样硬化血栓形成、炎症、内皮细胞功能失调、斑块破裂、代谢综合征和老化的认识不断深入，危险评估计算公式进一步被拓展。一些流行病学研究确定了 CAD 的危险因素，并随后将其扩展，包括年龄（主要决定因素）、男性、吸烟、糖尿病、胆固醇［TC、LDL-C、载脂蛋白 A-1（ApoA-1）、载脂蛋白 B（ApoB）］、HDL-C、血压、早发心血管病家族史（60 岁以前），以及增加的炎症标志物，如 hs-CRP、高血糖症、糖化血红蛋白-A₁C（HbA₁C）、肌酐、同型半胱氨酸、超重、肥胖、营养不良、热量摄入过剩、缺乏体力活动和心理压力。新近提出的影响因素提高了风险预测能力，包括代谢综合征[84]、慢性肾病[85]、慢性炎症性疾病（如类风湿关节炎、系统性红斑狼疮、银屑病）和慢性艾滋病（需进一步评

估）[86]。其他一些研究强调冠状动脉钙化家族史[87]、高体重指数（BMI）[88]、他汀降胆固醇治疗[89] 和炎症标志物[90-91] 的重要性。

Kannel 在 2011 年他 87 岁时，发表了去世前的最后一篇论文[79]，强调多重危险因素对心血管疾病（包括 CAD、卒中、外周动脉疾病和心衰）影响的重要性。因此，Kannel 提出在初级保健中应用多重危险因素评估；他还注意到，40%～50% 发生心血管事件者如应用现行危险评估方案则并不属于高危[70]。INTERHEART 研究得出了有趣的结果，绝大多数心肌梗死风险与 9 个因素有关，包括吸烟、水果和蔬菜摄入、体育锻炼、乙醇摄入、高血压、糖尿病、腹型肥胖、心理社会因素，以及血脂水平（ApoB/ApoA-1 的比值）[67]。

已有证据显示，几个心血管危险评分系统（如 FRS 和 RRS 系统）都可很好评估个体随着老化，在未来 5 年或 10 年发生 CVD 的概率，并且多数可从预防中获益。例如，FRS 可根据未来 10 年 CAD 的发生率，将个体分为低危（≤10%）、中危（10%～20%）和高危（≥20%）。重要的是，无论哪种算法，年龄都是最强的心血管危险预测因子，几乎所有 ≥70 岁的老年人都属高危，而几乎没有年龄 <40 岁的成人属高危。因此，年龄 >40 岁的成人最有可能从预防措施（如戒烟、健康饮食和规律运动）中获益，而老年人则最有可能从预防性药物治疗（如降压药、降低胆固醇药和低剂量阿司匹林）获益。近期一项研究报道 1994—2005 年间 CAD 死亡率的降低，主要与危险因素的变化趋势（血压和胆固醇的降低、糖尿病和 BMI 的增高）相关，与高血压和高脂血症的治疗改善有关[92]。

生物学标志物、心血管危险及预防的意义

Kannel 还提议使用生物学标志物和遗传标志物来优化危险评估，血管影像和生物学标志物可用来评估治疗的获益并对具备中度心血管危险的人群进行分层[70]。近期研究的确显示，生物学标志物[91,93-100] 和血管影像[87,101-103] 能够对亚组的 CVD[87,101-103] 和心衰[95-99] 风险进行分层，并且指导治疗[97]。重要的是，有证据显示，一些生物学标志物[91,93-100] 包括 hs-CRP[91]、氨基末端 B 型利钠肽前体（NT-proBNP）[95-97]、心脏肌钙蛋白 I（cnI）[98] 和心脏肌钙蛋白 T（cnT）[95,99] 可预测年龄较大的成人

和老年人[95,98-99]的心衰[95-99]、心室不良重构[97]和心血管死亡。一项研究入选了平均年龄66～67岁、患慢性收缩性心衰的老年人，发现高血清水平的皮质醇和醛固酮是死亡率升高的独立预测因子[104]。

与标准治疗相比，尽管对老年（平均年龄63岁）慢性收缩性心力衰竭患者实施抑制NT-proBNP的治疗策略可降低不良事件[97]，但并不能通过检测BNP的水平区分收缩性抑或舒张性心衰。因此，近期的一项研究显示老年（平均年龄70岁）舒张性心衰患者，尽管不如收缩性心衰患者严重，但与后者的病理生理特征类似，包括BNP水平[105]。针对因充血性心衰来急诊的以老年患者（平均年龄70岁，年龄从18～105岁）为主的人群的研究显示，非收缩性心衰患者的BNP水平要低于收缩性心衰患者。与传统指标相比，虽然只在亚组间显示出轻度差别，但感觉在区分充血性和非充血性心衰方面，BNP是最好的指标[106]。在REDHOT研究中，以充血性心衰来急诊的老年患者（平均年龄64岁），BNP水平可预测90天预后并可辅助分层和分类[107]。总之，正确应用生物标志物可在个体老化过程中，指导减少心血管危险因素；像NT-proBNP这样的生物学标志物可指导治疗，以降低老年心衰患者的住院率。

老化相关心力衰竭的合并症：高血压和心肌梗死

如前所述[10]，高血压和心肌梗死在老年人很常见，都是导致老年人群发生心衰的主要原因。重要的是，高血压主要导致舒张性心衰，即为收缩功能保留或射血分数保留的心衰（HF/PEF）；而心肌梗死主要导致的是收缩性心衰，或称为射血分数降低的心衰（HF/REF）[10]。然而，多数的心肌梗死与CAD有关，高血压的发病包括肾性、血管性、神经性、体液性及遗传和各种行为因素等多种机制。早前的SOLVD登记研究强调了射血分数下降导致神经内分泌激活在心衰患者中的重要性[108]。高血压也是CAD、左心室肥厚和心衰的主要危险因素。由于老化和高血压都与左心室肥厚、心肌纤维化和舒张性心功能不全相关（表2-2），因此老年高血压患者是HF/PEF的高危人群。同样，患有心肌梗死和心脏结构改变的老年患者，伴随老化（表2-3和表2-4）是严重的HF/REF的高危人群。高血压合并

心肌梗死的患者可出现左心室肥厚合并HF/REF情况。针对老年高血压的指南[109]和针对老年急性非ST段抬高型、ST段抬高型心肌梗死的指南[16-17]均已制订，成人心衰指南也提到老年患者[110]，但尚缺乏专门针对老年人群的具体的心衰治疗指南。

老化相关心力衰竭的合并症：2型糖尿病、代谢综合征和肥胖

除了高血压和心肌梗死，老年患者还常合并其他情况，如2型糖尿病、代谢综合征和肥胖，后者增大老年人群心血管事件的风险。大量研究显示，这些合并症加速老年患者向血管性并发症和终末器官病变的进程，包括卒中、心肌梗死、心衰、肾衰竭、外周血管疾病、残疾和死亡[84,86,111]。在过去的24年里，美国成人肥胖患病率增加1倍（从15%增至33%），超重和肥胖人口加起来接近人群的67%[112]。同样在美国，30～70岁人口终身糖尿病患病风险明显增高，之后趋于平缓[113]。总体糖尿病患病风险，男性为35%～45%，女性为30%～55%。老年糖尿病合并高血压患者的死亡率明显升高[114-115]。糖尿病还增加老年人群心衰的风险[116]。入选高危老年患者的ONTARGET/TRANSCEND研究显示，空腹血糖是心衰入院的独立预测因子[117]，证实降低血糖可减小心衰风险[118]。ONTARGET/TRANSCEND研究还证实，替米沙坦（血管紧张素Ⅱ受体拮抗剂）控制老年患者高血压和降低老年患者血管性事件风险的有效性[65]。

有几项研究证实，2型糖尿病患者心血管风险增高是由于高血糖水平。高血糖水平涉及微血管损伤，并且已认识到存在多个血糖毒性导致血管损伤的途径[119-120]。入选合并糖尿病的老年和中年人群（年龄50～66岁）降低心血管危险纵向研究——STENO-2研究，采取多重危险因素干预措施，包括严格控制血糖、肾素-血管紧张素阻滞剂、阿司匹林、降血脂药物和行为改善，经过7.8年显示出血管性并发症和心血管死亡的持续降低，并且随访5.5年时全因死亡下降[121]。值得注意的是，在STENO-2研究中，强化治疗组和常规治疗组的死亡率曲线经过8年后分开[121]，提示糖尿病是一个长期起作用的危险因素，它影响多个系统，需通过长期血糖控制进行早期干预。血糖和HbA$_1$C增高是糖尿病患者心血管危险的重要生物学标志物。尽管心

肌梗死后的高血糖很常见并且是预后不良的预测因子，但严格控制血糖是否写入指南还需随机临床试验的证据[122]。缺乏合并心衰和糖尿病老年和高龄老年患者的数据。

老化相关心力衰竭的合并症：心房颤动

老年患者的另一个重要合并症是心房颤动；在老年人心房颤动不仅常见[123-124]，而且可加重心衰[125]，导致其他并发症如栓塞和卒中[126]。患心房颤动的中位数年龄约为 75 岁，近 70％的患者年龄在 65～85 岁[126]。心房颤动更多见于男性，20 世纪 70—90 年代，男性的患病率是女性的 2 倍[127]。对于合并心衰的患者，白种人心房颤动的患病率要高于非洲裔美国人[128]，此现象已显示出流行趋势[129]。针对一级预防，心房颤动相关的主要临床情况包括高血压、缺血性心脏病、心衰、瓣膜性心脏病和糖尿病[130]。重要的是，≥65 岁的老年患者每年新发心房颤动的风险为 2％[131]。此外，对于≥65 岁合并心房颤动、既往有 CAD 或左心室射血分数异常的老年患者，尽管采取治疗措施，生存率仍明显降低[132]。

时间学角度对老年的定义、生物学老化及对预防的意义

根据上述关于老化的假说，人为给老年下定义不合逻辑。最初从年龄上以 65 岁作为老年人的定义，是 19 世纪基于社会经济和政治因素的一种默认，并非基于老化生物学[9]。然而，即便这一人为按照年龄划分的切点，也被随后早期的临床研究证实有临床相关性，不仅高血压患病率随老化逐年升高，而且血管并发症相关疾病也在 65 岁以后陡然升高，包括卒中、心肌梗死、心衰和肾衰竭[4]。然而，尽管暴露在类似的心血管危险因素和危险状况下，临床实践中通常可发现，个体的易感性不同，包括发病年龄、CVD 的发病率（高血压、CAD 和心衰）。年纪轻轻就发生 CAD 的成年人，以及年龄很老却很正常或心血管危险评分很低的人在临床上都相当常见。如此个体间的变异性可被解释为对 CVD 的遗传易感性或保护性不同，以及生物老化过程中遗传基因决定的可变性。

基于老化生物学和老化时间学的预防

就前述问题进一步讨论，预防老年人的心衰应作为医疗保健的优先考虑。迫切需要制订和实施恰当的预防措施，从而降低未来老年男性和女性的心衰患病率及其相关并发症逐渐上升带来的负担。在制订策略的过程中，很重要的一点是要认识到，心血管的老化是终身连续进展的过程且存在风险，此过程中伴随终身暴露于不良心血管危险因素将导致心衰发生（图 2-1）。需要集中力量推进健康老龄化，防止导致心衰的 CVD 的进展。

什么时候开始？从哪里开始？

在制订措施降低老年心衰逐年增高所带来的负担时，有 3 个关键方面需考虑：①生物学因素对老化相关心衰的影响；②老化相关心衰的病理生理原因；③对老化相关心衰产生影响的主要心血管危险因素及合并症。根据已有的关于心血管老化及老化相关心衰的病理学和病理生理学证据（表 2-3 和表 2-4），以及人群研究的数据，明显可见，针对逐渐庞大的老化人群，要想取得降低心衰负担的最大效果，应把预防措施落实在老化相关心衰的全过程、终身暴露于心血管危险因素的累积影响上面。理想的情况是，预防措施贯穿人的一生，在步入老年之前就开始。预防措施在老化进程的早期就应开始，需针对主要的心血管危险因素及主要合并症。另外，很重要的一点就是不论性别或种族，生物学老化进程的个体差异很大，并关乎疾病的发生及其进展。

如何开始？

需要分三步走。首先，要认识到老龄人口中心衰患病率的增长趋势，及其对现行卫生保健系统的潜在影响。第二步是要清晰理解导致这一问题的主要因素。第三步是制订解决整个问题的策略。从最广泛的意义上讲，传统一级和二级预防措施的执行应从早期（儿童期）开始，覆盖青春期、青年时期和成人期，以期最大程度降低心血管危险因素的不良影响，阻止向心衰进程，降低老年人口心衰的患病率（图 2-1）。

心血管危险因素与并存疾病

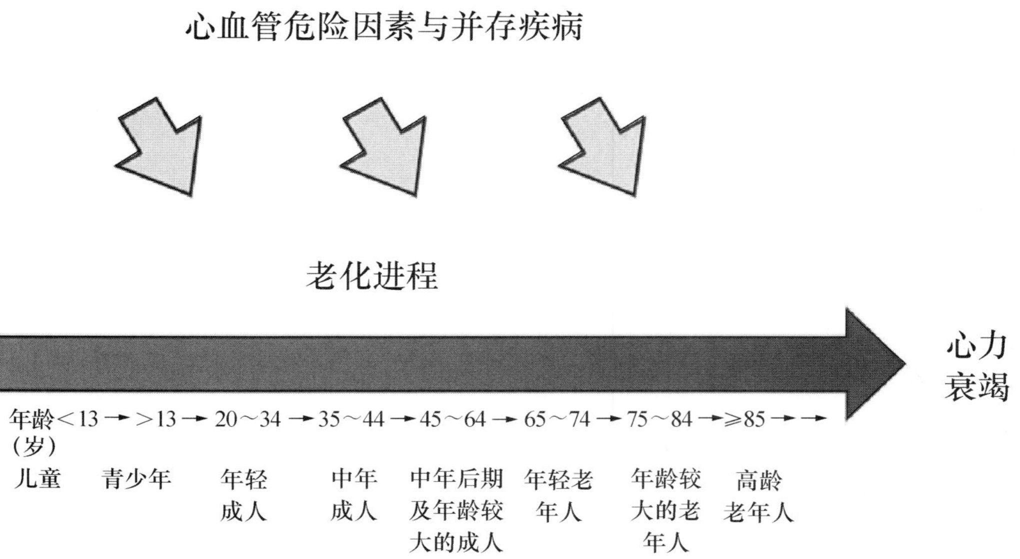

老化进程

心力衰竭

| 年龄<13 → >13 → 20~34 → 35~44 → 45~64 → 65~74 → 75~84 → ≥85 →
(岁)

儿童　青少年　年轻　中年　中年后期　年轻老　年龄较　高龄
　　　　　　　成人　成人　及年龄较　年人　大的老　老年人
　　　　　　　　　　　大的成人　　　　年人

图 2-1 预防及老化过程中心力衰竭的进程。老化过程中，终身暴露于心血管危险因素及后期出现的合并症，无情地促进了心力衰竭的进展。为了最大获益及推进健康老龄化，有必要早期就采取预防措施并覆盖老化的全程。此外，在老化相关心力衰竭的进程中，应该针对不同的年龄亚组实施治疗。（来源于 Jugdutt BI. Prevention of heart failure in the elderly: when, where and how to begin. Heart Fail Rev 2012; 17: 531-544. 获得 Springer Science＋Business Media 授权）

预防的获益及健康老龄化

　　健康老龄化给卫生保健系统带来的潜在获益显而易见。降低成年和老年心衰患者的住院率，仅从节约卫生保健成本的角度，其获益也是惊人的。为了实现对 CVD 的最佳治疗[5,77,109-110,121,125,133]和预防[79,133-137]，积极推行现有指南，减少心衰住院是必要的[138]。AHA 的声明强调，依据指南的干预措施应在心衰早期就开始实施[5,137]。近期制定的指南也强调两大导致老年人心衰的主要因素，即高血压[106]和心肌梗死[16-17]。然而，尽管老年高血压指南制定依据的是包含老年亚组的临床随机研究数据，但并不适用于老年心肌梗死和心衰的情况。期待有更多老年心衰患者的循证医学数据。如果能考虑老年人群的具体问题，成人心衰二级预防原则也可用于老年人。这些具体问题包括多系统老化、合并症、多重用药、体质脆弱，以及特别容易在高龄老年人出现的精神因素[10-11,65,139]。尽管基于指南的降压治疗降低了老年[140]及高龄老年[141-142]患者心衰的患病率，但其他针对这一群体的治疗措施仍需谨慎。药物不良反应是美国老年人（65 岁至≥85 岁）急诊入院的主要原因，特别是应用华法林、胰岛素、口服抗血小板药物及口服降糖药的患者[143]，提示有必要改进老年患者的抗栓和降糖药物治疗方案。

　　AHA 指南中提到针对≥40 岁成人，关于导致心衰的 CVD 一级预防措施。指南推荐早期危险因素干预，强调戒烟、控制血压、健康饮食、阿司匹林、调脂治疗、体育锻炼、减低体重、治疗糖尿病及治疗慢性心房颤动[134]。所有指南都强调了生活方式改善，特别给成年人和老年人宣传戒烟、体育活动及限制热量的健康饮食[137]；针对成年人的上述措施获益明显[144]。限制热量摄入有益于心血管的正常老化[145]、延长寿命[146]是有证据支持的，但这一措施并未积极推行。理想的做法是，一级预防应在明显的 CVD 出现之前的儿童期和 40 岁以下成年人开始。

教育在预防中的作用

　　教育是预防的关键。心衰预防指南强调医生宣教的价值，增强患者对疾病的认识[137]。自 20 世纪 70 年代开始的高血压患者教育计划非常成功[147]。加拿大医疗保健专业教育计划始于 20 世纪 70 年代中期，增加了高血压的诊断和治疗率[148]，缩短了治疗的性别差距[148]，鼓励针对老年高血压患者采取更加积极的治疗[149]。然而，即

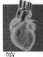
便强化了血压控制，由于尚存其他未控制的心血管危险因素，高血压患者发生卒中和心肌梗死的风险依然较高[150]。教育要强化心血管危险因素的综合管理，因此有必要使用危险因素和生物标志物评分系统。

自 20 世纪 80 年代以来，经由教育和治疗，尽管已在世界范围内降低了收缩压水平，但在低收入和中等收入国家，收缩压水平依然较高[151]；提示有必要把这些群体作为目标，通过教育计划和（或）其他额外措施，在全球范围内降低心衰负担。预防指南强调了种族差异，一些种族仍存在心血管危险因素的高流行率，包括吸烟、久坐的生活方式和高饱和脂肪的摄入[137]，提示有必要把这些人群作为教育计划的目标。一项加拿大心衰住院患者的研究显示，中国患者年龄更大，肾病患病率最高，且一年死亡率高于白人患者；而东印度患者最年轻，缺血性心脏病和糖尿病的患病率最高，死亡率接近白人患者[152]。教育可作为一级预防的有力工具。通过张贴标识为低收入家庭的青少年提供简单易懂的热量信息，可减少其购买含糖饮料，从而降低热量的摄入[153]。

结论

老龄人口在全球范围增长，且老年人群的心衰负担最重。老龄人口 CVD 及其合并症的发病率和死亡率增高，导致相关医疗保健费用以惊人的速度增长。一些生物学标志物与老化的表型和心衰相关。低端粒酶活性和端粒变短可作为老化相关 CVD 的早期标志，可用于指导预防策略制订。理解心血管老化是一连续不断的终身过程及风险并存的过程十分重要。因为老化伴随终身暴露于不良心血管危险因素，加剧向心衰的进程（图 2-1）。

迫切需要确定新的治疗目标，经由转化医学研究优化老年心衰治疗，延缓和（或）推迟心血管老化。要把促进健康老龄化作为努力方向，防止导致心衰的 CVD 的进展。应立法降低终身暴露于心血管危险因素的风险，包括毒物和污染物的吸入、摄入或暴露，即经由外部环境进入身体的内环境。对于二级预防，基于老化相关心衰病理学的最新进展及应用老化的生物学标志物，需更多临床试验确定不同年龄亚组（从年轻成人到老年及高龄老年人）

的最佳心衰治疗方案。教育计划应该应用危险因素评分和生物标志物，强化心血管危险因素的综合干预。一级预防方案应包含所有年龄组，即儿童组、青少年组、青年成人组和老年组。从最广泛意义上讲，教育计划不但针对内科医生和医疗保健人员，还要针对所有年龄段和不同种族的人群，即男性和女性，老师、孩子和青少年，学校和大学里的年轻成人。不论一级预防和二级预防，教育都是最有力的工具。应该反复强调教育要从儿童和青少年做起，告诉他们暴露于不良心血管危险因素并最终进展为心衰的后果，以及如何避免，从而促进健康老龄化。

感谢： 此项工作得到安大略省渥太华加拿大卫生研究院＃ IAP-99003 基金的部分支持。我还要感谢 Catherine Jugdutt 的帮助。

参考文献

1. Centers for Disease Control and Prevention. Public health and aging: trends in aging: United States and worldwide. Morb Mortal Wkly Rep. 2003;52:101–6. Available at http://www.cdc.gov/mmwr/preview/mmwrhtml/mm5206a2.htm. Accessed 18 Aug 2011.

2. He W, Sengupta M, Velkoff VA, DeBarros KA. 65+ in the United States: 2005. Current Population Reports, P23-209. Washington, DC: Government Printing Office; 2005. Available at http://www.census.gov/prod/2006pubs/p23-209.pdf. Accessed 18 Aug 2011.

3. Kannel WB, Belanger AJ. Epidemiology of heart failure. Am Heart J. 1991;121:951–7.

4. Lloyd-Jones D, Adams RJ, Brown TM, et al. Heart disease and stroke statistics-2010 update: a report from the American Heart Association. Circulation. 2010;121:e46–215.

5. Hunt SA, Abraham WT, Chin MH, et al. 2009 focused update incorporated into the ACC/AHA 2005 Guidelines for the Diagnosis and Management of Heart Failure in Adults: a report of the American College of Cardiology Foundation/American Heart Association Task Force on Practice Guidelines: developed in collaboration with the International Society for Heart and Lung Transplantation. Circulation. 2009;119:e391–479.

6. Johansen H, Strauss B, Arnold MO, Moe G, Liu P. On the rise: the current and projected future burden of congestive heart failure hospitalization in Canada. Can J Cardiol. 2003;19:430–5.

7. Arnold MO, Liu P, Demers C, et al. Canadian

Cardiovascular Society consensus conference recommendations on heart failure 2006: diagnosis and treatment. Can J Cardiol. 2006;22:23–45.

8. Jelani A, Jugdutt BI. STEMI and heart failure in the elderly: role of adverse remodeling. Heart Fail Rev. 2010;15:513–21.

9. Jugdutt BI. Aging and heart failure: changing demographics and implications for therapy in the elderly. Heart Fail Rev. 2010;15:401–5.

10. Jugdutt BI. Heart failure in the elderly: advances and challenges. Expert Rev Cardiovasc Ther. 2010;8:695–715.

11. Jugdutt BI. Biology of aging and heart failure management. Proceedings of the International Academy of Cardiology 16th World Congress on Heart Disease Annual Scientific Sessions 2011. In: Kimchi A, editor. New frontiers in heart disease. Bologna, Italy: Medimond; 2012. p. 247–52.

12. O'Connell JB. The economic burden of heart failure. Clin Cardiol. 2000;23(Suppl III):6–103.

13. Committee on the Future Health Care Workforce for Older Americans, Board of Health Care Services. Retooling for an aging America: Building the health care workforce. Washington, DE: National Academies Press; 2008. Available at http://www.iom.edu/Reports/2008/Retooling-for-an-Aging-America-Building-the-Health-Care-Workforce.aspx. Accessed 18 Aug 2011.

14. Stevenson LW. Projecting heart failure into bankruptcy in 2012? Am Heart J. 2011;161:1007–11.

15. Jugdutt BI. Prevention of heart failure in the elderly: when, where and how to begin. Heart Fail Rev. 2012;17:531–44.

16. Alexander KP, Newby LK, Cannon CP, et al. Acute coronary care in the elderly, part I. Non-ST-segment-elevation acute coronary syndromes. A scientific statement for healthcare professionals from the American Heart Association Council on Clinical Cardiology: in collaboration with the Society of Geriatric Cardiology. Circulation. 2007;115:2549–69.

17. Alexander KP, Newby LK, Armstrong PW, et al. Acute coronary care in the elderly, part II: ST-segment-elevation myocardial infarction: a scientific statement for healthcare professionals from the American Heart Association Council on Clinical Cardiology: in collaboration with the Society of Geriatric Cardiology. Circulation. 2007;115:2570–89.

18. Aronow WS, Fleg JL, Pepine CJ, et al. ACCF/AHA 2011 expert consensus document on hypertension in the elderly. J Am Coll Cardiol. 2011;57:2037–114.

19. Jugdutt BI. Aging and remodeling during healing of the wounded heart: current therapies and novel drug targets. Curr Drug Targets. 2008;9:325–44.

20. Jugdutt BI, Jelani A. Aging and defective healing, adverse remodeling and blunted postconditioning in the reperfused wounded heart. J Am Coll Cardiol. 2008;51:1399–403.

21. Jugdutt BI, Jelani A, Palaniyappan A, et al. Aging-related early changes in markers of ventricular and matrix remodeling after reperfused ST-segment elevation myocardial infarction in the canine model. Effect of early therapy with an angiotensin II type 1 receptor blocker. Circulation. 2010;122:341–51.

22. Brouilette SW, Moore JS, McMahon AD, et al. Telomere length, risk of coronary heart disease, and statin treatment in the West of Scotland Primary Prevention Study: a nested case-control study. Lancet. 2007;369:107–14.

23. Zee RYL, Michaud SE, Germer S, Ridker PM. Association of shorter mean telomere length with risk of incident myocardial infarction: a prospective, nested case-control approach. Clin Chim Acta. 2009;403:139–41.

24. Lakatta EG, Gerstenblith G, Weisfeldt ML. The aging heart: structure, function, and disease. In: Braunwald E, editor. Heart disease. Philadelphia, PA: Saunders; 1997. p. 1687–700.

25. Lakatta EG, Levy D. Arterial and cardiac aging: major shareholders in cardiovascular disease enterprises. Part I. Aging arteries: a "set up" for vascular disease. Circulation. 2003;107:139–46.

26. Lakatta EG. Arterial and cardiac aging: major shareholders in cardiovascular disease enterprises. Part II. Circulation. 2003;107:346–54.

27. Lakatta EG, Wang M, Najjar SS. Arterial aging and subclinical arterial disease are fundamentally intertwined at macroscopic and molecular levels. Med Clin North Am. 2009;93:583–604.

28. Harley CB. Telomere loss: mitotic clock or genetic time bomb? Mutat res. 1991;256:271–82.

29. Vaziri H, Dragowska W, Allsopp RC, et al. Evidence for a mitotic clock in human hematopoietic stem cells: loss of telomeric DNA with age. Proc Natl Acad Sci USA. 1994;91:9857–60.

30. Blasco MA. Telomeres and human disease: ageing, cancer and beyond. Nat Rev Genet. 2005;6:611–22.

31. Takubo K, Izumiyama-Shimomura N, Honma N, et al. Telomere lengths are characteristic in each human individual. Exp Gerontol. 2002;37:523–31.

32. Slagboom PE, Droog S, Boomsma DI. Genetic determination of telomere size in humans: a twin study of three age groups. Am J Hum Genet. 1994;55:876–82.

33. Harley CB, Futcher AB, Greider CW. Telomeres shorten during ageing of human fibroblasts. Nature. 1990;345:458–60.

34. Xu D, Neville R, Finkel T. Homocysteine accelerates endothelial cell senescence. FEBS Lett. 2000;470:20–4.

35. Demissie S, Levy D, Benjamin EJ, et al. Insulin resistance, oxidative stress, hypertension, and leukocyte telomere length in men from the Framingham

老年与心力衰竭

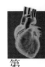

Heart Study. Aging Cell. 2006;5:325–30.

36. Bekaert S, De Meyer T, Rietzschel ER, et al. Telomere length and cardiovascular risk factors in a middle-aged population free of overt cardiovascular disease. Aging Cell. 2007;6:639–47.

37. Samani NJ, Boultby R, Butler R, et al. Telomere shortening in atherosclerosis. Lancet. 2001; 358:472–3.

38. Cawthon RM, Smith KR, O'Brien E, et al. Association between telomere length in blood and mortality in people aged 60 years or older. Lancet. 2003;361:393–5.

39. Brouilette S, Singh RK, Thompson JR, et al. White cell telomere length and risk of premature myocardial infarction. Arterioscler Thromb Vasc Biol. 2003;23:842–6.

40. Fitzpatrick AL, Kronmal RA, Gardner JP, et al. Leukocyte telomere length and cardiovascular disease in the cardiovascular health study. Am J Epidemiol. 2007;165:14–21.

41. Benetos A, Gardner JP, Zureik M, et al. Short telomeres are associated with increased carotid atherosclerosis in hypertensive subjects. Hypertension. 2004;43:182–5.

42. van der Harst P, van der Steege G, de Boer RA, et al. Telomere length of circulating leukocytes is decreased in patients with chronic heart failure. J Am Coll Cardiol. 2007;49:1459–64.

43. Collerton J, Martin-Ruiz C, Kenny A, et al. Telomere length is associated with left ventricular function in the oldest old: the Newcastle 85+ study. Eur Heart J. 2007;28:172–6.

44. Jeanclos E, Krolewski A, Skurnick J, et al. Shortened telomere length in white blood cells of patients with IDDM. Diabetes. 1998;47:482–6.

45. Sampson MJ, Winterbone MS, Hughes JC, et al. Monocyte telomere shortening and oxidative DNA damage in type 2 diabetes. Diabetes Care. 2006; 29:283–9.

46. Benetos A, Okuda K, Lajemi M, et al. Telomere length as an indicator of biological aging: the gender effect and relation with pulse pressure and pulse wave velocity. Hypertension. 2001;37:381–5.

47. Valdes AM, Andrew T, Gardner JP, et al. Obesity, cigarette smoking, and telomere length in women. Lancet. 2005;366:662–4.

48. Cherkas LF, Aviv A, Valdes AM, et al. The effects of social status on biological aging as measured by white-blood-cell telomere length. Aging Cell. 2006; 5:361–5.

49. Samani NJ, Harst PV. Biological aging and cardiovascular disease. Heart. 2008;94:537–9.

50. Kyo S, Takakura M, Kanaya T, et al. Estrogen activates telomerase. Cancer Res. 1999;59:5917–21.

51. Epel ES, Lin J, Wilhelm FH, et al. Cell aging in relation to stress arousal and cardiovascular disease risk factors. PNEC. 2006;31:277–87.

52. Ogami M, Ikura Y, Ohsawa M, et al. Telomere shortening in human coronary artery diseases. Arterioscler Thromb Vasc Biol. 2004;24:546–50.

53. Okuda K, Khan MY, Skurnick J, et al. Telomere attrition of the human abdominal aorta: relationships with age and atherosclerosis. Atherosclerosis. 2000;152:391–8.

54. Matthews C, Gorenne I, Scott S, et al. Vascular smooth muscle cells undergo telomere-based senescence in human atherosclerosis: effects of telomerase and oxidative stress. Circ Res. 2006;99:156–64.

55. Chimenti C, Kajstura J, Torella D, et al. Senescence and death of primitive cells and myocytes lead to premature cardiac aging and heart failure. Circ Res. 2003;93:604–13.

56. Davies MJ, Woolf N, Rowles PM, et al. Morphology of the endothelium over atherosclerotic plaques in human coronary arteries. Br Heart J. 1988;60:459–64.

57. Minamino T, Miyauchi H, Yoshida T, et al. Endothelial cell senescence in human atherosclerosis: role of telomere in endothelial dysfunction. Circulation. 2002;105:1541–4.

58. Oh H, Wang SC, Prahash A, et al. Telomere attrition and Chk2 activation in human heart failure. Proc Natl Acad Sci USA. 2003;100:5378–83.

59. Leri A, Franco S, Zacheo A, et al. Ablation of telomerase and telomere loss leads to cardiac dilatation and heart failure associated with p53 upregulation. EMBO J. 2003;22:131–9.

60. Dai Q, Escobar GP, Hakala KW, et al. The left ventricle proteome differentiates middle-aged and old left ventricles in mice. J Proteome Res. 2008;7:756–65.

61. Njajou OT, Hsueh WC, Blackburn EH, et al. Association between telomere length, specific causes of death, and years of healthy life in health, aging, and body composition, a population-based cohort study. J Gerontol A Biol Sci Med Sci. 2009;64A:860–4.

62. Kerber RA, O'Brien E, Cawthorn RM. Gene expression profiles associated with aging and mortality in humans. Aging Cell. 2009;8:239–50.

63. Jazwinski M, Kim S, Dai J, et al. HRAS1 and LASS1 with APOE are associated with human longevity and healthy aging. Aging Cell. 2010;9:698–708.

64. Lloyd-Jones DM, Larson MG, Leip EP, et al. Lifetime risk for developing congestive heart failure: the Framingham Heart Study. Circulation. 2002; 106:3068–72.

65. Jugdutt BI. Clinical effectiveness of telmisartan alone or in combination therapy for controlling blood pressure and vascular risk in the elderly. Clin Interv Aging. 2010;5:403–16.

66. Goldberg RJ, McCormick D, Gurwitz JH, et al. Age-related trends in short- and long-term survival after acute myocardial infarction: a 20-year population-based perspective (1975–1995). Am J Cardiol. 1998;82:1311–7.

67. Yusuf S, Hawken S, Ounpuu S, et al. Effect of potentially modifiable risk factors associated with myocardial infarction in 52 countries (the INTERHEART study): case-control study. Lancet. 2004;364:937–52.

68. Kannel WB. Contribution of the Framingham Study to preventive cardiology. J Am Coll Cardiol. 1990;15:206–11.

69. Kannel WB, Dawber TR, Kagan A, Revotskie N, Stokes III J. Factors of risk in the development of coronary heart disease – six year follow-up experience. The Framingham Study. Ann Intern Med. 1961;55:33–50.

70. Kannel WB. Sixty years of preventive cardiology: a Framingham perspective. Clin Cardiol. 2011;34:342–3.

71. Lloyd-Jones DM, Larson MG, Beiser A, Levy D. Lifetime risk of developing coronary artery disease. Lancet. 1999;353:89–92.

72. Lloyd-Jones DM, Nam BH, D'Agostino Sr RB, et al. Parental cardiovascular disease as a risk factor for cardiovascular disease in middle-aged adults. A prospective study of parents and offspring. JAMA. 2004;291:2204–11.

73. Lloyd-Jones DM, Leip EP, Larson MG, et al. Prediction of lifetime risk for cardiovascular disease by risk factor burden at 50 years of age. Circulation. 2006;113:791–8.

74. Terry DF, Pencina MJ, Vasan RS, et al. Cardiovascular risk factors predictive for survival and morbidity-free survival in the oldest-old Framingham Heart Study participants. J Am Geriatr Soc. 2005;53:1944–50.

75. Dawber TR, Moore Jr FE, Mann GV. Coronary heart disease in the Framingham Study. Am J Public Health. 1957;47:4–24.

76. Dawber TR, Kannel WB. The Framingham Study: an epidemiological approach to coronary heart disease. Circulation. 1966;34:553–5.

77. Third report of the National Cholesterol Education Program (NCEP) expert panel on detection, evaluation and treatment of high blood cholesterol in adults (Adult Treatment Panel III) final report. http://circ.ahajournals.org/content/106/25/3143.citation Circulation 2002;106:3143–421.

78. Wilson PWF, D'Agostino RB, Levy D, et al. Prediction of coronary heart disease using risk factor categories. Circulation. 1998;97:1837–47.

79. Smith SC, Allen J, Blair SN, et al. AHA/ACC guidelines for secondary prevention for patients with coronary and other atherosclerotic vascular disease: 2006 update. Circulation. 2006;113:2363–72.

80. D'Agostino RB, Vasan RS, Pencina MJ, et al. General cardiovascular risk profile for use in primary care. The Framingham Heart Study. Circulation. 2008;117:743–53.

81. Ridker PM, Buring JE, Rifai N, Cook NR. Development and validation of improved algorithms for the assessment of global cardiovascular risk in women: the Reynolds risk score. JAMA. 2007;297:611–9.

82. DeFilippis AP, Blaha MJ, Ndumele CE, et al. The association of Framingham and Reynolds risk scores with incidence and progression of coronary artery calcification in MESA (Multi-Ethnic Study of Atherosclerosis). J Am Coll Cardiol. 2011;58:2076–83.

83. Ridker PM, Paynter NP, Rifai N, Gaziano JM, Cook NR. C-reactive protein and parental history improve global cardiovascular risk prediction. The Reynolds risk score for men. Circulation. 2008;118:2243–51.

84. Alberti G, Zimmet P, Shaw J, for the IDF Epidemiology Task Force Consensus Group. The metabolic-syndrome – a new worldwide definition. Lancet. 2005;366:1059–62.

85. Go AS, Chertow GM, Fan D, McCulloch CE, Hsu C. Chronic kidney disease and the risks of death, cardiovascular events, and hospitalization. N Engl J Med. 2004;352:1296–305.

86. Genest J, McPherson R, Frohlich J, et al. 2009 Canadian Cardiovascular Society/Canadian guidelines for the diagnosis and treatment of dyslipidemia and prevention of cardiovascular disease in the adult – 2009 recommendations. Can J Cardiol. 2009;25:567–79.

87. Nasir K, Michos ED, Rumberger JA, et al. Coronary artery calcification and family history of premature coronary heart disease. Sibling history is more strongly associated than parental history. Circulation. 2004;110:2150–6.

88. Mora S, Yanek LR, Moy TF, Fallin D, Becker LC, Becker DM. Interaction of body mass index and Framingham risk score in predicting incident coronary disease in families. Circulation. 2005;111:1871–6.

89. Baigent C, Keech A, Kearney PM, et al. Efficacy and safety of cholesterol-lowering treatment: prospective meta-analysis of data from 90,056 participants in 14 randomized trials of statins. Lancet. 2005;366:1267–78.

90. Ridker PM, Danielson E, Fonseca FAH, et al. Rosuvastatin to prevent vascular events in men and women with elevated C-reactive protein. N Engl J Med. 2008;359:2195–207.

91. Ridker PM, Rifai N, Cook NR, Bradwin G, Buring JE. Non-HDL cholesterol, apolipoproteins A-1 and B_{100}, standard lipid measures, lipid ratios, and CRP as risk factors for cardiovascular disease in women. JAMA. 2005;294:326–33.

92. Wijeysundera HC, Machado M, Farahati F, et al. Association of temporal trends in risk factors and treatment uptake with coronary heart disease mortality, 1994–2005. JAMA. 2010;303:1841–7.

93. Zethelius B, Berglund L, Sundström J, et al. Use of multiple biomarkers to improve the prediction of death from cardiovascular causes. N Engl J Med. 2008;358:2107–16.

老年与心力衰竭

94. Melander O, Newton-Cheh C, Almgren P, et al. Novel and conventional biomarkers for prediction of incident cardiovascular events in the community. JAMA. 2009;302:49–57.

95. Daniels LB, Laughlin GA, Clopton P, et al. Minimally elevated cardiac troponin T and elevated N-terminal pro-B-type natriuretic peptide predict mortality in older adults: results from the Rancho Bernardo Study. J Am Coll Cardiol. 2008;52:450–9.

96. de Filippi CR, Christenson RH, Gottdiener JS, et al. Dynamic cardiovascular risk assessment in elderly people. The role of repeated N-terminal pro- B-type natriuretic peptide testing. J Am Coll Cardiol. 2010;55:441–50.

97. Januzzi Jr JL, Rehman S, Mohammed AA, et al. Use of amino-terminal pro-B natriuretic peptide to guide outpatient therapy of patients with chronic left ventricular systolic dysfunction. J Am Coll Cardiol. 2011;58:1881–9.

98. Sundström J, Ingelsson E, Berglund L, et al. Cardiac troponin-I and risk of heart failure: a community-based cohort study. Eur Heart J. 2009;30:773–81.

99. de Filippi CR, de Lemos JA, Christenson RH, et al. Association of serial measures of cardiac troponin T using a sensitive assay with incident heart failure and cardiovascular mortality in older adults. JAMA. 2011;304:2494–502.

100. Shlipak MG, Fried LF, Cushman M, et al. Cardiovascular mortality risk in chronic kidney disease: comparison of traditional and novel risk factors. JAMA. 2005;293:1737–45.

101. Petretta M, Daniele S, Acampa W, et al. Prognostic value of coronary artery calcium score and coronary CT angiography in patients with intermediate risk of coronary artery disease. Int J Cardiovasc Imaging. 2012;28(6):1547–56. doi:10.1007/s10554-011-9948-5.

102. van Velzen JE, de Graaf FR, Jukema JW, et al. Comparison of the relation between the calcium score and plaque characteristics in patients with acute coronary syndrome versus patients with stable coronary artery disease, assessed by computed tomography angiography and virtual histology intravascular ultrasound. Am J Cardiol. 2011;108:658–64.

103. Kerut EK. Coronary risk assessment and arterial age calculation using coronary artery calcium scoring and the Framingham Risk Score. Echocardiography. 2011;28:686–93.

104. Güder G, Bauersachs J, Frantz S, Weismann D, et al. Complementary and incremental mortality risk prediction by cortisol and aldosterone in chronic heart failure. Circulation. 2007;115:1754–61.

105. Kitzman DW, Little WC, Brubaker PH, Anderson RT, et al. Pathophysiological characterization of isolated diastolic heart failure in comparison to systolic heart failure. JAMA. 2002;288:2144–50.

106. Maisel AS, McCord J, Nowak RM, et al. Bedside B-type natriuretic peptide in the emergency diagnosis of heart failure with reduced or preserved ejection fraction. Results from the Breathing Not Properly Multinational Study. J Am Coll Cardiol. 2003;41:2010–7.

107. Maisel AS, Hollander JE, Guss D, et al. Primary results of the Rapid Emergency Department Heart Failure Outpatient Trial (REDHOT). A multicenter study of B-type natriuretic peptide levels, emergency department decision making, and outcomes in patients presenting with shortness of breath. J Am Coll Cardiol. 2004;44:1328–33.

108. Benedict CR, Weiner DH, Johnstone DE, et al. Comparative neurohormonal responses in patients with preserved and impaired left ventricular ejection fraction: results of the studies of left ventricular dysfunction (SOLVD) registry. J Am Coll Cardiol. 1993;22(Suppl A):146A–53A.

109. Aronow WS, Fleg JL, Pepine CJ, et al. ACCF/AHA 2011 expert consensus document on hypertension in the elderly: a report of the American College of Cardiology Foundation Task Force on Clinical Expert Consensus Documents developed in collaboration with the American Academy of Neurology, American Geriatrics Society, American Society for Preventive Cardiology, American Society of Hypertension, American Society of Nephrology, Association of Black Cardiologists, and European Society of Hypertension. J Am Soc Hypertens. 2011;5:259–352.

110. Jessup M, Abraham WT, Casey DE, et al. Focused update: ACCF/AHA guidelines for the diagnosis and management of heart failure in adults: a report of the American College of Cardiology Foundation/American Heart Association Task Force on Practice Guidelines. Circulation. 2009;119:1977–2016.

111. International Diabetes Federation. The IDF consensus worldwide definition of the metabolic syndrome. 2006. http://www.idf.org/webdata/docs/MetS_def_update2006.pdf. Accessed 20 Mar 2013.

112. Ogden CL, Carroll MD, Curtin LR, et al. Prevalence of overweight and obesity in the United States: 1999–2004. JAMA. 2006;295:1549–55.

113. Narayan KM, Boyle JP, Thompson TJ, et al. Lifetime risk for diabetes mellitus in the United States. JAMA. 2003;290:1884–90.

114. Gupta AK, Dahlof B, Dobson J, et al. Determinants of new-onset diabetes among 19257 hypertensive patients randomized in the Anglo-Scandinavian Cardiac Outcomes Trial-Blood Pressure Lowering Arm and the relative influence of antihypertensive medication. Diabetes Care. 2008;31:982–8.

115. Cooper-DeHoff R, Cohen JD, Bakris GL, et al. Predictions of development of diabetes mellitus in patients with coronary artery disease taking antihypertensive medications (findings from the INternational VErapamil SR-Trandolapril study (INVEST). Am J Cardiol. 2006;98:890–4.

116. Bertoni AG, Hundley WG, Massing MW, et al. Heart failure prevalence, incidence, and mortality in the elderly with diabetes. Diabetes Care. 2004;27:699–703.

117. Yusuf S, Teo KK, et al. Telmisartan, ramipril, or both in patients at high risk for vascular events. N Engl J Med. 2008;358:1547–59.

118. Held C, Gerstein HC, Yusuf S, et al. Glucose levels predict hospitalization for congestive heart failure in patients at high cardiovascular risk. Circulation. 2007;115:1371–5.

119. Brownlee M. The pathobiology of diabetic complications. A unifying mechanism. Diabetes. 2005; 54:1615–25.

120. Ceriello A. Postprandial hyperglycemia and diabetes complications. Is it time to treat? Diabetes. 2005;54:1–7.

121. Gaede P, Lund-Andersen H, Parving HH, Pedersen O. Effect of a multifactorial intervention on mortality in type 2 diabetes. N Engl J Med. 2008;358:580–91.

122. Deedwania Kosiborod M, Barrett E, et al. Hyperglycemia and acute coronary syndrome. A scientific statement from the American Heart Association Diabetes Committee of the Council on Nutrition, Physical Activity, and metabolism. Circulation. 2008;117:1610–9.

123. Kannel WB, Abbott RD, Savage DD, McNamara PM. Coronary heart disease and atrial fibrillation: the Framingham Study. Am Heart J. 1983;106: 389–96.

124. Furberg CD, Psaty BM, Manolio TA, Gardin JM, Smith VE, Rautaharju PM. Prevalence of atrial fibrillation in elderly subjects (the Cardiovascular Health Study). Am J Cardiol. 1994;74:236–41.

125. Dries DL, Exner DV, Gersh BJ, et al. Atrial fibrillation is associated with an increased risk for mortality and heart failure progression in patients with asymptomatic and symptomatic left ventricular systolic dysfunction: a retrospective analysis of the SOLVD trials. Studies of Left Ventricular Dysfunction. J Am Coll Cardiol. 1998;32:695–703.

126. Fuster V, Ryden LE, Cannon DS, et al. ACC/AHA/ESC 2006 guidelines for the management of patients with atrial fibrillation: a report of the American College of Cardiology/American Heart Association Task Force on Practice Guidelines and the European Society of Cardiology Committee for Practice Guidelines (writing committee to revise the 2001 guidelines for the management of patients with atrial fibrillation): developed in collaboration with the European Heart Rhythm Association and the Heart Rhythm Society. Circulation. 2006;114:e257–354.

127. Friberg J, Scharling H, Gadsbøll N, Jensen GB. Sex-specific increase in the prevalence of atrial fibrillation (The Copenhagen City Heart Study). Am J Cardiol. 2003;92:1419–23.

128. Ruo B, Capra AM, Jensvold NG, et al. Racial variation in the prevalence of atrial fibrillation among patients with heart failure: the epidemiology, practice, outcomes, and costs of heart failure (EPOCH) study. J Am Coll Cardiol. 2004;43:429–35.

129. Aronow WS, Banach M. Atrial fibrillation: the new epidemic of the aging world. J Atr Fibrillation. 2009;1:337–61.

130. Wattigney WA, Mensah GA, Croft JB. Increasing trends in hospitalization for atrial fibrillation in the United States, 1985 through 1999: implications for primary prevention. Circulation. 2003;108:711–6.

131. Mozaffarian D, Furberg CD, Psaty BM, et al. Physical activity and incidence of atrial fibrillation in older adults: the cardiovascular health study. Circulation. 2008;118:800–7.

132. Curtis AB, Bersh BJ, Corley SD, et al. Clinical factors that influence response to treatment strategies in atrial fibrillation: the Atrial Fibrillation Follow-up Investigation of Rhythm Management (AFFIRM) study. Am Heart J. 2005;149:645–59.

133. Anderson JL, Adams CD, Antman EM, et al. ACC/AHA guidelines for the management of patients with unstable angina/non-ST-elevation myocardial infarction-executive summary. A report of the American College of Cardiology/American Heart Association Task Force on Practice Guidelines (writing committee to revise the 2002 guidelines for the management of patients with unstable angina/non-ST-elevation myocardial infarction). J Am Coll Cardiol. 2007;50:652–726.

134. Pearson TA, Blair SN, Daniels SR, et al. AHA guidelines for primary prevention of cardiovascular disease and stroke: 2002 update: consensus panel guide to comprehensive risk reduction for adult patients without coronary or other atherosclerotic vascular diseases. Circulation. 2002;106:388–91.

135. Smith SC, Allen J, Blair SN, et al. AHA/ACC guidelines for secondary prevention for patients with coronary and other atherosclerotic vascular disease: 2006 update endorsed by the National Heart, Lung, and Blood Institute. J Am Coll Cardiol. 2006;47:2130–9.

136. Graham I, Atar D, Borch-Johnsen K, et al. European guidelines on cardiovascular disease prevention in clinical practice: executive summary: Fourth Joint Task Force of the European Society of Cardiology and Other Societies on Cardiovascular Disease Prevention in Clinical Practice (constituted by representatives of nine societies and by invited experts). Eur Heart J. 2007;28:2375–414.

137. Schocken DD, Benjamin EJ, Fonarow GC, et al. Prevention of heart failure. A scientific statement from the American Heart Association Councils on Epidemiology and Prevention, Clinical Cardiology, Cardiovascular Nursing, and High Blood Pressure Research; Quality of Care and Outcomes Research

老年与心力衰竭

Interdisciplinary Working Group; and Functional Genomics and Translational Biology Interdisciplinary Working Group. Circulation. 2008;117:2544–65.

138. Fonarow GC, Yancy CW, Hernandez AF, et al. Potential impact of optimal implementation of evidence-based heart failure therapies on mortality. Am Heart J. 2011;161:1024–30.

139. Forman DE, Rich MW, Alexander K, et al. Cardiac care for older adults. Time for a paradigm. J Am Coll Cardiol. 2011;57:1801–10.

140. Kostis JB, Davis BR, Cutler J, et al. Prevention of heart failure by antihypertensive drug treatment in older persons with isolated systolic hypertension. SHEP Cooperative Research Group. JAMA. 1997;278:212–6.

141. Staessen JA, Fagard R, Thijs L, et al. Randomized double-blind comparison of placebo and active treatment for older patients with isolated systolic hypertension. Lancet. 1997;350:757–64.

142. Gueyffier F, Bulpitt C, Boissel JP, et al. Antihypertensive drugs in very old people: a subgroup meta-analysis of randomized controlled trials. Lancet. 1999;353:793–6.

143. Budnitz DS, Lovegrove MC, Shehab N, Richards CL. Emergency hospitalizations for adverse drug events in older Americans. N Engl J Med. 2011;365:2002–12.

144. Svetkey LP, Erlinger TP, Vollmer WM, et al. Effect of lifestyle modifications on blood pressure by race, sex, hypertension status, and age. J Hum Hypertens. 2005;19:21–31.

145. Weiss EP, Fontana L. Caloric restriction: powerful protection for the aging heart and vasculature. Am J Physiol Heart Circ Physiol. 2011;301:H1205–19.

146. Willcox BJ, Willcox DC, Todoriki H, et al. Caloric restriction, the traditional Okinawan diet, and healthy aging: the diet of the world's longest-lived people and its potential impact on morbidity and life span. Ann NY Acad Sci. 2007;1114:434–55.

147. Lenfant C. Reflections on hypertension control rates. A message from the Director of the National Heart, Lung, and Blood Institute. Arch Intern Med. 2002;162:131–2.

148. Onysko J, Maxwell C, Eliasziw M, et al. Large increases in hypertension diagnosis and treatment in Canada after a healthcare professional education program. Hypertension. 2006;48:853–60.

149. Tu K, Campbell NRC, Duong-Hua M, McAlister FA. Hypertension management in the elderly has improved. Ontario prescribing trends, 1994 to 2002. Hypertension. 2005;45:1113–8.

150. Andersson OK, Almgren T, Persson B, et al. Survival in treated hypertension: follow-up study after two decades. Br Med J. 1998;317:167–71.

151. Danaei G, Finucane MM, Singh GM, et al. National, regional, and global trends in systolic blood pressure since 1980: systematic analysis of health examination surveys and epidemiological studies with 786 country-years and 5.4 million participants. Lancet. 2011;377:568–77.

152. Kaul P, McAlister FA, Ezekowitz JA, Grover VK, Quan H. Ethnic differences in 1-year mortality among patients hospitalized with heart failure. Heart. 2011;97:1048–53.

153. Bleich SN, Herring BJ, Flagg DD, et al. Reduction in purchases of sugar-sweetened beverages among low-income black adolescents after exposure to caloric information. Am J Public Health. 2012;102(2):329–35. doi:10.2105/AJPH.2011.300350.

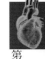

第三章　老年高血压与舒张性心力衰竭的预防

Hypertension and Prevention of Diastolic Heart Failure in the Aging Population

Wilbert S. Aronow，Maciej Banach 和 Ali Ahmed

（王　雷　译）

引言

美国老年人中，高血压是心血管疾病（CVD）最重要的危险因素，并与近 2/3 的心衰事件相关[1-2]。在对 5143 名患者平均随访 14.1 年的弗莱明翰心脏研究及其后续研究中显示，高血压是心衰最常见的危险因素，占男性心衰患者的 39%、女性心衰患者的 59%[3]。对心血管健康研究（Cardiovascular Health Study）中 2562 名居家老年高血压患者的分析发现，单纯收缩期高血压显著增加心衰风险达 26%（$P=0.016$）[4]。该研究还发现，和血压控制良好的患者相比，血压控制不佳的患者新发心衰风险显著增加 39%（$P=0.003$）；如果收缩压≥160mmHg，风险更显著（58%，$P<0.0001$）[5]。本章将讨论老年患者的高血压与预防舒张性心力衰竭（DHF）或左心室（LV）射血分数（EF）保留的心力衰竭。

在奥姆斯特德郡的研究显示，普通人群中，轻度和中重度的临床前 LV 舒张功能不全发病率为 21% 和 7%，而在高血压或 CAD 老年患者中则分别为 48% 和 17%[6]。在美国阿拉巴马州伯明翰地区进行的一项试验中，收集 89 名居家老年人（平均年龄 74 岁，年龄范围 65～93 岁，女性占 54%）的多普勒超声心动数据。该研究采用脉冲多普勒及组织多普勒超声心动评估舒张早期（E）和心房（A）二尖瓣流速峰值及二尖瓣环舒张早期（Em）运动速度[7]。受试者中心血管病变发病率为 47%，高血压发病率为 37%，无心衰患者。60% 受试者舒张功能正常（E/A 0.75～1.5，且 E∶Em<10）[7]。而舒张功能不全的受试者中，83% 为Ⅰ度舒张功能不全（E/A<0.75，无论 E/Em 值如何），14% 为Ⅱ度（E/A 0.75～1.5 且 E/Em≥10），3% 为Ⅲ度（E/A>1.5 且 E/Em≥10）[7]。

随年龄增长，LVEF 正常的舒张功能不全发病率逐渐增长，女性发病率更高[8-10]。在 Aronow 等的 2 项分别有 572 名及 674 名老年心衰患者参与的试验中，男性患者 DHF 发病率分别为 37% 及 38%，而女性患者为 56% 及 57%[8-9]。弗莱明翰心脏研究报道 73 名老年患者中 DHF 发病率为 51%[10]，心血管健康研究中 269 名老年患者 DHF 发病率为 63%[11]，奥姆斯特德郡的研究中居家老人中 DHF 发病率为 55%[12]。Aronow 等的研究同时显示，在老年 HF 患者中，高血压也是心衰进展的独立危险因素，危险比（RR）为 2.5（$P=0.0001$）[9]。和收缩功能不全或低 LVEF 的 HF 相比，高血压在舒张功能不全患者中也更为常见[8,13]。

老年高血压的病理生理学

随年龄增长，动脉中膜成分逐渐变化（胶原蛋白量和性质的变化、间质纤维化、钙化及弹性纤维的分解），动脉僵硬程度逐渐加重，收缩压也逐渐升高[14]。收缩压升高、脉压增宽以及舒张压下降反映了血管壁僵硬程度加重、主动脉迂曲和大动脉老化。老年人中，单纯舒张期低血压增加心衰事件风险

33%，与单纯收缩期高血压增加的风险相似[4,15]。老年高血压患者常伴有 LV 质量增加，外周阻力增加，压力感受器敏感性下降，静息时特征性动脉阻力增加，LV 舒张早期充盈速度下降，LV 舒张早期充盈量下降，左心房内径增大，以及心血管儿茶酚胺反应性下降[14]。

血流介导的血管舒张主要由内皮源性的一氧化氮调节。随年龄增长，其功能显著下降[2]。老年人神经内分泌特点是血清去甲肾上腺素水平增加，肾素及醛固酮水平下降[2]。许多所谓正常的动脉结构和功能老化，在非高盐/高热量饮食、非低体力锻炼水平及低肥胖率的人群中并不出现[2]。

年龄增长和高血压会降低压力反射的敏感性，导致压力感受器介导的全身血管抵抗能力受损，在低血压时无法反射性增加心率[16]。因此，老年高血压患者压力反射的敏感性更低，应用降压药治疗后更易出现直立性和餐后低血压[17]。

老年患者的高血压也加速了年龄相关肾功能不全的进展。143 名平均 73 岁居住在专业养老院的老年高血压患者，60 名（42%）患有中度（33%）或重度（9%）肾功能不全，估计的肾小球滤过率（eGFR）$<60ml/(min \cdot 1.73m^2)$[18]。肾动脉粥样硬化也是老年人继发高血压的重要因素[19]。

对 1759 名平均年龄 60 岁的受试者随访 7 年以上的弗莱明翰心脏研究显示，主动脉僵硬度越高，前向脉搏波幅度越大，反射波增强指数越高，发生高血压事件的风险越大[20]。该研究对临床有 3 个启示[20-21]。第一，生活方式改变（如低盐饮食、有氧运动、体重控制）和他汀治疗可能改善血管僵硬程度及内皮功能，有助于预防高血压进展[21]。第二，无创性血管僵硬度及内皮功能障碍检测可用于优化治疗策略，预防高血压[21]。第三，为预防高血压，血管僵硬程度应作为药物治疗的目标[21]。生活方式管理加药物治疗对存在血管硬化和（或）内皮功能不全的患者是否能预防高血压的发生以及降低心血管事件，仍需前瞻性试验验证[21-22]。研究显示，高血压患者中，DHF 与如下标志物相关：炎症因子，白细胞介素（IL）-6、IL-8 及单核细胞趋化蛋白 1；纤维化标志物，Ⅲ型前胶原 N 端肽及Ⅰ型胶原交联羧基末端肽；细胞外基质降解指标，基质金属蛋白酶（MMP）2 和 MMP9[23]。但当患者出现无症状性高血压时，这些生物标志物的升高是否会导致 DHF 风险增加仍需进一步前瞻性试验证实。

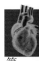

左心室舒张功能不全

许多研究都证明高血压与 LV 舒张功能不全有关[24-36]。高血压患者的第一个心脏损害就是 LV 舒张功能不全[24]。一般人群中，LV 舒张功能不全较收缩功能不全更普遍。奥姆斯特德郡研究中，轻、中、重度 LV 舒张功能不全的患病率分别为 21%、7% 和 1%，而收缩功能不全（LVEF < 40%）仅 2%[6]。LV 舒张功能不全较收缩功能不全也更易导致高血压患者出现心衰[24]。舒张功能不全患者在运动时血压会明显升高，而阻断血管紧张素Ⅱ可部分抑制这一反应[26]。和非高血压性舒张性心功能不全相比，由于充盈顺序不同，高血压性舒张功能不全患者 LV 舒张过程更长[27]。对于黑人高血压患者，LV 舒张功能比白人患者更差[28]。高血压患者尽早控制血压是减少舒张性心功能不全的最好方法[29,31-33]。访视间收缩压变异性越高，LV 舒张功能不全风险越大，且这一指标可能是高血压患者发生舒张性心功能不全的重要危险因素[35]。氯沙坦干预减少终点事件（LIFE）研究显示，对于心电图诊断 LV 肥大的患者进行降压治疗可改善二尖瓣血流频谱[34]。而二尖瓣血流频谱正常意味着心衰风险降低 78%（$P=0.048$）[34]。意大利一项对 3336 名门诊老年高血压患者的研究显示，23% 的患者存在心衰[36]。2545 名平均年龄 70 岁不合并心衰的高血压患者，存在 LV 舒张功能不全者占 46%[36]。

从高血压向舒张性心力衰竭演变

高血压通过不同途径导致心衰[2,37-39]。其中包括 LV 肥厚进展、LV 充盈受损和室壁肥厚加重[2]。老年 DHF 可能与心肌纤维化、CAD 所致心肌硬化、糖尿病以及年龄和高血压导致的 LV 肥厚有关[2]。研究表明，高血压所致 DHF 的过程因性别而异，这也解释了为什么 DHF 在女性多见。在高血压动物模型中，雄性老鼠更多发生 LV 离心性肥厚（即 LV 扩张和室壁适度肥厚，表现为室壁应力增高及 LVEF 降低），而雌性老鼠更多发生 LV 向心性肥厚（即 LV 壁增厚而心室腔不扩大，表现为正常或基本正常的室壁应力及 LVEF）[40]。来自高血压遗传流行病学网（HyperGEN）的研究表明，男性减速时间和等容舒张期要长于女性，说明男性 LV 舒张早期充盈速度更慢[41]。

左心室肥厚

LV 肥厚的患者出现心肌细胞增大、细胞外基质逐渐纤维化、心肌内的冠状动脉血管中膜肥厚和血管周围纤维化[39]。年龄和高血压所致的主动脉及引流动脉硬化，增加 LV 负荷，也可导致 LV 肥厚[2]。高血压性 LV 肥厚与心肌细胞肥大及心肌胶原增多有关[42]。高血压患者心肌纤维化及 LV 舒张功能不全先于 LV 肥厚出现[42]。

LV 肥厚就是 LV 质量指数增加[43]。LV 向心性肥厚是 LV 质量指数增加且相对室壁厚度 ≥ 0.45[43]。LV 离心性肥厚是指 LV 质量指数增加而相对室壁厚度 < 0.45[43]。LV 向心性重构指 LV 质量指数正常且相对室壁厚度 ≥ 0.45[43]。LV 肥厚患者的 LV 构型受到如下因素影响：①压力负荷的程度、持续时间和发作频度；②容量负荷；③年龄、人种、性别；④合并 CAD、糖尿病、肥胖和瓣膜病；⑤神经激素环境；⑥细胞外基质的变化；⑦遗传因素[39]。后负荷增加导致 LV 收缩压升高、肌节并联性增生[44]，使得相对室壁增厚，LV 腔容积不变或减小。这种 LV 肥厚称为 LV 向心性肥厚，常发生在 LV 压力增高的患者，如高血压合并全身血管阻力增高或主动脉瓣狭窄者[44]。前负荷增加导致 LV 舒张末压升高，肌节呈串联性增生[37]。这使得 LV 容积/室壁厚度升高。这种 LV 肥厚称为离心性肥大，常发生在 LV 容量负荷过重的患者，如肥胖、主动脉瓣反流或二尖瓣反流者[44]。

在心血管健康研究中，入选 1871 名平均 65 岁的无心衰社区老年人，59% 患有高血压。试验开始时，共有 343 名（18%）患者存在 LV 向心性肥厚结构（83% 有向心性重构，17% 有 LV 向心性肥厚或 LV 肥厚）[45]。随访 7 年后，参加者中 57%LV 形态正常，35% 无变化，7% 转变为 LV 离心性肥厚[45]。在第 7 年时，心衰患者及向心性重构患者中发生离心性肥厚者分别占 25% 及 4%，他们的 LV 收缩末容积更高，LVEF 更低[45]。

在 84 名平均 78 岁的美国黑人高血压患者中，超声心动提示 LV 肥厚的有 71%，而 326 名平均年龄 82 岁的白人高血压患者中仅有 56% 存在 LV 肥厚

（P < 0.02）[43]。黑人心电图诊断 LV 肥厚的比例为 20%，而白人为 15%（P = ns）[43]。60% 黑人高血压患者患有 LV 向心性肥厚，而白人中则为 40%（P < 0.001）[43]。离心性肥厚为 12%（黑人）和 17%（白人）（P = ns）[43]。经过 37 个月随访，黑人患者中高血压合并 LV 肥厚的心衰发生率为 48%，而 LV 质量指数正常的心衰发生率为 13%（P < 0.005）[43]。经 43 个月随访，白人高血压患者中合并 LV 肥厚的心衰发生率为 52%，而 LV 质量指数正常的心衰发生率为 15%（P < 0.005）[43]。应用 15 个变量对这 410 名老年高血压患者进行多因素 logistic 回归分析，影响心衰进展最显著的预后因素分别为心衰病史［比值比（OR）为 41.31，P < 0.001］、LV 向心性肥厚（OR 为 2.44，P = 0.018）和超声心动明确的 LV 肥厚（OR 为 2.57，P = 0.022）[43]。

和基础血压相比，高血压患者的 LV 肥厚与其应激状态下的血压（BP）相关性更大[46]。在心血管健康研究的老年患者中，LV 肥厚是心衰事件的独立预测因子，无论是否发生心肌梗死[47]。在对 2638 名平均年龄 81 岁的老年患者随访 42 个月后发现，与没有 LV 肥厚的患者相比，既往存在或试验期间新发 LV 肥厚（心电图诊断）的患者，其心衰发病率更高，发生心衰的时间更早（P = 0.001）[48]。随访了 4.7 年的 LIFE 试验显示，逆转心电图 LV 肥厚可减少 36% 的新发心衰（P < 0.001）[49]。且无论使用何种降压药，降低血压均可改善 LV 舒张功能[50]。LIFE 试验中，无论是单纯收缩期高血压患者还是收缩、舒张期高血压患者，降压治疗逆转了多少 LV 肥厚，就意味着减少了多少心衰发生[51]。利尿剂、血管紧张素转化酶抑制剂（ACEI）、血管紧张素受体拮抗剂（ARB）、钙通道阻滞剂（CCB）、β受体阻滞剂和 α-甲基多巴（α 受体阻滞剂）等各种降压药均表现出减少高血压患者 LV 质量的作用[44,52]。一项纳入 109 项研究的 meta 分析显示，与其他降压药物相比，ACEI 降低 LV 质量的作用最强[53]。经过 18 个月的治疗后，应用 α-肾上腺素阻滞剂曲马唑嗪不能降低 LV 质量[54]。直接血管扩张剂米诺地尔经过 6 个月治疗也不能降低 LV 质量[55]。对于从无症状性 LV 向心性肥厚到 DHF 过程的机制以及如何预防其发生，尚需进一步研究，目前认为这种转变似乎与 LV 充盈压增加及细胞外

基质不断的不良重构有关[39]。

应用抗高血压药预防老年人心力衰竭

大型前瞻性双盲安慰剂对照试验证明，药物降压治疗可降低老年高血压患者心衰发病率[2,56-58]。老年高血压欧洲合作组研究证明，在平均 72 岁的 840 名收缩期加舒张期高血压患者随访 4.7 年的过程中，氢氯噻嗪联合氨苯蝶啶联合甲基多巴（如需要）的降压治疗比安慰剂降低心衰发病率 63%（$P=0.014$）[56]。老年收缩期高血压研究（SHEP）证明，对 4736 名平均年龄 72 岁的单纯收缩期高血压患者的 4.5 年随访过程中，氯噻酮联合阿替洛尔（如需要）的治疗较安慰剂使心衰发病率降低 49%（$P<0.001$）（预防 1 个心衰事件需治疗的例数＝48）[57]。超高龄老年高血压研究（HYVET）显示，在对 3845 名 80 岁以上，平均年龄 83.6 岁，收缩压 ≥160mmHg 的患者平均 1.8 年的随访过程中，吲哒帕胺联合培哚普利（如需要）的治疗较安慰剂使心衰发病率降低 64%（$P<0.001$）[58]。对 147 项、共计 464 000 人应用降压药物预防高血压患者 CVD 的随机试验进行的 meta 分析显示，利尿剂、ACEI、ARB、具有心脏选择性或 α 受体阻断特性的 β 受体阻滞剂，以及 CCB 均可降低高血压患者心衰的发病率[59]。在有 CAD 史的患者中，β 受体阻滞剂是最有效的预防再发冠状动脉事件的降压药物[59]。

尽管针对老年人的最佳降压治疗目标尚未完全确定，但目前认为合理的方案是：对于 65～79 岁患者降压目标为 <140/90mmHg，80 岁及以上患者如能耐受，收缩压可降至 140～145mmHg[2,60-65]。老年患者降压治疗过程中应避免血压下降过快，特别是合并糖尿病及 CAD 的患者，这可能导致对降压的不耐受，增加心血管事件发生率（J 型曲线现象）。

一项对 7785 名平均年龄 64 岁存在非卧床的中重度心衰的患者进行的倾向性配对研究显示，5 年随访中收缩压 ≤120mmHg 的患者较大于 120mmHg 者因心衰住院的概率增加 21%（$P=0.002$）[66]。

舒张性心力衰竭

LV 舒张功能不全的进展在高血压患者发生心衰的过程中起到主要作用[67]。DHF 患者高血压发病率为 55%～88%[68]。厄贝沙坦治疗射血分数保留

的心力衰竭试验（I-PRESERVE）中，59% 的患者存在 LV 肥厚或向心性重构，66% 存在左心房扩大，69% 存在 LV 舒张功能不全[69]。多因素分析显示 LV 质量增加、LV 质量/容积增加和左心房增大是增加心衰发病率和死亡率的独立危险因素[69]。绝大多数 DHF 患者 LV 舒张末容积正常，也提示 LV 舒张功能不全易发生 DHF[70-71]。DHF 患者中高血压、贫血、肥胖、肾功能不全和慢性阻塞性肺疾病（COPD）的发病率更高，可能与这些疾病共同导致了患者容量负荷增加有关[70,72]。在急性肺水肿合并高血压的患者中，急性期 LV 射血分数正常[73]。而急性高血压肺水肿患者的左心室-主动脉偶联比无症状的高血压患者更差，估测舒张僵硬程度更高，充盈压更大[74]。数据显示，DHF 患者心功能受 LV 僵硬度调节，提示 LV 舒张功能不全合并 LV 僵硬度增加是治疗 DHF 的靶点[75]。

老年高血压患者预防舒张性心力衰竭

老年高血压患者需应用降压药物治疗以减缓心衰发展[2,76]。目前认为合理的方案是对 65～79 岁患者降压目标为 <140/90mmHg，80 岁及以上患者如能耐受，收缩压可降至 140～145mmHg[60-65]。老年高血压患者应予低钠饮食[2,77]，并进行生活方式调整，以起到预防轻度高血压或减少降压药物使用的效果。生活方式调整包括减肥，蔬菜水果丰富的饮食，低脂乳制品（减少大量饱和脂肪和脂肪总量），不超过 1.5g/d 的低钠饮食，戒烟，规律有氧运动，避免乙醇、咖啡摄入过度，避免使用导致血压升高的药物（包括非甾体抗炎药、糖皮质激素、拟交感神经药）[2]。简单、效价比高的改善公众健康的方法就是在全国范围内进行减盐行动[77-78]。

血脂代谢异常、心肌缺血，以及 CAD、肥胖、糖尿病、慢性肾病、贫血、心房颤动等合并症需一并治疗[2,76]。应控制室上性心动过速患者的心率[2,76]。在动脉粥样硬化、糖尿病合并高血压的患者中，应使用 ACEI[76]。对于无症状 LV 舒张功能不全的患者，应给予 ACEI 及 β 受体阻滞剂治疗[76]。存在严重的瓣膜狭窄或反流的患者应考虑瓣膜修补或置换术[76]。研究显示，未手术的严重主动脉瓣狭窄伴心衰的 48 例患者中，DHF 发病 30 例（63%）[79]。未手术的严重主动脉瓣关闭不全伴心衰的 25 例患者中，DHF 发

病 17 例（68％）[80]。未来，如何预防老年高血压患者向 DHF 进展的研究仍需继续。

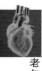

老年高血压患者舒张性心力衰竭的治疗

老年高血压患者 DHF 的治疗众说纷纭[81]。首先要寻找导致 DHF 的主要原因并给予治疗。心衰诱因应尽量去除。避免可能诱发心衰的不当用药（如使用非甾体抗炎药）。最重要的是，应充分控制血压。钠摄入量需降至 1.5g/d。袢利尿剂需谨慎使用。应用 β 受体阻滞剂联合硝酸酯类药物和 CCB（如需要）治疗心肌缺血。如经充分治疗后仍不能改善心肌缺血，特别是患者仍存在胸痛或急性肺水肿，应考虑冠状动脉血运重建。应尽可能维持窦性心律。心房颤动且心室率偏快的患者需应用 β 受体阻滞剂。维拉帕米、地尔硫草和地高辛也可用于降低心室率。合并症也需处理。运动康复训练可提高运动耐量。稳定的代偿性 DHF 的老年患者经运动康复训练后，最大动静脉氧分压差提高，耗氧量峰值改善[82]。这提示我们，DHF 患者进行运动训练后，外周功能〔微血管和（或）骨骼肌功能〕的改善有助于提高运动能力[82]。

DHF 合并心肌梗死、心绞痛、心肌缺血、高血压、复杂室性心律失常或室上性心动过速病史的患者中，可使用 β 受体阻滞剂。对 158 名平均年龄 81 岁的陈旧性心肌梗死合并 DHF 的患者（67％患有高血压）随访 32 个月后发现，被随机分配到普萘洛尔治疗组的患者，经多元回归分析后显示，死亡率减少 35％（$P＝0.030$），死亡及非致死性心肌梗死发生率减少 37％（$P＝0.018$）[83]。该试验 1 年随访时，普萘洛尔组患者平均 LV 质量从 312g 降低至 278g（$P＝0.0001$）[83]。在奈必洛尔干预对老年心力衰竭患者再住院率及预后研究（SENIORS）中，2111 名平均年龄 76 岁的收缩或舒张性 HF 患者随访 21 个月显示，奈必洛尔对于这两类患者均表现出相同的降低全因死亡或心血管住院率的作用[84]。

ACEI 或 ARB 可用于治疗合并高血压、动脉粥样硬化疾病、LV 肥厚、糖尿病或慢性肾病的 DHF 患者。对应用利尿剂治疗的老年心肌梗死后 LVEF 正常的 HF 患者，随机给予依那普利治疗 3 个月后，依那普利组患者的纽约心脏学会（NYHA）心功能分级、平板运动时间、LVEF 及左心室舒张功能（多普勒超声测量）均得到显著改善[85]。此外，依那普利可显著降低通过胸部 X 线片测得的心胸比和超声心动图测得的 LV 质量[85]。

在培哚普利治疗老年慢性心衰（PEP-CHF）试验中，对 850 名平均年龄 76 岁的 DHF 患者随机双盲给予安慰剂或培哚普利，随访 1 年后，培哚普利组全因死亡和急诊 HF 住院率下降 31％（$P＝0.055$），心衰住院率下降 33％（$P＝0.033$），NYHA 功能分级改善（$P＜0.030$），6min 步行试验距离延长（$P＝0.011$）[86]。在坎地沙坦评价和降低心衰发病率和死亡率（CHARM）试验中，3023 名平均 67 岁的 DHF 患者被随机分配到坎地沙坦 32mg/d 组或安慰剂组[87]。37 个月的随访过程中，坎地沙坦降低 11％心血管死亡或 HF 住院率（差异无显著性），心衰住院率下降 16％（$P＝0.017$）[87]。但在一项对 4128 名老年 DHF 患者随访 49.5 个月的研究中，和安慰剂相比，厄贝沙坦 300mg/d 不改善临床预后[88]。一项真实世界中对 DHF 患者进行的倾向性配对研究也得出相似结论[89]。

由于调节肾素-血管紧张素-醛固酮（RAA）通路可影响成纤维细胞活性、间质纤维化、细胞内钙调控，以及心肌僵硬度，醛固酮拮抗剂是否可能因此治疗 DHF 需试验明确。对 202 名高血压合并 LV 肥厚患者随访 9 个月的试验显示，依普利酮改善 LV 肥厚和控制血压的效果和依那普利相同[90]。依普利酮联合依那普利较依普利酮单药治疗对降低收缩压及 LV 质量更有效[90]。在对 44 名合并高血压的 DHF 患者随访 6 个月的试验中，随机接受依普利酮治疗的患者，虽然 6min 步行试验结果与安慰剂组相似，但胶原转换的血清标志物有所降低（Ⅰ型前胶原氨基端肽，$P＝0.009$，Ⅰ型胶原羧基端肽，$P＝0.026$），超声心动测量的 LV 舒张功能（E/E'）也有所改善（$P＝0.01$）[91]。一项对真实世界老年 DHF 患者的倾向性配对研究初步提示，醛固酮拮抗剂并不改善临床预后[92]。期待美国国家心、肺和血液研究所资助的醛固酮拮抗剂治疗心功能保留的心力衰竭（TOPCAT）试验（3445 名 DHF 患者随机给予安慰剂或 30mg/d 的螺内酯，随访 3.5 年）能给予进一步答案[93]。还需寻找更多能降低血管和心肌僵硬度的新药，以应对随着人口老龄化进展导致的 DHF 发病率的逐渐增加。

参考文献

1. Roger VL, Go AS, Lloyd-Jones DM, Benjamin EJ, Berry JD, Borden WB, et al. Heart disease and stroke statistics–2012 update: a report from the American Heart Association. Circulation. 2012;125(1):e2–220.

2. Aronow WS, Fleg JL, Pepine CJ, Artinian NT, Bakris G, Brown AS, et al. ACCF/AHA 2011 expert consensus document on hypertension in the elderly: a report of the American College of Cardiology Foundation Task Force on Clinical Expert Consensus Documents. Circulation. 2011;123(21):2434–506.

3. Levy D, Larson MG, Vasan RS, Kannel WB, Ho KK. The progression from hypertension to congestive heart failure. JAMA. 1996;275(20):1557–62.

4. Ekundayo OJ, Allman RM, Sanders PW, Aban I, Love TE, Arnett D, et al. Isolated systolic hypertension and incident heart failure in older adults: a propensity-matched study. Hypertension. 2009;53(3):458–65.

5. Iyer AS, Ahmed MI, Filippatos GS, Ekundayo OJ, Aban IB, Love TE, et al. Uncontrolled hypertension and increased risk for incident heart failure in older adults with hypertension: findings from a propensity-matched prospective population study. J Am Soc Hypertens. 2010;4(1):22–31.

6. Redfield MM, Jacobsen SJ, Burnett Jr JC, Mahoney DW, Bailey KR, Rodeheffer RJ. Burden of systolic and diastolic ventricular dysfunction in the community: appreciating the scope of the heart failure epidemic. JAMA. 2003;289(2):194–202.

7. Perry GJ, Ahmed MI, Desai RV, Mujib M, Zile M, Sui X, et al. Left ventricular diastolic function and exercise capacity in community-dwelling adults ≥65 years of age without heart failure. Am J Cardiol. 2011;108(5):735–40.

8. Aronow WS, Ahn C, Kronzon I. Normal left ventricular ejection fraction in older persons with congestive heart failure. Chest. 1998;113(4):867–9.

9. Aronow WS, Ahn C, Kronzon I. Comparison of incidences of congestive heart failure in older African-Americans, Hispanics, and Whites. Am J Cardiol. 1999;84(5):611–2. A619.

10. Vasan RS, Larson MG, Benjamin EJ, Evans JC, Reiss CK, Levy D. Congestive heart failure in subjects with normal versus reduced left ventricular ejection fraction: prevalence and mortality in a population-based cohort. J Am Coll Cardiol. 1999;33(7):1948–55.

11. Gottdiener JS, McClelland RL, Marshall R, Shemanski L, Furberg CD, Kitzman DW, et al. Outcome of congestive heart failure in elderly persons: influence of left ventricular systolic function. The Cardiovascular Health Study. Ann Intern Med. 2002;137(8):631–9.

12. Owan TE, Hodge DO, Herges RM, Jacobsen SJ, Roger VL, Redfield MM. Trends in prevalence and outcome of heart failure with preserved ejection fraction. N Engl J Med. 2006;355(3):251–9.

13. Ahmed A. Association of diastolic dysfunction and outcomes in ambulatory older adults with chronic heart failure. J Gerontol A Biol Sci Med Sci. 2005;60(10):1339–44.

14. Lakatta EG. Mechanisms of hypertension in the elderly. J Am Geriatr Soc. 1989;37(8):780–90.

15. Guichard JL, Desai RV, Ahmed MI, Mujib M, Fonarow GC, Feller MA, et al. Isolated diastolic hypotension and incident heart failure in older adults. Hypertension. 2011;58(5):895–901.

16. Gribbin B, Pickering TG, Sleight P, Peto R. Effect of age and high blood pressure on baroreflex sensitivity in man. Circ Res. 1971;29(4):424–31.

17. Aronow WS. Dizziness and syncope. In: Hazzard WR, Blass JP, Ettinger WHJ, Halter JB, Ouslander JG, editors. Principles of geriatric medicine and gerontology. 4th ed. New York, NY: McGraw-Hill; 1998. p. 1519–34.

18. Joseph J, Koka M, Aronow WS. Prevalence of moderate and severe renal insufficiency in older persons with hypertension, diabetes mellitus, coronary artery disease, peripheral arterial disease, ischemic stroke, or congestive heart failure in an academic nursing home. J Am Med Dir Assoc. 2008;9(4):257–9.

19. Chiong JR, Aronow WS, Khan IA, Nair CK, Vijayaraghavan K, Dart RA, et al. Secondary hypertension: current diagnosis and treatment. Int J Cardiol. 2008;124(1):6–21.

20. Kaess BM, Rong J, Larson MG, Hamburg NM, Vita JA, Levy D, et al. Aortic stiffness, blood pressure progression, and incident hypertension. JAMA. 2012;308(9):875–81.

21. Mukherjee D. Atherogenic vascular stiffness and hypertension: cause or effect? JAMA. 2012;308(9):919–20.

22. Cavalcante JL, Lima JA, Redheuil A, Al-Mallah MH. Aortic stiffness: current understanding and future directions. J Am Coll Cardiol. 2011;57(14):1511–22.

23. Collier P, Watson CJ, Voon V, Phelan D, Jan A, Mak G, et al. Can emerging biomarkers of myocardial remodelling identify asymptomatic hypertensive patients at risk for diastolic dysfunction and diastolic heart failure? Eur J Heart Fail. 2011;13(10):1087–95.

24. Iriarte MM, Perez Olea J, Sagastagoitia D, Molinero E, Murga N. Congestive heart failure due to hypertensive ventricular diastolic dysfunction. Am J Cardiol. 1995;76(13):43D–7.

25. Rosei EA. Clinical value of diastolic dysfunction in hypertension. J Hypertens. 2002;20(6):1083–4.

26. Kato S, Onishi K, Yamanaka T, Takamura T, Dohi K, Yamada N, et al. Exaggerated hypertensive response to exercise in patients with diastolic heart failure. Hypertens Res. 2008;31(4):679–84.

27. Fujimoto N, Onishi K, Dohi K, Tanabe M, Kurita T, Takamura T, et al. Hemodynamic characteristics of

patients with diastolic heart failure and hypertension. Hypertens Res. 2008;31(9):1727–35.

28. Sharp A, Tapp R, Francis DP, Mc GTSA, Hughes AD, Stanton AV, et al. Ethnicity and left ventricular diastolic function in hypertension an ASCOT (Anglo-Scandinavian Cardiac Outcomes Trial) substudy. J Am Coll Cardiol. 2008;52(12):1015–21.

29. Lalande S, Johnson BD. Diastolic dysfunction: a link between hypertension and heart failure. Drugs Today (Barc). 2008;44(7):503–13.

30. Chang SA, Kim HK, Kim DH, Kim YJ, Sohn DW, Oh BH, et al. Left ventricular systolic and diastolic dyssynchrony in asymptomatic hypertensive patients. J Am Soc Echocardiogr. 2009;22(4):337–42.

31. Gradman AH, Wilson JT. Hypertension and diastolic heart failure. Curr Cardiol Rep. 2009;11(6):422–9.

32. Verma A, Solomon SD. Diastolic dysfunction as a link between hypertension and heart failure. Med Clin North Am. 2009;93(3):647–64.

33. Volpe M, McKelvie R, Drexler H. Hypertension as an underlying factor in heart failure with preserved ejection fraction. J Clin Hypertens (Greenwich). 2010;12(4):277–83.

34. Wachtell K, Palmieri V, Gerdts E, Bella JN, Aurigemma GP, Papademetriou V, et al. Prognostic significance of left ventricular diastolic dysfunction in patients with left ventricular hypertrophy and systemic hypertension (the LIFE Study). Am J Cardiol. 2010;106(7):999–1005.

35. Masugata H, Senda S, Murao K, Inukai M, Hosomi N, Iwado Y, et al. Visit-to-visit variability in blood pressure over a 1-year period is a marker of left ventricular diastolic dysfunction in treated hypertensive patients. Hypertens Res. 2011;34(7):846–50.

36. Zanchetti A, Cuspidi C, Comarella L, Rosei EA, Ambrosioni E, Chiariello M, et al. Left ventricular diastolic dysfunction in elderly hypertensives: results of the APROS-diadys study. J Hypertens. 2007; 25(10):2158–67.

37. Vasan RS, Levy D. The role of hypertension in the pathogenesis of heart failure. A clinical mechanistic overview. Arch Intern Med. 1996;156(16):1789–96.

38. Deedwania PC. The progression from hypertension to heart failure. Am J Hypertens. 1997;10(10 Pt 2): 280S–8.

39. Drazner MH. The progression of hypertensive heart disease. Circulation. 2011;123(3):327–34.

40. Douglas PS, Katz SE, Weinberg EO, Chen MH, Bishop SP, Lorell BH. Hypertrophic remodeling: gender differences in the early response to left ventricular pressure overload. J Am Coll Cardiol. 1998;32(4):1118–25.

41. Bella JN, Palmieri V, Kitzman DW, Liu JE, Oberman A, Hunt SC, et al. Gender difference in diastolic function in hypertension (the HyperGEN study). Am J Cardiol. 2002;89(9):1052–6.

42. Muller-Brunotte R, Kahan T, Lopez B, Edner M, Gonzalez A, Diez J, et al. Myocardial fibrosis and dia-

stolic dysfunction in patients with hypertension: results from the Swedish Irbesartan Left Ventricular Hypertrophy Investigation versus Atenolol (SILVHIA). J Hypertens. 2007;25(9):1958–66.

43. Aronow WS, Ahn C, Kronzon I, Koenigsberg M. Congestive heart failure, coronary events and atherothrombotic brain infarction in elderly blacks and whites with systemic hypertension and with and without echocardiographic and electrocardiographic evidence of left ventricular hypertrophy. Am J Cardiol. 1991;67(4):295–9.

44. Aronow WS. Left ventricular hypertrophy. J Am Geriatr Soc. 1992;40(1):71–80.

45. Desai RV, Ahmed MI, Mujib M, Aban IB, Zile MR, Ahmed A. Natural history of concentric left ventricular geometry in community-dwelling older adults without heart failure during seven years of follow-up. Am J Cardiol. 2011;107(2):321–4.

46. Devereux RB, Pickering TG, Harshfield GA, Kleinert HD, Denby L, Clark L, et al. Left ventricular hypertrophy in patients with hypertension: importance of blood pressure response to regularly recurring stress. Circulation. 1983;68(3):470–6.

47. de Simone G, Gottdiener JS, Chinali M, Maurer MS. Left ventricular mass predicts heart failure not related to previous myocardial infarction: the Cardiovascular Health Study. Eur Heart J. 2008;29(6):741–7.

48. Aronow WS, Ahn C. Association of electrocardiographic left ventricular hypertrophy with the incidence of new congestive heart failure. J Am Geriatr Soc. 1998;46(10):1280–1.

49. Okin PM, Devereux RB, Harris KE, Jern S, Kjeldsen SE, Julius S, et al. Regression of electrocardiographic left ventricular hypertrophy is associated with less hospitalization for heart failure in hypertensive patients. Ann Intern Med. 2007;147(5):311–9.

50. Solomon SD, Janardhanan R, Verma A, Bourgoun M, Daley WL, Purkayastha D, et al. Effect of angiotensin receptor blockade and antihypertensive drugs on diastolic function in patients with hypertension and diastolic dysfunction: a randomised trial. Lancet. 2007;369(9579):2079–87.

51. Larstorp AC, Okin PM, Devereux RB, Olsen MH, Ibsen H, Dahlof B, et al. Regression of ECG-LVH is associated with lower risk of new-onset heart failure and mortality in patients with isolated systolic hypertension; The LIFE Study. Am J Hypertens. 2012; 25(10):1101–9.

52. Drayer JIM, Gardin JM, Weber MA, Aronow WS. Changes in cardiac anatomy and function during therapy with alpha-methyldopa: an echocardiographic study. Curr Ther Res. 1982;32:856–65.

53. Dahlof B, Pennert K, Hansson L. Reversal of left ventricular hypertrophy in hypertensive patients. A meta-analysis of 109 treatment studies. Am J Hypertens. 1992;5(2):95–110.

54. Drayer JI, Gardin JM, Weber MA, Aronow WS.

Cardiac muscle mass during vasodilation therapy of hypertension. Clin Pharmacol Ther. 1983; 33(6):727–32.

55. Julien J, Dufloux MA, Prasquier R, Chatellier G, Menard D, Plouin PF, et al. Effects of captopril and minoxidil on left ventricular hypertrophy in resistant hypertensive patients: a 6 month double-blind comparison. J Am Coll Cardiol. 1990;16(1):137–42.

56. Amery A, Birkenhager W, Brixko P, Bulpitt C, Clement D, Deruyttere M, et al. Mortality and morbidity results from the European Working Party on High Blood Pressure in the Elderly trial. Lancet. 1985;1(8442):1349–54.

57. Kostis JB, Davis BR, Cutler J, Grimm Jr RH, Berge KG, Cohen JD, et al. Prevention of heart failure by antihypertensive drug treatment in older persons with isolated systolic hypertension. SHEP Cooperative Research Group. JAMA. 1997;278(3):212–6.

58. Beckett NS, Peters R, Fletcher AE, Staessen JA, Liu L, Dumitrascu D, et al. Treatment of hypertension in patients 80 years of age or older. N Engl J Med. 2008;358(18):1887–98.

59. Law MR, Morris JK, Wald NJ. Use of blood pressure lowering drugs in the prevention of cardiovascular disease: meta-analysis of 147 randomised trials in the context of expectations from prospective epidemiological studies. BMJ. 2009;338:b1665.

60. Fleg JL, Aronow WS, Frishman WH. Cardiovascular drug therapy in the elderly: benefits and challenges. Nat Rev Cardiol. 2011;8(1):13–28.

61. Aronow WS. Hypertension guidelines. Hypertension. 2011;58(3):347–8.

62. Banach M, Michalska M, Kjeldsen SE, Malyszko J, Mikhailidis DP, Rysz J. What should be the optimal levels of blood pressure: does the J-curve phenomenon really exist? Expert Opin Pharmacother. 2011;12(12):1835–44.

63. Banach M, Aronow WS. Should we have any doubts about hypertension therapy in elderly patients? ACCF/AHA 2011 expert consensus document on hypertension in the elderly. Pol Arch Med Wewn. 2011;121(7–8):253–7.

64. Aronow WS, Banach M. Ten most important things to learn from the ACCF/AHA 2011 expert consensus document on hypertension in the elderly. Blood Press. 2012;21(1):3–5.

65. Banach M, Aronow WS. Hypertension therapy in the older adults-do we know the answers to all the questions? The status after publication of the ACCF/AHA 2011 expert consensus document on hypertension in the elderly. J Hum Hypertens. 2012;26(11):641–3.

66. Banach M, Bhatia V, Feller MA, Mujib M, Desai RV, Ahmed MI, et al. Relation of baseline systolic blood pressure and long-term outcomes in ambulatory patients with chronic mild to moderate heart failure. Am J Cardiol. 2011;107(8):1208–14.

67. Lam CS, Roger VL, Rodeheffer RJ, Bursi F, Borlaug BA, Ommen SR, et al. Cardiac structure and ventricular-vascular function in persons with heart failure and preserved ejection fraction from Olmsted County, Minnesota. Circulation. 2007;115(15):1982–90.

68. Zhang Y, Kilgore ML, Arora T, Mujib M, Ekundayo OJ, Aban IB, et al. Design and rationale of studies of neurohormonal blockade and outcomes in diastolic heart failure using OPTIMIZE-HF registry linked to Medicare data. Int J Cardiol. 2013;166(1):230–5.

69. Zile MR, Gottdiener JS, Hetzel SJ, McMurray JJ, Komajda M, McKelvie R, et al. Prevalence and significance of alterations in cardiac structure and function in patients with heart failure and a preserved ejection fraction. Circulation. 2011;124(23): 2491–501.

70. Maurer MS, Burkhoff D, Fried LP, Gottdiener J, King DL, Kitzman DW. Ventricular structure and function in hypertensive participants with heart failure and a normal ejection fraction: the Cardiovascular Health Study. J Am Coll Cardiol. 2007;49(9):972–81.

71. Zile MR, Lewinter MM. Left ventricular end-diastolic volume is normal in patients with heart failure and a normal ejection fraction: a renewed consensus in diastolic heart failure. J Am Coll Cardiol. 2007; 49(9):982–5.

72. Ather S, Chan W, Bozkurt B, Aguilar D, Ramasubbu K, Zachariah AA, et al. Impact of noncardiac comorbidities on morbidity and mortality in a predominantly male population with heart failure and preserved versus reduced ejection fraction. J Am Coll Cardiol. 2012;59(11):998–1005.

73. Gandhi SK, Powers JC, Nomeir AM, Fowle K, Kitzman DW, Rankin KM, et al. The pathogenesis of acute pulmonary edema associated with hypertension. N Engl J Med. 2001;344(1):17–22.

74. Margulescu AD, Rimbas RC, Florescu M, Dulgheru RE, Cinteza M, Vinereanu D. Cardiac adaptation in acute hypertensive pulmonary edema. Am J Cardiol. 2012;109(10):1472–81.

75. Westermann D, Kasner M, Steendijk P, Spillmann F, Riad A, Weitmann K, et al. Role of left ventricular stiffness in heart failure with normal ejection fraction. Circulation. 2008;117(16):2051–60.

76. Hunt SA, Abraham WT, Chin MH, Feldman AM, Francis GS, Ganiats TG, et al. 2009 focused update incorporated into the ACC/AHA 2005 guidelines for the diagnosis and management of heart failure in adults: a report of the American College of Cardiology Foundation/American Heart Association Task Force on Practice Guidelines: developed in collaboration with the International Society for Heart and Lung Transplantation. Circulation. 2009;119(14): e391–479.

77. Frohlich ED, Susic D. Sodium and its multiorgan targets. Circulation. 2011;124(17):1882–5.

78. Webster JL, Dunford EK, Hawkes C, Neal BC. Salt reduction initiatives around the world. J Hypertens.

2011;29(6):1043–50.

79. Aronow WS, Ahn C, Kronzon I, Nanna M. Prognosis of congestive heart failure in patients aged > or =62 years with unoperated severe valvular aortic stenosis. Am J Cardiol. 1993;72(11):846–8.

80. Aronow WS, Ahn C, Kronzon I, Nanna M. Prognosis of patients with heart failure and unoperated severe aortic valvular regurgitation and relation to ejection fraction. Am J Cardiol. 1994;74(3):286–8.

81. Alagiakrishnan K, Banach M, Jones LG, Datta S, Ahmed A, Aronow WS. Update on diastolic heart failure or heart failure with preserved ejection fraction in the older adults. Ann Med. 2013;45(1):37–50.

82. Haykowsky MJ, Brubaker PH, Stewart KP, Morgan TM, Eggebeen J, Kitzman DW. Effect of endurance training on the determinants of peak exercise oxygen consumption in elderly patients with stable compensated heart failure and preserved ejection fraction. J Am Coll Cardiol. 2012;60(2):120–8.

83. Aronow WS, Ahn C, Kronzon I. Effect of propranolol versus no propranolol on total mortality plus nonfatal myocardial infarction in older patients with prior myocardial infarction, congestive heart failure, and left ventricular ejection fraction > or =40% treated with diuretics plus angiotensin-converting enzyme inhibitors. Am J Cardiol. 1997;80(2):207–9.

84. van Veldhuisen DJ, Cohen-Solal A, Bohm M, Anker SD, Babalis D, Roughton M, et al. Beta-blockade with nebivolol in elderly heart failure patients with impaired and preserved left ventricular ejection fraction: data from SENIORS (Study of Effects of Nebivolol Intervention on Outcomes and Rehospitalization in Seniors with heart failure). J Am Coll Cardiol. 2009;53(23):2150–8.

85. Aronow WS, Kronzon I. Effect of enalapril on congestive heart failure treated with diuretics in elderly patients with prior myocardial infarction and normal left ventricular ejection fraction. Am J Cardiol. 1993;71(7):602–4.

86. Cleland JG, Tendera M, Adamus J, Freemantle N, Polonski L, Taylor J. The perindopril in elderly people with chronic heart failure (PEP-CHF) study. Eur Heart J. 2006;27(19):2338–45.

87. Yusuf S, Pfeffer MA, Swedberg K, Granger CB, Held P, McMurray JJ, et al. Effects of candesartan in patients with chronic heart failure and preserved left-ventricular ejection fraction: the CHARM-Preserved Trial. Lancet. 2003;362(9386):777–81.

88. Massie BM, Carson PE, McMurray JJ, Komajda M, McKelvie R, Zile MR, et al. Irbesartan in patients with heart failure and preserved ejection fraction. N Engl J Med. 2008;359(23):2456–67.

89. Patel K, Fonarow GC, Kitzman DW, Aban IB, Love TE, Allman RM, et al. Angiotensin receptor blockers and outcomes in real-world older patients with heart failure and preserved ejection fraction: a propensity-matched inception cohort clinical effectiveness study. Eur J Heart Fail. 2012;14(10):1179–88.

90. Pitt B, Reichek N, Willenbrock R, Zannad F, Phillips RA, Roniker B, et al. Effects of eplerenone, enalapril, and eplerenone/enalapril in patients with essential hypertension and left ventricular hypertrophy: the 4E-left ventricular hypertrophy study. Circulation. 2003;108(15):1831–8.

91. Deswal A, Richardson P, Bozkurt B, Mann DL. Results of the randomized aldosterone antagonism in heart failure with preserved ejection fraction trial (RAAM-PEF). J Card Fail. 2011;17(8):634–42.

92. Patel K, Fonarow GC, Kitzman DW, Aban IB, Love TE, Allman RM, et al. Aldosterone antagonists and outcomes in real-world older patients with heart failure and preserved ejection fraction. JACC Heart Fail. 2013;1(1):40–7.

93. Desai AS, Lewis EF, Li R, Solomon SD, Assmann SF, Boineau R, et al. Rationale and design of the treatment of preserved cardiac function heart failure with an aldosterone antagonist trial: a randomized, controlled study of spironolactone in patients with symptomatic heart failure and preserved ejection fraction. Am Heart J. 2011;162(6):966–72.e910.

老年与心力衰竭

第四章 老化与老年收缩性心力衰竭的优化治疗

Aging and Optimal Therapy of Systolic Heart Failure in the Elderly

Nakul Chander Sharma 和 Bodh I. Jugdutt

（王 雷 译）

引言

老化是一个生物过程，随时间推移会影响每个人。许多因素，如基因、环境、医疗条件和经济状况会影响心血管老化进程。随年龄增长，心血管系统发生相应变化[1-4]，使老年人（年龄≥65岁）更易发生舒张性或收缩性心功能不全。在发达国家，老年人口一直在增加，预计这种趋势将继续[5-6]。同时，收缩性心力衰竭（SHF）和舒张性心力衰竭（DHF）的老年患者预计也增加[7-9]。老年人群中，心脏收缩功能不全患者的增加主要由于冠状动脉疾病（CAD）以及心血管疾病（CVD）的危险因素，如高血压（HTN）、糖尿病（DM）和血脂代谢异常的发病率增加[7-12]。尽管一些指南已就使用现有药物优化 SHF 的治疗提出普遍原则，但尚无特别针对老年患者衰老过程以及相关的影响[7,9,13-15]而给出的建议。事实上，治疗 SHF 的大部分药物试验的对象是年轻人群，并未考虑到衰老有可能会改变某些药物的应答反应[13-16]。心脏病学专科医生和其他相关学科医生将会在他们临床实践和对心血管疾病患者的随访中，看到越来越多的老年 SHF 和（或）DHF 患者[17]，他们势必对随年龄而发生的生理和病理改变有更深刻的认识，并且对现有的药物治疗做出相应调整。本章将阐述使用现有以及新型药物优化治疗老年 SHF 患者的策略。

人口统计学和流行病学

人口结构的变化对老年人群心衰治疗的影响已有相关综述[10]。老年人心衰是一日益严重的全球性健康问题。在美国，诊断为心力衰竭的患者（SHF 和 DHF）超过 600 万[8]，而全世界超过 2300 万[7,9]。过去的 30 年里，老年人口一直在稳步增长[1]，美国、欧洲国家及其他发达国家人口研究表明这一趋势很可能持续[5-6]。在弗莱明翰研究中，Ho 等发现，即使是在 20 年前，心衰的患病率在男性和女性中都在增加，随人口老龄化进展，心衰患病率会继续增长并且不能为现有医疗手段所阻断[18]。

最近的人口统计学研究表明，心衰的患病率从接近 8/1000 有了惊人的增长，在大于 80 岁的人群中，男性患病率为 66/1000，女性为 79/1000[7]。值得注意的是，大部分确诊的心衰患者为老年人，这个年龄段住院人数的增加将导致更高的发病率和死亡率[8,17]。这种趋势最终增加资源投入，如任其发展，可能不断增加纳税人数以亿计的美元花费[8,19]。在美国心脏协会（AHA）心脏病和卒中状况更新报告中，国家健康和营养调查（NHANES）的数据清楚表明，心衰患病率呈年龄依赖性，在男性和女性高龄人群中最高[8]。加拿大[20]的发病趋势也类似美国[7]。因此，针对这一不断增加的高风险人群，新的治疗策略［如机械支持、心脏再同步治疗（CRT）］和治疗方式（如药物治疗、运动项目）势必不断发展。

此外，为了探寻老年 SHF 患者的最佳治疗策略，就现有的治疗药物和针对年轻患者的药物计算方法，需在老年人群进行更多临床研究，并且已逐渐有了一些结果[18]。同时，开发新型治疗方法，尤其是针对不断增长的老年人口，需更多转化研究。

对于未来优化治疗的研究而言，认识到衰老过程是渐进的，而且老年人口具有相当的特殊性非常重要。传统社会经济以 65 岁作为老年阈值年龄，但这在衰老进程中意义并不大[21]；对于预期寿命大于 85 岁的发达国家来说，这个阈值也太低。一些研究已将老年人分为 3 个或更多的亚群，以便找到更合适的优化治疗方案[22-27]。

定义

因为目前主要是全科和老年科医生而不是心脏专科医生管理大部分心衰老年患者，所以理解常见的临床表现谱很重要。一般来说，心衰定义为心功能障碍导致泵血能力低下，不能够支持组织代谢的临床综合征，该定义在病理生理学上也适用于老年人。正如纽约心脏协会（NYHA）列出的以症状为依据的心功能分级，美国心脏协会（AHA）/美国心脏病学学会（ACC）[7]和欧洲心脏病学学会（ESC）[9]指南中的相关术语提供了良好的参考依据。急性心衰会突发急性肺水肿，例如在急性心肌梗死时；而慢性心衰是指体征和症状已持续一段时间。充血性心衰指由于水钠潴留导致心脏充血，可能是急性的也可能是慢性的。大部分关于 SHF 的临床试验，基于客观检测方法，如放射性核素或超声心动图来评价患者的左心室（LV）射血分数（EF），纳入那些 EF≤35% 的患者。最近更多的临床试验纳入 SHF 和 EF>40%~45% 或 >50% 的患者作为研究对象，这通常意味着无重度收缩功能不全的患者。因此，EF 在 35%~50% 的患者被认为是处于轻度收缩功能不全的灰色地带。心源性休克一般指以严重低血压和低灌注为特点的 SHF，患者会出现低血压（收缩压<90mmHg）、少尿（由于肾衰竭）以及循环衰竭，如四肢冰冷、精神错乱、乏力和疲劳。

病理生理因素

三个关键因素也许可解释老年人群中心衰发病率/患病率增加的原因：①长期暴露于心血管疾病危险因素中；②衰老相关性心血管改变；③合并可影响心血管系统及其治疗的疾病。

长时间暴露于心血管疾病危险因素

年龄对心血管系统产生影响，使老年人更容易发生充血性心衰。心血管疾病危险因素（如高血压、CAD、血脂代谢异常、糖尿病）的患病率随着年龄增加，可能是这个亚群发生充血性心衰的起因[8]。一些临床试验表明，高龄人群充血性心衰的患病率可高达 1/10。老年人群中最常见的 2 个危险因素是高血压和 CAD，高达 80%，而且二者仍在上升[8]。一般说来，高血压患者更倾向于发生向心性左心室肥厚与重构，导致收缩功能保留的心衰（HF/PSF）或射血分数保留的心衰（HF/PEF）[11]。另一方面，以 CAD 为主和（或）既往有心肌梗死病史的患者，主要发生收缩功能减退的心衰（HF/RSF）或 EF 减低的心衰（HF/REF），以及舒张功能不全、左心室扩张性重构的离心性肥厚[11]。

一些研究表明高龄有可能是急性[28-29]或慢性[30]心衰患者不良预后的独立预测因子。随个体年龄增加，患者出现两种病理生理机制并存的可能性增加，因而在评估老年患者左心室收缩/舒张功能及血流动力学时会出现多样的结果[11]。

尽管按照大部分医生对基础的心血管病理生理学知识的理解，治疗心衰患者应给予能降低死亡率的药物，如β受体阻滞剂（BB）、血管紧张素转化酶抑制剂（ACEI）、血管紧张素受体拮抗剂（ARB）和醛固酮受体或盐皮质激素受体拮抗剂（MRA），但在始于 2009 年的欧洲心力衰竭调查研究 II 中发现，这些药物的使用在老年人群中却减少了[16]。此研究中，老年组的平均年龄为 83.7 岁，而年轻组的平均年龄为 68.4 岁[16]。临床医生对基于循证的药物使用率下降趋势，可能与大多心衰临床试验对老年人群的体现不足及老年人对药物的独特耐受性和药物依从性有关。

老化相关的心血管变化

老年心衰患者心脏特殊的病理生理学特征可能

使发病表现更复杂。生理上伴随年龄发生的变化独立于传统心血管疾病危险因素[1-4,11-12,31]。随着对老化生物学变化的更多了解[11-12,31]，发现心血管结构和功能伴随年龄发生改变[1-4]，老化使得心脏更容易发生包括心衰在内的心血管疾病。有证据表明，老化是一个连续的生物学过程，心脏的结构、生理和生化随老化发生的渐进性改变可对心脏功能产生负性作用，并进一步出现心衰[11-12,31]。因此，干预这些与老化相关的变化可能预防心衰的假设是合理的。

随着老化的进展，动脉血管壁的胶原蛋白沉积增加和胶原蛋白交联耦合与弹性纤维降解，使动脉产生本质上不可逆的硬化。这个病理学过程是可以预测的，其导致血压随着时间缓慢升高（因而高血压），而且通过增加心脏的后负荷对心功能产生负性影响[32]。

纤维化是心血管老化的标志。老化使心脏后负荷及心肌耗氧增加，从而引起心肌间质胶原蛋白沉积、纤维化以及心肌细胞肥大，最终出现老化相关的细胞凋亡和坏死[32-34]。心肌细胞的缺失和功能障碍在老化的心脏中已阐述得很清楚[35-36]，这是 DHF（也被称为 HFPSF 或 HF/PEF）的一个主要机制。此外，老化及合并情况（如高血压和 CAD）导致的心肌纤维化是舒张性心功能不全和 DHF 的另一机制[37]。一些研究表明，老年患者会出现 DHF 或 HF/PEF[26,38-39]，有报道其罹患率高达 53%[40]。老化心脏的纤维化，与血管紧张素Ⅱ和活性氧（ROS）增加、肾素-血管紧张素-醛固酮系统（RAAS）上调和炎症反应强化具有相关性[41-42]。

老化相关的细胞和亚细胞的变化

老化导致人体在细胞和亚细胞水平发生缺陷，它们共同对老年人的收缩和舒张功能产生负面影响[43-45]。老化导致 β-肾上腺素能受体（β-AR）信号通路对刺激的反应缺乏，从而导致收缩力下降[41]，这个病理过程也与 β2 受体介导的外周动脉舒张障碍有关[43-44]。老化心脏的腺苷三磷酸（ATP）产生减少，利用效率低，不能满足心脏需求，从而使心脏收缩力受损[43-44]。老化使得 β-AR 信号通路缺陷、活性氧（ROS）生成增加，兴奋-收缩（ES）耦联和肌质网（SR）Ca^{2+} 循环（即吸收、储存和释放）改变，从而导致收缩和舒张功能障碍[44]。老化心脏

的 Ca^{2+} 泵 ATP 酶（SERCA2a）活性被抑制，引起心脏功能障碍[45]。老化也导致收缩蛋白本身发生改变[3]。已有文献报道，端粒缩短（生物老化的标志）和心衰具有相关性[36,46]。

老化也会影响血管内皮功能及其对血管舒张的作用，从而导致冠状动脉血流峰值下降而且可能加速动脉粥样硬化[1-4,47]。这两种效应（即血管储备和冠状动脉血流下降）被认为能加速心衰的发生，尤其是对于已有收缩功能障碍的老年人[4,47-48]。

老化相关变化的临床意义

对于老年患者，在制订有效治疗方案之前，了解导致 SHF 的多条病理生理途径非常重要。对于老年人，不仅常见的心血管疾病危险因素更普遍，而且伴随老化会发生相应的变化，二者都使其治疗更加困难和复杂。例如 β 受体阻滞剂的使用，如上所述，它在心衰患者中应用普遍，但我们知道，老化可通过下调心脏 β2 肾上腺素能受体反应性从而降低心脏收缩力[43]，这提示使用该类药物对老年患者可能存在潜在危害，可能加重已有的病理生理过程。对于老年人，当治疗高血压及相关 SHF 时，再次遇到了这个难题。尽管老年人动脉硬化可通过使用 ACEI 和 ARB 克服，但我们已了解到，当把死亡率作为一个主要的终点时，这类药物使用并不一定有改善效果[47]。

合并症

人口学研究已明确了遗传、环境和生活方式在高血压、CAD 和心衰进展中的作用[5-8]。终身暴露于心血管疾病危险因素中可引起病理生理改变，导致心衰[11,21]和终末器官损伤[49]。在这种情况下，心血管疾病危险因素和合并症（如 2 型糖尿病、代谢综合征和肥胖）的进展，共同作用于老化的心血管系统，导致血管疾病的发生并加速心衰的进展[21]。例如，一些导致高血压的心血管危险因素可与其他危险因素及合并症相互作用，引起并发症和终末器官损害，包括卒中、心肌梗死、心衰和肾衰竭[49]。当既往有高血压和心肌梗死时，心衰的风险会急剧增加[8]。在一个长达 20 年（1975—1995 年）的人口研究中，心肌梗死的风险在 3 个老年人亚组中逐步增加，包括 65～74 岁相对年轻组、75～84 岁相对老年组和＞85 岁非常高

龄组[22]。在 INTERHEART 研究中，对造成心肌梗死的潜在心血管疾病危险因素进行排名，在从年轻人到老年人（<45 岁、46～55 岁、56～65 岁、66～70 岁和>70 岁）的 5 个年龄组中也发现类似趋势[23]。

然而，心肌和血管的硬化加重通常导致收缩功能保留或射血分数保留的心力衰竭，诱发加重因素（如缺血、高血压和心动过速）可能会导致左心室舒张末压增加和急性肺水肿。老年人 HF/PEF 通常与左心室肥厚、左心房增大以及肥厚型心肌病有关，伴随时间推移会进展到舒张性左心室重构和功能障碍[49]。心房颤动经常诱发老年患者心衰急性加重[50]。值得注意，因急性心衰住院的老年患者通常 EF 较高，且通常是女性[16,25,27]。

其他器官系统的年龄相关变化

随年龄增长，除心血管系统发生变化，其他器官系统也会发生改变，这将导致老年 SHF 患者最佳治疗方案和推荐治疗方案的使用率下降（表 4-1）。自主神经功能低下引起的直立/体位性变化会限制某些药物的剂量，甚至限制其使用，尤其是某些有疗效的药物会降低血压、减少后负荷和（或）降低心率，从而减少心排血量并产生症状[18]。肾脏系统的变化，包括继发于心功能低下的肾小球滤过率（GFR）下降[51]，会减少药物清除而增加药物浓度。胃肠道吸收和肝转换减少也会影响广泛用于心血管的药物的药效学和药代动力学，如胺碘酮、地高辛及钙通道阻滞剂[16]。

其他造血系统和肺的合并症，如贫血、肺疾病，已被证明与老年人心衰的发病率增加密切相关[52-54]。左心室充盈压升高和（或）使用潜在肺毒性的药物（如胺碘酮）时，肺疾病可以使心衰恶化而增加住院率，从而增加整体的发病率/死亡率[55]。大约 40% 的心衰患者合并慢性疾病相关的贫血，如没有心衰，他们应接受贫血的常规治疗。贫血的存在增加整体发病率/死亡率[54]。认知随着年龄的增加而下降，可能影响依从性和随访，导致预期药物疗效下降[56]。研究表明，相比于年轻患者，老年患者对 ACEI[56]、正性变力性药物[57]和利尿剂的总体反应较差。如前所述，大多数临床试验纳入的老年患者不足，可能因为担心其依从性差和（或）结果更差。

表 4-1　老年收缩性心力衰竭患者治疗过程中的常见问题

问题	合并因素
肝	代谢降低导致药物生物利用度低以及潜在的副作用
肾	药物清除率下降，药物毒性代谢产物堆积
复方用药	药物种类增加产生更多的副作用
发病率	使用血管扩张剂时效果更明显——尤其是硝酸盐
视力	自行调整药物剂量的困难——剂量超标或不足风险更高
认知障碍	判断下降、混淆增加和谵妄风险
虚弱	药物副作用增加（即抗凝、β 受体阻滞剂和 ACEI）

目前收缩性心力衰竭的管理及其注意事项

在老年人群随机临床试验循证证据缺乏的情况下，目前的推荐方案是经非老年患者药物试验推断而来。因此，目前老年患者 SHF 的治疗大部分情况和年轻患者一样，依据是这两组患者治疗的总目标相似，都是期望维持和（或）改善心脏收缩功能。治疗的目标包括达到药物剂量、良好的依从性、急性和慢性症状的缓解以及发病率的下降（即住院率），如可能，降低死亡率[52,58]。根据指南，危险因素需管理和控制[7,9,13-14]。限制液体（<1.5L/d）和盐（<2g/d）摄入必不可少。教育是心衰患者治疗的基石，应教导患者采取家用利尿剂，管理体重，并使之执行。运动是必要的，但患者在运动之前应先咨询康复理疗师。

通过建立具备多学科专业管理团队的心衰诊所优化老年 SHF 患者的治疗是有可能的，其可对老年患者密切照看和随访[59]。这个管理团队可包括心脏病学专业医生、老年病学医生、内科医生、全科医生、护理人员、药剂师、社会工作者、理疗师、心理学家以及个案管理员。

药物治疗

在实用的药物治疗方法中，所有 SHF 患者都应接受可降低死亡率的 ACEI 或 ARB、β 受体阻滞剂和醛固酮拮抗剂/MRA，以及能控制和改善症状的地高辛、利尿剂和其他血管扩张剂的治疗。因此，老年患者在等待将来针对老年亚群的特定药物临床试验结果明确以前，可从现有治疗方案获益。

血管紧张素转化酶抑制剂

根据 ACC/AHA/ESC[7,9,13-14] 和加拿大心血管学会（CCS）[60] 的指南推荐，任何伴/不伴症状性心衰和 EF＜40％ 的左心室收缩功能不全的患者都应使用一种 ACEI。ACEI 类必不可少，因为其可降低发病率（住院率下降）和死亡率[61]。对于老年心衰患者，ACEI 的使用有时较困难，因为这类患者的症状往往比年轻患者更明显[11]。考虑到这一点，直立性低血压似乎是 ACEI 剂量的限制因素，因为大部分 LVEF 在 10％～15％ 的老年患者更易发生直立性低血压，尤其是他们通常因为其他合并症而有不同程度的自主神经功能障碍[15]。减少利尿剂的剂量以及偶尔增加液体摄入，提高前负荷，有助于老年患者更好耐受 ACEI[7]。其他策略包括调整药物剂量或睡前服药，患者仰卧位对药物有更好的耐受性[7]。这种治疗策略的原理就在于接受其他治疗的人群在死亡率和发病率上能够从 ACEI 治疗获益，而这种获益在其他治疗中可能看不到。

因为肾功能随着年龄倾向于下降，接受 ACEI 治疗时，肾灌注下降的风险真实存在。在左心室收缩功能明显下降（EF＜15％）的患者中，一部分患者的肌酐可能超过 0.3mg/dl 的上升[62]。老年人中其他更常见的危险因素是肾动脉狭窄和同时使用非甾体抗炎药（NSAID）及其他肾毒性药物[61]。当使用 NSAID 时，应密切监测患者的肾功能，尤其是老年人[7]。当使用超过平均剂量的利尿剂治疗难治性液体潴留患者时，应特别注意 ACEI 的剂量[7]，因为血管内脱水和终末肾灌注下降会导致肌酐急剧升高，迫使医生要么减少 ACEI 剂量，要么完全停药，从而抵消了 ACEI 先前的任何获益。高钾血症（血清钾＞5.5mmol/L）是另一已知副作用，肾功能异常患者尤其是老年患者应密切监测血钾水平[7]。开始接受 ACEI 治疗时，应在 2 周内检测肌酐和电解质。

使用 ACEI 治疗时，还可观察到两个不常见副作用，当可使用替代药物时，尤其要引起注意。首先，开始使用时出现的干咳一般会降低患者的生活质量，替换成 ARB 可有所改善。干咳在白种人中出现的概率＜10％，而有报道称其在东方人中高达 50％[63]。其次，血管性水肿是 ACEI 另一潜在的致命性副作用，其发生率＜1％[63]，这种情况下如无法使用完全不同类别的药物时，使用 ARB 替代 ACEI 应慎重[7]。

理论上，所有 ACEI 应按照各自临床试验中列出的治疗靶剂量进行滴定。遗憾的是，80％ 的老年患者使用剂量不足，导致获益减少而潜在住院率升高[64]。如果目标剂量不能达到，应使用可耐受的最高剂量[7]。至于不同 ACEI 的疗效，发病率和死亡率的获益似乎是一种类效应[7]。最大的问题是，大多数老年患者因合并症患病率高而被排除在试验治疗范围之外。然而，有证据表明，这些患者在死亡率上仍有获益，合并中度至重度主动脉瓣狭窄的患者就是如此，其他人群还包括那些血清钾轻度升高、肾清除率低下的患者[65]。

总之，不应否定老年人使用 ACEI 的死亡率获益。然而，理解老年人生理学/药效学与年轻患者稍有不同，注意到那些轻度副作用，将可能提高其使用率，而且可能滴定至目标剂量。此外，合并其他疾病的老年患者也应使用同样剂量，即使低剂量治疗也有获益。

血管紧张素受体拮抗剂

相比于 ACEI，ARB 的临床试验较少；然而，ACC/AHA/ESC 推荐其用于 ACEI 不能耐受的患者[7]。在 CHARM-Alternative 研究中，不能耐受拟定 ACEI 而改用 ARB 坎地沙坦的患者也有死亡率获益[66]。缬沙坦心衰试验（Val-HeFT）观察到同样获益，提示这一类药物有同样疗效[67]。除了症状，使用 ARB 治疗没有其他特殊禁忌证（类似于 ACEI），ACEI 治疗不能耐受时都应考虑使用 ARB。

醛固酮拮抗剂

ACC/AHA/ESC 指南建议，对于左心室收缩功能低下（EF＜30％）的患者，在经 ACEI 和（或）β 受体阻滞剂治疗病情稳定后，同时在密切监测电解质（尤其是钾）和肌酐的情况下，应加用一种醛固酮拮抗剂（螺内酯或依普利酮）[7,9]。这与年龄无关。螺内酯疗效评价随机研究（RALES 试验）纳入平均年龄为 67 岁、NYHA 心功能分级为Ⅲ级的心衰患者[68]。其他两项观察心衰患者醛固酮拮抗剂疗效的试验是 EMPHASIS-HF（依普利酮在有轻度症状的收缩性心衰患者中的疗效）和 EPHESUS（依普利酮在急性心肌梗死后心衰患者中的疗效及生存的研究）[69-70]，纳入患者的平均年龄分别是 69 岁和 64 岁。两项试验都发现左心室收缩功能不全，甚至只有轻微症状的患者在发病率和死亡率上都有显著获益，这表明在 ACEI 和 β 受体阻滞剂（除非禁忌）治疗有效的稳定期患者都应加用醛固酮拮抗剂，除非存在肾功能和（或）电解质方面的禁忌证[69-70]。

使用这类药物时，必须意识到老年患者可能有更多副作用，例如当其已使用高剂量 ACEI 或 ARB 时，肾灌注会普遍较低，高钾血症风险明显增加。ACC/AHA/ESC 推荐，首次用药 1 周后应检测患者的肌酐和电解质，前 3 个月，应该每月检测 1 次，当治疗方案更改再次服用时，应每 3 个月检测 1 次[7]。尽管研究不是特别针对老年人，但可推断老年人使用醛固酮拮抗剂可获益，因此在耐受情况下，老年心衰患者应在心衰专科医师的指导下开始加用该类药物。

β 受体阻滞剂

β 受体阻滞剂是 ACC/AHA/ESC 指南要求使用的药物，这表明每个左心室收缩功能低下的患者都应接受该类药物治疗，除非存在禁忌证。研究已发现有三个 β 受体阻滞剂，即比索洛尔、卡维地洛和美托洛尔缓释剂（CR），治疗老年心衰患者有效[71]。一项纳入超过 12 000 例患者的 meta 分析发现，老年和非老年患者的发病率及死亡率获益没有明显差异，死亡率的下降和年龄明显没有相关性。在 SENIORS 试验（奈必洛尔治疗对老年心衰患者预后及再住院率影响的研究）和 MERIT-HF 试验（美托洛尔 CR/XL 治疗充血性心衰患者的随机试验）中，年龄＞70 岁的患者和年轻患者在死亡率上没有任何统计学差异，这也确认了老年患者接受 β 受体阻滞剂治疗的重要性[72-73]。在年龄＞75 岁的患者中也观察到同样疗效[73]。

β 受体阻滞剂的禁忌证是重度失代偿性心衰（低心排血量）、正性变力性药物依赖和三度或高度心脏传导阻滞。有趣的是，对于慢性阻塞性肺疾病控制良好的患者，使用非选择性的 β 受体阻滞剂治疗在死亡率上也获益，与年龄没有相关性，这提示 β 受体阻滞剂可用于气道反应性高的患者，前提是其并不严重或已控制良好[74]。β 受体阻滞剂潜在的副作用包括心动过缓和低血压可能，这使老年人更易出现跌倒和其他潜在后遗症[15]。另一更常见的副作用是疲乏，一般会随时间有所改善。然而，当患者服用安眠药或有其他合并症（贫血、关节炎和风湿性多肌痛等）时，鉴别疲乏的原因比较困难。治疗的剂量应谨慎，因为老年患者出现低血压的可能性更大。合适的剂量可减少这种副作用，但需与患者的体液水平保持平衡，当有低血压的征象时应立即停药[9]。此外，有证据表明，已接受 β 受体阻滞剂治疗的心衰患者住院后，停用 β 受体阻滞剂有增加死亡的风险。相反，应继续使用相同剂量的 β 受体阻滞剂治疗或剂量减少一半，而不应完全停药[9]。

对于 LVEF＜35%、心率＞70 次/分以及 NYHA 心功能分级 Ⅱ～Ⅳ 级的窦性心律患者，已证明应用伊伐雷定可降低其心衰住院率，这与患者是否已接受具有循证证据的 β 受体阻滞剂治疗没有相关性。ESC 最近的研究综述得出结论，有证据支持对不能耐受 β 受体阻滞剂的患者使用伊伐雷定可降低住院率。SHIFT 试验中，年龄＞65 岁的患者中也观察到同种效果[9,75]。

利尿剂

心衰患者应严格限制盐的摄入量（＜2g/d），并使用合适剂量的利尿剂[7]。袢利尿剂能非常好地帮助肾排泄多余的水分，甚至当肌酐清除率明显下降时[60]。噻嗪类利尿剂和袢利尿剂具有协同作用，当患者容量负荷过重时，联合使用二者很有效[76]。至今没有长期试验得出利尿剂可降低死亡率的任何结论[15]。必须认识到，当使用利尿剂剂量过低时，由于液体潴留和肾低灌注，ACEI 的疗效会受到限制，与此相反，当剂量过高时，由于直立性低血压及不能耐受，ACEI 可能无法达到合适剂量[76]。当患者使用利尿剂时，必须密切监测其电解质和肌酐水平，尤其是老年患者[7]。最近的新型利尿剂托伐坦是一种选择性血管加压素 V_2 受体拮抗剂，SALT-1 和 SALT-2 试验已证明，相比于安慰剂，其可改善低钠血症和缓解症状（基于 SF-12）。这两个试验的研究对象平均年龄为 62 岁，老年人是否能够获益仍需进一步研究[9,77]。

血管扩张剂：硝酸酯类/肼屈嗪/奈西立肽

血管扩张剂

血管扩张剂是收缩性心力衰竭患者急性加重期和慢性期的主要治疗方式之一，特别是对于不能耐受 ARB 或 ACEI 的患者。此外，ACC/AHA 推荐对于已接受 β 受体阻滞剂和 ACEI 或 ARB 最大治疗剂量且仍有心衰症状的患者，使用血管扩张剂是合理的[7]。具有高钾血症和（或）不耐受 ACEI 的患者也可考虑使用这类药物。非洲裔患者加用血管扩张剂（硝酸酯类和肼屈嗪）而不是 ACEI 是获益的[7,78]。

血管扩张剂可同时影响静脉和动脉循环。血管扩张剂通过影响动脉循环降低左心室需克服的血管阻力，提高心排血量，有助于减小左心室的大小和收缩压力，从而降低心肌需氧量。期望之外的动脉压下降可能有害，然而，这与轻度左心室收缩功能异常相关性不大。另一方面，血管扩张剂可影响静脉池从而使静脉压下降。使心衰患者前负荷恢复正常很重要，因为可改善其心排血量，特别是缺血性心衰患者获益更明显。前负荷的降低有助于减小心室的大小以及室壁压力，从而提高心肌氧利用率。头痛、低血压/头晕和恶心是最常见的副作用。低血压是血管扩张剂的禁忌证。

大部分的血管扩张剂同时影响小动脉和静脉，疗效程度不一。一些药物是选择性静脉舒张剂（即有机硝酸酯类），目前可用的血管扩张剂通过增加细胞内环鸟苷酸（cGMP）水平引起血管扩张。

有机硝酸酯类药物

有机硝酸酯类药物是用于急性心衰最经典的药物之一，是肺水肿治疗中主要的静脉舒张剂，其快速起效有助于降低肺静脉压及心室充盈压，有助于改善急性心衰呼吸困难的症状和肺淤血的体征。有机硝酸酯类药物在较大剂量时可舒张小动脉。基于其选择性，它们可改善心外膜处冠状动脉的血流，而不是心肌内动脉血流[79]，这对于急性心肌缺血引起心衰的患者尤为重要，反之亦然。在心衰急性发作并且没有外周血管通路的情况下，口服、舌下含服以及喷雾此类药物都有效，且应尽

早使用[7]。静脉应用硝酸酯类药物（或硝酸甘油）的起始剂量为 $20\mu g/min$，5min 后逐步增加剂量。治疗目标为症状缓解或平均动脉压下降 10mmHg，且收缩压保持在 100mmHg 以上。如收缩压低于 100mmHg，输注剂量需减半，当出现症状性低血压时需停药[80]。由于老年患者中应用效果此类药物的研究不足，目前该类药物在老年患者中应用效果尚不明确[15]。

有证据表明，失代偿性心衰患者联合使用有机硝酸酯类药物和肼屈嗪时，其运动耐量和左心室功能都有所改善，与年龄无关。这类药物可降低心衰恶化的住院率，大部分证据源自 V-HeFT-I[81] 和 A-HeFT[78] 试验。早期研究中，1600 名患者随机接受安慰剂、哌唑嗪或者肼屈嗪联合硝酸异山梨酯治疗[81]。随访 2 年后发现，同安慰剂组相比，用药组活动耐量及 LVEF 均提高，且全因死亡率下降。后续研究中，1000 多名 NYHA 心功能分级为 Ⅲ～Ⅳ 级的非洲裔美国患者随机分为安慰剂组和硝酸酯类联合肼屈嗪治疗组[78]，这些患者同时接受更好的药物治疗，包括利尿剂、地高辛、ACEI、BB、醛固酮拮抗剂以及 ARB。随访 10 个月，这个研究因为明显的死亡率下降而被终止。同时，也观察到生活质量的提高以及住院风险的下降[78]。该研究中患者平均年龄（56.7±12.7）岁。

硝普钠

硝普钠是高血压相关急性心衰治疗中最有效的药物。它的半衰期仅几分钟。这使得它成为高血压急症和中重度主动脉瓣、二尖瓣功能不全引起的急性心衰治疗的理想药物。作为一种前体药，体内被代谢为一氧化氮和氰化物。它是一种强效血管扩张药物，即刻起效，因此用于高血压患者，可不用缓慢减量而直接停药，很少引起反弹性高血压。尽管它有很强的作用，但并不常用（1% 的急性心衰患者）[15]，这或许因为其需通过侵入性动脉导管监测血压，而且会使心肌内冠状动脉扩张导致"窃血现象"，引起心肌缺血[15]。

硝普钠的副作用主要为恶心、烦躁、腹部不适，这与氰化物代谢有关。如超过 1.5mg/kg 剂量应用于患者几小时或每分钟大于 $4\mu g/kg$ 的剂量大于 12h，可能发生氰化物潜在中毒。如患者应用超过 2 天，可能出现氰化物中毒。一旦患者出现此种现象，

可应用静脉硫代硫酸钠治疗[15]。

奈西利肽

奈西利肽是一种重组人 B 型利钠肽（BNP）。B 型利钠肽是强效血管扩张剂（可作用于静脉和小动脉），降低静脉和左心室充盈压，缓解心衰临床症状（减轻呼吸急促，提高心排血量）。它同时可通过激动血管平滑肌、内皮细胞、肾和肾上腺的利尿钠肽受体 A 起到排钠和利尿作用。而这种"尿钠排泄"效应在急性心衰治疗中并不能代替利尿剂[82]。

奈西利肽并没有直接变力效能。静脉给药可在几分钟起效，它更多在失代偿性心衰以及最小运动耐量或静息时出现心衰症状（NYHA Ⅲ～Ⅳ级）的患者中有效。它通过快速降低肺毛细血管压和右心房压而降低心脏前负荷，还可通过降低后负荷提高心排血量。它的效果与硝酸酯类药物相似，但在降低 6 个月死亡率方面逊于多巴酚丁胺。它比硝酸酯类药物较少引起头痛。奈西利肽禁用于低血压患者。遗憾的是，奈西利肽不能降低死亡率，但确可改善临床症状。临床试验纳入对象的平均年龄为 67 岁，因此这个结果适用于老年人。

强心药

ACC/AHA 支持在接受合适剂量的 BB、ACEI 和利尿剂治疗后可加用地高辛[7]。遗憾的是，在唯一一个观察地高辛的大型研究（DIG trial）中，并没有降低死亡率，其中 27% 的患者年龄＞70 岁[83]，但住院率有所下降。一般来说，建议患者长期服用地高辛维持治疗，中断治疗会导致更多的急诊就诊[7]。地高辛在老年患者中的应用受到限制，因为它的治疗窗很窄，并且药物相互作用明显[15]。肾功能正常的老年患者起始剂量为每日 0.125mg，或隔日应用，地高辛目标剂量水平为 0.5～1.0ng/L[15]。剂量大于 1.0ng/L 时，地高辛中毒风险以及由高钾血症引起的死亡率都会升高[83]。地高辛中毒征象包括视力障碍、恶心、呕吐、心律失常，应严密监测这些征象，尤其是对于老年人。为安全起见，老年患者首次使用地高辛时，如同时口服与地高辛有相互作用的药物（胺碘酮、维拉帕米、奎尼丁等），地高辛应减量，并且应在临床观察的同时严密监测药物水平[7]。

一般情况下，正性变力性药物因为有增加死亡率的风险而不被应用[84]。这包括磷酸二酯酶抑制剂以及其他正性变力性药物，如多巴胺、多巴酚丁胺和 α 受体激动剂[84]。即使有口服制剂，仍不推荐长期使用这类药物[84]。这些药物可用于难治性心衰的治疗，作为一种提高心排血量，从而增加尿量，缓解症状的方法[7]。应用此类药物的另外一类患者是心脏移植候选者，常规口服治疗，但不能离开医院[7]。另一种选择是门诊正性变力性支持治疗，例如透析患者，然而，这种方法非常耗费医疗资源[85]。

抗凝治疗

通常，左心室收缩功能低下的心衰患者左心室的血栓栓塞风险明显增高。华法林或阿司匹林常用于该类患者。直到 WARCEF[86] 和 WATCH[87] 试验才对二者进行随机比较。有一点需谨记的是，心房颤动患者需排除在外，因为心房颤动已经是抗凝治疗的主要指征[9,86]。

WARCEF 研究纳入来自 11 个国家 176 个地区的 2305 名 LVEF 小于 35% 的窦性心律患者。试验采用双盲设计，对比了将国际标准化比值（INR）维持在 2～3.5 的华法林治疗和每日 325mg 阿司匹林的治疗[9,86]。如预期一样，缺血性卒中发生率下降（每年每 100 名患者 0.72：1.36，HR 为 0.52，95%CI 为 0.33～0.82；P＝0.005），但是其获益被主要出血事件风险增加所抵消（每年每 100 名患者 0.27：0.22；P＝0.82）[86]。依据这些数据，没有确凿证据表明收缩性功能不全窦性心律患者可从抗凝治疗中获益，除非合并有其他适应证，如缺血、卒中病史以及心房颤动[86]。

装置治疗

ACC/AHA/ESC 推荐心肌梗死后 40 天仍有收缩功能低下（LVEF＜35%）、长期优化药物治疗后 EF 低下、NYHA 心功能分级 Ⅱ～Ⅲ级，并且预期生存期大于 1 年的患者可应用埋藏式心脏复律除颤器（ICD）[9,88]。心搏骤停或持续室性心律失常也是植入 ICD 的指征[88]。已有大于 80 岁患者植入 ICD，说明年龄并非植入禁忌[89]。有宽 QRS 波（＞120ms）的老年患者应考虑 CRT[88]。一些研究已证实，CRT 可降低发病率；然而，最近研究表明植入

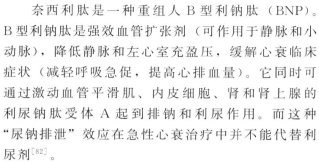

ICD 后紧接着行 CRT 治疗可降低全因死亡，尤其是心血管死亡。RAFT 研究（难治性心衰的再同步除颤治疗试验）中阐述了这一点，其纳入患者的平均年龄 66 岁[90]。

机械支持和心脏移植在老年患者中很少考虑。当前背景下患者 >65 岁不应考虑心脏移植。然而，有小中心的研究表明，超过 70 岁的患者在移植并发症控制良好时预后良好[91]。在大型科学移植受体注册研究中，超过 65 岁的患者移植后 10 年生存率为 44.4%，年龄在 35～47 岁的移植患者 10 年生存率为 57.2%[91]。这使得越来越多的老年患者考虑接受机械心脏辅助治疗，包括长期和短期机械支持治疗（心室辅助装置或 VAD）。这些装置可被埋入左心或右心。对于老年患者，机械装置可作为一种过渡手段，辅助患者做出决定、恢复、终老或接受可能的心脏移植。在 70 岁以上的患者中，HeartMate 2 VAD 的使用在第二年已体现出全面功能恢复、生存和生活质量提高的效果，因此高龄不应是选择 VAD 的独立禁忌[92-93]。

舒张性心力衰竭

舒张功能不全的患者仍缺乏特异性治疗。对于老年人，纤维化是引起舒张性心功能不全的主要原因之一。RAAS 抑制剂是一种强效的抗纤维化药物，因此老年患者或许会从中获益[41]。一些试验提示，ACE 和脑啡肽酶（NEP）信号通路的双重抑制剂，如奥帕曲拉（OMA）或许可为心肌梗死后收缩性心衰和高血压引起的舒张性心衰患者提供额外效用。虽然 OMA 的降压效果强于 ACEI[94]，且其抗重构作用与 ACEI 相当[95]，但 FDA 仍因为血管神经性水肿而没有批准 OMA 作为降压药物。最近，双活性分子概念与 LCZ696 被提及，它把神经内肽酶和血管紧张素受体拮抗剂缬沙坦结合起来，这对于 HF/PEF 患者有益[96]，而对 HF/REF 患者有无益处仍处于评估当中[96-97]。

其他问题

SHF 和 DHF 的治疗在老年患者中还存在明显的知识缺憾。由于随机临床试验缺乏老年代表性，因此缺乏循证治疗。只有几个心衰试验针对年老患者[98-102]，需要更多知识以及研究。大多数试验均除外了老年患者，而老年人口有明显的异质性，

许多老年心衰患者有不同临床表现及不典型症状。随着越来越多的老年患者发生 HF/PEF，低射血分数的预后意义受到质疑。类似呼吸困难的临床症状常无特异性。真正问题，如认知障碍、痴呆、虚弱、活动下降和骨关节炎会影响依从性，多种合并症、年龄对多器官的影响、药代及药效动力学的变化，以及复方药物的使用使得老年 HF 管理更加复杂。随着老年患者更多被资源有限的全科医师，而不是心脏专科医生和团队照看和随访，心衰的管理实践中并没有很好遵循指南进行诊断和治疗。

总结

在老年人群中，仅有少量旨在评价老年 LV 收缩性心衰治疗有效性和安全性的随机试验数据。除一些例外，大多数针对老年患者的指南均由现存数据和社区注册数据推断而来（表 4-2）。在机械支持和 CRT/ICD 的领域已有一些令人鼓舞的进展。有一点很清楚，老年患者从心衰治疗中的获益与年轻患者相当，但因一些其他原因（肾疾病、直立性低

表 4-2　相比于年轻人，老年人收缩性心力衰竭的治疗

治疗	老年患者的特殊推荐
ACEI/ARB	与年轻患者无差别——关注肾病/直立性低血压
伊伐雷定[a]	关注有症状的心动过缓——老年人更易出现
β受体阻滞剂	与年轻患者无差别——关注直立性低血压/气道反应性疾病和有症状的心动过缓
醛固酮拮抗剂	与年轻患者无差别——关注肾病和高钾血症
托伐坦[a]	密切关注老年人血钠水平
利尿剂	与年轻患者无差别
血管扩张剂	老年患者更可能有直立性低血压
静脉正性变力性药	不推荐长期使用
地高辛	与年轻患者无差别
ICD/CRT	与年轻患者无差别
移植	不易成为移植受者——只有几个小中心给年龄 >70 岁的患者做了有限的成功移植
VAD	需更严格评估合并症

[a] 新型药物

血压、药物相互作用、高龄患者生理学知识缺乏等），老年患者并没有得到有效治疗。随老年人口增多，希望有更多循证研究可帮助老年人得到与年轻人相同程度的治疗水平。

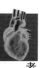
老年与心力衰竭

参考文献

1. Lakatta EG, Gerstenblith G, Weisfeldt ML. The aging heart: structure, function, and disease. In: Braunwald E, editor. Heart disease. Philadelphia: Saunders; 1997. p. 1687–700.
2. Lakatta EG. Arterial and cardiac aging: major shareholders in cardiovascular disease enterprises. Part I. Circulation. 2003;107:139–46.
3. Lakatta EG. Arterial and cardiac aging: major shareholders in cardiovascular disease enterprises. Part II. Circulation. 2003;107:346–54.
4. Lakatta EG, Wang M, Najjar SS. Arterial aging and subclinical arterial disease are fundamentally intertwined at macroscopic and molecular levels. Med Clin North Am. 2009;93:583–604.
5. Centers for Disease Control and Prevention. Public health and aging: trends in aging: United States and worldwide. Morb Mortal Wkly Rep. 2003;52:101–6. Available at: http:www.cdc.gov/mmwr/preview/mmwrhtml/mm5206a2.htm. Accessed 18 Aug 2011.
6. He W, Sengupta M, Velkoff VA, DeBarros KA. 65+ in the United States: 2005. Current population reports. Washington, DC: Government Printing Office; 2005. p. 23–209. http://www.census.gov/prod/2006pubs/p23-209.pdf. Accessed 18 Aug 2011.
7. Hunt SA, Abraham WT, Chin MH, et al. Focused update incorporated into the ACC/AHA 2005. Guidelines for the Diagnosis and Management of Heart Failure in Adults: a report of the American College of Cardiology Foundation/American Heart Association Task Force on Practice Guidelines: developed in collaboration with the International Society for Heart and Lung Transplantation. Circulation. 2009;119:e391–479.
8. Roger VL, Go AS, Lloyd-Jones DM, Benjamin EJ, Berry JD, Borden WB, et al. Heart disease and stroke statistics-2012 update: a report from the American Heart Association. Circulation. 2012;125: e2–220.
9. McMurray J, Adamopoulos S, Anker S, et al. ESC Guidelines for the diagnosis and treatment of acute and chronic heart failure 2012- The task force for the Diagnosis and Treatment of Acute and Chronic Heart Failure 2012 of the European Society of Cardiology. Developed in collaboration with the Heart Failure Association (HFA) of the ESC. Eur J Heart Fail. 2012;14:803–69.
10. Jugdutt BI. Aging and heart failure: changing demographics and implications for therapy in the elderly.

Heart Fail Rev. 2010;15:401–5.
11. Jugdutt BI. Heart failure in the elderly: advances and challenges. Expert Rev Cardiovasc Ther. 2010;8: 695–715.
12. Jugdutt BI. Aging and remodeling during healing of the wounded heart: current therapies and novel drug targets. Curr Drug Targets. 2008;9:325–44.
13. Alexander KP, Newby LK, Armstrong PW, et al. American Heart Association Council on Clinical Cardiology; Society of Geriatric Cardiology. Acute coronary care in the elderly, part II: ST-segment-elevation myocardial infarction: a scientific statement for healthcare professionals from the American Heart Association Council on Clinical Cardiology: in collaboration with the Society of Geriatric Cardiology. Circulation. 2007;115:2570–89.
14. Jessup M, Abraham WT, Casey DE, et al. Focused update: ACCF/AHA Guidelines for the Diagnosis and Management of Heart Failure in Adults: a report of the American College of Cardiology Foundation/American Heart Association Task Force on Practice Guidelines. Circulation. 2009;119:1977–2016.
15. Cheng JW, Nayar M. A review of heart failure management in the elderly population. Am J Geriatr Pharmacother. 2009;7:233–49.
16. Komajda M, Hanon O, Hochadel M, et al. Contemporary management of octogenarians hospitalized for heart failure in Europe: Europe Heart Failure Survey II. Eur Heart J. 2009;30:478–86.
17. Kawaguchi M, Hay I, Fetics B, Kass DA. Combined ventricular systolic and diastolic reserve limitations. Circulation. 2003;107:714–20.
18. Ho KK, Pinsky JL, Kannel WB, Levy D. The epidemiology of heart failure: the Framingham study. J Am Coll Cardiol. 1993;22:6A–13.
19. Stevenson LW. Projecting heart failure into bankruptcy in 2012? Am Heart J. 2011;161:1007–11.
20. Arnold MO, Liu P, Demers C, et al. Canadian Cardiovascular Society consensus conference recommendations on heart failure 2006: Diagnosis and treatment. Can J Cardiol. 2006;22:23–45.
21. Jugdutt BI. Prevention of heart Failure in the elderly: when, where and how to begin? Heart Fail Rev. 2012;17:531–44.
22. Goldberg RJ, McCormick D, Gurwitz JH, et al. Age-related trends in short- and long-term survival after acute myocardial infarction: A 20-year population-based perspective (1975-1995). Am J Cardiol. 1998;82:1311–7.
23. Yusuf S, Hawken S, Ounpuu S, et al. INTERHEART Study Investigators. Effect of potentially modifiable risk factors associated with myocardial infarction in 52 countries (the INTERHEART study): case-control study. Lancet. 2004;364:937–52.
24. Hulsmann M, Berger R, Mortl D, Pacher R. Influence of age and in-patient care on prescription rate and

long-term outcome in chronic heart failure: a data-based sub study of the EuroHeart Failure Survey. Eur J Heart Fail. 2005;7:657–61.

25. Barsheshet A, Shotan A, Cohen E, et al. Predictors of long-term (4 year) mortality in elderly and young patients with acute heart failure. Eur J Heart Fail. 2010;12:833–40.

26. Manzano L, Babalis D, Roughton M, et al. Predictors of clinical outcomes in elderly patients with heart failure. Eur J Heart Fail. 2011;13:528–36.

27. Mogensen UM, Ersboll M, Andersen M, et al. Clinical characteristics and major comorbidities in heart failure patients more than 85 years of age compared to younger age groups. Eur J Heart Fail. 2011;13:1216–23.

28. Abraham WT, Fonarow GC, Albert NM, et al. Predictors of in-hospital mortality in patients hospitalized for heart failure: insights from the Organized Program to initiate Lifesaving Treatment in Hospitalized Patients with Heart Failure (OPTIMIZE-HF). J Am Coll Cardiol. 2008;52:347–56.

29. Fonarow GC. Epidemiology and risk stratification in acute heart failure. Am Heart J. 2008;155:200–2007.

30. Pocock SJ, Wang D, Pfeffer MA, et al. Predictors of mortality and morbidity in patients with chronic heart failure. Eur Heart J. 2006;27:65–75.

31. Jelani A, Jugdutt BI. STEMI and heart failure in the elderly: role of adverse remodeling. Heart Fail Rev. 2010;15:513–21.

32. Rich MW. Epidemiology, pathophysiology, and etiology of congestive heart failure in older adults. J Am Geriatr Soc. 1997;45:968–74.

33. Rich MW, Kitzman D. Heart failure in octogenarians: a fundamentally different disease. Am J Geriatr Cardiol. 2000;9(suppl):97–104.

34. Shih H, Lee B, Lee RJ, Boyle AJ. The aging heart and post-infarction left ventricular remodeling. J Am Coll Cardiol. 2011;57:9–17.

35. Olivetti G, Melissari M, Capasso JM, Anversa P. Cardiomyopathy of the aging human heart. Myocyte loss and reactive cellular hypertrophy. Circ Res. 1991;68:1560–8.

36. Wong LS, van der Harst P, de Boer RA, Huzen J, van Gilst WH, van Veldhuisen DJ. Aging, telomeres and heart failure. Heart Fail Rev. 2010;15:479–86.

37. Zile MR, Brutsaert DL. New concepts in diastolic dysfunction and diastolic heart failure. Part II: causal mechanisms and treatment. Circulation. 2002;105:2503–1508.

38. Nieminen MS, Brutsaert D, Dickstein K, et al. EuroHeart Failure Survey II (EHFSII): a survey on hospitalized acute heart failure patients: description of population. Eur Heart J. 2006;27:2725–36.

39. Forman DE, Cannon CP, Hernandez AF, Liang L, Yancy C, Fonarow GC. Influence of age on the management of heart failure: findings from Get With the Guidelines-Heart Failure (GWTG-HF). Am Heart J. 2009;157:1010–7.

40. Redfield MM, Jacobsen SJ, Burnett Jr JC, Mahoney DW, Bailey KR, Rodeheffer RJ. Burden of systolic and diastolic ventricular dysfunction in the community: appreciating the scope of the heart failure epidemic. JAMA. 2003;289:194–202.

41. Jugdutt BI. Aging and remodeling during healing of the wounded heart: Current therapies and novel drug targets. Curr Drug Targets. 2008;9:325–44.

42. Cieslick KA, Taffet GE, Carlson S, Hermosillo J, Trial J, Entman ML. Immune-inflammatory dysregulation modulates the incidence of progressive fibrosis and diastolic stiffness in the aging heart. J Mol Cell Cardiol. 2011;50:248–56.

43. Ho D, Yan L, Iwatsubo K, Vatner DE, Vatner SF. Modulation of β-adrenergic receptor signaling in heart failure and longevity: targeting adenyl cyclase type 5. Heart Fail Rev. 2010;15:495–512.

44. Janczewski AM, Lakatta EG. Modulation of Ca2+ cycling in systolic and diastolic heart failure associated with aging. Heart Fail Rev. 2010;15:431–45.

45. Dhalla NS, Rangi S, Babick AP, Zieroth S, Elimban V. Cardiac remodeling and subcellular defects in heart failure due to myocardial infarction and aging. Heart Fail Rev. 2012;671–681.

46. Collerton J, Martin-Ruiz C, Kenny A, et al. Telomere length is associated with left ventricular function in the oldest old: the Newcastle 85+ study. Eur Heart J. 2007;28:172–6.

47. Marti CN, Gheorghiade M, Kalogeropoulos AP, Georgiopoulou VV, Quyyumi AA, Butler J. Endothelial dysfunction, arterial stiffness, and heart failure. J Am Coll Cardiol. 2012;60(16):1455–69.

48. Fleg J, Strait J. Age-associated changes in cardiovascular structure and function: ma fertile milieu for future disease. Heart Fail Rev. 2012;17:545–54.

49. Jugdutt BI. Clinical effectiveness of telmisartan alone or in combination therapy for controlling blood pressure and vascular risk in the elderly. Clin Interv Aging. 2010;5:403–16.

50. Kazemian P, Oudit G, Jugdutt BI. Atrial fibrillation and heart failure in the elderly. Heart Fail Rev. 2012;17:597–613.

51. Chae CU, Albert CM, Glynn RJ, Guralnik JM, Curhan GC. Mild renal insufficiency and risk of heart failure in men and women > or = age 70 years of age. Am J Cardiol. 2003;92:682–6.

52. Rich MW. Office management of heart failure in the elderly. Am J Med. 2005;118:342–8.

53. Maisel AS, Krishnaswamy P, Nowak RM, et al. Rapid measurement of B-type natriuretic peptide in the emergency diagnosis of heart failure. N Engl J Med. 2002;347:161–7.

54. McClellan WM, Flanders WD, Langston RD,

Jurovitz C, Presely R. Anemia and renal insufficiency are independent risk factors for death among patients with congestive heart failure admitted to community hospitals: a population- based study. J Am Soc Nephrol. 2002;13:1928–36.

55. Krumholz HM, Chen YT, Vaccarino V, et al. Correlates and impact on outcomes of worsening renal function in patients > 65 years of age with heart failure. Am J Cardiol. 2000;85:1110–3.

56. Vogels RL, Scheltens P, Schroeder-Tanka JM, Weinstein HC. Cognitive impairment in heart failure: a systemic review of the literature. Eur J Heart Fail. 2007;9:440–9.

57. Robinson T, Gariballa S, Fancourt G, Potter J, Castleden M. The acute effects of a single dopamine infusion in elderly patients with congestive cardiac failure. Br J Clin Pharmacol. 1994;37:261–3.

58. Rich MW. Pharmacotherapy of heart failure in the elderly: adverse events. Heart Fail Rev. 2012;17:589–95.

59. Hauptman PJ, Rich MW, Heidenreich PA, et al. The heart failure clinic: a consensus statement of the Heart Failure Society of America. J Card Fail. 2008;14(10):801–15.

60. Howlett JG, McKelvie RS, Costigan J, et al. The 2010 Canadian Cardiovascular Society guidelines for the diagnosis and management of heart failure update: Heart Failure in ethnic minority populations, heart failure and pregnancy, disease management, and quality improvement/assurance programs. Can J Cardiol. 2010;26(4):185–202.

61. Garg R, Yusuf S. Overview of randomized trials of angiotensin-converting enzyme inhibitors on mortality and morbidity in patients with heart failure. Collaborative group ACE inhibitor Trials. JAMA. 1995;273:1450–6.

62. Giles TD, Katz R, Sullivan JM, et al. Short and long acting angiotensin- converting enzyme inhibitors: a randomized trial of lisinopril versus captopril in the treatment of congestive heart failure. J Am Coll Cardiol. 1989;13:1240–7.

63. Israili ZH, Hall WD. Cough and angioneurotic edema associated with angiotensin- converting enzyme inhibitor therapy. A review of literature and pathophysiology. Ann Intern Med. 1992;117:234–42.

64. Ryden L, Armstrong PW, Cleland JG, et al. Efficacy and safety on high dose lisinopril in chronic heart failure patients at high cardiovascular risk, including those with diabetes mellitus. Results from the ATLAS trial. Eur Heart J. 2000;21:1967–78.

65. Ahmed A, Kiefe CI, Allman RM, et al. Survival benefits of angiotensin-converting enzyme inhibitors in older heart failure patients with perceived contraindications. J Am Geriatr Soc. 2002;50:1659–66.

66. Granger CB, McMurray JJ, Yusuf S, et al. Effects of candesartan in patients with chronic heart failure and reduced left-ventricular systolic function intolerant to angiotensin-converting enzyme inhibitors: the CHARM-alternative trial. Lancet. 2003;362:772–6.

67. Cohn JN, Tognoni G. A randomized trial of the angiotensin-receptor blocker valsartan in chronic heart failure. N Engl J Med. 2001;345:1667–75.

68. Pitt B, Remme W, Zannad F, et al. The effect of spironolactone or morbidity and mortality in patients with severe heart failure. Randomized aldactone evaluation study investigators. N Engl J Med. 1999;341:709–17.

69. Pitt B, Remme W, Zannad F, et al. Eplerenone, a selective aldosterone blocker, in patients with left ventricular dysfunction after myocardial infarction. N Engl J Med. 2003;348:1309–21.

70. Zannad F, McMurray JJ, Krum H, van Veldhuisen DJ, Swedberg K, Shi H, Vincent J, Pocock SJ, Pitt B, EMPHASIS-HF Study Group. Eplerenone in Patients with Systolic Heart Failure and Mild Symptoms. N Engl J Med. 2011;364:11–21.

71. Dulin BR, Haas SJ, Abraham WT, Krum H. Do elderly systolic heart failure patients benefit from beta blockers to the same extent as the non-elderly? Meta analysis of > 12000 patients in large-scale clinical trials. Am J Cardiol. 2005;95:896–8.

72. Ghio S, Magrini G, Serio A, et al. Effects of nebivolol in elderly heart failure patients with or without systolic left ventricular dysfunction: results of the SENIORS echocardiographic sub study. Eur Heart J. 2006;27:5672–678.

73. Effects of Metoprolol CR/XL in chronic heart failure: metoprolol CR/XL randomized intervention trial in congestive heart failure (MERIT-HF). Lancet. 1999;353:2001–207.

74. Short PM, Lipworth S, Elder DHJ, Schembri S, Lipworth BJ. Effect of beta blockers in treatment of chronic obstructive pulmonary disease: a retrospective cohort study. BMJ. 2011;342:d2549.

75. Swedberg K, Komajda PM, Böhm M, et al. Ivabradine and outcomes in chronic heart failure (SHIFT): a randomized placebo-controlled study. Lancet. 2010;376:875–85.

76. Brater DC. Diuretic therapy. N Engl J Med. 1998;351:543–51.

77. Schrier RW, Gross P, Gheorghiade M, SALT Investigators, et al. Tolvaptan, a selective oral vasopressin V2-receptor antagonist, for hyponatremia. N Engl J Med. 2006;355:2099–112.

78. Taylor AL, Ziesche S, Yancy C, et al. Combination of isosorbide dinitrate and hydralazine in blacks with heart failure. N Engl J Med. 2004;351:1547–52.

79. Jugdutt BI. Nitrates as anti-ischemic and cardioprotective agents. In: Singh BN, Dzau VJ, Vanhoutte P, Woosley RL, editors. Cardiovascular pharmacology and therapeutics. New York: Churchill Livingstone; 1993. p. 449–65.

80. Jugdutt BI. Intravenous nitroglycerin unloading in

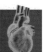

老年与心力衰竭

acute myocardial infarction. Am J Cardiol. 1991;68: 52D–63.

81. Rector TS, Johnson G, Dunkman WB, Daniels G, Farrell L, Henrick A, Smith B, Cohn JN. Evaluation by patients with heart failure of the effects of enalapril compared with hydralazine plus isosorbide dinitrate on quality of life. V-HeFT II. The V-HeFT VA Cooperative Studies Group. Circulation. 1993;87(6 Suppl):VI71–7.

82. O'Connor CM, Starling RC, Hernandez AF, Armstrong PW, Dickstein K. Effect of Nesiritide in Patients with Acute Decompensated Heart Failure. N Engl J Med. 2001;365:32–43.

83. The Digitalis Investigation Group. The effect of Digoxin on mortality and morbidity in patients with heart failure. N Engl J Med. 1997;336:525–33.

84. The PROMISE Study Research Group. Effect of oral milrinone on mortality in severe chronic heart failure. N Engl J Med. 1991;325:1486–75.

85. Oliva F, Latini R, Politi A, et al. Intermittent 6-month low-dose dobutamine infusion in severe heart failure. DICE multicenter trial. Am Heart J. 1999;138: 247–53.

86. Homma S, Thompson JL, Pullicino PM, Investigators WARCEF, et al. Warfarin and aspirin in patients with heart failure and sinus rhythm. N Engl J Med. 2012;366:1859–69.

87. Patterson ME, Grant WC, Glickman SW, et al. Resource use and costs of treatment with anticoagulation and antiplatelet agents: results of the WATCH trial economic evaluation. J Card Fail. 2009;10: 819–27.

88. Epstein AE, DiMarco JP, Ellenbogen KA, et al. ACC/AHA/HRS 2008 guidelines for device-based therapy of cardiac rhythm abnormalities: a report of the American College of Cardiology/American Heart Association task force on practice guidelines. Circulation. 2008;117:e350–408.

89. Strimel W, Koplik S, Chen HR, Song J, Huang SK. Safety and effectiveness of primary prevention cardioverter defibrillators in octogenarians. Pacing Clin Electrophysiol. 2011;34:900–6.

90. Tang AS, Wells GA, Resynchronization–Defibrillation for Ambulatory Heart Failure Trial (RAFT) Investigators, et al. Cardiac-resynchronization therapy for mild-to-moderate heart failure. N Engl J Med. 2010;363:2385–95.

91. Marielli D, Kobashigawa J, Hamilton M, et al. Long term outcomes of heart transplantation in older recipients. J Heart Lung Transplant. 2008;27:830–4.

92. Adamson RM, Stahovich M, Chillcott S, et al. Clinical strategies and outcomes in advanced heart failure patients older than 70 years of age receiving the HeartMate II left ventricular assist device: a community hospital experience. J Am Coll Cardiol. 2011;57:2487–95.

93. Butler CR, Jugdutt BI. Mechanical circulatory support for elderly heart failure patients. Heart Fail Rev. 2012;17:663–9.

94. Kostis JB, Packer M, Black HR, Schmieder R, Henry D, Levy E. Omapatrilat and enalapiril in patients with hypertension: the omapatrilat cardiovascular treatment vs. enalapril (OCTAVE) trial. Am J Hypertens. 2004;17:103–11.

95. Solomon SD, Skali H, Bourgoun M, Fang J, Ghali JK, Martelet M, Wojciechowski D, Ansmite B, Skards J, Laks T, Henry D, Packer M, Pfeffer MA, OVERTURE Investigators. Effect of angiotensin-converting enzyme or vasopeptidase inhibition on ventricular size and function in patients with heart failure: the omapatrilat versus enalapril randomized trial of utility in reducing events (OVERTURE) ehocardiographic study. Am Heart J. 2005;150:257–62.

96. Solomon SD, Zile M, Pieske B, Voors A, Shah A, Kraigher-Krainer E, Shi V, Bransford T, Takeuchi M, Gong J, Lefkowitz M, Packer M, McMurray JJV, PARAMOUNT Investigators. The angiotensin receptor neprilysin inhibitor LCZ696 in heart failure with preserved ejection fraction: a phase 2 double-blind randomized clinical trial. Lancet. 2012;380(9851):1387–95. doi:10.1016/S0140-6736(12)61227-6. Accessed Aug 2012.

97. ClinicalTrials.gov. Prospective comparison of ARNI with ACEI to determine impact on global mortality and morbidity in patients with heart failure (PARADIGM-HF). 2012. http://ClinicalTrials.gov/ct2//show/NCT01035255. Accessed Aug 2012

98. Pitt B, Segal R, Martinez FA, et al. Randomized trial of losartan versus captopril in patients over 65 with heart failure (Evaluation of Losartan in the elderly Study, ELITE). Lancet. 1997;349:2338–45.

99. Flather MD, Shibata MC, Coats AJ, et al. Randomized trial to determine the effect of nebivolol on mortality and cardiovascular hospital admission in elderly patients with heart failure (SENIORS). Eur Heart J. 2005;26:215–25.

100. Cleland JG, Tendera M, Adamus J, Investigators PEP-CHF, et al. The perindopril in elderly people with chronic heart failure (PEP-CHF). Eur Heart J. 2006;27:2338–45.

101. Massie BM, Carson PE, McMurray JJ, et al. Irbesartan in patients with heart failure and preserved ejection fraction. N Engl J Med. 2008;359: 2456–67.

102. Dungen HD, Apostolovic S, Inkrot S, et al. Titration to target dose of bisoprolol vs. Carvedilol in elderly patients with heart failure: the CIBIS-ELD trial. Eur J Heart Fail. 2011;13:670–80.

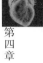

第五章　老年人的心房颤动和心力衰竭

Atrial Fibrillation and Heart Failure in the Aging Population

Pedram Kazemian 和 Bodh I. Jugdutt

（万昕红　译）

流行病学

心房颤动（AF）被认为是与以心衰为主要合并症的老年心血管病相关的一种疾病（表 5-1）[1]。1995 年以前的统计数据显示 AF 患者的年龄中间值为 75 岁[2]。在美国罹患 AF 的人数超过 220 万，其

表 5-1　大型横断面研究中与 AF 相关的人口统计学和共存疾病的数据

研究	西澳大利亚[8]	PAFTA[10]	ATRIA[6]	Olmstad[5]	鹿特丹[11]
年份	1989	1999	2001	2006	2006
患者数	1770	729	4618	4618	6808
年龄（岁）	72.1[a]	74.8	71.2	73.1	69.2
年龄和 AF 频率（%）	<60 (n/a)	n/a	n/a	<55 (0.62)[b]	
	60～64 (1.7)[c]	n/a	n/a	55～64 (4.34)	55～64 (1.9)[b]
	65～69 (3)	n/a	n/a	65～74 (12.91)	65～74 (8.8)
	70～74 (7)	n/a	n/a	65～84 (24.5)	75～84 (18.6)
	≥75 (11.6)	n/a	n/a	≥85 (39.7)	≥85 (20.8)
系统性高血压（%）	11.5	42.6[d]	49.3	80	21.4
CHF 史（%）	n/a	n/a	29.2	28.7[e]	2.5
卒中（%）	n/a	11.8[f]	8.9	9.5	n/a
CAD 史（%）	18.3[g]	11.5[g]	34.6	38	12.8[g]
糖尿病（%）	n/a	16.5	17.1	18	10.5
血脂异常（%）	n/a	24[h]	n/a	37	n/a
吸烟（%）	28	10	n/a	13	22.8
瓣膜病（%）	n/a	n/a	4.9	24	n/a
甲状腺功能亢进（%）	n/a	5.4	n/a	1	n/a

n/a，不适用；AF，心房颤动；CAD，冠状动脉疾病；CHD，充血性心力衰竭；TIA，短暂性脑缺血发作。发病率和合并症数据来源于 50～89 岁的个体

[a] 来自可得到的数据分析

[b] 每 1000 人年发生率

[c] 在研究人群中伴有 AF 的患者的百分比

[d] BP>160/95mmHg

[e] 之前有或同时有 CHF

[f] 既往有卒中和 TIA

[g] 心肌梗死史

[h] 总胆固醇>6.5mmol/L

中大约 70％ 年龄在 65～85 岁[2]。AF 罹患人数的增长与预期的美国 65 岁以上人口增长相平行。到 2050 年，这一数字将超过 1200 万[3-5]。综合 AF 流行病学的研究结果，AF 罹患率在 40 岁以下年轻人为 0.1％ 而在大于 75 岁的老年人为 6.8％～12％，呈现急剧上升的趋势[5-11]。由于 25％ 的 AF 患者没有症状，研究中很多阵发性 AF 的患者未能检出，结论中的 AF 罹患率可能低估[12]。与 AF 罹患率趋势一致，AF 发生率也随年龄增长而增长，50 岁以上的人群中每十年翻一倍[13]。年龄和心衰是 AF 进展的独立预测因子，它们被写入 HATCH 评分［高血压，年龄＞75 岁，短暂性脑缺血发作（TIA）/卒中，COPD，充血性心力衰竭（CHF）］，用来预测 AF 的进展[14]。

病理生理学

老年人群中 AF 罹患率增加的确切原因还不明确（图 5-1）。AF 易患因素（包括高血压、HF 和缺血性心脏病）多存在于老年人，部分原因是由于，较之年轻人老年人必然更长时间暴露于危险因素中。但弗莱明翰研究显示，年龄每增长 10 岁，AF 发病率翻一倍，这一现象独立于已知的易患因素造成的罹患率增加[13]，提示了年龄本身可能就是 AF 的易感因素。年龄对心房组织的有害影响包括：由于左心室（LV）顺应性下降导致心房扩张，肺静脉扩张，心房组织纤维化，结纤维逐渐丧失，以及心房线粒体 DNA 基因突变的积累[15-18]。更重要的是年龄相关的心房电生理测量的异常，如已检测到阵发性 AF 患者延长和碎裂的心电记录[19]。

心房颤动、卒中和年龄

AF 和死亡率增加之间有明确相关性[20]。AF 与老年患者并发症增加，如卒中和心衰之间也有关联。AF 可独立使缺血性卒中风险增加 4～5 倍[7]。除了 AF，所有可导致卒中的心血管危险因素随年龄增长而减少。AF 导致卒中的风险在 50～59 岁人群中为 1.5％，而在 80～89 岁人群中为 23.5％[7]。和 AF 相关的卒中有复发趋势，且比非 AF 卒中更严重、更致命[21]。

传统观念认为 AF 造成的血栓栓塞是由于 AF 时血流在心房内淤滞形成血栓。但这不能充分解释临床中观察到的所有问题，例如非常低危的孤立性

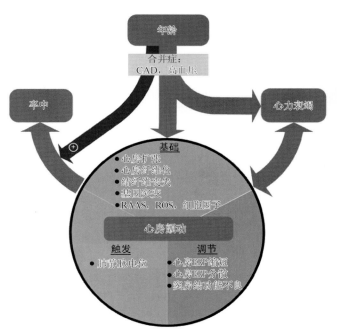

图 5-1　图中显示和年龄相关的 AF 的病理生理学。年龄与参与 AF 发病机制的进程有关，这包括 AF 的触发、调节和基础。AF 与罹患合并症的概率增加也有关联，如心衰参与了这些过程。年龄被认为是 AF 患者心源性卒中的主要危险因素。RAAS，肾素-血管紧张素-醛固酮系统；ERP，有效不应期

AF 患者发生卒中，在临床症状不明显的亚临床 AF 患者和大量有临床症状的短阵 AF 患者会发生卒中，以及卒中发生时或发生之前没有房性心律失常发作。

25％ 没有原因的卒中与亚临床 AF 相关[22]。随访 65 岁以上合并高血压的患者，3 个月内新发的亚临床 AF 达 10％，且和缺血性卒中相关（HR＝2.52，CI 为 1.25～5.08）[23]。此外，TRENDS 研究结果显示合并卒中或系统性栓塞的 AF 患者中分别有 45％ 和 70％ 的人在事件发生前 30 天没有房性心动过速或 AF 发生[24]。因此，AF 和其他已知的卒中危险因素，如在 CHADS2VASc 中所总结的因素一样，更像是血栓栓塞性卒中更为基础机制的一个预测因子，类似于内皮功能不良、高凝和炎症。这大概解释为什么 AF 患者通过药物或射频消融转复窦性心律后并不能去除卒中的风险。

近来的数据还建议将 AF 作为各种痴呆的独立危险因素[25]。其机制还不能完全明确，而且由于痴呆和 AF 各自的危险因素之间有明显重叠，因此也非常难以界定。假设的 AF 导致痴呆可能的机制包括脑栓塞（包括无症状的复发性脑栓塞）[26]、脑血流减少[27]和系统性炎症[28]。

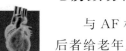
心房颤动、心力衰竭和年龄

与 AF 相关的最重要的合并症就是充血性心衰，后者给老年人带来最大的负担[29]。有证据显示心衰和 AF 互为因果（图 5-1）。随着心衰严重程度按照 NYHA 分级Ⅰ～Ⅳ级逐渐加重，AF 罹患率从 5% 增加到 50%。不论症状是否严重，心衰患者合并 AF 预示着更高的死亡率[30-32]。

从病理生理学的角度来看，AF 通过多种机制使心衰恶化。第一，心房对心室的灌注减少（所谓的心房驱血），快而绝对不齐的心室律导致心室灌注减少和不规律[33-34]。在正常人，心房对心室灌注的丧失占每搏量的 20%～30%，在心衰患者这一比例更高[33-34]。心衰时血管紧张素Ⅱ、活性氧簇（ROS）和纤维化已增加了心脏负担，当合并快速不规则心室律时，心脏面临的威胁将成倍增加[35]。即便在 65 岁以下的心衰患者，AF 也将导致临床和血流动力学恶化，预示更差的预后。而可逆性 AF 预示着慢性心衰的发生[36]。

第二，证据显示持续快速 AF 导致心衰的机制和其他心动过速导致心衰的机制类似[37-42]。快速心室起搏可引起神经激素、细胞因子、细胞外基质（ECM）蛋白水解以及纤维化通路上调[37-42]。在快速右心室起搏导致心衰的犬模型中，一些心衰标记物（即去甲肾上腺素、肾素、醛固酮和心房利钠肽）在有症状之前升高，在停止起搏后恢复正常[37-39]。在不合并心衰的快速 AF 或室上性心动过速的患者，利钠肽水平在心动过速的时候增加，之后降低[43]。尽管在快速 AF 和心衰的犬模型中，转复窦性心律与预后改善相关[44]，但很少治愈[45]。Nattel 的团队在 AF 的犬模型中发现窦性心律尽可以重建电重塑，但结构异常和 AF 易感性却持续存在[46]。犬模型中室性心动过速导致的心衰和心房纤维化[46-47]，以及伴有缓慢传导的电重塑有关[47]；然而，这种电重塑和继发于快速心房起搏导致的心衰不同[47-49]。心室率得到控制的房性心动过速一样可以增加心房 ECM[49-50]，后者促进了 AF[49]，而快速 AF 又促进了心房纤维化[50]。AF 导致纤维化的机制与血管紧张素Ⅱ依赖的信号传导和血管紧张素转化酶（ACE）和 ACE2 相互之间的拮抗调节有关[50]。另外，在室性心动过速导致的心衰犬模型中发现，心房血管紧张素Ⅱ和 MAPK 增加，以及信号传导改变都参与致心律失常性心房重塑，这些变化可被 ACE

阻滞减弱[51]。但是老年动物的相关数据尚不足。

65 岁以上的心衰患者中，以舒张性心衰或射血分数保留的心衰（HF/PEF）[52]占了 53%[53]。与年龄和合并疾病（如高血压、CAD）有关的心肌纤维化和病理性肥厚导致心肌僵硬度增加，后者导致舒张功能不全和舒张性心衰[54]。近来的研究显示，心动过速可诱发舒张功能减低，后者与正常射血分数下的左心室质量增加、左心房容积、钙超载以及静息张力有关。左心房增大与舒张功能不全[55]导致的心房结构改变和电重塑进展相平行，后二者参与左心房和肺静脉牵拉和伸展，缩短心房不应期，使神经激素调节紊乱，这些结果又启动和维持了 AF（图 5-1）。

另外，年龄相关的血管紧张素Ⅱ、氧化应激和炎症反应都通过心房纤维化、心室纤维化以及舒张功能损伤参与 AF[56-58]。因此，药物治疗预防 AF，或所谓针对肾素-血管紧张素系统（RAS）和炎症、氧化应激损伤以及心房纤维化的上游治疗已受到关注。这些治疗所使用的药物通常是 ACE 阻滞剂、血管紧张素 1 受体阻滞剂（ARB）、他汀类药物和多元不饱和脂肪酸（PUFA）。

以前，ACE 阻滞剂被认为可减少心肌梗死和心肌肥厚引起的胶原蛋白合成和纤维化[59-60]，也可减少心房纤维化[61]。对随机对照研究中超过 8 万例患者的多个 meta 分析结果证明，应用 ACE 阻滞剂和 ARB 通过对 RAS 阻滞有效预防了 AF（相关风险降低 50%～60%），其中心衰患者获益最大[61-63]。但现有研究对不同患者群体和利益的结果并不一致，更多针对这些问题的决定性的研究正在进行中。来自最大的 RAS 阻滞对 AF 一级预防研究的证据显示一旦心房纤维化和重构完成，RAS 阻滞对 AF 二级预防的作用很有限。

他汀类药物可通过其多效性的抗炎作用预防 AF，尤其对于那些与 ROS 增加、年龄或手术后的炎症反应相关的 AF[64-65]。目前，仍存在矛盾的临床证据是关于他汀类药物是否可减少 AF 复发[66-67]，相关的 4 项随机临床研究也正在进行中[68]。

PUFA 在细胞膜上无所不在，可通过改变膜的流动性，调节离子通道和抗炎作用防止 AF[69]。但有关 PUFA 对 AF 的一级和二级预防作用的临床研究还尚无定论，一个主要的临床试验结果为阴性[70]。

老年人心房颤动的药物治疗

AF 的治疗策略包括节律转复，长期药物维持窦性心律，心室率控制，以及抗凝治疗。上述治疗需符合和适应老年患者的特殊需求，个人偏好和并存的医疗情况。

临床需做出的重要决定是选择心率控制还是节律控制。既往的 6 个主要的临床研究试图在 61～70 岁的 AF 患者中寻找最优治疗策略[71-79]。AFFIRM 和 HOT CAFE 试验暗示心率控制优于节律控制，ASFT 研究却显示相反趋势，PIAF 和 RACE 研究的结论没有差异。源于前 5 个试验的 meta 分析发现心率控制和节律控制在全因死亡和缺血性卒中事件方面没有差异[80]。节律控制策略显然没能让患者在死亡率方面获益，可能的原因是不能有效维持窦性心律和抗心律失常药物（AAD）广泛的副作用。在 AF-充血性心衰研究和 CAFE-Ⅱ 试验显示即便在心衰的人群中，仅对成功维持窦性心律的亚组分析，节律控制在降低死亡率方面也不优于心率控制[78-79,81]。不管怎样，CAFE-Ⅱ 证实比起单纯心率控制，节律控制可提高 AF 和心衰患者的生活质量和左心室功能，尤其是那些成功维持窦性心律者[81]。

综上所述，占主导地位的观点是，建议采用心率控制策略治疗大多数没有或只有轻微症状的 AF 患者，包括老年人和合并心衰的患者；对于有显著症状和心率控制失败或导管射频消融的患者可采用节律控制。

老年心房颤动患者的抗心律失常药物治疗

AAD 的选择对于老年患者至关重要。需兼顾其合并症，如结构性心脏病、心衰、不同程度的肾和肝衰竭，以及常用的药物之间的相互作用。

ⅠA 类抗心律失常药物

奎尼丁，其原型为 ⅠA 类 AAD，该药可使 50% 的 AF 患者在心脏复律后维持窦性心律达 1 年，但伴随死亡率增加（OR≈3）[82]，尤其是对于 HF 患者（RR=4.7）[83]。ⅠA 类 AAD 相关的死亡率增加和致心律失常作用主要指尖端扭转型室性心动过速。因此，这类药物在临床很少使用。尽管如此，心脏转复后的 AF 预防试验（PAFAC）和房性心动过速抑制试验（SOPAT）在 AF 患者中比较了固定剂量联合使用奎尼丁和维拉帕米，以及单独使用索他洛尔的疗效，结果发现在维持窦性心律方面二者同样有效，且不伴有尖端扭转型室性心动过速增加[84-85]。

ⅠC 类抗心律失常药物

氟卡胺和普罗帕酮在维持窦性心律方面有相似的有效性，68% 的患者可维持窦性心律达 6 个月[86-87]。人们对 ⅠC 类药物的主要担心在于，CAST 试验观察到心肌梗死后患者使用该类药物可导致死亡率增加[88-89]。一个源自 CAST Ⅰ 和 Ⅱ 试验的综述显示，高龄是这类 AAD 造成不良事件的独立危险因素，这些不良事件包括死亡和每十年相对风险 1.30[90]。因此，ⅠC 类药物限用于心脏结构正常的患者。

Ⅲ 类抗心律失常药物

有证据显示胺碘酮对于心衰、心脏旁路移植术后、心肌梗死后以及老年人安全有效[91-94]，并且在维持窦性心律方面优于索他洛尔和普罗帕酮[92]。胺碘酮潜在的风险和不良反应大多是剂量依赖性的，其中一些在老年人更常见。例如老年 AF 患者使用胺碘酮治疗之后需要植入永久性起搏器的心动过缓风险增加[95]。虽然如此，小剂量胺碘酮仍是安全的，其器官特异性副作用仅在治疗 1 年后的小于 5% 的患者中出现[96]。事实上很多老年患者只需很低剂量的胺碘酮（如≤200mg/d）就可控制 AF，发生显著副作用的风险相对很小。

索他洛尔对于 AF 患者维持窦性心律也很有效，但由于可能会引起让人难以接受的尖端扭转型室性心动过速（不伴心衰时 5.0% 比 1.7%），因此在 ACC/AHA 指南中不建议使用[97-98]。老年女性使用索他洛尔后 QT 间期延长的风险更高（OR=3）[99-101]。

其他 Ⅲ 类抗心律失常药物包括伊布利特和多菲利特。伊布利特只用于心脏转复。多菲利特在急性期使用时可增加室性心动过速发生的概率[102-103]，在慢性 AF 治疗中多菲利特安全有效[104]。

老年心房颤动患者的新型抗心律失常药物

决奈达隆是在 2009 年 7 月获得 FDA 批准可用于 AF 患者的新药。该药在药理学方面与胺碘酮类似，但没有与碘相关的甲状腺和肺的副作用[105]。它的半衰期更短，为 13～19h（胺碘酮在 30～55 天），决定了其稳态血浆浓度只有 4～8 天[106]。决奈达隆可使地高辛水平增加 1.7～2.5 倍。联合使用华法林钠时，不影响 INR[107]。它抑制肌酐的肾排泄，但不影响肾小球滤过率[107]。5 个主要的安慰剂对照随机临床试验已评价了决奈达隆控制 AF 的安全性和效果[108-111]。EURIDIS（欧洲心房颤动或心房扑动患者使用决奈达隆维持窦性心律试验）和 ADONIS（美国-澳大利亚-非洲心房颤动或心房扑动患者使用决奈达隆维持窦性心律试验）结果显示，和安慰剂相比，决奈达隆对预防 AF 复发有效[108]。ANDROMEDA（决奈达隆抗心律失常试验在中到重度充血性心力衰竭患者发病率减少的评价）和 A-THENA（决奈达隆 400mg 每日 2 次评价心房颤动或心房扑动患者心血管事件住院或全因死亡的安慰剂对照、双盲、平行设计的试验）评价了接受决奈达隆或安慰剂治疗的患者以死亡和住院为主要终点的事件[109-110]。ANDROMEDA 纳入严重心衰患者，中位年龄为 71.5 岁；由于决奈达隆组死亡率和住院率增加，主要与心衰恶化有关，该研究提前终止[109]。ATHENA 纳入高危的 AF 患者，包括大于 71.6 岁的患者，但排除了合并严重心衰的患者，如 NYHA Ⅳ 级或近来心衰失代偿的患者[110]。其中 LVEF＜45％ 的患者只有 12％。和安慰剂组相比，决奈达隆显著降低因为心血管事件住院的风险（31.9％ 比 39.4％）[110]。DIONYSOS（AF 患者中对比胺碘酮和决奈达隆维持窦性心律的效果和安全性）试验纳入患者的平均年龄 64 岁，排除了严重心衰（NYHA Ⅲ 和 Ⅳ 级）的患者[111]。随访 7 个月，决奈达隆组 AF 的复发率高于胺碘酮组（63.5％ vs. 42％），但决奈达隆组的神经、皮肤、眼睛和甲状腺副作用低于胺碘酮组[111]。DIONSOS 研究纳入的患者平均年龄为 64 岁，其中 18.8％ 超过 75 岁；但排除了严重心衰患者（HYHA Ⅲ/Ⅳ 级）[111]。

从药理学方面看，决奈达隆主要的副作用包括心动过缓，有报道的伴有 QT 间期延长的尖端扭转型室性心动过速和肝毒性[110]，需要肝移植的急性肝衰竭也有报道 [http://www.fda.gov/drugs/drugsafety/ucm240011.htm]。在 PALLAS（Permanent Atrial fibriLLAtion Outcome Study Using Dronedarone on Top of Standard Therapy）试验中，决奈达隆与永久性 AF 患者心衰、卒中、心血管原因的死亡以及至少另一个心血管疾病发生率增加有关[112]。

根据现有证据，决奈达隆的治疗作用主要在于：①和安慰剂相比，决奈达隆可更有效降低非永久性 AF 患者 AF 的复发和住院率。②在减低 AF 复发风险方面决奈达隆和氟卡胺、普罗帕酮以及索他洛尔类似，不如胺碘酮有效。但副作用较少，停药率较低。③决奈达隆与严重心衰或永久性 AF 患者的死亡率增加有关。2011 年 ACCF/AHA/HRS 致力于 AF 治疗的修正，建议将决奈达隆作为反复发作的阵发性 AF 或持续性 AF 患者维持窦性心律的一线用药，但是合并高血压、确定的左心室肥厚以及心衰的患者除外[113]。

抗心律失常药物在老年人的疗效和安全性

年龄决定的生理变化、合并疾病、药物相互作用影响了抗心律失常药物的药效学和药代动力学。索他洛尔、多菲利特和普鲁卡因胺主要通过肾排出。老年人群肾功能不全发病率较高，应避免使用上述药物。即便使用也应根据肾功能不全分级调整剂量[114]。胺碘酮是脂溶性药物，分布于脂肪组织。体脂随着年龄增加，胺碘酮分布容积较大，老年人清除率更低，清除时间更长[115]。一些重要的药物相互作用影响胺碘酮、华法林、地高辛或奎尼丁的作用，增加它们的血浆浓度和潜在的毒性，尤其是对于老年 AF 患者。胺碘酮可增加华法林的抗凝作用，因此联用时需适当调整华法林剂量[116]。老年人体内总的水分和肌肉质量减少而体脂含量增加，导致血清地高辛浓度增加。而且由于年龄相关的肾小球滤过率降低，地高辛在老年人的肾清除率降低导致其半衰期延长[114]。体内地高辛水平也伴随着其他常用的药物，如维拉帕米、华法林、利尿剂和奎尼丁的使用而增加[117]。

老年人心房颤动的抗凝治疗

AF 会增加卒中风险，尤其在老年人。对老年人，AF 是卒中独立的危险因素[7,118]。卒中风险随年龄增长而增加（每 10 年 RR＝1.4％）[119-120]。充血性心衰、高血压、年龄＞75 岁、糖尿病和脑缺血史被认为是卒中的独立危险因素。CHADS2 评分把它们结合在一起，作为 AF 患者卒中预测的模型[118,121-122]。CHADS2 评分将 AF 患者分为卒中低危、中危和高危组，三组对应的年卒中率分别为 1.9％、2.8％ 和超过 4％[122]。但相对高危的卒中风险被分类在所谓的中危组的情况为选择抗凝策略造成一定困难。另外，这个模型并没有涵盖其他一些有意义的卒中风险，如女性性别、年龄在 65～75 岁[123-124]。

因此，根据欧洲 AF 调查的结果，产生了一个新的更有效的评分系统，CHADS2VASc。这个评分系统结合新的卒中风险，主要是血管疾病（既往的心肌梗死、外周血管疾病或主动脉斑块），年龄（65～75 岁），以及性别（女性性别）。这个评分将大于 74 岁人群的卒中风险评分从 1 增加到 2[124]。低危、中危、高危对应的分值分别是 0、1 和≥2，其对应的年卒中率分别为 0、0.7% 和>1.9%[124]。CHADS2 评分中低危和中危组的人群就有不可被忽视的卒中风险，达 3.65/100 人年。使用 CHADS2VASc 评分可将在 CHADS2 评分中归类在中危组的大多数患者重新分入高危组。而 CHADS2VASc 评分中的低危组人群卒中风险的确很低，可不使用抗凝治疗。根据 CHADS2VASc 评分，>75 岁的 AF 患者具有卒中的高风险，即便没有其他任何危险因素也需口服抗凝药物。

出血风险

尽管口服抗凝治疗可显著减少老年人的卒中风险，但同时也与颅内出血或其他严重出血并发症相关[119,125]。口服抗凝药引起的严重出血事件在 60 岁以下人群为 1.5/100 人年，而在 80 岁以上人群增加到 4.2/100 人年[126]。华法林钠相关的严重出血事件占所有严重出血的 20%～25%。颅内出血引起死亡的病例中 88% 与华法林钠相关，引起严重功能致残的病例中有 95% 与华法林钠相关[127]。因此，临床中在决定对老年人抗凝治疗前必须考虑出血风险。在各种出血风险评估中，HEMORR2HAGE[128] 和 ATRIA[129]，以及新的 HASBLED 评分［HAS-BLED 指高血压、异常肝/肾功能、卒中、出血史或出血倾向、易变的 INR（占 INR 达到治疗目标 2～3 低于 60%）、老年人（>65 岁）、药物/乙醇（每项 1 分，包括 NSAIDS 和抗血小板药物）］可更有效更精确预测口服抗凝药的出血风险[130]。从上述评价系统得到的证据显示老年人出血风险增加是综合因素造成的，不仅与年龄相关，与其他合并的情况如高血压、异常肝肾功能也有关联。

为了把出血风险降到最低，一些研究对非瓣膜病 AF 患者选择以抗血小板治疗代替口服抗凝药治疗[122]。多个试验证实口服抗凝药优于阿司匹林[131] 或联合阿司匹林（75～100mg/d）和氯吡格雷（75mg/d）[132]。与口服抗凝药不同，抗血小板药物

在预防卒中和心血管事件方面给患者带来的相对益处随年龄增长显著减少，在 80 岁以上人群卒中这一治疗对卒中预防似乎没有效果[119]。这大概是因为口服抗凝药主要预防心源性栓塞性卒中，而抗血小板药物主要对抗非心源性栓塞性卒中，后者占 AF 患者卒中的 24%[22]。老年 AF 患者非心源性栓塞性卒中的比例下降，导致抗血小板药物预防卒中的作用显著降低。因此口服抗凝药物在降低 AF 患者，尤其是老年 AF 患者的卒中方面比抗血小板药物更有效。应对患者的卒中风险和出血风险都进行评估，而不只是因为年龄因素回避使用口服抗凝药。

新型口服抗凝药

新型的口服抗凝药包括直接凝血酶抑制剂达比加群，以及 X 因子抑制剂利伐沙班、阿哌沙班和依杜沙班。它们使得 AF 血栓栓塞治疗有了新的进展。

达比加群是一个新的口服抗凝药前体，可被血清酯酶转化为有活性的可逆的凝血酶抑制剂。其药代动力学的特点使得固定剂量的达比加群不需常规的监测[133]。在老年人中，达比加群具备可预测的药代动力学、药效学特点和安全性[134]。RE-LY 试验是一个多中心的随机对照研究，纳入超过 18 000 例 AF 并有血栓栓塞风险的患者，对比固定剂量达比加群和调节剂量的华法林的效果[135]。110mg 达比加群预防血栓栓塞并发症和调节剂量的华法林一样有效，而严重出血并发症概率比华法林更低（每年 2.71% 比 3.36%，$P = 0.003$）[135]。150mg 达比加群在预防血栓栓塞风险比调节剂量的华法林更有效，二者出血并发症概率相似[135]。RE-LY 试验的分析显示严重出血并发症和年龄相互作用方面的重要治疗方法[136]。尽管和华法林相比达比加群在 75 岁以下人群中有更低的严重出血风险（1.89% 比 3.04%，$P < 0.001$，达比加群 150mg 每日 2 次；2.12% 比 3.04%，$P < 0.001$，达比加群 150mg 每日 2 次），在 75 岁以上人群中，二者增加严重出血的风险或趋势相似（4.43% 比 4.37%，$P = 0.89$，达比加群 110mg 每日 2 次；2.12% 比 3.04，$P < 0.001$，达比加群 150mg 每日 2 次）[136]。如不考虑年龄，接受不同剂量达比加群治疗的患者颅内出血风险均低于接受华法林治疗的患者，可能原因是达比加群不受组织因子依赖的凝血过程影响[136]。FDA 最近批准达比加群 150mg 用于任何年龄 AF 患

者卒中和系统栓塞的预防性治疗。但老年患者仍是出血并发症的高危人群，加拿大心血管协会（CCS）和欧洲心脏病学学会（ESC）建议在 75 岁以上人群中使用 110mg 达比加群[137-138]。

尽管常规凝血状态监测不必要，但在急性出血患者，抗凝药物转换过渡期间，尤其对于出血高危的老年人，凝血监测仍有重要临床价值。HEMOCLOT（HYPHEN 生物医学，法国）凝血酶抑制剂试验可以快速准确地评价达比加群抗凝活性[139]。其他对抗凝状态的检测，如凝血时间、aPTT、激活的凝血时间（ACT）和 Ecarin 凝血时间（ECT）都会受到达比加群影响，但因为它们的剂量反应曲线不一致、未标准化或未获得批准，因此临床使用受到限制[133]。

利伐沙班是口服直接可逆的因子 Xa 抑制剂，半衰期 7～11h，可在 1～4h 快速产生抗凝作用。它主要经肾排出[140]。ROCKET-AF 试验（比较口服直接 Xa 因子抑制剂利伐沙班每日 1 次和维生素 K 拮抗剂预防 AF 患者的卒中和栓塞试验）是随机双盲试验，纳入 14 264 例 CHADS2≥2 的非瓣膜病 AF 患者（平均年龄 73 岁），他们随机接受利伐沙班（20mg/d，或肌酐清除率在 15～30ml/min 时 15mg/d）或可调节剂量的华法林抗凝治疗。在预防卒中或系统性栓塞方面（HR 为 0.79，95％CI 为 0.66～0.96，P＜0.001）不劣于华法林，尽管利伐沙班组颅内出血（HR 为 0.67，95％CI 为 0.47～0.93，P＝0.02）和致命性出血（HR 为 0.50，95％CI 为 0.31～0.79，P＝0.003）发生率更低[141]，但两组出血风险没有显著差异（HR 为 1.03，95％CI 为 0.96～1.11，P＝0.44）。利伐沙班的有效性和安全性看似与年龄无关。FDA 2011 年批准利伐沙班用于非瓣膜病 AF 患者预防卒中和系统性栓塞。

阿哌沙班是口服直接的因子 Xa 抑制剂，半衰期 8～15h，从肝（75％）和肾（25％）排泄[142]。ARISTOTLE 试验纳入 18 201 例 AF 并有至少 1 个卒中危险因素的患者，研究显示和华法林组相比，阿哌沙班组卒中率或系统栓塞率显著下降达 21％（P＝0.01），严重出血率下降 31％（P＜0.001），颅内出血下降达 58％（P＜0.001），全因死亡率下降 11％（P＝0.047）[143]。在老年人（＞80 岁）体重小于 60kg 或者血清肌酐水平≥1.5mg/dl（133μmol/L）时，阿哌沙班剂量由 5mg 每日 2 次减至 2.5mg 每日 2

次[143]。AVERROES 试验（n＝5599）在华法林抗凝失败或不适合使用华法林的患者中比较阿哌沙班和阿司匹林[144]。由于早期的结果分析显示阿哌沙班较阿司匹林可显著降低卒中和系统性栓塞风险（HR 为 0.45，95％CI 为 0.32～0.62，P＜0.001）而不伴有严重出血风险的增加，提前终止试验[144]。在上述两个关于阿哌沙班的试验中，没有观察到和年龄的相互作用，提示阿哌沙班在老年人有效性和安全性方面均优于华法林和阿司匹林。2013 年 1 月阿哌沙班被批准用于非瓣膜病 AF 患者的卒中预防。阿哌沙班的标签中包括了一个黑框警告，当阿哌沙班停药后没有抗凝药物桥接治疗时，卒中风险增加。

最近，依杜沙班作为一个选择性的直接因子 Xa 抑制剂已进入 3 期临床试验（ENGAGE AF-TIMI48），旨在和华法林比较，了解其在 AF 患者中预防血栓栓塞的作用。新型抗凝药有效性的提高和出血风险的降低提供了有利的净风险保证，为出血高风险的老年人提供了更多的治疗选择。其他与适当的抗凝药物选择相关的重要因素包括患者花费和患者在出血风险和卒中预防之间权衡后基于其可接受水平做出的选择。

鉴于老年人出血并发症的高风险，新型口服抗凝药的拮抗剂是否有效显得尤为重要。凝血因子，如凝血酶原复合物（PCC）和新鲜冰冻血浆（FFP）对纠正 aPTT、TT 或 ECT 作用不大[146]；在动物出血模型，大剂量的 PCC、FFP 和重组活化因子Ⅶ（raFⅦ）已被证实可减少达比加群相关的出血[147]。利伐沙班有限的数据表明大剂量 raFⅦ和 PCC（激活的 4 因子）可不同程度逆转其抗凝作用[147]，但目前尚无人类研究数据来评价上述任何一种药物对出血的作用。

心房颤动导管消融

过去十年里，AF 导管消融（CBA）已成为 AF 患者重要的治疗选择。2012 年 HRS/EHRA/ECAS 的专家共识认为，有症状的阵发性 AF 患者，CBA 对于使用Ⅰ类或Ⅲ类 AAD 复律失败，或没有使用 AAD 的患者分别是维持窦性心律的Ⅰ类和Ⅱa 类推荐[148]。涵盖超过 6000 人的多个研究探讨 CBA 治疗 AF 的安全性和有效性[113,149]。但还缺乏 CBA 和 AAD 的随机对照研究，对老年 HF 患者没有任何数据。一个单中心 CBA 治疗的观察（n＝1165）发现 CBA 成功率和严重并发症在三个年龄组间（<65 岁、65～75 岁、>75 岁）具有可比性，但老年患者需更频繁使用 AAD 来实现和年轻患者同样的效果[150]。

一个对收缩性心衰（LVEF≤45%）且对至少两种 AAD 耐药的 AF 进行的前瞻性非随机研究显示，CBA 可改善 LVEF（亚组改善 16%～24%）、症状、生活质量和运动耐量[151]。对 CBA 治疗前心率控制不充分和不伴有结构性心脏病的患者改善的幅度更明显[151]。

ThermoCool 试验是比较 AAD 和 CBA 对阵发性 AF 患者治疗效果的最大随机研究之一，筛选超过 5500 例患者，167 例被选中并随机采用 AAD 或 CBA 治疗。排除了所有 LVEF<40%，有症状的中到重度心衰（NYHA Ⅱ级和Ⅲ级）以及左心房大于 50mm 的患者[152]。尽管没有排除老年患者，纳入患者的平均年龄只有 55.7 岁（95%CI 为 54.1～57.4），其部分原因是筛选程序导致的。研究显示，这些相对年轻的阵发性 AF 且不伴有显著心衰的患者，他们既往接受至少一种 AAD 治疗失败，CBA 治疗经过更长时间后方告失败[152]。9 个月随访后，CBA 组 66% 的患者在方案定义的治疗失败之外，而 AAD 组只有 16%[152]。

通过 97 项对 AF 进行 CBA 和 AAD 的前瞻性研究的 meta 分析间接对二者进行比较[149]。不应用 AAD 者 CBA 单次成功率为 57%（95%CI 为 73%～81%）；多次 CBA 成功率为 71%（95%CI 为 65%～77%）；联合应用 AAD 或不明确的 AAD 时，多次 CBA 成功率为 77%（95%CI 为 73%～81%）。AAD 和安慰剂治疗的成功率分别为 52%（95%CI 为 47%～57%）和 24.9%（95%CI 为 15%～34%）[149]。但如同 ThermoCool 试验，上述研究中的患者的平均年龄和 LVEF 分别为 55.5 岁和 57.7%，因此要避免将这些结果外推至老年人或伴有心衰的患者[149]。值得注意的是，和持续使用华法林治疗的患者，尤其是 75 岁以上老年患者相比（OR 为 3.82，95%CI 为 1.09～13.35，P=0.04），围术期达比加群的使用与出血和血栓栓塞并发症风险增加有关（OR 为 2.76，95%CI 为 1.22～6.25，P=0.01）[153]。

房室结（AVN）射频消融术和永久起搏，即所谓消融和起搏策略，是难治性 AF 患者的另一种非药物治疗选择。有很多小型的非对照试验评价了这种方式的效果，结果不同[154-155]。对 21 项这样的研究的 meta 分析发现，消融和起搏策略可改善很多临床预

后，如运动持续时间、生活质量以及适量改善左心室功能，LVEF 平均提高 4%[156]。右心室起搏可造成心室不同步和不良的血流动力学变化，二者反过来又可造成充血性心衰患者不良的临床预后[157-158]。PAVE 试验评价了有症状的难治性 AF 患者采用双心室起搏或右心室起搏的临床预后。6 个月随访结果发现，与右心室起搏相比，双心室起搏带来更好临床预后和左心室功能[159]。这个试验纳入的患者包括老年人［平均（69±10）岁］和心衰患者（平均 EF 0.46±0.16）以及收缩功能不良的患者（LVEF≤45%）或有症状的心衰患者（NYHA Ⅱ/Ⅲ），他们都从双心室起搏中获益[159]。需注意，根据 PAVE 试验结论，右心室起搏与 LVEF 轻度减低有关，双心室起搏后 LVEF 没有净获益[159]。

近来的 PABA-CHF 试验比较消融和起搏策略，该试验对难治性 AF 患者和有症状的收缩功能不全患者进行双心室起搏和肺静脉隔离（PVI）。主要复合终点，包括 6min 步行距离、射血分数及症状，PVI 组患者改善更明显[160]。6 个月随访结束时，LVEF 的平均净增长在 PVI 和双心室起搏组分别为 8%±8% 和 1%±4%（P<0.001）[160]。

关于 CBA 还存在很多疑问，如它是否可阻止 AF 的进展，减少血栓栓塞并发症，改善心衰预后，CBA 对于老年人群是否安全有效。

综合目前有限的数据，CBA 是难治性 AF 患者，也有可能是老年 AF 患者的有效治疗。然而，针对老年心衰患者进行多中心随机试验，并进行更长时间的随访来证实这个结论非常必要。

结论

AF 是老年人普遍存在的疾病，它和心衰以及具有灾难性后果的血栓栓塞并发症有关。AF 治疗的基石是抗凝和药物心率控制。随着更安全更有效的抗凝药物推出，选择抗凝药物时需充分评估出血风险和患者偏好、治疗成本和合并症。对于有严重症状的老年人，可考虑药物节律控制和 CBA。但由于老年人经常合并其他临床情况、药物间相互作用增加，以及药物代谢的改变，这样的选择对其是一种挑战。随着新的药物和非药物治疗策略的出现，老年 AF 患者的管理也在迅速变革。为更好完善指南，尤其是涉及老年患者和合并心衰患者的指南，更多纳入这类患者的多中心随机试验非常必要。

参考文献

1. Psaty BM, Manolio TA, Kuller LH, Kronmal RA, Cushman M, Fried LP, et al. Incidence of and risk factors for atrial fibrillation in older adults. Circulation. 1997;96(7):2455–61.

2. Feinberg WM, Blackshear JL, Laupacis A, Kronmal R, Hart RG. Prevalence, age distribution, and gender of patients with atrial fibrillation. Analysis and implications. Arch Intern Med. 1995;155(5): 469–73.

3. Lloyd-Jones D, Adams RJ, Brown TM, Carnethon M, Dai S, De Simone G, et al. Heart disease and stroke statistics–2010 update: a report from the American Heart Association. Circulation. 2010; 121(7):e46–215.

4. Go AS. The epidemiology of atrial fibrillation in elderly persons: the tip of the iceberg. Am J Geriatr Cardiol. 2005;14(2):56–61.

5. Miyasaka Y, Barnes ME, Gersh BJ, Cha SS, Bailey KR, Abhayaratna WP, et al. Secular trends in incidence of atrial fibrillation in Olmsted County, Minnesota, 1980 to 2000, and implications on the projections for future prevalence. Circulation. 2006;114(2):119–25. doi:10.1161/CIRCULATIO-NAHA.105.595140. [pii]: CIRCULATIONAHA. 105.595140.

6. Go AS, Hylek EM, Phillips KA, Chang Y, Henault LE, Selby JV, et al. Prevalence of diagnosed atrial fibrillation in adults: national implications for rhythm management and stroke prevention: the anti-coagulation and risk factors in atrial fibrillation (ATRIA) study. JAMA. 2001;285(18):2370–5. [pii: jcc10004.

7. Wolf PA, Abbott RD, Kannel WB. Atrial fibrillation as an independent risk factor for stroke: the Framingham study. Stroke. 1991;22(8):983–8.

8. Lake FR, Cullen KJ, de Klerk NH, McCall MG, Rosman DL. Atrial fibrillation and mortality in an elderly population. Aust N Z J Med. 1989;19(4): 321–6.

9. Phillips SJ, Whisnant JP, O'Fallon WM, Frye RL. Prevalence of cardiovascular disease and diabetes mellitus in residents of Rochester, Minnesota. Mayo Clin Proc. 1990;65(3):344–59.

10. Langenberg M, Hellemons BS, van Ree JW, Vermeer F, Lodder J, Schouten HJ, et al. Atrial fibrillation in elderly patients: prevalence and comorbidity in general practice. BMJ. 1996;313(7071):1534.

11. Heeringa J, van der Kuip DA, Hofman A, Kors JA, van Herpen G, Stricker BH, et al. Prevalence, incidence and lifetime risk of atrial fibrillation: the Rotterdam study. Eur Heart J. 2006;27(8):949–53. doi:10.1093/eurheartj/ehi825. [pii]: ehi825.

12. Wolk R, Kulakowski P, Karczmarewicz S, Karpinski G, Makowska E, Czepiel A, et al. The incidence of asymptomatic paroxysmal atrial fibrillation in patients treated with propranolol or propafenone. Int J Cardiol. 1996;54(3):207–11. [pii]: 016752739 6026319.

13. Kannel WB, Wolf PA, Benjamin EJ, Levy D. Prevalence, incidence, prognosis, and predisposing conditions for atrial fibrillation: population-based estimates. Am J Cardiol. 1998;82(8A):2N–9.

14. de Vos CB, Pisters R, Nieuwlaat R, Prins MH, Tieleman RG, Coelen RJ, et al. Progression from paroxysmal to persistent atrial fibrillation clinical correlates and prognosis. J Am Coll Cardiol. 2010;55(8):725–31. doi:10.1016/j.jacc.2009.11.040.

15. Falk RH. Etiology and complications of atrial fibrillation: insights from pathology studies. Am J Cardiol. 1998;82(8A):10N–7.

16. Lai LP, Tsai CC, Su MJ, Lin JL, Chen YS, Tseng YZ, et al. Atrial fibrillation is associated with accumulation of aging-related common type mitochondrial DNA deletion mutation in human atrial tissue. Chest. 2003;123(2):539–44.

17. Manyari DE, Patterson C, Johnson D, Melendez L, Kostuk WJ, Cape RD. Atrial and ventricular arrhythmias in asymptomatic active elderly subjects: correlation with left atrial size and left ventricular mass. Am Heart J. 1990;119(5):1069–76.

18. Pan NH, Tsao HM, Chang NC, Chen YJ, Chen SA, Pan N-H, et al. Aging dilates atrium and pulmonary veins: implications for the genesis of atrial fibrillation. Chest. 2008;133(1):190–6.

19. Centurión OA, Isomoto S, Shimizu A, Konoe A, Kaibara M, Hirata T, et al. The effects of aging on atrial endocardial electrograms in patients with paroxysmal atrial fibrillation. Clin Cardiol. 2003; 26(9):435–8.

20. Krahn AD, Manfreda J, Tate RB, Mathewson FA, Cuddy TE. The natural history of atrial fibrillation: incidence, risk factors, and prognosis in the Manitoba follow-up study. Am J Med. 1995;98(5):476–84. doi:10.1016/S0002-9343(99)80348-9. [pii]: S0002-9343(99)80348-9.

21. Lin HJ, Wolf PA, Kelly-Hayes M, Beiser AS, Kase CS, Benjamin EJ, et al. Stroke severity in atrial fibrillation. The Framingham study. Stroke. 1996;27(10):1760–4.

22. Hart RG, Pearce LA, Miller VT, Anderson DC, Rothrock JF, Albers GW, et al. Cardioembolic vs. noncardioembolic strokes in atrial fibrillation: frequency and effect of antithrombotic agents in the stroke prevention in atrial fibrillation studies. Cerebrovasc Dis. 2000;10(1):39–43. 16023.

23. Healey JS, Connolly SJ, Gold MR, Israel CW, Van Gelder IC, Capucci A, et al. Subclinical atrial fibrillation and the risk of stroke. N Engl J Med. 2012;366(2):120–9. doi:10.1056/NEJMoa1105575.

24. Daoud EG, Glotzer TV, Wyse DG, Ezekowitz MD, Hilker C, Koehler J, et al. Temporal relationship of

老年与心力衰竭

atrial tachyarrhythmias, cerebrovascular events, and systemic emboli based on stored device data: a subgroup analysis of TRENDS. Heart Rhythm. 2011;8(9):1416–23. doi:10.1016/j.hrthm.2011. 04.022.

25. Bunch TJ, Weiss JP, Crandall BG, May HT, Bair TL, Osborn JS, et al. Atrial fibrillation is independently associated with senile, vascular, and Alzheimer's dementia. Heart Rhythm. 2010;7(4):433–7.

26. Ezekowitz MD, James KE, Nazarian SM, Davenport J, Broderick JP, Gupta SR, et al. Silent cerebral infarction in patients with nonrheumatic atrial fibrillation. The veterans affairs stroke prevention in nonrheumatic atrial fibrillation investigators. Circulation. 1995;92(8):2178–82.

27. Lavy S, Stern S, Melamed E, Cooper G, Keren A, Levy P. Effect of chronic atrial fibrillation on regional cerebral blood flow. Stroke. 1980; 11(1):35–8.

28. Crandall MA, Horne BD, Day JD, Anderson JL, Muhlestein JB, Crandall BG, et al. Atrial fibrillation and CHADS2 risk factors are associated with highly sensitive C-reactive protein incrementally and independently. Pacing Clin Electrophysiol. 2009;32(5):648–52. doi:10.1111/j.1540-8159.2009. 02339.x.

29. Jugdutt BI. Heart failure in the elderly: advances and challenges. Expert Rev Cardiovasc Ther. 2010;8(5):695–715. doi:10.1586/erc.10.36.

30. Dries DL, Exner DV, Gersh BJ, Domanski MJ, Waclawiw MA, Stevenson LW. Atrial fibrillation is associated with an increased risk for mortality and heart failure progression in patients with asymptomatic and symptomatic left ventricular systolic dysfunction: a retrospective analysis of the SOLVD trials. Studies of left ventricular dysfunction. J Am Coll Cardiol. 1998;32(3):695–703. [pii]: S0735109 798002976.

31. Maisel WH, Stevenson LW. Atrial fibrillation in heart failure: epidemiology, pathophysiology, and rationale for therapy. Am J Cardiol. 2003;91(6A):2D–8D. [pii]: S0002914902033738.

32. Middlekauff HR, Stevenson WG, Stevenson LW. Prognostic significance of atrial fibrillation in advanced heart failure. A study of 390 patients. Circulation. 1991;84(1):40–8.

33. Linderer T, Chatterjee K, Parmley WW, Sievers RE, Glantz SA, Tyberg JV. Influence of atrial systole on the Frank–Starling relation and the end-diastolic pressure–diameter relation of the left ventricle. Circulation. 1983;67(5):1045–53.

34. Keren G, Bier A, Sherez J, Miura D, Keefe D, LeJemtel T. Atrial contraction is an important determinant of pulmonary venous flow. J Am Coll Cardiol. 1986;7(3):693–5.

35. Jugdutt BI, Jelani A. Aging and defective healing, adverse remodeling, and blunted post-conditioning in the reperfused wounded heart. J Am Coll Cardiol. 2008;51(14):1399–403. doi:10.1016/j. jacc.2007.12.027. [pii]: S0735-1097(08)00321-5.

36. Pozzoli M, Cioffi G, Traversi E, Pinna GD, Cobelli F, Tavazzi L. Predictors of primary atrial fibrillation and concomitant clinical and hemodynamic changes in patients with chronic heart failure: a prospective study in 344 patients with baseline sinus rhythm. J Am Coll Cardiol. 1998;32(1):197–204. [pii]: S0735-1097(98)00221-6.

37. Moe GW, Stopps TP, Angus C, Forster C, De Bold AJ, Armstrong PW. Alterations in serum sodium in relation to atrial natriuretic factor and other neuroendocrine variables in experimental pacing-induced heart failure. J Am Coll Cardiol. 1989;13(1):173–9. [pii]: 0735-1097(89)90567-6.

38. Moe GW, Grima EA, Wong NL, Howard RJ, Armstrong PW. Plasma and cardiac tissue atrial and brain natriuretic peptides in experimental heart failure. J Am Coll Cardiol. 1996;27(3):720–7. [pii]: 0735-1097(95)00504-8.

39. Moe GW, Armstrong P. Pacing-induced heart failure: a model to study the mechanism of disease progression and novel therapy in heart failure. Cardiovasc Res. 1999;42(3):591–9. [pii]: S0008636399000322.

40. Eble DM, Spinale FG. Contractile and cytoskeletal content, structure, and mRNA levels with tachycardia-induced cardiomyopathy. Am J Physiol. 1995;268(6 Pt 2):H2426–39.

41. Spinale FG, Zellner JL, Johnson WS, Eble DM, Munyer PD. Cellular and extracellular remodeling with the development and recovery from tachycardia-induced cardiomyopathy: changes in fibrillar collagen, myocyte adhesion capacity and proteoglycans. J Mol Cell Cardiol. 1996;28(8):1591–608. doi:10.1006/jmcc.1996.0150.

42. Spinale FG, Coker ML, Thomas CV, Walker JD, Mukherjee R, Hebbar L. Time-dependent changes in matrix metalloproteinase activity and expression during the progression of congestive heart failure: relation to ventricular and myocyte function. Circ Res. 1998;82(4):482–95.

43. Kohno M, Horio T, Toda I, Akioka K, Tahara A, Teragaki M, et al. Cosecretion of atrial and brain natriuretic peptides during supraventricular tachyarrhythmias. Am Heart J. 1992;123(5):1382–4. [pii]: 0002-8703(92)91049-7.

44. Everett TH, Li H, Mangrum JM, McRury ID, Mitchell MA, Redick JA, et al. Electrical, morphological, and ultrastructural remodeling and reverse remodeling in a canine model of chronic atrial fibrillation. Circulation. 2000;102(12):1454–60.

45. Daoud EG, Bogun F, Goyal R, Harvey M, Man KC, Strickberger SA, et al. Effect of atrial fibrillation on atrial refractoriness in humans. Circulation. 1996;94(7):1600–6.

46. Burstein B, Nattel S. Atrial fibrosis: mechanisms and clinical relevance in atrial fibrillation. J Am Coll Cardiol. 2008;51(8):802–9. doi:10.1016/j.jacc.2007.09.064. [pii]: S0735-1097(07)03786-2.

47. Li D, Fareh S, Leung TK, Nattel S. Promotion of atrial fibrillation by heart failure in dogs: atrial remodeling of a different sort. Circulation. 1999;100(1):87–95.

48. Li D, Melnyk P, Feng J, Wang Z, Petrecca K, Shrier A, et al. Effects of experimental heart failure on atrial cellular and ionic electrophysiology. Circulation. 2000;101(22):2631–8.

49. Lin CS, Lai LP, Lin JL, Sun YL, Hsu CW, Chen CL, et al. Increased expression of extracellular matrix proteins in rapid atrial pacing-induced atrial fibrillation. Heart Rhythm. 2007;4(7):938–49. doi: 10.1016/j.hrthm.2007.03.034. [pii]: S1547-5271 (07)00317-7.

50. Pan CH, Lin JL, Lai LP, Chen CL, Stephen Huang SK, Lin CS. Downregulation of angiotensin converting enzyme II is associated with pacing-induced sustained atrial fibrillation. FEBS Lett. 2007;581(3):526–34. doi:10.1016/j.febslet.2007.01.014. [pii]: S0014-5793(07)00040-3.

51. Li D, Shinagawa K, Pang L, Leung TK, Cardin S, Wang Z, et al. Effects of angiotensin-converting enzyme inhibition on the development of the atrial fibrillation substrate in dogs with ventricular tachypacing-induced congestive heart failure. Circulation. 2001;104(21):2608–14.

52. Hunt SA, Abraham WT, Chin MH, Feldman AM, Francis GS, Ganiats TG, et al. 2009 focused update incorporated into the ACC/AHA 2005 guidelines for the diagnosis and management of heart failure in adults: a report of the American college of cardiology foundation/American heart association task force on practice guidelines: developed in collaboration with the international society for heart and lung transplantation. Circulation. 2009;119(14):e391–479.doi:10.1161/CIRCULATIONAHA.109.192065. [pii]: CIRCULATIONAHA.109.192065.

53. Redfield MM, Jacobsen SJ, Burnett Jr JC, Mahoney DW, Bailey KR, Rodeheffer RJ. Burden of systolic and diastolic ventricular dysfunction in the community: appreciating the scope of the heart failure epidemic. JAMA. 2003;289(2):194–202. [pii]: joc21616.

54. Zile MR, Brutsaert DL. New concepts in diastolic dysfunction and diastolic heart failure: part II: causal mechanisms and treatment. Circulation. 2002;105 (12):1503–8.

55. Tsang TS, Gersh BJ, Appleton CP, Tajik AJ, Barnes ME, Bailey KR, et al. Left ventricular diastolic dysfunction as a predictor of the first diagnosed nonvalvular atrial fibrillation in 840 elderly men and women. J Am Coll Cardiol. 2002;40(9):1636–44. [pii]: S0735109702023732.

56. Satoh T, Zipes DP. Unequal atrial stretch in dogs increases dispersion of refractoriness conducive to developing atrial fibrillation. J Cardiovasc Electrophysiol. 1996;7(9):833–42.

57. Knackstedt C, Gramley F, Schimpf T, Mischke K, Zarse M, Plisiene J, et al. Association of echocardiographic atrial size and atrial fibrosis in a sequential model of congestive heart failure and atrial fibrillation. Cardiovasc Pathol. 2008;17(5):318–24. doi:10.1016/j.carpath.2007.12.003. [pii]: S1054-8807(07)00203-7.

58. Goette A, Staack T, Rocken C, Arndt M, Geller JC, Huth C, et al. Increased expression of extracellular signal-regulated kinase and angiotensin-converting enzyme in human atria during atrial fibrillation. J Am Coll Cardiol. 2000;35(6):1669–77. [pii]: S0735-1097(00)00611-2.

59. Jugdutt BI. Ventricular remodeling after infarction and the extracellular collagen matrix: when is enough enough? Circulation. 2003;108(11):1395–403. doi:10.1161/01.CIR.0000085658.98621.49. [pii]: 108/11/1395.

60. Jugdutt BI. Remodeling of the myocardium and potential targets in the collagen degradation and synthesis pathways. Curr Drug Targets Cardiovasc Haematol Disord. 2003;3(1):1–30.

61. Schneider MP, Hua TA, Bohm M, Wachtell K, Kjeldsen SE, Schmieder RE. Prevention of atrial fibrillation by renin-angiotensin system inhibition a meta-analysis. J Am Coll Cardiol. 2010;55(21): 2299–307. doi:10.1016/j.jacc.2010.01.043. [pii]: S0735-1097(10)01089-2.

62. Healey JS, Baranchuk A, Crystal E, Morillo CA, Garfinkle M, Yusuf S, et al. Prevention of atrial fibrillation with angiotensin-converting enzyme inhibitors and angiotensin receptor blockers: a meta-analysis. J Am Coll Cardiol. 2005;45(11):1832–9. doi:10.1016/j.jacc.2004.11.070.

63. Jibrini MB, Molnar J, Arora RR. Prevention of atrial fibrillation by way of abrogation of the renin-angiotensin system: a systematic review and meta-analysis. Am J Ther. 2008;15(1):36–43. doi:10.1097/MJT.0b013e31804beb59.

64. Chopra V, Wesorick DH, Sussman JB, Greene T, Rogers M, Froehlich JB, et al. Effect of perioperative statins on death, myocardial infarction, atrial fibrillation, and length of stay: a systematic review and meta-analysis. Arch Surg. 2012;147(2):181–9. doi:10.1001/archsurg.2011.897.

65. Reilly SN, Jayaram R, Nahar K, Antoniades C, Verheule S, Channon KM, et al. Atrial sources of reactive oxygen species vary with the duration and substrate of atrial fibrillation: implications for the antiarrhythmic effect of statins. Circulation. 2011;124(10):1107–17.doi:10.1161/CIRCULATIONAHA.111.029223.

66. Liu T, Li L, Korantzopoulos P, Liu E, Li G. Statin use and development of atrial fibrillation: a system-

atic review and meta-analysis of randomized clinical trials and observational studies. Int J Cardiol. 2008;126(2):160–70. doi:10.1016/j.ijcard.2007.07.137.

67. Rahimi K, Emberson J, McGale P, Majoni W, Merhi A, Asselbergs FW, et al. Effect of statins on atrial fibrillation: collaborative meta-analysis of published and unpublished evidence from randomised controlled trials. BMJ. 2011;342:d1250. doi:10.1136/bmj.d1250.

68. ClinicalTrials.gov. Search for: statins and atrial fibrillation. Last Accessed on February 7th, 2013. http://clinicaltrials.gov/ct2/results?term=statins+and+atrial+fibrillation&no_unk=Y

69. Sakabe M, Shiroshita-Takeshita A, Maguy A, Dumesnil C, Nigam A, Leung TK, et al. Omega-3 polyunsaturated fatty acids prevent atrial fibrillation associated with heart failure but not atrial tachycardia remodeling. Circulation. 2007;116(19):2101–9. doi:10.1161/CIRCULATIONAHA.107.704759. [pii]: CIRCULATIONAHA.107.704759.

70. Kowey PR, Reiffel JA, Ellenbogen KA, Naccarelli GV, Pratt CM. Efficacy and safety of prescription omega-3 fatty acids for the prevention of recurrent symptomatic atrial fibrillation: a randomized controlled trial. JAMA. 2010. doi:10.1001/jama.2010.1735. [pii]: jama.2010.1735.

71. Hohnloser SH, Kuck KH, Lilienthal J. Rhythm or rate control in atrial fibrillation—pharmacological intervention in atrial fibrillation (PIAF): a randomised trial. Lancet. 2000;356(9244):1789–94. [pii]: S014067360003230X.

72. Hohnloser SH, Kuck KH. Randomized trial of rhythm or rate control in atrial fibrillation: the pharmacological intervention in atrial fibrillation trial (PIAF). Eur Heart J. 2001;22(10):801–2. doi:10.1053/euhj.2001.2596. [pii]: S0195668X01925965.

73. Gronefeld GC, Lilienthal J, Kuck KH, Hohnloser SH. Impact of rate versus rhythm control on quality of life in patients with persistent atrial fibrillation. Results from a prospective randomized study. Eur Heart J. 2003;24(15):1430–6. [pii]: S0195668X03002616.

74. Wyse DG, Waldo AL, DiMarco JP, Domanski MJ, Rosenberg Y, Schron EB, et al. A comparison of rate control and rhythm control in patients with atrial fibrillation. N Engl J Med. 2002;347(23):1825–33. doi:10.1056/NEJMoa021328. [pii]: 347/23/1825.

75. Van Gelder IC, Hagens VE, Bosker HA, Kingma JH, Kamp O, Kingma T, et al. A comparison of rate control and rhythm control in patients with recurrent persistent atrial fibrillation. N Engl J Med. 2002;347(23):1834–40. doi:10.1056/NEJMoa021375. [pii]: 347/23/1834.

76. Carlsson J, Miketic S, Windeler J, Cuneo A, Haun S, Micus S, et al. Randomized trial of rate-control versus rhythm-control in persistent atrial fibrillation: the strategies of treatment of atrial fibrillation (STAF) study. J Am Coll Cardiol. 2003;41(10):1690–6. [pii]: S0735109703003322.

77. Opolski G, Torbicki A, Kosior DA, Szulc M, Wozakowska-Kaplon B, Kolodziej P, et al. Rate control vs rhythm control in patients with nonvalvular persistent atrial fibrillation: the results of the polish how to treat chronic atrial fibrillation (HOT CAFE) study. Chest. 2004;126(2):476–86. doi:10.1378/chest.126.2.476. [pii]: 126/2/476.

78. Roy D, Talajic M, Nattel S, Wyse DG, Dorian P, Lee KL, et al. Rhythm control versus rate control for atrial fibrillation and heart failure. N Engl J Med. 2008;358(25):2667–77. doi:10.1056/NEJMoa0708789. [pii]: 358/25/2667.

79. Talajic M, Khairy P, Levesque S, Connolly SJ, Dorian P, Dubuc M, et al. Maintenance of sinus rhythm and survival in patients with heart failure and atrial fibrillation. J Am Coll Cardiol. 2010;55(17):1796–802. doi:10.1016/j.jacc.2010.01.023. [pii]: S0735-1097(10)00686-8.

80. de Denus S, Sanoski CA, Carlsson J, Opolski G, Spinler SA. Rate vs rhythm control in patients with atrial fibrillation: a meta-analysis. Arch Intern Med. 2005;165(3):258–62. doi:10.1001/archinte.165.3.258. [pii]: 165/3/258.

81. Shelton RJ, Clark AL, Goode K, Rigby AS, Houghton T, Kaye GC, et al. A randomised, controlled study of rate versus rhythm control in patients with chronic atrial fibrillation and heart failure: (CAFE-II study). Heart. 2009;95(11):924–30. doi:10.1136/hrt.2008.158931. [pii]: hrt.2008.158931.

82. Coplen SE, Antman EM, Berlin JA, Hewitt P, Chalmers TC. Efficacy and safety of quinidine therapy for maintenance of sinus rhythm after cardioversion. A meta-analysis of randomized control trials. Circulation. 1990;82(4):1106–16.

83. Flaker GC, Blackshear JL, McBride R, Kronmal RA, Halperin JL, Hart RG. Antiarrhythmic drug therapy and cardiac mortality in atrial fibrillation. The stroke prevention in atrial fibrillation investigators. J Am Coll Cardiol. 1992;20(3):527–32.

84. Fetsch T, Bauer P, Engberding R, Koch HP, Lukl J, Meinertz T, et al. Prevention of atrial fibrillation after cardioversion: results of the PAFAC trial. Eur Heart J. 2004;25(16):1385–94. doi:10.1016/j.ehj.2004.04.015.

85. Patten M, Maas R, Bauer P, Luderitz B, Sonntag F, Dluzniewski M, et al. Suppression of paroxysmal atrial tachyarrhythmias—results of the SOPAT trial. Eur Heart J. 2004;25(16):1395–404. doi:10.1016/j.ehj.2004.06.014.

86. Meinertz T, Lip GY, Lombardi F, Sadowski ZP, Kalsch B, Camez A, et al. Efficacy and safety of propafenone sustained release in the prophylaxis of symptomatic paroxysmal atrial fibrillation (the

European rythmol/rytmonorm atrial fibrillation trial [ERAFT] study). Am J Cardiol. 2002;90(12):1300–6. [pii]: S0002914902028679.

87. Anderson JL, Gilbert EM, Alpert BL, Henthorn RW, Waldo AL, Bhandari AK, et al. Prevention of symptomatic recurrences of paroxysmal atrial fibrillation in patients initially tolerating antiarrhythmic therapy. A multicenter, double-blind, crossover study of flecainide and placebo with transtelephonic monitoring. Flecainide supraventricular tachycardia study group. Circulation. 1989;80(6):1557–70.

88. Echt DS, Liebson PR, Mitchell LB, Peters RW, Obias-Manno D, Barker AH, et al. Mortality and morbidity in patients receiving encainide, flecainide, or placebo. The cardiac arrhythmia suppression trial. N Engl J Med. 1991;324(12):781–8.

89. Teo KK, Yusuf S, Furberg CD. Effects of prophylactic antiarrhythmic drug therapy in acute myocardial infarction. An overview of results from randomized controlled trials. JAMA. 1993;270(13):1589–95.

90. Akiyama T, Pawitan Y, Campbell WB, Papa L, Barker AH, Rubbert P, et al. Effects of advancing age on the efficacy and side effects of antiarrhythmic drugs in post-myocardial infarction patients with ventricular arrhythmias. The CAST investigators. J Am Geriatr Soc. 1992;40(7):666–72.

91. Daoud EG, Strickberger SA, Man KC, Goyal R, Deeb GM, Bolling SF, et al. Preoperative amiodarone as prophylaxis against atrial fibrillation after heart surgery. N Engl J Med. 1997;337(25):1785–91.

92. Roy D, Talajic M, Dorian P, Connolly S, Eisenberg MJ, Green M, et al. Amiodarone to prevent recurrence of atrial fibrillation. Canadian trial of atrial fibrillation investigators. N Engl J Med. 2000;342(13):913–20.

93. Chun SH, Sager PT, Stevenson WG, Nademanee K, Middlekauff HR, Singh BN. Long-term efficacy of amiodarone for the maintenance of normal sinus rhythm in patients with refractory atrial fibrillation or flutter. Am J Cardiol. 1995;76(1):47–50. [pii]: S0002914999807991.

94. Giri S, White CM, Dunn AB, Felton K, Freeman-Bosco L, Reddy P, et al. Oral amiodarone for prevention of atrial fibrillation after open heart surgery, the atrial fibrillation suppression trial (AFIST): a randomised placebo-controlled trial. Lancet. 2001;357(9259):830–6. doi:10.1016/S0140-6736(00)04196-9. [pii]: S0140-6736(00)04196-9.

95. Essebag V, Hadjis T, Platt RW, Pilote L. Amiodarone and the risk of bradyarrhythmia requiring permanent pacemaker in elderly patients with atrial fibrillation and prior myocardial infarction. J Am Coll Cardiol. 2003;41(2):249–54. [pii]: S0735109702027092.

96. Vorperian VR, Havighurst TC, Miller S, January CT. Adverse effects of low dose amiodarone: a meta-analysis. J Am Coll Cardiol. 1997;30(3):791–8.

[pii]: S0735-1097(97)00220-9.

97. Soyka LF, Wirtz C, Spangenberg RB. Clinical safety profile of sotalol in patients with arrhythmias. Am J Cardiol. 1990;65(2):74A–81A. discussion 82A–83A.

98. Fuster V, Ryden LE, Cannom DS, Crijns HJ, Curtis AB, Ellenbogen KA, et al. ACC/AHA/ESC 2006 guidelines for the management of patients with atrial fibrillation: full text: a report of the American college of cardiology/American heart association task force on practice guidelines and the European society of cardiology committee for practice guidelines (writing committee to revise the 2001 guidelines for the management of patients with atrial fibrillation) developed in collaboration with the European heart rhythm association and the heart rhythm society. Europace. 2006;8(9):651–745. doi:10.1093/europace/eul097. [pii]: 8/9/651.

99. Lehmann MH, Hardy S, Archibald D, MacNeil DJ. JTc prolongation with d, l-sotalol in women versus men. Am J Cardiol. 1999;83(3):354–9.

100. Lehmann MH, Hardy S, Archibald D, quart B, MacNeil DJ. Sex difference in risk of torsade de pointes with d, l-sotalol. Circulation. 1996;94(10):2535–41.

101. Deneer VH, van Hemel NM. Is antiarrhythmic treatment in the elderly different? A review of the specific changes. Drugs Aging. 2011;28(8):617–33. doi:10.2165/11591680-000000000-00000.

102. Bianconi L, Castro A, Dinelli M, Alboni P, Pappalardo A, Richiardi E, et al. Comparison of intravenously administered dofetilide versus amiodarone in the acute termination of atrial fibrillation and flutter. A multicentre, randomized, double-blind, placebo-controlled study. Eur Heart J. 2000;21(15):1265–73. doi:10.1053/euhj.1999.2039. [pii]: S0195668X99920390.

103. Volgman AS, Carberry PA, Stambler B, Lewis WR, Dunn GH, Perry KT, et al. Conversion efficacy and safety of intravenous ibutilide compared with intravenous procainamide in patients with atrial flutter or fibrillation. J Am Coll Cardiol. 1998;31(6):1414–9. [pii]: S0735-1097(98)00078-3.

104. Moller M, Torp-Pedersen CT, Kober L. Dofetilide in patients with congestive heart failure and left ventricular dysfunction: safety aspects and effect on atrial fibrillation. The Danish investigators of arrhythmia and mortality on dofetilide (DIAMOND) study group. Congest Heart Fail. 2001;7(3):146–50.

105. Sun W, Sarma JS, Singh BN. Chronic and acute effects of dronedarone on the action potential of rabbit atrial muscle preparations: comparison with amiodarone. J Cardiovasc Pharmacol. 2002;39(5):677–84.

106. Cheng JW. New and emerging antiarrhythmic and anticoagulant agents for atrial fibrillation. Am J Health Syst Pharm. 2010;67(9 Suppl 5):S26–34. doi:10.2146/ajhp100154. [pii]: 67/9_Supplement_5/S26.

107. Patel C, Yan GX, Kowey PR. Dronedarone. Circulation. 2009;120(7):636–44. doi:10.1161/CIRCULATIONAHA.109.858027. [pii]: 120/7/636.

108. Singh BN, Connolly SJ, Crijns HJ, Roy D, Kowey PR, Capucci A, et al. Dronedarone for maintenance of sinus rhythm in atrial fibrillation or flutter. N Engl J Med. 2007;357(10):987–99. doi:10.1056/NEJMoa054686. [pii]: 357/10/987.

109. Kober L, Torp-Pedersen C, McMurray JJ, Gotzsche O, Levy S, Crijns H, et al. Increased mortality after dronedarone therapy for severe heart failure. N Engl J Med. 2008;358(25):2678–87. doi:10.1056/NEJMoa0800456. [pii]: 358/25/2678.

110. Hohnloser SH, Crijns HJ, van Eickels M, Gaudin C, Page RL, Torp-Pedersen C, et al. Effect of dronedarone on cardiovascular events in atrial fibrillation. N Engl J Med. 2009;360(7):668–78. doi:10.1056/NEJMoa0803778. [pii]: 360/7/668.

111. Le Heuzey JY, De Ferrari GM, Radzik D, Santini M, Zhu J, Davy JM. A short-term, randomized, double-blind, parallel-group study to evaluate the efficacy and safety of dronedarone versus amiodarone in patients with persistent atrial fibrillation: the DIONYSOS study. J Cardiovasc Electrophysiol. 2010;21(6):597–605. doi:10.1111/j.1540-8167.2010.01764.x. [pii]: JCE1764.

112. Connolly SJ, Camm AJ, Halperin JL, Joyner C, Alings M, Amerena J, et al. Dronedarone in high-risk permanent atrial fibrillation. N Engl J Med. 2011;365(24):2268–76. doi:10.1056/NEJMoa1109867.

113. Wann LS, Curtis AB, January CT, Ellenbogen KA, Lowe JE, Estes 3rd NA, et al. 2011 ACCF/AHA/HRS focused update on the management of patients with atrial fibrillation (updating the 2006 guideline): a report of the American college of cardiology foundation/American heart association task force on practice guidelines. Circulation. 2011;123(1):104–23. doi:10.1161/CIR.0b013e3181fa3cf4. [pii]: CIR.0b013e3181fa3cf4.

114. Williams BR, Kim J. Cardiovascular drug therapy in the elderly: theoretical and practical considerations. Drugs Aging. 2003;20(6):445–63. [pii]: 2064.

115. Vadiei K, Troy S, Korth-Bradley J, Chiang ST, Zimmerman JJ. Population pharmacokinetics of intravenous amiodarone and comparison with two-stage pharmacokinetic analysis. J Clin Pharmacol. 1997;37(7):610–7.

116. Hamer A, Peter T, Mandel WJ, Scheinman MM, Weiss D. The potentiation of warfarin anticoagulation by amiodarone. Circulation. 1982;65(5):1025–9.

117. Tsang P, Gerson B. Understanding digoxin use in the elderly patient. Clin Lab Med. 1990;10(3):479–92.

118. Marinigh R, Lip GY, Fiotti N, Giansante C, Lane DA. Age as a risk factor for stroke in atrial fibrillation patients implications for thromboprophylaxis: Implications for thromboprophylaxis. J Am Coll Cardiol. 2010;56(11):827–37. doi:10.1016/j.jacc.2010.05.028. [pii]: S0735-1097(10)02415-0.

119. van Walraven C, Hart RG, Connolly S, Austin PC, Mant J, Hobbs FD, et al. Effect of age on stroke prevention therapy in patients with atrial fibrillation: the atrial fibrillation investigators. Stroke. 2009;40(4):1410–6. doi:10.1161/STROKEAHA.108.526988.

120. Risk factors for stroke and efficacy of antithrombotic therapy in atrial fibrillation. Analysis of pooled data from five randomized controlled trials. Arch Intern Med. 1994:154 (13):1449–57

121. Hart RG, Pearce LA, McBride R, Rothbart RM, Asinger RW. Factors associated with ischemic stroke during aspirin therapy in atrial fibrillation: analysis of 2012 participants in the SPAF I–III clinical trials. The stroke prevention in atrial fibrillation (SPAF) investigators. Stroke. 1999;30(6):1223–9.

122. Gage BF, van Walraven C, Pearce L, Hart RG, Koudstaal PJ, Boode BS, et al. Selecting patients with atrial fibrillation for anticoagulation: stroke risk stratification in patients taking aspirin. Circulation. 2004;110(16):2287–92. doi:10.1161/01.CIR.0000145172.55640.93. [pii]: 01.CIR.0000145172.55640.93.

123. Lane DA, Lip GY. Female gender is a risk factor for stroke and thromboembolism in atrial fibrillation patients. Thromb Haemost. 2009;101(5):802–5. [pii]: 09050802.

124. Lip GY, Nieuwlaat R, Pisters R, Lane DA, Crijns HJ. Refining clinical risk stratification for predicting stroke and thromboembolism in atrial fibrillation using a novel risk factor-based approach: the euro heart survey on atrial fibrillation. Chest. 2010;137(2):263–72. doi:10.1378/chest.09-1584. [pii]: chest.09-1584.

125. Hylek EM. Contra: 'Warfarin should be the drug of choice for thromboprophylaxis in elderly patients with atrial fibrillation'. Caveats regarding use of oral anticoagulant therapy among elderly patients with atrial fibrillation. Thromb Haemost. 2008;100(1):16–7. doi:10.1160/TH08-06-0343. [pii]: 08070016.

126. Torn M, Bollen WL, van der Meer FJ, van der Wall EE, Rosendaal FR. Risks of oral anticoagulant therapy with increasing age. Arch Intern Med. 2005;165(13):1527–32. doi:10.1001/archinte.165.13.1527.

127. Fang MC, Go AS, Chang Y, Hylek EM, Henault LE, Jensvold NG, et al. Death and disability from warfarin-associated intracranial and extracranial hemorrhages. Am J Med. 2007;120(8):700–5. doi:10.1016/j.amjmed.2006.07.034.

128. Gage BF, Yan Y, Milligan PE, Waterman AD, Culverhouse R, Rich MW, et al. Clinical classification schemes for predicting hemorrhage: results from the national registry of atrial fibrillation (NRAF). Am Heart J. 2006;151(3):713–9.

doi:10.1016/j.ahj.2005.04.017.

129. Fang MC, Go AS, Chang Y, Borowsky LH, Pomernacki NK, Udaltsova N, et al. A new risk scheme to predict warfarin-associated hemorrhage: The ATRIA (anticoagulation and risk factors in atrial fibrillation) study. J Am Coll Cardiol. 2011;58(4): 395–401. doi:10.1016/j.jacc.2011.03.031.

130. Pisters R, Lane DA, Nieuwlaat R, de Vos CB, Crijns HJ, Lip GY. A novel user-friendly score (HAS-BLED) to assess one-year risk of major bleeding in atrial fibrillation patients: The Euro heart survey. Chest. 2010. doi:10.1378/chest.10-0134. chest.10-0134 [pii].

131. van Walraven C, Hart RG, Singer DE, Laupacis A, Connolly S, Petersen P, et al. Oral anticoagulants vs aspirin in nonvalvular atrial fibrillation: an individual patient meta-analysis. JAMA. 2002;288(19): 2441–8. [pii]: doi:jcc20007.

132. Connolly S, Pogue J, Hart R, Pfeffer M, Hohnloser S, Chrolavicius S, et al. Clopidogrel plus aspirin versus oral anticoagulation for atrial fibrillation in the atrial fibrillation clopidogrel trial with irbesartan for prevention of vascular events (ACTIVE W): a randomised controlled trial. Lancet. 2006;367(9526): 1903–12. doi:10.1016/S0140-6736(06)68845-4. [pii]: S0140-6736(06)68845-4.

133. van Ryn J, Stangier J, Haertter S, Liesenfeld KH, Wienen W, Feuring M, et al. Dabigatran etexilate–a novel, reversible, oral direct thrombin inhibitor: interpretation of coagulation assays and reversal of anticoagulant activity. Thromb Haemost. 2010;103(6):1116–27. doi:10.1160/TH09-11-0758.

134. Stangier J, Stahle H, Rathgen K, Fuhr R. Pharmacokinetics and pharmacodynamics of the direct oral thrombin inhibitor dabigatran in healthy elderly subjects. Clin Pharmacokinet. 2008;47(1): 47–59. [pii]: 4715.

135. Connolly SJ, Ezekowitz MD, Yusuf S, Eikelboom J, Oldgren J, Parekh A, et al. Dabigatran versus warfarin in patients with atrial fibrillation. N Engl J Med. 2009;361(12):1139–51. doi:10.1056/NEJMoa0905561. [pii]: NEJMoa0905561.

136. Eikelboom JW, Wallentin L, Connolly SJ, Ezekowitz M, Healey JS, Oldgren J, et al. Risk of bleeding with 2 doses of dabigatran compared with warfarin in older and younger patients with atrial fibrillation: an analysis of the randomized evaluation of long-term anticoagulant therapy (RE-LY) trial. Circulation. 2011;123(21):2363–72. doi:10.1161/CIRCULA-TIONAHA.110.004747.

137. Skanes AC, Healey JS, Cairns JA, Dorian P, Gillis AM, McMurtry MS, et al. Focused 2012 update of the Canadian cardiovascular society atrial fibrillation guidelines: recommendations for stroke prevention and rate/rhythm control. Can J Cardiol. 2012;28(2):125–36. doi:10.1016/j.cjca.2012.01.021.

138. De Caterina R, Husted S, Wallentin L, Andreotti F, Arnesen H, Bachmann F, et al. New oral anticoagulants in atrial fibrillation and acute coronary syndromes: ESC working group on thrombosis-task force on anticoagulants in heart disease position paper. J Am Coll Cardiol. 2012;59(16):1413–25. doi:10.1016/j.jacc.2012.02.008.

139. Stangier J, Feuring M. Using the HEMOCLOT direct thrombin inhibitor assay to determine plasma concentrations of dabigatran. Blood Coagul Fibrinolysis. 2012;23(2):138–43. doi:10.1097/MBC.0b013e32834f1b0c.

140. Samama MM. The mechanism of action of rivaroxaban—an oral, direct Factor Xa inhibitor—compared with other anticoagulants. Thromb Res. 2011;127(6):497–504. doi:10.1016/j.thromres.2010.09.008.

141. Patel MR, Mahaffey KW, Garg J, Pan G, Singer DE, Hacke W, et al. Rivaroxaban versus warfarin in nonvalvular atrial fibrillation. N Engl J Med. 2011;365(10):883–91. doi:10.1056/NEJMoa1009638.

142. Carreiro J, Ansell J. Apixaban, an oral direct Factor Xa inhibitor: awaiting the verdict. Expert Opin Investig Drugs. 2008;17(12):1937–45. doi:10.1517/13543780802528625.

143. Granger CB, Alexander JH, McMurray JJ, Lopes RD, Hylek EM, Hanna M, et al. Apixaban versus warfarin in patients with atrial fibrillation. N Engl J Med. 2011;365(11):981–92. doi:10.1056/NEJMoa1107039.

144. Connolly SJ, Eikelboom J, Joyner C, Diener HC, Hart R, Golitsyn S, et al. Apixaban in patients with atrial fibrillation. N Engl J Med. 2011;364(9):806–17. doi:10.1056/NEJMoa1007432.

145. Lahaye SA, Gibbens SL, Ball DG, Day AG, Olesen JB, Skanes AC. A clinical decision aid for the selection of antithrombotic therapy for the prevention of stroke due to atrial fibrillation. Eur Heart J. 2012;33(17): 2163–71. doi:10.1093/eurheartj/ehs167.

146. Eerenberg ES, Kamphuisen PW, Sijpkens MK, Meijers JC, Buller HR, Levi M. Reversal of rivaroxaban and dabigatran by prothrombin complex concentrate: a randomized, placebo-controlled, crossover study in healthy subjects. Circulation. 2011;124(14):1573–9. doi:10.1161/CIRCULA-TIONAHA.111.029017.

147. Kaatz S, Kouides PA, Garcia DA, Spyropolous AC, Crowther M, Douketis JD, et al. Guidance on the emergent reversal of oral thrombin and factor Xa inhibitors. Am J Hematol. 2012;87 Suppl 1:S141–5. doi:10.1002/ajh.23202.

148. Calkins H, Kuck KH, Cappato R, Brugada J, Camm AJ, Chen SA, et al. 2012 HRS/EHRA/ECAS expert consensus statement on catheter and surgical ablation of atrial fibrillation: recommendations for patient selection, procedural techniques, patient management and follow-up, definitions, endpoints, and research

老年与心力衰竭

trial design. J Interv Card Electro-physiol. 2012;33(2): 171–257. doi:10.1007/s10840-012-9672-7.

149. Calkins H, Reynolds MR, Spector P, Sondhi M, Xu Y, Martin A, et al. Treatment of atrial fibrillation with antiarrhythmic drugs or radiofrequency ablation: two systematic literature reviews and meta-analyses. Circ Arrhythm Electrophysiol. 2009;2(4):349–61.doi:10.1161/CIRCEP.108.824789. [pii]: CIRCEP.108.824789.

150. Zado E, Callans DJ, Riley M, Hutchinson M, Garcia F, Bala R, et al. Long-term clinical efficacy and risk of catheter ablation for atrial fibrillation in the elderly. J Cardiovasc Electrophysiol. 2008;19(6):621–6. doi:10.1111/j.1540-8167.2008.01183.x.

151. Hsu LF, Jais P, Sanders P, Garrigue S, Hocini M, Sacher F, et al. Catheter ablation for atrial fibrillation in congestive heart failure. N Engl J Med. 2004; 351(23):2373–83. doi:10.1056/NEJMoa041018. [pii]: 351/23/2373.

152. Wilber DJ, Pappone C, Neuzil P, De Paola A, Marchlinski F, Natale A, et al. Comparison of antiarrhythmic drug therapy and radiofrequency catheter ablation in patients with paroxysmal atrial fibrillation: a randomized controlled trial. JAMA. 2010;303(4): 333–40.

153. Lakkireddy D, Reddy YM, Di Biase L, Vanga SR, Santangeli P, Swarup V, et al. Feasibility and safety of dabigatran versus warfarin for periprocedural anticoagulation in patients undergoing radiofrequency ablation for atrial fibrillation: results from a multicenter prospective registry. J Am Coll Cardiol. 2012;59(13): 1168–74. doi:10.1016/j.jacc.2011.12.014.

154. Lim KT, Davis MJ, Powell A, Arnolda L, Moulden K, Bulsara M, et al. Ablate and pace strategy for atrial fibrillation: long-term outcome of AIRCRAFT trial. Europace. 2007;9(7):498–505. doi:10.1093/europace/eum091. [pii]: eum091.

155. Kay GN, Ellenbogen KA, Giudici M, Redfield MM, Jenkins LS, Mianulli M, et al. The Ablate and Pace Trial: a prospective study of catheter ablation of the AV conduction system and permanent pacemaker implantation for treatment of atrial fibrillation. APT Investigators. J Interv Card Electrophysiol. 1998;2(2):121–35.

156. Wood MA, Brown-Mahoney C, Kay GN, Ellenbogen KA. Clinical outcomes after ablation and pacing therapy for atrial fibrillation: a meta-analysis. Circulation. 2000;101(10):1138–44.

157. Leong DP, Mitchell AM, Salna I, Brooks AG, Sharma G, Lim HS, et al. Long-term mechanical consequences of permanent right ventricular pacing: effect of pacing site. J Cardiovasc Electrophysiol. 2010;21(10): 1120–6. doi:10.1111/j.1540-8167.2010.01804.x. [pii]: JCE1804.

158. Tse HF, Lau CP. Long-term effect of right ventricular pacing on myocardial perfusion and function. J Am Coll Cardiol. 1997;29(4):744–9. [pii]: S0735109796005864.

159. Doshi RN, Daoud EG, Fellows C, Turk K, Duran A, Hamdan MH, et al. Left ventricular-based cardiac stimulation post AV nodal ablation evaluation (the PAVE study). J Cardiovasc Electrophysiol. 2005;16(11): 1160–5. doi:10.1111/j.1540-8167.2005.50062.x. [pii]: JCE50062.

160. Khan MN, Jaïs P, Cummings J, Di Biase L, Sanders P, Martin DO, et al. Pulmonary-vein isolation for atrial fibrillation in patients with HF. N Engl J Med. 2008;359(17):1778–85.

第六章　老年心力衰竭患者临床监护下的优化治疗

Optimizing Therapy of Heart Failure in the Aging Population with Monitoring in Clinics

John R. Dimitry 和 Justin A. Ezekowitz

（万昕红　译）

引言

近年来，心衰的发病率和患病率已上升到流行病的程度[1-2]。在加拿大，心衰累及 50 万人，每年确诊新增 5 万例[3-4]。心衰的负担直接与年龄相关，其中小于 50 岁的成年人占 1%，而在 80 岁以上的人群中心衰患病率超过 10%。1999 年大约 80% 因心衰住院的患者年龄大于 65 岁，大约 50% 的老年心衰患者在出院后 6 个月内需再次住院[5-6]。在多学科团队管理下的门诊心衰优化治疗被证实可减少再住院率和死亡率[7-8]。这样的团队由内科医生（通常是心脏专科医生，但很多情况下也可是全科医生）、护士、药剂师、营养师、社会工作者、物理治疗师，以及病案管理者组成[1,9]（图 6-1）。一些当代的随机试验显示，和常规护理相比，多学科心衰干预团队可减少 50% 再住院率[8]。

专业的多学科心衰团队独特的配置可早期识别症状恶化和疾病进展，完善循证医学为基础的药物治疗，减少药物不良事件（ADE），查明和去除有害的药物使用和饮食习惯，讨论临终选择，通过持续的教育和积极的监测解决社会心理和财务的障碍。除了门诊，多学科团队还通过电话联络、家访以及与一线医师持续的合作密切随访患者。总体目标是改善临床预后，提高生活质量，改善功能。

老年人心衰管理面临着独特的挑战。尽管大多

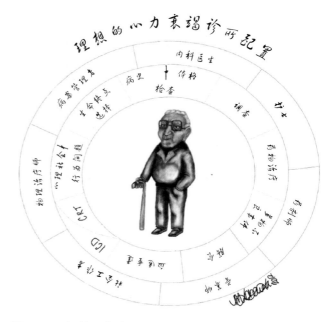

图 6-1　理想的心衰诊所配置：所有卫生保健专业人士必须保证心衰患者的每一方面都得到恰当处理。例如，营养师需知道如果有反复的心衰发作应直接进行相应咨询。同样，一名社会工作者和药剂师需意识到每一种新药或每一次药物的变化都可能影响到患者的依从性或对药物的承受能力（获得 Marissa Kobewka，BSc 授权）

数关于 ACE 阻滞剂、β 受体阻滞剂、植入式心脏复律除颤器（ICD）以及心脏再同步治疗（CRT）的大型随机试验纳入很多老年患者，但这些试验的平均年龄为 60 岁，很多患者由于基线合并症被排

除[10-12]。年龄和合并症的患病率增加显著相关，优化的治疗需彻底了解心衰和其他重要的与年龄相关的合并情况，如老年脆性、肾衰竭、认知障碍以及功能下降。多学科的方法和对心血管疾病、老年病学以及内科学透彻的理解都是必要的（图6-1）。医疗保健专业人士往往忽略一些重要的因素，即心衰的干预可能进一步造成患者的脆性和管理的复杂性。

症状的评估

心衰专业团队的早期诊断和对心衰症状进展的识别可有助于减少心衰住院和再住院。老年患者的症状常不典型，标准的心衰病史和体格检查需结合正常的同龄老人来理解[13-14]。识别老年患者的基线功能状态尤为重要，但是功能状态指的是正常的与年龄相匹配的对照人群的运动能力。正常老年人可由于活动量少而出现轻微活动下的气短，也可由于慢性静脉功能不全造成腿肿[15-16]。也许问一个脆弱的老年患者，在呼吸困难发生之前可走几个街区或上几级台阶是不合适的，因为这些患者可能平时活动量就很小，即便没有心衰也很容易疲劳。骨科情况的限制可进一步使病情恶化。一些合并的情况，如抑郁、慢性肺疾病、肾衰竭和贫血都可导致相似的功能减退和掩盖心衰诊断。因此，在日常活动中调查可观察到的变化非常必要，例如了解整理被褥、走进浴室或每天早晨穿衣服的活动。如果患者夜间坐在椅子上睡觉提示端坐呼吸和夜间阵发性呼吸困难。体重增加可能是因为久坐的生活方式和肥胖而不是体液潴留。心衰患者和脆弱的老年患者的身体组成可能与严重的肌肉减少症类似[17-18]。尽管认知能力下降在慢性心衰患者非常普遍，它也是年龄相关的血管疾病和阿尔茨海默病的表现之一[19-21]。慢性肺疾病可能导致咳嗽和肺捻发音，这也是心衰的两个常见表现。颈静脉压力在心衰恶化时升高，但也可在 COPD 或慢性肺栓塞导致的肺动脉高压患者中升高。总之，心衰传统意义上的症状和体征在老年人中缺乏特异性，卫生保健人员必须熟悉患者个体化的合并疾病和基线功能状态。来自患者家庭和护理人员的信息有助于甄别不典型的症状和老年人综合征造成的模糊诊断。

一旦心衰被诊断，NYHA 分级系统常用于心功能分级[3,22-23]。由于先前存在功能限制的很多老年患者伴有或不伴心衰，NYHA 分级可能难以适用，因此应该尝试了解与健康的年龄相匹配的人群能做到什么。居民评价文书（RAI）2.0 可能为更多老年心衰患者提供有用信息[24]。使用 MoCA 和加拿大健康和年龄研究（CSHA）脆性评分有助于分别筛选认知障碍和脆性[25-26]。

检查

尽管心衰是一个临床诊断，检查可支持诊断或者排除其他那些可导致某些症状和体征的心脏原因，同时可监测疾病进展。经胸超声心动图（TTE）是评价左心室（LV）功能和鉴别收缩性和舒张性心功能不全的影像学手段。TTE 也可明确瓣膜、心肌以及心包的异常。后续的 TTE 也可以作为监测疾病进展和药物治疗效果的手段。胸片是另外一种标准的影像学手段，为诊断和预后提供重要的信息。然而，和慢性肺疾病、脊柱退行性变一样，相似的病史和体格检查，其特异性随着年龄的增长而下降，这一现象可能会使对病情的理解变得模糊。常规血液检查，如全血细胞计数、肾功能、电解质和 TSH 对所有患者的诊断都是必要的，如果需要，为了解释患者临床情况的恶化，可复查以排除混杂的变量。贫血、肾衰竭和甲状腺功能减低是常见的老年综合征，可能和心衰症状一致并参与心衰的进展。很多不良药物事件（ADE）涉及代谢紊乱，对心衰患者需做出迅速调整。老年人联合使用 ACE 抑制剂和袢利尿剂可显著减少肾灌注，而在老年人使用螺内酯将增加高钾血症的风险。

N 端 B 型利钠肽（N-BNP）检查对于心衰是非常有用的辅助诊断和了解预后的血液检查，对老年人值得采用。正常的 BNP 水平可有助于排除心衰，而异常的 BNP 水平则有助于医疗团队对可疑的心衰做出诊断[23,27]。在老年人，BNP 特异性较差，BNP 水平升高可能仅反映高龄。常见的老年疾病，如肾衰竭、慢性阻塞性肺疾病（COPD）和肺栓塞都可以导致血清 BNP 水平升高[28-29]。

近来，BNP 水平已用于指导心衰治疗。对于心衰患者，连续的 BNP 检测比孤立的 BNP 检测更重要。对比每次门诊随访基线值的测量，如体液平衡状态为体内容量状态和利尿剂及其他的治疗调整提供了重要信息[30]。在一名假设接受了优化的药物治疗，且有恰当的饮食控制的患者，持续异常的 BNP 水平可能提示依从性不好，也可能存在由于盐摄入过多和（或）利尿剂和其他心衰药物使用依从性差引起的持续容量负荷增加。近来的证据对比了 BNP 指导的心衰治疗和症状指导的心衰治疗。尽管 BNP 指导的心衰治疗被证实可降低 60～75 岁患者的心衰住院率，但在 75 岁以上患者中不仅没有优势，而且可能增加严重不良事件，如肾衰竭和低血压，这与年龄相关的口渴机制损害和药代动力学过程有关[31]。

药物治疗

循证医学基础上的药物治疗可改善收缩性心衰患者的生活质量和临床预后。尽管临床试验中并没有很好评估脆弱的老年患者，其心衰治疗策略类似年轻患者。基于保护 LV 收缩功能的心衰管理的证据还不多。基本原则是通过优化的血压控制改善心室松弛性。为了减少不良药物事件，必须考虑到年龄相关的药代动力学变化。高龄直接与低体重和体内水分减少有关。这些可导致分布容积减低和亲水性药物的血浆浓度增高，如血管紧张素转化酶（ACE）抑制剂和地高辛。相反，随年龄增加体脂增加，导致亲脂性药物的血浆浓度增加，如 β 受体阻滞剂。年龄相关的白蛋白浓度减低可导致一些药物如华法林和水杨酸盐的游离药物浓度增加。另外，老年患者的肝肾血流减少，导致由肝和肾代谢和排出的药物的血清浓度增加。这些药代动力学异常决定了老年人给药应从小剂量开始，逐渐滴定。老年患者的合并疾病通常都需药物治疗，在已有的基础药物之上增加的心衰药物治疗可能增加药物-药物之间以及药物-疾病之间的相互作用。

尽管大型临床研究中并没有比较袢利尿剂和安慰剂对死亡率或再住院率的影响，前者依旧是改善慢性心衰患者症状的重要临床用药。老年患者由于口渴机制损害，脱水的概率更高，所以给药前评价以及经常性再评价其液体平衡状态非常重要[6]。更大剂量的袢利尿剂治疗（中间值为 80mg/d 的呋塞米）与肾功能恶化以及死亡有关[32]。当液体潴留已改善，应减少或停用利尿剂以避免脱水。密切观察治疗期间发生的疾病可预防并发症出现。患者每一次复诊都应询问其是否

有疲劳，头晕和晕厥发生。直立性低血压定义为站立位收缩压降低超过 20mmHg 或舒张压降低超过 10mmHg，这一现象在老年人尤为常见[33-34]。常规监测电解质和肾功能，必要时补充钾、镁或钙。但是这些补充剂的作用和安全性有限，如果可能，应避免过多用药。

ACE 抑制剂是 LV 收缩功能药物治疗的基石，但这类药物对保护舒张功能和预防高血压导致的进行性 LV 肥厚也有作用[3,22-23]。它们改善了患者的症状和心功能，预防重构，减少合并症和死亡率。对 34 项 LVEF＜40％的心衰患者使用 ACE 阻滞剂治疗的双盲 RCT 发现，死亡率显著降低（OR＝0.77，95％CI 为 0.67～0.88）[35]。这些试验没有纳入老年患者，纳入患者的平均年龄 60 岁，而且很多有合并症的患者被排除。即便这样，仍有大量文献报道老年人群也可从 ACE 阻滞剂获益。因此心衰治疗中，ACE 阻滞剂应尽早从小量开始使用，并缓慢滴定至大型 RCT 证实的有效剂量，直至最大耐受剂量。需监测的内容包括有症状的低血压、肾功能不全、血管性水肿、高血钾，以及持续咳嗽。在使用这类药物之前应纠正低钠血症、高钾血症和容量消耗。ACE 阻滞剂使用之初血清肌酐增加 30％左右是正常反应，不必立即停药。有症状的低血压发生时，也不必立刻停止使用 ACE 阻滞剂。但减量很必要。减少利尿剂的剂量也是一可行策略。和 ACE 阻滞剂相比，血管紧张素受体拮抗剂（ARB）是一种二线用药。ARB 治疗的证据也比 ACE 阻滞剂少，因此只有当有明确的 ACE 阻滞剂不耐受时，可用 ARB 替代。对 ACE 阻滞剂和 ARB 都不耐受的患者可考虑硝酸酯和肼屈嗪治疗。

β 受体阻滞剂已被证实可降低心衰患病率和死亡率[36]。这类药物可改善症状、降低心率并增加 EF，应在治疗早期使用，在开始使用 ACE 阻滞剂或 ARB 以后使用。与 ACE 阻滞剂类似，应以小剂量开始，逐渐滴定至最高的可耐受的剂量。患者应在血容量正常的状态下开始使用 β 受体阻滞剂。也有一些证据显示在老年人群中，β 受体阻滞剂可能导致潜在的 COPD 恶化。然而，Hogg 和 McMurray 2006 年进行的大规模队列研究对比了 EF 正常的心衰患者和 EF 降低的心衰患者，结果显示，和更广泛应用 β 受体阻滞剂的收缩功能降低的心衰患者相比，COPD 对于 EF 正常的心衰患者是一个很

强的不良预后的预测因子[37]。传导系统退化在老年人群中很常见，β受体阻滞剂可加重这一情况。经常行心电图检测以明确是否存在严重的心动过缓或高度房室（AV）传导阻滞非常必要。应避免突然的β受体阻滞剂大幅度减量或撤药，这样做可能诱发心率反弹，造成心动过速，导致脆弱的老年患者快速失代偿。

醛固酮拮抗剂可能导致致命性的并发症——高钾血症，尤其在肾功能减低、使用 ACE 阻滞剂或 ARB，以及急性脱水疾病的老年人[38]。基于 TIME-CHF 的分析显示老年心衰人群中使用螺内酯（安体舒通）与肾功能恶化和死亡率增加有关[32]。但在密切监测肾功能、电解质和血压的前提下，螺内酯能降低 NY-HA Ⅱ～Ⅲ级患者的死亡率[39]。

对于持续有症状的患者，可考虑使用地高辛治疗。高龄患者使用地高辛应极为小心。因为它的治疗窗窄，老年患者肌肉质量减少，肾功能下降，使用地高辛存在致命性毒性。

除了给患者使用循证医学证实的心衰药物，卫生保健人员必须细心辨认和排除有潜在危险并发症的药物。骨关节炎和慢性疼痛在老年人群中非常普遍，这使得 NSAID 在老年人中广泛使用。近来的研究显示，大于 20％的≥60 岁的心衰患者在使用 NSAID[40]。可观的证据显示，使用 NSAID 可增加心衰患者的住院率。遗憾的是，很多卫生保健人员不能识别使用 NSAID 的心衰患者。研究显示，与常规用药史询问相比，对镇痛药史的关注可更好发现 NSAID 的使用。实际上，近来的试验已显示，经过恰当培训的卫生保健人员可通过获得镇痛药史来使 NSAID 的使用率从 22％降低到 7％[40]。总体上看，经过恰当的患者教育，并有合适的替代药时，患者都愿意停用 NSAID，包括以对乙酰氨基酚和小剂量阿片类药物为基础的治疗。

植入性心脏装置

老年人罹患冠状动脉疾病、瓣膜病和传导系统异常的概率更高，这些疾病都可能导致心衰和死亡。对于老年人 CAD（如 PCI 或 CABG）或瓣膜功能不全采取积极干预措施的证据很少，与电活动相关的治疗应更加谨慎。尽管介入治疗对这些问题可行，但这样的侵入性治疗对于老年人要以个体化为原则。门诊可为讨论这些问题提供有价值的机会，还应考虑到老年患者的脆性和生理储备可能带来的更高的外科并发症的风险。另外，ICD 用于心脏猝死的一级和二级预防治疗对于更可能死于非心脏原因的患者可能不合适[41-42]。然而，心脏再同步治疗对于症状管理和减少住院率具有实际的意义。例如，CARE-HF 研究显示了较之单独接受药物治疗的患者，心衰患者和心脏去同步化患者在接受心脏同步治疗之后，症状显著改善，生活质量也提高[43]。并不是所有患者都需要或希望接受 ICD 治疗，但很多患者可能更愿意以较低的成本通过 CRT 装置（只是不需要其中的除颤功能）来改善症状。当老年心衰患者有介入治疗的意愿时，医疗护理人员必须关注其合并的疾病、脆性、生理储备和治疗目标。

饮食注意事项

饮食限制是所有心衰患者优化治疗重要的元素。老年心衰人群由于认知能力和功能下降、较低的社会经济状态，对于饮食控制依从性尤其差。门诊可以为患者提供理想场所讨论加强严格饮食控制的重要性。根据加拿大心血管协会的建议，有症状的患者每日盐摄入应限制在 2～3g，而那些进展的心衰患者和有液体潴留的患者应把盐摄入限制在每日 1～2g[3]。尽管在很多病例中液体限制并不必要，但对于有明显水肿和液体潴留的患者每天摄入量应限制在 2L 以内[3]。很多老年患者已出现口服摄入不足，因此是否采用能量限制对于体重减轻的患者应有个体化的态度。近来，Arcand 等发表的研究显示，限盐本身直接与每日能量摄入相关[44]。正因如此，可能我们不应另外对能量摄入限制。Arcand 的研究也显示伴或不伴心衰的老年人都同样有维生素和微量元素摄入不足的可能，因此应关注除了盐摄入和液体摄入以外的营养咨询。2005 年 Arcand 进行的随机试验提出了多学科心衰护理的重要性[45]。对于心衰患者，膳食模式咨询比单一倡导减少饮食盐摄入更有效。

其他的注意事项

社会经济学因素在老年人心衰管理中扮演了重要的角色。高成本的医疗和依从性差有显著关联。因此，应在治疗早期识别和解决患者的经济障碍。社会工作者在门诊阶段介入有利于缓解这种矛盾（图 6-1）。

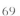

老年人的社会心理和行为模式很常见。年龄增长通常带来的社会孤立，独立性下降，以及找医生困难。更多的孤立来自于驾照丧失，家庭支持和其他支持丧失，以及缺乏参加有益活动的适当手段，这些都导致心衰其他方面管理的困难。多学科管理的建议涉及患者、家庭和护理者所构成的高效率和有效方式，并在门诊随访中持续应用这一方式解决问题。精神科医生的快速评估和早期药物治疗可缓解心衰患者的抑郁并进一步改善并发症。

门诊是讨论老年慢性心衰患者生命终末期选择的最理想的场所。近来的证据显示老年心衰患者更愿意明确其临终选择。这些选择往往不适宜在住院期间提出，因为那时候他们往往在疾病的急性期，没有能力进行选择。同情、尊敬和相互理解是终末期咨询的基础。门诊为患者提供了有价值的关于抢救措施和高级生命支持干预措施以及代理决策者的介绍。老年患者通常都被假设，比起长寿更愿意改善生活质量。但同时代人的相关数据显示，实际上大多数患者在意长寿胜过生活质量。如必要，超过50％的患者都愿意接受抢救[46]。

除了优化的治疗，早期讨论姑息治疗的方式可改善持续进展的心衰患者的生活质量。姑息治疗应该以患者的个体化需求和患者症状为基础，而不是对预期寿命的估计[26]。门诊提供了评估持续进展心衰患者症状和体征的机会，而且确保所有心衰管理策略都已被考虑并优化。姑息治疗应在患者还有交流其愿望的时候立刻开始[47]。机械辅助循环装置、正性变力性药物、胸腔引流装置、ICD失活、阿片类药物、咖啡因，以及临终关怀转运都是姑息治疗可实施的选择，都应在患者的治疗目标和合并症基础上个体化实施[26]。

结论

由于人群年龄和心脏疾病治疗的进展，心衰住院患者的中位数年龄正在增加，而且还会继续增加。对门诊心衰患者的治疗进行优化和监测可减少这一有流行趋势的疾病的住院率和经济负担。尽管心衰治疗原则在所有患者都很相似，但老年患者的治疗仍有其独特性。熟悉心衰的不典型症状，老年综合征，年龄相关的药代动力学变化，社会和行为模式，以及临终探讨，可显著改善门诊患者的心衰管理，降低再住院和总体死亡率。

参考文献

1. Hauptman PJ, Rich MW, Heidenreich PA, Chin J, Cummings N, Dunlap ME, et al. The heart failure clinic: a consensus statement of the Heart Failure Society of America. J Card Fail. 2008;14:801–15.

2. Ezekowitz JA, Kaul P, Bakal JA, Quan H, McAlister FA. Trends in heart failure care: has the incident diagnosis of heart failure shifted from the hospital to the emergency department and outpatient clinics? Eur J Heart Fail. 2011;13(2):142–7.

3. Arnold JMO, Liu P, Demers C, Dorian P, Giannetti N, Haddad H, et al. Canadian Cardiovascular Society consensus conference recommendations on heart failure 2006: diagnosis and management. Can J Cardiol. 2006;22:23–45.

4. Johansen H, Strauss B, Arnold JMO, Moe G, Liu P. On the rise: the current and projected future burden of congestive heart failure hospitalization in Canada. Can J Cardiol. 2003;19(4):430–5.

5. Ezekowitz JA, Bakal JA, Kaul P, Westerhout CM, Armstrong PW. Acute heart failure in the emergency department: short and long-term outcomes of elderly patients with heart failure. Eur J Heart Fail. 2008;10(3):308–14.

6. Rich MW. Heart failure in the elderly: strategies to optimize outpatient control and reduce hospitalizations. Am J Geriatr Cardiol. 2003;12(1):19–24.

7. McAlister FA, Teo KK, Taher M, Montague TJ, Humen D, Cheung L, et al. Insights into the contemporary epidemiology and outpatient management of congestive heart failure. Am Heart J. 1999;138(1 Pt 1):87–94.

8. McAlister FA, Lawson FM, Teo KK, Armstrong PW. A systematic review of randomized trials of disease management programs in heart failure. Am J Med. 2001;110(5):378–84.

9. Howlett JG, McKelvie RS, Costigan J, Ducharme A, Estrella-Holder E, Ezekowitz JA, et al. The 2010 Canadian Cardiovascular Society guidelines for the diagnosis and management of heart failure update: heart failure in ethnic minority populations, heart failure and pregnancy, disease management, and quality improvement/assurance programs. Can J Cardiol. 2010;26:185–202.

10. McAlister FA, Ezekowitz J, Hooton N, Vandermeer B, Spooner C, Dryden DM, et al. Cardiac resynchronization therapy for patients with left ventricular systolic dysfunction. JAMA. 2007;297(22):2502–14.

11. Ezekowitz JA, Rowe BH, Dryden DM, Hooton N, Vandermeer B, Spooner C, et al. Systematic review: implantable cardioverter defibrillators for adults with left ventricular systolic dysfunction. Ann Intern Med. 2007;147(4):251–62.

12. Al-Majed NS, McAlister FA, Bakal JA, Ezekowitz JA. Meta-analysis: cardiac resynchronization therapy

for patients with less symptomatic heart failure. Ann Intern Med. 2011;154(6):401–12.

13. Jarrett PG, Rockwood K, Carver D, Stolee P, Cosway S. Illness presentation in elderly patients. Arch Intern Med. 1995;155(10):1060–4.

14. Tresch DD. The clinical diagnosis of heart failure in older patients. J Am Geriatr Soc. 1997;45(9): 1128–33.

15. Bergan JJ, Schmid-Schönbein GW, Smith PD, Nicolaides AN, Boisseau MR, Eklof B. Chronic venous disease. N Engl J Med. 2006;355(5):488–98.

16. Pedersen F, Mehlsen J, Raymond I, Atar D, Skjoldborg US, Hildebrandt PR. Evaluation of dyspnoea in a sample of elderly subjects recruited from general practice. Int J Clin Pract. 2007;61(9):1481–91.

17. von Haehling S, Morley JE, Anker SD. An overview of sarcopenia: facts and numbers on prevalence and clinical impact. J Cachexia Sarcopenia Muscle. 2010; 1(2):129–33.

18. Oreopoulos A, Kalantar-Zadeh K, McAlister FA, Ezekowitz JA, Fonarow GC, Johnson JA, et al. Comparison of direct body composition assessment methods in patients with chronic heart failure. J Card Fail. 2010;16(11):867–72.

19. Cacciatore F, Abete P, Ferrara N, Calabrese C, Napoli C, Maggi S, et al. Congestive heart failure and cognitive impairment in an older population. Osservatorio Geriatrico Campano Study Group. J Am Geriatr Soc. 1998;46(11):1343–8.

20. Vogels RLC, Oosterman JM, van Harten B, Scheltens P, van der Flier WM, Schroeder-Tanka JM, et al. Profile of cognitive impairment in chronic heart failure. J Am Geriatr Soc. 2007;55(11):1764–70.

21. Qiu C, Winblad B, Marengoni A, Klarin I, Fastbom J, Fratiglioni L. Heart failure and risk of dementia and Alzheimer disease: a population-based cohort study. Arch Intern Med. 2006;166(9):1003–8.

22. Heart Failure Society of America, Lindenfeld J, Albert NM, Boehmer JP, Collins SP, Ezekowitz JA, et al. HFSA 2010 comprehensive heart failure practice guideline. J Card Fail. 2010;16:e1–194.

23. Authors/Task Force Members, McMurray JJV, Adamopoulos S, Anker SD, Auricchio A, Böhm M, et al. ESC guidelines for the diagnosis and treatment of acute and chronic heart failure 2012: the task force for the diagnosis and treatment of acute and chronic heart failure 2012 of the European Society of Cardiology. Developed in collaboration with the Heart Failure Association (HFA) of the ESC. Eur Heart J. 2012;33(14):1787–847.

24. Tjam EY, Heckman GA, Smith S, Arai B, Hirdes J, Poss J, et al. Predicting heart failure mortality in frail seniors: comparing the NYHA functional classification with the Resident Assessment Instrument (RAI) 2.0. Int J Cardiol. 2012;155(1):75–80.

25. Nasreddine ZS, Phillips NA, Bédirian V, Charbonneau S, Whitehead V, Collin I, et al. The Montreal Cognitive Assessment, MoCA: a brief screening tool for mild cognitive impairment. J Am Geriatr Soc. 2005;53(4): 695–9.

26. McKelvie RS, Moe GW, Cheung A, Costigan J, Ducharme A, Estrella-Holder E, et al. The 2011 Canadian Cardiovascular Society heart failure management guidelines update: focus on sleep apnea, renal dysfunction, mechanical circulatory support, and palliative care. Can J Cardiol. 2011;27(3): 319–38.

27. Arnold JMO, Howlett JG, Dorian P, Ducharme A, Giannetti N, Haddad H, et al. Canadian Cardiovascular Society Consensus Conference recommendations on heart failure update 2007: prevention, management during intercurrent illness or acute decompensation, and use of biomarkers. Can J Cardiol. 2007;23: 21–45.

28. Wang TJ, Larson MG, Levy D, Leip EP, Benjamin EJ, Wilson PWF, et al. Impact of age and sex on plasma natriuretic peptide levels in healthy adults. Am J Cardiol. 2002;90(3):254–8.

29. Redfield MM, Rodeheffer RJ, Jacobsen SJ, Mahoney DW, Bailey KR, Burnett Jr JC. Plasma brain natriuretic peptide concentration: impact of age and gender. J Am Coll Cardiol. 2002;40(5):976–82.

30. Felker GM, Hasselblad V, Hernandez AF, O'Connor CM. Biomarker-guided therapy in chronic heart failure: a meta-analysis of randomized controlled trials. Am Heart J. 2009;158(3):422–30.

31. Pfisterer M, Buser P, Rickli H, Gutmann M, Erne P, Rickenbacher P, et al. BNP-guided vs symptom-guided heart failure therapy: the trial of intensified vs standard medical therapy in elderly patients with congestive heart failure (TIME-CHF) randomized trial. JAMA. 2009;301(4):383–92.

32. Maeder MT, Rickli H, Pfisterer ME, Muzzarelli S, Ammann P, Fehr T, et al. Incidence, clinical predictors, and prognostic impact of worsening renal function in elderly patients with chronic heart failure on intensive medical therapy. Am Heart J. 2012;163(3): 407–14. 414.e1.

33. Tonkin AL, Wing LM. Effects of age and isolated systolic hypertension on cardiovascular reflexes. J Hypertens. 1994;12(9):1083–8.

34. Cléroux J, Giannattasio C, Grassi G, Seravalle G, Sampieri L, Cuspidi C, et al. Effects of ageing on the cardiopulmonary receptor reflex in normotensive humans. J Hypertens Suppl. 1988;6(4):S141–4.

35. Garg R, Yusuf S. Overview of randomized trials of angiotensin-converting enzyme inhibitors on mortality and morbidity in patients with heart failure. Collaborative group on ACE inhibitor trials. JAMA. 1995;273(18):1450–6.

36. Foody JM, Farrell MH, Krumholz HM. beta-Blocker therapy in heart failure: scientific review. JAMA. 2002;287(7):883–9.

37. Hawkins NM, Petrie MC, Jhund PS, Chalmers GW,

Dunn FG, McMurray JJV. Heart failure and chronic obstructive pulmonary disease: diagnostic pitfalls and epidemiology. Eur J Heart Fail. 2009;11(2):130–9.

38. Muzzarelli S, Maeder MT, Toggweiler S, Rickli H, Nietlispach F, Julius B, et al. Frequency and predictors of hyperkalemia in patients ≥60 years of age with heart failure undergoing intense medical therapy. Am J Cardiol. 2012;109(5):693–8.

39. Zannad F, McMurray JJV, Krum H, Van Veldhuisen DJ, Swedberg K, Shi H, et al. Eplerenone in patients with systolic heart failure and mild symptoms. N Engl J Med. 2011;364(1):11–21.

40. Muzzarelli S, Tobler D, Leibundgut G, Schindler R, Buser P, Pfisterer ME, et al. Detection of intake of nonsteroidal anti-inflammatory drugs in elderly patients with heart failure. How to ask the patient? Swiss Med Wkly. 2009;139(33–34):481–5.

41. Healey JS, Hallstrom AP, Kuck K-H, Nair G, Schron EP, Roberts RS, et al. Role of the implantable defibrillator among elderly patients with a history of life-threatening ventricular arrhythmias. Eur Heart J. 2007;28(14):1746–9.

42. Lee DS, Tu JV, Austin PC, Dorian P, Yee R, Chong A, et al. Effect of cardiac and noncardiac conditions on survival after defibrillator implantation. J Am Coll Cardiol. 2007;49(25):2408–15.

43. Cleland J, Daubert JC, Erdmann E, et al. The effect of cardiac resynchronization on morbidity and mortality in heart failure. N Engl J Med. 2005;352(15):1539–49.

44. Arcand J, Ivanov J, Sasson A, Floras V, Al-Hesayen A, Azevedo ER, et al. A high-sodium diet is associated with acute decompensated heart failure in ambulatory heart failure patients: a prospective follow-up study. Am J Clin Nutr. 2011;93(2):332–7.

45. Arcand JAL, Brazel S, Joliffe C, Choleva M, Berkoff F, Allard JP, et al. Education by a dietitian in patients with heart failure results in improved adherence with a sodium-restricted diet: a randomized trial. Am Heart J. 2005;150(4):716.

46. Brunner-La Rocca HP, Rickenbacher P, Muzzarelli S, Schindler R, Maeder MT, Jeker U, et al. End-of-life preferences of elderly patients with chronic heart failure. Eur Heart J. 2012;33(6):752–9.

47. Thai V, Ezekowitz JA, Cujec B. A call to action: cardiac palliative care. J Palliat Med. 2009;12(4):289–90.

第七章 老化、高血压和舒张性心力衰竭的心脏变化

Cardiac Alterations in Aging，Hypertension，and Diastolic Heart Failure

Edith Pituskin 和 **D. Ian Paterson**

（万昕红 译）

缩写

BP	血压
CVD	心血管疾病
DHF	舒张性心力衰竭
HF	心力衰竭
HTN	高血压
LV	左心室
MMPs	基质金属蛋白酶
PICP	Ⅰ型前胶原羧基末端前肽
PⅢCP	Ⅲ型胶原羧基末端肽
PⅢNP	Ⅲ型胶原氨基末端肽
TIMPs	基质金属蛋白酶组织抑制剂
ROS	活性氧簇
SHF	收缩性心力衰竭

引言

由于人们对长寿的追求，全球 60 岁以上人口的增长比其他年龄段更迅速。这一现象是公共卫生和社会经济发展的结果，这也为持续改善老年人群健康提出了挑战。流行病学统计显示，导致死亡的原因已由感染性疾病和急性疾病向慢性疾病和退行性疾病转化[1]。心血管疾病（CVD）是全球死亡原因之首，据统计，2008 年有 1730 万人死于 CVD[2]。

年龄是 CVD 重要的独立危险因素[3]，部分是因为老年人进行性地暴露于各种损害中，如吸烟、肥胖、高血压（HTN）和慢性疾病。而且，心血管结构进行性的负性变化引起的年龄相关的心血管功能下降是这些暴露因素的基础。年龄增长的过程其实是一个复杂的多因素参与的过程，这一观念已日益取代寻找单一病因、特定基因或系统原因的观念[4]。但是，由于心血管系统在人体中的重要作用，其负性的变化将影响整体。

年龄与主动脉顺应性下降相关[5]，人群研究证实每 10 年收缩压呈线性增长[6]。高血压的定义是收缩压≥140mmHG 和（或）舒张压≥90mmHg，而高血压影响了 1/3 的美国人[7]，在 65 岁以上的人群中患病率是 55%[8]。高血压是 CVD 中最常见的可变危险因素，在心衰患者中检出率为 74%[9]。高血压给社会带来了很大负担，2010 年美国由高血压造成的直接医疗相关花费达 700 亿美元，到 2030 年可能增加到 2000 亿美元[10]。从心脏的角度看，高血压与后负荷增加以及室壁机械负荷有关，可导致不良心脏重构。18% 的高血压患者被检出左心室肥厚[11]，后者是很强的心血管事件预测因子[12]。心脏重构也是心衰的早期表现，致力于逆转这一过程的治疗已带来临床益处[13]。

美国人群中近 3% 检出心衰，到 2030 年心衰患病率可能超过 25%[10]，住院率可达 55%[14]。在美国，2010 年心衰治疗的总的直接费用达 250 亿美元，统计显示心衰造成 100 亿生产力损失[10]，说明

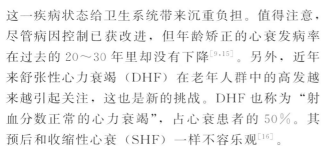

这一疾病状态给卫生系统带来沉重负担。值得注意，尽管病因控制已获改进，但年龄矫正的心衰发病率在过去的20～30年里却没有下降[9,15]。另外，近年来舒张性心力衰竭（DHF）在老年人群中的高发越来越引起关注，这也是新的挑战。DHF也称为"射血分数正常的心力衰竭"，占心衰患者的50%。其预后和收缩性心衰（SHF）一样不容乐观[16]。

近来，CVD和年龄引起的生理学效应之间的相互作用引起人们关注。因此，很多方面的因素都有待进一步阐述。本章的目的是综述与年龄、高血压和DHF相关的主要心脏微观和宏观的变化以及探讨基础治疗策略。

显微镜下的心脏变化

实验室检查的进展和精确的研究已证实人们对病理性重塑的理解和心血管疾病之间的相互影响，例如在特定的年龄背景下理解高血压。和年龄相关的进行性纤维化可出现在多个器官和系统，包括心脏、肾、肝、胰腺和肺[17]。随年龄增长，即便是健康个体也会出现心肌组织的进行性改变，包括动脉和心肌僵硬度增加，LV舒张期松弛度减低，收缩能力下降，冠状动脉血流储备降低，以及ATP需求增加的线粒体反应减弱[18-19]。由于外周血管僵硬和血流动力学负荷增加，老年人的心脏表现为进行性左心室质量增加。这些变化是心肌细胞构成变化的结果，后者表现为心肌细胞数量下降和胶原蛋白和细胞外基质结构改变。

心肌纤维化

心脏间质一直处于持续重构的状态，胶原不断形成也不断退化。细胞外基质的弹性取决于胶原蛋白总量、Ⅰ型胶原蛋白相对的数量以及胶原蛋白交联的程度[20]。交联可增加抗张力强度和限制退化。胶原蛋白交联蓄积已被看作是老年人心肌僵硬度增加的主要病理机制。

心脏的胶原蛋白水平由基质储备和基质退化之间相关信号的平衡决定，正常的合成/退化活动的变化导致了结构的最终变化。合成增加将导致Ⅰ型胶原蛋白沉积。与Ⅲ型胶原蛋白相比，Ⅰ型胶原蛋白具有很高的抗张力强度，因此可增加心肌僵硬度[21]。重要的是，多肽作为这一相互作用的副产物，以不同的数量和比例被释放入血：Ⅰ型前胶原羧基末端前肽（PICP）以及Ⅲ型胶原羧基末端肽和

Ⅲ型胶原氨基末端肽（PⅢCP，PⅢNP）[20,22]。胶原蛋白沉积的增加是降解减少的结果，即由于基质金属蛋白酶（MMPs）下调和基质金属蛋白酶组织抑制剂（TIMPs）上调，基质降解减少[20]。这些过程的失衡最终导致胶原蛋白降解减少，胶原蛋白沉积增加（图7-1）。

这些变化被认为对于心室顺应性和功能是有重要影响[19]。上述过程的平衡由成纤维细胞和肌成纤维细胞调节，二者对包括牵拉、自分泌和旁分泌因子在内的刺激做出反应[22]。其中一个重要的刺激因子是血管紧张素Ⅱ，已知该因子促进了心肌细胞肥厚、成纤维细胞增生，以及细胞外基质蛋白的表达。炎性标志物，如TGF-β，被认为通过加强心脏成纤维细胞的基质蛋白合成影响了年龄相关的心肌纤维化[17]。另外，TGF-β可能通过减少蛋白酶抑制剂，如PAI-1和TIMPs的合成抑制MMPs的活性，从而发挥强大的基质保护作用。

其他的炎性标记物，如TNFα，在很大比例的社区患者中增加，而且预示着较短的生存率[23]。Collier做了一个以人口为基础的研究，纳入275例稳定高血压的患者，发现DHF患者的炎性标记物信号（IL-6、IL-8和MCP-1）升高，纤维化信号（PⅢNP和CITP）升高，基质转化信号（MMP-2和MMP-9）也升高。

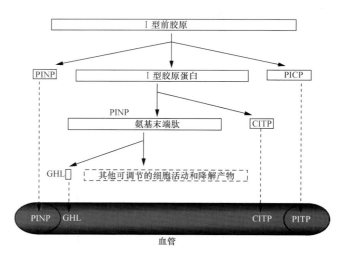

图7-1 Ⅰ型胶原蛋白代谢产物胶原肽被释放到血流中［来源于López B，González A，Diez J. Circulating Biomarkers of Collagen Metabolism in Cardiac Diseases. Circulation. 2010 April 13，2010；121（14）：1645-54. 获得Wolter Kluwers Health 授权］

PICP，Ⅰ型前胶原羧基末端前肽；PINP，Ⅰ型前胶原氨基末端肽；CITP，Ⅰ型胶原羧基端交联肽；GHL，氨基-L-赖氨酸

MMP 和 TIMP 酶转化被认为是分级更高的无症状左心室舒张功能不全的重要预示因子。

动物实验的结果显示，胶原蛋白合成的增加可能并不是老年心肌纤维化的主要罪犯。在啮齿动物模型，年龄与 MMP-2 和 MMP-1 表达和活性相关，但 I 型胶原蛋白的表达随着年龄增长没有变化[24]。这些发现暗示了正常的老年人，基质 MMPs 蛋白质水解活性降低是纤维化的主要原因，它导致老年心脏胶原蛋白沉积过多[17]。

胶原蛋白生物标记物数据仍处于探索阶段。i-PRESERVE 研究的多变量分析显示，外周胶原蛋白转化标记物并不与死亡率增加独立相关，但在单变量分析中二者却是相关的。胶原蛋白转换在整体上是一个动态的过程；由于胶原蛋白是人体含量最大的蛋白质，重构相关标记物并非心血管系统独有，它是非常复杂的过程[17]。另外，多个年龄相关的疾病过程更可能同时在老年人出现，迫使人们在下结论之前要进行针对人类 DHF 和老年人群纤维化病理机制的更细致的研究。

心肌细胞转化

僵硬

除了纤维化，心肌细胞僵硬还参与了舒张功能不良。僵硬度增加与肌联蛋白（一种巨大的弹力蛋白）的 2 种同工型表达有关：N2B（硬弹性）和 N2BA（顺应性更好的弹性）[25]。心肌收缩时，肌联蛋白储存潜在的能量；肌联蛋白为静息长度的心肌细胞提供了弹性回缩力。肌联蛋白同工型表达之间的转变被证实可使被动僵硬度增加。与 SHF 患者标本相比，DHF 患者的心肌活检标本显示肌联蛋白同工型 N2BA：N2B 比例降低。这导致更高的心肌被动僵硬度，提示肌联蛋白同工型转变和肌原纤维僵硬度调节在 SHF 和 DHF 是相反的方向[26]。

松弛

老化与松弛延长和钙平衡紊乱相关[27]。松弛减速可以减少每搏量，尤其在心室率很快的情况下。心肌松弛依赖于钙离子上调；当钙回收减缓时，松弛时间增加，进而导致收缩晚期左心室灌注比例增加，这也是老年人 E/A 比值倒置的原因[28]。为了研究心肌钙回收机制和心肌被动运动和主动运动的特性，Selby 等的研究对 14 例 DHF 患者的心肌样本进行实验[29]。他们观察到向心性 LV 肥厚的患者

在准备期松弛不完全，并伴有细胞钙负荷增加。松弛不完全时，心肌仍旧有活性，处于舒张的挛缩状态，提示异常的钙利用[29]。心肌松弛依赖于细胞质钙离子再摄取，后者是由肌质网钙 ATP 酶（SER-CA2a）泵和较小程度钠/钙交换器运输到细胞外[19]。钙交换需要的能量增加导致心肌能量不足，负荷增加。

肌细胞衰老

在正常心脏，心肌细胞大约占心肌组织容量的 75%，但数量只占细胞总数的 30%～40%。随年龄增长，心肌细胞凋亡、坏死增加和来自心脏干细胞储备的再生数量的减少导致绝对心肌细胞数量减少[18]。在老年人，细胞再生率不足以维持足够的心肌细胞数量，以补偿心肌细胞的丧失。

随年龄增长，心肌细胞对于紧张性刺激非常敏感，如氧化应激[18]。活性氧簇（ROS）产物的增加导致心肌细胞死亡率增加。在老年人的心脏，当心肌细胞坏死，其释放的细胞内容物除了有利于促炎和促纤维化环境进展，还可影响相邻的心肌细胞的存活[17]。

宏观心脏变化

老年人的心脏变化

早期关于左心室重构的尸检[30]和心脏超声[31]的横断面研究显示，随年龄增长，女性左心室质量增加而男性没有变化。近来，Framingham 心脏研究的纵向观察发现，不论男女，随着年龄增长左心室壁厚度增加，左心室内径减小，缩短分数增加[32]。年龄相关的动脉僵硬度已被证实可促进左心室肥厚和心肌纤维化，因此可能参与左心室壁增厚过程[18]。缩短分数随着年龄增长而增加，这可能是降低心脏前负荷的代偿机制。在三维超声心动图上，左心室几何学的容量评价显示，左心室质量和容量比值随着年龄增加而增加，尤其是女性[33]。老年女性左心室重构的恶化可能与绝经后雌激素水平消退有关。雌激素受体可在心脏表达，而敲除了雌激素受体 β 的小鼠模型出现压力负荷下显著的左心室肥厚、心肌纤维化和心肌细胞凋亡[34-35]。

已被观察到的 LV 重塑形式与年龄相关（即室壁增厚及心脏容量下降）。与健康年轻人相比，在健康老年人的侵入性压力-容积环上，左心室顺应性下

降并不奇怪[36]。因此，如果前负荷一定，老年人的心脏内灌注压比年轻对照组更高。有趣的是，同一研究还发现，经过运动训练的老年人，其 LV 顺应性和质量与健康年轻的对照个体没有差异。所有这些发现提示，几十年无症状的静脉回流减少可导致心脏萎缩。另外，不爱活动的老年个体很难耐受由于心肌弹性降低导致的前负荷增加。如前所述，心肌弹性降低的原因是间质纤维化和心肌细胞僵硬度增加。

高血压和 DHF 的心脏变化

高血压和 DHF 典型的表现是左心室肥厚。来自弗莱明翰心脏研究的超声数据显示，对于左心室肥厚，潜在的心血管危险因素都趋向于保存左心室舒张末期容量。正因如此，一个老年高血压队列研究结果显示左心室总质量增加[32]。相对于健康和高血压老年人，DHF 患者由于心脏内高灌注，除了左心房容量增加，左心室质量增加更多[37]（图 7-2）。

在高血压和 DHF 患者中，对舒张功能的病理性变化已阐述。舒张功能被定义为 2 个过程：主动的心肌松弛和被动的左心室僵硬。松弛是一个能量依赖的过程，导致肌动蛋白-肌球蛋白桥接键解耦联[38]。左心室僵硬是由心肌细胞和细胞外基质的特性（心肌僵硬度）、心房几何学和心包限制决定的[39]。舒张功能不全是对心室松弛度受损和（或）僵硬度增加最常见的描述[40]。高血压患者，尤其是

松弛性受损的患者，主要特点是心室灌注延迟和灌注率降低。当松弛受损时，心率是影响舒张期灌注的重要的调节因子[41]，较慢的心率下因为灌注时间充分，舒张末期压力正常[40]。相反，DHF 患者由于松弛受损和心室僵硬度增加，静息下舒张末期灌注压力增加[40]。在一项对 70 例 DHF 患者做的研究中，由于左心室僵硬度增加，快速起搏（120 次/分）或握手运动，都可导致舒张压增加和每搏量降低[42]。在门诊评价舒张功能不良具有一定挑战性。舒张功能不全的替代评价通常可采用多普勒超声心动图；但是一个对 DHF 所做的大规模临床研究发现，这些超声数据对绝大多数（86%）的心衰不能识别[43]。其他一些研究也证实这些舒张功能不全相关的超声心动图测量数据对于区分伴有左心室肥厚的高血压患者和伴有 DHF 的高血压患者并不可信[37]。

心脏负荷对舒张功能有重要的调节作用，因此所有的舒张功能测量必须在了解相关的动脉和静脉系统状态的基础上进行解释[44]。一项对 17 例 DHF 患者的研究显示，动脉储备受损和心率反应迟钝是这些患者运动能力不良主要的机制，而其舒张期灌注（舒张功能）与高血压对照组相比并没有差异[45]。另外，后负荷的显著增加已被证实可损害正常心脏和衰竭心脏的松弛性[46]。

老年人 DHF 诊断的挑战

目前的指南建议 DHF 的诊断除了需有射血分

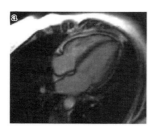
LV 质量 48g/m²
LVEDV 68ml/m²

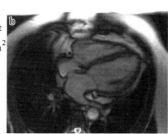
LV 质量 73g/m²
LVEDV 79ml/m²

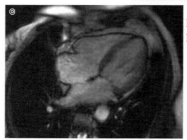
LV 质量 72g/m²
LVEDV 76ml/m²

图 7-2 老年人心脏重塑和高血压以及舒张性心力衰竭：心脏磁共振四腔心左心室测量。（a）正常老年对照，63 岁女性；（b）老年高血压，63 岁女性；（c）舒张性心力衰竭，81 岁女性。（b）和（c）可见明显的左心室质量和容积增加，（c）中左心房也增大了。LV，左心室；EDV，舒张末容积。（图像来自 Alberta HEART 研究）

数正常（EF＞50％）的证据，还应建立在有心衰症状和心衰体征的基础上[47-48]。但这些运动耐量减低的症状在老年人很常见，可能反映正常老年人的生理变化。年龄每增10岁，摄氧量（VO_2）峰值降低10％[49]。这一现象部分参与了年龄相关的骨骼肌质量以及功能降低[50]，以及肺功能降低[51]。实际上，在一个临床有呼吸困难的老年人队列研究中，肺功能受损是半数以上患者的主要异常指标，而只有18％的人是以心脏原因为主[52]。最近一个对48例DHF患者的研究显示，运动耐量降低最强的关联因素是低心排血量和低外周氧利用（动-静脉氧差）[53]。后一个发现提示，骨骼肌灌注异常和氧提取异常是DHF患者功能受限的重要调节因素。

诊断DHF最常用的生物标记物是B型利钠肽（BNP）。BNP是循环肽，左心室壁牵拉可引起BNP合成和释放。欧洲DHF指南建议把BNP作为室内压力增高的实验室证据。但是DHF患者的BNP水平显著比那些看起来是SHF的患者低，尤其在门诊患者[54]，从年龄匹配的对照组中识别出DHF患者并不容易[55]。新的血清生物标记物不依赖于容量状态，所以很有前景。就像之前提到的，DHF患者已被证实炎性标记物（IL-6、IL-8和MCP-1）、心脏纤维化标记物（PⅢNP、CITP）以及基质重塑蛋白（MMP-2、MMP-9）水平都升高[56]。MRI对比度增强T1技术也可在组织学水平证实心衰和移植患者的心脏纤维化[57]，并且发现缺血和非缺血性心肌病的亚临床患者[58]。但是，这些不依赖于负荷的血液和影像生物标记物还需在门诊机构广泛采用之前进行更多研究。

治疗策略

如上所述，尽管加强了病因控制，年龄矫正的心衰发病率在过去20～30年并没有下降。加拿大EFFECT研究对心衰患者进行连续研究，发现DHF和SHF患者1年生存率没有显著差异[59]。但是致力于逆转心脏重塑的药物治疗与临床获益相关。专业人士应注意老年人群的治疗目标，也就是症状的缓解、功能改善、生活质量、预防急性恶化/住院以及可能的延长寿命。

近来的一致的建议是按照患者血压（BP）的反应从可能的最小剂量开始逐渐增加剂量。老年人的"足量"可能不是通常对成年人群所建议的最大剂量，治疗必须个体化[60]（图7-3）。还要谨慎考虑合并的疾病、合用的药物和肾功能。老年人的目标血压和其他没有合并症的成年人群一样，是140/90mmHg。但是，显著的血压降低可能导致老年人直

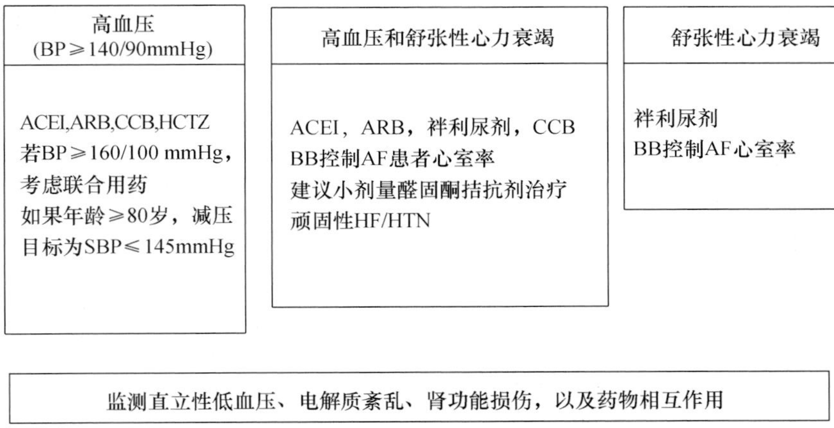

高血压 （BP≥140/90mmHg）	高血压和舒张性心力衰竭	舒张性心力衰竭
ACEI,ARB,CCB,HCTZ 若BP≥160/100 mmHg， 考虑联合用药 如果年龄≥80岁，减压 目标为SBP≤145mmHg	ACEI，ARB，袢利尿剂，CCB BB控制AF患者心室率 建议小剂量醛固酮拮抗剂治疗 顽固性HF/HTN	袢利尿剂 BB控制AF心室率

监测直立性低血压、电解质紊乱、肾功能损伤，以及药物相互作用

图7-3 老年人高血压和（或）舒张性心力衰竭的药物治疗建议。BP，血压；SBP，收缩压；ACEI，血管紧张素转化酶抑制剂；ARB，血管紧张素受体拮抗剂；CCB，钙通道阻滞剂；HCTZ，氢氯噻嗪；BB，β受体阻滞剂；AF，心房颤动；HF，心力衰竭；HTN，高血压。[来源于 Aronow WS，Fleg JL，Pepine CJ，Artinian NT，Bakris G，Brown AS，et al. ACCF/AHA 2011 的老年人高血压的专家共识：a report of the American College of Cardiology Foundation Task Force on Clinical Expert Consensus documents developed in collaboration with the American Academy of Neurology，American Geriatrics Society，American Society for Preventive Cardiology，American Society of Hypertension，American Society of Nephrology，Association of Black Cardiologists，and European Society of Hypertension. J Am Coll Cardiol. 2011 May 17；57（20）：2037-114. PubMed PMID：21524875 and Cheng JW，Nayar M. A review of heart failure management in the elderly population. Am J Geriatr Phamacother 2009 Oct，7（5）：233-49.]

立性低血压以及其他不良症状。虽然如此，慎重的治疗还是必要的；在 LIFE 研究中，LV 肥厚的减少与 36％ 心衰诊断率下降以及舒张功能改善相关[61]。

目前，已针对 DHF 患者进行了大规模的设计优化的研究，药物治疗的结果令人失望。药物干预对舒张功能、运动耐量和死亡率影响的随机研究的 meta 分析显示，药物治疗可以提高运动耐量，但没有观察到对舒张功能或者死亡率的改善[62]。

这些结果为这类患者人群相关试验的恰当终点设置提出了疑问；包括症状减轻、查体正常、生活质量改善在内的预后似乎更实际，更易达到。因此，健康的促进和生活方式调整应是治疗基础，也可能是患者唯一需要的治疗。通过临床评价和规律运动的干预控制体重和改善情绪；对饮食中钠、能量进行调整，控制乙醇摄入和减少吸烟都应是治疗里最基本的方面。拥有营养师、药剂师、运动康复师和卫生保健及其他专业人士的多学科团队可最好做到这些。已有证据显示这些专业人士的努力可改善多种预后[63-66]。遗憾的是传统的传递式治疗模式中，门诊高血压患者得到营养和运动建议的分别只占 35％ 和 26％[67]。

未来的方向

为了改善预后，需更深刻理解年龄对心血管系统的多重影响。与肥厚、抗纤维化因子、肌联蛋白修饰以及钙平衡机制相关的恰当的临床研究急需展开并向前推进。以既往研究和基础学科经验为指导的随机试验目前已开始。在氧化应激和压力负荷导致肥厚的 DHF 患者中，PDE5 显著上调。磷酸二酯酶-5 抑制剂改善 DHF 患者临床状态和运动能力的试验（RELAX 试验）探讨了 DHF 患者使用西地那非和安慰剂对照 24 周的疗效，主要终点是运动峰值的心肌耗氧量[68]。

久坐的生活方式在发达国家和发展中国家都很普遍，为采用健康促进方式如规律运动，对患者进行干预造成了困难。长期运动已被证实可为最大心肌耗氧量、心脏功能（舒张期充盈、心肌松弛）顺应性以及舒张功能带来益处[36,69-70]。而且，规律的体力活动（每周 2.5h，中等强度）与随访 10 年较低水平的炎性标记物相关。Whitehall II 队列研究中，4289 名成年人（平均年龄 49.2 岁）中，基线积极的运动参与者，其 CRP 和 IL-6 水平更低，这一现象随着时间仍稳定存在[70]。作者得出结论，规律运动可为预防促炎状态带来益处，继而最终减轻年龄对血管系统的影响。

老年人和疾病过程的运动干预具有挑战性。疾病恶化和 DHF 患者可出现低运动耐量和喘息，理论上也可出现极轻微运动下的耐受困难[52-53]。与对照组相比，运动可加重或诱发这些患者的血流动力学紊乱，运动中心脏收缩和舒张功能不能相应提高（循环降低、解链延迟、抽吸减少）[71-72]。但是，Edelman 报告一项对 64 例 DHF 患者（筛选了 71 例）进行的初步研究，这些患者 2：1 随机接受有氧/阻力训练；86％ 的参与者能坚持到预定运动量的 70％ 以上。试验中没有不良事件发生，主要终点是 3 个月时峰摄氧量（VO₂）改善〔从（16.1±4.9）到（18.8±5.4）ml/min〕[73]。除了心脏超声测量的左心室舒张功能和心房重构逆转，生活质量也得到改善。在此类患者人群也必须考虑健康保健体系而非心血管因素。Haykowsky 对 40 例老年〔（69±6）岁〕DHF 患者进行研究，和对照组相比，训练组 VO₂ 峰获得明显改善〔（13.1±3.4）vs. （16.3±2.6）ml/（kg·min）〕[74]。重要的是，当峰舒张末期容积（EDV）、每搏量或者心排血量都没有观察到显著改善时，动-静脉血氧差（A-VO₂ Diff）已改善。这一重要发现表明骨骼肌适应性是运动训练的结果，运动是针对氧级联的非心脏干预措施，可能也是被证实的 DHF 最有价值的治疗方式。将来的工作应该研究干预的最佳时间，有利的训练方法，对有其他伴随疾病的患者设定运动干预措施，以及提高人们对运动干预的心血管作用、系统作用的理解。

认识到即将来临的老龄化社会里老年人和心血管疾病患者可能带来的沉重负担，疾病控制中心建议采用 5 个积极的措施来促进健康和预防老年人的疾病：

1. 为公共健康专业人士、消费者、卫生保健人员以及老年专家提供高质量的健康信息和资源。

2. 支持卫生保健人员和卫生保健机构进行疾病预防工作。

3. 将公共健康预防的专业知识和老年人服务网络整合。

4. 确定和实施有效的预防措施。

5. 监测老年人的健康变化[1]。

这些措施需要热情和多个部门及财政的支持。必须认识到老年人特殊的需求，在有老年人工作、居住和聚集的社区传递这些计划。不间断地对这些计划的可接受性和短期或长期的健康预后进行评价将十分必要。

"如果我们能让每个个体接受适合他的营养和运动，不多也不少，我们可能已经找到了通往健康最安全的方法。" 希波克拉底

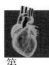
参考文献

1. Center for Disease Control. Public health and aging: trends in aging—United States and worldwide. Morb Mortal Wkly Rep. 2003;52(06):101–6.

2. Cardiovascular diseases (CVDs): World Health Organization. 2011. http://www.who.int/mediacentre/factsheets/fs317/en/index.html. Accessed 23 Oct 2012

3. Krum H, Abraham WT. Heart failure. Lancet. 2009;373(9667):941–55. PubMed PMID: 19286093, Epub 2009/03/17.eng.

4. Weinert BT, Timiras PS. Invited review: theories of aging. J Appl Physiol. 2003;95(4):1706–16. PubMed PMID: 12970376, Epub 2003/09/13.eng.

5. Khoshdel AR, Thakkinstian A, Carney SL, Attia J. Estimation of an age-specific reference interval for pulse wave velocity: a meta-analysis. J Hypertens. 2006;24(7):1231–7. 10.097/01.hjh.0000234098.85497.31.

6. Franklin SS, Wt G, Wong ND, Larson MG, Weber MA, Kannel WB, et al. Hemodynamic patterns of age-related changes in blood pressure. The Framingham heart study. Circulation. 1997;96(1):308–15. PubMed PMID: 9236450.

7. Fields LE, Burt VL, Cutler JA, Hughes J, Roccella EJ, Sorlie P. The burden of adult hypertension in the United States 1999 to 2000: a rising tide. Hypertension. 2004;44(4):398–404. PubMed PMID: 15326093.

8. Older Americans 2012: key indicators of well-being. Washington, DC: US Government Printing Office; 2012. http://www.agingstats.gov. Accessed 23 Oct 2012

9. Roger VL, Go AS, Lloyd-Jones DM, Benjamin EJ, Berry JD, Borden WB, et al. Executive summary: heart disease and stroke statistics–2012 update: a report from the American Heart Association. Circulation. 2012;125(1):188–97. PubMed PMID: 22215894.

10. Heidenreich PA, Trogdon JG, Khavjou OA, Butler J, Dracup K, Ezekowitz MD, et al. Forecasting the future of cardiovascular disease in the United States: a policy statement from the American Heart Association. Circulation. 2011;123(8):933–44.

11. Cuspidi C, Facchetti R, Sala C, Bombelli M, Negri F, Carugo S, et al. Normal values of left-ventricular mass: echocardiographic findings from the PAMELA study. J Hypertens. 2012;30(5):997–1003. PubMed PMID: 22495137.

12. Mancia G, De Backer G, Dominiczak A, Cifkova R, Fagard R, Germano G, et al. 2007 Guidelines for the management of arterial hypertension: the task force for the management of arterial hypertension of the European society of hypertension (ESH) and of the European society of cardiology (ESC). Eur Heart J. 2007;28(12):1462–536. PubMed PMID: 17562668.

13. Kramer DG, Trikalinos TA, Kent DM, Antonopoulos GV, Konstam MA, Udelson JE. Quantitative evaluation of drug or device effects on ventricular remodeling as predictors of therapeutic effects on mortality in patients with heart failure and reduced ejection fraction: a meta-analytic approach. J Am Coll Cardiol. 2010;56(5):392–406. PubMed PMID: 20650361.

14. Sanderson JE. Heart failure with a normal ejection fraction. Heart. 2007;93(2):155–8.

15. Ross H, Howlett J, Arnold JM, Liu P, O'Neill BJ, Brophy JM, et al. Treating the right patient at the right time: access to heart failure care. Can J Cardiol. 2006;22(9):749–54. PubMed PMID: 16835668, Pubmed Central PMCID: 2560514.

16. Maeder MT, Kaye DM. Heart failure with normal left ventricular ejection fraction. J Am Coll Cardiol. 2009;53(11):905–18. PubMed PMID: 19281919, Epub 2009/03/14.eng.

17. Biernacka A, Frangogiannis NG. Aging and cardiac fibrosis. Aging Dis. 2011;2(2):158–73. PubMed PMID: 21837283, Pubmed Central PMCID: 3153299, Epub 2011/08/13.eng.

18. North BJ, Sinclair DA. The intersection between aging and cardiovascular disease. Circ Res. 2012;110(8):1097–108. PubMed PMID: 22499900. Pubmed Central PMCID: 3366686, Epub 2012/04/14.eng.

19. Wood P, Piran S, Liu PP. Diastolic heart failure: progress, treatment challenges, and prevention. Can J Cardiol. 2011;27(3):302–10. PubMed PMID: 21601770, Epub 2011/05/24.eng.

20. Borlaug BA, Paulus WJ. Heart failure with preserved ejection fraction: pathophysiology, diagnosis, and treatment. Eur Heart J. 2011;32(6):670–9. PubMed PMID: 21138935, Epub 2010/12/09.eng.

21. Ouzounian M, Lee DS, Liu PP. Diastolic heart failure: mechanisms and controversies. Nat Clin Pract Cardiovasc Med. 2008;5(7):375–86. PubMed PMID: 18542106, Epub 2008/06/11.eng.

22. López B, González A, Díez J. Circulating biomarkers of collagen metabolism in cardiac diseases. Circulation. 2010;121(14):1645–54.

23. Dunlay SM, Weston SA, Redfield MM, Killian JM, Roger VL. Tumor necrosis factor-α and mortality in heart failure. Circulation. 2008;118(6):625–31.

24. Robert V, Besse S, Sabri A, Silvestre JS, Assayag P, Nguyen VT, et al. Differential regulation of matrix metalloproteinases associated with aging and hypertension in the rat heart. Lab Invest. 1997;76(5):729–38. PubMed PMID: 9166291, Epub 1997/05/01.eng.

25. Borlaug BA, Lam CSP, VrL R, Rodeheffer RJ, Redfield MM. Contractility and ventricular systolic stiffening in hypertensive heart disease: insights into the pathogenesis of heart failure with preserved ejection fraction. J Am Coll Cardiol. 2009;54(5):410–8.

26. van Heerebeek L, Borbely A, Niessen HW, Bronzwaer JG, van der Velden J, Stienen GJ, et al. Myocardial structure and function differ in systolic and diastolic heart failure. Circulation. 2006;113(16):1966–73. PubMed PMID: 16618817, Epub 2006/04/19.eng.

27. Allen LA, Hernandez AF, Peterson ED, Curtis LH, Dai D, Masoudi FA, et al. Discharge to a skilled nursing facility and subsequent clinical outcomes among older patients hospitalized for heart failure. Circ Heart Fail. 2011;4(3):293–300. PubMed PMID: 21447803.

28. Borlaug BA, Kass DA. Mechanisms of diastolic dysfunction in heart failure. Trends Cardiovasc Med. 2006;16(8):273–9.

29. Selby DE, Palmer BM, LeWinter MM, Meyer M. Tachycardia-induced diastolic dysfunction and resting tone in myocardium from patients with a normal ejection fraction. J Am Coll Cardiol. 2011;58(2):147–54. PubMed PMID: 21718911, Pubmed Central PMCID: 3147146.

30. Kitzman DW, Scholz DG, Hagen PT, Ilstrup DM, Edwards WD. Age-related changes in normal human hearts during the first 10 decades of life. Part II (Maturity): a quantitative anatomic study of 765 specimens from subjects 20 to 99 years old. Mayo Clinic Proc. 1988;63(2):137–46. PubMed PMID: 3276974.

31. Shub C, Klein AL, Zachariah PK, Bailey KR, Tajik AJ. Determination of left ventricular mass by echocardiography in a normal population: effect of age and sex in addition to body size. Mayo Clinic Proc. 1994;69(3):205–11. PubMed PMID: 8133657.

32. Cheng S, Xanthakis V, Sullivan LM, Lieb W, Massaro J, Aragam J, et al. Correlates of echocardiographic indices of cardiac remodeling over the adult life course: longitudinal observations from the Framingham Heart Study. Circulation. 2010;122(6):570–8. PubMed PMID: 20660804, Epub 2010/07/28.eng.

33. Kaku K, Takeuchi M, Otani K, Sugeng L, Nakai H, Haruki N, et al. Age- and gender-dependency of left ventricular geometry assessed with real-time three-dimensional transthoracic echocardiography. J Am Soc Echocardiogr. 2011;24(5):541–7.

34. Skavdahl M, Steenbergen C, Clark J, Myers P, Demianenko T, Mao L, et al. Estrogen receptor-β mediates male–female differences in the development of pressure overload hypertrophy. Am J Physiol Heart Circ Physiol. 2005;288(2):H469–76.

35. Fliegner D, Schubert C, Penkalla A, Witt H, Kararigas G, Dworatzek E, et al. Female sex and estrogen receptor-β attenuate cardiac remodeling and apoptosis in pressure overload. Am J Physiol Regul Integr Comp Physiol. 2010;298(6):R1597–606.

36. Arbab-Zadeh A, Dijk E, Prasad A, Fu Q, Torres P, Zhang R, et al. Effect of aging and physical activity on left ventricular compliance. Circulation. 2004;110(13):1799–805. PubMed PMID: 15364801, Epub 2004/09/15.eng.

37. Melenovsky V, Borlaug BA, Rosen B, Hay I, Ferruci L, Morell CH, et al. Cardiovascular features of heart failure with preserved ejection fraction versus non-failing hypertensive left ventricular hypertrophy in the urban Baltimore community: the role of atrial remodeling/dysfunction. J Am Coll Cardiol. 2007;49(2):198–207. PubMed PMID: 17222731.

38. Baliga RR, Young JB. Energizing diastole. Heart Fail Clin. 2008;4(1). ix–xiii.

39. Glantz SA, Kernoff RS. Muscle stiffness determined from canine left ventricular pressure–volume curves. Circ Res. 1975;37(6):787–94.

40. Zile MR, Baicu CF, Gaasch WH. Diastolic heart failure—abnormalities in active relaxation and passive stiffness of the left ventricle. N Engl J Med. 2004;350(19):1953–9.

41. Hay I, Rich J, Ferber P, Burkhoff D, Maurer MS. Role of impaired myocardial relaxation in the production of elevated left ventricular filling pressure. Am J Physiol Heart Circ Physiol. 2005;288(3):H1203–8.

42. Westermann D, Kasner M, Steendijk P, Spillmann F, Riad A, Weitmann K, et al. Role of left ventricular stiffness in heart failure with normal ejection fraction. Circulation. 2008;117(16):2051–60.

43. Persson H, Lonn E, Edner M, Baruch L, Lang CC, Morton JJ, et al. Diastolic dysfunction in heart failure with preserved systolic function: need for objective evidence: results from the CHARM Echocardiographic Substudy–CHARMES. J Am Coll Cardiol. 2007;49(6):687–94.

44. Borlaug BA, Kass DA. Ventricular–vascular interaction in heart failure. Heart Fail Clin. 2008;4(1):23–36.

45. Borlaug BA, Melenovsky V, Russell SD, Kessler K, Pacak K, Becker LC, et al. Impaired chronotropic and vasodilator reserves limit exercise capacity in patients with heart failure and a preserved ejection fraction. Circulation. 2006;114(20):2138–47.

46. Gillebert TC, Leite-Moreira AF, De Hert SG. Load dependent diastolic dysfunction in heart failure. Heart Fail Rev. 2000;5(4):345–55.

47. Paulus WJ, Tschope C, Sanderson JE, Rusconi C, Flachskampf FA, Rademakers FE, et al. How to diagnose diastolic heart failure: a consensus statement on the diagnosis of heart failure with normal left ventricular ejection fraction by the heart failure and echocardiography associations of the European society of cardiology. Eur Heart J. 2007;28(20):2539–50. PubMed PMID: 17428822, Epub 2007/04/13.eng.

老年与心力衰竭

48. Heart Failure Society Of A. HFSA 2006 comprehensive heart failure practice guideline. J Card Fail. 2006;12(1):e1–2. PubMed PMID: 16500560.

49. Betik AC, Hepple RT. Determinants of VO2 max decline with aging: an integrated perspective. Appl Physiol Nutr Metab. 2008;33(1):130–40.

50. Haykowsky MJ, Ezekowitz JA, Armstrong PW. Therapeutic exercise for individuals with heart failure: special attention to older women with heart failure. J Card Fail. 2004;10(2):165–73.

51. Sharma G, Goodwin J. Effect of aging on respiratory system physiology and immunology. Clin Interv Aging. 2006;1(3):253–60. PubMed PMID: 18046878, Pubmed Central PMCID: 2695176.

52. Pedersen F, Raymond I, Mehlsen J, Atar D, Hildebrandt PR. Prevalence of diastolic dysfunction as a possible cause of dyspnea in the elderly. Am J Med. 2005;118(1):25–31.

53. Haykowsky MJ, Brubaker PH, John JM, Stewart KP, Morgan TM, Kitzman DW. Determinants of exercise intolerance in elderly heart failure patients with preserved ejection fraction. J Am Coll Cardiol. 2011;58(3):265–74.

54. Mottram PM, Leano R, Marwick TH. Usefulness of B-type natriuretic peptide in hypertensive patients with exertional dyspnea and normal left ventricular ejection fraction and correlation with new echocardiographic indexes of systolic and diastolic function. Am J Cardiol. 2003;92(12):1434–8.

55. Ingle L, Cleland JGF, Clark AL. Perception of symptoms is out of proportion to cardiac pathology in patients with "diastolic heart failure". Heart. 2008;94(6):748–53.

56. Collier P, Watson CJ, Voon V, Phelan D, Jan A, Mak G, et al. Can emerging biomarkers of myocardial remodelling identify asymptomatic hypertensive patients at risk for diastolic dysfunction and diastolic heart failure? Eur J Heart Fail. 2011;13(10):1087–95.

57. Iles L, Pfluger H, Phrommintikul A, Cherayath J, Aksit P, Gupta SN, et al. Evaluation of diffuse myocardial fibrosis in heart failure with cardiac magnetic resonance contrast-enhanced T1 mapping. J Am Coll Cardiol. 2008;52(19):1574–80.

58. Ugander M, Oki AJ, Hsu LY, Kellman P, Greiser A, Aletras AH, et al. Extracellular volume imaging by magnetic resonance imaging provides insights into overt and sub-clinical myocardial pathology. Eur Heart J. 2012;33(10):1268–78. PubMed PMID: 22279111, Pubmed Central PMCID: 3350985.

59. Bhatia RS, Tu JV, Lee DS, Austin PC, Fang J, Haouzi A, et al. Outcome of heart failure with preserved ejection fraction in a population-based study. N Engl J Med. 2006;355(3):260–9. PubMed PMID: 16855266, Epub 2006/07/21.eng.

60. Aronow WS, Fleg JL, Pepine CJ, Artinian NT, Bakris G, Brown AS, et al. ACCF/AHA 2011 expert consensus document on hypertension in the elderly: a report of the American College of Cardiology Foundation Task Force on Clinical Expert Consensus documents developed in collaboration with the American Academy of Neurology, American Geriatrics Society, American Society for Preventive Cardiology, American Society of Hypertension, American Society of Nephrology, Association of Black Cardiologists, and European Society of Hypertension. J Am Coll Cardiol. 2011;57(20):2037–114. PubMed PMID: 21524875.

61. Okin PM, Devereux RB, Harris KE, Jern S, Kjeldsen SE, Julius S, et al. Regression of electrocardiographic left ventricular hypertrophy is associated with less hospitalization for heart failure in hypertensive patients. Ann Intern Med. 2007;147(5):311–9. PubMed PMID: 17785486.

62. Holland DJ, Kumbhani DJ, Ahmed SH, Marwick TH. Effects of treatment on exercise tolerance, cardiac function, and mortality in heart failure with preserved ejection fraction. A meta-analysis. J Am Coll Cardiol. 2011;57(16):1676–86. PubMed PMID: 21492765.

63. Stewart S, Marley JE, Horowitz JD. Effects of a multidisciplinary, home-based intervention on unplanned readmissions and survival among patients with chronic congestive heart failure: a randomised controlled study. Lancet. 1999;354(9184):1077–83. PubMed PMID: 10509499, Epub 1999/10/06.eng.

64. Rich MW, Beckham V, Wittenberg C, Leven CL, Freedland KE, Carney RM. A multidisciplinary intervention to prevent the readmission of elderly patients with congestive heart failure. N Engl J Med. 1995;333(18):1190–5. PubMed PMID: 7565975, Epub 1995/11/02.eng.

65. Tsuyuki RT, McKelvie RS, Arnold JM, Avezum Jr A, Barretto AC, Carvalho AC, et al. Acute precipitants of congestive heart failure exacerbations. Arch Intern Med. 2001;161(19):2337–42. PubMed PMID: 11606149, Epub 2001/11/09.eng.

66. Appel LJ, Brands MW, Daniels SR, Karanja N, Elmer PJ, Sacks FM, et al. Dietary approaches to prevent and treat hypertension: a scientific statement from the American Heart Association. Hypertension. 2006;47(2):296–308. PubMed PMID: 16434724.

67. Mellen PB, Palla SL, Goff Jr DC, Bonds DE. Prevalence of nutrition and exercise counseling for patients with hypertension. United States, 1999 to 2000. J Gen Intern Med. 2004;19(9):917–24.

68. Redfield MM, Borlaug BA, Lewis GD, Mohammed SF, Semigran MJ, Lewinter MM, et al. PhosphdiesteRasE-5 Inhibition to Improve CLinical Status and EXercise Capacity in Diastolic Heart Failure (RELAX) trial: rationale and design. Circ Heart Fail. 2012;5(5):653–9. PubMed PMID: 22991405.

69. Tanaka H, Seals DR. Endurance exercise performance in Masters athletes: age-associated changes and underlying physiological mechanisms. J Physiol. 2008;586(1):55–63. PubMed PMID: 17717011, Epub

2007/08/25.eng.

70. Hamer M, Sabia S, Batty GD, Shipley MJ, Tabák AG, Singh-Manoux A, et al. Physical activity and inflammatory markers over 10 years/clinical perspective. Circulation. 2012;126(8):928–33.

71. Tan YT, Wenzelburger F, Lee E, Heatlie G, Leyva F, Patel K, et al. The pathophysiology of heart failure with normal ejection fraction: exercise echocardiography reveals complex abnormalities of both systolic and diastolic ventricular function involving torsion, untwist, and longitudinal motion. J Am Coll Cardiol. 2009;54(1):36–46. PubMed PMID: 19555838, Epub 2009/06/27.eng.

72. Phan TT, Shivu GN, Abozguia K, Sanderson JE, Frenneaux M. The pathophysiology of heart failure with preserved ejection fraction: from molecular mechanisms to exercise haemodynamics. Int J Cardiol. 2012;158(3):337–43. PubMed PMID: 21794933, Epub 2011/07/29.eng.

73. Edelmann F, Gelbrich G, Düngen HD, Fröhling S, Wachter R, Stahrenberg R, et al. Exercise training improves exercise capacity and diastolic function in patients with heart failure with preserved ejection fraction: results of the Ex-DHF (Exercise training in Diastolic Heart Failure) pilot study. J Am Coll Cardiol. 2011;58(17):1780–91.

74. Haykowsky MJ, Brubaker PH, Stewart KP, Morgan TM, Eggebeen J, Kitzman DW. Effect of endurance training on the determinants of peak exercise oxygen consumption in elderly patients with stable compensated heart failure and preserved ejection fraction. J Am Coll Cardiol. 2012;60(2):120–8.

老年与心力衰竭

第八章　老年心力衰竭患者多种药物治疗及药物不良反应

Polypharmacy and Adverse Drug Reactions in the Aging Population with Heart Failure

Michael W. Rich 和 William J. Nienaber

（白书玲　译）

老化与机体结构及器官功能的许多改变相关，从而导致所有药物的吸收、分布、代谢及清除发生很大变化（表 8-1）[1-2]。此外，老年心衰（HF）患者多数伴随多种共存疾病而接受药物治疗[3-4]。综合考虑，这些因素会大大增加老年心衰患者药物不良反应事件和药物相互作用的危险。据估计，药物不良事件占所有住院患者的 5%，治疗心衰药物（地高辛、利尿剂、钙通道阻滞剂）是最常发生的药物[5]。本章复习老年患者中心衰治疗相关的常见的药物不良反应和药物相互作用，并讨论最小化药物不良事件的策略。此外，还会简述心衰药物和常见的老年综合征之间的交叉，包括多种药物治疗，摔倒和晕厥，乏力和精力不足。

心力衰竭药物所致的不良事件

利尿剂

肾功能，按照肌酐清除率或肾小球滤过率（GFR）

表 8-1　年龄相关的机体组成和器官功能变化
机体组成改变
去脂体重降低，尤其是肌肉重量
总的机体水分降低
脂肪与去脂体重比例增加
器官功能改变
小肠吸收功能下降
肝代谢和清除能力下降
肾清除能力下降

所测得的数值，每 10 年降低 5～10ml/min[6-8]。因此，慢性肾病的发生率，定义为估测的 GFR＜60ml/(min·1.73m^2)，并随年龄而增加。由于肌肉质量下降，血清肌酐水平可能不能准确反映老年患者的肾功能，正常的肌酐水平可能伴随中度肾功能受损。此外，肾小管功能的改变会导致浓缩稀释能力下降，从而导致维持电解质平衡的功能受损[8]。这些改变会增加老年患者发生显著电解质紊乱的可能性，包括低钠血症、低钾血症和低镁血症，是对噻嗪类和"袢"利尿剂的反应。而且，老化与口渴机制有关，使老年患者在长期利尿剂治疗中易于出现脱水[9]。过度利尿常常出现相对低血压，感觉改变，以及肾前性氮质血症［即尿素氮（BUN）与血清肌酐比值升高］。反过来，老年患者由于年龄相关的肾功能改变也可对利尿剂反应下降，有一句经典的格言，"年龄＋BUN＝利尿剂剂量"[10].

这些改变意味着使用利尿剂治疗的老年患者与年轻患者相比需更为警惕，密切随访，经常评估肾功能、血电解质水平和容量状态以确保充血和水肿得到充分控制，又对肾功能或电解质无不良影响。许多伴有晚期 HF 和（或）明显肾功能不全的老年患者，很难平衡这两种内在相互关联的紊乱，也许有必要接受一种"愉快的中间状态"[11]（"采取中庸态度"），即一定程度的残余容量超负荷联合轻度恶化的肾功能。至于血钾和血镁的管理，应鼓励增加这些电解质的膳食摄入，如必要可处方钾镁制剂。

但是，由于老年患者高钾血症的风险也增高，补充钾的剂量也比年轻患者低，并应密切监测血钾水平。

血管紧张素转化酶抑制剂和血管紧张素受体拮抗剂

与利尿剂一样，年龄相关的肾功能改变，使老年患者使用血管紧张素转化酶抑制剂（ACEI）和血管紧张素受体拮抗剂（ARB）时肾功能恶化的风险增加。此外，老年患者使用这些药物出现低血压和高钾血症的风险也会增加。过度利尿和血管内容量减少进一步增加肾功能损害和低血压的风险，而低血压本身也会为肾功能带来不利影响。虽然相对很少发生，但在使用 ACEI 治疗的老年患者出现味觉异常也更为常见；其机制尚不明确。其他副作用，如过敏反应和 ACEI 相关的咳嗽，其发生率似乎在老年患者和年轻患者之间区别不大。重要的是，与 ACEI 相比，虽然 ARB 在所有年龄患者引起咳嗽或过敏反应的可能性不大，但肾功能恶化、高钾血症和低血压的发生率 ACEI 和 ARB 相似[12-13]。

由于有引起肾功能恶化的潜在风险，应避免在肾功能Ⅳ级或Ⅴ级的慢性肾病没有透析的老年患者中使用 ACEI 和 ARB［即根据 Cockcroft-Gault[14] 或肾病饮食改良公式（MDRD）[15] 估测的 GFR＜30ml/(min·1.73m^2)］。慢性肾病Ⅲ期的患者［30ml/(min·1.73m^2)≤GFR＜60ml/(min·1.73m^2)］，ACEI 或 ARB 治疗应从低剂量开始逐渐递增剂量，密切监测肾功能和血钾水平。血清肌酐水平小幅度增加（＜0.5mg/ml）不必停用 ACEI 或 ARB，但应立即仔细评估容量状态并考虑降低利尿剂剂量。重要的是，入选 ACEI 和 ARB 临床研究的患者平均年龄为 60 岁[16]，而社区心衰患者的平均年龄是 75 岁，因而需顾虑到在老年人群中这些药物的疗效及剂量问题。即便有这一告诫，ACEI 和 ARB 的靶剂量在老年人和年轻人是相似的，但老年患者能够耐受指南推荐的剂量者较少[17]，部分原因是同时使用多种其他药物。虽然低剂量 ACEI 不如全剂量有效，但有证据表明即使很低的剂量也可使严重左心室（LV）收缩功能不全患者获益[18]。

醛固酮拮抗剂

由于年龄相关的肾功能改变，使用螺内酯或依普利酮治疗的老年患者高钾血症的危险大大增加，并且在老年人使用这些药物肾功能恶化的危险也是增高的[19-20]。由于老年患者年龄相关的睾酮水平下降，螺内酯相关的男子乳腺发育比年轻人更常见[21]。

醛固酮拮抗剂在慢性肾病Ⅳ期或Ⅴ期未透析的患者禁忌使用[22]。在慢性肾病Ⅲ期的老年患者，螺内酯和依普利酮的起始剂量应为每天 12.5mg（或 25mg 隔日 1 次）。如能够耐受，可增加至每天 25mg。对于有保留肾功能的患者［估测的 GFR≥60ml/(min·1.73m^2)］，起始剂量为每天 25mg，如耐受可增加至每天 50mg。所有患者均应密切监测血肌酐和血钾水平。

β 受体阻滞剂

衰老与有功能的窦房结起搏细胞数量进展性下降相关，并引起整个心脏传导系统的退行性变[23-24]。结果导致老年患者出现窦性心动过缓和房室结传导紊乱的危险增加。使用 β 受体阻滞剂治疗会加重这种年龄相关改变导致的症状性缓慢性心律失常。其他 β 受体阻滞剂引起的副作用在老年患者与年轻患者相似。

与年轻心衰患者一样，β 受体阻滞剂应从最低剂量开始，逐渐递增剂量达到指南推荐的靶剂量。同 ACEI 和 ARB 类似，老年患者能够耐受高剂量 β 受体阻滞剂的可能性不大，但大多数患者对中等剂量有充分的反应（如卡维地洛 12.5mg 每天 2 次或美托洛尔每日 50～100mg）。开始 β 受体阻滞剂治疗后及每增加剂量后均应行心电图检查以评估房室结传导。对于有明确使用 β 受体阻滞剂适应证（如 LVEF＜40%）并出现症状性缓慢性心律失常的患者，应考虑植入永久性起搏器。

地高辛

年龄相关的肾功能和去脂体重下降导致地高辛清除及分布分别降低[25]。因此，同等剂量的地高辛在老年患者的血清浓度比年轻人高，这种差异似乎在女性更明显[26]。但根据肾功能和去脂体重调整适当剂量后，临床上老年患者地高辛中毒的危险似乎没有表现出明显增加。例如，在洋地黄研究组（DIG）试验中，因可疑地高辛中毒而入院者在地高辛组和安慰组均随年龄增加而逐渐增加，但随着年龄增加地高辛中毒的绝对危险没有累积增加，即使在 $80\sim90$ 岁的老年患者也如此[27]。尽管有这些发现，由于电解质异常的发生率较高，老年患者仍存在较高的地高辛中毒（即低钾血症、低镁血症和高钙血症），以及慢性肺病，以及可能的心脏淀粉样变风险[25]。地高辛最常见和最易于识别的副作用包括心律失常（心动过速和心动过缓），胃肠道紊乱（恶心、腹泻、厌食、腹部不适），以及中枢神经系统（CNS）紊乱（视觉异常，尤其是闪光感和色视症，头痛，虚弱，以及精神状态改变）。老年患者伴有潜在的认知功能不全时，即使临床不可识别，接受地高辛治疗时认知下降的危险也可能增加，包括记忆力丧失、定向障碍、易怒和抑郁。同样，老年人伴随明显的血管疾病时发生腹部不适和肠缺血的危险增加[28]。

为最小化副作用和中毒的危险，应根据肾功能和去脂体重调整地高辛剂量。虽然目前的指南不建议常规测定血清地高辛浓度，开始治疗后和随后定期测定血清地高辛水平似乎是合理的，以确保其在治疗范围内，特别是伴有肾功能受损或有波动的老年患者。DIG 试验的数据表明，地高辛的标准治疗范围是 $0.5\sim0.9$ ng/ml，高水平与中毒增加相关并且无获益[26]。血清电解质也应监测，尤其是钾和镁，这些电解质水平应维持在正常范围。地高辛中毒的治疗在老年患者和年轻患者相似。

肼屈嗪和硝酸盐

肼屈嗪（头痛、胃肠道紊乱、心悸、心绞痛恶化）和硝酸盐（头痛、头晕、面色潮红）的副作用相对较常见，但没有确切证据表明老年患者使用这些药物上述副作用的危险增加。与其他药物一样，老年患者使用肼屈嗪和硝酸盐应从小剂量开始（如肼屈嗪 $10\sim25$ mg 每天 3 次，硝酸异山梨酯 10 mg 每天 3 次），并逐渐递增剂量至能够耐受的靶剂量。无需特殊监测。

钙通道阻滞剂

钙通道阻滞剂（CCB）在收缩性心衰患者通常是禁忌的，但治疗共存的高血压、心绞痛或心房颤动时可能是需要的[22]。与 β 受体阻滞剂一样，使用地尔硫䓬或维拉帕米时老年患者出现缓慢性心律失常的危险增加。在使用维拉帕米长期治疗过程中，

便秘是老年患者常常出现的副作用；地尔硫䓬引起的便秘较少见。尽管所有 CCB 的血管扩张作用可能导致下肢非可凹性水肿，但这一副作用在双氢吡啶类药物更为常见，由于年龄相关的静脉功能改变和早已存在的静脉系统疾病，老年患者出现下肢水肿的危险性增加。

出现地尔硫䓬或维拉帕米相关的缓慢性心律失常，如可行应立即减量或停用。明显便秘会损害生活质量，可能导致肠梗阻[29]。在接受地尔硫䓬或维拉帕米治疗的患者中医生应警惕这一情况，可考虑替代治疗。CCB 相关水肿的处理包括使用长筒袜、利尿剂，并考虑减少剂量或停用。

射血分数保留的心力衰竭

LVEF 保留的心衰（HF/PEF）患者比例随年龄而增加，在 70 岁以上的男性和女性患者分别超过 40％ 和 60％[22,30-31]。虽然潜在的药物不良事件在 HF/PEF 患者和 LVEF 降低的患者相似，但仍有明显差异。最为重要的是，HF/PEF 患者倾向于"前负荷依赖"；即必须维持 LV 充盈压以保证最大的每搏量和心排血量[22,31]。因此，患者通常"容量敏感"并易受心排血量降低的影响，且过分使用利尿剂易于使肾前性氮质血症加重[22-23]。此外，肾灌注减少使 ACEI 和 ARB 治疗期间易于出现肾功能恶化和高钾血症。HF/PEF 患者也依赖心房收缩，以优化 LV 舒张末期容量，可能对心房颤动伴快速心室率反应耐受性降低，在老年人群这是一种常见的紊乱[32]。因此，在利尿剂治疗期间，有必要监测电解质，尤其是钾和镁。LV 舒张充盈受损会导致相对固定的 LV 舒张末期容量，以及相关联的运动时每搏量不能相应增加。由于心排血量等于心率乘以每搏量，所以 HF/PEF 患者常常依靠增加心率来增加心排血量。因此，β 受体阻滞剂，尤其是大剂量时，可能加重而非减轻运动不耐受。而且，由于年龄相关的窦房结功能不全（病态窦房结综合征）表现的变时性功能不全或心衰本身会增强 β 受体阻滞剂对活动耐量的不良影响。医生在治疗老年 HF/PEF 患者时，对利尿剂、ACEI、ARB 和 β 受体阻滞剂的潜在药物不良事件应时刻保持警惕，注意调整药物剂量或考虑相应的药物替代治疗。

药物相互作用

一般原则

根据症状和 LV 功能，目前心衰指南推荐最少 2 种药物，最多 7 种[22]。通常需额外的药物治疗其他心血管疾病，例如高血压、CAD 和心房颤动。非心血管共存疾病的流行，包括关节炎、骨质疏松、糖尿病、慢性肺疾病、胃肠道紊乱和神经系统疾病，也随年龄而增加。因此，通常会给老年心衰患者处方 5～15 种药物（或更多！）。这不仅为患者的所谓花费和依从性增加负担，而且随药品数量增加，药物之间相互作用的危险也呈指数增长，如此一来，服用 10 种或 10 种以上药物时，药物之间相互作用的可能性会超过 90%[32]。

常见的药物相互作用

考虑到老年心衰患者处方药物的多样性和共存疾病的频发，这里不可能提供潜在的药物相互作用的广泛讨论。作为替代，有关最常见心衰药物和临床上重要的药物交叉反应会在此综述。

非甾体抗炎药（NSAID）增加肾钠和水的潴留，并可能使肾功能恶化，特别是已存在肾功能受损的患者[33]。此外，NSAID 还拮抗 ACEI、ARB、利尿剂，可能还有 β 受体阻滞剂在心衰患者中的有益效应[34]。这些相互作用在老年患者中更常见，这些患者既有可能患慢性肾病，更有可能长期服用 NSAID 以治疗关节炎。实际上，一项研究表明，在以前无 CVD 的老年患者启用 NSAID 治疗可增加心衰住院风险系数 1.6，在有 CVD 病史的患者则为 10[35]。

胺碘酮在心衰患者中通常用于治疗心房颤动或室性心律失常。胺碘酮增强许多药物的药效，包括地高辛、β 受体阻滞剂、CCB、华法林和达比加群[36]。决奈达隆有类似作用，但与这些药物之间的相互作用强度较弱，华法林除外，二者临床上无明显相互作用[37]。一般来讲，在接受上述这些药物中任何一种其他药物治疗的患者中，启用胺碘酮或决奈达隆时应下调这些药物剂量，并密切监测。

ACEI 或 ARB 与醛固酮拮抗剂（或其他保钾利尿剂，如氨苯蝶啶）合用会大大增加高钾血症的危险，而与年轻患者相比，由于年龄相关的肾功能改变使老年患者这一风险增加[19-20,38]。由于相似的原因，在老年患者合用 ACEI 与 ARB 很可能会诱发肾功能恶化和高钾血症。

同时给予地高辛和其他房室结阻滞剂（β 受体阻滞剂、地尔硫䓬、维拉帕米和胺碘酮）增加缓慢性心律失常的危险，由于年龄相关的房室传导减慢老年人更易于发生。使用多种血管扩张剂，如肼屈嗪、硝酸盐和 ACEI 或 ARB，使老年患者易出现直立性低血压。而且，同时使用 β 受体阻滞剂会使直立性血压下降时正常的血压升高反应变得迟钝。因此，在接受多种心衰药物治疗的老年患者常规监测直立体位生命体征很重要。

非处方药物

除处方药物外，老年患者常使用非处方（OTC）药和膳食补充剂[39]。其中有几种与心衰和（或）心衰药物有潜在的相互作用。OTC 感冒制剂中的减轻充血药物增加心率和血压，并增加室上性和室性心律失常的危险，同时降低 β 受体阻滞剂疗效。表 8-2 列出部分常用的膳食补充剂与治疗心衰药物的潜在相互作用[40]。

老年病症候群

多种药物治疗

多种药物治疗通常定义为长期服用 5 种或 5 种以上药物，在老年心衰患者中很普遍[39]。例如，在最近一项研究中，老年心衰患者人群（平均年龄 74.5 岁）平均服药数是 10.2±3.2[41]。正像上面提到的，不良药物事件和相互作用的危险随处方药物数的增加而增加，强调避免使用所有药物的重要性，应选择最重要的必要服用的药物。

多种药物治疗管理从采集患者正在服用的所有药物全部的准确药单开始——处方药物和 OTC 药物，包括膳食补充剂[11]。建议定期进行"便当检查"（指患者预约时带来所有药瓶），常常发现所处方的药物与患者实际服用的药物之间的不一致。医生应经常询问患者是否使用 OTC 药物、植物产品及膳食补充剂。通常，医生不问患者是否使用这些药物，患者一般也不自愿提供这一信息。

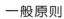

表 8-2　膳食补充剂和心力衰竭药物之间的潜在相互作用

补充剂	心衰药物	相互作用
芦荟	地高辛	由于低钾血症而毒性增加
黑升麻	利尿剂	药效降低
贞洁树	β受体阻滞剂	药效增加
蒲公英	利尿剂	药效增加
麻黄属植物，麻黄	地高辛	毒性增加
	β受体阻滞剂	药效降低
白毛茛	地高辛	药效增加
山楂	硝酸盐	增加低血压反应
	地高辛	药效增加
欧亚甘草	地高辛	由于低钾血症而毒性增加
荨麻	利尿剂	药效增加
薄荷	地高辛	毒性增加
南瓜子	利尿剂	药效增加
番泻叶	地高辛	由于低钾血症而毒性增加
西伯利亚人参	地高辛	地高辛水平增加
黑点叶金丝桃	地高辛	药效增加

来源于 Cohen PA，Ernst E. Safety of herbal supplements：a guide for cardiologists. Cardiovasc Therapeutics 2010；28；246-253. 获得 John Wiley 和 Sons，Inc 授权

正在服用的无明确适应证的药物应停用，无论是否可行，用药方案应固定。但经验证明，医生通常不愿停用药物，尤其当他们不是初始处方者时。如何最好地撤除多种药物，尚缺乏这方面的资料，而使医生变得更为犹豫。然而，仍应鼓励医生去掉不必要的药物。实际上，使用"不恰当"的药物在老年患者中较为常见，同时也是治疗事故的重要资料来源[42]。最近，美国老年医学会出版了更新的药物目录，考虑到特殊临床情况下老年患者"不恰当"的用药问题[43]。这一目录，被称为 Beers 标准，见于 http://www. americangeriatrics. org/files/documents/beers/2012BeersCriteria_JAGS. pdf. 也可在名为 iGeriatrics 免费的可供搜索的 iPhone 应用软件上查到。

处方级联是一种被详尽描述的多种药物治疗并发症[44]。这发生在治疗一种未被识别的现用药物的副作用而处方一种新的药物时。在老年人群药物副作用通常不明确且不特异，可能不完全归因于正在服用的药物。举一个例子，一例因关节炎复发而服用高剂量 NSAID 的患者被诊断为未控制的高血压。一般来说，除非经证实为其他原因，新出现的症状应考虑与药物相关。

在尝试最大化依从性时，应简化治疗方案，指一天当中的服药数量和服药次数（最好分 2～3 次服用）。如治疗方案药物和剂量复杂，则年龄相关的认知受损会增加患者不依从性的可能（一般是无意的）[45]。关注潜在的药物相互作用至关重要，目标是去掉或减少任一可能引起临床相关药物交叉反应的药物剂量。为老年患者处方药物时，如有临床药师提供服务，则有助于优化药物治疗方案[41]。任何时候采取非药物治疗策略（如长筒袜用于水肿），可能有助于简化药物治疗。治疗方案的所有改变均应与患者（和看护者，如果有的话）仔细检查，以确保充分了解服用的所有药物及时间，以及哪种药物不再需要。重要的是，应教育患者药物的通用名及商品名。老年人服用 2 次处方剂量的某种药物的情况并不少见，他们认为商品名的药物和通用名的药物是两种不同的药物。药物助手，如药片盒，有助于提高患者遵医嘱服药的可能性[11,46]。

摔倒和晕厥

年龄相关的血管系统和颈动脉压力感受器的变化使老年患者倾向于发生直立性低血压[47]。中枢神经系统和骨骼肌肉系统的其他变化进一步损害老年患者对迅速体位改变的适应能力，因此增加摔倒的危险。而且，由于自主功能和窦房结功能的年龄相关变化，血压突然下降时心排血量不能反应性增加（如站立时），因此老年患者发生晕厥的风险增加[23,47]。心衰加重这些年龄相关的变化，所有标准的心衰药物会进一步增加老年患者摔倒和晕厥的危险，地高辛可能除外。

如上所述，为最小化药物诱发的摔倒和晕厥的危险，常规测量坐位和直立位血压以评估直立性低血压非常重要[48]。在站立位有明显头晕目眩的患者，尤其与摔倒、近乎晕厥或晕厥有关，或有显著直立性低血压的患者（站立时收缩压下降＞30mmHg），可能需减少一种或更多种治疗心衰药物的剂量。也应对这些患者进行姿势保健教育，即缓慢起立，尤其在夜间，可使用辅助装置如走动时使用手杖。长筒袜和其他非药物性干预措施可能也有帮助[48]。

疲乏和精神不振

疲乏和精神不振是老年患者的常见症状[49]。虽

然这些症状最初常常是多因素的，但药物多有参与或起到加重作用，导致生活质量显著受损[50]。β受体阻滞剂可通过降低心排血量和直接作用于中枢神经系统而导致乏力。不明原因的认知功能或情绪的降低应立即考虑亲脂性β受体阻滞剂（如美托洛尔、卡维地洛）所致可能性大于亲水性（如比索洛尔）[51]，但这一干预措施未经证实。由于脱水、电解质紊乱和（或）肾功能恶化，利尿剂也可引起乏力。利尿剂诱发的低血容量在老年患者一般不易察觉，诊断需要高度怀疑的证据。在老年心衰患者，其他及未被发现的乏力和精神不振的原因是由多种药物累积作用导致的低血压。中枢神经自主调节系统发生的年龄相关改变，降低了老年患者在血压下降时维持中枢神经系统血流灌注的调节能力[52]。因此，血压的突然降低会导致精神状态的改变，即便没有头晕或晕厥。老年心衰患者长期低血压，无论是由于低血容量还是药物，通常表现为乏力和精神不振。此外，老年患者血压下降也与认知障碍有关[53]。

主诉长期乏力和精神不振的老年患者应对其进行抑郁、贫血、睡眠障碍、甲状腺疾病和其他可能导致这一症状的器官疾病的评估。同时应全面检查所有药物以识别潜在的药物原因。如果可行，应减少所涉及药物的剂量或停用该药。尽管采取上述措施血压仍相对较低（如收缩压＜110mmHg）并伴有限制性乏力的患者，应考虑减少一种或更多种治疗心衰药物的剂量以使收缩压升高到120～130mmHg，同时根据患者的健康感、运动耐力和心衰症状学来监测这些干预措施所达到的效果。

总结和结论

多个器官系统的多种变化加上多种药物的效应使一般老年患者和心衰老年患者发生不良药物事件和药物相互作用的危险性增加。为最小化这些危险，临床医生应避免处方不必要的药物，调整药物剂量以优化获益与副作用的平衡，对可能引起或对临床重要不良事件有作用的以及有损生活质量的药物永远保持警惕。在治疗老年心衰患者时，经常引用的格言"低起点，缓慢前进"很适用。尽管存在这些固有的挑战，在仔细管理和密切随访下，通过合理使用指南推荐的心衰治疗方案，大多数老年患者可得到成功治疗。

参考文献

1. Stegemann S, Ecker F, Maio M, et al. Geriatric drug therapy: neglecting the inevitable majority. Ageing Res Rev. 2010;9:384–98.
2. Klotz U. Pharmacokinetics and drug metabolism in the elderly. Drug Metab Rev. 2009;41:67–76.
3. Braunstein JB, Anderson GF, Gerstenblith G, et al. Noncardiac comorbidity increases preventable hospitalizations and mortality among Medicare beneficiaries with chronic heart failure. J Am Coll Cardiol. 2003;42:1226–33.
4. Rich MW. Heart failure in the oldest patients: The impact of comorbid conditions. Am J Geriatr Cardiol. 2005;14:134–41.
5. Schwartz JB, Zipes DP. Cardiovascular disease in the elderly. In: Libby P, Bonow RO, Mann DL, Zipes DP, editors. Braunwald's heart disease. 8th ed. Philadelphia: Saunders Elsevier; 2008. p. 1928.
6. Stevens LA, Levey AS. Chronic kidney disease in the elderly – how to assess risk. N Engl J Med. 2005;352:2122–4.
7. Hanlon JT, Aspinall SL, Semla TP, et al. Consensus guidelines for oral dosing of primarily renally cleared medications in older adults. J Am Geriatr Soc. 2009;57:335–40.
8. Zhou XJ, Rakheja D, Yu X, Saxena R, Vaziri ND, Silva FG. The aging kidney. Kidney Int. 2008;74(6):710–20.
9. Kenney WL, Chiu P. Influence of age on thirst and fluid intake. Med Sci Sports Exerc. 2001;33:1524–32.
10. Shem S. House of God. New York: Random House, Inc.; 1979.
11. Steinman MA, Hanlon JT. Managing medications in clinically complex elders. "There's got to be a happy medium". JAMA. 2010;304:1592–601.
12. Pitt B, Segal R, Martinez FA, et al. Randomised trial of losartan versus captopril in patients over 65 with heart failure (Evaluation of Losartan in the Elderly Study, ELITE). Lancet. 1997;349:747–52.
13. Pitt B, Poole-Wilson PA, Segal R, et al. Effect of losartan compared with captopril on mortality in patients with symptomatic heart failure: randomized trial – the Losartan Heart Failure Survival Study ELITE II. Lancet. 2000;355:1582–7.
14. Cockcroft DW, Gault MH. Prediction of creatinine clearance from serum creatinine. Nephron. 1976;16:31–41.
15. Levey AS, Bosch JP, Lewis JB. A more accurate method to estimate glomerular filtration rate from serum creatinine: A new predication equation. Modification of diet in renal disease study group. Ann Intern Med. 1999;130:461–70.
16. Khan J, Goodlin SJ. Heart failure treatment in the elderly. Expert Rev Cardiovasc Ther. 2011;9:1171–9.
17. Massie BM, Armstrong PW, Cleland JG, et al.

Toleration of high doses of angiotensin-converting enzyme inhibitors in patients with chronic heart failure: results from the ATLAS trial. The Assessment of Treatment with Lisinopril and Survival. Arch Intern Med. 2001;161:165–71.

18. Packer M, Poole-Wilson PA, Armstrong PW, et al. Comparative effects of low and high doses of the angiotensin-converting enzyme inhibitor, lisinopril, on morbidity and mortality in chronic heart failure. ATLAS Study Group. Circulation. 1999;100:2312–8.

19. Juurlink DN, Mamdani MM, Lee DS, et al. Rates of hyperkalemia after publication of the Randomized Aldactone Evaluation Study. N Engl J Med. 2004; 351:543–51.

20. Tamirisa KP, Aaronson KD, Koelling TM. Spironolactone-induced renal insufficiency and hyperkalemia in patients with heart failure. Am Heart J. 2004;148:971–8.

21. Braunstein GD. Clinical practice. Gynecomastia. N Engl J Med. 2007;357:1229–37.

22. Hunt SA, Abraham WT, Chin MH, et al. 2009 Focused update incorporated into the ACC/AHA 2005 Guidelines for the Diagnosis and Management of Heart Failure in Adults. Circulation. 2009;119: e391–479.

23. Lakatta EG, Levy D. Arterial and cardiac aging: major shareholders in cardiovascular disease enterprises: Part II: the aging heart in health: links to heart disease. Circulation. 2003;107:346–54.

24. Lakatta EG. Arterial and cardiac aging: major shareholders in cardiovascular disease enterprises: Part III: cellular and molecular clues to heart and arterial aging. Circulation. 2003;107:490–7.

25. Hanratty CG, McGlinchey P, Johnston GD, Passmore AP. Differential pharmacokinetics of digoxin in elderly patients. Drugs Aging. 2000;17:353–62.

26. Ahmed A, Rich MW, Love TE, et al. Digoxin and reduction in mortality and hospitalization in heart failure: a comprehensive post hoc analysis of the DIG trial. Eur Heart J. 2006;27:178–86.

27. Rich MW, McSherry F, Williford WO, Yusuf S. Digitalis Investigation Group. Effect of age on mortality, hospitalizations and response to digoxin in patients with heart failure: the DIG study. J Am Coll Cardiol. 2001;38:806–13.

28. Weil J, Sen Gupta R, Herfarth H. Nonocclusive mesenteric ischemia induced by digitalis. Int J Colorectal Dis. 2004;19:277–80.

29. Schaefer DC, Cheskin LJ. Constipation in the elderly. Am Fam Physician. 1998;58:907–14.

30. Kitzman DW, Gardin JM, Gottdiener JS, et al. Importance of heart failure with preserved systolic function in patients ≥ 65 years of age. CHS Research Group. Cardiovascular Health Study. Am J Cardiol. 2001;87:413–9.

31. Heart Failure Society of America. 2010 Comprehensive Heart Failure Practice Guidelines.

Heart failure in patients with preserved ejection fraction. J Card Fail. 2010;16:e73–97.

32. Tsang TS, Gersh BJ, Appleton CP, et al. Left ventricular diastolic dysfunction as a predictor of the first diagnosed nonvalvular atrial fibrillation in 840 elderly men and women. J Am Coll Cardiol. 2002;40:1636–44.

33. Seymour RM, Routledge PA. Important drug-drug interactions in the elderly. Drugs Aging. 1998;12: 485–94.

34. Whelton A. Nephrotoxicity of nonsteroidal anti-inflammatory drugs: physiologic foundations and clinical implications. Am J Med. 1999;106:13S–24.

35. Page J, Henry D. Consumption of NSAIDs and the development of congestive heart failure in elderly patients: an underrecognized public health problem. Arch Intern Med. 2000;160:777–84.

36. Vassallo P, Trohman RG. Prescribing amiodarone: an evidence-based review of clinical indications. JAMA. 2007;298:1312–22.

37. Shirolkar SC, Fiuzat M, Becker RC. Dronedarone and vitamin K antagonists: a review of drug-drug interactions. Am Heart J. 2010;160:577–82.

38. Obialo CI, Ofili EO, Mirza T. Hyperkalemia in congestive heart failure patients aged 63 to 85 years with subclinical renal disease. Am J Cardiol. 2002; 90:663–5.

39. Qato DM, Alexander GC, Conti RM, Johnson M, Schumm P, Lindau ST. Use of prescription and over-the-counter medications and dietary supplements among older adults in the United States. JAMA. 2008;300:2867–78.

40. Cohen PA, Ernst E. Safety of herbal supplements: a guide for cardiologists. Cardiovasc Ther. 2010;28: 246–53.

41. Gastelurrutia P, Benrimoj SI, Espejo J, Tuneu L, Mangues MA, Bayes-Genis A. Negative clinical outcomes associated with drug-related problems in heart failure (HF) outpatients: Impact of a pharmacist in a multidisciplinary HF clinic. J Card Fail. 2011;17: 217–23.

42. Hanlon JT, Schmader KE, Boult C, et al. Use of inappropriate prescription drugs by older people. J Am Geriatr Soc. 2002;50:26–34.

43. American Geriatrics Society 2012 Beers criteria update Expert Panel. American Geriatrics Society updated Beers criteria for potentially inappropriate medication use in older adults. J Am Geriatr Soc. 2012;60:616–31.

44. Ronchon PA, Gurwitz JH. Optimizing drug treatment for elderly people: the prescribing cascade. BMJ. 1997;315:1096–9.

45. Wolf MS, Curtis LM, Waite K, et al. Helping patients simplify and safely use complex prescription regimens. Arch Intern Med. 2011;171:300–5.

46. Fulmer TT, Feldman PH, Kim TS, et al. An intervention study to enhance medication compliance in community-dwelling elderly individuals. J Gerontol

Nurs. 1999;25:6–14.

47. Lakatta EG, Levy D. Arterial and cardiac aging: major shareholders in cardiovascular disease enterprises: Part 1: aging arteries: a "set up" for vascular disease. Circulation. 2003;107:139–46.

48. Gupta V, Lipsitz LA. Orthostatic hypotension in the elderly: diagnosis and treatment. Am J Med. 2007;120:841–7.

49. Poluri A, Mores J, Cook DB, Findley TW, Cristian A. Fatigue in the elderly population. Phys Med Rehabil Clin N Am. 2005;16:91–108.

50. Wick JY, LaFleur J. Fatigue: implications for the elderly. Consult Pharm. 2007;22:566–78.

51. Conant J, Engler R, Janowsky D, et al. Central nervous system side effects of beta-adrenergic blocking agents with high and low lipid solubility. J Cardiovasc Pharmacol. 1989;13:656–61.

52. Choi JY, Morris JC, Hsu CY. Aging and cerebrovascular disease. Neurol Clin. 1998;16:687–711.

53. Cherubini A, Lowenthal DT, Paran E, Mecocci P, Williams LS, Senin U. Hypertension and cognitive function in the elderly. Am J Ther. 2007;14:533–54.

第九章　老化相关的血管生物学改变及对老年人心力衰竭治疗的影响

Age-Related Changes in Vascular Biology and Implications for Heart Failure Therapy in the Aging Population

Michael Sean McMurtry

（白书玲　译）

引言

心衰是很常见的 CVD，在美国影响 600 万以上成人[1]，导致大约每 9 例患者有 1 例死亡[1]。虽然心衰可影响任何年龄组的人群，但主要还是老年性疾病，在 65 岁以上的男性和女性每 10 年发病率大约增加 1 倍[1]。心衰的发病率，尤其在男性当中，随着医学治疗的进展并无下降[2-3]，主要是新发病例影响了老年人[4]。然而医学治疗的进展改善了心衰的总体存活率[2-4]，一半以上的心衰患者会在 5 年内死亡[2]，医学治疗的进展至少使老年患者获益[3]。美国心脏协会的科学家和政策制定者预测在 2030 年前心衰患病率将增加约 25％，影响 3.5％的美国人口，在 2008 年花费超过 777 亿美元[5]。加拿大心衰的统计数据与美国类似，加拿大心力衰竭主要影响老年人，是发病率和死亡率的常见原因，是加拿大医疗保健系统大量医疗花费的来源[6]。老年心衰是全世界范围内重要的逐步增长的健康问题。

心衰在老年人更常见、更致命，部分原因是患病率更高、心衰危险因素更重，如高血压和 CAD[1]，衰老的心血管系统也会受到结构和功能改变的影响，血管和心肌细胞的变化均在心衰的发病机制中起作用并加重老年患者的心衰[7-8]。老年人也易患 LVEF 保留的心衰（HF/PEF）[9-10]，这是心衰的一种独特亚型，部分原因可能是由于动脉血管床僵硬所致[11]。由于共存的疾病及药物副作用的风险增加，高龄也会使心衰的治疗复杂化[12]。本篇综述将探讨心衰在老年人中的流行病学，与衰老有关的心血管系统的结构和功能改变，以及与这些改变相关的生物学及分子学机制，并讨论这些改变的病理生理学并发症及老年人心衰的管理。

危险因素在老年心衰中的作用

心衰在老年人中是常见病，影响美国 80 岁以上的人群中 11.5％的男性和 11.8％的女性（见图 9-1a）[1]。相反，在 60 岁以前则呈数量级降低[1]。同样，心衰发病率的资料表明年龄是心衰发生的危险标志，在 65 岁以上每 10 年发病例数均成倍增长（见图 9-1b）[1]。心衰患者老年人为数众多的主要原因是心衰的危险因素不成比例地影响老年人。在北美，与心衰发生有关的两个主要变量是高血压和心肌梗死，但是其他可改变的危险因素如吸烟、缺乏体力活动、肥胖和慢性肾病也同样重要[13,15]。CAD 和高血压的流行随年龄显著增加，与年龄相关的心衰发病率的增加呈平行关系（图 9-2）[1]。由于心衰的主要决定性因素在老年人更普遍，所以心力衰竭本身在老年人也更流行。有害变量暴露的时间增加，例如高血压，也可解释心衰随年龄而增加[8]，因为致病因素如高血压需要时间导致心衰。此外，高血压和 CAD

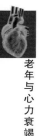

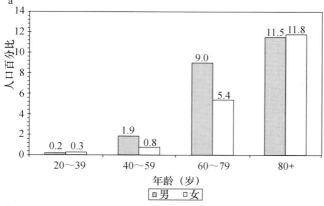

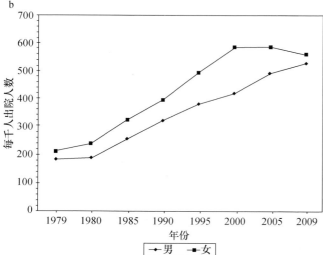

图 9-1　组（a）不同年龄和性别的心衰发病率（国家健康和营养测验调查，2005—2008）。来源：健康数据国家中心和国家心、肺和血液研究所。组（b）不同性别的心衰出院人数（美国，1979—2009）。注：医院出院包括出院时存活、死亡及未知状态者。来源：国家出院调查/健康数据国家中心和国家心、肺和血管研究所（来源于 Roger VL，Go AS，Lloyd-Jones DM，et al. Heart disease and stroke statistics-2012 update：A report from the American heart association. Circulation. 2012；125：e2-e220. 获得 Wolters Kluwer Health 授权）

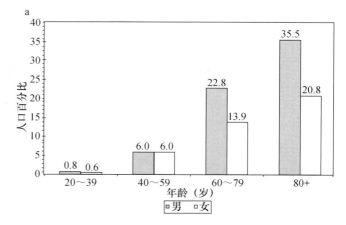

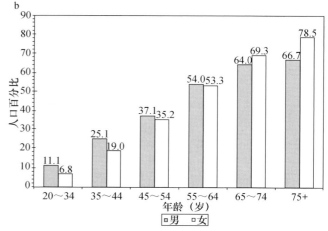

图 9-2　组（a）不同性别和年龄的 CAD 患病率（国家健康和营养测试调查，2005—2008）。来源：健康数据国家中心和国家心、肺和血液研究所。组（b）≥20 岁成人不同年龄和性别高血压患病率（国家健康和营养测验调查，2005—2008）。高血压定义为收缩压＞140mmHg 或舒张压＞90mmHg，服用抗高血压药物，或医生或其他专业人员两次告知患有高血压。来源：健康数据国家中心和国家心、肺和血液研究所（来源于 Roger VL，Go AS，Lloyd-Jones DM，et al. Heart disease and stroke statistics-2012 update：A report from the American heart association. Circulation. 2012；125：e2-e220. 获得 Wolters Kluwer Health 授权）

均会使有明确心力衰竭的患者结局恶化。高血压与 CVD 早期死亡[16]，心肌梗死后心衰[17-18]，以及有明确心衰患者的生存期缩短有关[19]。心肌梗死可预测心衰的发生[1]，以前曾患心肌梗死与心衰生存率差相关，伴有心源性休克者死亡率很高[20]。其他共存疾病也使心衰患者的病程复杂化，而这些共存疾病在老年心衰患者比年轻心力衰竭患者更常见[21]。药代动力学的年龄相关改变，多种疾病的多重用药，也会使老年心衰患者的预后恶化[12]，心衰与药物不良反应的危险增加有关[22]。心衰的危险因素，尤其是高

血压和心肌梗死，以及其他共存的疾病，在心力衰竭随年龄而发病的过程中起很大作用，在老年患者也与心衰相关预后有关。

老化和外周血管系统

　　除了与年龄相关的心衰的危险因素越来越普遍，或对有害影响因素例如高血压的长期暴露，随着时间延长，衰老也与人类和动物血管的特定结构改变相关[8]。人类主动脉的周长随时间而增加[23]，主动脉内膜厚度同样如此[24]。主动脉的长度也随时间而增

加[25]。内膜厚度的增加在兔子[26]和非人类灵长类也如此[27]（图9-3a）。人类患者的多个队列研究表明，非侵入方法测量的颈动脉内膜厚度随年龄而增加[28]。虽然有人争论增加的内膜厚度是早期动脉粥样硬化的一种形式，这些改变在人类低危动脉粥样硬化者可观察到[24]，但超声测量的颈脉内膜-中膜厚度，经其他心血管危险因素调整后对动脉粥样硬化事件仅有微弱的预测作用[29-30]。其他年龄相关的主动脉内结构改变已被描述，包括类黏蛋白淤积或囊性

中层坏死，弹力蛋白断裂，纤维化或以平滑肌细胞为代价的胶原增加，以及平滑肌细胞丢失（主动脉中层坏死），但尚不清楚这些改变是老化的正常特性还是疾病特性[23.31-32]。大鼠血管壁僵硬（动脉粥样硬化）由胶原与弹力蛋白的比例增加引起，支持这是一种老化的典型特点的说法[33]。这些年龄相关的结构变化改变了动脉的生物力学特性，从而导致人类疾病相关的血液动力学结果[34]。

动脉壁内的功能也随年龄而变化[35-36]。衰老

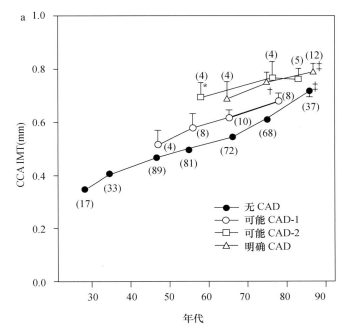

图9-3（见书后彩图）　组（a）根据运动心电图、铊扫描和临床表现定义的CAD状态与颈总动脉（CCA）内膜中层厚度（IMT）。组的定义如下：可能CAD-1，运动心电图阳性而铊扫描阴性亚组；可能CAD-2，运动心电图阳性与铊扫描阳性亚组；和无CAD及明确CAD组。每个点代表给出的每10年受试者平均IMT与特定的CAD分类（星号，20世纪50年代和60年代可能CAD-2；剑标，20世纪70年代和80年代可能CAD-1；双剑标，20世纪80年代和90年代可能无CAD及明确CAD）。误差条表示标准差，图括号内数字表示受试者人数由每个数据点表示。经过年龄调整后，IMT从无CAD同、可能CAD-1到可能CAD-2显著增加，但可能CAD-2和明确CAD组无差异（来源于Nanar Y，Metter LJ，Ladey CJ，Kenper MK，Lecker LC，Lakatti EG，Fleg JL. Increased carotid artery intimal-medial thickness in asymptomatic older subjects with exercise-induced myocardial ischemia. Circulation. 1998；98；1504-1509. 获得Wolters Kluwer health授权）。组（b）男性和女性人群年龄与血管功能的关系。动脉弹性可索引BSA（Eal，b-A），脉搏压（PP，b-B），以及Pes（b-C），在男性（蓝色）和女性（红色）人群中随年龄增加。SVRi（b-D）不随年龄而变化。原始数据点，线性回归线95%可信区间，Peatscn相关系数，以及相关性概率值如图示（来源于Redfiekl MM，Jecotoen SJ，Borlaug BA，Rodebeffer RJ，Kass DA. Age- and gender-related ventricular-vascular stiffening；A community-based study. Circulation. 2005；112；2254-2262. 获得Wolters Kuwer Health授权）

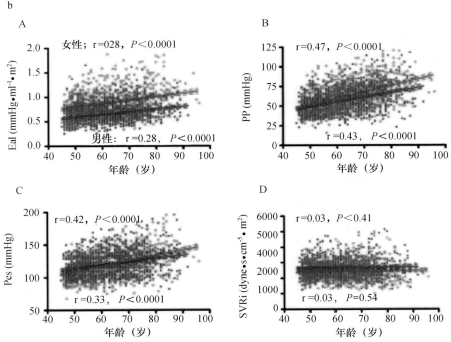

可使男性和女性的内皮舒张功能降低，但这种内皮功能的丧失在女性发生较晚[37]，这与女性患动脉硬化性心血管疾病的年龄较晚相一致[1]。内皮功能不全在老年猴子也可观察到，可独立于动脉粥样硬化存在[38]，表明这是一种年龄依赖的现象，而非疾病相关。衰老环境下的舒张功能降低似乎与内皮功能丧失有关，中层平滑肌细胞的舒张能力随年龄保存下来[39]。多种内皮依赖的舒张机制随年龄而受损，包括一氧化氮通路、前列环素通路和内皮来源的超极化因子通路[40-43]。动脉壁内活性氧的过剩，如超氧化物[44]和过氧亚硝酸盐[45]，在年龄相关的内皮功能不全中也很重要。有关酶的表达也随年龄而减少，如前列腺环素合成酶[46]和一氧化氮[47]，可以解释这些发现，虽然不同的血管床各有其特定的分子机制[48]。内源性的血管收缩剂的改变，如内皮素，也会随年龄变化对血管张力造成损害[43,49]。有些与年龄有关的内皮功能变化是可逆的。例如，运动可储备大鼠内皮一氧化氮合成酶的表达[50]，并可改善人类一氧化氮供给和降低内皮素-1聚集[51-52]。

除了随年龄发生结构改变和内皮功能丧失外，其他病理过程也随年龄影响血管。动脉粥样硬化是年龄依赖的，且冠状动脉、脑血管和外周动脉，包括主动脉的粥样硬化随年龄而增加[1]。研究表明，年龄相关的动脉结构改变与动脉粥样硬化暴露因子相互作用，如高胆固醇饮食，产生更为严重的复合动脉粥样硬化病变[26]。人类内皮功能不全，由血流介导的血管舒张测得，与动脉粥样硬化事件的发生有关[53-54]，表明这两个过程相关联，而动脉粥样硬化聚积会导致功能性后果。流行病学资料支持同时伴有CAD与心衰患者的不良预后相关[20]。除了动脉粥样硬化，钙化是与年龄和心血管疾病均有关的重要动脉结构改变[55]。血管钙化可影响内膜和中层，这是由于促进因子和抑制因子之间的平衡被扰乱后产生的复杂过程所致[56]。几种细胞参与了这一复杂过程，包括血管平滑肌细胞[57]、间质瓣膜细胞[58]、循环骨原细胞[59]和间叶多能细胞[59]。动脉及各级分支的钙化，特别是主动脉，一直与年龄和CVD相关[59]。由CT扫描测得的冠状动脉钙化积分，是预测人类心血管事件很好的工具[60]。主动脉钙化与其他血管床钙化相关，可预测死亡率[61-62]。动脉钙化的程度和位置可能会调整总死亡率、心血管死亡率及心血管事件风险[63]。

血液动力学随年龄的改变

年龄相关的动脉结构和功能改变具有功能方面的不良后果[64]。流行病学研究表明，随年龄增长，收缩压、舒张压、平均动脉压和脉搏压在30～60岁期间均增加[65]。60岁以后，舒张压下降，脉搏压急剧升高，平均动脉压和收缩压中度增加，与大动脉僵硬增加一致[65]。血管阻力也增加，但仅大动脉僵硬度的增加可解释60岁以后脉搏压的升高和舒张压的降低（图9-3b）[65]。主动脉脉搏波流速，一种测量主动脉僵硬的方法[66]，也是人类伴高血压患者心血管事件的独立预测因子[67]，是老年个体亚临床动脉僵硬的很好的标记物[68]。年龄和血压似乎可以解释人类动脉僵硬的变异[69-70]，伴有动脉粥样硬化危险因素，包括血脂紊乱、吸烟和糖尿病的重要性较小。至少一项研究表明这些其他危险因素对动脉僵硬度的影响较小，而不是较大[71]。主动脉或大动脉僵硬在年轻个体可检测到，随着暴露于心血管危险因子而增加，主动脉扩大指数，而非主动脉脉搏波流速，是50岁前人类年龄相关的动脉僵硬更好的衡量指标[70]。主动脉脉搏波流速是人类50岁以后动脉僵硬非常好的非侵入性检测指标（图9-4）[70]。

弹力蛋白含量的变化[72]、内皮功能不全以及钙化[73]均与动脉僵硬增加有关，反过来与CVD相关，包括高血压、心肌梗死、卒中和死亡[74]。主动脉脉搏压增加与主动脉僵硬有关，在预测心血管事件方面优于收缩压和舒张压，支持主动脉僵硬是心血管发病机制中关键变量的说法[75-76]。脉搏压增加也可预测老年患者心衰的发生[77]。动脉僵硬有害的机制是增强的脉搏搏动影响外周血管，增加靶器官损害[78]。而年龄相关的主动脉和大动脉僵硬度增加有害的确切机制尚不清楚，但在老年人心血管疾病发病中，年龄相关的主动脉和大动脉僵硬度的增加具有重要作用，这一点是明确的。

老化与心脏

正像动脉及其分支一样，心肌细胞也会随时间发生结构和功能改变[7]。男性老化与心肌细胞和心室心肌质量下降有关，但未见于女性[79]。因此，随

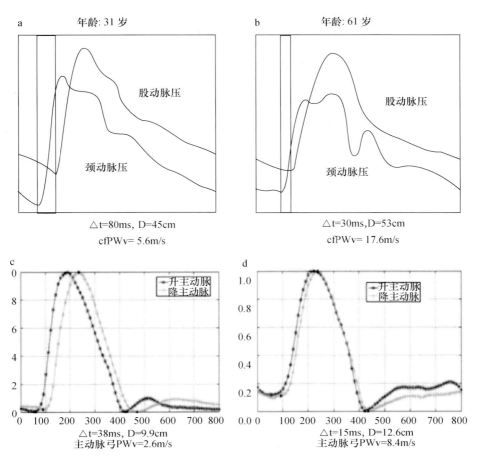

图 9-4（见书后彩图） MRI 评估主动脉弓脉搏波速率（PWV）及压力测量法测得的彩色血流脉搏波（cfPWV）。cfPWV 通过颈动脉-股动脉压力测量法评价年轻参与者（**a**）和老年参与者（**b**）。相应的主动脉弓 PWV（**c 和 d**）所示同时通过相位差 MRI 在升主动脉和降主动脉获取正常血流曲线。年轻受试者表现出保存的主动脉弹性（正常脉搏波流速），然而老年参与者表现为 PWV 增加与主动脉变硬相关。△t 代表经过时间；D，经过距离；x 轴，时间以毫秒表示；y 轴，任意单位（来源于 Redheuil A，Yu WC，Wu CO，Mousseaux E，de Cesare A，Yan R，Kachenoura N，Bluemke D，Lima JA. Reduced ascending aortic strain and distensibility：Earliest manifestations of vascular aging in humans. Hypertension. 2010；55；319-326. 获得 Wolters Kluwer Health 授权）

时间延长人类男性心脏胶原与心肌细胞比例发生改变。但无论男性还是女性，左心室室壁厚度似乎随年龄而增加[7,80]。左心室表现出的一项主要的血液动力学变化是左心室充盈率降低，到 80 岁时可以随年龄降低达 50％之多[80-82]。这种随年龄下降的舒张功能似乎与舒张末期左心室容量改变无关[83-84]。左心室收缩功能随正常衰老保存下来[7]，但有描述指出心率和收缩的交感调节能力受损[85]。老化的心脏和血管相互作用，以及后负荷改变，与年龄相关的动脉及其分支变化有关，可解释年龄相关的心肌性能的变化多于心室内在的变化[86]。血管和心室负荷的不匹配，左心室弹性不随血管弹性成比例增加，有人提出是老年人运动时心脏储备能力下降的机制[7]。这些血管的变化或不匹配，可随运动而改

善[87]。其他与老化有关的共存疾病，包括心律失常如心房颤动和扑动，也可改变老年人的心脏功能[7]。年龄相关的心肌固有的变化影响其与动脉血管床之间的相互作用并使心脏性能随年龄而改变。

心血管系统老化的分子机制假说

年龄相关的血管变化的分子机制尚不完全清楚，是研究的活跃领域[88]。有关心血管系统老化的几项假定分子机制已被描述，可能不仅影响老化的血管同时还有老化的心肌细胞，二者在老年心衰中均起到一定作用。

内皮功能不全

内皮功能丧失，上面曾经提到，与一氧化氮、前列环素及内皮源性超极化因子缺乏有关[40-43]，也

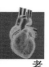

与活性氧如超氧化物[44]和过氧硝酸盐[45]的过剩有关。这些不平衡导致内皮依赖的血管舒张受损,是高血压、血管僵硬,并最终导致心衰的潜在机制。内皮功能不全与人类收缩功能不全心衰[89]和 EF 保留的心衰[90]均有关。

端粒功能不全

端粒是脱氧核糖核酸(DNA)序列 TTAGGG 的重复,位于染色体末端。健康情况下,这些端粒可保护染色体末端免于退化或与邻近染色体融合,而端粒缩短,显然是细胞周期必然的副产物,最终导致细胞衰老[91-92]。功能不全的端粒激活 DNA 损害信号通路而聚于 p53,导致线粒体生成减少,以及与衰老和组织退化相关的功能和代谢发生改变[93]。无论是血管还是心肌的细胞衰老和组织退化均会导致心衰。循环中白细胞端粒长度较短与人类心衰患者的不良预后有关[94]。

代谢受损

此外,在一项与限制能量相关的评估寿命的动物实验中,几种代谢调节因子与老化有关,包括西罗莫司(雷帕霉素)靶点(TOR)、PPARγ 共激活剂-1α(PGC1α)、长寿蛋白和叉头转录因子"O"(FOXO)[95-97]。TOR 是磷脂酰肌醇-3 激酶相关的酶蛋白家族的成员,作为细胞能量水平和氧化还原状态的感受器[98]。TOR 在模型生物体中与寿命有关,例如酵母菌株[99]。PGC1α 是一种转录共激活剂,认为可调节能量代谢,包括氧化磷酸化和线粒体生成[100]。蛋白 p16 和 p19 是细胞周期蛋白依赖的激酶抑制剂,肿瘤抑制基因 p53 的功能上游,也参与了衰老和内皮老化[101-102]。七个哺乳动物长寿蛋白(SIRT1~7)是烟酰胺腺嘌呤二核苷酸依赖的组氨酸去乙酰化酶蛋白,在低能量饮食动物中可见与寿命延长有关[103-104]。FOXO 家族转录因子与无脊椎动物寿命增加有关[95,97],并且似乎还有转录激活因子的功能及磷酸肌醇-3-激酶和蛋白激酶 B 的激活抑制剂功能[105]。代谢和心肌活力的受损与心衰有关[106],因此这些与老化有关的代谢紊乱导致老年心衰。

线粒体和自由基

衰老的自由基理论表明活性氧的细胞内产物是寿命的主要介质。虽然细胞内不同部位均可产生活性氧,包括 NADPH 氧化酶的质膜,在细胞质通过环氧化酶和黄嘌呤氧化酶,氧化磷酸化过程中线粒体内,大量活性氧在线粒体内形成,故有人提出线粒体源的超氧化物和氢过氧化物是年龄相关损害和退化的主要原因[107]。除了活性氧的直接有害效应外,有人提出线粒体是肾素-血管紧张素-醛固酮系统、肾上腺素信号、生长激素和胰岛素样生长因子 1 信号,以及血管炎症的介质,所有这些在老化的血管和心衰中可能具有重要作用[108]。线粒体功能的改变和氧化应激在心衰中均有很好的描述[109]。

血管生成

血管生成,或新的毛细血管形成,在老年人也是受损的,限制了缺血损伤后的血管修复,并可能在老年人 CVD 中发挥作用[110]。低氧诱导因子(HIF)-1α 是血管生成的关键介质,由于活性降低在老年人似乎被下调[111]并转移至细胞核[112]。长寿蛋白样 SIRT1 也可直接与 HIF-1α 相互作用并脱去乙酰基,导致失活[113]。细胞周期蛋白依赖的激酶抑制剂 p16 和 p19 也可通过下调血管内皮生长因子(VEGF)-A 而损害血管生成,后者是 HIF-1α 依赖的血管生成的一种关键介质。然而,尚没有统一的理论解释心血管系统内老化的分子机制,但有人描述了几种假定的机制,在模型生物体或人类均与心衰有关。

左心室射血分数保留的心力衰竭

1/3 以上的心衰患者没有明显的左心室收缩功能不全,而 LVEF 保存下来,或称为 LVEF 保留的心衰(HF/PEF)[10]。HF/PEF 在流行病学上似乎明显区别于 EF 减低的心衰,需不同的诊断标准和治疗[114-115]。与收缩性心衰相比,因 HF/PEF 而入院的患者百分比也在不断增加,可能会成为心衰最常见原因[10,116]。正如继发于收缩性心功能不全的心衰,HF/PEF 的发生率在老年人中最高[9,117],并且亚临床性疾病的发生率也是高的[9]。HF/PEF 与左心室收缩功能不全有着共同的危险因素,包括高血压和 CAD[118]。共存疾病如 CAD 经常出现并对预后有不良影响[119]。此病发病率和死亡率均较高,与左心室收缩功能不全相竞争[10,117-119]。一直以来 HF/PEF 的死亡率仅有轻微改善[10,116],仍然是一项重要的公共健康问题。虽然最近的资料表明,通过对 HF/PEF 的危险因素如高血压应用循证证据的治疗[10],对于 HF/PEF 的预后有改进的空间,但尚没有针对 HF/PEF 治疗的随机对照研究的阳性结果,也没有针对 HF/PEF 本身的治疗[115,120]。至今,由于对 HF/PEF 的发病机制尚不明确,一直争辩不断，限制了治疗进展。

HF/PEF 的发病机制尚未完全获得理解，是研究中的活跃领域。在对 HF/PEF 发病机制的最初描述中左心室舒张功能不全起着中心作用，实际上 HF/PEF 被称为"舒张性心衰"[121-122]。而舒张功能的主动[123]和被动[124]部分均被认为对 HF/PEF 受损的舒张功能可能起到作用，对 HF/PEF 血液动力学的基础理解是舒张末期压力-容量关系曲线斜度增加[121]。但是，最近，舒张末期压力-容量关系增加作为 HF/PEF 机制的假设受到挑战。一项小型报告评价了正常和 HE/PEF 患者的压力-容量关系，发现虽然舒张末期压力在 HF/PEF 患者增高，但原因不是舒张末期压力-容量关系偏移，而是在舒张末期容量增多[11]。这一舒张末期容量增加的假定机制是指可测量到动脉僵硬度和收缩期心室僵硬度的增加[125]，反映了动脉系统在 HF/PEF 发病机制中的变化[11,121]。社区为基础的研究表明收缩期心室僵硬和动脉僵硬在老年患者常见并且可能会对 HF/PEF 的发病起到作用[126]。有些研究者激进地推测 HF/PEF 的恶化代表一种"急性血管衰竭"综合征，这种情况下增加的动脉僵硬度和周围血管阻力的突然增加导致后负荷和心室收缩表现不匹配，引起左心室舒张压力升高和心排血量降低[127]。支持"急性血管衰竭"这一概念的资料表明，HF/PEF 恶化的患者通常会有血压突然升高、高血压[128]和系统血管阻力增加[129]。并且，HF/PEF 患者动脉僵硬度增加和收缩期心室僵硬度增加似乎均高于年龄和共病所预期的程度，从而使舒张功能恶化[11]。动脉僵硬，超过固有的心肌功能，也会限制 HF/PEF 患者的活动耐量[130]。然而，HF/PEF 的发病机制仍未完全被理解，但明确的是年龄相关的动脉僵硬以及年龄有关的心肌内在变化，在常见疾病中起到一定作用，对未来心衰治疗的研究特别是 HF/PEF 和一般老年心衰有重要作用。

老年心力衰竭治疗的影响因素

年龄相关的动脉结构和功能的改变对老年人群心衰治疗有明确影响。因为心衰患病率和危险程度随年龄增加，包括高血压和冠状动脉粥样硬化，需对老年心衰患者的病情进行更详尽的检查和治疗，而非仅针对心衰进行标准化管理。肾和肝功能不全的高发病率直接影响药物的选择和适当剂量的应用。治疗目标也会改变。例如，共存疾病会让人优先考

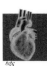

虑生活质量而非死亡率或心血管事件本身，在年轻患者已知的可改善生存率的治疗在这一年龄组可能仅仅降低发病率[131]。在做治疗决策时明智地使用现有的治疗措施，包括治疗的价值及患者的意愿，必须考虑[132]。

考虑到动脉结构和功能随年龄而改变，特别是大动脉僵硬，新型药物治疗老年患者，即需治疗与收缩性心功能不全有关的心衰又需治疗 EF 保留的心衰。未来的老年心衰治疗的研究应包括评估哪种治疗选择性降低脉搏压，或动脉僵硬度，除降低之外，还可诱导平均血压使其正常[66]。治疗性生活方式改变仍是心衰治疗的基石。老年人活动量较年轻患者少[133]，这潜在地降低内皮功能并增加动脉僵硬度[134]。锻炼似乎可减轻年龄相关的大动脉僵硬度的改变，在特定药物治疗出现以前，可能一直是老年心衰患者心衰治疗的基石[135-136]。健康饮食，低盐，除了影响液体潴留外，可能还有助于降低动脉僵硬度[134]。

特异性降低大动脉血管平滑肌张力而非小动脉的药物可能有益（图 9-5）。一种替代的方法试图通过改变动脉壁组成而直接改变主动脉和大动脉结构。在人类进行的研究支持现有的不同种类的抗高血压治疗对衰老的血管具有不同的效应。例如，在一项 347 例患者的研究中，噻嗪类药物的应用和肾素-血管紧张素阻滞剂与脉搏波速率和动脉僵硬度增加有关，但钙通道阻滞剂和 β 受体阻滞剂则没有[137]。ACEI 可持续降低主动脉僵硬度，而这一作用独立于血压改变[138]，并且可能有最多的证据支持其可用于特异性地降低动脉僵硬度[139]。ACEI 已是治疗 EF 保留的心衰的重要药物[140]。文献建议的直接降低动脉僵硬度的其他潜在药物包括血管紧张素 Ⅱ AT1 受体拮抗剂[141]，氨基胍[142]，以及血管肽酶抑制剂[143]。发现它们能很好降低动脉僵硬度以治疗高血压和老年心衰，特别是可治疗 EF 保留的心衰，这仍是研究中的重要领域。

结论

心衰是老年人常见的高发的严重疾病。除了心衰的危险因素患病率增加，或长期暴露于导致心衰的危险因素外，衰老导致的动脉血管及其分支和心肌的结构及功能改变直接导致心衰发病。特别是 HF/PEF，一种折磨老年人的越来越普遍的心衰，可

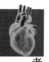

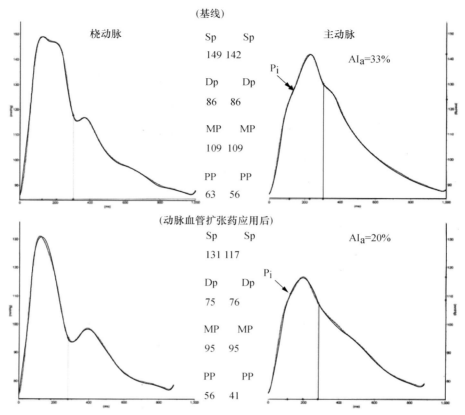

图 9-5　记录到的一例高血压患者基线（顶部）和 ACEI 赖诺普利治疗后（底部）测量的桡动脉（左）和合成的主动脉压（右例）波形。血管扩张剂引起的从外周到心脏反射波延迟而导致扩增压力下降（从 18mmHg 到 8mmHg），扩增指数（AI_a）（从 33％到 20％），和 AI_a@75（从 25％到 16％），反射波收缩间期从 150sm 降至 139ms。主动脉收缩压降低 25mmHg，而臂动脉收缩压敏感性较低，降低 18mmHg（来源于 Nichols WW，Denardo SJ，Wilkinson IB，McEniery CM，Cockcroft J，O'Rourke MF. Effects of arterial stiffness，pulse wave velocity，and wave reflections on the central aortic pressure waveform. Journal of clinical hypertension. 2008；10：295-303. 获得 John Wiley 和 Sons 授权）

能在很大程度上是年龄相关的动脉血管僵硬并与老化的心室相互作用的结果。预防和治疗老年心衰的机遇可在治疗或预防心衰危险因素的过程中寻找，例如高血压和 CAD，新的治疗需着重于以僵硬的动脉血管为发病机制的心衰的病理生理学。这些治疗完全不同于以前收缩性心功能不全的治疗，考虑到老年人口心衰的负担，这一领域正在为进一步研究做好准备。

参考文献

1. Roger VL, Go AS, Lloyd-Jones DM, Benjamin EJ, Berry JD, Borden WB, Bravata DM, Dai S, Ford ES, Fox CS, Fullerton HJ, Gillespie C, Hailpern SM, Heit JA, Howard VJ, Kissela BM, Kittner SJ, Lackland DT, Lichtman JH, Lisabeth LD, Makuc DM, Marcus GM, Marelli A, Matchar DB, Moy CS, Mozaffarian D, Mussolino ME, Nichol G, Paynter NP, Soliman EZ, Sorlie PD, Sotoodehnia N, Turan TN, Virani SS, Wong ND, Woo D, Turner MB. Heart disease and stroke statistics–2012 update: a report from the American heart association. Circulation. 2012;125:e2–220.

2. Levy D, Kenchaiah S, Larson MG, Benjamin EJ, Kupka MJ, Ho KK, Murabito JM, Vasan RS. Long-term trends in the incidence of and survival with heart failure. N Engl J Med. 2002;347:1397–402.

3. Roger VL, Weston SA, Redfield MM, Hellermann-Homan JP, Killian J, Yawn BP, Jacobsen SJ. Trends in heart failure incidence and survival in a community-based population. JAMA. 2004;292:344–50.

4. Barker WH, Mullooly JP, Getchell W. Changing incidence and survival for heart failure in a well-defined older population, 1970–1974 and 1990–1994. Circulation. 2006;113:799–805.

5. Heidenreich PA, Trogdon JG, Khavjou OA, Butler J, Dracup K, Ezekowitz MD, Finkelstein EA, Hong Y, Johnston SC, Khera A, Lloyd-Jones DM, Nelson SA, Nichol G, Orenstein D, Wilson PW, Woo YJ.

Forecasting the future of cardiovascular disease in the united states: a policy statement from the American heart association. Circulation. 2011;123:933–44.

6. Tracking heart disease and stroke in Canada. Public Health Agency of Canada. Ottawa: Her Majesty the Queen in Right of Canada; 2009.

7. Lakatta EG, Levy D. Arterial and cardiac aging: major shareholders in cardiovascular disease enterprises: Part II: The aging heart in health: links to heart disease. Circulation. 2003;107:346–54.

8. Lakatta EG, Levy D. Arterial and cardiac aging: major shareholders in cardiovascular disease enterprises: Part I: Aging arteries: a "set up" for vascular disease. Circulation. 2003;107:139–46.

9. Mureddu GF, Agabiti N, Rizzello V, Forastiere F, Latini R, Cesaroni G, Masson S, Cacciatore G, Colivicchi F, Uguccioni M, Perucci CA, Boccanelli A. Prevalence of preclinical and clinical heart failure in the elderly. A population-based study in central Italy. Eur J Heart Fail. 2012;14:718–29.

10. Steinberg BA, Zhao X, Heidenreich PA, Peterson ED, Bhatt DL, Cannon CP, Hernandez AF, Fonarow GC. Trends in patients hospitalized with heart failure and preserved left ventricular ejection fraction: prevalence, therapies, and outcomes. Circulation. 2012;126:65–75.

11. Kawaguchi M, Hay I, Fetics B, Kass DA. Combined ventricular systolic and arterial stiffening in patients with heart failure and preserved ejection fraction: implications for systolic and diastolic reserve limitations. Circulation. 2003;107:714–20.

12. Fleg JL, Aronow WS, Frishman WH. Cardiovascular drug therapy in the elderly: benefits and challenges. Nat Rev Cardiol. 2011;8:13–28.

13. Lloyd-Jones DM, Larson MG, Leip EP, Beiser A, D'Agostino RB, Kannel WB, Murabito JM, Vasan RS, Benjamin EJ, Levy D. Lifetime risk for developing congestive heart failure: the Framingham heart study. Circulation. 2002;106:3068–72.

14. Djousse L, Driver JA, Gaziano JM. Relation between modifiable lifestyle factors and lifetime risk of heart failure. JAMA. 2009;302:394–400.

15. Kalogeropoulos A, Georgiopoulou V, Kritchevsky SB, Psaty BM, Smith NL, Newman AB, Rodondi N, Satterfield S, Bauer DC, Bibbins-Domingo K, Smith AL, Wilson PW, Vasan RS, Harris TB, Butler J. Epidemiology of incident heart failure in a contemporary elderly cohort: the health, aging, and body composition study. Arch Intern Med. 2009;169:708–15.

16. Franco OH, Peeters A, Bonneux L, de Laet C. Blood pressure in adulthood and life expectancy with cardiovascular disease in men and women: life course analysis. Hypertension. 2005;46:280–6.

17. Chen G, Hemmelgarn B, Alhaider S, Quan H, Campbell N, Rabi D. Meta-analysis of adverse cardiovascular outcomes associated with antecedent hypertension after myocardial infarction. Am J Cardiol. 2009;104:141–7.

18. Thune JJ, Signorovitch J, Kober L, Velazquez EJ, McMurray JJ, Califf RM, Maggioni AP, Rouleau JL, Howlett J, Zelenkofske S, Pfeffer MA, Solomon SD. Effect of antecedent hypertension and follow-up blood pressure on outcomes after high-risk myocardial infarction. Hypertension. 2008;51:48–54.

19. Andersson C, Gislason GH, Weeke P, Kjaergaard J, Hassager C, Akkan D, Moller JE, Kober L, Torp-Pedersen C. The prognostic importance of a history of hypertension in patients with symptomatic heart failure is substantially worsened by a short mitral inflow deceleration time. BMC Cardiovasc Disord. 2012;12:30.

20. Harjola VP, Follath F, Nieminen MS, Brutsaert D, Dickstein K, Drexler H, Hochadel M, Komajda M, Lopez-Sendon JL, Ponikowski P, Tavazzi L. Characteristics, outcomes, and predictors of mortality at 3 months and 1 year in patients hospitalized for acute heart failure. Eur J Heart Fail. 2010;12:239–48.

21. Ather S, Chan W, Bozkurt B, Aguilar D, Ramasubbu K, Zachariah AA, Wehrens XH, Deswal A. Impact of noncardiac comorbidities on morbidity and mortality in a predominantly male population with heart failure and preserved versus reduced ejection fraction. J Am Coll Cardiol. 2012;59:998–1005.

22. Sikdar KC, Dowden J, Alaghehbandan R, Macdonald D, Peter P, Gadag V. Adverse drug reactions in elderly hospitalized patients: a 12-year population-based retrospective cohort study. Ann Pharmacother. 2012;46:960–71.

23. Schlatmann TJ, Becker AE. Histologic changes in the normal aging aorta: implications for dissecting aortic aneurysm. Am J Cardiol. 1977;39:13–20.

24. Virmani R, Avolio AP, Mergner WJ, Robinowitz M, Herderick EE, Cornhill JF, Guo SY, Liu TH, Ou DY, O'Rourke M. Effect of aging on aortic morphology in populations with high and low prevalence of hypertension and atherosclerosis. Comparison between occidental and chinese communities. Am J Pathol. 1991;139:1119–29.

25. Sugawara J, Hayashi K, Yokoi T, Tanaka H. Age-associated elongation of the ascending aorta in adults. JACC Cardiovasc Imaging. 2008;1:739–48.

26. Spagnoli LG, Orlandi A, Mauriello A, Santeusanio G, de Angelis C, Lucreziotti R, Ramacci MT. Aging and atherosclerosis in the rabbit. 1. Distribution, prevalence and morphology of atherosclerotic lesions. Atherosclerosis. 1991;89:11–24.

27. Clarkson TB. Nonhuman primate models of atherosclerosis. Lab Anim Sci. 1998;48:569–72.

28. Lorenz MW, Markus HS, Bots ML, Rosvall M, Sitzer M. Prediction of clinical cardiovascular events with carotid intima-media thickness: a systematic review and meta-analysis. Circulation. 2007;115:459–67.

29. Den Ruijter HM, Peters SA, Anderson TJ, Britton

AR, Dekker JM, Eijkemans MJ, Engstrom G, Evans GW, de Graaf J, Grobbee DE, Hedblad B, Hofman A, Holewijn S, Ikeda A, Kavousi M, Kitagawa K, Kitamura A, Koffijberg H, Lonn EM, Lorenz MW, Mathiesen EB, Nijpels G, Okazaki S, O'Leary DH, Polak JF, Price JF, Robertson C, Rembold CM, Rosvall M, Rundek T, Salonen JT, Sitzer M, Stehouwer CD, Witteman JC, Moons KG, Bots ML. Common carotid intima-media thickness measurements in cardiovascular risk prediction: a meta-analysis. JAMA. 2012;308:796–803.

30. Elias-Smale SE, Kavousi M, Verwoert GC, Koller MT, Steyerberg EW, Mattace-Raso FU, Hofman A, Hoeks AP, Reneman RS, Witteman JC. Common carotid intima-media thickness in cardiovascular risk stratification of older people: the Rotterdam study. Eur J Prev Cardiol. 2012;19:698–705.

31. Nesi G, Anichini C, Tozzini S, Boddi V, Calamai G, Gori F. Pathology of the thoracic aorta: a morphologic review of 338 surgical specimens over a 7-year period. Cardiovasc Pathol. 2009;18:134–9.

32. Cattell MA, Anderson JC, Hasleton PS. Age-related changes in amounts and concentrations of collagen and elastin in normotensive human thoracic aorta. Clin Chim Acta. 1996;245:73–84.

33. Robert L. Aging of the vascular-wall and atherosclerosis. Exp Gerontol. 1999;34:491–501.

34. Atkinson J. Aging of arterial extracellular matrix elastin: etiology and consequences. Pathol Biol (Paris). 1998;46:555–9.

35. Yildiz O. Vascular smooth muscle and endothelial functions in aging. Ann N Y Acad Sci. 2007;1100:353–60.

36. Brandes RP, Fleming I, Busse R. Endothelial aging. Cardiovasc Res. 2005;66:286–94.

37. Celermajer DS, Sorensen KE, Spiegelhalter DJ, Georgakopoulos D, Robinson J, Deanfield JE. Aging is associated with endothelial dysfunction in healthy men years before the age-related decline in women. J Am Coll Cardiol. 1994;24:471–6.

38. Asai K, Kudej RK, Shen YT, Yang GP, Takagi G, Kudej AB, Geng YJ, Sato N, Nazareno JB, Vatner DE, Natividad F, Bishop SP, Vatner SF. Peripheral vascular endothelial dysfunction and apoptosis in old monkeys. Arterioscler Thromb Vasc Biol. 2000;20:1493–9.

39. Shirasaki Y, Su C, Lee TJ, Kolm P, Cline Jr WH, Nickols GA. Endothelial modulation of vascular relaxation to nitrovasodilators in aging and hypertension. J Pharmacol Exp Ther. 1986;239:861–6.

40. Busse R, Fleming I. Regulation of endothelium-derived vasoactive autacoid production by hemodynamic forces. Trends Pharmacol Sci. 2003;24:24–9.

41. Mantelli L, Amerini S, Ledda F. Roles of nitric oxide and endothelium-derived hyperpolarizing factor in vasorelaxant effect of acetylcholine as influenced by aging and hypertension. J Cardiovasc Pharmacol. 1995;25:595–602.

42. Bussemaker E, Popp R, Fisslthaler B, Larson CM, Fleming I, Busse R, Brandes RP. Aged spontaneously hypertensive rats exhibit a selective loss of EDHF-mediated relaxation in the renal artery. Hypertension. 2003;42:562–8.

43. Dohi Y, Kojima M, Sato K, Luscher TF. Age-related changes in vascular smooth muscle and endothelium. Drugs Aging. 1995;7:278–91.

44. Hamilton CA, Brosnan MJ, McIntyre M, Graham D, Dominiczak AF. Superoxide excess in hypertension and aging: a common cause of endothelial dysfunction. Hypertension. 2001;37:529–34.

45. van der Loo B, Labugger R, Skepper JN, Bachschmid M, Kilo J, Powell JM, Palacios-Callender M, Erusalimsky JD, Quaschning T, Malinski T, Gygi D, Ullrich V, Luscher TF. Enhanced peroxynitrite formation is associated with vascular aging. J Exp Med. 2000;192:1731–44.

46. Numaguchi Y, Harada M, Osanai H, Hayashi K, Toki Y, Okumura K, Ito T, Hayakawa T. Altered gene expression of prostacyclin synthase and prostacyclin receptor in the thoracic aorta of spontaneously hypertensive rats. Cardiovasc Res. 1999;41:682–8.

47. Tschudi MR, Barton M, Bersinger NA, Moreau P, Cosentino F, Noll G, Malinski T, Luscher TF. Effect of age on kinetics of nitric oxide release in rat aorta and pulmonary artery. J Clin Invest. 1996;98:899–905.

48. Barton M, Cosentino F, Brandes RP, Moreau P, Shaw S, Luscher TF. Anatomic heterogeneity of vascular aging: role of nitric oxide and endothelin. Hypertension. 1997;30:817–24.

49. Matz RL, Andriantsitohaina R. Age-related endothelial dysfunction: potential implications for pharmacotherapy. Drugs Aging. 2003;20:527–50.

50. Tanabe T, Maeda S, Miyauchi T, Iemitsu M, Takanashi M, Irukayama-Tomobe Y, Yokota T, Ohmori H, Matsuda M. Exercise training improves ageing-induced decrease in eNOS expression of the aorta. Acta Physiol Scand. 2003;178:3–10.

51. Maeda S, Tanabe T, Miyauchi T, Otsuki T, Sugawara J, Iemitsu M, Kuno S, Ajisaka R, Yamaguchi I, Matsuda M. Aerobic exercise training reduces plasma endothelin-1 concentration in older women. J Appl Physiol. 2003;95:336–41.

52. Taddei S, Galetta F, Virdis A, Ghiadoni L, Salvetti G, Franzoni F, Giusti C, Salvetti A. Physical activity prevents age-related impairment in nitric oxide availability in elderly athletes. Circulation. 2000;101:2896–901.

53. Peters SA, den Ruijter HM, Bots ML, Moons KG. Improvements in risk stratification for the occurrence of cardiovascular disease by imaging subclinical atherosclerosis: a systematic review. Heart. 2012;98:177–84.

54. Yeboah J, Folsom AR, Burke GL, Johnson C, Polak

老年与心力衰竭

JF, Post W, Lima JA, Crouse JR, Herrington DM. Predictive value of brachial flow-mediated dilation for incident cardiovascular events in a population-based study: the multi-ethnic study of atherosclerosis. Circulation. 2009;120:502–9.

55. Rattazzi M, Bertacco E, Puato M, Faggin E, Pauletto P. Hypertension and vascular calcification: a vicious cycle? J Hypertens. 2012;30:1885–93.

56. Sage AP, Tintut Y, Demer LL. Regulatory mechanisms in vascular calcification. Nat Rev Cardiol. 2010;7:528–36.

57. Speer MY, Yang HY, Brabb T, Leaf E, Look A, Lin WL, Frutkin A, Dichek D, Giachelli CM. Smooth muscle cells give rise to osteochondrogenic precursors and chondrocytes in calcifying arteries. Circ Res. 2009;104:733–41.

58. Rattazzi M, Iop L, Faggin E, Bertacco E, Zoppellaro G, Baesso I, Puato M, Torregrossa G, Fadini GP, Agostini C, Gerosa G, Sartore S, Pauletto P. Clones of interstitial cells from bovine aortic valve exhibit different calcifying potential when exposed to endotoxin and phosphate. Arterioscler Thromb Vasc Biol. 2008;28:2165–72.

59. Fadini GP, Albiero M, Menegazzo L, Boscaro E, Vigili de Kreutzenberg S, Agostini C, Cabrelle A, Binotto G, Rattazzi M, Bertacco E, Bertorelle R, Biasini L, Mion M, Plebani M, Ceolotto G, Angelini A, Castellani C, Menegolo M, Grego F, Dimmeler S, Seeger F, Zeiher A, Tiengo A, Avogaro A. Widespread increase in myeloid calcifying cells contributes to ectopic vascular calcification in type 2 diabetes. Circ Res. 2011;108:1112–21.

60. Yeboah J, McClelland RL, Polonsky TS, Burke GL, Sibley CT, O'Leary D, Carr JJ, Goff DC, Greenland P, Herrington DM. Comparison of novel risk markers for improvement in cardiovascular risk assessment in intermediate-risk individuals. JAMA. 2012;308:788–95.

61. Eisen A, Tenenbaum A, Koren-Morag N, Tanne D, Shemesh J, Imazio M, Fisman EZ, Motro M, Schwammenthal E, Adler Y. Calcification of the thoracic aorta as detected by spiral computed tomography among stable angina pectoris patients: association with cardiovascular events and death. Circulation. 2008;118:1328–34.

62. Santos RD, Rumberger JA, Budoff MJ, Shaw LJ, Orakzai SH, Berman D, Raggi P, Blumenthal RS, Nasir K. Thoracic aorta calcification detected by electron beam tomography predicts all-cause mortality. Atherosclerosis. 2010;209:131–5.

63. Allison MA, Hsi S, Wassel CL, Morgan C, Ix JH, Wright CM, Criqui MH. Calcified atherosclerosis in different vascular beds and the risk of mortality. Arterioscler Thromb Vasc Biol. 2012;32:140–6.

64. Izzo Jr JL, Shykoff BE. Arterial stiffness: clinical relevance, measurement, and treatment. Rev Cardiovasc Med. 2001;2(29–34):37–40.

65. Franklin SS, Gustin WT, Wong ND, Larson MG, Weber MA, Kannel WB, Levy D. Hemodynamic patterns of age-related changes in blood pressure. The Framingham heart study. Circulation. 1997; 96:308–15.

66. Safar ME, London GM. Therapeutic studies and arterial stiffness in hypertension: recommendations of the European society of hypertension. The clinical committee of arterial structure and function. Working group on vascular structure and function of the european society of hypertension. J Hypertens. 2000;18:1527–35.

67. Blacher J, Asmar R, Djane S, London GM, Safar ME. Aortic pulse wave velocity as a marker of cardiovascular risk in hypertensive patients. Hypertension. 1999;33:1111–7.

68. Redheuil A, Yu WC, Wu CO, Mousseaux E, de Cesare A, Yan R, Kachenoura N, Bluemke D, Lima JA. Reduced ascending aortic strain and distensibility: earliest manifestations of vascular aging in humans. Hypertension. 2010;55:319–26.

69. Cecelja M, Chowienczyk P. Dissociation of aortic pulse wave velocity with risk factors for cardiovascular disease other than hypertension: a systematic review. Hypertension. 2009;54:1328–36.

70. McEniery CM, Yasmin, Maki-Petaja KM, McDonnell BJ, Munnery M, Hickson SS, Franklin SS, Cockcroft JR, Wilkinson IB. The impact of cardiovascular risk factors on aortic stiffness and wave reflections depends on age: the Anglo-Cardiff collaborative trial (ACCT III). Hypertension 2010; 56:591–7.

71. Bhuiyan AR, Srinivasan SR, Chen W, Paul TK, Berenson GS. Correlates of vascular structure and function measures in asymptomatic young adults: the Bogalusa heart study. Atherosclerosis. 2006; 189:1–7.

72. O'Rourke MF, Hashimoto J. Mechanical factors in arterial aging: a clinical perspective. J Am Coll Cardiol. 2007;50:1–13.

73. McEniery CM, McDonnell BJ, So A, Aitken S, Bolton CE, Munnery M, Hickson SS, Yasmin, Maki-Petaja KM, Cockcroft JR, Dixon AK, Wilkinson IB. Aortic calcification is associated with aortic stiffness and isolated systolic hypertension in healthy individuals. Hypertension 2009;53:524–31.

74. Vlachopoulos C, Aznaouridis K, Stefanadis C. Prediction of cardiovascular events and all-cause mortality with arterial stiffness: a systematic review and meta-analysis. J Am Coll Cardiol. 2010;55:1318–27.

75. Franklin SS, Khan SA, Wong ND, Larson MG, Levy D. Is pulse pressure useful in predicting risk for coronary heart disease? The Framingham heart study. Circulation. 1999;100:354–60.

76. Millar JA, Lever AF, Burke V. Pulse pressure as a risk factor for cardiovascular events in the MRC

mild hypertension trial. J Hypertens. 1999; 17:1065–72.

77. Chae CU, Pfeffer MA, Glynn RJ, Mitchell GF, Taylor JO, Hennekens CH. Increased pulse pressure and risk of heart failure in the elderly. JAMA. 1999;281:634–9.

78. Mitchell GF, Parise H, Benjamin EJ, Larson MG, Keyes MJ, Vita JA, Vasan RS, Levy D. Changes in arterial stiffness and wave reflection with advancing age in healthy men and women: the Framingham heart study. Hypertension. 2004;43:1239–45.

79. Olivetti G, Giordano G, Corradi D, Melissari M, Lagrasta C, Gambert SR, Anversa P. Gender differences and aging: effects on the human heart. J Am Coll Cardiol. 1995;26:1068–79.

80. Swinne CJ, Shapiro EP, Lima SD, Fleg JL. Age-associated changes in left ventricular diastolic performance during isometric exercise in normal subjects. Am J Cardiol. 1992;69:823–6.

81. Schulman SP, Lakatta EG, Fleg JL, Lakatta L, Becker LC, Gerstenblith G. Age-related decline in left ventricular filling at rest and exercise. Am J Physiol. 1992;263:H1932–8.

82. Benjamin EJ, Levy D, Anderson KM, Wolf PA, Plehn JF, Evans JC, Comai K, Fuller DL, Sutton MS. Determinants of Doppler indexes of left ventricular diastolic function in normal subjects (the Framingham heart study). Am J Cardiol. 1992;70:508–15.

83. Fleg JL, O'Connor F, Gerstenblith G, Becker LC, Clulow J, Schulman SP, Lakatta EG. Impact of age on the cardiovascular response to dynamic upright exercise in healthy men and women. J Appl Physiol. 1995;78:890–900.

84. Rodeheffer RJ, Gerstenblith G, Beard E, Fleg JL, Becker LC, Weisfeldt ML, Lakatta EG. Postural changes in cardiac volumes in men in relation to adult age. Exp Gerontol. 1986;21:367–78.

85. Yin FC, Raizes GS, Guarnieri T, Spurgeon HA, Lakatta EG, Fortuin NJ, Weisfeldt ML. Age-associated decrease in ventricular response to haemodynamic stress during beta-adrenergic blockade. Br Heart J. 1978;40:1349–55.

86. Nussbacher A, Gerstenblith G, O'Connor FC, Becker LC, Kass DA, Schulman SP, Fleg JL, Lakatta EG. Hemodynamic effects of unloading the old heart. Am J Physiol. 1999;277:H1863–71.

87. Schulman SP, Fleg JL, Goldberg AP, Busby-Whitehead J, Hagberg JM, O'Connor FC, Gerstenblith G, Becker LC, Katzel LI, Lakatta LE, Lakatta EG. Continuum of cardiovascular performance across a broad range of fitness levels in healthy older men. Circulation. 1996;94:359–67.

88. North BJ, Sinclair DA. The intersection between aging and cardiovascular disease. Circ Res. 2012; 110:1097–108.

89. Drexler H, Hayoz D, Munzel T, Hornig B, Just H, Brunner HR, Zelis R. Endothelial function in chronic congestive heart failure. Am J Cardiol. 1992;69: 1596–601.

90. Lam CS, Brutsaert DL. Endothelial dysfunction: a pathophysiologic factor in heart failure with preserved ejection fraction. J Am Coll Cardiol. 2012;60:1787–9.

91. Gomez DE, Armando RG, Farina HG, Menna PL, Cerrudo CS, Ghiringhelli PD, Alonso DF. Telomere structure and telomerase in health and disease (review). Int J Oncol. 2012;41:1561–9.

92. Sahin E, Depinho RA. Linking functional decline of telomeres, mitochondria and stem cells during ageing. Nature. 2010;464:520–8.

93. Chin L, Artandi SE, Shen Q, Tam A, Lee SL, Gottlieb GJ, Greider CW, DePinho RA. P53 deficiency rescues the adverse effects of telomere loss and cooperates with telomere dysfunction to accelerate carcinogenesis. Cell. 1999;97:527–38.

94. van der Harst P, de Boer RA, Samani NJ, Wong LS, Huzen J, Codd V, Hillege HL, Voors AA, van Gilst WH, Jaarsma T, van Veldhuisen DJ. Telomere length and outcome in heart failure. Ann Med. 2010; 42:36–44.

95. Kenyon CJ. The genetics of ageing. Nature. 2010; 464:504–12.

96. Greer EL, Brunet A. Signaling networks in aging. J Cell Sci. 2008;121:407–12.

97. Houtkooper RH, Williams RW, Auwerx J. Metabolic networks of longevity. Cell. 2010;142:9–14.

98. Brown EJ, Albers MW, Shin TB, Ichikawa K, Keith CT, Lane WS, Schreiber SL. A mammalian protein targeted by g1-arresting rapamycin-receptor complex. Nature. 1994;369:756–8.

99. Powers III RW, Kaeberlein M, Caldwell SD, Kennedy BK, Fields S. Extension of chronological life span in yeast by decreased tor pathway signaling. Genes Dev. 2006;20:174–84.

100. Spiegelman BM. Transcriptional control of mitochondrial energy metabolism through the pgc1 coactivators. Novartis Found Symp. 2007;287:60–3. discussion 63–69.

101. Collins CJ, Sedivy JM. Involvement of the INK4a/Arf gene locus in senescence. Aging Cell. 2003;2: 145–50.

102. Yang DG, Liu L, Zheng XY. Cyclin-dependent kinase inhibitor p16(ink4a) and telomerase may co-modulate endothelial progenitor cells senescence. Ageing Res Rev. 2008;7:137–46.

103. Someya S, Yu W, Hallows WC, Xu J, Vann JM, Leeuwenburgh C, Tanokura M, Denu JM, Prolla TA. Sirt3 mediates reduction of oxidative damage and prevention of age-related hearing loss under caloric restriction. Cell. 2010;143:802–12.

104. Haigis MC, Guarente LP. Mammalian sirtuins—emerging roles in physiology, aging, and calorie restriction. Genes Dev. 2006;20:2913–21.

105. van den Berg MC, Burgering BM. Integrating oppos-

ing signals toward Forkhead box O. Antioxid Redox Signal. 2011;14:607–21.

106. Azevedo PS, Minicucci MF, Santos PP, Paiva SA, Zornoff LA. Energy metabolism in cardiac remodeling and heart failure. Cardiol Rev. 2013;21(3):135–40.

107. Balaban RS, Nemoto S, Finkel T. Mitochondria, oxidants, and aging. Cell. 2005;120:483–95.

108. Dai DF, Rabinovitch PS, Ungvari Z. Mitochondria and cardiovascular aging. Circ Res. 2012;110:1109–24.

109. Osterholt M, Nguyen TD, Schwarzer M, Doenst T. Alterations in mitochondrial function in cardiac hypertrophy and heart failure. Heart Fail Rev. 2013;18(5):645–56.

110. Reed MJ, Edelberg JM. Impaired angiogenesis in the aged. Sci Aging knowledge Environ. 2004;2004:pe7.

111. Rivard A, Berthou-Soulie L, Principe N, Kearney M, Curry C, Branellec D, Semenza GL, Isner JM. Age-dependent defect in vascular endothelial growth factor expression is associated with reduced hypoxia-inducible factor 1 activity. J Biol Chem. 2000;275:29643–7.

112. Ahluwalia A, Narula J, Jones MK, Deng X, Tarnawski AS. Impaired angiogenesis in aging myocardial microvascular endothelial cells is associated with reduced importin alpha and decreased nuclear transport of hif1 alpha: mechanistic implications. J Physiol Pharmacol. 2010;61:133–9.

113. Lim JH, Lee YM, Chun YS, Chen J, Kim JE, Park JW. Sirtuin 1 modulates cellular responses to hypoxia by deacetylating hypoxia-inducible factor 1alpha. Mol Cell. 2010;38:864–78.

114. Paulus WJ, Tschope C, Sanderson JE, Rusconi C, Flachskampf FA, Rademakers FE, Marino P, Smiseth OA, De Keulenaer G, Leite-Moreira AF, Borbely A, Edes I, Handoko ML, Heymans S, Pezzali N, Pieske B, Dickstein K, Fraser AG, Brutsaert DL. How to diagnose diastolic heart failure: a consensus statement on the diagnosis of heart failure with normal left ventricular ejection fraction by the heart failure and echocardiography associations of the European society of cardiology. Eur Heart J. 2007;28:2539–50.

115. Hunt SA, Abraham WT, Chin MH, Feldman AM, Francis GS, Ganiats TG, Jessup M, Konstam MA, Mancini DM, Michl K, Oates JA, Rahko PS, Silver MA, Stevenson LW, Yancy CW, Antman EM, Smith Jr SC, Adams CD, Anderson JL, Faxon DP, Fuster V, Halperin JL, Hiratzka LF, Jacobs AK, Nishimura R, Ornato JP, Page RL, Riegel B, American College of C, American Heart Association Task Force on Practice G, American College of Chest P, International Society for H, Lung T, Heart Rhythm S. ACC/AHA 2005 guideline update for the diagnosis and management of chronic heart failure in the adult: a report of the American college of cardiol-

ogy/American heart association task force on practice guidelines (writing committee to update the 2001 guidelines for the evaluation and management of heart failure): developed in collaboration with the American college of chest physicians and the international society for heart and lung transplantation: endorsed by the heart rhythm society. Circulation. 2005;112:e154–235.

116. Owan TE, Hodge DO, Herges RM, Jacobsen SJ, Roger VL, Redfield MM. Trends in prevalence and outcome of heart failure with preserved ejection fraction. N Engl J Med. 2006;355:251–9.

117. Senni M, Tribouilloy CM, Rodeheffer RJ, Jacobsen SJ, Evans JM, Bailey KR, Redfield MM. Congestive heart failure in the community: a study of all incident cases in Olmsted county, Minnesota, in 1991. Circulation. 1998;98:2282–9.

118. Lee DS, Gona P, Vasan RS, Larson MG, Benjamin EJ, Wang TJ, Tu JV, Levy D. Relation of disease pathogenesis and risk factors to heart failure with preserved or reduced ejection fraction: insights from the Framingham heart study of the national heart, lung, and blood institute. Circulation. 2009;119:3070–7.

119. O'Connor CM, Gattis WA, Shaw L, Cuffe MS, Califf RM. Clinical characteristics and long-term outcomes of patients with heart failure and preserved systolic function. Am J Cardiol. 2000;86:863–7.

120. Hunt SA, Abraham WT, Chin MH, Feldman AM, Francis GS, Ganiats TG, Jessup M, Konstam MA, Mancini DM, Michl K, Oates JA, Rahko PS, Silver MA, Stevenson LW, Yancy CW. 2009 focused update incorporated into the ACC/AHA 2005 guidelines for the diagnosis and management of heart failure in adults: a report of the American college of cardiology foundation/American heart association task force on practice guidelines: developed in collaboration with the international society for heart and lung transplantation. Circulation. 2009;119:e391–479.

121. Burkhoff D, Maurer MS, Packer M. Heart failure with a normal ejection fraction: is it really a disorder of diastolic function? Circulation. 2003;107:656–8.

122. Aurigemma GP, Gaasch WH. Clinical practice. Diastolic heart failure. N Engl J Med. 2004;351:1097–105.

123. Yellin EL, Nikolic S, Frater RW. Left ventricular filling dynamics and diastolic function. Prog Cardiovasc Dis. 1990;32:247–71.

124. Zile MR, Brutsaert DL. New concepts in diastolic dysfunction and diastolic heart failure: Part II: Causal mechanisms and treatment. Circulation. 2002;105:1503–8.

125. Chen CH, Nakayama M, Nevo E, Fetics BJ, Maughan WL, Kass DA. Coupled systolic-ventricular and vascular stiffening with age: implications for pressure regulation and cardiac reserve in the elderly. J Am Coll Cardiol. 1998;32:1221–7.

126. Redfield MM, Jacobsen SJ, Borlaug BA, Rodeheffer RJ, Kass DA. Age- and gender-related ventricular-

vascular stiffening: a community-based study. Circulation. 2005;112:2254–62.

127. Cotter G, Felker GM, Adams KF, Milo-Cotter O, O'Connor CM. The pathophysiology of acute heart failure–is it all about fluid accumulation? Am Heart J. 2008;155:9–18.

128. Milo-Cotter O, Adams KF, O'Connor CM, Uriel N, Kaluski E, Felker GM, Weatherley B, Vered Z, Cotter G. Acute heart failure associated with high admission blood pressure–a distinct vascular disorder? Eur J Heart Fail. 2007;9:178–83.

129. Cotter G, Moshkovitz Y, Milovanov O, Salah A, Blatt A, Krakover R, Vered Z, Kaluski E. Acute heart failure: a novel approach to its pathogenesis and treatment. Eur J Heart Fail. 2002;4:227–34.

130. Haykowsky MJ, Brubaker PH, John JM, Stewart KP, Morgan TM, Kitzman DW. Determinants of exercise intolerance in elderly heart failure patients with preserved ejection fraction. J Am Coll Cardiol. 2011; 58:265–74.

131. Bejan-Angoulvant T, Saadatian-Elahi M, Wright JM, Schron EB, Lindholm LH, Fagard R, Staessen JA, Gueyffier F. Treatment of hypertension in patients 80 years and older: the lower the better? A meta-analysis of randomized controlled trials. J Hypertens. 2010;28:1366–72.

132. Scott IA, Guyatt GH. Cautionary tales in the interpretation of clinical studies involving older persons. Arch Intern Med. 2010;170:587–95.

133. Talbot LA, Metter EJ, Fleg JL. Leisure-time physical activities and their relationship to cardiorespiratory fitness in healthy men and women 18–95 years old. Med Sci Sports Exerc. 2000;32:417–25.

134. Rywik TM, Blackman MR, Yataco AR, Vaitkevicius PV, Zink RC, Cottrell EH, Wright JG, Katzel LI, Fleg JL. Enhanced endothelial vasoreactivity in endurance-trained older men. J Appl Physiol. 1999; 87:2136–42.

135. Haykowsky MJ, Brubaker PH, Stewart KP, Morgan TM, Eggebeen J, Kitzman DW. Effect of endurance training on the determinants of peak exercise oxygen consumption in elderly patients with stable compensated heart failure and preserved ejection fraction. J Am Coll Cardiol. 2012;60:120–8.

136. Vaitkevicius PV, Fleg JL, Engel JH, O'Connor FC, Wright JG, Lakatta LE, Yin FC, Lakatta EG. Effects of age and aerobic capacity on arterial stiffness in healthy adults. Circulation. 1993;88:1456–62.

137. Lieber A, Millasseau S, Mahmud A, Bourhis L, Mairesse S, Protogerou A, Agnoletti D, Zhang Y, Blacher J, Safar ME. Cardiovascular prevention: relationships between arterial aging and chronic drug treatment. J Hum Hypertens. 2011;25:524–31.

138. Shahin Y, Khan JA, Chetter I. Angiotensin converting enzyme inhibitors effect on arterial stiffness and wave reflections: a meta-analysis and meta-regression of randomised controlled trials. Atherosclerosis. 2012;221:18–33.

139. Boutouyrie P, Lacolley P, Briet M, Regnault V, Stanton A, Laurent S, Mahmud A. Pharmacological modulation of arterial stiffness. Drugs. 2011; 71:1689–701.

140. Barnes MM, Dorsch MP, Hummel SL, Koelling TM, Bleske BE. Treatment of heart failure with preserved ejection fraction. Pharmacotherapy. 2011;31:312–31.

141. Benetos A, Levy BI, Lacolley P, Taillard F, Duriez M, Safar ME. Role of angiotensin II and bradykinin on aortic collagen following converting enzyme inhibition in spontaneously hypertensive rats. Arterioscler Thromb Vasc Biol. 1997;17:3196–201.

142. Corman B, Duriez M, Poitevin P, Heudes D, Bruneval P, Tedgui A, Levy BI. Aminoguanidine prevents age-related arterial stiffening and cardiac hypertrophy. Proc Natl Acad Sci USA. 1998; 95:1301–6.

143. Corti R, Burnett Jr JC, Rouleau JL, Ruschitzka F, Luscher TF. Vasopeptidase inhibitors: a new therapeutic concept in cardiovascular disease? Circulation. 2001;104:1856–62.

老年与心力衰竭

第十章 老年心力衰竭的生物标志和标准治疗

Biomarkers and Optimal Management of Heart Failure in the Aging Population

Hanna K. Gaggin 和 James L. Januzzi Jr.

（白书玲 译）

缩写

ACC	美国心脏病学学会
ACE	血管紧张素转化酶
ADHERE	急性失代偿性心力衰竭国家注册
AHA	美国心脏协会
ANP	心房尿钠肽
ARB	血管紧张素 II 受体拮抗剂
BACH	急性心力衰竭生物标记物
BATTLESCARRED	NT-proBNP 辅助治疗以减少系列心脏再入院和死亡
BNP	B 型利钠肽
CHS	心血管健康研究
GDF	生长分化因子
HF	心力衰竭
HF/PEF	射血分数保留的心力衰竭
hsTnT	高敏肌钙蛋白 T
LVSD	左心室收缩功能不全
MR-proADM	肾上腺髓质中段肽
MR-proANP	中区心房利钠肽原
NP	利钠肽
NT-proBNP	氨基末端 B 型利钠肽
PCWP	肺毛细血管楔压
PRIDE	急诊室呼吸困难前体 BNP 研究
PROTECT	前体 BNP 门诊患者调整的慢性心力衰竭治疗
REDHOT	快速急诊心力衰竭门诊患者试验
sST2	可溶性 ST2
TIME-CHF	老年充血性心力衰竭患者强化与标准药物治疗试验
Val-HeFT	缬沙坦心力衰竭

心力衰竭和年龄

心衰的诊断和年龄在发病率及其相关影响方面有着错综复杂的联系。首先，心衰的发病率随年龄明显增加，55～64 岁时为 0.9%，85 岁以上为 17.4%[1]；因此，终身发展为心衰者估计达 20%[2]。预计这一心衰人群的负担会随着婴儿潮期间出生婴儿的长大而增加，而且更多人因一次致命性疾病如 CAD 和癌症得到更好的治疗而生存至高龄阶段。第二，考虑到心衰诊断与快速增长的花费和不良预后有关，这一负担在老年患者严重不成比例；在美国，心衰相关的花费据估计达 300 亿美元，其中 80% 心衰住院及 90% 心衰相关的死亡发生在老年人，75% 的心衰资源被老年人消耗[3]。

心力衰竭和老年人的生理变化

各种生理变化，即使是正常老化过程，影响心血管系统，包括血管和心肌的改变，以及神经激素的激活。这些改变使得老年患者处于心衰的危险，减弱机体心衰时代偿的储备能力。

血管不可扩张成分（胶原和基底膜）与可扩张成分（平滑肌和弹力蛋白）的比例随年龄增加导致血管的顺应性随时间而降低[4]。这会导致心脏后负荷增加同时伴有或不伴有高血压，而高血压是发生心衰的主要危险因素。此外，随着时间发生的弥漫的血管钙化和脂质沉积，增加溃疡或血栓的风险从而导致心肌梗死，是心衰的另一主要危险因素[5]。老化也与降低的血管调节肽合成有关，如内皮一氧化氮，最终导致应激反应时血管扩张能力下降，增加氧化应激，内膜下增厚和血管腔变宽[6]。

伴随年龄增长和后负荷增加，心肌细胞随时间而趋向肥厚[7]。心肌肥厚促进纤维化和细胞凋亡，从而进一步增加剩余细胞的负荷[8]。此外，钙摄取到肌浆网的变化，是心室舒张期松弛和收缩的关键部分[9]。这些年龄相关改变的累积效应使心肌顺应性下降、舒张储备降低。而且，神经激素激活的受损影响衰老的心脏功能及其对应激的反应能力；β1 肾上腺素对劳力的反应迟钝导致变时性和变力性不能，β2 肾上腺素能反应降低导致血管扩张能力进一步受损和后负荷增加[10]。

治疗老年心力衰竭患者的挑战

诊断

早期准确诊断心衰对于降低死亡率和发病率是非常重要的。但在老年人，诊断心衰存在数个挑战并会导致治疗延迟。这些延迟与预后不良有关[11]。

传统上心衰的诊断评估包括病史、体格检查和胸部 X 线平片。但是，研究表明传统的评估，通过个别的异常发现，或通过异常发现和有效的诊断标准（如心衰的弗莱明翰标准）的结合，使有效性和特异性受到限制[12]。在老年人，诊断的困境是即使夸大临床表现但仍不典型；老年人易于表现为细微而非特异性不适如意识错乱、乏力、缺乏活力及食欲改变。记忆受损使具有诊断意义的心衰症状进一步加重。相似的，体检的发现也常常不具诊断意义，因为老年患者由于老化有关的共存疾病可能已经有一些慢性改变如心脏杂音、肺不张或下肢水肿。共存疾病使鉴别诊断范围扩大，并且导致不恰当的诊断过程和误诊[13-14]。

几种非侵入性影像学检查如超声心动图可提供重要的资料如 LVEF；左心室收缩功能不全（LVSD）的存在，而重要的是，患者不一定有心衰的临床症状［或美国心脏协会（AHA）/美国心脏病学学会（ACC）C 或 D 级］，也不意味着可排除 EF 保留的心衰（HF/PEF）。老年人诊断心衰更具有挑战性，因为无症状性 LVSD 和 HF/PEF 的发病率随年龄而增加[15-16]。

侵入性检查如右心导管可通过测量心排血量和肺毛细血管楔压（PCWP）来确定心衰状态，但存在一些小的现实存在的严重并发症危险，如血管和心脏损伤、心律失常、肺梗死、血栓栓塞事件，甚至死亡。高龄是这些侵入性检查并发症的主要危险因素之一，老年人通常因为放弃侵入性检查而没有得到明确的诊断和治疗[17]。

最后，心衰的诊断还有各种非生理性障碍。许多老年患者因心衰症状和体征被误认为是变老表现而延迟就医。交通、走动问题、财力限制常常成为随访及完成诊断性检查的阻碍，从而进一步增加了挑战性。

治疗

一般来说，心衰的预后随年龄增加而愈差[18]，在治疗老年患者时会有很多影响心衰的挑战随之而来。

在急性失代偿性心衰，治疗患者时最重要的一步是辨别并逆转诱因。但是，在老年人，与诊断相关的挑战影响到我们及时识别可逆性原因的能力。就像曾提到的，高龄使血液动力学储备降低，因此，老年患者在相对小的不稳定事件后迅速失代偿而出现症状性心衰。

在慢性心衰，LVSD 的心衰与 HF/PEF 的治疗选择不同，前者有许多有证据的、可挽救生命的药物，包括 ACEI、血管紧张素 II 受体拮抗剂（ARB）、β 受体阻滞剂以及盐皮质激素受体拮抗剂[19]；但 HF/PEF 仍缺乏明确的治疗策略。对于 LVSD 较高剂量的药物被证实是获益的，但老年人耐受性可能较低，症状不耐受的程度较高，并且更易于发生不良血液动力学或代谢反应。此外，大多数研究明确的指南推荐的剂量通常将老年患者排除在外；因此药物获益和心衰药物的标准剂量在老年患者不确定[20]。而更糟糕的是，高龄是老年人不能使用心衰治疗药物的常见原因[19]。在 HF/PEF，特异性治疗的目的是治疗潜在的原因，可能包括许多种药物，每一种都针对一种潜在的原因。在任何情况下，当老年患者已因其他慢性疾病而服用大量药物时，加用大量心衰药物很容易导致多重用药，这本身会增加药物之间的相互作用并降低药物顺应性。此外，药代动力学的改变和早已存在的肾和自主功能不全进一步增加了药物不良反应的危险[21]。

对这一不断增长的人群进行监测和指导心衰治疗提出一项特殊挑战。需创新的方法改善心衰老年患者的治疗。在最近 10 年，心衰生物标记物的出现，特别是 B 型利钠肽（BNP），大大影响了心衰患者的诊断和治疗，而这一高危人群可能从这一新的管理策略中获益最多。

生物标记物在心力衰竭患者中的作用

在心衰发生发展的每一步，都有无数的生物标记物来揭示关于心衰病理生理学的重要生物信息。客观，定量，方便，包括评估心衰在内的生物标记物已大大改变了诊断方式。有一些，如 BNP 和氨基末端 B 型利钠肽（NT-proBNP），在心衰的诊断和预后中被确定为生物学金指标。结合适当的临床评估，所有主要心脏协会都推荐测定这些 BNP[22]。

近些年来，其他心衰生物标记物的资料和兴趣呈爆发式增长，其中一些，例如中区心房利钠肽原（MR-proANP）、生长分化因子（GDF）-15 和半乳凝素-3，表现出一定前景。但这些标记物在心衰中的应用尚未确定。

与老年心衰的一般资料相同，有关心衰生物标记物在这一人群的研究缺乏，这一领域仍是未来研究的肥沃土壤。有关 BNP 的大量资料持续存在并将成为下一阶段的热点。无论如何，考虑到老年患者面对的挑战，他们可能是从这些生物标记物提供的信息中获益最多的群体。

利钠肽在老年心力衰竭患者中的诊断

利钠肽

利钠肽（NP）是一组肽类激素，具有需要生物活性的共同环状结构。在所有 NP 中，心房利钠肽（ANP）和 BNP 作为双 NP 系统的一部分在心衰中起着关键作用；它们具有排钠、利尿、血管扩张、

交感抑制的生物活性，以及抗纤维生成及抗肥厚的特性，所有这些特性都与心衰的发生发展有着错综复杂的联系。当心房和心室壁由于生物力作用受到牵拉时，如心衰时，就会产生 ANP 和 BNP[23]。但从这一点而言，ANP 和 BNP 似乎有不同的生理和病理生理学作用。正常情况下循环 BNP 水平比 ANP 低得多（是 ANP 的 16%），但在严重心衰时，BNP 水平很容易超过 ANP 水平，因此 BNP 一般用于临床实践中[24]。

BNP 基因诱导可产生两种产物，即生物活性的 BNP 和生物片段 NP-proBNP。典型的情况是循环 NP-proBNP 浓度高于 BNP，因其从循环中通过各种器官包括骨骼组织、肝和肾清除较慢[25]。另一方面，BNP 也可通过 NP 受体或脑啡肽酶清除，且半衰期短于 NP-proBNP（约 20min 比 120min）。二者的清除均受肾功能影响[26]。一旦将血液抽入采血管，NP-proBNP 的生化稳定性比 BNP 高得多。

BNP 和 NP-proBNP 浓度在无症状或症状性 LVSD 和心衰患者升高，并与其他心室功能不全的客观指标密切相关，例如 LVEF、左心室舒张末期压力和 PCWP[27]。

当与个人病史、体格检查或胸部 X 线平片这些传统上用于诊断急性心衰的方法比较时，BNP 或 NT-proBNP 升高常作为诊断急性心衰独立的强的预测指标。当然，临床评估要综合考虑客观检查和主观症状，有资料建议诊断心衰的最好策略是在临床评价时加上 NP 监测[28-29]。老年人群患者常常症状不典型，传统的检查方法又不特异，NP 测定用处极大。慢性代偿性心衰患者，BNP 或 NP-proBNP 浓度可能是高的，但比急性失代偿性心衰的程度要低[29]。此外，BNP 和 NT-proBNP 在 HF/PEF 也增高（升高的程度比收缩性心衰低），也可用于诊断心衰[30]。此外，老年人群 HF/PEF 患病率高，所以这样一种生物标记物的测定对诊断过程有很大帮助。

在临床实践中使用 NP 有几点重要的注意事项——在非心衰状况下 NP 也可升高。许多情况下，认为 NP 升高反映左心室或右心室壁张力由于各种原因增加，如急性冠状动脉综合征、显著的瓣膜疾病、心房颤动和严重肺疾病，特别是引起肺动脉高压的疾病如肺栓塞伴右心室张力增加。尽管如此，

有了正确的临床判断，NP 测定仍可合理而准确诊断心衰[23]。

NP 浓度和肾功能不全的关系更为复杂。肾功能不全达到阈值肾小球滤过率约 60ml/（min·1.7m²）时 NP 浓度升高[31]，但这远不是清除率降低这么简单。当然，NP 部分由肾清除，肾功能恶化会使其循环水平趋于升高。使这一情况变得复杂的事实是，慢性肾功能不全常常伴血容量增加、血压升高以及相关的心脏共存疾病如左心室肥厚；所有这些均与心室壁张力和 NP 增加有关。此外，肾功能不全患者诊断急性心衰可能要留心患者的基线 NP 值和临床表现[32-33]。因为肾功能不全与高龄中度相关，根据年龄校正 NP-proBNP 的上限参考值避免了进一步调整肾功能的需要[34]。

利钠肽和年龄

BNP 和 NT-proBNP 的浓度常常随年龄而增加（图 10-1）。在弗莱明翰队列研究中[35]，健康男性 BNP 的第 95 百分位从 20～59 岁的 21pg/ml 增至 70 岁以上的 48pg/ml。对于女性，BNP 值的第 95 百分位高 10～20 点。相似的，在另一研究中，NT-proBNP 值的第 95 百分位于 45～54 岁健康男性为 87pg/ml，年龄为 65～74 岁上升至 140pg/ml。对于健康女性，NP-proBNP 值一般比

男性稍高[36]，但在心衰的情况下，性别相关的差异不再存在。

NP 水平随年龄增加有许多潜在原因；伴随的肾功能不全、CAD、高血压、LVSD、舒张功能不全、瓣膜疾病，以及心脏节律异常均随年龄更常见。每一种疾病都可解释 NP 浓度的升高；但即使调整这些因素后，年龄仍然是独立预测因子[37]。正像上面提到的，提倡年龄为基础的 NT-proBNP 界值用于诊断心衰；在急诊室呼吸困难 ProBNP 研究（PRIDE）中[28]，年龄分层的 NT-proBNP 界值优于年龄独立的界值。在小于 50 岁的患者，单个 900pg/ml 界点敏感性仅 73%，但仍有很高的特异性（96%）。在老年患者，同样的界点值更为敏感但特异性减低（敏感性为 91%，特异性为 80%）。标准的界点值为 <50 岁时 450pg/ml，≥50 岁时 900pg/ml，可能反映伴有高发共存疾病的高龄组需较高的特异性。在一项较大型分析中[34]，加入了 >75 岁的第三组，界点值为 1800pg/ml。BNP 的年龄分层界点值尚不清楚。表 10-1 所示为推荐的 BNP 和 NPT-proBNP 的标准界点值[38]。

利钠肽在老年心力衰竭患者的预后与治疗

升高的 NP 值在各种情况下与不良预后密切相关，包括健康无症状者和急性及慢性心衰患者。

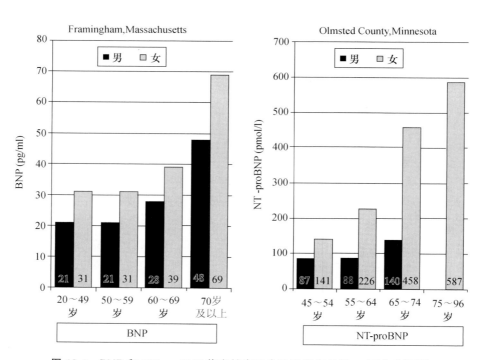

图 10-1 BNP 和 NT-proBNP 值在健康正常队列研究的第 95 百分位[35-36]

表 10-1 利钠肽和 N 末端前体利钠肽在急性心力衰竭中的标准界点值

	界点值	特异性	敏感性	PPV	NPV	参考文献
除外						
BNP	<30~50pg/ml	97%	62%	71%	96%	[29]
NT-proBNP	<300pg/ml	99%	68%	62%	99%	[28]
单一界点值包括						
BNP	<100pg/ml	90%	76%	79%	89%	[29]
NT-proBNP	<900pg/ml	90%	85%	76%	94%	[28]
年龄分层的界点值包括						
NT-proBNP	<50 岁，<450pg/ml	90%	84%	88%	66%	[34]
	50~75 岁，<900pg/ml					
	>75 岁，<1800pg/ml					

BNP，利钠肽；NPV，阴性预测值；NT-proBNP，氨基末端 B 型利钠肽；PPV，阳性预测值

在一项以社区为基础的样本量为 3346 例无心衰者的研究中，即使经基线临床特征包括年龄调整后，log BNP 或 NT-proBNP 每增加一个标准差导致死亡危险增加 30%[39]。在另一些研究中，即使经超声心动图参数如收缩或舒张功能不全调整后，NP 水平升高仍可预测死亡率增加[40]。

针对老年人群，心血管健康研究（CHS）以社区为基础的患者群平均年龄 65 岁，检测了系列 NP-proBNP 测定的作用[41]。在这一 2975 例伴危险因素但未确诊心衰的分析中（因此为 ACC/AHA 阶段 A），在 12 年的随访中，NP-proBNP 的基线值可预测未来发生阶段 C 或 D 心衰。此外，重要的是，在第 2 或 3 年随访期间得到的第二个 NP-proBNP 值再次危险分级，从原来正常浓度升高与新发心衰危险高度相关（危险比为 2.13），浓度降低与危险减小有关（危险比为 0.58）。有趣的是，同一研究者发现，运动与潜在的 NT-proBNP 的保护效应有关。

在急性失代偿性心衰患者，NP 浓度升高与住院及门诊死亡率增加有关。一项 48 629 例患者在急性失代偿性心衰国家注册（ADHERE）研究中，BNP 和住院死亡率存在线性关系[42]。快速急诊心衰门诊患者试验（REDHOT）研究表明，入院时 BNP>200pg/ml 的患者 90 天联合事件率（心衰就诊或入院或死亡）几乎是 BNP≤200pg/ml 患者的事件率的 3 倍之多[43]。至于 NP-proBNP，发现测定水平>986pg/ml 可以预测远期疗效[44]。这些值似乎独立于年龄之外。

在慢性心衰患者 NP 的预测值相似。在缬沙坦心衰（Val-HeFT）研究中[45]，BNP 和 NT-proBNP 均对预后有很强的预测作用，经过主要的临床危险因素包括年龄调整后被列为最强的独立预测因子；基线中位数 NT-proNP 895pg/ml 作为界点值。在预测临床结果方面 NP-proBNP 似乎优于 BNP。有意思的是，系列 NP-proBNP 测定并按照阈值 1078pg/ml 分类比单次测定能更准确确定预后[46]。与急性失代偿性心衰是相似的，慢性心衰 NP 的预后价值似乎独立于年龄之外。

从治疗的角度来说，已表明许多可改善心衰死亡率和发病率的治疗，同时也可随时间降低 NP 水平[47]，临床上有很大兴趣使用 BNP 或 NT-proBNP "指导" 心衰的管理，使用 NP 降低加临床判断的策略应用于治疗[47]。然而这些研究的设计仍存在大量不一致性，一般都说服力不足，正在制订一项共识以明确这一策略的价值，实际上 2 项 meta 分析表明，20%~30% 的死亡获益于标准治疗之外的指导性治疗[48-49]。

值得指出的是，在许多心脏病研究中，许多生物标记物指导的心衰研究患者的平均年龄均比典型的社区为基础的研究要小，因此对于老年人生物标记物指导的心衰的优点仍存争议。部分是由于两项较大型的研究，老年充血性心衰患者强化与标准治疗试验（TIME-CHF）[50] 和 NT-proBNP 辅助治疗以减少系列心脏再入院和死亡（BATTLES-CARRED）试验[51]，特异性观察了年龄在指导治疗中的效果。研究者发现 NP 指导的治疗仅使年龄<75 岁的患者受益，在年龄>75 岁组未获益，表明指导性治疗在老年人可能无效。

虽然这是最初的合理推测，但仍有一些重要的原因使这些结果令人误解。在这两项研究中，即使在老年患者采取了指导性治疗，但 NP 并未显著降低，且在老年人群降低心衰危险的干预是否充分仍不清楚。相反，在一项 ProBNP 门诊患者调整的慢性心衰治疗（PROTECT）研究的后分析中[52]，老年和非老年患者均从指导性治疗中获益。更为详细的观察发现，在年轻和老年组指导性治疗均使 NT-proBNP 显著下降；通过进一步验证，比较 TIME-CHF 或 ABTTLESCARRED，在 PROTECT 研究，NT-proBNP 在老年患者大大降低，结局也与 NP 降低接近一致。在老年人为达到低的 NT-proBNP 值，需要比年轻患者被观察得更为频繁，但随着剂量的逐渐上调，他们的药物治疗仍要标准化。因此，问题还远未得到解答，需更大的随机试验证实指导性治疗 NP 降低的有效性，以确定这一方法在老年人中是否有效。

老年患者的其他心衰生物标记物

有关其他新型的生物标记物的作用在老年心衰患者中的资料很少，但研究表明有几种标记物在 BNP 或 NT-proBNP 之外可提供大量生理和预后方面的信息。

正像之前提到的，ANP 产物在心衰时增加；由于 ANP 生物学的不稳定性，对可靠测定提出挑战。MR-proANP 是 ANP 的一种稳定形式，可用于检测心衰。急性心衰生物标记物（BACH）试验[53]表明，使用 MR-proANP 界点值≥120pmol/L 提高了伴有高度不确定性包括 BNP "灰色地带"（BNP 水平在 100～500pg/ml）患者群急性心衰诊断的准确性。因为高龄是 "灰色地带" 的常见原因，MR-proANP 在高龄患者（≥70 岁）的表现优于年轻患者。在另一项研究中，在预先设定的老年亚组，年龄调整的 MR-proANP 界点值［≥104pmol/L（年龄＜65 岁）和年龄≥65 岁者≥214pmol/L］与总的队列研究有相似的诊断表现。在一个模型中，包括年龄校正的 NT-proBNP、年龄以及其他传统临床特征，MR-proANP 升高仍是急性心衰诊断的独立预测因子，在与 NT-proBNP 联合使用时将 MR-proANP 再分类为假阴性和假阳性[54]。因此，与 NT-proBNP（可能 BNP 也一样）相同，在老年人使用 NP 时进行年龄调整有必要。在慢性心衰，老年患者 MR-proANP 浓度较高（≥70 与＜70 岁），并且即使与其他明确的新型生物标记物包括 NT-proBNP 相比，MR-proANP 也是预后的最好预测因子[55]。3 个月以上 MR-proANP 值的变化也可预测远期死亡。

MR-proADM 是肾上腺髓质激素的一种稳定的激素前体，是一种强大的血管扩张激素，其产物在心衰时增加，似乎可提高心排血量而降低 PCWP。其在心衰中的潜在作用是超出 BNP 或 NT-proBNP 之外可确定急性和慢性心衰的预后，而这一作用独立于年龄[53,56]。与许多新型强有力的危险预测因子一样，主要问题是 MR-proADM 预测的危险是否能够充分解决治疗问题，目前仍不清楚。

心脏肌钙蛋白通常用于诊断急性心肌梗死并有助于预后的判断，但在急性失代偿和慢性心衰患者中常常也会升高[57]。随着高敏肌钙蛋白测定方法的进展，循环中很小浓度的肌钙蛋白也可能被检测到，为心衰的预后提供更多的信息[58-59]，并且也可用于正常个体的危险分层；例如，在一组社区居住的无心衰老年患者[60]，高敏心肌肌钙蛋白 T 升高者（hsTnT＞12.94pg/ml）未来发生心衰的可能性几乎多 2.5 倍，心血管死亡的可能几乎多 3 倍。hsTnT 随时间改变＞50％可进一步增加预后信息。

不像大多数确定的新型生物标记物，sST2 是心衰时心脏重塑和纤维化的一种标记物，其独特性是不受年龄、肾功能或体重指数影响的[61]。sST2 是一种稀有的生物标记物，在确定急性和慢性心衰患者预后方面有超越 NT-proBNP 的潜力，但这两种生物标记物均可提供独立信息，二者结合可能是最好的选择[62-63]。

GDF-15 被认为秘密地参与了心脏的重塑与凋亡。在慢性心衰患者，即使经过传统临床特征和 NT-proBNP 调整，仍与长期死亡危险增加有关，GDF-15 浓度随时间的改变似乎可进一步增加预后信息[64]。年龄对 GDF-15 影响很大，因此其在老年人中的特异性应用仍不清楚。

另一生物标记物具有相似的特性，与心脏重塑和纤维化密切相关，既半乳凝素-3。在慢性心衰患者，发现半乳凝素-3 水平升高可预测临床结果。但是，在 HF/PEF 预测预后特别有用[65]，因此为 HF/PEF 患病率显著增加的老年人提供了潜在的应用前景。

生物标记物在老年心力衰竭治疗中的未来作用

在老年人群，心衰的诊断和治疗均具特殊的挑战，客观的、可定量的、方便检测的生物标记物的使用具有帮助及改善治疗的潜力。推测年龄相关的心衰危险的增加可通过测定生物标记物获得预测发病的信息，这很有吸引力，如此可降低危险的干预措施可能得到应用。考虑到新型生物标记物数量的增加增加了明确的 NP 已提供的独立信息，有可能将多种标记物方法用于老年人的治疗并为每一位患者调整治疗方案。在这一点上仍需更多资料。

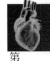

参考文献

1. Bleumink GS, Knetsch AM, Sturkenboom MC, Straus SM, Hofman A, Deckers JW, et al. Quantifying the heart failure epidemic: prevalence, incidence rate, lifetime risk and prognosis of heart failure The Rotterdam Study. Eur Heart J. 2004;25(18):1614–9. Epub 2004/09/08.

2. Lloyd-Jones DM, Larson MG, Leip EP, Beiser A, D'Agostino RB, Kannel WB, et al. Lifetime risk for developing congestive heart failure: the Framingham Heart Study. Circulation. 2002;106(24):3068–72. Epub 2002/12/11.

3. Liao L, Allen LA, Whellan DJ. Economic burden of heart failure in the elderly. Pharmacoeconomics. 2008;26(6):447–62. Epub 2008/05/21.

4. Hajdu MA, Heistad DD, Siems JE, Baumbach GL. Effects of aging on mechanics and composition of cerebral arterioles in rats. Circ Res. 1990;66(6):1747–54. Epub 1990/06/01.

5. Robert L. Aging of the vascular-wall and atherosclerosis. Exp Gerontol. 1999;34(4):491–501. Epub 2000/05/19.

6. Taddei S, Virdis A, Ghiadoni L, Salvetti G, Bernini G, Magagna A, et al. Age-related reduction of NO availability and oxidative stress in humans. Hypertension. 2001;38(2):274–9. Epub 2001/08/18.

7. Linzbach AJ, Akuamoa-Boateng E. [Changes in the aging human heart. I. Heart weight in the aged] Die Altersveranderungen des menschlichen Herzens. I. Das Herzgewicht im Alter. Klin Wochenschr. 1973; 51(4):156–63. Epub 1973/02/15.

8. Olivetti G, Melissari M, Capasso JM, Anversa P. Cardiomyopathy of the aging human heart. Myocyte loss and reactive cellular hypertrophy. Circ Res. 1991;68(6):1560–8. Epub 1991/06/01.

9. Janczewski AM, Lakatta EG. Modulation of sarcoplasmic reticulum Ca(2+) cycling in systolic and diastolic heart failure associated with aging. Heart Fail Rev. 2010;15(5):431–45. Epub 2010/04/27.

10. Lakatta EG. Cardiovascular regulatory mechanisms in advanced age. Physiol Rev. 1993;73(2):413–67. Epub 1993/04/01.

11. Maisel AS, Peacock WF, McMullin N, Jessie R, Fonarow GC, Wynne J, et al. Timing of immunoreactive B-type natriuretic peptide levels and treatment delay in acute decompensated heart failure: an ADHERE (Acute Decompensated Heart Failure National Registry) analysis. J Am Coll Cardiol. 2008;52(7):534–40. Epub 2008/08/09.

12. Marantz PR, Tobin JN, Wassertheil-Smoller S, Steingart RM, Wexler JP, Budner N, et al. The relationship between left ventricular systolic function and congestive heart failure diagnosed by clinical criteria. Circulation. 1988;77(3):607–12. Epub 1988/03/01.

13. Tresch DD. Clinical manifestations, diagnostic assessment, and etiology of heart failure in elderly patients. Clin Geriatr Med. 2000;16(3):445–56. Epub 2000/08/05.

14. Chronic Conditions: Making the case for ongoing care. September 2004 update. Johns Hopkins and the Robert Wood Johnson Foundation's Partnership for Solutions [cited 2012 October 1]. Available from: http://www.partnershipforsolutions.org/DMS/files/chronicbook2004.pdf. Last Accessed on 25 Oct 2012

15. Kitzman DW. Heart failure with normal systolic function. Clin Geriatr Med. 2000;16(3):489–512. Epub 2000/08/05.

16. McDonagh TA, Morrison CE, Lawrence A, Ford I, Tunstall-Pedoe H, McMurray JJ, et al. Symptomatic and asymptomatic left-ventricular systolic dysfunction in an urban population. Lancet. 1997; 350(9081):829–33. Epub 1997/10/06.

17. Weinhouse GL. Pulmonary artery catheterization: Indications and complications. 2012 [updated May 15, 2012; cited 2012 October 3]; UpToDate. Available from: http://www.uptodate.com/contents/pulmonary-artery-catheterization-indications-and-complications?source=search_result&search=right+heart+cath&selectedTitle=2%7E150#H8. Last Accessed on 25 Oct 2012.

18. Mosterd A, Hoes AW. Clinical epidemiology of heart failure. Heart. 2007;93(9):1137–46. Epub 2007/08/19.

19. Hunt SA, Abraham WT, Chin MH, Feldman AM, Francis GS, Ganiats TG, et al. 2009 Focused update incorporated into the ACC/AHA 2005 Guidelines for the Diagnosis and Management of Heart Failure in Adults A Report of the American College of Cardiology Foundation/American Heart Association Task Force on Practice Guidelines Developed in Collaboration With the International Society for Heart and Lung Transplantation. J Am Coll Cardiol. 2009;53(15):e1–e90. Epub 2009/04/11.

20. Flather MD, Shibata MC, Coats AJ, Van Veldhuisen DJ, Parkhomenko A, Borbola J, et al. Randomized trial to determine the effect of nebivolol on mortality and cardiovascular hospital admission in elderly patients with heart failure (SENIORS). Eur Heart

J. 2005;26(3):215–25. Epub 2005/01/12.

21. Rochon P. Drug prescribing for older adults. UpToDate, Inc.; 2012. http://www.uptodate.com/contents/drug-prescribing-for-older-adults. Last Accessed on 25 Oct 2012.

22. Hunt SA, Abraham WT, Chin MH, Feldman AM, Francis GS, Ganiats TG, et al. 2009 focused update incorporated into the ACC/AHA 2005 Guidelines for the Diagnosis and Management of Heart Failure in Adults: a report of the American College of Cardiology Foundation/American Heart Association Task Force on Practice Guidelines: developed in collaboration with the International Society for Heart and Lung Transplantation. Circulation. 2009; 119(14):e391–479. Epub 2009/03/28.

23. Daniels LB, Maisel AS. Natriuretic peptides. J Am Coll Cardiol. 2007;50(25):2357–68. Epub 2007/12/25.

24. Mukoyama M, Nakao K, Hosoda K, Suga S, Saito Y, Ogawa Y, et al. Brain natriuretic peptide as a novel cardiac hormone in humans. Evidence for an exquisite dual natriuretic peptide system, atrial natriuretic peptide and brain natriuretic peptide. J Clin Invest. 1991;87(4):1402–12.

25. Palmer SC, Yandle TG, Nicholls MG, Frampton CM, Richards AM. Regional clearance of amino-terminal pro-brain natriuretic peptide from human plasma. Eur J Heart Fail. 2009;11(9):832–9.

26. van Kimmenade RR, Januzzi Jr JL, Bakker JA, Houben AJ, Rennenberg R, Kroon AA, et al. Renal clearance of B-type natriuretic peptide and amino terminal pro-B-type natriuretic peptide a mechanistic study in hypertensive subjects. J Am Coll Cardiol. 2009;53(10):884–90. Epub 2009/03/07.

27. Haug C, Metzele A, Kochs M, Hombach V, Grunert A. Plasma brain natriuretic peptide and atrial natriuretic peptide concentrations correlate with left ventricular end-diastolic pressure. Clin Cardiol. 1993; 16(7):553–7. Epub 1993/07/01.

28. Januzzi Jr JL, Camargo CA, Anwaruddin S, Baggish AL, Chen AA, Krauser DG, et al. The N-terminal Pro-BNP investigation of dyspnea in the emergency department (PRIDE) study. Am J Cardiol. 2005; 95(8):948–54. Epub 2005/04/12.

29. Maisel AS, Krishnaswamy P, Nowak RM, McCord J, Hollander JE, Duc P, et al. Rapid measurement of B-type natriuretic peptide in the emergency diagnosis of heart failure. N Engl J Med. 2002;347(3):161–7. Epub 2002/07/19.

30. Maisel AS, Koon J, Krishnaswamy P, Kazengra R, Clopton P, Gardetto N, et al. Utility of B-natriuretic peptide as a rapid, point-of-care test for screening patients undergoing echocardiography to determine left ventricular dysfunction. Am Heart J. 2001;141(3): 367–74. Epub 2001/03/07.

31. Tsutamoto T, Wada A, Sakai H, Ishikawa C, Tanaka T, Hayashi M, et al. Relationship between renal function and plasma brain natriuretic peptide in patients with heart failure. J Am Coll Cardiol. 2006;47(3):582–6. Epub 2006/02/07.

32. Anwaruddin S, Lloyd-Jones DM, Baggish A, Chen A, Krauser D, Tung R, et al. Renal function, congestive heart failure, and amino-terminal pro-brain natriuretic peptide measurement: results from the ProBNP Investigation of Dyspnea in the Emergency Department (PRIDE) Study. J Am Coll Cardiol. 2006;47(1):91–7. Epub 2006/01/03.

33. McCullough PA, Duc P, Omland T, McCord J, Nowak RM, Hollander JE, et al. B-type natriuretic peptide and renal function in the diagnosis of heart failure: an analysis from the Breathing Not Properly Multinational Study. Am J Kidney Dis. 2003; 41(3):571–9. Epub 2003/03/04.

34. Januzzi JL, van Kimmenade R, Lainchbury J, Bayes-Genis A, Ordonez-Llanos J, Santalo-Bel M, et al. NT-proBNP testing for diagnosis and short-term prognosis in acute destabilized heart failure: an international pooled analysis of 1256 patients: the International Collaborative of NT-proBNP Study. Eur Heart J. 2006;27(3):330–7. Epub 2005/11/19.

35. Wang TJ, Larson MG, Levy D, Leip EP, Benjamin EJ, Wilson PW, et al. Impact of age and sex on plasma natriuretic peptide levels in healthy adults. Am J Cardiol. 2002;90(3):254–8. Epub 2002/07/20.

36. Costello-Boerrigter LC, Boerrigter G, Redfield MM, Rodeheffer RJ, Urban LH, Mahoney DW, et al. Amino-terminal pro-B-type natriuretic peptide and B-type natriuretic peptide in the general community: determinants and detection of left ventricular dysfunction. J Am Coll Cardiol. 2006;47(2):345–53. Epub 2006/01/18.

37. Redfield MM, Rodeheffer RJ, Jacobsen SJ, Mahoney DW, Bailey KR, Burnett Jr JC. Plasma brain natriuretic peptide concentration: impact of age and gender. J Am Coll Cardiol. 2002;40(5):976–82. Epub 2002/09/13.

38. Kim HN, Januzzi Jr JL. Natriuretic peptide testing in heart failure. Circulation. 2011;123(18):2015–9. Epub 2011/05/11.

39. Wang TJ, Larson MG, Levy D, Benjamin EJ, Leip EP, Omland T, et al. Plasma natriuretic peptide levels and the risk of cardiovascular events and death. N Engl J Med. 2004;350(7):655–63. Epub 2004/02/13.

40. McKie PM, Rodeheffer RJ, Cataliotti A, Martin FL, Urban LH, Mahoney DW, et al. Amino-terminal pro-B-type natriuretic peptide and B-type natriuretic peptide: biomarkers for mortality in a large community-based cohort free of heart failure. Hypertension. 2006;47(5):874–80. Epub 2006/04/06.

41. deFilippi CR, Christenson RH, Gottdiener JS, Kop WJ, Seliger SL. Dynamic cardiovascular risk assessment in elderly people. The role of repeated N-terminal pro-B-type natriuretic peptide testing. J Am Coll Cardiol. 2010;55(5):441–50. Epub

2010/02/02.

42. Fonarow GC, Peacock WF, Phillips CO, Givertz MM, Lopatin M. Admission B-type natriuretic peptide levels and in-hospital mortality in acute decompensated heart failure. J Am Coll Cardiol. 2007;49(19):1943–50. Epub 2007/05/15.

43. Maisel A, Hollander JE, Guss D, McCullough P, Nowak R, Green G, et al. Primary results of the Rapid Emergency Department Heart Failure Outpatient Trial (REDHOT). A multicenter study of B-type natriuretic peptide levels, emergency department decision making, and outcomes in patients presenting with shortness of breath. J Am Coll Cardiol. 2004;44(6):1328–33.

44. Januzzi Jr JL, Sakhuja R, O'Donoghue M, Baggish AL, Anwaruddin S, Chae CU, et al. Utility of amino-terminal pro-brain natriuretic peptide testing for prediction of 1-year mortality in patients with dyspnea treated in the emergency department. Arch Intern Med. 2006;166(3):315–20. Epub 2006/02/16.

45. Masson S, Latini R, Anand IS, Vago T, Angelici L, Barlera S, et al. Direct comparison of B-type natriuretic peptide (BNP) and amino-terminal proBNP in a large population of patients with chronic and symptomatic heart failure: the Valsartan Heart Failure (Val-HeFT) data. Clin Chem. 2006;52(8):1528–38. Epub 2006/06/17.

46. Masson S, Latini R, Anand IS, Barlera S, Angelici L, Vago T, et al. Prognostic value of changes in N-terminal pro-brain natriuretic peptide in Val-HeFT (Valsartan Heart Failure Trial). J Am Coll Cardiol. 2008;52(12):997–1003. Epub 2008/09/13.

47. Kim HN, Januzzi Jr JL. Biomarkers in the management of heart failure. Curr Treat Opt Cardiovasc Med. 2010;12(6):519–31. Epub 2010/11/11.

48. Felker GM, Hasselblad V, Hernandez AF, O'Connor CM. Biomarker-guided therapy in chronic heart failure: a meta-analysis of randomized controlled trials. Am Heart J. 2009;158(3):422–30. Epub 2009/08/25.

49. Porapakkham P, Zimmet H, Billah B, Krum H. B-type natriuretic peptide-guided heart failure therapy: A meta-analysis. Arch Intern Med. 2010;170(6):507–14. Epub 2010/03/24.

50. Pfisterer M, Buser P, Rickli H, Gutmann M, Erne P, Rickenbacher P, et al. BNP-guided vs symptom-guided heart failure therapy: the Trial of Intensified vs Standard Medical Therapy in Elderly Patients With Congestive Heart Failure (TIME-CHF) randomized trial. JAMA. 2009;301(4):383–92. Epub 2009/01/30.

51. Lainchbury JG, Troughton RW, Strangman KM, Frampton CM, Pilbrow A, Yandle TG, et al. N-terminal pro-B-type natriuretic peptide-guided treatment for chronic heart failure: results from the BATTLESCARRED (NT-proBNP-Assisted Treatment To Lessen Serial Cardiac Readmissions and Death) trial. J Am Coll Cardiol. 2009;55(1): 53–60. Epub 2010/02/02.

52. Gaggin HK, Mohammed AA, Bhardwaj A, Rehman SU, Gregory SA, Weiner RB, et al. Heart failure outcomes and benefits of NT-proBNP-guided management in the elderly: results from the prospective, randomized ProBNP outpatient tailored chronic heart failure therapy (PROTECT) study. J Card Fail. 2012;18(8):626–34. Epub 2012/08/04.

53. Maisel A, Mueller C, Nowak R, Peacock WF, Landsberg JW, Ponikowski P, et al. Mid-region pro-hormone markers for diagnosis and prognosis in acute dyspnea: results from the BACH (Biomarkers in Acute Heart Failure) trial. J Am Coll Cardiol. 2010;55(19):2062–76. Epub 2010/05/08.

54. Shah RV, Truong QA, Gaggin HK, Pfannkuche J, Hartmann O, Januzzi JL, Jr. Mid-regional pro-atrial natriuretic peptide and pro-adrenomedullin testing for the diagnostic and prognostic evaluation of patients with acute dyspnoea. Eur Heart J. 2012. Epub 2012/05/31.

55. Masson S, Latini R, Carbonieri E, Moretti L, Rossi MG, Ciricugno S, et al. The predictive value of stable precursor fragments of vasoactive peptides in patients with chronic heart failure: data from the GISSI-heart failure (GISSI-HF) trial. Eur J Heart Fail. 2010; 12(4):338–47. Epub 2010/01/26.

56. Richards AM, Doughty R, Nicholls MG, MacMahon S, Sharpe N, Murphy J, et al. Plasma N-terminal pro-brain natriuretic peptide and adrenomedullin: prognostic utility and prediction of benefit from carvedilol in chronic ischemic left ventricular dysfunction. Australia-New Zealand Heart Failure Group J Am Coll Cardiol. 2001;37(7):1781–7. Epub 2001/06/13.

57. Januzzi JL, Jr., Filippatos G, Nieminen M, Gheorghiade M. Troponin elevation in patients with heart failure: on behalf of the third Universal Definition of Myocardial Infarction Global Task Force: Heart Failure Section. Eur Heart J. 2012. Epub 2012/06/30.

58. Xue Y, Clopton P, Peacock WF, Maisel AS. Serial changes in high-sensitive troponin I predict outcome in patients with decompensated heart failure. Eur J Heart Fail. 2011;13(1):37–42. Epub 2010/12/15.

59. Masson S, Anand I, Favero C, Barlera S, Vago T, Bertocchi F, et al. Serial measurement of cardiac troponin T using a highly sensitive assay in patients with chronic heart failure: data from 2 large randomized clinical trials. Circulation. 2012;125(2):280–8. Epub 2011/12/06.

60. deFilippi CR, de Lemos JA, Christenson RH, Gottdiener JS, Kop WJ, Zhan M, et al. Association of serial measures of cardiac troponin T using a sensitive assay with incident heart failure and cardiovascular mortality in older adults. JAMA. 2010;304(22): 2494–502. Epub 2010/11/17.

61. Dieplinger B, Januzzi Jr JL, Steinmair M, Gabriel C, Poelz W, Haltmayer M, et al. Analytical and clinical evaluation of a novel high-sensitivity assay for measurement of soluble ST2 in human plasma–the Presage ST2 assay. Clin Chim Acta. 2009;409

(1–2):33–40. Epub 2009/08/25.

62. Rehman SU, Mueller T, Januzzi Jr JL. Characteristics of the novel interleukin family biomarker ST2 in patients with acute heart failure. J Am Coll Cardiol. 2008;52(18):1458–65. Epub 2008/11/20.

63. Ky B, French B, McCloskey K, Rame JE, McIntosh E, Shahi P, et al. High-sensitivity ST2 for prediction of adverse outcomes in chronic heart failure. Circ Heart Fail. 2011;4(2):180–7. Epub 2010/12/24.

64. Anand IS, Kempf T, Rector TS, Tapken H, Allhoff T, Jantzen F, et al. Serial measurement of growth-differentiation factor-15 in heart failure: relation to disease severity and prognosis in the Valsartan Heart Failure Trial. Circulation. 2010;122(14): 1387–95. Epub 2010/09/22.

65. de Boer RA, Lok DJ, Jaarsma T, van der Meer P, Voors AA, Hillege HL, et al. Predictive value of plasma galectin-3 levels in heart failure with reduced and preserved ejection fraction. Ann Med. 2011; 43(1):60–8. Epub 2010/12/30.

老年与心力衰竭

第十一章　老年人锻炼的益处

Benefits of Exercise in the Elderly

Ezra A. Amsterdam 和 C. Tissa Kappagoda

（金钟一　译）

引言

在 1952 年，Margaret Hill 关注到了 F. E. Williams 伦敦皇家医学院的讲座中提到的老年人缺少运动的危害的理论。她指出，"在 1871—1950 年间，英国的老年人口由 125 万增加到 550 万。估计在接下来的 20 年里，将有接近千万的领取退休金的老年人……。实际上，仅有 3%～5% 的老年人生活在医院和机构里。其他大多数老年人并不需要生活在机构里，但非常需要照料。老年人中的很多疾病是无法治愈的。必须牢记的是，除了疾病，在年龄老化的进程中还发生了许多生物学方面的改变，但都不是好的改变……"[1]。

当今有什么问题?

如果不考虑英国 65 岁以上的老年人 2011 年就达到了 1000 万这个事实，那么该讲座中所提到的大部分内容是对当代社会的警告，这是一个全球问题。尽管已知道规律健身运动会给身体健康带来多方面的持久的益处，但现有数据显示，世界上人群的 31% 甚至达不到最小推荐量的健身运动[2]。此外，有证据显示，世界上 6%～10% 的死于非传染性疾病的人是由于活动过少，而且这个比例在缺血性心脏病的患者中更高（30%）[3]。6% 的 CAD、7% 的 2 型糖尿病、10% 的乳腺癌和结肠癌与缺乏运动有关系[3]。

2008 年，估计大约有 9% 的过早死亡者，也就是全球 5700 万例死亡中超过 530 万例是由于缺乏运动所致。如果缺乏运动的比例降低 10%，每年可减少 53.3 万例死亡。如果缺乏运动比例降低 25%，则死亡人数可减少超过 130 万。如果能不再有人缺乏运动，世界人口的预期寿命平均值可增加 0.68（0.41～0.95）年[3]。在美国，直接或间接与缺乏健身运动有关的医疗费用估计每人约 420 美元[2]。根据 2008 年美国体育运动指南，成人需要至少每周 150min 的中等强度的健身运动或同等量的运动（定义为"有氧运动"），将对身体健康有非常大的益处，如果每周进行 300min（定义为"高强度运动"），将会给身体健康带来更大范围的好处。除了有氧运动，2008 年的指南中还推荐成年人要进行 2 天或者更多天数/周数的肌力训练[4]。Carlson 等[5]对 18 岁以上的遵循指南要求坚持进行运动的男性和女性进行了评估，这些人都加入了 1998—2008 年的国家健康调查（于 2010 年进行分析）。2008 年，约有 43.5% 的美国成年人进行有氧运动，有 28.4% 的人进行高强度运动，21.9% 的成年人按照指南的要求进行肌力训练。约 18.2% 的人同时达到了肌力训练和有氧运动的要求（图 11-1）。能达到这些标准的人群具有比较相似的特征，一般是男性、年纪更轻的人、非西班牙裔白人、有较高的教育水平和较低的 BMI。与 1998—2008 年的情况进行比较发现，参与运动的变化趋势与 2008 年指南内容相似，有了少量但是比较明显的提高（从 2.4% 升到 4.2%）。整体的结论是美国成年人的 56.5% 在闲暇时间里并不进行有氧运动，而 71.6% 的人则不会进行高强度的健身运动，81.8% 的人无法达到所推荐的最小程度的有氧运动和肌力训练。

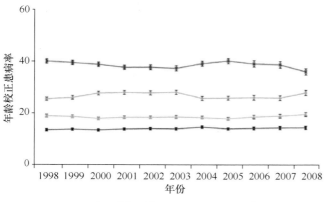

表 11-1	2007 推荐老年人采用的健身活动方式汇总
健身活动	**频率**

图 11-1 （见书后彩图） 2008 年指南中定义的 1998—2008 年的国家健康调查英国成年人中四种不同运动方式的患病率。提示：误差线的上下区间代表 95％可信区间。[a] 二次效应意义显著（$P<0.05$），[b]线性效应意义显著（$P<0.05$）[5]

健身活动	频率
（1）中等强度的有氧（耐力）运动指相对于个人来说的中等用力程度的有氧运动。应用 10 分的用力程度评分表（静坐不动为 0 分，用尽最大力量为 10 分），相当于 5 分或 6 分，同时伴有明显的心率及呼吸增快 应用同样的评分表，高强度的有氧运动相当于 7 分或 8 分，同时伴有显著的心率及呼吸增快 举例说明：不同老年人之间的健身运动程度存在明显的个体差异，中等用力程度的步行对于一部分老年人来说是指缓慢的步行，而对于另一部分老年人则是比较快速的步行	最少每次 30min，每周 5 次，或者采用高强度有氧运动，最少每次 20min，每周 3 次
（2）机体主要肌群的肌力训练以保持和提高机体肌力和耐力 为了充分增强肌力，每次训练应该采用 10～15RM 的抗阻（体重）运动训练，用力程度应该达到中等至高等强度	机体主要肌群训练每周至少 8～10 次，应安排在非连续的两天

推荐在上述训练过程中交替进行中等强度和高等强度的运动方式。但不包括每天的日常生活中低强度的活动（如生活自理、刷盘子等）或持续时间少于 10min 的中等强度的活动（如丢垃圾或步行至商店或办公室的停车场）

来源于 Nelson ME, Rejeski WJ, Blair SN, et al. Physical Activity and Public Health in Older Adults. Circulation 2007；116；1094-105. 获得 Wolter Kluwers Health 授权

老年人的健身运动与死亡率

Paffenbarger 等[6]评估了 17 000 名年龄在 35～74 岁之间的哈佛大学男毕业生的健身运动和其他生活方式，发现能量消耗在每周 500～3500kcal 者死亡率稳步下降，而超过这个范围死亡率将会轻微上升。如果每周消耗 2000kcal 或更多者（基于体育运动指数）比健身运动少的男毕业生死亡率减少 1/4～1/3。即使调整高血压、吸烟、体重极度增加或超重，或父母早亡等危险因素，这种差异仍存在。这些观察结果[7-9]为多个国家组织机构倡议老年人积极参加健身运动提供了理论基础[10-11]。值得高兴的是，对于 60～70 岁的男性和女性，增加健身运动都将会延长寿命[12]，而且使 80 岁以上的人群在死亡之前很少发生残疾[13]。

推荐的老年健身运动

美国心脏协会和美国运动医学学院均直接推荐老年人参加健身运动[10]。这些建议也承认这样一个事实，在老年人群中可能存在多重共病，因此需要调整传统的健身运动项目。表 11-1 和表 11-2 对这些为老年人群提供的建议和防范措施进行了概况总结。

老年人的运动生理反应

心脏提供足够的血液以满足活动需求的能力[即心排血量（CO）]是基于两个基本生理变量，即心率（HR）和每搏量（SV）在静脉血液回流充分的情况下完成的。

$$CO(L/min) = \{SV(毫升/次) \times HR(次/分)\}/1000 \tag{11-1}$$

根据 Fick 公式：

$$CO(L/min) = [VO_2(ml/min)/动静脉氧分压差(ml/100ml)]/10 \tag{11-2}$$

其中，VO_2 是指耗氧量。

由公式（11-1）和（11-2）得出：

$$(SV \times HR)/1000 = (VO_2/动静脉氧分压差)/10$$

调整之后得出：

$$VO_2 \propto SV \times HR \times 动静脉氧分压差$$

在运动量达到最大时，VO_{2max} 由最大的 SV、HR 以及动静脉氧分压差（a-v difference）决定。对于任何一个静坐状态下的个体来说，后两个参数都是即时参数。因此，

$$VO_{2max} \propto SV \times K_1 \times K_2 \qquad (11-3)$$

因为心率随年龄增加而下降，老年人最大心排血量的维持主要由 SV 决定，而 SV 的影响程度是否显著要看运动形式是站立位还是仰卧位。

功能能力与年龄

众所周知，VO_{2max}（CO 的代名词）会随着年龄的增加而下降[14]。尽管对于久坐人群的 CO 的下降程度初步估计约为每十年下降 10%，但对此看法仍未达成一致。根据上述公式（11-3），显而易见，与年龄相关的 VO_{2max} 的下降一定伴随着最大 SV、HR 以及动静脉氧分压差决定的氧摄取量的改变。

表 11-2 老年人健身活动中的风险防范
为了在健身运动和日常生活中保持必要的柔韧性和灵活性，老年人每周至少保持 2 天的柔韧性训练，每天时间不少于 10min
对于居住在社区并有明显跌倒风险的老年人，应该进行平衡训练以改善和提高平衡能力，避免因跌倒而带来的损伤
对于伴有一种或多种疾病的老年人，健身运动也是一种治疗方式，应注意选择安全有效的运动方式来进行训练
老年人应有包含各种有益的健身运动模式的运动训练计划
对于伴有慢性疾病老人，健身运动也是一项单独的具有治疗和预防作用的方案
对于运动能力低于训练水平的老年人，应该制订一个循序渐进的健身运动方案以逐步提高运动能力。许多老人（指那些体适能低下的老人）需要经过几个月的低于训练水平的运动来逐步提高运动能力。同时鼓励老人定期自我监测自身的运动能力情况，当他们的运动能力和健康状况改善时应该重新评估运动训练方案

因为在健身运动和健康之间存在一定的量效关系，对于那些期待提高运动能力、减少慢性疾病或致残疾病的发生风险、避免体重过度增加的老年人，可能通过高于最小运动训练水平的运动训练而得到更大的获益

来源于 Nelson ME，Rejeski WJ，Blair SN，et al. Physical Activity and Public Health in Older Adults. Circulation 2007；116；1094-105. 获得 Wolter Kluwers Health 授权

每搏量随运动而增加，在达到最大运动负荷量的 40% 左右时达到平台期。在某些情况下，每搏量或者继续增加，或者下降，这主要由年龄、性别、身体活动前水平、体重和受试群体的构成，以及亚临床的 CAD 等因素来决定[15]。

Ogawa 等[14]对久坐、耐力训练的年轻和老年男性与女性进行了这种相关性的评估，评估方式是测量 VO_2、CO、HR 以及心血管系统对于极量和亚量的平板运动试验的其他反应。所有的测试对象都是非吸烟的健康者，静息状态下的血压均 < 140/90mmHg，体格检查和静息心电图在正常范围内，极量平板运动负荷试验的心电图（ECG）显示，没有高于普通标准的心血管疾病的证据。测试应用平板运动负荷试验，使用 Bruce 方案，使用乙炔（C_2H_2）重复吸入技术对 CO 进行测量。SV 通过 CO 和 HR 测算得出。经过 30～40 年的评估测试发现，无论男性还是女性，久坐个体的 VO_{2max} 下降在 40% 左右，训练有素的个体 VO_{2max} 下降在 25%～32%。更小的 SV 差别占年龄相关因素的 50%，其余的可以由最大 HR 减少和氧摄取量降低来解释（图 11-2）。

在运动训练的个体中，这些与年龄相关的最大 HR 和氧摄取量的变化则明显较小。训练本身也是与在前面提到的久坐男性和女性中的动静脉氧分压差的提高有关，可能有助于这个群体在老年阶段的运动健身活动中获益。然而，以往用于测量血液动力学变化的乙炔重复吸入技术并不能估测心室大小。

Rodeheffer[16]等进行运动相关的心室大小改变方面的研究。在渐进性递增的极量运动负荷试验过程中使用系列血池扫描可以评测没有明确的或隐匿的冠状动脉疾病的老年人的功能能力。61 名在社区居住的参与巴尔的摩老化纵向研究（年龄 25～79 岁）的健康受试者，通过既往病史和体格检查、静息和运动负荷心电图和运动负荷核素扫描等检查结果证实没有心脏疾病。他们观察到在静息阶段，CO、舒张末期容积或收缩末期容积或者 EF 等没有明显年龄相关的改变。

而在剧烈运动（125W）期间，舒张末期容积和每搏量存在与年龄相关的提高，而 HR 存在与年龄相关的降低。已获得的最大 CO 没有年龄相关的变化。在剧烈运动期间出现的与年龄相关的每搏量增

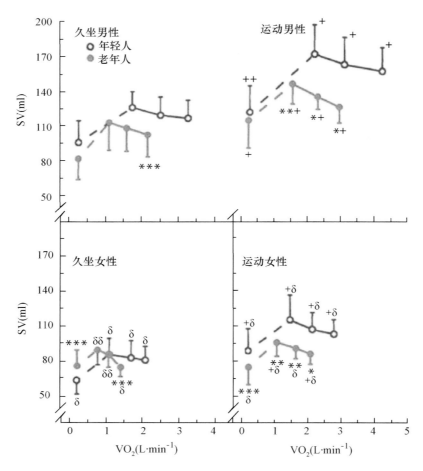

图 11-2（见书后彩图） 年龄对于久坐和运动的男性和女性的影响。图中展示了每搏量（SV）随着年龄增长而降低，同时伴随着 VO_{2max} 的降低[14]。图中展示了年轻人和老年人（久坐男性、运动男性、久坐女性及运动女性）在静息、亚极量和极量平板运动时的 SV。在静息、亚极量和极量平板运动等不同运动水平时的结果之间具有显著的统计学差异。与同性别及运动状态的年轻人比较，$^{*}P<0.001$，$^{**}P<0.01$，$^{***}P<0.05$。与同龄及同性别久坐者比较，$+P<0.001$。与同龄及运动状态的男性比较，$\delta P<0.001$，$\delta\delta P<0.01$

加似乎依赖于舒张末期心室充盈量的增加导致更高的收缩末期容积增加，进而导致随着年龄增长的 EF 的下降。作者总结，尽管衰老没有限制心排血量本身，然而在老年人中，运动引起的血液动力学特征变化会伴随着年龄而改变，这也可以解释与年龄相关的心血管系统对 β 肾上腺素刺激的反应性下降（图 11-3）。

Stratton 等[17]应用放射性核素心室造影检查对 13 名老年人（年龄在 60～82 岁）和 11 名年轻人（年龄在 24～32 岁）进行 SV 对分级仰卧运动负荷训练的反应方面的研究[17]。严格筛选出健康男性个体（从 200kg·m 开始，每 3min 提高 200kg·m，运动直至筋疲力尽），在耐力训练前和后 6 个月分别进行测试。他们得出的结论是，健康男性的分级仰卧运动负荷训练中，HR、EF 和 CO 随着年龄的增加会有所下降（即与递增负荷运动训练期间观察到的结果相似）。尽管年轻人的 SV 反应与老年人相似，而老年人在（仰卧）训练中 SV 随着心脏扩大有增加的趋势，同时伴有舒张期末容量的增加（＋8％），但是 EF 没有明显的改变。而年轻人 EF 升高而不伴有心脏扩大。

然而需注意，对于这些源于核素成像的结果需要谨慎。第一，涉及同位素的注入时间，因为筋疲力尽的时间经常难以预测；其次是运动结束获得数据的精确时间[18]。而且，这些基于核素成像的结果可能与心脏超声获得的数据有差异。例如，Chen 等[19]回顾了弗莱明翰研究的心脏超声数据，发现一种特殊模式的左心室重构，这是与年龄相关的

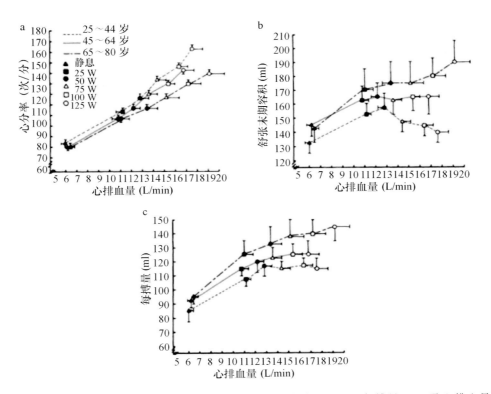

表 11-3（见书后彩图） 在规定范围的运动负荷下，心率（**a**）、舒张末期容积（**b**）、每搏量（**c**）及心排血量之间的关系。测试者按预先设定分成 3 个年龄组：25～44 岁（$n=22$），45～64 岁（$n=23$），以及 65～79 岁（$n=16$）。在同等心排血量的老年组中，运动训练者 HR 更低，EDV 和 SV 更高。年龄的影响有显著的统计学差异在 HR（$P=0.001$）、EDV（$P=0.04$）和 SV（$P=0.002$）。能达到预期运动阶段的人数随着运动负荷的增加而减少，在负荷达到 125W 时，1 组 $n=16$，2 组 $n=15$，3 组 $n=11$。即使仅分析运动负荷达到 125W 的测试者时，上述 3 个参数的改变仍然是相似的，年龄的影响仍具有显著性[16]。运动数据来自于踏车运动测力计，运动负荷由 25W 起始，按阶段逐级递增，各阶段累计增量 25W，每阶段时长 3min，在每阶段最后半分钟进行一次心室造影检查并记录数据

LV 的结构和功能变化。这些在静息状态下观察到的改变，包括左心室壁变薄、室腔缩小，以及心室收缩末径及舒张末径改变导致的缩短分数增加等[19]。这是与年龄相关的解剖结构变化基础上的心室顺应性下降导致的心室重构。有证据证实，健身运动训练可逆转这种老年性的心室重构[20-21]。

在递增的自行车健身运动训练期间可使用心脏超声造影评估 LV 容量的变化。在健康男性的耐力运动员中（$n=24$），应用超声运动负荷试验分别测量最大摄氧量和氧脉搏值。当测试者从静息状态下开始运动至心率 160 次/分时，舒张末期容积提高 18%（$P<0.001$），收缩末期容积下降 21%（$P<0.002$）。SV 在运动期间几乎呈线性增加（提高 45%，$P<0.001$）。73%的 SV 增加量是

由舒张末期容积的提高所致的。使用心脏超声造影测得的 LV 容量计算得到的每搏量，与心率在 130～160 次/分时从氧脉搏值计算得来的每搏量之间没有观察到明显的差别[22]。Fioranelli 等[23]使用心脏超声测试 66 名没有心血管疾病的个体［32 名年龄平均在（71±4）岁和 34 名平均年龄在（33±6）岁］与年龄相关的 LV 维度改变。Chen 等的研究也发现了相似的改变。当运动负荷在 100W 期间，舒张末期容积会有与年龄有关的提高（142±10.6 *vs.* 127±4.3，$P=0.01$）心率发生与年龄有关的下降（HR 100W：148±10.7 *vs.* 169±10.9；$P=0.05$）。Donal 等[21]也报道了相似结果（见表 11-3）。在解释这些研究发现时，终止锻炼和获取心脏超声影像之间的延迟仍是一有争议的问题。

表 11-3　静息及运动时的左心室大小及收缩功能

变量	运动者		久坐者	
	老年人	青年人	老年人	青年人
舒张末期容积（ml）				
静息	120.5±20.6	157.3±23.6¶	117.5±23.2	116.8±21.2
运动	128.2±18.3§	159.2±20.8¶	109.2±26.8	122.8±17.0
收缩末期容积（ml）				
静息	46.6±11.4	57.0±12.5*	43.7±12.0	43.3±13.1
运动	39.7±9.0§	45.1±7.7‡	31.3±12.8†	35.3±10.0
每搏量（ml）				
静息	74.0±14.5	97.4±20.3§	76.2±14.3	81.5±17.3
运动	88.8±15.9	115.9±21.4¶	79.8±16.4	81.8±15.3
射血分数（%）				
静息	61.4±6.0	63.6±7.2	62.8±6.8	63.3±6.0
运动	68.9±5.9	71.4±5.1	72.1±6.9	71.5±6.1
心排血量（L/min）				
静息	4.9±1.2	5.4±0.8	5.1±0.9	5.6±1.6
运动	9.7±1.8	13.0±2.2¶	8.8±1.8	9.5±1.7

　　记录分析静息和亚极量运动时的超声心动图结果，其中运动老年人 59 名，久坐老年人 16 名（年龄≥50 岁），运动青年人 18 名，久坐青年人 27 名（年龄＜35 岁）。所有测试者均体健。测试数据应用均数±标准差表示

　　来源于 Donal E，Rozoy T，Kervio G，Schnell F，Mabo P，Carre F. Comparison of the Heart Function Adaptation in Trained and Sedentary Men After 50 and Before 35 Years of Age. The American Journal of Cardiology 2011；108；1029-37.

　　* $P<0.001$，运动者 vs. 久坐者；† $P<0.01$，老年运动者 vs. 老年久坐者；‡ $P<0.01$，青年久坐者 vs. 其他；§ $P<0.05$，老年运动者 vs. 老年久坐者；¶ $P<0.05$，青年久坐者 vs. 其他

老年人的运动和体适能

　　对于老年人（＞65 岁）个体的研究发现，缺乏训练的久坐个体 LV 顺应性（反映舒张功能）比那些训练有素的人更低。经过一年严格的训练无法在形式上提高 LV 的顺应性。Fujimoto 等[20]研究久坐不动的老年人和专业运动员（每个组 12 人），他们都没有并发症。他们使用肺动脉导管插入术进行侵入性血流动力学测量来限定 Starling 和 LV 压力-容积曲线。多普勒超声心动图、磁共振成像评估心脏的形态、动脉硬化指数（主动脉顺应性和动脉弹性），以及最大运动量测试获得二级功能结果。12 例久坐不动的老年人中的 9 例［年龄在（70.6±3）岁；6 例男性，3 例女性］完成一年的耐力训练后进行重复测量。训练之前，VO_{2max}、LV 质量、舒张末期容积和 SV 明显更小，久坐老年人的心室顺应性比专业运动员更差。运动训练之后，久坐不动的老年人最大运动负载提高，并且在峰值运动时 EF、SV 指数和心脏指数增加。这些反应在两组之间并没有差异。

儿茶酚胺在老年人运动反应中的作用

　　上述研究结果表明，尽管老化本身不限制健康老年人的 CO，但是运动引起的血液动力学变化是随着年龄而改变的，可以用心血管对 β-肾上腺素能刺激的反应随年龄增加而减少来解释。随年龄的增加，儿茶酚胺介导的 HR 增快和在收缩末期容积减少将转变为更大程度上依赖 Frank-Starling 机制[16]。这些作者认为已有确切证据支持，β-肾上腺素能对心肌收缩性、HR、血管紧张度的调节作用随着成人年龄的增加而下降。总的来说，这些研究结果提出一个令人信服的论点，心血管系统的靶器官对儿茶酚胺的调节作用的反应随着年龄的增长而减弱，单此一种机制已足够解释之前研究中观察到的所有

与年龄相关的运动中血液动力学的变化。因此，HR 和心肌收缩力对 β 受体激动剂的反应减弱似乎也是心脏衰老的正常特征[25-26]。

Stratton 等也提出，心脏舒张功能会随年龄增长而下降。研究观察 13 名老年人（60～82 岁）和 11 名健康年轻男性（24～32 岁）对异丙肾上腺素的心室舒张充盈反应，这些测试者在耐力训练的前后都进行了广泛的 CAD 筛查（年龄＞40 岁进行核素扫描）[26]。充盈率（门控血池扫描）可以通三个方式显示：①规范化的每秒舒张末期容积；②规范化每秒 SV；③毫升血液的绝对值（ml/s）。在休息时和整个异丙肾上腺素期间各种方法测定的峰早期充盈率均呈现与年龄相关的明显降低。在异丙肾上腺素期，两组的峰早期充盈率和峰值心房充盈率均显著增加（均有 $P<0.01$），但增加与老化无关。耐力训练并没有增加对异丙肾上腺素的舒张期充盈反应。因此，这种随年龄增加而 HR、EF 和 CO 对异丙肾上腺素相关的 β-肾上腺素能调节反应的下降并不能评估舒张充盈反应[26]。此外，本研究显示老年人对异丙肾上腺素相关训练的反应没有明显的改变。

一项分别注入非选择性 β-肾上腺素能受体拮抗剂（普萘洛尔组）或生理盐水（对照组）来测定静息代谢率（通风罩，间接测热法）的研究所观察到的变化与这些研究结果相一致[27]。本研究包括 55 名健康久坐者或耐力训练的成人，年龄在 18～35 岁或 60～75 岁（男性 29 名和女性 26 名），在接受 β-肾上腺素能受体拮抗剂之前和期间进行测试。在以下的情况中，去除脂肪物质的影响，接受 β-肾上腺素能受体拮抗剂期间的静息代谢率会降低到一个更小的程度者为：①老年人，与青年人比较；②久坐的成年人，与参加耐力训练的成年人比较；③女性〔（－105±33）kJ/d，与男性比较（－318±50）kJ/d；均 $P<0.01$〕。应用 β-肾上腺素能受体拮抗剂期间静息代谢率的下降与静息基础代谢率和血浆儿茶酚胺浓度过高成正相关，而与肥胖成负相关（均 $P<0.05$）。所有对照组中的静息代谢率均未发生改变。由此推断，老年、习惯久坐不动和女性性别，与健康成人中交感神经系统所主导的静息代谢率下降相关，上述试验研究结果也为这一观点提供实验数据支持[27]。

尽管功能能力下降与年龄相关，但可能通过健身运动训练而改变[28]。对于老年男性[29]和女性[30]，

这种改变同样明显。需强调，有氧运动训练和肌力训练都可提高最大摄氧量[31-32]。

运动和心血管疾病

冠状动脉疾病（一级预防和二级预防）

在美国冠状动脉性心脏病（CHD）是公认的导致男性和女性死亡的主要原因。健身运动的好处是多方面的（见表 11-4），其获益在两类人群中最显著：

表 11-4　心脏康复项目的获益	
运动耐力	
预估代谢当量	＋35％
峰值摄氧量	＋15％
峰值无氧阈	＋11％
肥胖指数的降低	
体重指数	－1.5％
脂肪含量	－5％
代谢综合征	－37％（发生率）
脂类改善程度	
总胆固醇	－5％
三酰甘油	－15％
高密度脂蛋白胆固醇	＋6％（高密度脂蛋白胆固醇降低的亚组中增加 13％～16％）
低密度脂蛋白胆固醇	－2％
低密度脂蛋白胆固醇/高密度脂蛋白胆固醇	5％
炎症标志物	
hs-CRP	－40％
心血管自主神经调节系统的改变体现在压力感受器的改善和心率变异性的增加。在亚极量运动负荷时心率和血压均降低，因此心肌需氧量下降	
抑郁、焦虑、躯体化症状和敌视等行为特征改善	
整体生活质量提高	
血流动力学及黏稠度改善	
内皮功能改善	
高半胱氨酸水平降低	
总体发病率及死亡率降低（尤其见于伴有抑郁和心理健康问题者）	
总的住院费用降低	

hs-CRP，高敏 C 反应蛋白
来源于 Lavie CJ，Milani RV. Cardiac Rehabilitation and Exercise Training in Secondary Coronary Heart Disease Prevention. Progress in cardiovascular diseases 2011；53：397-403. 获得 Elsevier 授权

1. 既往没有心脏病史者（即与一级预防有关）

2. 那些从重大心脏事件中恢复过来的人（即与二级预防有关）

这两类患者的获益主要体现在降低严重心脏事件发生率和提高生存率上。第一组人群获益的相关研究主要通过实际观察数据获得，而后者也得到多个随机临床试验的支持。

健身运动和一级预防

卫生专业人员随访研究对 44 452 名美国人进行 2 年的跟踪观察，时间间隔从 1986 年到 1998 年 1 月 31 日，评估具有潜在的 CHD 危险因素和识别新诊断的 CHD 病例（非致死性心肌梗死或致命性 CHD 的发病率）及其与休闲时间健身运动之间的关系[33]。低强度运动（<4MET）对中强度（4～6MET）和高强度（6～12MET）运动的相对风险分别为 0.94 和 0.83（趋势 $P = 0.02$）。每天半小时或更多的快步走会使风险降低 18%（RR 为 0.82，95% 可信区间为 0.82～0.67）。除了步行的小时数之外，步行速度也是降低 CHD 风险的因素。所有健身运动、跑步、重量训练、步行都与降低 CHD 风险有关。除了健身运动消耗的代谢当量（MET）-小时数外，平均运动强度也是独立的减少 CHD 风险的因素。

类似的结论在女性健康的研究中也有发现，检验健身运动和女性 CHD 之间的关系，关注步行（轻到中度的步行速度）。研究对象包括 39 372 名 45 岁及以上的健康女性，在美国 1992 年 9 月和 1995 年 5 月之间入组，随访至 1999 年 3 月。休闲活动包括走路和爬楼梯，逐项记录。在随访期间总共发生 244 例 CHD。调整潜在的混杂因素后，CHD 的相对风险（RR）在所有活动消耗为 <200、200～599、600～1499，以及 ≥1500 千卡/周时，分别是 1.00（参照）、0.79、0.55，以及 0.75（$P = 0.03$，呈线性趋势）。与最高强度和最低强度相比较，用力的健身活动风险较低（RR 为 0.63），健身运动和 CHD 风险之间成负相关，不会因为体重或胆固醇水平不同而发生变化（分别为 $P = 0.95$ 和 $P = 0.71$），但与吸烟和高血压状态有显著的交互作用。健身运动与降低当前吸烟者的 CHD 风险之间存在负相关，而在高血压女性当中却没有这种效应（相关性分别为 $P = 0.01$ 和 $P = 0.001$）[34]。

几项研究也发现运动训练对老年男性和女性的血脂水平产生有益影响[35-37]。这些研究一致发现，运动训练能提高血清高密度脂蛋白的水平并使体内的血脂状态更有利于抵抗心血管疾病的风险。

运动在 CHD 二级预防中的作用

CHD 患者二级预防的好处是参与项目的患者可以预防新的心脏事件的发生，并且包含了这些患者所面临的一系列的危险因素。规律运动的主要好处是增加以运动中的心率和每搏量为主的心脏功能（图 11-4）。无论是在正常个体还是 CHD 患者中，相比于心率，运动训练明显增加每搏量，最终可能增加心脏做功。然而，生活中大部分的健身活动是亚极量水平，相比于那些未经训练的个体，经常训练者的心率和血压相对略低。正如前面所讨论的，经常运动训练者的心肌需氧量在亚极量运动水平时比其他人更低。进行亚极量运动测试的个体自我感知用力程度降低很可能也反映了机体的一种生理性适应。

最近对 47 项随机临床试验的一次系统综述，对参与心脏康复计划项目患者的全因死亡和心血管死亡进行了调查分析。此项分析基于 10 794 名患者被随机分为心脏康复或常规护理。在中长期阶段（即 12 个月或更长时间的随访），以运动为基础的心脏康复降低了全因死亡率和心血管死亡率 [RR 分别为 0.87（95% CI 为 0.75～0.99）和 0.74（95% CI 为 0.63～0.87）] 以及短期（随访 <12 个月）住院率 [RR 为 0.69（95% CI 为 0.51～0.93）]，而没有证据表明试验之间的异质性影响。介入干预对非致死性心肌梗死的发生或再血管化的需求没有任何影响[40]。而在超过 12 个月的试验中才观察到明显的降低死亡率（包括全因死亡和心血管死亡）方面的获益。在老年健康个体中，抗阻训练和有氧训练都有益，而且把两种运动方式结合起来被认为最有效[41]。对于二级预防的运动的训练总结见图 11-4。

糖尿病

许多年前已证实，健身运动训练是 2 型糖尿病管理中不可分割的一部分。糖尿病预防项目（DPP）临床试验提供了明确证据，强化生活方式改变的健身运动可有效降低糖尿病的发病率[42]。强化生活方式干预的目标是达到和维持体重减少至初始体重的 7%，通过健康的饮食和健身运动来实现，至少保持进行 150 分/周（相当于

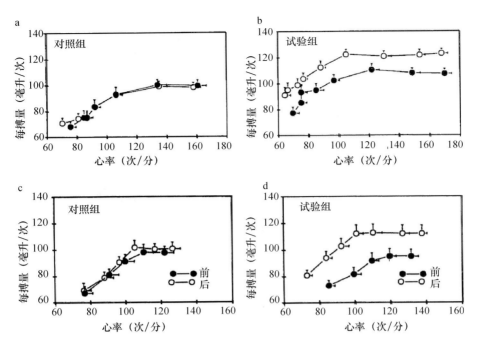

图 11-4 运动对于心排血量/心率关系的影响。上组为正常组[38]。（**a**）对照组和（**b**）试验组用自行车功率计进行运动训练。下组为冠状动脉旁路移植手术稳定期的患者组[39]。（**c**）对照组和（**d**）试验组用自行车功率计进行运动训练

700 千卡/周）的中等强度的健身运动（如步行或骑自行车）。

这项研究是针对非糖尿病但近期有高度风险进展成 2 型糖尿病的个体。这些个体中的大部分人很可能已达到代谢综合征的诊断标准，而在干预中可能增加不利影响的风险者或可能明显减少寿命的个体被排除在研究之外。受试者被随机分配到 3 个干预组：进行强化生活方式干预组，该组关注健康饮食和锻炼，以及 2 个双盲药物治疗组（二甲双胍或安慰剂）结合标准饮食和推荐的运动训练。参与者要进行 32 个月试验期，并在结束后进行 39～60 个月的随访。随访结束时（平均 2.8 年），在安慰剂组、二甲双胍、强化生活方式组，每年每 100 人中糖尿病发病分别为 11.0、7.8 和 4.8 例。与安慰剂组相比，强化生活方式组减少糖尿病发病率 58%，二甲双胍组减少糖尿病发病率为 31%，强化生活方式干预比二甲双胍更有效[43]。

随后，对所有 DPP 活动参与者继续进行随访，原来的 3 个组中约 900 人（总数的 88%）报名参加了时间为 5.7 年的额外随访，所有三组均提供团组形式的生活方式干预。原二甲双胍组（850mg 每日 2 次）仍继续二甲双胍治疗，参与者知道所进行的治疗方式，原生活方式干预组提供额外的生活方式

的支持。从随机进入 DPP 后的 10.0 年（四分位范围在 9.0～10.5）随访发现，糖尿病的发病率仍是强化生活方式组最低[44]。

通过系统的试验研究回顾来评估有氧运动或抗阻运动训练对临床 CHD 风险标志物的影响，包括血糖控制、血脂异常、高血压，以及 2 型糖尿病患者的身体成分[45]。单独有氧运动训练或有氧运动训练结合抗阻训练（RT）显著降低糖化血红蛋白（HbA1c），分别为 0.6% 和 0.67%（95% CI 为 −0.93～−0.40）。此外，还分别使收缩压显著降低 6.08mmHg 和 3.59mmHg，三酰甘油降低 0.3mmol/L（包含以上两种运动形式）。有氧运动和抗阻运动结合使腰围明显减少 3.1cm（95% CI 为 −10.3～−1.2），尽管对后面的 2 个标志物很少研究，并且有更多的异质性反应存在。

高血压

一些研究已提出健身运动训练之后可能出现的血压、外周血管对于血压的抵抗和自主功能变化的问题。Cornelissen 等[46]进行了两个强度级别的健身运动训练对于中年久坐的男性和女性的效果研究。他们发现，这两个强度的训练都可使收缩压降低到相同的程度，在亚极量运动强度训练时这些变化也伴随着心率的下降。运动对血压影响的研

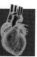

究结果在本质上与 Ogawa[14] 以及 Bonnano 和 Lies[47] 的研究结果类似。将运动作为干预手段的临床试验 meta 分析发现，健身运动有助于更好控制血压[48]。

有人提出，CHD 患者的运动训练后血压的变化可能会与外周血中炎症标记物浓度变化相关联[49]。运动训练后 C 反应蛋白、白细胞介素-6、纤维蛋白原和血管细胞黏附分子-1 的水平下降，同时高密度脂蛋白胆固醇浓度增加。运动训练改善血压的一个可能的机制是减弱内皮功能障碍和炎症反应，从而改善一氧化氮的生物利用度。它还增加了内皮祖细胞数量和并发减少促炎细胞因子和 C 反应蛋白的水平。

肥胖

体重指数（BMI）是常用的评估成人和儿童是否超重和肥胖的手段。其计算基于身高和体重数据，常用来比较和分析所有人的健康情况。传统的计算公式是千克体重除以身高（米）的平方。

例如，如果体重 68kg，身高 165cm（1.65m），则 BMI 是 $68 \div (1.65)^2 = 24$（表 11-5）。

BMI 和体脂是密切相关的，但因性别、种族和年龄而存在不同。例如，在同样的体重指数下：

- 女性倾向于比男性有更多的身体脂肪。
- 平均来说，老年人往往比年轻成年人存在更多身体脂肪。
- 因为肌肉发达，训练有素的运动员可能有高 BMI，并非因为身体脂肪增加。

BMI 只是一个与疾病风险有关的因素。评估某人与疾病相关的超重或肥胖的可能性，美国国家心、肺和血液研究所指南建议同时评估其他预测指标：

- 个体腰围（因为腹部脂肪可预测肥胖相关疾病风险）。
- 与肥胖相关疾病的其他风险因素和条件（如高血压或血清胆固醇）。

表 11-5　体重指数	
<18.5	低体重
18.5～24.9	正常体重
25.0～29.9	超重
≥30.0	肥胖

- 民族或种族也是一个因素。世界卫生组织已经建议，东南亚体型正常/超重的阈值是 BMI 低于 23。WHO 推荐的传统肥胖临界数值是 30，新的亚洲人肥胖 BMI 临界值是 27.5。一个亚洲成人 BMI 超过 23 现在被认为是超重，理想的正常范围是 18.5～22.9。

尽管体重管理超出本章的范围，但控制体重的任何设计方案中，有效的健身运动计划应是必不可少的辅助工具。CDC 对锻炼的建议将在下一章阐述。

运动量

美国运动医学会和美国心脏协会关注到，美国成年人运动量仍然很少[11]。在 2005 年，仅有不到 50% 的美国成年人达到疾病控制与预防中心（CDC）和美国运动医学会物理活动推荐的运动训练要求。男性活动比女性稍多，年轻人可能比老年人更活跃。符合这些推荐标准的比例从 18～24 岁的 59.6% 下降在 65 岁的 39.0%。对于那些 >65 岁，没有运动限制的老年人，表 11-1 中给出了当前推荐的健身运动建议。表 11-2 给出了老年人进行健身运动的预防措施。

运动的其他好处

跌倒风险

老年人进行有规律的健身运动锻炼的好处之一在于改善平衡能力和减少跌倒风险。大多数的临床对照试验表明，运动训练可提高平衡能力。在一些研究中，这种效果并不伴随着跌倒的减少[50]，而同时在其他同样的研究已指出[51-52]可使髋部骨折的数量下降[53]。

运动锻炼预防骨质流失。更好的骨密度降低骨质疏松的风险，并更有效降低跌倒和骨折的风险。绝经后女性每年会失去 2% 的骨质，男性随着年龄的增长也会失去骨量。71 例老年女性被随机分配到抗阻运动组、有氧运动组和对照组。两种运动干预措施每周 3 次，进行 8 个月。结果评价包括近端股骨骨密度、肌肉力量、平衡、身体成分、血清骨保护素和核受体活化因子 κB 配位体（RANKL）水平。8 个月后，只有抗阻运动组改善骨矿物质密度[在转子（2.9%）和全髋关节（1.5%）]和身体成分。两种形式的健身运动均改善平衡能力[54]。类似获益已在老年女性服用壮骨药物治疗中得到证明[55]。

免疫功能

有人指出，中等强度的运动训练通过调节 T 辅助细胞的功能增强老年人免疫功能。这种效应被认为可以减少老年人感染和自身免疫病的风险[56]。有氧运动训练也显示对流感疫苗接种效应产生好的影响[57]。这些发现虽提示有益，但还没有被临床对照试验的结果所支持。Campbell 等研究了运动对体外免疫功能的影响，绝经后女性进行为期 12 个月的随机临床试验。受试者为超重或肥胖的久坐女性（n= 115），年龄在 50～75 岁，随机进入运动试验组，运动达 45min/d，5 天/周，或进入对照组，参与拉伸运动 1 天/周。12 个月后，运动试验组完成了规定的每周体育活动分钟数的 87%，最大摄氧量增加 13.8%，而对照组没有体适能方面的变化。主要的结果是自然杀伤细胞的细胞毒性和 T 淋巴细胞增殖并没有改变[58]。

胃肠功能

规律的健身运动有助于有效清除体内代谢废物和促进消化系统健康。与身体不活动的患者相比，肠易激综合征患者进行体育运动可减少症状恶化。体育运动已被推荐作为在这种情况下的主要治疗方法[59]。在丹麦进行了一项大规模的关于运动对结直肠癌发病率的影响的前瞻性观察研究。研究招募了 55 487 名 50～64 岁未被诊断患有癌症的男性和女性，观察时长平均为 9.9 年。其目的是评估一个基于推荐的 5 个生活方式因素的简单生活方式指数与结直肠癌的发病率之间的关系，以及未遵循推荐的生活方式指数而发生结直肠癌的发病概率。推荐的生活方式指数是基于身体活动、腰围、吸烟、饮酒，以及饮食（膳食纤维，从脂肪、红加工肉类中所获能源比例，以及水果和蔬菜），通过 Cox 回归分析模拟。

随访期间，678 名男性和女性被诊断出患结直肠癌。经潜在的混杂因素调校后，每多增加 1 个生活方式指数点，大肠癌的风险会进一步降低［癌症发病率比为 0.89（95% CI 为 0.82～0.96）］。在所有参与者中，除了最健康者，估计有 13%（95% CI 为 4%～22%）的患结直肠癌者仅仅是因为没有坚持至少 1 种推荐的建议。如果所有参与者积极坚持推荐的 5 种建议，有 23%（9%～37%）的结直肠癌病例可预防。对于结肠癌和直肠癌结果相似，但在统计上只有结肠癌最有显著意义[60]。

系统误差

这篇综述中的证据表明进行规律的健身运动可帮助老年人减少药物依赖，有助于保持独立的功能，提高生活质量。尽管这些证据很充分，但美国成年人受到推荐进行健身运动的比例仍有限（图 11-5）。医生和其他健康专业人士应提供更多有影响力的健康信息，事实证明主治医生提出的参与健身运动的建议更容易被患者所接受。

2000、2005 和 2010 年的美国国家健康访问调查中：

- 在 2010 年，大约有 1/3 的成年人（32.4%）在过去的 12 个月中见过医生或其他健康专

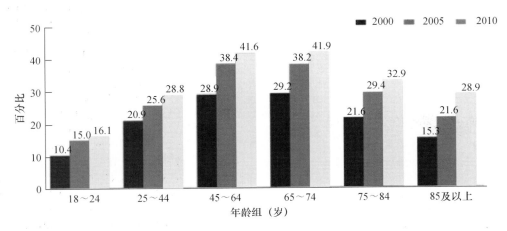

图 11-5　在医生或健康专业人士推荐下参加健身运动的 18 岁以上成年人的百分比。依据年龄组和年份：美国，2000、2005、2010[61]

业人士并接受建议开始或继续进行健身运动。

- 在 2000—2010 年间，成人接受进行健身运动建议的比例增加了约 10%。
- 85 岁及以上的老年人接受健身运动建议的比例，从 2000 年（15.3%）到 2010 年（28.9%）之间接近翻了一番。
- 更多患有高血压、CVD、癌症和糖尿病的成年人接受了健身运动的建议。
- 2000—2010 年的 10 年间，超重或肥胖的成年人是接受健身运动建议最大的人群。

结论

西方社会大都已意识到，缺乏健身运动在疾病相关的经济负担中起着重要作用。事实上，缺乏运动是全球第四大主要的死亡原因。本章中的证据指出，规律的健身运动对延长寿命，加强对糖尿病、高血压和 CAD 等慢性非传染性疾病的管理方面具有明显的优势。上述研究证据也明确指出，没有哪个特定的年龄在健身运动方面有害。虽如此，但医生、护士和其他医护人员似乎不情愿接受这些经过专业设计的研究结果并积极提出有关健身运动的具体建议。

"如果锻炼是可购买的药丸，它会是全国使用最广泛而且最有益的药品。"

Robert H. Butler（老年医学的先驱）

参考文献

1. Hill M. The dangers of chronic inactivity in the aged. Lancet. 1952;260:447–9.
2. Kohl III HW, Craig CL, Lambert EV, et al. The pandemic of physical inactivity: global action for public health. Lancet. 2012;380:294–305.
3. Lee IM, Shiroma EJ, Lobelo F, Puska P, Blair SN, Katzmarzyk PT. Effect of physical inactivity on major non-communicable diseases worldwide: an analysis of burden of disease and life expectancy. Lancet. 2012;380:219–29.
4. 2008 Physical Activity Guidelines for Americans. US Department of Health and Human Services. 2008. http://health.gov/paguidelines/guidelines/default.aspx. Accessed 11 Oct 2012.
5. Carlson SA, Fulton JE, Schoenborn CA, Loustalot F. Trend and prevalence estimates based on the 2008 physical activity guidelines for Americans. Am J Prev Med. 2010;39:305–13.
6. Paffenbarger RS, Hyde R, Wing AL, Hsieh C-C. Physical activity, all-cause mortality, and longevity of college alumni. N Engl J Med. 1986;314:605–13.
7. Schoenborn CA, Stommel M. Adherence to the 2008 adult physical activity guidelines and mortality risk. Am J Prev Med. 2011;40:514–21.
8. Arrieta A, Russell LB. Effects of leisure and non-leisure physical activity on mortality in U.S. adults over two decades. Ann Epidemiol. 2008;18:889–95.
9. Nusselder WJ, Franco OH, Peeters A, Mackenbach JP. Living healthier for longer: comparative effects of three heart-healthy behaviors on life expectancy with and without cardiovascular disease. BMC Public Health. 2009;9:487.
10. Nelson ME, Rejeski WJ, Blair SN, et al. Physical activity and public health in older adults. Circulation. 2007;116:1094–105.
11. Haskell WL, Lee IM, Pate RR, et al. Physical activity and public health: updated recommendation for adults from the American College of Sports Medicine and the American Heart Association. Med Sci Sports Exerc. 2007;39:1423–34.
12. Benetos A, Thomas F, Bean KE, Pannier B, Guize L. Role of modifiable risk factors in life expectancy in the elderly. J Hypertens. 2005;23:1803–8.
13. Leveille SG, Guralnik JM, Ferrucci L, Langlois JA. Aging successfully until death in old age: opportunities for increasing active life expectancy. Am J Epidemiol. 1999;149:654–64.
14. Ogawa T, Spina RJ, Martin WHD, et al. Effects of aging, sex, and physical training on cardiovascular responses to exercise. Circulation. 1992;86:494–503.
15. Vella CA, Robergs RA. A review of the stroke volume response to upright exercise in healthy subjects. Br J Sports Med. 2005;39:190–5.
16. Rodeheffer RJ, Gerstenblith G, Becker LC, Fleg JL, Weisfeldt ML, Lakatta EG. Exercise cardiac output is maintained with advancing age in healthy human subjects: cardiac dilatation and increased stroke volume compensate for a diminished heart rate. Circulation. 1984;69:203–13.
17. Stratton J, Levy W, Cerqueira M, Schwartz R, Abrass I. Cardiovascular responses to exercise. Effects of aging and exercise training in healthy men. Circulation. 1994;89:1648–55.
18. Sorensen SG, Ritchie JL, Caldwell JH, Hamilton GW, Kennedy JW. Serial exercise radionuclide angiography. Validation of count-derived changes in cardiac output and quantitation of maximal exercise ventricular volume change after nitroglycerin and propranolol in normal men. Circulation. 1980;61:600–9.
19. Cheng S, Xanthakis V, Sullivan L, et al. Correlates of echocardiographic indices of cardiac remodeling over the adult life course: longitudinal observations from

the Framingham Heart Study. Circulation. 2010;122:570–8.

20. Fujimoto N, Prasad A, Hastings JL, et al. Cardiovascular effects of 1 year of progressive and vigorous exercise training in previously sedentary individuals older than 65 years of age/clinical perspective. Circulation. 2010;122:1797–805.

21. Fleg JL, Shapiro EP, O'Connor F, Taube J, Goldberg AP, Lakatta EG. Left ventricular diastolic filling performance in older male athletes. JAMA. 1995;273:1371–5.

22. Sundstedt M, Hedberg P, Jonason T, Ringqvist I, Brodin LÅ, Henriksen E. Left ventricular volumes during exercise in endurance athletes assessed by contrast echocardiography. Acta Physiol Scand. 2004;182:45–51.

23. Fioranelli M, Piccoli M, Mileto GM, et al. Modifications in cardiovascular functional parameters with aging. Minerva Cardioangiol. 2001;49:169–78.

24. Donal E, Rozoy T, Kervio G, Schnell F, Mabo P, Carre F. Comparison of the heart function adaptation in trained and sedentary men after 50 and before 35 years of age. Am J Cardiol. 2011;108:1029–37.

25. Stratton JR, Cerqueira MD, Schwartz RS, et al. Differences in cardiovascular responses to isoproterenol in relation to age and exercise training in healthy men. Circulation. 1992;86:504–12.

26. Stratton JR, Levy WC, Schwartz RS, Abrass IB, Cerqueira MD. Beta-adrenergic effects on left ventricular filling: influence of aging and exercise training. J Appl Physiol. 1994;77:2522–9.

27. Bell C, Seals DR, Monroe MB, et al. Tonic sympathetic support of metabolic rate is attenuated with age, sedentary lifestyle, and female sex in healthy adults. J Clin Endocrinol Metab. 2001;86:4440–4.

28. Kappagoda T, Amsterdam E. Exercise and heart failure in the elderly. Heart Fail Rev. 2012;17:635–62.

29. Sillanpää E, Laaksonen D, Häkkinen A, et al. Body composition, fitness, and metabolic health during strength and endurance training and their combination in middle-aged and older women. Eur J Appl Physiol. 2009;106:285–96.

30. Holviala J, Kraemer W, Sillanpää E, et al. Effects of strength, endurance and combined training on muscle strength, walking speed and dynamic balance in aging men. Eur J Appl Physiol. 2012;112:1335–47.

31. Mark M, Valentine R, Rosengren K, Woods J, Evans E. Impact of training modality on strength and physical function in older adults. Gerontology. 2009;55:411–6.

32. Segerström ÅB, Holmbäck AM, Elzyri T, et al. Upper body muscle strength and endurance in relation to peak exercise capacity during cycling in healthy sedentary male subjects. J Strength Cond Res. 2011;25:1413–7. doi:10.1519/JSC.0b013e3181d68579.

33. Tanasescu M, Leitzmann MF, Rimm EB, Willett WC, Stampfer MJ, Hu FB. Exercise type and intensity in relation to coronary heart disease in men. JAMA. 2002;288:1994–2000.

34. Lee IM, Rexrode KM, Cook NR, Manson JE, Buring JE. Physical activity and coronary heart disease in women: is "no pain, no gain" passé? JAMA. 2001;285:1447–54.

35. Sallinen J, Fogelholm M, Pakarinen A, et al. Effects of strength training and nutritional counseling on metabolic health indicators in aging women. Can J Appl Physiol. 2005;30:690–707.

36. Binder EF, Birge SJ, Kohrt WM. Effects of endurance exercise and hormone replacement therapy on serum lipids in older women. J Am Geriatr Soc. 1996;44:231–6.

37. Halverstadt A, Phares DA, Wilund KR, Goldberg AP, Hagberg JM. Endurance exercise training raises high-density lipoprotein cholesterol and lowers small low-density lipoprotein and very low-density lipoprotein independent of body fat phenotypes in older men and women. Metabolism. 2007;56:444–50.

38. Haennel R, Teo K, Quinney A, Kappagoda T. Effects of hydraulic circuit training on cardiovascular function. Med Sci Sports Exerc. 1989;21:605–12.

39. Haennel RG, Quinney HA, Kappagoda CT. Effects of hydraulic circuit training following coronary artery bypass surgery. Med Sci Sports Exerc. 1991;23:158–65.

40. Heran BS, Chen J, Ebrahim S, et al. Exercise-based cardiac rehabilitation for coronary heart disease. Cochrane Database Syst Rev 2011;(7):CD001800.

41. Marzolini S, Oh PI, Brooks D. Effect of combined aerobic and resistance training versus aerobic training alone in individuals with coronary artery disease: a meta-analysis. Eur J Prev Cardiol. 2012;19:81–94.

42. The Diabetes Prevention Program. Design and methods for a clinical trial in the prevention of type 2 diabetes. Diabetes Care. 1999;22:623–34.

43. Knowler WC, Barrett-Connor E, Fowler SE, Hamman RF, Lachin JM, Walker EA, Nathan DM, Diabetes Prevention Program Research Group. Reduction in the incidence of type 2 diabetes with lifestyle intervention or metformin. N Engl J Med. 2002;346:393–403.

44. Diabetes Prevention Program Research Group, Knowler WC, Fowler S, Hamman RF, Christophi CA, Hoffman HJ, Brenneman AT, Brown-Friday JO, Goldberg R, Venditti E, Nathan DM. 10-Year follow-up of diabetes incidence and weight loss in the Diabetes Prevention Program Outcomes Study. Lancet. 2009;374:1677–86.

45. Chudyk A, Petrella RJ. Effects of exercise on cardiovascular risk factors in type 2 diabetes. Diabetes Care. 2011;34:1228–37.

46. Cornelissen VA, Verheyden B, Aubert AE, Fagard RH. Effects of aerobic training intensity on resting, exercise and post-exercise blood pressure, heart rate and heart-

rate variability. J Hum Hypertens. 2009;24:175–82.

47. Bonanno JA, Lies JE. Effects of physical training on coronary risk factors. Am J Cardiol. 1974;33:760–4.

48. Dickinson HO, Mason JM, Nicolson DJ, et al. Lifestyle interventions to reduce raised blood pressure: a systematic review of randomized controlled trials. J Hypertens. 2006;24:215–33.

49. Swardfager W, Herrmann N, Cornish S, et al. Exercise intervention and inflammatory markers in coronary artery disease: a meta-analysis. Am Heart J. 2012;163:666–76.e3.

50. Freiberger E, Häberle L, Spirduso WW, Rixt Zijlstra GA. Long-term effects of three multicomponent exercise interventions on physical performance and fall-related psychological outcomes in community-dwelling older adults: a randomized controlled trial. J Am Geriatr Soc. 2012;60:437–46.

51. Smulders E, Weerdesteyn V, Groen BE, et al. Efficacy of a short multidisciplinary falls prevention program for elderly persons with osteoporosis and a fall history: a randomized controlled trial. Arch Phys Med Rehabil. 2010;91:1705–11.

52. Swanenburg J, de Bruin ED, Stauffacher M, Mulder T, Uebelhart D. Effects of exercise and nutrition on postural balance and risk of falling in elderly people with decreased bone mineral density: randomized controlled trial pilot study. Clin Rehabil. 2007;21:523–34.

53. Korpelainen R, Keinänen-Kiukaanniemi S, Nieminen P, Heikkinen J, Väänänen K, Korpelainen J. Long-term outcomes of exercise: follow-up of a randomized trial in older women with osteopenia. Arch Intern Med. 2010;170:1548–56.

54. Marques EA, Wanderley F, Machado L, et al. Effects of resistance and aerobic exercise on physical func-

tion, bone mineral density, OPG and RANKL in older women. Exp Gerontol. 2011;46:524–32.

55. Bolton KL, Egerton T, Wark J, et al. Effects of exercise on bone density and falls risk factors in postmenopausal women with osteopenia: a randomised controlled trial. J Sci Med Sport. 2012;15:102–9.

56. Shimizu K, Kimura F, Akimoto T, et al. Effect of moderate exercise training on T-helper cell subpopulations in elderly people. Exerc Immunol Rev. 2008;14:24–37.

57. Woods JA, Keylock KT, Lowder T, et al. Cardiovascular exercise training extends influenza vaccine seroprotection in sedentary older adults: the immune function intervention trial. J Am Geriatr Soc. 2009;57:2183–91.

58. Campbell PT, Wener MH, Sorensen B, et al. Effect of exercise on in vitro immune function: a 12-month randomized, controlled trial among postmenopausal women. J Appl Physiol. 2008;104:1648–55.

59. Johannesson E, Simren M, Strid H, Bajor A, Sadik R. Physical activity improves symptoms in irritable bowel syndrome: a randomized controlled trial. Am J Gastroenterol. 2011;106:915–22.

60. Kirkegaard H, Johnsen NF, Christensen J, Frederiksen K, Overvad K, Tjonneland A. Association of adherence to lifestyle recommendations and risk of colorectal cancer: a prospective Danish cohort study. BMJ. 2010;341:c5504.

61. Barnes PM, Schoenborn CA. Trends in adults receiving a recommendation for exercise or other physical activity from a physician or other health professional. NCHS data brief, no 86. Hyattsville, MD: National Center for Health Statistics; 2012. http://www.cdc.gov/nchs/data/databriefs/db86.htm. Accessed 11 Oct 2012.

老年与心力衰竭

第十二章 心力衰竭中的肾素-血管紧张素-醛固酮系统（RAAS）：临床研究和治疗进展

The RAAS in Heart Failure：An Update on Clinical Trials and Opportunities for Therapy

C. Tissa Kappagoda 和 Ezra A. Amsterdam

（王长远　译）

引言

在最近的调查中（2010 年），美国＞20 岁人群中心衰患病率为 2.8%（660 万人）。据预测，到 2030 年，将新增 300 万心衰患者。白人和非洲裔的男性和女性新发病例（每 1000 人口）心衰相关事件年发生率如下（表 12-1）。尽管评估男性和女性的数据值得怀疑，但这些数据体现出卫生保健系统面临着一个日益严重的问题[1]。

在医疗保险受益人（＜85 岁）中，心衰患者住院率显示从 1999 年的 31.7% 降低到 2008 年的 29.6%（$P < 0.001$），相对减少 6.6%[2]。罗切斯特流行病学项目对诊断心衰的人群的长期生存情况进行评估，该项目包含了 4537 例奥姆斯特德县诊断心衰的患者 [57% 为女性，平均（74±14）岁]，随访从 1979 年至 2000 年，目的是确定初发患者的生存情况和新发心衰的发病率。新发心衰发病率男性高于女性（378/10 万 vs. 289/10 万）。平均随访 4.2 年后人们发现，3347 例发生死亡（女性 1930 例，男性 1417 例）。男性诊断心衰后的生存率比女性差（RR 为 1.33，95% CI 为 1.24～1.43），但总体而言，5 年的存活率从 1979—1984 年的 43% 提高到 1996—2000 年的 52%（$P < 0.001$）。然而，男性和年轻者获得较大的生存收益，同比女性和老年人生存受益较少或无改善。作者认为过去 20 年中心衰的发病率并未下降，心衰症状出现后生存率的改善与包含更多数量的年轻患者有关[3]。这些源于肾素-血管紧张素-醛固酮系统（RAAS）的治疗方案对提高心衰患者的生存期具有一定的作用。本章将对这些治疗进展进行综述。

心力衰竭的性质

尽管对收缩期和舒张期心室功能检测方法不断改进，显而易见的是心衰是根据体征和症状定义的一种临床综合征，无论是收缩功能障碍还是舒张功能障碍都没有一个单一的数据来定义这种临床综合征。由于缺少像每搏量（SV）那样能够评价收缩性心衰的临床方法或参数，测量舒张期心功能更复杂。

心衰传统上分为两类，一类是左心室射血分数（EF）降低的收缩性心衰，另一类是左心室 EF 保留的舒张性心衰。这两类心衰都有运动耐力下降、

表 12-1 新发病例心衰相关事件发生率（/1000）				
年龄（岁）	白人		非洲裔美国人	
	男性	女性	男性	女性
65～74	15.2	8.2	16.9	14.2
75～84	31.7	19.8	25.5	25.5
＞85	65.2	45.6	50.6[a]	44.0[a]

[a] 不可靠的数据

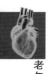

呼吸困难、神经体液的激活、左心室充盈异常和心室舒张功能受损。无论EF如何，心衰的严重程度、预后和运动耐力都和舒张功能异常程度有密切关系。EF降低的心衰患者有心室扩张和肌细胞被拉长，而正常EF的心衰患者没有心室扩张和肌细胞被拉长。虽然正常的EF提示心脏泵功能得到充分代偿，但其中的一些心肌已经出现纵向收缩速度降低，这表明已出现心功能障碍。因此，无论EF如何，心衰患者都伴有舒张功能异常，许多EF正常的心衰患者尽管保留收缩泵的性能，但也会有收缩异常[4]。

因此，诊断舒张性心衰是困难的，通常需精确的舒张功能障碍（DD）的定义。多普勒超声心动图是评估舒张功能障碍的标准，但多个生理因素（心率、年龄、负荷条件）、心房颤动和技术等因素影响其评估效果。由于这些原因需附加的生化检查来支持舒张性心衰诊断，例如B型利钠肽[5]及其生物活性片段NT-proBNP[6]。最近，马托斯等[7]建议，一种胶原蛋白能够作为更好的支持心脏舒张功能障碍的血清学标志物。他们发现血清标志物胶原蛋白，特别是基质金属蛋白酶-2能够确定EF保留的患者、心衰患者和舒张功能障碍的患者。

应当认识到舒张性心衰患者的运动耐受力与Frank-Starling机制受损明显相关，这些机制包括降低的峰值心排血量、心率、每搏量，以及增加的左心室充盈压。他们似乎也降低血管弹性、加速运动时收缩期血压反应、神经内分泌激活和下降生活质量。肺水肿经常发生，这主要与严重的高血压、未严格限盐和违规用药有关[8]。

一项心血管健康研究的课题收集了4842例年龄在66~103岁社区独居的患者的信息[9]，得出关于充血性心衰（CHF）的患病率。医生诊断CHF和给予针对CHF的治疗（即利尿剂和洋地黄或血管扩张剂）确定了CHF存在。此外，由心血管健康研究委员会对所有的心血管事件进行分类，并对CHF的症状、体征和胸部X线表现等进行综述。总体而言，CHF的患病率为8.8%，与年龄增加相关，特别是在女性，65~69岁时患病率为6.6%，85岁时患病率为14%，增加超过一倍。值得注意，55%CHF有正常的左心室收缩功能，80%正常或仅有轻度收缩功能降低。在那些CHF患者中，女性往往比男性更具有正常的收缩功能（67% *vs.* 42%，

$P<0.001$）。因此，CHF在社区独自居住老年人常见，且随着年龄增大而增加，通常有正常的左心室收缩功能，特别是女性更明显。在一些相对年轻患者的弗莱明翰心脏研究中也发现类似结果[10]。现在很清楚，在美国中老年女性心衰患者中，舒张性心衰是一个重要的甚至是主要的形式[8]。

在稳定门诊患者中，舒张性心衰的死亡率比收缩性心衰低约50%[11-12]（图12-1）。然而，在住院和老年患者，两种形式的心衰死亡率相似[13]。此外，由于老年舒张性心衰发病率较高，总死亡率超过了收缩性心衰。

呼吸困难是心力衰竭的症状

无论心室功能对心衰的症状起何种作用，在静水压和胶体压的作用下，伴随着细胞外液在体内重新分配，液体通过毛细血管转移到肺中。在左心室衰竭的情况下（收缩功能和舒张功能衰竭），液体首先进入气道黏膜，后进入肺泡，肺静脉压力升高，导致支气管痉挛和劳力性呼吸困难等症状。（在右心室衰竭的相应情况下，可导致腹部器官和下肢等外周性水肿。）

左心室衰竭的临床表现包括呼吸急促、呼吸困难（伴有窘迫感）、支气管痉挛和咳嗽[14]。这些表

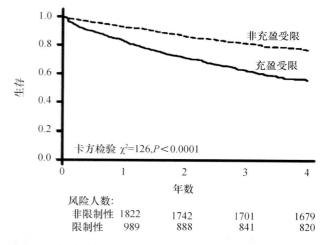

图12-1 充盈受限型（RFP）与非充盈受限型（non-RFP）心力衰竭患者Kaplan-Meier生存曲线（来源于Meta-analysis Research Group in Echocardiography Heart Failure C. Independence of restrictive filling pattern and LV ejection fraction with mortality in heart failure: An individual patient metaanalysis. European Journal of Heart Failure 2008; 10: 786-92. 获得牛津大学出版社授权）

现是肺的血管外液体量增加引起的。患者晚上睡眠后处于平卧位，血管外液积聚在肺中，因此夜间阵发性呼吸困难成为左心室衰竭的具体表现。无论其病因，左心室衰竭的最一致特征是左心房压力增加，这反过来又导致静水压和胶体压失衡，增加气道和肺内的血管外液。

在右心室衰竭中，右心房和腔静脉的静水压增加。肺的微循环的静水压不受左心室衰竭影响。然而，如下面所述，气道和肺部的血管外液量保持稳态也取决于肺部有效淋巴循环。靠近颈外静脉的淋巴管内压力约 17cmH₂O[15]。因此，当颈静脉压力超过 17cmH₂O 时，肺淋巴引流循环可能将受到损害，导致血管外液体增加。

心力衰竭的症状

Starling 对微血管和血管外的液体交换基本原则提出建议[16]。他推测，"在任何特定时间，必须有静水压和血液的渗透压改变之间的平衡……"，从而决定任何组织中的血管外液量的三个主要因素是静水压、由蛋白质产生胶体渗透压和淋巴液的流动。

30 年后，这些想法被 Landis 的实验进一步确认[17]，Landis 以下面公式的形式总结了他的发现：

$$J_v/A = L_p[(P_c - P_i) - \sigma(\Pi_c - \Pi_i)]$$

其中，J_v/A 是每单位面积血管壁的液体过滤或吸收（ml/min）的速率；L_p 是血管壁的透水性 [ml/(min·mmHg)]；P_i 和 Π_i 分别是组织液的静水压和胶体渗透压（mmHg）；P_c 和 Π_c 分别是血浆的静水压和胶体渗透压（mmHg）；σ 是血浆蛋白质的反射系数（0～1 变化的因素）。

提高左心房压力和降低血浆的胶体渗透压可以增加肺微循环的静水压[18]。化学物质如组胺的增加[19]、四氧嘧啶等化合物[20]，以及应用 ACEI 产生的缓激肽[21]都可导致肺微血管通透性增加。在心衰中，为适应一些调整机制，包括肾对盐（NaCl）和水的调节作用，作为一个整体体内液体量显著改变，血液动力学发生相应调整。

最近研究表明，毛细血管渗透性可由其他因素如内皮细胞释放的一氧化氮改变。有人认为，在血管紧张素Ⅱ的作用下，肺内皮细胞产生的一氧化氮缺乏或减少，引起毛细血管通透性增强（见下文）[22-23]。

心力衰竭肾神经体液相互作用的概述

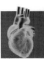

RAAS 直接调节血容量和全身血管阻力，并间接调节心排血量和动脉压。RAAS 有三个重要的组成成分：①肾素；②血管紧张素；③醛固酮。

肾素主要由肾释放，促进血液和组织中血管紧张素的形成，反过来又刺激醛固酮从肾上腺皮质释放。它是一种主要由肾释放到循环中的蛋白水解酶。刺激其释放的因素包括：①交感神经激活（通过激活肾上腺素受体 β₁）；②肾动脉低血压（全身性低血压或肾动脉狭窄引起）；③输送至肾远端小管的钠减少。在心衰中，①和②项被看作是刺激肾素释放的主要因素，而③是与心衰有关血钠变化的一个特征。

肾小球旁（JG）细胞与进入肾小球的入球小动脉相毗邻，是体内肾素存储和释放的主要位点。当入球小动脉压力减小时肾素从 JG 细胞释放，而压力升高时抑制肾素释放[24-25]。除了入球小动脉压力降低刺激肾素释放外，还有其他两个因素也刺激肾素释放：①交感神经激活导致位于 JG 细胞的肾上腺素能受体 β₁ 的激活；②位于肾远端小管相邻 JG 细胞的特定细胞（致密斑）感知钠和氯离子的量。当肾小管中 NaCl 升高时，肾素释放受到抑制。与此相反，肾小管这些离子降低，刺激 JG 细胞释放肾素。动脉压下降，减少远端肾小管 NaCl 的滤过，从而促进肾素释放（图 12-2）。后者是在心衰中入球小动脉血压降低时肾素释放的重要机制。交感神经激活的看法一直被接受，但该激活实现的精确机制近年来受到怀疑[26-27]。

远端小管的特定细胞（致密斑）靠近入球小动脉的 JG 细胞。致密斑能够感受肾小管内液钠和氯离子的量。当肾小管内液 NaCl 升高时，肾素释放受到抑制。与此相反，NaCl 降低刺激 JG 细胞释放肾素。有证据表明，前列腺素（PGE₂ 和 PGI₂）通过减少致密斑转运 NaCl，从而刺激肾素释放。

当肾素释放进入血液循环，它作用于底物血管紧张素原，后者经过蛋白水解裂解生成血管紧张素Ⅰ。血管内皮细胞，尤其是在肺里，存在着血管紧张素转化酶，它切割掉血管紧张素Ⅰ的两个氨基酸，形成血管紧张素Ⅱ（AⅡ）。在许多其他身体组织（心、脑、血管）也可形成 AⅡ。

AⅡ 有以下几个功能：

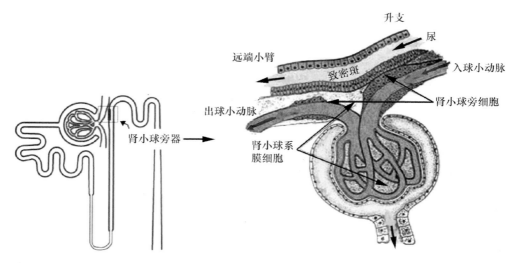

升支
尿
远端小臂
致密斑
入球小动脉
出球小动脉
肾小球旁细胞
肾小球旁器
肾小球系膜细胞

图 12-2 肾小球旁器的示意图。当入球小动脉压降低时，肾小球滤过减少，从而减少在远端小管的 NaCl 含量。这种影响是入球动脉压力降低促进肾素释放的一个重要机制

- 激活 A II（AT$_1$）受体和收缩阻力血管，从而增加全身血管阻力及升高血压。
- 刺激肾上腺皮质释放醛固酮，增加肾的钠和体液潴留。
- 促进垂体后叶释放加压素（抗利尿激素，ADH），增加了液体潴留。
- 刺激大脑内的口渴中枢。
- 有助于交感神经末梢释放去甲肾上腺素，抑制去甲肾上腺素的摄取，从而提高交感神经肾上腺素功能。
- 促进心肌肥厚和血管增生。

RAAS 通路不仅通过刺激肾素释放机制进行调节，它也通过作为重要调节器官的心脏释放利钠肽（ANP 和 BNP）进行调节。RAAS 的治疗已成为高血压和心衰的治疗基础（见下文）。随着心功能不全的进展，临床出现明显心衰症状，A II 通过以下机制激活神经内分泌系统，从而影响钠代谢：

- 提高的入球小动脉阻力，通过减少肾灌注降低肾小球滤过率，并增加钠和水在近端小管重吸收。
- 同时激活交感神经系统，导致外周阻力和心率增加，增加后负荷，降低心排血量，降低肾和组织灌注，增强近端肾小管对钠的重吸收，并减少远端肾小管水和钠含量，最终导致低钠血症[28-29]。

低钠血症心衰患者精氨酸加压素（AVP）的水平比正常人高 2～3 倍。在心衰中 AVP 非渗透释放

的触发原因仍不清楚，但动脉充盈不足和心排血量减少是主要假说。低心排血量和高 A II 水平也能刺激口渴；即使每天只有 1～2L 水的摄入，严重心衰患者也可能发展为低钠血症[28]。

RAAS 的其他影响

虽然 RAAS 一度被认为是一种内分泌系统，但现在它被广泛认为是至少两种（循环和局部/组织）或可能是多种内分泌系统（内分泌、旁分泌和胞分泌）[30-32]。除上述的经典肾素/血管紧张素 I /血管紧张素 II 通路外，几个其他系统和途径也被描述［如肾素原/肾素（原）受体（PRR）/MAP 激酶轴，ACE2/血管紧张素（1～7）/Mas 受体轴，以及血管紧张素 IV /AT$_4$ /胰岛素调控的氨肽酶轴］，从而扩展了 RAAS 在血压控制、醛固酮合成、液体和电解质平衡中的作用。

肾素原是肾素的前体，长期以来一直被认为是一种无活性的形式。然而，最近已发现一个肾素（原）受体结合了肾素和肾素原。肾素原和肾素结合到肾素（原）受体，使血管紧张素原裂解为血管紧张素受体（Ang）I，触发激活肾素（原）受体刺激的信号转导通路，独立生成 A II。已被证明在心肌细胞、肾小球系膜细胞、足细胞、远端肾小管上皮细胞、血管内皮细胞及血管平滑肌细胞存在着激活肾素原的细胞内信号转导通路，表明肾素在不同的心血管和肾细胞有细胞内介导效应[33]。

血管紧张素

血管紧张素Ⅱ（AngⅡ）主要通过AT1和AT2两个受体亚型发挥作用。AngⅡ有收缩血管、促进醛固酮及抗利尿激素释放、水钠潴留和增加交感神经兴奋性的作用，这些都是通过AT1介导的。AngⅡ通过其AT1受体，参与细胞增殖、左心室肥厚、肾硬化、血管中层肥厚、内皮功能障碍，以及新内膜形成和动脉粥样硬化的进程。最近的研究已证实AT2受体在心血管、脑、肾功能，以及在细胞发育、分化、组织修复及细胞凋亡中的调节作用[34]。除了AT1、AT2两个亚型，对其他两个受体亚型（AT3、AT4）亦进行了研究，但其确切的生物学效应还不明确[35]。

在此背景下，慢性心衰的治疗都集中在使用药物阻止AngⅡ的产生，这并不奇怪。但有证据证明在心衰的治疗过程中，长期应用ACEI后，组织局部和血浆中AngⅡ的水平会逐渐恢复到原有水平，此现象被称为"ACE逃逸现象"，这说明ACEI对RAAS的抑制不完全。目前尚不明确如何使ACEI完全抑制RAAS，同时尚不明确在应用ACEI治疗慢性心衰的过程中AngⅡ是否持续生成[36]。

例如，心脏组织中有促使AngⅠ转化为AngⅡ的糜蛋白酶（一种丝氨酸蛋白酶），ACEI对其并无抑制作用。Wolney等[37]表明在经过长期的ACEI治疗的慢性心衰患者中，心脏组织中存在ACEI抑制不全。他们同时表明该丝氨酸蛋白酶主要负责大部分AngⅡ的生成，对血管紧张素Ⅰ介导的冠状动脉收缩起作用。他们认为，人体中，丝氨酸蛋白酶的途径有可能在心脏AngⅡ的形成中发挥重要作用。因此，如肾素抑制剂和AngⅡ受体拮抗剂等药物可能能够产生对肾素-血管紧张素系统（RAS）更完整的抑制，从而提供更有效的治疗[38]。

Azizi等[38]已观察到当RAS里的一个单一靶点被阻滞时发生这种"逃逸"现象，这是由于体内的药物在给药间隔期内被清除和反馈性肾素活性升高所致。这种差异增加ACE底物AngⅠ或AT1受体激动剂AngⅡ（基于肾素释放的负反馈作用）。这种在AngⅡ和AT2受体之间出现的差异产生RAS的联合阻滞作用这一概念［ACE和血管紧张素受体拮抗剂（ARB）］，它能够对抗单独应用ACEI的各种

低血压反应。在许多心衰患者中，尽管应用最大推荐剂量的ACEI，但RAS的不完全阻滞也许导致左心室功能恶化和心功能不良的预后。

针对ACE和AT1受体的两个药物的结合阻止了RAS两个连贯的步骤，这可以最小化甚至克服我们观察到的RAS单一靶点的逃逸现象。当ACEI从ACE激活点分离时，AngⅡ和间质AngⅠ血浆水平增加，同时应用一个AT1受体拮抗剂可保护AT1受体不受新产生的激动剂的破坏。相反，当更少的AT1受体拮抗剂与AT1受体结合时，ACE抑制剂会降低AngⅡ的生成，以利于与拮抗剂竞争。另一种生理性解释是，AT1受体拮抗剂联合ACE抑制剂阻滞了由肾素和ACE以外的通路所形成的AngⅡ的影响，如上面提到的糜蛋白酶通路。

醛固酮

Luetscher和Johnson[39]最先发现，在心衰成人和儿童尿中有一种和钠潴留相关的类固醇激素。这种激素后来被认定为醛固酮，它在水肿状态下由肾上腺分泌[40]。心衰患者醛固酮水平升高的主要原因是其分泌增加及肝清除率下降。醛固酮在疾病的发展过程中起重要作用。甚至，其浓度的高低和疾病的严重程度及死亡率密切相关。总体来说，患者神经激素活性增高将导致高的死亡率，而这一点并不受其他临床变量如症状及LVEF等的影响[41]。

醛固酮通过结合到盐皮质激素受体发挥其作用。螺内酯是一种非选择性的盐皮质激素受体拮抗剂（MRA），其结构上类似于孕酮。除了阻断醛固酮作用，螺内酯抑制双氢睾酮在受体位点的影响，并增加外围睾酮转化为雌二醇。所以，其抗雄激素和孕激素作用产生相应不良反应，包括男性乳腺发育、勃起功能障碍和女性月经不调等。

在心衰患者，AngⅡ（特别是血容量减少与应用利尿剂治疗时），血清钾浓度和促肾上腺皮质激素均可使醛固酮分泌增加[42]。相比正常人中的微弱作用，循环精氨酸加压素、儿茶酚胺和内皮素可使心衰患者的醛固酮释放明显增加。在心肌，醛固酮发挥促细胞和间质生长及纤维化的作用。除了肾上腺皮质，血管内皮细胞亦可产生醛固酮，其可促进炎症和纤维化，进而导致血管内皮功能障碍。转基因

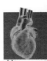

小鼠模型实验表明，11β-羟类固醇脱氢酶 2 型在心肌特异性表达，具有活化 MRA 的活性，将导致向心性心室重构、心肌纤维化和过早死亡[43]。醛固酮受体阻滞可使这种表型表达减弱并增加生存率。减少饮食中盐的摄入量也可能减少醛固酮介导的心血管损害[44]。

醛固酮很早就被证明在肾中作用于肾小管上皮细胞钠通道的 α 亚单位，促进钠和水的重吸收。最近大量数据表明，盐皮质激素受体在肾皮质的刺激下也可导致缺血性损伤、肾小球膜细胞增殖和肾硬化[45]，而这种作用可被螺内酯和依普利酮逆转，从而能证明醛固酮受体拮抗剂对心脏及肾具有保护作用。

基于 RAAS 的心力衰竭治疗

抗肾素治疗

抑制肾素是抑制心衰患者 RAS 的最新方法。阿利吉仑必须结合到肾素 S3bp 位点，发挥其活性。结合这个位点可阻止血管紧张素原转化为 Ang I。开发这类药物是因为担心许多通过抑制醛固酮及血管紧张素来控制血压的药物长期使用后会使体内肾素产生增加，使血压再次升高。在单独应用[46]或联合应用[47]阿利吉仑治疗血压的研究中，并未发现有这种使体内肾素增加的现象，证明这种担忧没有必要。

最小剂量的阿利吉仑治疗心衰效果（ATMOS-PHERE）[48]和阿利吉仑治疗急性心衰效果（AS-TRONAUT）[49]两项临床试验证实肾素抑制剂阿利吉仑的疗效和安全性。第三个研究，2 型糖尿病患者使用的阿利吉仑的心肾疾病终点研究（ALTI-TUDE），比较每日一次的安慰剂或 300mg 阿利吉仑，增加到已经使用 ACEI 或 ARB 治疗的糖尿病患者的治疗方案中，并且这些患者或是尿白蛋白排泄提高，或是估算的肾小球滤过率降低（eGFR 为 30~60ml/min/1.73m²）并且确定心血管疾病，这项研究在数据监测委员会（DMC）的建议下停止。ALTITUDE 研究的主要结果终点包括复合心血管死亡，复苏后猝死，非致死性心肌梗死，非致死性卒中，非计划心衰住院，终末期肾病，肾死亡或基线血清肌酐浓度较基线加倍，持续至少一个月。DMC 认为这项研究无价值，尤其出于安全考虑，不

安全因素包括肾功能不全、高钾血症、低血压与过多的卒中等。ATMOSPHERE 和 ASTRONAUT 试验的研究结果目前令人期待和感兴趣[50]。

血管紧张素转化酶抑制剂

近 20 年来，ACEI 已用于心衰患者的治疗，并已被数个国家和国际机构建议作为心力衰竭一线治疗药物[51-53]。这些建议的基础来源于多个心衰患者临床试验的结果[54-55]，20 世纪 90 年代报道和后来 meta 分析或系统综述[56-57]显示，应用 ACEI 降低死亡率、发病率、再梗死和再住院率。例如，SOLVD（左心室功能不全的研究）[55]是被设计为确定 ACEI（依那普利）是否会降低 EF 降低（≤35%）的患者的死亡率的研究。不同于 ACEI 作为充血性心衰常规治疗一部分的患者，那些已服用药物的 80 岁以下患有充血性心衰和 EF≤35%（通过放射性核素或 LV 血管造影测得）的患者入选研究。排除那些影响血液动力学需手术的严重瓣膜病，不稳定型心绞痛，需血运重建的心绞痛，近几个月的心肌梗死，严重肺部疾病，血清肌酐高于 $177\mu mol/L$（2mg/dl），或任何其他可能会明显缩短生存期的疾病或不能长期参与研究的患者。

所有适合的患者都进入试验导入阶段和稳定期。受试者最初给予依那普利 2.5mg 每天 2 次，以单盲的方式给予 2~7 天，以确定不能耐受其至一个短周期的小剂量药物和那些无法遵守方案的患者。治疗开始时，医院只有 1.2% 的患者参加。总共 7402 例患者中有 310 例因为肾功能恶化、有症状的低血压和不遵守治疗方案被排除。

安慰剂组 510 例死亡（39.7%），依那普利组 452 例死亡（35.2%）（风险降低 16%，95% 置信区间 5%~26%，$P=0.0036$）。虽然几类心脏病的死亡率均有所降低，但在所有死亡中进展性心衰死亡降低最明显（安慰剂组 251 例 *vs.* 依那普利组 209 例，风险减少 22%，95% 置信区间为 6%~35%）。治疗对没有泵衰竭的心律失常的死亡无影响。很少患者因为心力衰竭恶化而死亡或住院（安慰剂组 736 例 *vs.* 依那普利组 613 例，降低风险 26%，95% 置信区间为 18%~34%，$P<0.0001$）[55]。在斯堪的纳维亚国家进行的 CONSENSUS 研究也获得基本类似的结果[54]。

血管紧张素受体拮抗剂

无论是在安慰剂对照试验或在已经用 ACEI 治疗的心衰患者作为一个附加的药物，ARB 类药物成为几个试验研究治疗心衰的方向。Heran 等[58] 对 2012 年发表的 24 项试验进行 meta 分析。这些试验共纳入 25 051 例有心衰症状的患者。22 项研究随机收集 LVEF≤40% 的患者 17 900 例，2 项研究随机收集 LVEF＞40% 的患者 7151 例。这个综述包括所有临床事件或其他结果随机化后的报告。随访时间没有上限。

主要终点：①总死亡率；②心血管死亡率；③非心血管病死亡率；④CVD 的发病率；⑤心肌梗死；⑥卒中；⑦总心衰相关住院；⑧住院。

次要终点：由于不良反应患者退出。

Heran 的 meta 分析结果总结见表 12-2[58]。根据这一 meta 分析作者得出结论：

1. 与安慰剂组相比，无论 EF 值如何，ARB 不降低总死亡率或全因死亡率。

2. 与 ACEI 相比，ARB 不减少有症状的 EF＜40% 的心衰患者的总死亡率或全因死亡率。

3. 对已接受 ACE 治疗的 EF＜40% 的心衰患者，添加 ARB 不减少总死亡率和全因住院。同时，添加一个 ARB 增加退出治疗风险。

表 12-2　ARB 治疗心力衰竭试验汇总

研究终点	EF＜40%	EF＞40%（既 EF 保留）
ARB vs. 安慰剂		
死亡率	总死亡率没有获益（7 项试验）[a] 心血管死亡和非心血管死亡没有获益	对总死亡率、心血管死亡率和非心血管死亡率没有影响（2 项试验/7151 例受试者）
	没有区别（2 项试验/2298 例受试者）	没有数据
	ARB 组较高	没有数据
住院	3 项试验和一项试验＞90% 的数据 各种原因住院率增加 心衰入院减少	没有获益（2 项试验，7151 例受试者）
由于不良反应退出[b]	ARB 组退出更多，但没有显著性差异（6 项试验，3766 例受试者）	ARB 组更多（2 项试验，7151 例受试者）
ARB vs. ACEI		
死亡率	总死亡率（4 项试验）、心血管死亡率（4 项试验）和非心血管死亡率（4 项试验）没有差异	
卒中	没有差异（1 项试验）	
心肌梗死	没有差异（2 项试验）	
住院	总共研究中的 4 项（$n=4310$）研究报告总住院，心衰住院和其他原因住院无显著差异	
退出	ARB 组较少（6 项试验）	
ARB＋ACEI vs. 单独 ACEI		
死亡率	关于总死亡率（7 项试验）、心血管疾病死亡率（2 项试验）或非心血管病死亡率（2 项试验），联合治疗与单药 ACEI 治疗无显著差异	
卒中	没有差异（1 项试验）	
心肌梗死	联合治疗获益	
住院	联合治疗可减少心衰住院，但这种潜在的利益被其他原因入院抵消	
退出	联合治疗组退出更多	

[a] 由生产商赞助 2 项未发表的试验被排除在外，以避免偏倚

[b] 不考虑 EF 因素，联合所有试验显示更多的退出归因于 ARB

最近一项 meta 分析包含 33 项随机对照临床试验的 68 405 例患者（平均 61 岁，71% 为男性），平均观察 52 周，包括对直接肾素抑制的观察[59]。与单药治疗相比，双重阻断肾素-血管紧张素系统不能降低全因死亡率和心血管死亡率。与单药治疗相比，双重治疗使心衰入院减少 18%（0.82、0.74 和 0.92）。然而，与单药治疗相比，双重治疗的高钾血症风险增加 55%（$P<0.001$），低血压风险增加 66%（$P<0.001$），肾衰竭风险增加 41%（$P=0.01$），由于不良事件退出的风险增加 27%（$P<0.001$）。

醛固酮受体拮抗剂

这些化合物，也被称为盐皮质激素受体拮抗剂（MRA），指南普遍推荐用于治疗心衰合并左心室射血分数（LVEF）降低的患者，这种推荐是有循证证据的[60-61]。醛固酮促进心衰的发展及进程已被公认。在 1959 年螺内酯被推荐使用，但是目前在心衰和高血压的治疗中被更新的药物取代，例如依普利酮，在结构上和螺内酯相似，而具有更高选择性，作用和副作用少于螺内酯。依普利酮和螺内酯相比，对雄激素、糖皮质激素和孕激素受体的亲和力低 100~1000 倍，就其本身而言螺内酯治疗与抗雄激素的副作用无关。螺内酯已被证明在轻度心衰患者升高血清皮质醇和糖化血红蛋白水平，而依普利酮则不改变这些指标[62]。后者研究结果的临床相关性目前还不清楚，两种药均被证明可改善心衰患者预后。

依普利酮被广泛代谢为无活性的代谢产物，然而，螺内酯被代谢为有活性的代谢产物坎利酮。在远端肾小管，醛固酮促进钠重吸收和钾分泌。醛固酮受体拮抗剂在远端肾小管和集合管阻断钾分泌，增加高钾血症风险。

盐皮质激素受体拮抗剂和心力衰竭

迄今为止已进行了一些醛固酮受体拮抗剂治疗 LVEF 降低的心衰患者的随机对照试验。这些研究和其他醛固酮受体拮抗剂的研究包括 10 项试验的系统回顾，纳入了纽约心脏协会（NYHA）心功能 II 级 LVEF 降低的心衰患者[63]。3 项主要安慰剂对照试验注明了 EF 降低（35%～40%）的患者预后，即 RALES[64]、EM-PHASIS-HF[65]，以及 EPHESUS[66]。第一项涉及螺内酯，其他两项涉及依普利酮（表 12-3）。

表 12-3　关于 MRA 的 3 项试验汇总			
	RALES[63]	EMPHASIS-HF[64]	EPHESUS[65]
研究说明	安慰剂对照、双盲、螺内酯试验	随机、双盲、安慰剂对照、依普利酮试验	安慰剂对照、依普利酮试验
主要结果	全因死亡率	心血管死亡或心衰住院	复合主要结果：全因死亡率和心血管死亡或心血管住院
患者类型	NYHA III 级和 IV 级	NYHA II 级的心衰和 LVEF	心肌梗死后 3～14 天有心衰症状
年龄（均数±标准差，岁）	65±12	68.7±7.7	64±11
性别	男 73%	男 78%	男 70%
病因	缺血性心肌病（55%）	缺血性心肌病（69%）	心肌梗死后
RAAS 有关治疗	95% ACEI	94% ACEI 或 ARB	86% ACEI 或 ARB
β受体阻滞剂	11%	87%	75%
随访	24 个月	21 个月	16 个月
结果	螺内酯降低： 1. 主要终点全因死亡率降低 31% 2. 减少住院 30% 3. 心脏死亡率减少 32% 显著改善 NYHA 心功能分级	依普利酮明显减少心血管死亡风险或心衰住院与全因死亡率	依普利酮减少共同主要终点全因死亡率与心血管死亡或心血管住院。减少全因死亡和住院，心血管死亡减少
需要治疗的人数（NNT）	螺内酯治疗 2 年拯救 1 例生命的 NNT 为 9 例	依普利酮治疗使每年随访推迟 1 例死亡的 NNT 为 51 例	每年拯救 1 例生命的 NNT 为 50 例，避免 1 次心血管死亡或 1 次心血管住院治疗的 NNT 为 33 例

表 12-3 中三项试验表明盐皮质激素受体拮抗剂（MRA）对 EF 值降低的心衰患者短期内产生有利影响（1～2 年）。一个 meta 分析证实这些发现（19 项随机对照试验，包括 4 项急性心肌梗死和 15 项心衰的研究，共 10 807 例患者）[63]。分析结果表明，醛固酮阻滞剂降低 20% 的全因死亡率。在心衰和心肌梗死后患者这种益处很明显。其中 7 项心衰试验显示，再次住院显著减少和 EF 升高（加权平均差为 3.1%，95%CI 为 1.6～4.5）。

坎利酮（螺内酯的活性代谢物）在轻度心衰患者中的抗重构作用（AREA IN-CHF）试验为随机双盲、安慰剂对照研究，收集 467 例 NYHA Ⅱ级有心衰症状和 LVEF≤45% 的患者[67]。入组的患者平均年龄（62±9.5）岁，84% 为男性，51% 有缺血性心肌病，平均 LVEF 为 40%±8.6%。96% 接受 ACEI 或 ARB，81% 接受 β 受体阻滞剂治疗。坎利酮的平均剂量为每天 44mg。主要终点为左心室舒张末期容积减少，在 12 个月时两组间没有显著不同。然而，与安慰剂相比，坎利酮组 LVEF 改善明显（坎利酮组 39.9%±8.6% 至 45.1%±9.6% vs. 安慰剂组 39.7%±8.6% 至 42.9%±9.7%，P=0.04）。12 个月后，与安慰剂组相比，坎利酮组全因死亡率无显著降低（2.8% vs. 5.4%，P=0.17）。此外，坎利酮组心源性死亡或住院率显著降低（7.9% vs. 15.1%，P=0.02）。

基于上述试验结果，螺内酯及其类似物对慢性心衰患者产生有益作用，促进心肌梗死后 EF 恢复。大多数试验在比较短时间内进行（<2 年），这可能符合心衰预后的本身特性。

其他神经体液因素对血钠的影响

低钠血症通常被定义为血钠浓度小于 135mmol/L，它与住院和出院后的死亡率增加有关，能够延长住院时间，增加住院次数。这些影响与心室功能障碍的程度是不相称的。钠的重要性在于它是主要的细胞外阳离子，决定血清渗透压，在生理条件下依赖三个因素，即精氨酸加压素（AVP）、肾对 AVP 的反应和口渴。除了这些"生理"的干扰，AVP 的释放也受源于压力感受器的非渗透机制的影响，这些压力感受器能够优于生理渗透刺激[68]。在收缩和舒张功能障碍出现症状

之前，肾的环鸟苷酸（cGMP）激活受损，这促使对容量增加反应的尿钠排泄减少。这些因素可能会导致容量超负荷和促进从临床前状态发展为临床心衰。

肾对容量扩张的排泄反应受损可通过外源性 B 型利钠肽恢复[69]。奈西立肽（natrecor）是 32 个氨基酸的人 B 型利钠肽的重组形式，它通常由心室肌产生。奈西立肽通过对抗 RAAS，刺激 cGMP，导致平滑肌细胞松弛，这有利于心血管内液体的平衡。

这些因素提高了我们目前对心衰的治疗策略，主要集中在早期阶段对全身神经激素阻断的问题[69]。它们暗示增强利钠肽系统可能成为重要的治疗目标，以改善在心衰早期阶段心肾相互作用的影响[70]。然而，奈西立肽对死亡率的影响还没有说服力。Abraham 等[71] 对奈西立肽研究系统回顾，认为个别试验没有设计和能力来评估 30～180 天的死亡率。他们的系统评论似乎表明该药物对 30～180 天死亡率没有影响。

为了解决奈西立肽对慢性心衰患者的潜在利益问题，O'Connor 等随机分配 7141 例急性心衰住院患者，除了标准的治疗还接受奈西立肽或安慰剂 24～168h[72]。共同主要终点是在 6h 和 24h 的呼吸困难的变化，用 7 点 Likert 量表评估，复合终点为 30 天心衰再住院或死亡。随机分配到奈西立肽组的患者，与安慰剂组比较，6h 显著改善呼吸困难（44.5% vs. 42.1%，P=0.03），24h 中度改善（68.2% vs. 66.1%，P=0.007），但进行评估时，与预先设定的差异无统计学意义。30 天内心衰再住院率和全因死亡率两组间没有显著差异。肾功能恶化的概率两组也相近（肾功能恶化定义为比估算的肾小球滤过率减少 25%）。作者认为奈西立肽与 30 天死亡率和再住院率无相关性，但联合其他治疗时对呼吸困难有小的不明显的影响。它不会加重肾功能恶化，但它增加低血压发生率。基于这些成果，奈西立肽不推荐用于急性心衰的常规治疗[72]。因此，奈西立肽被批准在美国用于急性心衰早期缓解呼吸困难症状。

利尿剂引起的低钠血症

在心衰患者利尿剂引起低钠血症的风险增加，因为利尿剂激活水潴留路径与其在心衰中所起的作

用相似。噻嗪类利尿剂比袢利尿剂更容易导致低钠血症。它们在远曲小管阻断氯化钠协同转运，增加了远端钠转运并维持髓质梯度，有效阻止最大限度的稀释尿液的排泄，并通过在集合管 AVP 的作用促进无溶质水重吸收。关于这个主题最大的回顾性研究显示，在 129 例中，94% 出现低钠血症的原因是由于噻嗪和噻嗪类利尿剂单独或与保钾药物联合使用。值得注意，97% 的给药在药理学推荐范围内[73]。有关这两类利尿剂引起低钠血症的被提出的其他机制有：①尿钾丢失，导致细胞外钠转移至细胞内；②非渗透激活 AVP；③过度口渴，导致水摄入增加。

晚期低钠血症心衰患者经常全身血压降低，制约了当前的心衰治疗指南的应用，因为心衰的循证药物治疗显示生存获益也降低全身血压。可看到，在心衰中低血压对神经激素改变是一更有效的刺激，这些改变引起低钠血症和心功能不全[71]。低血压与心功能不全的进展是否相关以是药物治疗导致的低血压是否有不同结果是未知的。

舒张性心力衰竭的治疗

传统的治疗适用于 EF 降低的患者，在舒张性心衰和 EF 值相对保留的患者没有相同的获益。最大适度的获益起源于 ACEI 和 ARB 的使用[75-76]。缺乏获益为治疗舒张性心衰选择方法提供了动力。Ito 等[77]证明在高血压和舒张性心衰患者从一种 ACEI 或 ARB 到氯沙坦/氢氯噻嗪的改变与血压下降、改善左心室松弛、改善心衰和在 24 周后系统性炎症衰减有关，很少有不良反应发生。

正如已提到的，舒张性心衰与心肌纤维化和血浆胶原转换水平增加有关[7]。Deswal 等[78]通过包含 44 例舒张性心衰患者的随机、双盲、安慰剂对照试验证明，醛固酮受体拮抗剂依普利酮的疗效，包括在 6min 步行试验距离、舒张功能和胶原转换的生物标记方面的改变。所有患者都有高血压病史。经过 6 个月治疗，两组在 6min 步行试验距离有相似改善（$P=0.91$）。然而，与对照组相比，依普利酮组在胶原转换的血清标记物显著减少（Ⅰ型原胶原氨基末端多肽，$P=0.009$，以及Ⅰ型胶原羧基端终肽，$P=0.026$），超声心动测量的舒张功能有显著改善（E/E'，$P=0.01$）。这些发现值得进一步研究，以确立胶原转换的改变是否被转化为发病率的

改善。然而，应注意在相同人群通过多变量分析外周的胶原转换标记物增加不是独立与增加死亡率和心血管疾病住院率有关，而是通过单变量分析与之相关[79]。

另一已被证明的治疗方法是磷酸二酯酶-5 抑制剂在病情最终发生肺动脉高压的舒张性心衰患者的使用。Guazzi 等[80]在 44 例 EF 保留的心衰（有心衰的症状和体征、舒张功能障碍、EF≥50% 和肺动脉收缩压＞40mmHg）患者进行了一项研究，这些患者被随机分成对照组或西地那非组（50mg 每天 3 次）。研究进行 6 个月时，对照组无改善，但是西地那非组在平均肺动脉压和右心室功能有显著改善。在肺动脉楔压、肺水肿和心指数同时有改善。这些获益持续到 12 个月试验结束。这些发现归因于磷酸二酯酶-5 抑制剂的多重作用，包括在肺动脉压和血管能动性、右心室功能和容积、左心室松弛和扩张性以及在肺毛细血管液体转移方面的作用。

心力衰竭中的内皮功能紊乱

在晚期心衰内皮功能紊乱通常与全身血管收缩有关。然而，最近的调查表明内皮功能紊乱在心衰综合征的发展过程中可能有更核心的作用，它的特点是通过过度生产活性氧自由基改变氧化还原状态，一个结果是减少一氧化氮（NO）的生物利用度[81]。内皮衍生的 NO 是一个旁分泌因子，它可控制血管紧张性，抑制血小板功能，防止白细胞黏附和减少内膜的增生。NO 生成减少相关的内皮功能紊乱可以促进血管痉挛、血栓形成、血管炎症和血管平滑肌细胞增殖。

氧化应激主要由内源性氧化酶（例如还原型烟酰胺腺嘌呤二核苷酸磷酸氧化酶、黄嘌呤氧化酶或者线粒体呼吸链）和抗氧化酶（例如超氧化物歧化酶、谷胱甘肽过氧化物酶、血红素氧化酶、硫氧还蛋白过氧化物酶/过氧化物还原、过氧化氢酶和对氧磷酶）活性之间失衡引起。并且，小分子量的抗氧化物在对抗氧化应激中发挥作用。增加活性氧浓度通过化学钝化形成有毒的过氧亚硝酸盐减少生物活性 NO 的数量。过氧亚硝酸盐可以"分开"内皮一氧化氮合酶，形成功能失调的超氧化生成酶引起血管氧化应激。氧化应激和内皮功能紊乱可促进动脉粥样硬化形成。在治疗上，临床上应用的药物例

如 ACEI、AT$_1$ 受体拮抗剂和他汀类，有多效性作用，可改善血管内皮功能，然而有关抗氧化维生素 C 和 E 的临床试验没有显示改善心血管病的临床结果[82]。

在心衰动物模型的研究显示，这种情况伴随内皮功能的丧失。通过乙酰胆碱引起的内皮依赖性舒张反应在大鼠试验中衰减，在结扎冠状动脉后促进心衰发展[83]。在人类心衰受试者进行的研究也显示内皮依赖性舒张反应的损害[84]。然而，令人感兴趣的是，甚至在轻度心衰患者失去这个属性也是很明显的[85]。心衰传统上与全身的血管收缩有关，它的特征是通过过度生成活性氧自由基改变氧化还原状态，反过来干扰 NO 的生物利用度。近期研究表明，NO 生成和细胞内 RAAS 活性有相互作用，反过来也会导致内皮功能的整体丧失[86]。这些观点为研究开辟新领域，也会影响心衰的长期治疗[81]。

结论

目前心衰治疗的观点集中在它的临床表现与 RAAS 紊乱，最终导致水钠潴留有关。然而，RAAS 不再被视为通过血源性体液因素作用于单一的"传统"内分泌系统，而是一个更复杂的包括多种细胞种类的系统，它在健康和疾病状态影响心血管系统特定组成部分的功能。后一影响，尤其那些包括内皮细胞功能、一氧化氮和抗氧化剂这一系统的可能影响，可能为 EF 值降低和保留的心衰患者在未来提供治疗选择。

参考文献

1. Roger VL, Go AS, Lloyd-Jones DM, et al. Heart disease and stroke statistics 2012 update: a report from the American Heart Association. Circulation. 2012;125(1):e2–220.
2. Chen J, Normand ST, Wang Y, Krumholz HM. National and regional trends in heart failure hospitalization and mortality rates for medicare beneficiaries, 1998–2008. JAMA. 2011;306:1669–78.
3. Roger VL, Weston SA, Redfield MM, et al. Trends in heart failure incidence and survival in a community-based population. JAMA. 2004;292:344–50.
4. Fukuta H, Little WC. Contribution of systolic and diastolic abnormalities to heart failure with a normal and a reduced ejection fraction. Prog Cardiovasc Dis. 2007;49:229–40.
5. Krishnaswamy P, Lubien E, Clopton P, et al. Utility of B-natriuretic peptide levels in identifying patients with left ventricular systolic or diastolic dysfunction. Am J Med. 2001;111:274–9.
6. Tschope C, Kasner M, Westermann D, Gaub R, Poller WC, Schultheiss H-P. The role of NT-proBNP in the diagnostics of isolated diastolic dysfunction: correlation with echocardiographic and invasive measurements. Eur Heart J. 2005;26:2277–84.
7. Martos R, Baugh J, Ledwidge M, et al. Diagnosis of heart failure with preserved ejection fraction: improved accuracy with the use of markers of collagen turnover. Eur J Heart Fail. 2009;11:191–7.
8. Kitzman DW. Diastolic heart failure in the elderly. Heart Fail Rev. 2002;7:17–27.
9. Gottdiener JS, Arnold AM, Aurigemma GP, et al. Predictors of congestive heart failure in the elderly: the cardiovascular health study. J Am Coll Cardiol. 2000;35:1628–37.
10. Vasan RS, Larson MG, Benjamin EJ, Evans JC, Reiss CK, Levy D. Congestive heart failure in subjects with normal versus reduced left ventricular ejection fraction: prevalence and mortality in a population-based cohort. J Am Coll Cardiol. 1999;33:1948–55.
11. Meta-analysis Research Group in Echocardiography Heart Failure C. Independence of restrictive filling pattern and LV ejection fraction with mortality in heart failure: an individual patient meta-analysis. Eur J Heart Fail. 2008;10:786–92.
12. Halley LM, Houghtaling PL, Khalil MK, Thomas JD, Jaber WA. Mortality rate in patients with diastolic dysfunction and normal systolic function. Arch Intern Med. 2011;171:1082–7.
13. Tsutsui H, Tsuchihashi M, Takeshita A. Mortality and readmission of hospitalized patients with congestive heart failure and preserved versus depressed systolic function. Am J Cardiol. 2001;88:530–3.
14. Braunwald E, Grossman GW, editors. Clinical aspects of heart failure. London: W.B. Saunders; 1992.
15. Uhley HN, Leeds SE, Sampson JJ, Friedman M. Right duct lymph flow in experimental heart failure following acute elevation of left atrial pressure. Circ Res. 1967;20:306–10.
16. Starling EH. The production and absorption of lymph. London: Pentland; 1895.
17. Landis EM. Microinjection studies of capillary blood pressure in human skin. Heart. 1930;15:209–28.
18. Guyton AC, Lindsay AW. Effect of elevated left atrial pressure and decreased plasma protein concentration on the development of pulmonary edema. Circ Res. 1959;7:649–57.
19. Pietra G, Magno M. Pharmacological factors influencing permeability of the bronchial microcirculation. Fed Proc. 1978;37:2466–70.
20. Staub NC, Nagano H, Pearce ML. Pulmonary edema in dogs, especially the sequence of fluid accumulation in lungs. J Appl Physiol. 1967;22:227–40.

21. Ravi K, Kappagoda T. Rapidly adapting receptors in acute heart failure and their impact on dyspnea. Respir Physiol Neurobiol. 2009;167:107–15.

22. Guazzi M. Alveolar gas diffusion abnormalities in heart failure. J Card Fail. 2008;14:695–702.

23. Rimoldi SF, Yuzefpolskaya M, Allemann Y, Messerli F. Flash pulmonary edema. Prog Cardiovasc Dis. 2009;52:249–59.

24. Cohn JN. Vasodilator therapy for heart failure. Circulation. 1973;48:5–8.

25. Cohn JN. Structural basis for heart failure. Circulation. 1995;91:2504–7.

26. Cohn JN. Is activation of the renin – angiotensin system hazardous to your health? Eur Heart J. 2011; 32:2096–7.

27. Floras JS. Sympathetic nervous system activation in human heart failure: clinical implications of an updated model. J Am Coll Cardiol. 2009;54:375–85.

28. Sica DA. Hyponatremia and heart failure—treatment considerations. Congest Heart Fail. 2006;12:55–60.

29. Oren RM. Hyponatremia in congestive heart failure. Am J Cardiol. 2005;95:2–7.

30. Zhuo JL, Li XC. New insights and perspectives on intrarenal renin-angiotensin system: focus on intracrine/intracellular angiotensin II. Peptides. 2011;32:1551–65.

31. Kumar R, Thomas CM, Yong QC, Chen W, Baker KM. The intracrine renin-angiotensin system. Clin Sci (Lond). 2012;123:273–84.

32. Hitom H, Liu G, Nishiyama A. Role of (pro)renin receptor in cardiovascular cells from the aspect of signaling. Front Biosci (Elite Ed). 2010;2:1246–9.

33. Danser AHJ, Batenburg WW, van Esch JHM. Prorenin and the (pro)renin receptor: an update. Nephrol Dial Transplant. 2007;22:1288–92.

34. Kaschina E. T. U. Angiotensin AT1/AT2 receptors: regulation, signalling and function. Blood Press. 2003; 12:70–88.

35. de Gasparo M, Catt KJ, Inagami T, Wright JW, Unger T. International union of pharmacology. XXIII. The angiotensin II receptors. Pharmacol Rev. 2000;52:415–72.

36. van de Wal RMA, Plokker HWM, Lok DJA, et al. Determinants of increased angiotensin II levels in severe chronic heart failure patients despite ACE inhibition. Int J Cardiol. 2006;106:367–72.

37. Wolny A, Clozel JP, Rein J, et al. Functional and biochemical analysis of angiotensin II-forming pathways in the human heart. Circ Res. 1997;80:219–27.

38. Azizi M, Menard J. Combined blockade of the renin-angiotensin system with angiotensin-converting enzyme inhibitors and angiotensin II type 1 receptor antagonists. Circulation. 2004;109:2492–9.

39. Luetscher JA, Johnson BB. Observations on the sodium-retaining corticoid in the urine of children and adults in relation to sodium balance and edema. J Clin Invest. 1954;33:1441–6.

40. Davis J, Johnston C, Howards S, Wright F. Humoral factors in the regulation of renal sodium excretion. Fed Proc. 1967;26:60–9.

41. Sigurdsson A, Swedberg K. Neurohormonal activation and congestive heart failure: today's experience with ACE inhibitors and rationale for their use. Eur Heart J. 1995;16:65–72.

42. Weber K. Aldosterone in congestive heart failure. N Engl J Med. 2001;345:1689–97.

43. Qin W, Rudolph AE, Bond BR, et al. Transgenic model of aldosterone-driven cardiac hypertrophy and heart failure. Circ Res. 2003;93:69–76.

44. Vecchio LD, Procaccio M, Vigano S, Cusi D. Mechanisms of disease: the role of aldosterone in kidney damage and clinical benefits of its blockade. Nat Clin Pract Nephrol. 2007;3:42–9.

45. Huang S, Zhang A, Ding G, Chen R. Aldosterone-induced mesangial cell proliferation is mediated by EGF receptor transactivation. Am J Physiol Renal Physiol. 2009;296:F1323–33.

46. Sica D, Gradman AH, Lederballe O, Kolloch RE, Zhang J, Keefe DL. Long-term safety and tolerability of the oral direct renin inhibitor aliskiren with optional add-on hydrochlorothiazide in patients with hypertension: a randomized, open-label, parallel-group, multicentre, dose-escalation study with an extension phase. Clin Drug Investig. 2011;31:825–37.

47. Flack JM, Yadao AM, Purkayastha D, Samuel R, White WB. Comparison of the effects of aliskiren/valsartan in combination versus valsartan alone in patients with Stage 2 hypertension. J Am Soc Hypertens. 2012;6:142–51.

48. Krum H, Massie B, Abraham WT, et al. Direct renin inhibition in addition to or as an alternative to angiotensin converting enzyme inhibition in patients with chronic systolic heart failure: rationale and design of the Aliskiren Trial to Minimize OutcomeS in Patients with HEart failuRE (ATMOSPHERE) study. Eur J Heart Fail. 2011;13:107–14.

49. Gheorghiade M, Albaghdadi M, Zannad F, et al. Rationale and design of the multicentre, randomized, double-blind, placebo-controlled Aliskiren Trial on Acute Heart Failure Outcomes (ASTRONAUT). Eur J Heart Fail. 2011;13:100–6.

50. McMurray JJV, Abraham WT, Dickstein K, Kober L, Massie BM, Krum H. Aliskiren, ALTITUDE, and the implications for ATMOSPHERE. Eur J Heart Fail. 2012;14:341–3.

51. Jessup M, et al. 2009 focused update: ACCF/AHA guidelines for the diagnosis and management of heart failure in adults: a report of the American College of Cardiology Foundation/American Heart Association Task Force on Practice Guidelines: developed in collaboration with the International Society for Heart and Lung Transplantation. Circulation. 2009;119:1977–2016.

52. Arnold JMO, Liu P, Demers C, et al. Canadian cardiovascular society consensus conference recommenda-

tions on heart failure 2006: diagnosis and management. Can J Cardiol. 2006;22:23–45.

53. Dickstein K, Cohen-Solal A, et al. Corrigendum to ESC guidelines for the diagnosis and treatment of acute and chronic heart failure 2008. Eur Heart J. 2008;29:2388–442.

54. Group TCTS. Effects of enalapril on mortality in severe congestive heart failure. N Engl J Med. 1987;316:1429–35.

55. The SOLVD Investigators. Effect of enalapril on survival in patients with reduced left ventricular ejection fractions and congestive heart failure. N Engl J Med. 1991;325:293–302.

56. Garg R, Yusuf S, Bussmann WD, et al. Overview of randomized trials of angiotensin-converting enzyme inhibitors on mortality and morbidity in patients with heart failure. JAMA. 1995;273:1450–6.

57. Flather MD, Yusuf S, Køber L, et al. Long-term ACE-inhibitor therapy in patients with heart failure or left-ventricular dysfunction: a systematic overview of data from individual patients. Lancet. 2000;355:1575–81.

58. Heran B, Musini V, Bassett K, Taylor R, Wright J. Angiotensin receptor blockers for heart failure. Cochrane Database Syst Rev 2012;4:CD003040.

59. Makani H, Bangalore S, Desouza KA, et al. Efficacy and safety of dual blockade of the renin-angiotensin system: a meta-analysis of randomized trials. BMJ. 2013;346:f360.

60. Butler J, Ezekowitz JA, Collins SP, et al. Update on aldosterone antagonists use in heart failure with reduced left ventricular ejection fraction heart failure society of America guidelines committee. J Card Fail. 2012;18:265–81.

61. Hunt SA. ACC/AHA 2005 guideline update for the diagnosis and management of chronic heart failure in the adult: a report of the American College of Cardiology/American Heart Association Task Force on Practice Guidelines (Writing committee to update the 2001 guidelines for the evaluation and management of heart failure). J Am Coll Cardiol. 2005;46:e1–82.

62. Yamaji M, Tsutamoto T, Kawahara C, Nishiyama K, Yamamoto T, Fujii M, et al. Effect of eplerenone versus spironolactone on cortisol and hemoglobin A(c) levels in patients with chronic heart failure. Am Heart J. 2010;160:915–21.

63. Ezekowitz JA, McAlister FA. Aldosterone blockade and left ventricular dysfunction: a systematic review of randomized clinical trials. Eur Heart J. 2009; 30:469–77.

64. Pitt B, Zannad F, Remme WJ, et al. The effect of spironolactone on morbidity and mortality in patients with severe heart failure. Randomized aldactone evaluation study investigators. N Engl J Med. 1999;341: 709–17.

65. Zannad F, McMurray JJ, Krum H, et al. Eplerenone in patients with systolic heart failure and mild symp-

toms. N Engl J Med. 2011;364:11–21.

66. Pitt B, Remme W, Zannad F, et al. Eplerenone, a selective aldosterone blocker, in patients with left ventricular dysfunction after myocardial infarction. N Engl J Med. 2003;348:1309–21.

67. Boccanelli A, Mureddu GF, Cacciatore G, et al. Anti-remodelling effect of canrenone in patients with mild chronic heart failure (AREA IN-CHF study): final results. Eur J Heart Fail. 2009;11:68–76.

68. Schrier RW, Berl T, Anderson RJ. Osmotic and non-osmotic control of vasopressin release. Am J Physiol Renal Physiol. 1979;236:F321–32.

69. McKie PM, Schirger JA, Costello-Boerrigter LC, et al. Impaired natriuretic and renal endocrine response to acute volume expansion in pre-clinical systolic and diastolic dysfunction. J Am Coll Cardiol. 2011;58:2095–103.

70. Mullens W, Tang WHW. The early intertwining of the heart and the kidney through an impaired natriuretic response to acute volume expansion. J Am Coll Cardiol. 2011;58:2104–5.

71. Abraham WT, Trupp RJ, Jarjoura D. Nesiritide in acute decompensated heart failure: a pooled analysis of randomized controlled trials. Clin Cardiol. 2010;33:484–9.

72. O'Connor CM, Starling RC, Hernandez AF, et al. Effect of nesiritide in patients with acute decompensated heart failure. N Engl J Med. 2011;365:32–43.

73. Sonnenblick M, Friedlander Y, Rosin A. Diuretic-induced severe hyponatremia. Review and analysis of 129 reported patients. Chest. 1993;103:601–6.

74. Miller W, Skouri H. Chronic systolic heart failure, guideline-directed medical therapy, and systemic hypotension-less pressure but maybe more risk (does this clinical scenario need more discussion?). J Card Fail. 2009;15:101–7.

75. Cleland JGF, Tendera M, Adamus J, Freemantle N, Polonski L, Taylor J. The perindopril in elderly people with chronic heart failure (PEP-CHF) study. Eur Heart J. 2006;27:2338–45.

76. Yusuf S, Pfeffer MA, Swedberg K, et al. Effects of candesartan in patients with chronic heart failure and preserved left-ventricular ejection fraction: the CHARM-Preserved Trial. Lancet. 2003;362:777–81.

77. Ito H, Ishii K, Kihara H, et al. Adding thiazide to a renin-angiotensin blocker improves left ventricular relaxation and improves heart failure in patients with hypertension. Hypertens Res. 2011;35:93–9.

78. Deswal A, Richardson P, Bozkurt B, Mann DL. Results of the randomized aldosterone antagonism in heart failure with preserved ejection fraction trial (RAAM-PEF). J Card Fail. 2011;17:634–42.

79. Krum H, Elsik M, Schneider HG, et al. Relation of peripheral collagen markers to death and hospitalization in patients with heart failure and preserved ejection fraction/clinical perspective. Circ Heart Fail. 2011;4:561–8.

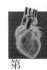

80. Guazzi M, Vicenzi M, Arena R, Guazzi MD. Pulmonary hypertension in heart failure with preserved ejection fraction/clinical perspective. Circulation. 2011;124:164–74.

81. Marti CN, Gheorghiade M, Kalogeropoulos AP, Georgiopoulou VV, Quyyumi AA, Butler J. Endothelial dysfunction, arterial stiffness, and heart failure. J Am Coll Cardiol. 2012;60:1455–69.

82. Förstermann U. Nitric oxide and oxidative stress in vascular disease. Pflügers Arch Eur J Physiol. 2010;459:923–39.

83. Ontkean M, Gay R, Greenberg B. Diminished endothelium-derived relaxing factor activity in an experimental model of chronic heart failure. Circ Res. 1991;69:1088–96.

84. Drexler H, Hayoz D, Münzel T, et al. Endothelial function in chronic congestive heart failure. Am J Cardiol. 1992;69:1596–601.

85. Bank AJ, Lee PC, Kubo SH. Endothelial dysfunction in patients with heart failure: relationship to disease severity. J Card Fail. 2000;6:29–36.

86. Gwathmey TM, Alzayadneh EM, Pendergrass KD, Chappell MC. Review: novel roles of nuclear angiotensin receptors and signaling mechanisms. Am J Physiol Regul Integr Comp Physiol. 2012;302: R518–30.

第十三章 老化和舒张功能不全：炎症和细胞外基质调节的相互作用

Aging and Diastolic Dysfunction：The Interplay of Inflammation and Extracellular Matrix Regulation

Peter Moritz Becher，**Dirk Westermann** 和 **Carsten Tschöpe**

（王长远 译）

缩略词

CVF	胶原容积分数
ECM	细胞外基质
HF/NEF	射血分数正常的心衰
HF/PEF	射血分数保留的心衰
HF/REF	射血分数降低的心衰
HHD	高血压性心脏病
LOX	赖氨酸氧化酶
LV	左心室
LVMI	左心室质量指数
MMP	基质金属蛋白酶
RV	右心室
TIMP	金属蛋白酶组织抑制剂

引言

心衰通常被认为是与心脏舒张和收缩性受损有关的一种临床综合征[1]。然而，研究发现，保存着正常 EF 的临床心衰患者不断增加[1-3]。心力衰竭主要发现在有高血压和高血压性心脏病（HHD）的老年人，被称为 EF 保留的心衰（HF/PEF）。HF/PEF 患者死亡率不断增加[4-7]，发病率也比 EF 减低的心衰更高[8]。

HF/PEF 潜在的病理生理机制尚不十分明确。

这些机制之一是舒张期顺应性下降，而不是收缩速度和左心房和右心室功能损害导致舒张功能异常[9-20]。此外，在这些患者中，左心室（LV）重建，如 LV 质量、体积和结构的变化，是一个功能和临床预后的重要预测指标。在心衰患者中发现心肌间质胶原蛋白积累，这可促进心脏舒张功能恶化[21-23]。另外，在病变的心脏组织中，降解系统［基质金属蛋白酶（MMP）-1 及其组织抑制剂（TIMP）］中心脏成纤维细胞减少依然被认为是心肌病态重塑的因素。

高龄独立于任何心血管疾病，它本身就可导致显著的 LV 结构重构。LV 结构与年龄相关，随年龄增加，功能受限更明显。先前的研究表明，随着年龄的增加，LV 逐步发生向心性重构（以 LV 质量容积比值增加为特征），细胞外基质（ECM）纤维胶原含量增加，舒张功能显著异常。此外，合成前胶原后的处理和随后胶原蛋白组合依赖于可溶性因子，包括细胞基质蛋白。先前的富含半胱氨酸的酸性分泌蛋白（SPARC）的研究表明，SPARC 参与前胶原生成的调控，促进成熟交联不溶性胶原纤维结构的形成和组合[24]。对这些机制的归纳尚不清楚，可能包括年龄相关性和合并疾病相关性机制。

在本章，作为老年 HF/PEF 患者的重要影响因素，我们将介绍合成前胶原后加工、细胞外基质调控和心脏炎症的相互作用。

炎症反应和 ECM 调控之间的相互作用

虽然年龄相关性 LV 结构和功能的变化不会导致临床心血管疾病本身，但它们降低心血管储备容量，减少运动耐量，增加疾病易感性[25]。与年龄相关心肌运动受限机制包括心肌结构的变化、舒张功能变化、对儿茶酚胺刺激的反应和变时性储备功能的改变[26]。在年轻受试者最大运动期间，收缩末期容积下降，舒张末期容积、EF、心率、心排血量增加。然而，老年人运动诱发舒张末期容积增加，EF、心率和心排血量都较年轻人明显减弱[24]。

顺应性下降是 HF/PEF 患者的最主要病理生理学机制，而且显著影响他们的临床症状和预后。然而，导致舒张功能不全的分子变化仍在研究中，而且不同途径可影响 HF/PEF 的病理改变。巨大肌蛋白肌联蛋白的异构体表达改变决定心脏的弹性[27]。此外，心肌细胞紧张度增加促进舒张功能障碍，肌联蛋白磷酸化可预防心肌细胞紧张度增加[14,27]。对肌联蛋白额外调节的影响可能来自氧化应激产生的二硫化物，这也影响 LV 的顺应性[28]。然而，舒张期压力-容积关系陡峭的部分主要是由细胞外基质改善，正如比较整个肌丝和单一肌细胞伸展长度时观察到的，表明过量的胶原蛋白可能进一步加剧舒张功能障碍[29]。

心脏胶原蛋白是一种低代谢率（80～120 天）的稳定蛋白质，但其平衡在病理条件下可被打破[30]。在局部缺血区旁边，心脏胶原蛋白可能会导致修复心脏纤维，例如，增加管壁压力，AT II 和 TGF-β 都可能诱发纤维化进展，导致病理组织纤维化[31]。对于 HHD 的心肌纤维化在所有部位都是一致的，通过右心室（RV）室间隔的活检可观察到细胞外基质的改变和胶原蛋白的积累。在 HF/PEF 患者中可发现心脏胶原增多，这与从 HHD 患者中发现的结果一致[32-33]，包括 HF/PEF 临床症状出现之前潜伏期的研究数据[34-36]。但并不是只有 I 型胶原增加，I～III 型胶原的比例和胶原偶联蛋白的改变也有记录，这类似于收缩性心衰患者的改变[37]（图 13-1、图 13-3 和图 13-4）。除了 I 和 III 型胶原的蛋白质含量增加，另外在心内膜心肌活检中 mRNA 含量也增加（图 13-2 至图 13-4）。另一个额外的胶原产物的标记物是 I 型羧基末端肽，它是随着胶原代谢和 I 型前胶原的增加而产生的胶原降解产物，是

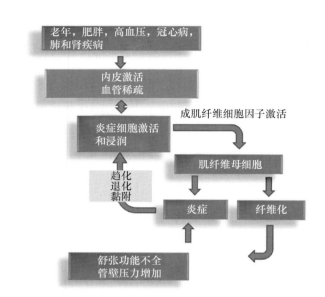

图 13-1　HF/PEF（EF 保留的心衰）患者的诱发纤维化机制。并发症诱发的应激反应可刺激成肌纤维细胞驱动细胞因子级联瀑布效应，使炎症细胞参与恶性循环，触发进一步纤维化、炎症，并影响内皮和舒张功能不全

胶原蛋白产生的血清标志物，在 HF/PEF 患者中两种标记物都增加。DHE 染色显示氧化应激增加可能是 LV 僵硬度增加的结果。

许多以前的研究已证明，最公认的胶原蛋白生产的诱导剂是纤维化生长因子 TGF-β。它在某种程度通过改变 MMP 与 TIMP 抑制剂之间的平衡，对 ECM 的动态平衡产生重要影响。内源性胶原降解系统是通过 MMP 克服其组织抑制剂的增强活动来调控的[38]。MMP-1（间质胶原酶）是已知的降解胶原纤维，因此它可能有利于胶原降解。通过激活蛋白-1 的转录因子的活性，TGF-β 一方面可抑制 MMP-1 基因的表达，另一方面增加 TIMP-1 的表达[39]。与体外的数据一致，HF/PEF 患者活检的研究显示 TIMP-1 蛋白质上升和 MMP-1 蛋白质水平下降，这将导致 MMP-1 与 TIMP-1 比例明显降低[40]。较长时间胶原降解系统的抑制可促进 HF/PEF 患者 ECM 的堆积，引发舒张功能不全[41]。此外，与激活蛋白-1-介导的 MMP-1 下调不同，MMP-2（由激活蛋白-2 控制）被发现水平增加，这是已知的明胶酶，对变性的纤维胶原和基底膜有亲和作用（图 13-5）[42]。最近，研究显示 MMP-2 水平增加能预测舒张功能不全和高血压患者的心衰。在研究中，MMP-2 被认为是比利钠肽更好的预测心衰的生物标志物[43]。几个 MMP-2 基因敲除动物的实

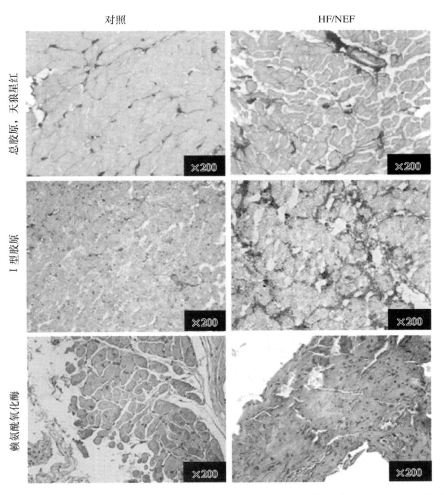

	对照	HF/NEF

总胶原，天狼星红 ×200 ×200

Ⅰ型胶原 ×200 ×200

赖氨酰氧化酶 ×200 ×200

图 13-2（见书后彩图） HF/NEF 患者心内膜活检的典型组织学染色。EF 正常的心衰（HF/NEF）患者和对照组比较（放大×），经天狼星红染色后，显示胶原蛋白含量增加，Ⅰ型胶原和赖氨酰氧化酶表达增强

验研究有助于对 MMP-2 分子作用的理解。Matsumura 等研究显示 MMP-2 基因敲除小鼠心肌梗死后 LV 破裂减少和炎症细胞浸润降低[44]。作者表明，基底膜蛋白破坏促进免疫细胞的跨内皮迁移，从而引发心脏炎症。根据这样的研究结果，我们研究了炎症细胞的数量，表明 HF/PEF 与心脏的炎症增加相关，CD3+、CD11a+ 和 CD45+ 细胞数量增加（图 13-6）。此外，血管细胞黏附分子（VCAM）-1 引起免疫细胞的跨内皮迁移，启动跨内皮细胞迁移，在 HF/PEF 患者中 VCAM-1 含量也增加（图 13-6）。这个结果特别有趣，因为血管紧张素 Ⅱ 受 VCAM-1 正向调节，其增加就像高血压和糖尿病一样，在 HF/PEF 患者是已知的危险因素。最近，研究表明免疫细胞如 T 细胞（CD3+）确实可在体外改变组织重构[45]，而另一项 HF/PEF 动物模型研究表明，糖尿病心肌病的心脏炎症反应与胶原过度

积累有关[46]。实验和临床证据表明炎症细胞能调节 EF 降低[47-48] 和 EF 正常[49-50] 心衰患者的心功能。这些细胞的直接作用仍有争议，但它已表明，炎症反应增加与收缩性心衰相关，并有明显的 MMP 与 TIMP 比例变化[51-52]。根据这些数据，可证实这些炎症细胞在心脏组织表达 TGF-β，诱导成纤维细胞到成肌纤维细胞的病理转化。这不仅会刺激胶原基因的表达，而且诱导 MMP-1 活性下降和 MMP-2mRNA 数量增加，以及 TGF-β 的分泌（图 13-7）。由于 ECM 堆积增加僵硬度，这会增加氧化应激，并与内皮细胞活化增强相关。MMP-2 的增加破坏基底膜，这可能使炎症加剧形成恶性循环，导致纤维化并最终促进疾病的进展。因此，LV 间隔的僵硬度受心脏胶原的质量和数量影响，如前所示，血浆基质金属蛋白酶/组织基质金属蛋白酶抑制剂和胶原前肽的水平变化反映了全身胶原代谢的

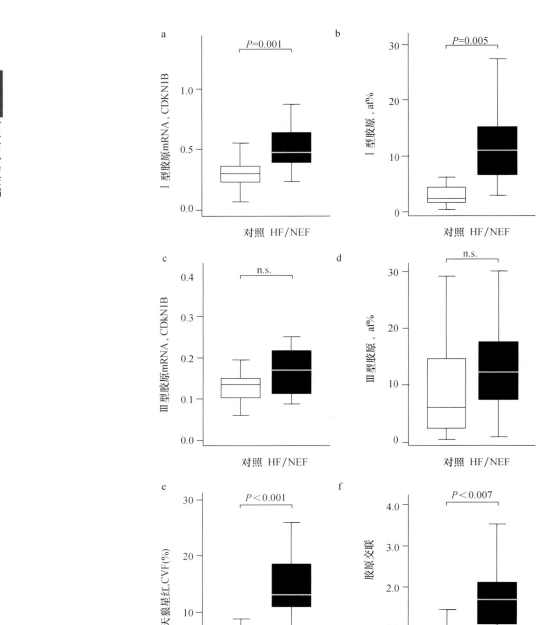

图 13-3 HF/NEF 患者与对照组总胶原数量和胶原质量。与对照组相比，EF 正常的心衰（HF/NEF）患者在Ⅰ型胶原蛋白（**a**）mRNA 和（**b**）蛋白质水平的表达增加，而在Ⅲ型胶原（**c**）mRNA 和（**d**）蛋白质的表达水平没有任何区别。（**e**）天狼星红染色和（**f**）胶原交联显示 HFNEF 患者胶原容积分数（CVF）增加

增加[33,51,53-56]。

最近的研究已揭示 LV 纤维化的起源和具体机制。严重的舒张性心衰患者心脏活检发现，转化生长因子（TGF）-β 激活成纤维细胞，不仅释放胶原还释放炎症趋化因子（图 13-7）[57]。通过这种方式，活化的成纤维细胞（成肌纤维细胞）作为炎症反应的支持细胞参与一个恶性循环，驱动细胞因子瀑布反应，触发血管和组织进一步发生炎症反应和纤维化。值得注意，HF/PEF 典型风险因素，如肥胖和糖尿病，可诱导氧化和炎症应激反应，可能触发关键细胞内异常，包括内皮细胞激活、血管稀疏和细胞外调节，从而导致 LV 僵硬度

图 13-4 HF/NEF 患者胶原水平与对照组的比较。箱线图显示与对照组比较，HF/NEF 组心内膜心肌活检Ⅰ、Ⅲ型胶原水平增加。测定血清Ⅰ型胶原 C 端肽和Ⅰ～Ⅲ型胶原比例增加。与对照组比较，Ⅰ型和Ⅲ型胶原 mRNA 丰度增加。AF 指面积分数

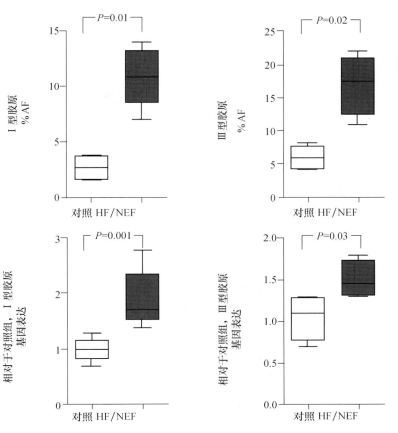

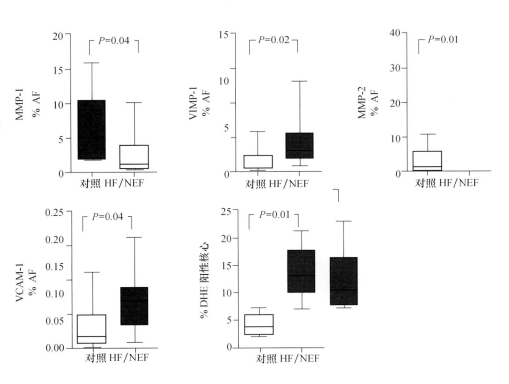

图 13-5 HF/NEF 患者与对照组比较 ECM 蛋白质水平。HF/NEF 患者心内膜活检显示与对照组相比 MMP-1 蛋白质水平减低，MMP-2 和 TIMP-1 水平增加。与对照组比较，HF/NEF 患者 DHE 染色显示氧化应激增加。与对照组相比，HF/NEF 患者黏附分子 VCAM-1 增加。AF 指面积分数

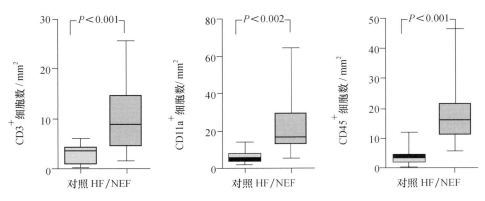

图13-6 心脏免疫细胞浸润。对照组相比，心内膜心肌活检 HF/NEF 患者 CD3[+]、CD11a[+] 和 CD45[+] 细胞数量增加

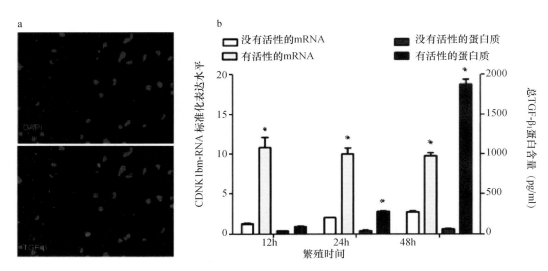

图13-7（见书后彩图） TGF-β 的表达水平。（a）代表 CD11a[+] 细胞与促纤维化生长因子 TGF-β 的双重染色组织图像。（b）在体外用佛波醇 12-肉豆蔻酸酯 13-乙酸酯活化实验，单核细胞（THP-1 细胞）的 TGF-β mRNA 和 TGF-β 的蛋白质水平增加，呈时间依赖性。与对照组比较，* $P < 0.05$

增加和舒张功能不全。至少在 HF/PEF 患者亚组，考虑 LV 舒张功能不全的病理生理机制也是非常重要的（图13-2）。事实上，一些研究显示，超声心动图 LV 舒张功能没有明显改善的心衰患者死亡率和患病率是减少的[58-59]。而其他研究则表明，HF/PEF 患者超声心动图 LV 舒张功能的改善无预后受益[60]。HF/PEF 潜在的病理生理机制包括细胞内钙的调节作用（包括晚期心脏钠电流的作用）[61]，自主神经系统[62]，LV 动脉偶联[63] 或机械不同步[64]。

SPARC 及其在胶原合成中的作用

舒张期功能障碍及心脏僵硬度的增加，是老年患者心血管储备力下降的重要机制，而这是由于胶原纤维的数量及排列改变而发生的[65-66]。随年龄增加，心脏舒张僵硬度增加，胶原数量增加，不可溶于 NaCl 的胶原增加，而导致在 Frank-Starling 机制中只能有限的增加舒张期容积及提高心排血量。有趣的是，在之前的研究中，Bradshaw 等认为，增加 SPARC 的表达与下列情况相关，更多的不溶于 NaCl 的成熟胶原纤维，胶原纤维含量的增加，以及心肌舒张僵硬度增加。并且，可证实，在 SPARC 缺乏的成年大鼠与野生大鼠相比，随年龄增长，不溶性胶原含量、胶原含量和心肌僵硬度增长明显减少（图13-8）。数据支持如下假设，SPARC 增加与合成后胶原处理相关，有可能是一个导致细胞外基质重构以及由于年龄老化导致舒张期功能障碍的因素[24]。

胶原动态平衡受三个机制调节，即前胶原合成、前胶原合成后加工，以及胶原的降解[42,67-68]。合成、

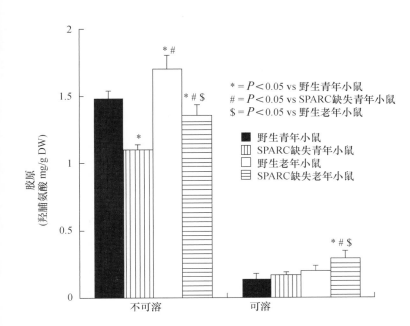

* = P<0.05 vs 野生青年小鼠
# = P<0.05 vs SPARC缺失青年小鼠
$ = P<0.05 vs 野生老年小鼠

■ 野生青年小鼠
▥ SPARC缺失青年小鼠
□ 野生老年小鼠
▤ SPARC缺失老年小鼠

图 13-8　SPARC 缺失的老年大鼠心脏中胶原成分的改变。可以看到 SPARC 的缺乏在年龄相关的胶原成分改变中的作用。可以通过羟脯氨酸定量来测定可溶和不可溶于 NaCl 的胶原组成

加工及降解的平衡决定总胶原纤维的含量。这些决定因素的改变对年龄相关的细胞外基质胶原的改变，以及心脏舒张功能障碍的出现发挥着重要作用。此外，此研究也支持如下结论，前体胶原的合成及胶原的降解可能随年龄增长而增加，这些改变与年龄相关的胶原聚积有关[42,69-70]。

与年轻人的心脏相比，老年心脏组织中 I 型和 III 型胶原 mRNA 编码水平下降[71-73]。I 型和 III 型纤维胶原的转录增加并没有明显提升胶原含量。曾假定 SPARC 可以通过促进胶原在细胞外基质沉着，进而提高组织胶原含量。随年龄增长出现的 SPARC 丢失，并没有影响到随着年龄增长而出现的总胶原增长。在 SPARC 缺乏的大鼠与成年野生（WT）大鼠之间总胶原量的改变并没有统计学差异。此外，在 SPARC 缺乏的大鼠与成年野生大鼠间，从幼年至成年，同样都出现相似的总胶原增加。

然而，在 SPARC 表达缺乏的条件下发现，非交联胶原中可溶性胶原明显增长[14,31]。虽然用更多的特殊因子如胃蛋白酶/乙酸或溴化氢提取不溶性胶原，心脏组织中释放更多的交联胶原，在这些研究中，1mol/L NaCl 用于监测非交联胶原的数量[31]。SPARC 缺乏的大鼠可溶性胶原的增加与主动脉狭窄（TAC）导致压力负荷过大的结果相似。在 TAC 大鼠出现与压力负荷过大相关的不可溶胶原的增长，导致心脏舒张僵硬度增加，已证实在成年动物出现同样表现（图 13-9）[20]。同样，SPARC 的缺失降低

了胶原浓度和 TAC 相关的老年心肌的舒张僵硬度（图 13-9）。

胶原降解的蛋白水解受年龄变化影响，这有利于更少胶原降解和更多的胶原堆积[39]。随年龄增加胶原降解酶、基质金属蛋白酶（MMP）逐渐减少，它们的内源性组织抑制剂［金属蛋白酶组织抑制剂（TIMP）］逐渐增加。MMP 和 TIMP 的平衡使老年心肌胶原降解能力减弱[39]。因为 SPARC 是不同 MMP 的底物，我们预测在成熟心肌中，由于特异性 MMP 活力的减少，SPARC 细胞外的半衰期可能增加[34]。由于 SPARC 是胶原结合蛋白，在老化心肌中胶原数量的增长，可能也通过在细胞外基质与胶原的相互作用，导致细胞外 SPARC 水平的增长。与年轻心肌相比，老化心肌中并没有发现 SPARC mRNA 编码水平的增长。因此，SPARC 转录的增长并没有导致更多 SPARC 蛋白在老年心肌中出现[27]。最新的研究显示，SPARC 可增加 MMP 活性，尤其显著增加 MMP-2、MMP-9 和 MT1-MMP 的活性[2,29]。

尽管 SPARC 作为重要的内皮细胞分泌物，但在 SPARC 缺乏的血管组织，包括心脏组织中的明显改变还没有被证实。实验却证实血管生成在年轻 SPARC 缺乏的大鼠中增加[10]。然而，类似的实验发现年老野生及 SPARC 缺乏的大鼠，在血管发生中随年龄改变却没有这种不同[35]。尽管在 SPARC 缺乏的老年大鼠心脏中，内皮和血管超微结构微妙

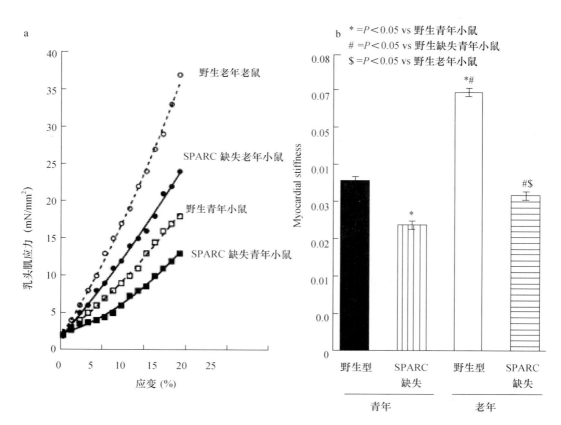

图 13-9 SPARC 缺乏的大鼠老年乳头肌的舒张僵硬度减弱。（a）四组动物被动舒张心肌应力-应变曲线的研究。（b）四组研究动物被动的心肌舒张僵硬度常数均值（均值±标准差）

的区别没有被排除，但还没有发现确定证据证实 SPARC 在心肌血管中的明显作用。

　　SPARC 作为胶原结合蛋白，黏合活力被假设用来协调前胶原的加工及促进胶原纤维的聚集[19]。虽然一些研究来源于 SPARC 的体外研究，包括调节生长因子活力、管理细胞周期运行，以及基因表达，但 SPARC 在组织中的作用是综合而又承上启下的[15]。在 SPARC 缺乏的大鼠，其主要特点包括异常的 ECM 聚集[15]。可观察到结缔组织中纤维胶原减少，特别在纤维化损伤中减少更明显。

　　应用来源于野外及 SPARC 缺乏大鼠培养的表皮成纤维细胞，对 SPARC 影响胶原沉着的体外机制进行了研究[36]。在 SPARC 缺乏的情况下，前胶原与成纤维细胞表面结合，经历无论是降解、早熟或混乱的加工，而并没有有效或有利地发展成为成熟的交联不溶胶原。如果将重组 SPARC 加入 SPARC 缺乏的初期成纤维系统中，从此前胶原的加工便恢复正常，并且减少胶原至成纤维细胞表面的结合[36]。体外研究证实，SPARC 限制前胶原结合至细胞表面受体，并且促进前胶原加工成为胶原

纤维。在 SPARC 缺乏的情况下，前胶原的加工不连续，并且胶原和受体的相互作用增强，导致在前胶原结合成胶原纤维的过程中，前胶原降解增加。

　　前胶原的合成和降解平衡是纤维胶原含量调节的基本机制。此外 Bishop 和 Laurent[6]的一项研究发现，新的综合前胶原在完成加工和合成或结合形成成熟的胶原纤维之前就被降解。甚至在正常组织中，有 5%～60% 的新综合前胶原被降解[9]。与皮肤组织相比，在心脏间质组织中初期的前胶原降解率特别高。因此，即使在前胶原加工和前胶原的降解中的微小差异，也会在心肌纤维胶原含量中起到重要调控作用。年龄相关的 SPARC 增加，改变了这种平衡，增加了前胶原的合成，并且是导致年龄依赖的 ECM 纤维胶原含量增多的机制。总之，这也证实了 SPARC 对年老心肌中发生的结合前胶原合成中的变化发挥了重要作用。

HF/PEF 患者合并疾病的作用

　　尽管舒张性心衰人群中存在一些心脏形态学改

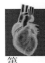

变，但心源性死亡率与 EF 降低的心衰（HF/REF）相比要低。年龄和合并疾病可能对 HF/REF 的预后有重要影响[74]。通常的合并疾病包括贫血、慢性肺病、慢性肾病、肿瘤、胃溃疡病，以及甲状腺功能减退。这些合并疾病可能导致大部分老年人中非心血管事件的高发生率[75]。

在 HF/PEF 患者中，特别是在住院患者中，经常有贫血。一些研究证实在 HF/PEF 患者和贫血患者预后更差（症状加重、功能状态更坏、心衰风险更高及死亡率更高）。在 HF/PEF 中静脉应用铁剂或提高红细胞生成的治疗意义仍不明确[76]。

在心衰患者中慢性阻塞性肺疾病是常见的共存病，反之亦然[77]。最近的研究证实，即使轻微的和临床症状不明显的肺疾病都可能与 LV 舒张期功能障碍相关[78-79]。实际上，以社区人群为基础的大规模研究认为气流受阻与未来的心衰事件有关[80]。而且，HF/PEF 和慢性肺疾病的患者通常都有劳力性呼吸困难，导致诊断困难[81]。当这两种疾病共存时，疾病进程和治疗方案相互干扰，这对于确立两者关系，以及每个疾病对病情的影响和制订最佳治疗方案非常重要。肾损伤和心肾综合征在 HF/PEF 患者中并不常见，且与原有的肾病变、肾静脉高压和肾灌注减少相关。在 HF/PEF 患者中，特别是在长期的液体潴留、难治性高血压、反复发作的急性肺水肿（更常见的是双向动脉粥样肾血管疾病）的患者中，肾动脉狭窄是重要的共存病。值得注意，肾功能障碍对女性 HF/PEF 患者预后影响比男性更大[82]。

伴随的心血管危险因子也明显影响 HF/PEF 患者的预后。心房颤动常在 HF/PEF 患者急性失代偿早期出现[74]。当前的指南强调了控制心房颤动心室率在治疗 HF/PEF 中的重要性。有趣的是，I-PRE-SERVE 研究中性别分析表明，在 HF/PEF 患者中心房颤动是全因死亡和住院更大的风险因素，女性高于男性[82]。这可能与在 I-PRESERVE 研究中，女性比男性有更高的肥胖比例有关。在 Strong Heart 研究中女性肥胖对 LV 几何结构影响多于男性[83]，认为女性 HF/PEF 患者存在 LV 肥大的代谢基础。实际上，在 HF/PEF 患者中肥胖被越来越多认为是一个重要的危险因子。HF/PEF 不是一个独立的心脏疾病，反之，HF/PEF 越来越多地被认为是一个全身性的症候群，包括多器官系统[80]。这些

看法对于确定未来治疗方案具有决定性意义。

在可疑小的血管病或仅有轻微 EF 减少的糖尿病心肌病的情况中，合并临床心衰但无冠状动脉大血管病变的糖尿病 EF 减少的机制依旧不充分了解[84-85]。最近提出新的以病理生理为基础的分类[84]。特殊的糖尿病的作用导致在 EF 正常或混杂者中心衰的临床表型，例如高血压、自身免疫因素，或合并或非合并病毒持续感染的炎症，应在每个独立的个体患者中明确。在许多病例中，高血糖、高胰岛素血症、胰岛素抵抗，以及游离脂肪酸（FFA）脂毒性都导致糖尿病心肌病及 HF/PEF。

结论及展望

HF/PEF 是复杂的综合征，具有增加心脏氧化应激和炎症的特征，通过诱发胶原因子表达和抑制心脏的降解系统，诱发心脏胶原聚集。

在老年 HF/PEF 患者，治疗策略不应仅针对降低胶原数量，也该放眼于降低胶原交联，从而阻止心肌纤维化对心脏功能的不利影响。

此外，已报道托拉塞米可以纠正赖氨酸氧化酶超表达和增强胶原交联，维持心衰患者左心室僵硬度正常[55]。然而，在 HF/PEF 发生和发展过程的触发机制依旧不十分清楚。至今还没有达成一致的认可意见。到目前为止没有公认有效的治疗 HF/PEF 的方法。早期用治疗 HF/REF 的方法来治疗 HF/PEF 的尝试失败了，没有改善 HF/PEF 的预后。强调我们对于 HF/PEF 的基本病理生理观念再审查的必要性。醛固酮受体拮抗剂的试点研究，合并血管紧张素受体和脑啡肽酶（NEP）抑制剂和（或）身体的活力，都在调查研究中。

HF/PEF 患者更多见于女性，通常为有高血压病史的老年人和合并多种疾病，包括肥胖、贫血、糖尿病和肾功能不全的人群。每种疾病都可能影响心室的结构和功能，对于 HF/PEF 是否是一个明确需特殊治疗的疾病或是一个年龄相关并存病的混合体的这个争论让人郁闷。

我们得出结论，氧化性应激及炎症是心肌纤维化的一个重要的触发，其在同时患有 HF/PEF 和典型合并疾病的老年患者中扮演重要角色。这说明心脏炎症通过增加经内皮移行和聚集，以及有害的内皮细胞基质组合，对于舒张期功能障碍是有利的诱导因子，并且增加 HF/PEF 患者的心脏僵硬度。抑制通

过内皮移行进而侵入免疫细胞至心肌组织，可成为将来针对老年 HF/PEF 人群的治疗理念。

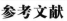

老年与心力衰竭

参考文献

1. Hunt SA, et al. ACC/AHA 2005 guideline update for the diagnosis and management of chronic heart failure in the adult: a report of the American College of Cardiology/American Heart Association Task Force on Practice Guidelines (writing committee to update the 2001 guidelines for the evaluation and management of heart failure): developed in collaboration with the American College of Chest Physicians and the International Society for Heart and Lung Transplantation: endorsed by the Heart Rhythm Society. Circulation. 2005;112(12):e154–235.

2. Redfield MM, et al. Burden of systolic and diastolic ventricular dysfunction in the community: appreciating the scope of the heart failure epidemic. JAMA. 2003;289(2):194–202.

3. Kitzman DW, et al. Importance of heart failure with preserved systolic function in patients > or = 65 years of age. CHS Research Group. Cardiovascular Health Study. Am J Cardiol. 2001;87(4):413–9.

4. Gaasch WH, et al. Distribution of left ventricular ejection fraction in patients with ischemic and hypertensive heart disease and chronic heart failure. Am J Cardiol. 2009;104(10):1413–5.

5. Bhatia RS, et al. Outcome of heart failure with preserved ejection fraction in a population-based study. N Engl J Med. 2006;355(3):260–9.

6. Tribouilloy C, et al. Prognosis of heart failure with preserved ejection fraction: a 5 year prospective population-based study. Eur Heart J. 2008;29(3):339–47.

7. Owan TE, et al. Trends in prevalence and outcome of heart failure with preserved ejection fraction. N Engl J Med. 2006;355(3):251–9.

8. Ahmed A, et al. Hospitalizations due to unstable angina pectoris in diastolic and systolic heart failure. Am J Cardiol. 2007;99(4):460–4.

9. Wachter R, et al. Blunted frequency-dependent upregulation of cardiac output is related to impaired relaxation in diastolic heart failure. Eur Heart J. 2009;30(24):3027–36.

10. Lam CS, et al. Cardiac structure and ventricular-vascular function in persons with heart failure and preserved ejection fraction from Olmsted County, Minnesota. Circulation. 2007;115(15):1982–90.

11. Borlaug BA, et al. Contractility and ventricular systolic stiffening in hypertensive heart disease insights into the pathogenesis of heart failure with preserved ejection fraction. J Am Coll Cardiol. 2009;54(5):410–8.

12. Zile MR, Baicu CF, Gaasch WH. Diastolic heart failure–abnormalities in active relaxation and passive stiffness of the left ventricle. N Engl J Med. 2004; 350(19):1953–9.

13. Tschope C, Westermann D. Heart failure with normal ejection fraction. Pathophysiology, diagnosis, and treatment. Herz. 2009;34(2):89–96.

14. Penicka M, et al. Heart failure with preserved ejection fraction in outpatients with unexplained dyspnea: a pressure-volume loop analysis. J Am Coll Cardiol. 2010;55(16):1701–10.

15. Phan TT, et al. Heart failure with preserved ejection fraction is characterized by dynamic impairment of active relaxation and contraction of the left ventricle on exercise and associated with myocardial energy deficiency. J Am Coll Cardiol. 2009;54(5):402–9.

16. Borlaug BA, et al. Impaired chronotropic and vasodilator reserves limit exercise capacity in patients with heart failure and a preserved ejection fraction. Circulation. 2006;114(20):2138–47.

17. Tschope C, Paulus WJ. Is echocardiographic evaluation of diastolic function useful in determining clinical care? Doppler echocardiography yields dubious estimates of left ventricular diastolic pressures. Circulation. 2009;120(9):810–20. discussion 820.

18. Tan YT, et al. The pathophysiology of heart failure with normal ejection fraction: exercise echocardiography reveals complex abnormalities of both systolic and diastolic ventricular function involving torsion, untwist, and longitudinal motion. J Am Coll Cardiol. 2009;54(1):36–46.

19. Westermann D, et al. Role of left ventricular stiffness in heart failure with normal ejection fraction. Circulation. 2008;117(16):2051–60.

20. Kasner M, et al. Utility of Doppler echocardiography and tissue Doppler imaging in the estimation of diastolic function in heart failure with normal ejection fraction: a comparative Doppler-conductance catheterization study. Circulation. 2007;116(6):637–47.

21. Lopez B, et al. Alterations in the pattern of collagen deposition may contribute to the deterioration of systolic function in hypertensive patients with heart failure. J Am Coll Cardiol. 2006;48(1):89–96.

22. van Heerebeek L, et al. Diastolic stiffness of the failing diabetic heart: importance of fibrosis, advanced glycation end products, and myocyte resting tension. Circulation. 2008;117(1):43–51.

23. Muller-Brunotte R, et al. Myocardial fibrosis and diastolic dysfunction in patients with hypertension: results from the Swedish Irbesartan Left Ventricular Hypertrophy Investigation versus Atenolol (SILVHIA). J Hypertens. 2007;25(9):1958–66.

24. Bradshaw AD, et al. Age-dependent alterations in fibrillar collagen content and myocardial diastolic function: role of SPARC in post-synthetic procollagen processing. Am J Physiol Heart Circ Physiol. 2010; 298(2):H614–22.

25. Najjar SS, et al. Age and gender affect ventricular-vascular coupling during aerobic exercise. J Am Coll Cardiol. 2004;44(3):611–7.

26. Schulman SP, et al. Continuum of cardiovascular performance across a broad range of fitness levels in healthy older men. Circulation. 1996;94(3):359–67.

27. van Heerebeek L, et al. Myocardial structure and function differ in systolic and diastolic heart failure. Circulation. 2006;113(16):1966–73.

28. Grutzner A, et al. Modulation of titin-based stiffness by disulfide bonding in the cardiac titin N2-B unique sequence. Biophys J. 2009;97(3):825–34.

29. Kruger M, Linke WA. Titin-based mechanical signalling in normal and failing myocardium. J Mol Cell Cardiol. 2009;46(4):490–8.

30. Laurent GJ. Dynamic state of collagen: pathways of collagen degradation in vivo and their possible role in regulation of collagen mass. Am J Physiol. 1987;252(1 Pt 1):C1–9.

31. Weber KT. Extracellular matrix remodeling in heart failure: a role for de novo angiotensin II generation. Circulation. 1997;96(11):4065–82.

32. Pearlman ES, et al. Muscle fiber orientation and connective tissue content in the hypertrophied human heart. Lab Invest. 1982;46(2):158–64.

33. Querejeta R, et al. Serum carboxy-terminal propeptide of procollagen type I is a marker of myocardial fibrosis in hypertensive heart disease. Circulation. 2000;101(14):1729–35.

34. Bing OH, et al. The effect of lathyrogen beta-amino proprionitrile (BAPN) on the mechanical properties of experimentally hypertrophied rat cardiac muscle. Circ Res. 1978;43(4):632–7.

35. Brilla CG, Janicki JS, Weber KT. Impaired diastolic function and coronary reserve in genetic hypertension. Role of interstitial fibrosis and medial thickening of intramyocardial coronary arteries. Circ Res. 1991;69(1):107–15.

36. Thiedemann KU, et al. Connective tissue content and myocardial stiffness in pressure overload hypertrophy. A combined study of morphologic, morphometric, biochemical, and mechanical parameters. Basic Res Cardiol. 1983;78(2):140–55.

37. Pauschinger M, et al. Dilated cardiomyopathy is associated with significant changes in collagen type I/III ratio. Circulation. 1999;99(21):2750–6.

38. Spinale FG. Matrix metalloproteinases: regulation and dysregulation in the failing heart. Circ Res. 2002;90(5):520–30.

39. Hall MC, et al. The comparative role of activator protein 1 and Smad factors in the regulation of Timp-1 and MMP-1 gene expression by transforming growth factor-beta 1. J Biol Chem. 2003;278(12):10304–13.

40. Westermann D, et al. Cardiac inflammation contributes to changes in the extracellular matrix in patients with heart failure and normal ejection fraction. Circ Heart Fail. 2011;4(1):44–52.

41. Heymans S, et al. Increased cardiac expression of tissue inhibitor of metalloproteinase-1 and tissue inhibitor of metalloproteinase-2 is related to cardiac fibrosis and dysfunction in the chronic pressure-overloaded human heart. Circulation. 2005;112(8):1136–44.

42. Spinale FG. Myocardial matrix remodeling and the matrix metalloproteinases: influence on cardiac form and function. Physiol Rev. 2007;87(4):1285–342.

43. Martos R, et al. Diagnosis of heart failure with preserved ejection fraction: improved accuracy with the use of markers of collagen turnover. Eur J Heart Fail. 2009;11(2):191–7.

44. Matsumura S, et al. Targeted deletion or pharmacological inhibition of MMP-2 prevents cardiac rupture after myocardial infarction in mice. J Clin Invest. 2005;115(3):599–609.

45. Mikko M, et al. Human T cells stimulate fibroblast-mediated degradation of extracellular matrix in vitro. Clin Exp Immunol. 2008;151(2):317–25.

46. Westermann D, et al. Contributions of inflammation and cardiac matrix metalloproteinase activity to cardiac failure in diabetic cardiomyopathy: the role of angiotensin type 1 receptor antagonism. Diabetes. 2007;56(3):641–6.

47. Abbate A, et al. Widespread myocardial inflammation and infarct-related artery patency. Circulation. 2004;110(1):46–50.

48. Lisman KA, et al. The role of inflammation in the pathogenesis of heart failure. Curr Cardiol Rep. 2002;4(3):200–5.

49. Heymans S, et al. Inhibition of urokinase-type plasminogen activator or matrix metalloproteinases prevents cardiac injury and dysfunction during viral myocarditis. Circulation. 2006;114(6):565–73.

50. Westermann D, et al. Tumor necrosis factor-alpha antagonism protects from myocardial inflammation and fibrosis in experimental diabetic cardiomyopathy. Basic Res Cardiol. 2007;102(6):500–7.

51. Querejeta R, et al. Increased collagen type I synthesis in patients with heart failure of hypertensive origin: relation to myocardial fibrosis. Circulation. 2004;110(10):1263–8.

52. Towbin JA. Inflammatory cardiomyopathy: there is a specific matrix destruction in the course of the disease. Ernst Schering Res Found Workshop. 2006;55:219–50.

53. Ahmed SH, et al. Matrix metalloproteinases/tissue inhibitors of metalloproteinases: relationship between changes in proteolytic determinants of matrix composition and structural, functional, and clinical manifestations of hypertensive heart disease. Circulation. 2006;113(17):2089–96.

54. Laviades C, et al. Abnormalities of the extracellular degradation of collagen type I in essential hypertension. Circulation. 1998;98(6):535–40.

55. Lopez B, et al. Impact of treatment on myocardial lysyl oxidase expression and collagen cross-linking in patients with heart failure. Hypertension. 2009;53(2):236–42.

56. Martos R, et al. Diastolic heart failure: evidence of

increased myocardial collagen turnover linked to diastolic dysfunction. Circulation. 2007;115(7):888–95.

57. Westermann D, et al. Reduced degradation of the chemokine MCP-3 by matrix metalloproteinase-2 exacerbates myocardial inflammation in experimental viral cardiomyopathy. Circulation. 2011;124(19):2082–93.

58. Flather MD, et al. Randomized trial to determine the effect of nebivolol on mortality and cardiovascular hospital admission in elderly patients with heart failure (SENIORS). Eur Heart J. 2005;26(3):215–25.

59. Ghio S, et al. Effects of nebivolol in elderly heart failure patients with or without systolic left ventricular dysfunction: results of the SENIORS echocardiographic substudy. Eur Heart J. 2006;27(5):562–8.

60. Solomon SD, et al. Effect of intensive versus standard blood pressure lowering on diastolic function in patients with uncontrolled hypertension and diastolic dysfunction. Hypertension. 2010;55(2):241–8.

61. Lovelock JD, et al. Ranolazine improves cardiac diastolic dysfunction through modulation of myofilament calcium sensitivity. Circ Res. 2012;110(6):841–50.

62. Sabbah HN, et al. Chronic electrical stimulation of the carotid sinus baroreflex improves left ventricular function and promotes reversal of ventricular remodeling in dogs with advanced heart failure. Circ Heart Fail. 2011;4(1):65–70.

63. Schwartzenberg S, et al. Effects of vasodilation in heart failure with preserved or reduced ejection fraction implications of distinct pathophysiologies on response to therapy. J Am Coll Cardiol. 2012;59(5):442–51.

64. Kasner M, et al. Diastolic heart failure and LV dyssynchrony. Curr Pharm Biotechnol. 2012;13(13):2539–44.

65. de Souza RR. Aging of myocardial collagen. Biogerontology. 2002;3(6):325–35.

66. Gaasch WH, Zile MR. Left ventricular diastolic dysfunction and diastolic heart failure. Annu Rev Med. 2004;55:373–94.

67. Mays PK, et al. Age-related changes in collagen synthesis and degradation in rat tissues. Importance of degradation of newly synthesized collagen in regulating collagen production. Biochem J. 1991;276(Pt 2):307–13.

68. Prockop DJ, Kivirikko KI. Collagens: molecular biology, diseases, and potentials for therapy. Annu Rev Biochem. 1995;64:403–34.

69. Batkai S, et al. Decreased age-related cardiac dysfunction, myocardial nitrative stress, inflammatory gene expression, and apoptosis in mice lacking fatty acid amide hydrolase. Am J Physiol Heart Circ Physiol. 2007;293(2):H909–18.

70. Lindsey ML, et al. Age-dependent changes in myocardial matrix metalloproteinase/tissue inhibitor of metalloproteinase profiles and fibroblast function. Cardiovasc Res. 2005;66(2):410–9.

71. Annoni G, et al. Age-dependent expression of fibrosis-related genes and collagen deposition in the rat myocardium. Mech Ageing Dev. 1998;101(1–2):57–72.

72. Besse S, et al. Nonsynchronous changes in myocardial collagen mRNA and protein during aging: effect of DOCA-salt hypertension. Am J Physiol. 1994;267(6 Pt 2):H2237–44.

73. Thomas DP, et al. Collagen gene expression in rat left ventricle: interactive effect of age and exercise training. J Appl Physiol. 2000;89(4):1462–8.

74. Lam CS, et al. Epidemiology and clinical course of heart failure with preserved ejection fraction. Eur J Heart Fail. 2011;13(1):18–28.

75. Ather S, et al. Impact of noncardiac comorbidities on morbidity and mortality in a predominantly male population with heart failure and preserved versus reduced ejection fraction. J Am Coll Cardiol. 2012;59(11):998–1005.

76. McMurray JJ, et al. Design of the Reduction of Events with Darbepoetin alfa in Heart Failure (RED-HF): a Phase III, anaemia correction, morbidity-mortality trial. Eur J Heart Fail. 2009;11(8):795–801.

77. Rutten FH, et al. Heart failure and chronic obstructive pulmonary disease: an ignored combination? Eur J Heart Fail. 2006;8(7):706–11.

78. Barr RG, et al. Percent emphysema, airflow obstruction, and impaired left ventricular filling. N Engl J Med. 2010;362(3):217–27.

79. Kasner M, et al. Left ventricular dysfunction induced by nonsevere idiopathic pulmonary arterial hypertension: a pressure-volume relationship study. Am J Respir Crit Care Med. 2012;186(2):181–9.

80. Lam CS, et al. Cardiac dysfunction and noncardiac dysfunction as precursors of heart failure with reduced and preserved ejection fraction in the community. Circulation. 2011;124(1):24–30.

81. Hawkins NM, et al. Heart failure and chronic obstructive pulmonary disease: diagnostic pitfalls and epidemiology. Eur J Heart Fail. 2009;11(2):130–9.

82. Lam CS, et al. Sex differences in clinical characteristics and outcomes in elderly patients with heart failure and preserved ejection fraction: the Irbesartan in Heart Failure with Preserved Ejection Fraction (I-PRESERVE) trial. Circ Heart Fail. 2012;5(5):571–8.

83. De Simone G, et al. Sex differences in obesity-related changes in left ventricular morphology: the Strong Heart Study. J Hypertens. 2011;29(7):1431–8.

84. Maisch B, Alter P, Pankuweit S. Diabetic cardiomyopathy–fact or fiction? Herz. 2011;36(2):102–15.

85. Paulus WJ, et al. How to diagnose diastolic heart failure: a consensus statement on the diagnosis of heart failure with normal left ventricular ejection fraction by the Heart Failure and Echocardiography Associations of the European Society of Cardiology. Eur Heart J. 2007;28(20):2539–50.

老年与心力衰竭

第十四章　ST 段抬高型心肌梗死和心力衰竭老年患者的再灌注和血管扩张剂治疗：改善预后

Reperfusion and Vasodilator Therapy in Elderly Patients with STEMI and Heart Failure：Improving Outcomes

Bodh I. Jugdutt，Anwar Jelani，Seraj Abualnaja，Nakul Chander Sharma 和 Joseph Szeman Wong

（李树仁　译）

引言

全世界老年人口（≥65 岁）都在逐渐增加[1]。心衰（HF）亦非常常见，且在老年人群中发病率正在增加[1]，而有关心衰的治疗策略正受到挑战[2]。衰老伴随着心血管系统改变使老年人群更容易罹患心衰[3-6]。2010 年更新的北美人口统计数据显示，老年人群中 65～74 岁和≥75 岁亚组分别占总人口的 7％和 5％[7]，2012 年和 2013 年的统计结果与此相似[8-9]。从过去几十年的发展趋势推测，未来老年人口数量将会进一步增加[10]。2013 年，心衰管理总体上说仍面临挑战[11]。合并症如高血压和 CAD 及 ST 段抬高型心肌梗死（STEMI）在老年人群中更加普遍，这些促使与老年人衰老相关的舒张性和收缩性心衰的形成[2,12]。患有 CAD 和高血压的老年患者对医务人员更具挑战性[12]。部分是因为年龄＞75 岁的高龄老年患者急性心肌梗死数量占总体急性心肌梗死患者的 1/3 以上[13]。实际上，在北美和欧洲，STEMI、高血压和心衰在老年人群中更普遍[7]。尽管改进治疗方法，心血管死亡人数在老年人群中仍然最高[14]。大约一半的心衰患者在 5 年内死亡[9]。心衰相关的发病率、再住院率和花费在老年患者中更高[15-18]，致使许多家庭破产。到 2030 年，美国心衰直接和间接花费预计从现在的 307 亿美元增长到 698 亿美元，其中老年患者比年轻患者增长快，＞65 岁老年人群估计增加 3 倍[11]。

STEMI 不仅是老年和非老年人（＜65 岁）的主要杀手[19]，而且急性 STEMI 幸存者会出现进行性 LV 扩张最终导致 EF 降低的慢性心衰（HF/REF）[2,20-21]。与此相反，慢性高血压的幸存者逐渐出现向心性 LV 重构，最终导致 EF 保留的高血压（HF/PEF）[2,22]。其中，再灌注和血管扩张药物在 STEMI 治疗中发挥重要作用[18,23-26]，而对于高血压血管扩张剂发挥重要作用[27]。再灌注和血管扩张药物对于老年人是一种有吸引力的治疗策略，但由于机体衰老相关的改变[2-6,23,27]以及许多临床药理试验多不包含老年人群[2,19-20]，老年患者治疗时需更慎重。本章主要阐述再灌注和血管扩张药物对 STEMI 和慢性高血压幸存的老年患者心衰管理的作用，并探讨一些可能改善预后的方法。

衰老和心力衰竭

心衰是以结构和功能进行性紊乱为特点，导致 LV 舒张期充盈和收缩期射血功能受损从而表现出一系列的典型症状和体征[15-18]。1980—2000 年人口调查显示老年人群中心衰非常普遍，其中很多患者年龄＞80 岁[28-30]。心衰风险随着衰老和高血压的严重程度增加[7,14]，并随着既往有 STEMI 和高血压病史而增加[14]。心衰经常与高血压、心肌梗死和糖尿病等合并症共存[2,31]。2013 年心衰数据更新显示，2012 年美国拥有将近 500 万的心衰患者，这一数据到 2030 年预计增加到 850 万[18]。老年心衰发病率大约为 10/1000，其中 75% 既往有高血压病史[7,14]。诊断通常在住院后得出，其中约 80% 住院心衰患者为老年人[20]。老年患者中最常见的出院诊断就是心衰[14]。门诊心衰患者更可能使用高性价比资源，并且老年患者中再住院率很高[14]。2010 年心衰的总花费估计为 392 亿美元[14]。卫生保健提供者和政策制定者应认识这一发展趋势，并且积极解决和预防这一问题[2]。

心力衰竭人群

临床上，心衰被定义为"任何原因导致的心脏结构和功能受损引起心室充盈和射血功能障碍的一组临床综合征；心衰的主要临床表现为呼吸困难、疲劳（活动耐量受限），以及液体潴留［肺和（或）内脏充血和（或）肺水肿]"[18]。

如前面所述，心衰发病率和死亡率高[15-18]，是发达国家老年患者住院和急诊的常见原因[32]。心衰发病率随年龄增加而增高[10]，其中 70～80 岁患者占 10% 以上，并且约 50% 心衰患者在诊断明确后 5 年内死亡[10,33]。

老年心衰患者分为两大组，分别具有不同的名称[15-18]：①舒张性心衰（DHF），即 EF 保留的心衰（HF/PEF）、收缩功能保留的心衰（HF/PSF）或 EF 正常的心衰（HF/NEF）；②收缩性心衰，即 EF 减低的心衰（HF/REF）。这些分类表型对老年患者心衰的管理具有重要启示。HF/PEF 患者是以舒张功能障碍导致心室充盈受损为特点的一组综合征，伴随心室肌细胞舒张缓慢、心室壁增厚度、心室向心性重构以及细胞外基质（ECM）沉积和纤维化发生。更重要的是，约 50% 的老年患者是 HF/REF，50% 的心衰患者是 HF/PEF，且其发病率在老年患者中更高[34-35]。近期一个有关 HF/PEF 的研究，纳入的所有患者年龄均 >80 岁，平均年龄 87 岁[36]。

充血性心衰（CHF）是以心脏功能不足以满足机体需求为特点的一组综合征，CHF 是突发心排血量下降的结果，从而导致体循环血管阻力（SVR）增加，反过来进一步使心排血量减少最终导致肺水肿。

CHF 的风险随着年龄增加[37]，老年患者最常见的急性心衰综合征是 EF 保留的 CHF[38]。

衰老和心血管连续演变

重要的是要记住衰老是连续的生理过程，导致心血管系统为主的改变（表 14-1 和图 14-1）从而导致 LV 功能障碍[3-6,23,29]和远期进行性心衰[19-20]。衰老过程是心血管疾病持续演变为心衰的主要原因，是向心衰进展的关键促发因素（图 14-1）。随着年龄的增长渐进性的生物改变影响心脏病理生理，几项研究证实，45 岁以后心衰发病开始增加[40]。

表 14-1　衰老的生理及病理改变

1. ↑收缩压及脉压，LV 质量

2. ↑CHD 和心房颤动的发生率

3. ↓舒张早期充盈率，最大心率，最大心排血量，最大需氧量，运动引起的射血分数增加，心率反射，β 肾上腺素能和内皮介导的血管扩张

4. 动脉血管壁的细胞、酶和分子改变，动脉重构，↑动脉僵硬度

5. ↓内皮 NO 产生，↑内皮细胞凋亡及过氧化产物，保留了对非内皮细胞诱导的物质如硝酸盐和硝普钠的反应

6. 改变心肌细胞 ECM，↑胶原、胶原纤维直径、胶原交联、Ⅰ/Ⅲ型胶原比、纤维连接蛋白；↓弹性蛋白含量

7. 改变 MMP 和 TIMP 之间的平衡→↑ECM 产生，进展为心房颤动

8. ↑胶原、弹性蛋白、钙化传导异常，血管钙化

9. ↑心室胶原蛋白和 ECM→细胞丢失，心肌肥厚，心肌细胞钙处理改变，收缩期延长，松弛

10. ↑纤维蛋白原、凝血因子、血小板活性、PAI-1 和血栓因子→ACS 及动脉粥样硬化的进展

11. 改变自主神经系统功能，↓β 肾上腺素能、α 肾上腺素能和多巴胺功能→↓压力感受器对压力反应，并且↑副交感神经刺激的敏感性

12. ↓应力导致心排血量增加的能力，↓对心肌损伤反应能力；↓储备能力从而降低症状阈值

↑=增加；↓=降低；→=导致；ACS，急性冠状动脉综合征；CHD，冠状动脉性心脏病；ECM，细胞外基质的胶原蛋白；LV，左心室；MMP，基质金属蛋白酶；NO，一氧化氮；PAI-1，纤维蛋白溶酶原激活物抑制剂；TIMP，组织金属蛋白酶抑制剂（来源于 Jelani A，Jugdutt BI. STEMI and heart failure in the elderly：role of adverse remodeling. Heart Fail Rev 2010；15：513-521. 获得 Springer Science＋Business Media 授权）

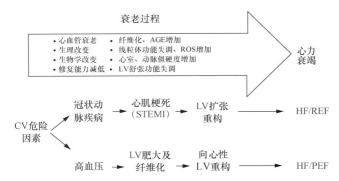

图 14-1 衰老及心衰的进展。AGE, 晚期糖化终产物; EF, 射血分数; PEF, 保留射血分数; REF, 射血分数减低; LV, 左心室; ROS, 活性氧（来源于 Jelani A, Jugdutt BI. STEMI and heart failure in the elderly: role of adverse remodeling. Heart Fail Rev 2010; 15: 513-521. 获得 Springer Science ＋Business Media 授权）

衰老和心力衰竭进展

心血管危险因素（如遗传、饮食、吸烟、静态生活方式、血脂异常、高血压、肥胖、糖尿病、代谢综合征和压力）均促进导致心衰的心脏病理机制。衰老过程中常见合并症（如 CAD、高血压、肥胖和 2 型糖尿病）导致原发性心肌病，尤其是在老年人中，加速心衰、终末期心脏病、严重残疾甚至死亡的发生。因此，必须尽早预防，并且全程采取措施阻止进展[2]。

衰老和 STEMI 及高血压导致的心力衰竭

在美国，CAD 的发病率和死亡率居首要地位[14]。重要的是，CAD 和心肌梗死在老年患者中更常见，是除高血压外心衰患者的主要病因[7,41]，MI 的平均年龄男性为 64.5 岁，女性为 70.4 岁[7]。2010 年估计有 785 000 例冠状动脉首发事件、470 000 例再发事件和 195 000 例无症状心肌梗死。估计有 7450 万成人患有高血压，男女比例相同[14]。改善心血管疾病治疗，尤其是那些心肌梗死、心肌梗死后心衰和高血压患者的治疗，能够明显改善生存情况并使那些幸存下来的非老年患者生活到老年的数量增加，因此，使易患心衰的老年患者增加[14-17]。

在加拿大，尽管心血管疾病和急性心肌梗死死亡率降低，心衰发病率仍然很高，1999 年报道心衰患病 350 000 例，一年死亡率在 25% ～

40%[42]，老年人群具有更高的发病率和住院率[39]。在欧洲，心衰的负担也在增加，且老年人群尤为严重[17]。

STEMI 的定义

值得注意的是急性冠状动脉综合征的再次定义包括不稳定型心绞痛、非 ST 段抬高型心肌梗死（NSTEMI）和 STEMI。大部分 STEMI 患者发生血栓闭塞导致透壁性或者病理性 Q 波型心肌梗死，而 NSTEMI 通常发生不完全闭塞或者附壁血栓导致心内膜下、非透壁性、非 Q 波型心肌梗死。然而，透壁性或 Q 波型心肌梗死，或者是 NSTEMI 均导致更严重的心室重构和功能障碍[43-45]，具有很高的死亡率和发病率[46]。再灌注方面，大部分心肌梗死试验集中在 STEMI 或 Q 波型 MI。早期成功再灌注治疗能够中断向心肌坏死的进展[47]，被认为能够限制心室重构[48]。

心力衰竭模型

早期心衰模型（如心脏循环、血液动力学及心肾模型）强调泵功能障碍、心排血量和肾血流减少，以及增加外周血管收缩的特点。随后的神经体液模型强调从无症状到有症状心衰的进展，从最初损伤开始出现肾上腺素能神经系统、RAAS 和细胞因子系统的激活，随后出现二次损伤，去适应重构使心衰恶化[49]。对于心血管疾病随着时间持续进展发生的心衰来说（图 14-1），CAD 导致 STEMI 和渐进性心室扩张重构、离心性 LV 肥大、LV 收缩功能障碍和 HF/REF，而高血压性心脏病导致 LV 肥大和纤维化、向心性 LV 重构、LV 舒张功能障碍和 HF/PEF[2]。

STEMI：一种对于老年患者更加严重的疾病

心衰被普遍认为是 STEMI 幸存者继发的复杂合并症[14,46,48-50]，首次 STEMI 发生后进展为心衰的个体随着年龄增加而增加[14]。此外，大部分急性心肌梗死后死亡也多发生于老年患者[14]。一些临床研究显示 STEMI 后心衰发病率和死亡率在老年人群多于非老年人群[19-20]。STEMI 对于老年患者比非老年患者更加严重，因为其能够引起更加严重的左心室功能障碍、心室负性重构以及心衰[20-21]。老年患者发生 STEMI 后其住院率和远期死亡率远高于非老年患者。一项人口调查结果显示 55～64 岁人群因急性心肌梗死住院出现住院期间死亡的人数是年龄

<55 岁人群的 2.2 倍，而 65～74 岁、75～84 岁及 >85 岁人群分别是 4.2、7.8 和 10.2 倍[51]。

老年急性 STEMI 患者的再灌注治疗

早期溶栓试验证实早期溶栓对于老年急性 STEMI 患者即时（30 天）和短期（6～12 周）死亡率均有不利影响。GUSTO-1 试验发现年龄 <65 岁和 75～84 岁人群组 30 天死亡率相比分别是 3% 和 20%[52]。TIMI-Ⅲ 注册研究显示，>75 岁的急性冠状动脉综合征患者 7 周死亡率是年龄较小人群的 4 倍[53]。从长期来看，STEMI 相关住院出院后 1 年年龄 >70 岁老年组死亡率仍然高于年轻组（分别为 19.1% 与 6%～8%）[54]。总体来说，60% 的 STEMI 相关死亡发生于年龄 ≤75 岁老年患者[55]。总之，证据表明，年龄 ≤75 岁的老年患者是 STEMI 后特别高危的人群。

STEMI 幸存者发生心衰的风险

老年 STEMI 幸存者仍有发生心衰的高风险。尽管老年急性冠状动脉综合征和 STEMI 患者按照 ACC/AHA 心衰管理指南[15]建议进行的最佳治疗能够减少死亡率，幸存者仍增加心衰负担。一项首发心肌梗死的老年患者观察性研究，75% 的幸存者在随后 5 年内发展为心衰[56]。一项医疗保险制度研究显示平均年龄 78 岁的老年患者组急性心肌梗死发生后 30 天住院死亡率经过合理治疗轻度减少，从 18.8% 减少到 15.8%[57]。此外，STEMI 研究显示老年患者急诊经皮介入治疗（PCI）和溶栓效果比较显示 PCI 组老年患者死亡率减低[58-60]。但是，即使给予成功 PCI 和药物治疗，STEMI 患者仍进行性发生左心室重构[61]。

STEMI 后心力衰竭的老年患者高死亡率的原因

前面已经探讨了 STEMI 后心衰患者 12 种可能的高危因素。在治疗老年 STEMI 患者时应考虑这些因素。

临床试验缺乏代表性

由于入选标准的偏差，临床试验很少涉及老年人群。这在过去几十年已公认，并且提出了相关策略[62]。入选急性冠状动脉综合征的随机临床试验（RCT）的老年患者很少[63]。1966—1990 年进行的有关急性冠状动脉综合征的 RCT 中 58% 有明确的年龄排除标准，但到 1991—2000 年这一比例降为

40%[64]。≥75 岁的入选人群比例从 1966—1990 年的 2% 升为 1991—2000 年的 8%，但这一比例仍明显低于他们在美国心肌梗死总体人群中所占比例（37%）。有趣的是，女性也不能被很好入选，尽管入院比例由 1966—1990 年的 20% 升为 1991—2000 年的 25%[65]。这一问题在过去十年间也一直被探讨并强调[65]。尽管治疗策略的安全性和有效性随着年龄发生变化，纳入标准的偏差使老年患者包括 STEMI 后心衰的高危患者不能得到以循证医学证据为基础的最佳治疗。

缺乏临床试验数据

针对 STEMI 后负性重构、HF/REF 及 HF/PEF 老年患者的特异治疗缺乏临床试验数据。大部分药物治疗指南是以较年轻人群的临床试验数据为基础制定的，包括再灌注和血管扩张药物治疗。近期一项 PREAMI 回顾性研究[66]阐释了 ACEI，培哚普利对于 LVEF（≥40%）保留的老年急性 MI 存活者的疗效。1252 例（平均年龄 73 岁）患者参与随机分组，安慰剂组表现出持续性重构（LV 舒张末期容积增加 ≥8%），而培哚普利治疗组减少了持续性重构[66]。

缺乏衰老和 STEMI 后修复的数据

缺乏衰老对于 STEMI 和心衰修复的影响相关数据。目前需更多有关心肌梗死后修复和 STEMI 后重构的病理学机制相关数据和针对修复和重构机制有益治疗的临床证据。前期研究结果显示，STEMI 后重构影响临床预后[43,48,50]。然而，这些研究主要在非老年患者中进行。

累积证据显示损伤后最佳修复对于幸存者良好的预后非常重要，老年患者心脏修复过程可能不同于年轻患者[20]。STEMI 损伤心肌、细胞外基质以及血管。其触发心肌梗死后几周内包括生化、分子、细胞等在内的反应，导致修复和重构同时发生的动态进程。一个新的概念是，蛋白质的定时释放，即在 AT Ⅱ、氧化应激和其他因素的影响作用下释放如趋化因子、细胞因子、基质金属蛋白酶（MMP）、其他基质蛋白及生长因子，导致炎症反应和 ECM 的重构，最终形成纤维瘢痕。MMP 引起的 ECM 的降解导致心肌细胞滑动、心脏扩大、心功能不全以及心衰。

衰老诱发的 STEMI 后延迟修复和负性重构

衰老潜在改变这些进程，不仅包括急性损伤的

范围，还包括随后的修复和重构，因此影响到预后[20]。衰老与 LV AT Ⅱ（一种调节 ECM 的物质）增加有关，增加了活性氧（ROS）和氧化应激。所有这些因素均能够参加损害性修复（图 14-2）。衰老相关的受损/有缺陷的修复反过来增加或促进去适应性的重构，因此导致进展性的心脏扩大、纤维化、功能障碍和死亡（图 14-2）。我们假设衰老相关的缺陷修复参与炎症和纤维化通路的失调[20]。衰老相关的神经体液、免疫和氧化应激变化如前所述[20]。

再灌注心肌梗死大鼠模型数据显示，衰老抑制炎症、延迟修复、减少梗死胶原蛋白和导致负性重构[67]，为修改老年患者 STEMI 后治疗提供有力的论据[68]。衰老与免疫功能低下和合并症相关，进一步导致心肌梗死后损害性修复[68]。更复杂的是，衰老与后调理介导的心脏保护作用减弱有关[69]，从而导致老年患者梗死面积扩大。广泛用于老年患者治疗关节炎的抗炎药如非甾体抗炎药（NSAID）和类固醇[70]同样损害梗死后的修复。

至今，还没有专门针对改善年轻或老年患者 STEMI 后愈合的特异性治疗手段。

冠状动脉疾病的严重程度

证据表明 CAD 的严重程度和范围随着年龄增加而增加，部分原因可能是暴露于危险因素的时间较长。因此，老年患者的冠状动脉事件更可能出现负性结果。这进一步加剧之前所述的衰老诱导的后调理减低和前面提到的修复。在国家心肌梗死注册处（NRMI；http://www.nrmi.org），年龄＜65 岁的 STEMI 患者心衰发生率是 11.7%，而那些年龄超过 84 岁患者为 44.6%[19]。

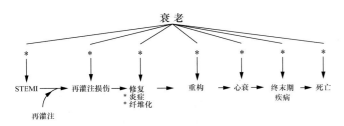

图 14-2 衰老对 STEMI 进展为心衰的作用。假设衰老可能的影响。（星号）假设衰老可能有显著影响的位点。（来源于 Jelani A，Jugdutt BI. STEMI and heart failure in the elderly：role of adverse remodeling. Heart Fail Rev 2010；15；513-521. 获得 Springer Science＋Business Media 授权）

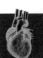
STEMI 后早期再灌注治疗死亡率更高

STEMI 后老年患者院内死亡率显著高于年轻患者。无论老年 STEMI 患者使用哪种干预方式，院内死亡率均较高，在不同的研究中死亡率差异从 19.9% 到 32%。其中一项研究纳入 2117 例（年龄＞70 岁）进行溶栓治疗的 STEMI 患者，院内死亡率 31.9%[71]。另一项研究证实，706 例初发 STEMI（年龄＞75 岁）进行溶栓治疗的患者，院内死亡率 29.7%[72]。

老年 STEMI 患者延迟/不典型症状

STEMI 后高院内死亡率是由于以下原因，包括延迟或者不典型症状以及漏诊或延误诊断。老年患者的急性事件症状学与年轻患者不同。老年患者表现典型症状不常见。国家心肌梗死注册处（NRMI），只有半数年龄＞84 岁的患者有胸痛症状（58.9%），而年轻患者（＜65 岁）大部分（89.9%）有典型症状。这不仅妨碍急性冠状动脉事件的及时诊断，而且还阻碍患者发生事件后急需就诊的意识[19]。

认知不足和社会经济因素可进一步导致就诊延迟[73-75]。可能只是由于老年患者经常独居或居住地较远，主要是缺乏及时转运。这些现象已经在北美的几个研究中被注意并强调[76-77]。老年患者急性事件后就诊延迟在不同国家和地区都较普遍。新加坡的一项研究显示，只有 59.6% 的老年患者发生急性心肌梗死后在 12h 内就诊，而年轻患者中有 67%[78]。症状发生后就诊的中位时间老年患者为 8h 而年轻患者为 5h[78]。老年患者的就诊延迟并不仅局限于社区人群。在研究人群中发现，老年患者就诊较年轻患者延迟。这使他们更加容易遭受就诊延迟相关的不良事件[51,79]。明确了这些，对于治疗策略的选择有启示作用。年龄≥85 岁的患者心电图中有 1/3 表现为左束支传导阻滞（LBBB），增加了误诊的概率[19]。糖尿病患者也可能由于缺乏典型的胸痛症状而延误诊断。

老年 STEMI 患者的早期再灌注治疗

老年患者较年轻患者再灌注治疗效果更差。例如 SHOCK 研究显示，年龄≥75 岁的患者接受再灌注治疗 30 天内死亡率为 75%，明显高于年龄＜75 岁患者的 41.4%[80]。老年急性 STEMI 患者的并发症较年轻患者更严重且更常见。所有这些并发症包括 LV 游离壁破裂，尤其是前壁心肌梗死后的 24～48h 内，通常发生在大面积透壁性前壁心肌梗死患者，损伤到 LV 室壁的 20%。这一事件的发生率总体非常小，而老年患者中报道为 7%～9%[81]。这一致命性并发症随着溶栓药物的应用发生率增加。GISSI-2 试验报道住院期间接受溶栓药物治疗后发生电机械分离死亡进行尸检患者中的 86% 发现心脏破裂[71]。溶栓治疗对于游离壁破裂发生影响的另一项试验研究显示[72]，706 例年龄≥75 岁的接受溶栓治疗的患者，院内死亡率为 16.5%，而接受血管成形术或不接受任何再灌注治疗患者的死亡率为 4.3%。这一并发症能够通过限制干预心肌愈合的药物（NSAID、类固醇等）的应用，应用减低而不是增加室壁压力的药物来避免[82]。

缺乏老年 STEMI 后心衰患者循证治疗

如前所述，随着心血管疾病尤其是 STEMI 和高血压的治疗策略改善，更多的非老年患者生存到老年，使易患心衰的老年患者人数增加[14-18]。而心衰在 STEMI 后存活下来的老年患者更常见。对于 HF/REF 和 HF/PEF 均如此[83-84]。大面积梗死或 STEMI 不仅是 STEMI 后心衰的常见原因[85-86]，而且还能导致老年患者更加严重的负性重构[20-21]。卒中和心律失常在老年患者中更加常见[19]。老年患者心肌梗死后心房颤动也更加常见[87-88]。所有这些共存疾病使老年患者的治疗面临挑战。心房颤动患者以抗血小板药物、纤溶剂和 GPⅡb/Ⅲa 受体拮抗剂为主的长期的抗凝治疗明显增加出血风险。

老年患者普遍没有接受以循证医学为基础的治疗。全球急性冠状动脉事件注册（GRACE）研究显示，年龄≥75 岁的老年患者进行冠状动脉旁路移植术的比例为 2.7%，而年龄<75 岁的患者为 8%[89]。未接受合适的、被证实有效的治疗的可能性随着年龄增加。GRUSADE 注册研究资料显示，5557 例年龄≥90 岁的急性冠状动脉综合征患者与 46 270 例年龄 75～89 岁的患者比较[90]。高龄老年患者与年轻一些的老年患者相比更加不可能接受指南指导的短期治疗。这些包括关键的、最初 24h 内肝素（75.1% 与 82.4%）、糖蛋白Ⅱb/Ⅲa 受体拮抗剂（12% 与 29.2%），以及他汀（30.4% 与 45.7%）。符合标准的高龄老年患者更加不可能在 48h 内接受心导管检查（10.8% vs. 36.3%）。因此，在这个年

龄的人群中再血管化的比例更低。最简单的治疗方式被延误甚至拒绝。所有的老年患者均是如此，而高龄老年患者更是如此。例如，对于入院前没有服用他汀类药物、入院的最初 24h 内服用他汀类药物高龄老年患者与年轻一些的老年患者的比例分别为 18.7% 和 26.7%[90]。心导管检查禁忌的比例老年患者和年轻患者分别为 59.8% 和 26.9%。介入手术记录的最常见的禁忌证就是高龄（40.6%）和不复苏（29.3%）[90]。

医生对于老年 STEMI 后心衰患者的态度

医疗保健提供者认为把来自年轻患者的推测结果应用到老年患者不安全。这一观念由于显而易见的原因非常正确，并且被 ACC/AHA 制定的指南所强调[19]。这些指南明确并且正当提出，对于老年患者参照目前指南推荐的治疗策略时应更谨慎。目前提供的证据显示，对于老年患者指南推荐的治疗似乎能够带来获益。因此，公布的指南推荐已证实对于非老年心衰患者有效的治疗策略能够应用于老年患者，但是要附带一些注意事项[15-18,20-21]。HF/REF 患者的治疗主要包括 ACEI/ARB、β 受体阻滞剂、醛固酮受体拮抗剂或者盐皮质激素受体拮抗剂（MRA），对于那些不能耐受 ACEI 或硝酸盐或美国黑人患者也可联合使用肼屈嗪-硝酸盐混合物。近期数据表明，醛固酮受体拮抗剂对于老年和高龄老年患者有用，但应避免高钾血症发生[91]。对于症状控制和降低发病率有益的治疗包括利尿剂和地高辛。近期，对于这两大部分的心衰患者的治疗已被阐述[2,17-18]。

缺乏 HF/PEF 老年患者的证据

目前已有 HF/PEF 患者的综述[92-93]。迄今为止，HF/PEF 患者的临床试验并没有显示死亡率方面获益，其治疗仍主要集中在症状缓解和治疗潜在的病因。与 HF/REF 患者相比，HF/PEF 患者更可能是老年、女性、高血压患者，很少有 STEMI 或者既往使用 ACEI 或 ARB 的治疗史[94]。但其死亡率与 HF/REF 患者相似。虽然随着时间变化，HF/REF 患者生存率得到改善，HF/PEF 患者却没有变化。由于缺乏临床试验数据用于指导老年和非老年患者的治疗，治疗仍然是经验性并且是双重的：①缓解症状；②治疗病因。药物治疗有限，因为小型的试验结果都不确定。ARB 被检验，因为其能减轻心肌纤维化。然而，对于 HF/PEF 的老年和非老年

患者缺乏特异治疗方法。

老年心衰患者药物治疗的难题：合并症和多重用药

老年心衰患者的治疗被认为是非优选的。年龄相关的生物学变化（表14-1）和相关的合并症和多重治疗药物使老年心衰患者的治疗更具挑战性。合并症不仅使心衰恶化，增加心衰负担，而且使治疗变得复杂。多重治疗药物可能导致药物之间的相互作用[95-96]。老年患者可能对利尿剂、ACEI、β受体阻滞剂和正性变力性药反应迟钝。除了认知损害和脆弱，他们可能表现出对肾功能不全、钠水排泄减少、直立性低血压、治疗（ACEI、β受体阻滞剂、硝酸盐、肼屈嗪）引起的低血压恶化的增高的敏感性。考虑到随着年龄变化固有的生理变化的发生（表14-1），老年患者心衰药物治疗的几个预防措施是必需的。由于年龄相关的生理、药物代谢、药代动力学、药物耐受、多种药物、药物相互作用和合并症的影响的变化，治疗应个体化[1]。

老年患者特别需开具多种药物。就诊时他们通常服用这些药物。他们通常定期服用2～6种处方药物和1～4种非处方药[95]。当在他们的药物方案中加用药物时，不良反应的可能性会大幅度增加。预计口服1种药物时，增加任1种药物不良反应的发生率增加6%，增加5种不同的药物不良反应的发生率增加50%，而当增加8种或更多药物时，不良反应的发生率会增加100%[96]。有关老年急性STEMI、亚急性STEMI或心衰患者同时应用药物的药代动力学并没有科学评估，更不用说就诊时已用多种不同药物的老年患者。由于随年龄增加，患者的胃肠道、机体脂肪和水的容量、肝和肾的功能发生相应变化，所以老年患者的药代动力学不同方面（吸收、分布、代谢和排泄）可能发生变化。用试验来发现每一种药物组合的效果是不可能的，更不用说进行临床试验。

老年心力衰竭患者的血管扩张治疗

心衰在老年患者中普遍存在[7-19]，并且急性失代偿期心衰或低血压导致器官灌注不足的慢性心衰患者在21世纪仍有较高死亡率[97]。血管扩张剂被用于治疗急性发作的收缩性和舒张性心衰患者，尤其是那些不能耐受ACEI或ARB的患者。血管扩张剂包括硝酸盐、肼屈嗪-硝酸盐复合制剂、硝

普钠和奈西立肽。如果心衰患者在应用ACEI、β受体阻滞剂、ARB或螺内酯基础上仍有症状，加用血管扩张剂能够缓解症状。这些治疗是欧洲、美国、加拿大指南所推荐的[16-18,23]。然而，这些指南并不是专门针对老年患者或是基于专门针对老年患者的数据基础上的。对于老年患者，加用血管扩张剂能否产生同年轻患者相似的死亡率获益仍需研究。

心力衰竭治疗的血管扩张剂时代

20世纪60年代以前，慢性心衰的治疗大部分依赖于洋地黄制剂和利尿剂。这种联合应用能够缓解症状，但对于死亡率方面没有获益。20世纪60年代早期的研究证实血流阻力[98]或后负荷[99]是决定心脏功能的主要因素。这开启了慢性心衰血管扩张剂治疗时代。在20世纪70年代，基于心脏功能的血液动力学的生理学研究结果，血管扩张剂被提出用于治疗慢性心衰[100-103]。这些研究结果显示血管扩张剂的急性应用能够通过减少LV射血时的血管阻力和抵抗改善LV功能，并证实LV功能依赖于阻抗/后负荷和SVR。血管扩张剂的作用区别在于对小动脉阻力血管、动脉顺应性血管和静脉容量血管以及循环的神经体液调控机制的作用[101]。药物如硝普钠的反应，主要作用于不恰当的血管收缩使LV射血阻力增加[102]。因此，急性心肌梗死伴随心衰的患者，硝普钠能够使LV充盈压从23mmHg降低到11mmHg，并增加心排血量[102]。许多临床试验验证了短期血管扩张剂的LV功能获益，但需进一步的长期研究验证其对于死亡率是否有益。

相关的病理生理及机制

多种血液动力学和神经体液机制促进心衰患者血管收缩、SVR，以及心脏的后负荷和前负荷增加[104]。已证实的异常包括：①小动脉和细动脉口径的减少，总SVR增加，除体循环血管灌注正常外，区域血流减少，末梢反应性充血的峰值减少；②导管动脉顺应性或舒张性减低促使血管阻力或者后负荷显著增加；③增加的血管壁重构和血管收缩的张力；④静脉血管收缩伴随着静脉血管张力增加、容量血管减少从而使中心静脉压、外周毛细血管压增加、水肿，使血容量重新分布集中到心腔和肺血管，增加前负荷和肺水肿，使肾功能恶化；⑤由于钠水潴留导致血管壁结构变化，以及血管平滑肌（VSM）

增生、肥大和重构导致动脉腔面积减少和血管壁膨胀；⑥去适应导致交感神经系统（SNS）活性增加，突触间隙去甲肾上腺素释放的增加，RAAS活性增加，增加的AT Ⅱ、精氨酸加压素和内皮素导致SVR、血管壁压力及心肌需氧增加，降低每搏量和心排血量；⑦一氧化氮减少导致内皮介导的血管收缩[104]；⑧增加的心房利钠肽（ANP）不足以抵消增加的血管收缩物质。

血管扩张剂能够抵消这些机制主要通过以下几个方面：①直接作用于血管平滑肌细胞，增加Na$^+$/K$^+$-ATP酶活性或者其他分子机制；和（或）②间接抑制神经体液引起的血管收缩，包括通过减少去甲肾上腺素释放或α1-受体阻滞剂、血管加压素类似物、钙通道阻滞剂和能够通过刺激内皮增加一氧化氮释放及cGMP介导的血管舒张的药物，抑制交感神经介导的血管收缩[105]。因此，血管扩张剂能够通过减少SVR、改善动脉顺应性、减少LV壁张力和LV射血阻力，从而改善心衰患者血液动力学异常。反过来这些能够增加心脏每搏量和心排血量，从而能够短期内改善循环状况，长远上可能减轻负性重构[106-107]。

不像年轻患者，老年患者在压力负荷作用下更容易发展为心衰，注意到这一点很重要。至少年龄相关的四个心血管变化损害了老年患者应对正常压力的能力：①减少了对于β肾上腺素能刺激的应答能力；②增加了血管僵硬度；③增加了心肌僵硬度并减少了顺应性，从而导致LV舒张压和左心房内径增加，因而更容易发生房性心律失常，如心房颤动；④降低了线粒体的性能。这些变化使老年患者更容易发展为CHF[23]。如上所述，这些心血管危险因素如高血压、CAD、血脂紊乱和糖尿病的流行使这部分人群更容易发展为CHF[2,17]。据报道，年龄65～74岁的人群CHF发病率为4%，而年龄＞75岁的人群发病率为6%[32,108]。这些CHF患者中的70%～80%发病归因于高血压或CAD[108]。瓣膜性心脏病是老年CHF患者患病的另一个常见原因，其次为非缺血性心肌病（NICM）[17,109]。随年龄增加，动脉壁上的胶原蛋白和胶原蛋白交联结构增加，弹性蛋白纤维降解，使血管壁变得僵硬[3-6]，从而使后负荷增加，促使老年患者形成收缩性HTN[20,23]。衰老的心脏僵硬度增加，顺应性降低，使LV舒张期充盈受损，心排血量减少，舒张末期压力增加，

左心房内径增加；LV肥大促使后负荷和心肌氧耗增加。年龄相关的凋亡发生[110]。数据显示这些机制是DHF或者HF/PEF的先兆。β肾上腺素能应答的缺乏最终导致收缩能力的减低。β2肾上腺素能应答减低使心脏收缩能力减低，并且β2受体介导的外周动脉舒张也受损。腺苷三磷酸（ATP）产生减少同样损害了收缩能力。内皮功能不全导致冠状动脉血流峰值减少并加速动脉粥样硬化。总之，这些影响损害了老年患者的心脏收缩功能，共同促进心衰的发生。老年患者的动脉僵硬度可通过应用ACEI、ARB或者其他直接的血管扩张剂缓解。

影响血管扩张剂疗效及选择的因素

几个因素解释了血管扩张剂对于动脉、静脉、血管床和血管平滑肌的不同影响[104]。血管扩张剂肼屈嗪和米诺地尔主要作用于小动脉，而硝酸盐主要作用于静脉和导管动脉血管，很少作用于小动脉，RAAS抑制剂主要平衡动脉和静脉扩张。冠状动脉闭塞时，硝酸甘油增加了边支血流[111]，但这些有益作用由于低血压和矛盾的J型曲线而减弱[112-113]。老年患者应用血管扩张剂时避免血压过低非常重要[114]。第二，心衰患者应用血管扩张剂主要获益在于其能够减少小动脉顺应性相关的血流阻力或者LV射血阻力，减轻小动脉阻力、血液黏度和惯性。值得注意的是，通过平均心排血量和平均动脉压力得出的SVR忽略了顺应性对于阻力的影响。第三，静脉容量血管床的状态非常重要，因为血管扩张剂引起的血管扩张包括静脉容量血管的扩张，从而引起心衰患者心室前负荷和室壁张力的减低。然而，由于心衰患者的LV表现出平坦的Frank-Starling曲线及非常陡峭的压力-容量关系，显著降低血管扩张剂导致的LV舒张末压力（EDP）的减少，可能与舒张末容积（EDV）和心肌收缩力的很小变化有关。第四，血管扩张剂引起的神经内分泌反射非常重要。在正常个体中，血管扩张剂引起的血压（BP）下降导致SNS周期性激活，增加NE释放，导致反射性的心动过速、收缩力增强和血管收缩抵消了血管扩张剂的作用。在心衰患者中，对于血管扩张剂的神经内分泌调节反射被减弱或抵消。硝普钠的注射只引起NE和心率最低限度的增加；ACEI和ANP引起NE水平和RAAS活性降低，而肼屈嗪引起血浆肾素水平轻度增加而NE没有变化。第五，因肼屈嗪是一种重要的小动脉扩张剂（即减少

小动脉阻力和 SVR，而 LVEDP 和左心房压力的变化很小，并增加心排血量)[115]，而硝酸异山梨酯（ISDN）是一种主要的静脉血管扩张剂（减少 LVEDP 和右心房压力，增加动脉顺应性，适当增加心排血量)[116]，肼屈嗪和 ISDN 联合应用（H-ISDN）被推荐以获得双重的动脉和静脉扩张作用，使获益最大化。H-ISDN 复合物应用显示可降低小动脉阻力、增加静脉容量、增加动脉顺应性，与血管扩张剂硝普钠的作用等同[117]。

肼屈嗪-硝酸盐组合治疗充血性心力衰竭

进一步分析先前提到的短期试验和其他试验结果显示，失代偿性心衰患者活动耐量、最大耐量和 LV 功能改善，减少恶化心衰患者住院率，提出有关 H-ISDN 复合物治疗死亡率长期研究[104,118]。NYHA Ⅲ～Ⅳ级心衰患者，H-ISDN 组合应用使左心室充盈压减少 36%，心脏指数增加 58%，SVR 减少 34%[118]。同时，目前研究强调神经内分泌激活对于心衰患者的作用[119]。V-HeFT Ⅰ试验[120]开始于 ACEI 和 β 受体阻滞剂还不是心衰患者标准治疗时，是第一个研究结果显示出血管扩张剂与安慰剂比较对于死亡率有益处。在 V-HeFT Ⅰ试验[120]中，604 例收缩功能不全伴有活动耐量减低的男性患者在给予地高辛和利尿剂的基础上，随机加用安慰剂、哌唑嗪（一种 α1 受体拮抗剂）或 H-IDSN。安慰剂组的死亡率为每年 20%，而 H-ISDN 组第一年死亡率降为 12% 左右，随后的平均随访时间 2.5 年间死亡率均保持在较低水平。全因死亡数也有降低的趋势（44% 与 38.7%，$P = 0.09$)，两年终点时差别有统计学意义（相对风险减少 34%，$P < 0.028$)。值得注意，哌唑嗪在活动耐量、LVEF 和死亡率方面没有发挥有益作用，而 H-IDSN 组较安慰剂组表现出活动耐量增加和 LVEF 改善。

在 V-HeFT Ⅱ试验[121]中，入选同 V-HeFT Ⅰ 试验相似人群，患者被随机分为 H-IDSN 组和 ACEI 依那普利组。两组均降低死亡率，但依那普利组较 H-IDSN 组死亡率降低更显著，而 H-IDSN 在改善活动耐量和 LVEF 方面更有效。改善全因死亡率方面依那普利和 H-IDSN 组分别为 38.2% 与 32.8%（$P = 0.08$)。尽管没有对照组，H-IDSN 组死亡率与 V-HeFT Ⅰ试验中相同。ACEI 能够更有效改善生存率，归因于对包括 NE 和血管紧张素 Ⅱ 在内的神经内分泌激活的抑制[119]。

血管扩张剂对于左心室功能、活动耐量、生活质量和死亡率方面的有益作用使其作为一种心衰的治疗药物被保留下来[122]。尽管硝酸盐是否耐受应考虑，这并非 V-HeFT Ⅰ 或 Ⅱ 的限制因素。然而 ACEI 的不良反应如低血压、氮质血症和干咳受到关注，H-IDSN 组没有观察到这些不良反应。新型████████████████在不断开发和检测。基于 V-HeFT 研究资料，BiDiL，一种与 H-IDSN 相当的单片复方制剂被开发[123]。美国食品和药物管理局（FDA）确认 V-HeFT Ⅰ 试验死亡率获益显著，在 V-HeFT Ⅱ 试验中 H-IDSN 劣于 ACEI[123]。

肼屈嗪-硝酸盐组合治疗黑人充血性心力衰竭

20 世纪 90 年代的数据显示黑人心衰患者较白人心衰患者预后更差，全因死亡率、泵衰竭死亡、综合死亡或者住院率更高。回顾性分析显示，在 V-HeFT Ⅰ 研究中黑人应用 H-ISDN 对生存获益，在 V-HeFT Ⅱ 研究中显示白人应用依那普利较 H-ISDN 生存获益大，而黑人没有此差别[123]。FDA 提出在黑人中进行一项新的前瞻性研究。在 A-HeFT 研究[124]中，黑人伴有晚期心衰（NYHA Ⅲ～Ⅳ级）、6 个月内有左心室功能不全病史、LVEF≤35% 或 >45%、左心室舒张末直径 >2～9cm/m² 的患者，随机分为安慰剂组和 H-ISDN 组。这部分患者应用更好的药物治疗，包括利尿剂（～90%）、地高辛（～60%）、ACEI（～69%）、β 受体阻滞剂（～74%）、ARB（～17%）和醛固酮受体拮抗剂（～39%）。H-IDSN 以单片固定复方制剂形式给予（37mg 肼屈嗪和 20mg 硝酸盐），每日 3 次，滴定至 3 个药丸每日 3 次。随访 10 个月后，入选 1050 例患者，研究因 H-IDSN 组死亡率较安慰剂组显著降低 43% 而被迫终止（10.2% 与 6.2%，$P = 0.01$)。同时也观察到生活质量改善和住院风险的降低。不良反应包括头痛、低血压/头晕以及恶心。BiDiL 被证实用于治疗黑人心衰患者。

肼屈嗪-硝酸盐组合是否被推荐用于治疗老年充血性心力衰竭？

综上，血管扩张剂能够影响静脉、小动脉，或循环系统的这两个方面。左心室射血时血管阻力的降低能够改善心排血量，减少左心室内径、室壁张力和心肌需氧。然而动脉压力的过度降低是有害的，尽管对于左心室收缩功能不全的患者这不太可能。

静脉扩张剂作用于静脉系统，减少静脉压力、降低前负荷和心排血量。对于缺血引起的心衰患者更有益。心室内径和室壁张力的减小校正了心肌供/需氧的比例。静脉扩张剂同时减少毛细血管静水压，因此减轻水肿形成。血管扩张剂对于动脉和静脉血管床作用不同。一些⋯⋯⋯⋯⋯⋯脉扩张剂。目前应用的多数血管⋯⋯加细胞内的cGMP扩张血管。低血压是应用血管扩张剂的禁忌证。

ACC/AHA指南推荐应用β受体阻滞剂和ACEI后仍持续有症状的心衰患者加用H-ISDN是合理的[15]。对于应用ACEI或者ARB时出现高钾或严重肾功能不全患者应用血管扩张剂也可考虑[15]。对于NYHA Ⅲ和Ⅳ级的黑人患者，在β受体阻滞剂和ACEI基础上加用硝酸异山梨酯和肼屈嗪有益[15,114]。遗憾的是，没有一个有关H-ISDN的研究将老年患者分开，因此对于CHF老年患者有关血管扩张剂是否有益没有确切的结论[114,123]。

种族被认为是社会构建的产物[123]，而年龄和衰老是社会经济的产物[1]。然而，黑人和衰老均能够减少NO生物利用度，减弱NO介导的心血管效应。硝酸异山梨酯是一氧化氮的供体，肼屈嗪是抗氧化剂，H-ISDN抑制了NO的降解。衰老与血管紧张素Ⅱ、活性氧和氧化应激增加有关[20,22,68]。白人和女性亚组可能从H-ISDN治疗中获益[123]。在A-HeFT研究中，女性较男性具有生存获益[123]。H-ISDN对于伴随着氧化应激增加和NO通路破坏的急性失代偿性心衰是有益的[123]。H-ISDN可使NO生物利用度减低的肺动脉高压的心衰患者获益[123]。老年CHF患者可能从H-ISDN获益，这值得认真研究。

心力衰竭患者硝酸盐的应用

硝酸盐作为抗缺血和心血管保护药物用于心肌挽救和负性重构的作用已被阐述[125-126]。如上所述，硝酸盐作为主要的静脉扩张剂对于肺水肿的治疗是有效。硝酸盐能够快速降低肺静脉压和心室充盈压，缓解急性心衰患者的症状（呼吸困难）和体征（肺淤血）。较高剂量时，硝酸盐能够作为小动脉扩张剂，改善心外膜冠状动脉的血流。它们能够改善活动的心肌缺血导致的心衰患者的血流。口服、舌下含服和喷剂的可用性允许那些在急诊室没有外周途径可供给药的患者应用。治疗应尽早进行。静脉应用硝酸甘油的初始计量为$20\mu g/min$，每隔5min剂量倍增，目标是缓解症状或者使平均血压降低10mmHg，SBP保持在100mmHg以上。如果SBP降至100mmHg以下，注入剂量应减半，如果出现症状性低血压，则应该停用。我们发现硝酸盐的使用不是首选，尤其是在美国（美国急性心衰患者9%，欧洲38%）。原因仍不清楚[17-18]。主要药物相互作用是和5-磷酸二酯酶抑制剂⋯⋯西地那非（用于治疗勃起功能障碍）联合应用能引起显著低血压。

心力衰竭患者硝普钠的应用

硝普钠对于伴随高血压的急性心衰最有效。它的半衰期在数秒到数分钟。对于高血压急症和中度瓣膜功能不全引起的急性心衰是理想用药。作为一种前体药，硝普钠能够代谢成NO和氰化物。它是一种快速且强有力的血管扩张剂，能够立即发挥作用，主要用于高血压患者。如果不逐渐减量而骤然停药，可能发生反跳性高血压。尽管效果很强，但硝普钠的应用并不普遍（急性心衰患者应用率为1%）。这可能是由于需要有创动脉血压监测，同时对于心肌内的冠状动脉具有舒张作用，而引起心肌"窃血"导致心肌缺血。硝普钠应该用于血容量充足、低心排血量和高心室充盈压的患者。对于缺血性心脏病患者应慎用。一旦血液动力学达标，口服血管扩张剂及ACEI/ARB或肼屈嗪和ISDN应被加用，以停用硝普钠。硝普钠不良反应包括恶心、烦躁不安和腹部不适，这与氰化物代谢有关。氰化物中毒可能发生以$>1.5mg/kg$应用数小时或$4\mu g/kg/min$应用超过12h。暴露超过2天可能导致氰化物中毒，可静脉应用12.5g硫代硫酸钠治疗。

心力衰竭患者奈西立肽的应用

奈西立肽是人类重组BNP，是一种强效的血管扩张剂，能同时舒张静脉和小动脉，导致静脉和左心室充盈压明显降低。反过来改善心衰患者的临床症状（减轻气短，在一些患者可增加心排血量）。它同时有利钠、利尿效果，主要通过血管平滑肌、内皮及肾和肾上腺的钠尿肽受体A发挥作用。然而，这种利钠效果并不是急性心衰患者利尿剂的替代品。奈西立肽没有直接的正性变力性作用。静脉应用时[127]，最初数分钟内即可见效。大多用于轻微活动或静息状态下仍有症状的失代偿性心衰患者（即NYHA Ⅲ～Ⅳ级）。它几乎同时降低肺毛细血管楔压和右心房压而降低前负荷。它还能通过减低后负荷增加心排血量。急性心衰患者的VMAC研究证实其与安慰剂及硝酸甘油比较，能显著降低肺毛细血管楔压（PCWP），与安慰剂比较显著改善呼吸困难症状[127]。随后的 meta 分析[128-129]提出，应用奈西立肽可能使肾功能恶化和增加死亡率。为了解决这些安全性问题，ASCEND-HF 比较了 7141 例急性心衰患者在标准治疗基础上静脉应用奈西立肽或安慰剂的效果，结果发现奈西立肽对于 30 天再住院和死亡没有影响[130]。奈西立肽轻度改善气短症状，但并不使肾功能恶化。标准剂量是 $2\mu g/kg$ 弹丸式静脉注射随后给予 $0.01\mu g/kg/min$ 持续静脉注射，弹丸式静脉注射常常被省略。每 3h 增加 $0.005\mu g/kg$ 直至增加至 $0.03\mu g/kg/min$。奈西立肽的半衰期是 18min，低血压能够持续＞2h。它引起头痛少于硝酸盐。低血压是奈西立肽应用的禁忌证。

心力衰竭患者肾素抑制剂的应用

肾素是 RAAS 激活的关键限速步骤，从 20 世纪 90 年代开始就成了争论的焦点。肾素抑制剂产生的作用与 ACEI/ARB 很相似。首先，它们通过阻断 AT Ⅱ 的产生扩张动脉和静脉。血管扩张作用降低了动脉压、前负荷和后负荷。第二，它们通过阻断 AT Ⅱ 对于交感神经对去甲肾上腺素释放和再摄取的促进作用，下调了交感肾上腺素能活性。第三，它们通过阻断 AT Ⅱ 在肾的作用并阻断 AT Ⅱ 刺激醛固酮分泌，促进肾对钠和水的排泄（利钠、利尿作用）。这减少血容量、静脉压和动脉压。第四，它们抑制与慢性高血压、心衰、心肌梗死相关的心脏和血管重构。选择性肾素抑制剂阿利吉仑在 2007 年被 FDA 推荐用于治疗高血压。它是一种口服非肽类活性药物，半衰期为 24h，每天 1 次。由于其相对较长的半衰期，需要大约 2 周时间达到最大降压效果。它通过肝代谢，肾排泄。

在有症状的心衰、NYHA Ⅱ～Ⅳ级、有高血压病史的患者，以及年龄 68 岁的患者，在应用 ACEI 或 ARB 和 β 受体阻滞剂基础上加用阿利吉仑能够发挥更好的神经体液调节作用[131]。ASTRONAUT 研究将会检测在标准治疗基础上加用阿利吉仑能否降低出院后心衰患者的死亡率和加重的 HF/REF 患者的再住院率[132]。ATMOSPHERE 试验将检验阿利吉仑联合加用 ACEI 或作为 ACEI 的替代治疗对慢性收缩性心衰患者的预后改善[133]。ASPIRE 研究发现，对于高危的心肌梗死后左心室收缩功能不全的患者，在包括 RAAS 抑制剂在内的标准治疗基础上

加用阿利吉仑并不能够进一步改善左心室重构，反而增加了不良反应[134]。ASPIRE HIGHER 工程将会提供有关阿利吉仑对于靶器官损害的保护和合并心衰、心肌梗死后和糖尿病肾病在内心肾疾患的心血管患者发病率/死亡率保护作用的数据[135]。A-VOID 研究显示，□□□□□□具有保护作用，能够减□血管扩张剂□□□病以及高血压患者的蛋白尿[136]。这些试验中，有几个包含老年心衰患者。ALTITUDE 研究主要检测 ACEI/ARB 基础上加用阿利吉仑能否延缓处于高危心肾事件的 2 型糖尿病患者的心肾并发症，于 2012 年被迫终止，由于没有显著的获益，而不良事件包括高钾血症（阿利吉仑 11% 与安慰剂 7%）和低血压（12% 与 8%）增加[137]。阿利吉仑是否使老年高血压和 HF/PEF 患者获益仍有待研究。

射血分数保留的老年心力衰竭患者的双效分子

发挥 ACE 和脑啡肽酶（NEP）双重抑制作用的单个分子如奥马曲拉（OMA）在高血压患者中进行研究，尽管其在心衰患者中降压作用优于 ACEI、抗重构作用相当，但由于其能够引起血管性水肿，FDA 不推荐将 OMA 用于高血压患者治疗。双效分子的理念由 LCZ696 重新提起，在 2 期试验中，脑啡肽酶和 ARB 缬沙坦的组合显示对 HF/PEF 患者有益[139]，对于 HF/REF 患者的作用正在被评估[139-140]。对于老年心衰患者，双重抑制作用是否是更有效的策略有待于进一步研究。

老年人要监测什么？

血管扩张剂对于急性和慢性心衰治疗是重要的手段，如 ACC/AHA/ESC 指南指出，尤其是对于那些不能耐受 ARB 或 ACEI 的患者，这些药物应用于老年患者，并密切监测不良反应。迄今为止，有关血管扩张剂对老年心衰患者疗效的研究在年龄≥65 岁的老年患者中数量有限。结果显示，除了注意事项外，老年患者的药物治疗与指南推荐的年轻患者的用药没有显著差异。尽管大部分接受硝酸盐治疗的患者是老年患者，令人惊讶的是，有关老年患者这些用药的药代动力学和药效动力学的公开数据很少。老年患者多用硝酸异山梨酯和硝酸甘油而不是单硝酸异山梨酯，因为后者主要经过肝首次代谢分泌，而老年患者该作用减弱。值得注意，血管扩张剂共同的不良反应是低血压，这一点在老年患者中应更加注意，因为老年患者更容易发生低血压，

并且一旦发生低血压，有持续下降的风险。头痛经常在治疗的前几天发生。药物-药物相互作用尤其是ACEI 和 PDE 抑制剂，可导致低血压。给药剂量经常是每天 3 次或 4 次，可导致患者依从性降低。另一个老年患者存在的病变就是严重的主动脉狭窄，在这些患者中血管扩张剂的使用可能诱导先兆晕厥或心血管衰竭，因此适应证的选择应更谨慎。囊括年龄≥65 岁患者的进一步临床研究将有助于得出优化血管扩张剂对于老年患者死亡率和发病率获益的程度。

结论

心衰是一种常见综合征，在老年患者中具有较高的死亡率和发病率。对于 HF/REF 和 HF/PEF 的老年患者，心衰负担加重有很多原因。老年人心衰并不像中年心衰作为一个孤立的疾病发生，其治疗因包含多种合并症包括高血压、糖尿病、肾衰竭、营养不良、CAD、认知障碍和抑郁而变得复杂。需更多研究用于缩小老年患者中 STEMI 后重构、HF/REF 和 HF/PEF 的生物学沟壑。缺乏专门针对老年患者有关负性重构、修复、STEMI 后 HF/REF 和 HF/PEF 的相关临床试验数据。尽管再灌注有很多获益，但是衰老能够增加再灌注损害、减弱修复、增加 STEMI 后的负性重构。然而，血管扩张剂是有吸引力的药物，因为它们能够减轻左心室负荷和抗重构，但应用时仍应谨慎，因老年患者中衰老相关的变化影响老年患者对血管扩张剂的反应。还需要专门针对老年患者这两种主要心衰的新的模式和治疗途径。在老年两种类型的心衰患者中 STEMI 后心脏重构似乎需要不同的治疗途径。临床前研究应检测药物对于老年及年轻动物模型两种类型心衰的作用。临床研究应该检测药物对老年及非老年患者这两种类型心衰的作用。还需要进行更多的基础和临床研究，以寻找最优的心衰治疗策略，改善老年患者的预后，特别是年龄≥75 岁的高龄老年患者。

致谢 这本著作部分得到了安大略省渥太华加拿大卫生研究院 ♯ IAP99003 项目的赞助。感谢 Catherine Jugdutt 的帮助。

参考文献

1. Jugdutt BI. Aging and heart failure: changing demographics and implications for therapy in the elderly. Heart Fail Rev. 2010;15:401–5.
2. Jugdutt BI. Heart failure in the elderly: advances and challenges. Expert Rev Cardiovasc Ther. 2010;8:695–715.
3. Weisfeldt ML, editor. The aging heart. Its function and response to stress. Aging. vol. 12. New York, NY: Raven Press; 1980.
4. Lakatta EG, Gerstenblith G, Weisfeldt ML. The aging heart: Structure, function, and disease. In: Braunwald E, editor. Heart Disease. Philadelphia, PA: Saunders; 1997. p. 1687–700.
5. Cheitlin MD, Zipes DP. Cardiovascular disease in the elderly. In: Zipes DP, Libby P, editors. Braunwald's Heart Disease. A Textbook of Cardiovascular Medicine, vol. 2. Philadelphia, PA: Saunders Elsevier; 2001. p. 2019–37.
6. Lakatta E. Arterial and cardiac aging: major shareholders in cardiovascular disease enterprises. Parts I, II and III. Circulation. 2003;107:139–146; 346–354; 490–497
7. Lloyd-Jones D, Adams RJ, Brown TM, et al. Heart disease and stroke statistics – 2010 update: a report from the American Heart Association Statistics Committee and Stroke Statistics Subcommittee. Circulation. 2010;121:e1–e170.
8. Roger VL, Go AS, Lloyd-Jones DM, et al. Heart disease and stroke statistics-2012 update: a report from the American Heart Association. Circulation. 2012;125:e2–e220.
9. Go AS, Mozaffarian D, Roger VL, American Heart Association Statistics Committee and Stroke Statistics Subcommittee, et al. Heart disease and stroke statistics-2013 update. A report from the American Heart Association. Circulation. 2013;127:e6–e245.
10. Ho KK, Pinsky JL, Kannel WB, Levy D. The epidemiology of heart failure: the Framingham study. J Am Coll Cardiol 1993;22(Suppl A):6A–13A.
11. Heidenreich PA, Albert NM, Allen LA, American Heart Association Advocacy Coordinating Committee, Council on Arteriosclerosis, Thrombosis and Vascular Biology, Council on Cardiovascular Radiology and Intervention, Council on Clinical Cardiology, Council on Epidemiology and Prevention, and Stroke Council, et al. Forecasting the impact of heart failure in the United States: A policy statement from the American Heart Association. Circ Heart Fail. 2013;6:606–29.
12. Jugdutt BI. Prevention of heart failure in the elderly: when, where and how to begin. Heart Fail Rev. 2012;15:531–44.
13. Bureau. UC. U.S. Census Bureau, 2007, U.S. Interim

Projections by age; 2007.

14. Rich MW. Epidemiology, clinical features, and prognosis of acute myocardial infarction in the elderly. Am J Geriatr Cardiol. 2006;15:7–11.

15. Hunt SA, Abraham WT, Chin MH, et al. ACC/AHA 2005 guideline update for the diagnosis and management of chronic heart failure in the adult: a report of the American College of Cardiology/American Heart Association Task Force on Practice Guidelines (writing committee to update the 2001 guidelines for the evaluation and management of heart failure. Circulation. 2005;112:e154–235.

16. Jessup M, Abraham WT, Casey DE, et al. 2009 focused update: ACCF/AHA guidelines for the diagnosis and management of heart failure in adults: a report of the American College of Cardiology Foundation/American Heart Association Task force on practice guidelines: developed in collaboration with the International Society for Heart and Lung Transplantation. Circulation. 2009;119:1977–2016.

17. Dickstein K, Cohen-Solal A, Filippatos G, et al. ESC guidelines for the diagnosis and treatment of acute and chronic heart failure 2008: the Task Force for the diagnosis and treatment of acute and chronic heart failure 2008 of the European Society of Cardiology. Eur J Heart Fail. 2008;19:2388–442.

18. Yancy CW, Jessup M, Bozkurt B, et al. 2013 ACCF/AHA guideline for management of heart failure: A Report of the American College of Cardiology Foundation/American Heart Association Task Force on Practice Guidelines. Circulation. 2013. Published online June 5, 2013. http://circ.ahajournals.org/content/early/2013/06/03/CIR.0b013e31829e8776. citation.

19. Alexander KP, Newby LK, Armstrong PW, et al. Acute coronary care in the elderly, part II: ST-segment-elevation myocardial infarction: a scientific statement for healthcare professionals from the American Heart Association Council on Clinical Cardiology: in collaboration with the Society of Geriatric Cardiology. Circulation. 2007;115:2570–89.

20. Jugdutt BI. Aging and remodeling during healing of the wounded heart: current therapies and novel drug targets. Curr Drug Targets. 2008;9:325–44.

21. St John Sutton M, Pfeffer MA, Moye L, et al. Cardiovascular death and left ventricular remodeling two years after myocardial infarction: baseline predictors and impact of long-term use of captopril: information from the Survival and Ventricular Enlargement (SAVE) trial. Circulation 1997;96:3294–3299

22. Jelani A, Jugdutt BI. STEMI and heart failure in the elderly: role of adverse remodeling. Heart Fail Rev. 2010;15:513–21.

23. Fleg JL, Strait J. Age-associated changes in cardiovascular structure and function in the elderly: a fertile milieu for future disease. Heart Fail Rev. 2012;17:563–71.

24. Man J, Tymchak W, Jugdutt BI. Adjunctive pharmacologic treatment for acute myocardial infarction. In: Brown DL, Jeremias A, editors. Textbook of Cardiac Intensive Care. 2nd ed. Philadelphia, PA: Elsevier; 2010. p. 1–72.

25. Man JP, Jugdutt BI. Systolic heart failure in the elderly: optimizing medical management. Heart Fail Rev. 2012;17:563–71.

26. O'Gara PT, Kushner FG, Ascheim DD, et al. 2013 ACCF/AHA guideline for the management of ST-elevation myocardial infarction: executive summary. A report of the American College of cardiology Foundation/American Heart Association task force on practice guidelines. Circulation. 2013;127(4):529–55.

27. Aronow WS, Fleg JL, Pepine CJ, et al. ACCF/AHA 2011 Expert consensus document on hypertension in the elderly: a report of the American College of Cardiology Foundation Task Force on Clinical Expert Consensus documents developed in collaboration with the American Academy of Neurology, American Geriatrics Society, American Society for Preventive Cardiology, American Society of Hypertension, American Society of Nephrology, Association of Black Cardiologists, and European Society of Hypertension. J Am Coll Cardiol. 2011;57(20):2037–114.

28. McMurray JJ, Stewart S. Epidemiology, aetiology, and prognosis of heart failure. Heart. 2000;83:596–602.

29. Mendez GF, Cowie MR. The epidemiological features of heart failure in developing countries: a review of the literature. Int J Cardiol. 2001;80:213–9.

30. World Health Organization (WHO). Definition of an older or elderly person. 2013. http://www.who.int/healthinfo/survey/ageingdefnolder/en/. Last Accessed 26 Aug 2013.

31. Jugdutt BI. Clinical effectiveness of telmisartan alone or in combination therapy for controlling blood pressure and vascular risk in the elderly. Clin Interv Aging. 2010;5:403–16.

32. Ni H. Prevalence of self-reported heart failure among US adults: results from the 1999 National Health Interview Survey. Am Heart J. 2003;146:1–4.

33. Gottdiener JS, Arnold AM, Aurigemma GP, et al. Predictors of congestive heart failure in the elderly: the Cardiovascular Health Study. J Am Coll Cardiol. 2000;35:1628–37.

34. McCullough PA, Khandelwal AK, McKinnon JE, et al. Outcomes and prognostic factors of systolic as compared with diastolic heart failure in urban America. Congest Heart Fail. 2005;11:6–11.

35. McDonald K. Diastolic heart failure in the elderly: underlying mechanisms and clinical relevance. Int J Cardiol. 2008;125:197–202.

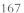

第十四章　ST 段抬高型心肌梗死和心力衰竭老年患者的再灌注和血管扩张剂治疗：改善预后

36. Tehrani F, Phan A, Chien CV, et al. Value of medical therapy in patients >80 years of age with heart failure and preserved ejection fraction. Am J Cardiol. 2009;103:829–33.

37. Lloyd-Jones DM, Larson MG, Leip EP, et al. Framingham heart study. Lifetime risk for developing congestive heart failure: the Framingham Heart Study. Circulation. 2002;106:3068–72.

38. Roger VL, Weston SA, Redfield M, et al. Trends in heart failure incidence and survival in a community-based population. JAMA. 2004;292:344–50.

39. Schwartz JB, Zipes DP. Cardiovascular disease in the elderly. In: Libby P, Bonow RO, Mann DL, Zipes DP, editors. Braunwald's Heart Disease. A Textbook of Cardiovascular Medicine, vol. 2. Philadelphia, PA: Saunders Elsevier; 2008. p. 1923–53.

40. Johansen H, Strauss B, Arnold JMO, Moe G, Liu P. On the rise: the current and projected future burden of congestive heart failure hospitalization in Canada. Can J Cardiol. 2003;19:430–5.

41. Fox KF, Cowie MR, Wood DA, et al. Coronary artery disease as the cause of incident heart failure in the population. Eur Heart J. 2001;22:228–36.

42. Liu P, Arnold JMO, Belenkie I, et al. The 2001 Canadian Cardiovascular Society consensus guideline update for the management and prevention of heart failure. Can J Cardiol 2001;17(Suppl E):5E–25E.

43. Jugdutt BI. Identification of patients prone to infarct expansion by the degree of regional shape distortion on an early two-dimensional echocardiogram after myocardial infarction. Clin Cardiol. 1990;13:28–40.

44. Jugdutt BI, Tang SB, Khan MI, Basulado CA. Functional impact of remodeling during healing after non-Q wave versus Q wave anterior myocardial infarction in the dog. J Am Coll Cardiol. 1992;20:722–31.

45. Jugdutt BI, Khan MI. Impact of increased infarct transmurality on remodelling and function during healing after anterior myocardial infarction in the dog. Can J Physiol Pharmacol. 1992;70:949–58.

46. Boesma E, Mercado N, Poldermans D, et al. Acute myocardial infarction. Lancet. 2003;361:847–58.

47. Reimer KA, Lowe JE, Ramussen MM, et al. The wavefront phenomenon of ischemic cell death, 1: myocardial infarct size versus duration of coronary occlusion in dogs. Circulation. 1977;56:786–94.

48. Jugdutt BI. Prevention of ventricular remodelling post myocardial infarction: timing and duration of therapy. Can J Cardiol. 1993;9:103–14.

49. Mann DL. Management of Heart Failure Patients with Reduced Ejection Fraction. In: Libby P, Bonow RO, Mann DL, Zipes DP, editors. Braunwald's Heart Disease. A Textbook of Cardiovascular Medicine, vol. 1. Philadelphia, PA: Saunders Elsevier; 2008. p. 611–40.

50. Pfeffer MA, Braunwald E. Ventricular remodelling after myocardial infarction. Circulation. 1990;81:1161–72.

51. Goldberg RJ, McCormick D, Gurwitz JH, et al. Age-related trends in short- and long-term survival after acute myocardial infarction: a 20-year population-based perspective (1975–1995). Am J Cardiol. 1998;82:1311–7.

52. White HD, Barbash GI, Califf RM, et al. Age and outcome with contemporary thrombolytic therapy. Results from the GUSTO-I trial. Global Utilization of Streptokinase and TPA for Occluded coronary arteries trial. Circulation. 1996;94:1826–33.

53. Stone PH, Thompson B, Anderson HV, et al. Influence of race, sex, and age on management of unstable angina and non-Q-wave myocardial infarction: the TIMI III registry. JAMA. 1996;275:1104–12.

54. Rich MW, Bosner MS, Chung MK, et al. Is age an independent predictor of early and late mortality in patients with acute myocardial infarction? Am J Med. 1992;92:7–13.

55. Goldberg RJ, Yarzebski J, Lessard D, Gore JM. A two-decades (1975 to 1995) long experience in the incidence, in-hospital and long-term case-fatality rates of acute myocardial infarction: a community-wide perspective. J Am Coll Cardiol. 1999;33:1533–9.

56. Ezekowitz JA, Kaul P, Bakal JA, et al. Declining in-hospital mortality and increasing heart failure incidence in elderly patients with first myocardial infarction. J Am Coll Cardiol. 2009;53:13–20.

57. Krumholz HM, Wang Y, Chen J, et al. Reduction in acute myocardial infarction mortality in the United States: risk-standardized mortality rates from 1995–2006. JAMA. 2009;302:767–73.

58. Boersma E, The Primary Coronary Angioplasty vs. Thrombolysis (PCAT)-2 Trialists' Collaborative Group. Does time matter? A pooled analysis of randomized clinical trials comparing primary percutaneous coronary intervention and in-hospital fibrinolysis in acute myocardial infarction patients. Eur Heart J. 2006;27:779–88.

59. Goldenberg I, Matetzky S, Halkin A, et al. Primary angioplasty with routine stenting compared with thrombolytic therapy in elderly patients with acute myocardial infarction. Am Heart J. 2003;145:862–7.

60. de Boer MJ, Ottervanger JP, van't Hof AW, et al. Reperfusion therapy in elderly patients with acute myocardial infarction: a randomized comparison of primary angioplasty and thrombolytic therapy. J Am Coll Cardiol. 2002;39:1723–8.

61. Bolognese L, Neskovic AN, et al. Left ventricular remodeling after primary coronary angioplasty: patterns of left ventricular dilation and long-term prognostic implications. Circulation. 2002;106:2351–7.

62. Wenger N. Inclusion of elderly individuals in clinical trials. In: Wenger N, editor. Proceedings Cardiovascular disease and cardiovascular therapy as a model. Kansas, MO: Marion Merrell Dow, Inc.; 1993.

63. Alexander KP, Newby LK, Cannon CP, et al. Acute coronary care in the elderly, part I: Non-ST-segment-elevation acute coronary syndromes: a scientific statement for healthcare professionals from the American Heart Association Council on Clinical Cardiology: in collaboration with the Society of Geriatric Cardiology. Circulation. 2007;115:2549–69.

64. Lee PY, Alexander KP, Hammill BG, Pasquali SK, Peterson ED. Representation of elderly persons and women in published randomized trials of acute coronary syndromes. JAMA. 2001;286:708–13.

65. Gurwitz JH, Col NF, Avorn J. The exclusion of the elderly and women from clinical trials in acute myocardial infarction. JAMA. 1992;268:1417–22.

66. Nicolosi GL, Golcea S, Ceconi C, et al. Effects of perindopril on cardiac remodelling and prognostic value of pre-discharge quantitative echocardiographic parameters in elderly patients after acute myocardial infarction: the PREAMI echo substudy. Eur Heart J. 2009;30:1656–65.

67. Bujak M, Kweon HJ, et al. Aging-related defects are associated with adverse cardiac remodeling in a mouse model of reperfused myocardial infarction. J Am Coll Cardiol. 2008;51:1384–92.

68. Jugdutt BI, Jelani AW. Aging and defective healing, adverse remodeling, and blunted post-conditioning in the reperfused wounded heart. J Am Coll Cardiol. 2008;51:1399–403.

69. Przyklenk K, Maynard M, Darling CE, Whittaker P. Aging mouse hearts are refractory to infarct size reduction with post-conditioning. J Am Coll Cardiol. 2008;51:1393–8.

70. Jugdutt BI. Cyclooxygenase inhibition and adverse remodeling during healing after myocardial infarction. Circulation. 2007;115:288–91.

71. Maggioni AP, Maseri A, Fresco C, et al. Age-related increase in mortality among patients with first myocardial infarctions treated with thrombolysis. The Investigators of the Gruppo Italiano per lo Studio della Sopravvivenza nell'Infarto Miocardico (GISSI-2). N Engl J Med. 1993;329:1442–8.

72. Bueno H, Martinez-Selles M, Perez-David E, Lopez-Palop R. Effect of thrombolytic therapy on the risk of cardiac rupture and mortality in older patients with first acute myocardial infarction. Eur Heart J. 2005;26:1705–11.

73. Gurwitz JH, McLaughlin TJ, Willison DJ, et al. Delayed hospital presentation in patients who have had acute myocardial infarction. Ann Intern Med. 1997;126:593–9.

74. Yarzebski J, Goldberg RJ, Gore JM, Alpert JS. Temporal trends and factors associated with extent of delay to hospital arrival in patients with acute myocardial infarction: the Worcester Heart Attack Study. Am Heart J. 1994;128:255–63.

75. Goldberg RJ, Yarzebski J, Lessard D, Gore JM. Decade-long trends and factors associated with time to hospital presentation in patients with acute myocardial infarction: the Worcester Heart Attack study. Arch Intern Med. 2000;160:3217–23.

76. Moser DK, Kimble LP, Alberts MJ, et al. Reducing delay in seeking treatment by patients with acute coronary syndrome and stroke: a scientific statement from the American Heart Association Council on cardiovascular nursing and stroke council. Circulation. 2006;114:168–82.

77. Lee KL, Woodlief LH, Topol EJ, et al. Predictors of 30-day mortality in the era of reperfusion for acute myocardial infarction. Results from an international trial of 41,021 patients. GUSTO-I Investigators. Circulation. 1995;91:1659–68.

78. Woon VC, Lim KH. Acute myocardial infarction in the elderly–the differences compared with the young. Singapore Med J. 2003;44:414–8.

79. Newby LK, Rutsch WR, Califf RM, et al. Time from symptom onset to treatment and outcomes after thrombolytic therapy. GUSTO-1 Investigators. J Am Coll Cardiol. 1996;27:1646–55.

80. Dzavik V, Sleeper LA, Picard MH, et al. Outcome of patients aged > or = 75 years in the SHould we emergently revascularize Occluded Coronaries in cardiogenic shocK (SHOCK) trial: do elderly patients with acute myocardial infarction complicated by cardiogenic shock respond differently to emergent revascularization? Am Heart J. 2005;149:1128–34.

81. Sinkovic A, Marinsek M, Svensek F. Women and men with unstable angina and/or non-ST-elevation myocardial infarction. Wien Klin Wochenschr. 2006;118 Suppl 2:52–7.

82. Khalil ME, Heller EN, Boctor F, et al. Ventricular free wall rupture in acute myocardial infarction. J Cardiovasc Pharmacol Therapeut. 2001;6:231–6.

83. Hellermann JP, Jacobsen SJ, Reeder GS, et al. Heart failure after myocardial infarction: prevalence of preserved left ventricular systolic function in the community. Am Heart J. 2003;145:742–8.

84. Michaels AD. Risk of stroke after myocardial infarction. N Engl J Med. 1997;336:1916–7.

85. Ertl G, Frantz S. Healing after myocardial infarction. Cardiovasc Res. 2005;66:22–32.

86. Jugdutt BI. Ventricular remodeling after infarction and the extracellular collagen matrix: when is enough enough? Circulation. 2003;108:1395–403.

87. Rathore SS, Berger AK, Weinfurt KP, et al. Acute myocardial infarction complicated by atrial fibrillation in the elderly: prevalence and outcomes. Circulation. 2000;101:969–74.

88. Kazemian P, Oudit G, Jugdutt BI. Atrial fibrillation and heart failure in the elderly. Heart Fail Rev. 2012;17:597–613.

89. Avezum A, Makdisse M, Spencer F, et al. Impact of age on management and outcome of acute coronary syndrome: observations from the Global Registry of Acute Coronary Events (GRACE). Am Heart J. 2005;149:67–73.

90. Skolnick AH, Alexander KP, Chen AY, et al. Characteristics, management, and outcomes of 5,557 patients age > or =90 years with acute coronary syndromes: results from the CRUSADE Initiative. J Am Coll Cardiol. 2007;49:1790–7.

91. Pitt B. The role of mineralocorticoid receptor antagonists (MRAs) in very old patients with heart failure. Heart Fail Rev. 2012;17:573–9.

92. Paulus WJ, Tschöpe C, Sanderson JE, et al. How to diagnose diastolic heart failure: a consensus statement on the diagnosis of heart failure with normal left ventricular ejection fraction by the Heart Failure and Echocardiography Associations of the European Society of Cardiology. Eur Heart J. 2007;28:2539–50.

93. Redfield MM. Heart failure with normal ejection fraction. In: Libby P, Bonow RO, Mann DL, Zipes DP, editors. Braunwald's Heart Disease. A Textbook of Cardiovascular Medicine, vol. 1. Philadelphia, PA: Saunders Elsevier; 2008. p. 641–64.

94. Masoudi FA, Havranek EP, Smith G, et al. Gender, age, and heart failure with preserved left ventricular systolic function. J Am Coll Cardiol. 2003;41:217–23.

95. Larsen PD, Martin JL. Polypharmacy and elderly patients. AORN J 1999;69:619–622, 25, 27–8.

96. Jones BA. Decreasing polypharmacy in clients most at risk. AACN Clin Issues. 1997;8:627–34.

97. Gheorghiade M, Abraham WT, Albert NM, et al. Systolic blood pressure at admission, clinical characteristics, and outcomes in patients hospitalized with acute heart failure. JAMA. 2006;296:2217–26.

98. Imperial ES, Levy MN, Zieske H. Outflow resistance as an independent determinant of cardiac performance. Circ Res. 1961;9:1148–55.

99. Sonnenblick EH, Downing SE. Afterload as a primary determinant of ventricular performance. Am J Physiol. 1963;204:604–10.

100. Cohn JN. Vasodilator therapy for heart failure: the influence of impedance on left ventricular performance. Circulation. 1973;48:5–8.

101. Cohn JN, Franciosa JA. Vasodilator therapy of cardiac failure. N Engl J Med 1977; 297:27–31, 254–8

102. Franciosa JA, Limas CJ, Guiha NH, Rodriguera E, Cohn JN. Improved left ventricular function during nitroprusside infusion in acute myocardial infarction. Lancet. 1972;1:650–4.

103. Franciosa JA, Nordstrom LA, Cohn JN. Nitrate therapy for congestive heart failure. JAMA. 1978;240:443–6.

104. Palmer RMG, Ferrige AG, Moncada S. Nitric oxide release accounts for the biological activity of endothelium-derived relaxing factor. Nature. 1987;327:524–6.

105. Kubo SH, Rector TS, Bank AJ, et al. Endothelium-dependent vasodilation is attenuated in patients with heart failure. Circulation. 1991;84:1589–96.

106. Cohn JN. Principles of vasodilator therapy in congestive heart failure: impact on mortality. In: Singh BN, Dzau VJ, Vanhoutte PM, Woosley RL, editors. Cardiovascular Pharmacology and Therapeutics. New York, NY: Churchill Livingstone; 1994. p. 791–6.

107. Majure DT, Teerlink JR. Update on the management of acute decompensated heart failure. Curr Treat Options Cardiovasc Med. 2011;13(6):570–85.

108. Senni M, Tribouilloy CM, Rodeheffer RJ, et al. Congestive heart failure in the community: a study of all incident cases in Olmsted County, Minnesota, in 1991. Circulation. 1998;98:2282–9.

109. Levy D, Larson MG, Vasan RS, Kannel WB, Ho KK. The progression from hypertension to congestive heart failure. JAMA. 1996;275:1557–62.

110. Shih H, Lee B, Lee RJ, Boyle AJ. The aging heart and post-infarction left ventricular remodeling. J Am Coll Cardiol. 2011;57:9–17.

111. Jugdutt BI, Becker LC, Hutchins GM, et al. Effect of intravenous nitroglycerin on collateral blood flow and infarct size in the conscious dog. Circulation. 1981;63:17–28.

112. Jugdutt BI. Myocardial salvage by intravenous nitroglycerin in conscious dogs: loss of beneficial effect with marked nitroglycerin-induced hypotension. Circulation. 1983;68:673–84.

113. Jugdutt BI. Intravenous nitroglycerin unloading in acute myocardial infarction. Am J Cardiol. 1991;68:52D–63D.

114. Cheng JW, Nayar M. A review of heart failure management in the elderly population. Am J Geriatr Pharmacother. 2009;7:233–49.

115. Franciosa JA, Pierpont GL, Cohn JN. Hemodynamic improvement after oral hydralazine in left ventricular failure: a comparison with nitroprusside infusion. Ann Intern Med. 1977;86:388–93.

116. Franciosa JA, Mikulic E, Cohn JN, et al. Hemodynamic effects of orally administered isosorbide dinitrate in patients with congestive heart failure. Circulation. 1974;50:1020–4.

117. Pierpont GL, Cohn JN, Franciosa JA. Combined oral hydralazine-nitrate therapy in left ventricular failure. Hemodynamic equivalency to sodium nitroprusside. Chest. 1978;73:8–13.

118. Massie B, Chatterjee K, Werner J, et al. Hemodynamic advantage of combined administration of hydralazine orally and nitrates nonparenterally in the vasodilator therapy of chronic heart failure. Am J Cardiol. 1977;40:794–801.

119. Chatterjee K, Viquerat CE, Daly P. Neurohumoral

老年与心力衰竭

abnormalities in heart failure. Heart Fail. 1985;1: 69–85.

120. Cohn JN, Archibald DG, Ziesche S, et al. Effect of vasodilator therapy on mortality in chronic congestive heart failure. Results of a Veterans administration Cooperative study (V-HeFT). N Engl J Med. 1986;314:1547–52.

121. Cohn JN, Johnson G, Ziesche S, et al. A comparison of enalapril with hydralazine-isosorbide dinitrate in the treatment of chronic congestive heart failure. N Engl J Med. 1991;325:303–10.

122. Cohn JN, et al. The management of chronic heart failure. N Engl J Med. 1996;335:490–8.

123. Cole RT, Kalogeropoulos P, Georgiopoulos VV, et al. Hydralazine and isosorbide dinitrate in heart failure: historical perspective, mechanisms and future directions. Circulation. 2011;123:2414–22.

124. Taylor AL, Ziesche S, Yancy C, et al. Combination of isosorbide dinitrate and hydralazine in blacks with heart failure. N Engl J Med. 2004;351: 2049–57.

125. Jugdutt BI. Nitrates as anti-ischemic and cardioprotective agents. In: Singh BN, Dzau VJ, Vanhoutte PM, Woosley RL, editors. Cardiovascular Pharmacology and Therapeutics. New York, NY: Churchill Livingstone; 1994. p. 449–65.

126. Jugdutt BI, Warnica JW. Intravenous nitroglycerin therapy to limit myocardial infarct size, expansion and complications: effect of timing, dosage and infarct location. Circulation. 1988;78:906–19.

127. Publication Committee for the VMAC Investigators (Vasodilatation in the Management of Acute CHF) Intravenous nesiritide vs nitroglycerin for treatment of decompensated congestive heart failure: a randomized controlled trial (2002). JAMA 2002;287: 1531–40

128. Sackner-Bernstein JD, Kowalski M, Fox M, Aaronson K. Short-term risk of death after treatment with nesiritide for decompensated heart failure: a pooled analysis of randomized controlled trials. JAMA. 2005;293:1900–5.

129. Sackner-Bernstein JD, Skopicki HA, Aaronson KD. Risk of worsening renal function with nesiritide in patients with acutely decompensated heart failure. Circulation. 2005;111(12):1487–91.

130. O'Connor CM, Starling RC, Hernandez AF, et al. Effect of nesiritide in patients with acute decompensated heart failure. N Engl J Med. 2011;365:32–43.

131. McMurray JJV, Pitt B, Latini R, et al. Effects of the oral renin inhibitor aliskerin in patients with symptomatic HF. Circ Heart Fail. 2008;1:17–24.

132. Gheorghiade M, Albaghdadi M, Zannad F, ASTRONAUT Investigators and Study Coordinators, et al. Rationale and design of the multicentre, randomized, double-blind, placebo-controlled aliskiren trial on acute heart failure outcomes (ASTRONAUT). Eur J Heart Fail. 2011;13:100–6.

133. Krum H, Massie B, Abraham WT, ATMOSPHERE Investigators, et al. Direct renin inhibition in addition to or as an alternative to angiotensin converting enzyme inhibition in patients with chronic systolic heart failure: rationale and design of the aliskiren trial to minimize outcomes in patients with heart failure (ATMOSPHERE) study. Eur J Heart Fail. 2011;13:107–14.

134. Solomon SD, Shin SH, Shah A, Aliskiren Study in Post-MI Patients to Reduce Remodeling (ASPIRE) Investigators, et al. Effect of the direct renin inhibitor aliskiren on left ventricular remodelling following myocardial infarction with systolic dysfunction. Eur Heart J. 2011;32:1227–34.

135. Rasilez® ASPIRE HIGHER. Clinical program expands to 35,000 patients in 14 trials, the largest cardio-renal outcomes program ever. Medical News Today (MNT). 2008. http://www.medicalnewstoday.com/releases/112086.php. Last Accessed on 26 Aug 2013.

136. Parving HH, Persson F, Lewis JB, AVOID Study Investigators, et al. Aliskiren combined with losartan in type 2 diabetes and nephropathy. N Engl J Med. 2008;358:2433–46.

137. Parving HH, Brenner BM, McMurray JJ, ALTITUDE Investigators, et al. Cardiorenal end points in a trial of aliskiren for type 2 diabetes. N Engl J Med. 2012;367:2204–22.

138. Solomon SD, Skali H, Bourgoun M, OVERTURE Investigators, et al. Effect of angiotensin-converting enzyme or vasopeptidase inhibition on ventricular size and function in patients with heart failure: The omapatrilat versus enalapril randomized trial of utility in reducing events (OVERTURE) echocardiographic study. Am Heart J. 2005;150:257–62.

139. Solomon SD, Zile M, Pieske B, PARAMOUNT Investigators, et al. The angiotensin receptor neprilysin inhibitor LCZ696 in heart failure with preserved ejection fraction: a phase 2 double-blind randomized clinical trial. Lancet. 2012;380(9851):1387–95.

140. ClinicalTrials.gov. Prospective comparison of ARNI with ACEI to determine impact on global mortality and morbidity in patients with heart failure (PARADIGM-HF). 2012. http://ClinicalTrials.gov/ct2//show/NCT01035255. Last Accessed Aug 2012.

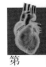

第十五章　促红细胞生成素治疗心力衰竭

Erythropoietin Therapy for Heart Failure

Margarita Borovka 和 Mathew S. Maurer

（杨　伟　译）

自 19 世纪末期以来，在科学实验和临床工作中，专家们注意到缺氧和贫血之间具有较强的逆相关性[1]。一百多年前，一位法国科学家观察到在高海拔地区红细胞（RBC）计数出现增加的情况，此后第一次证实缺氧和红细胞计数之间的直接关系[2]。1948 年，Bonsdorff 和 Jalavisto 确认促红细胞生成素（epo）是血液中的一种奇特体液因子，这种体液因子从缺氧动物中被注射到未经处理的健康动物中时，将引起红细胞生成增加[3]。此后不久，人们获得了在贫血状态下促红细胞生成素导致红细胞计数增加的直接证据[4-6]。然后，直到 1977 年，日本专家 Takaji Miyake 从他患者的 2555L（675 加仑）的尿液中分离出 0.085g（0.0003 盎司）促红细胞生成素[7]。同一年，Miyake 和美国 Eugene Goldwasser 博士（从大鼠中分离出促红细胞生成素）把他们的发现提交给美国安进（Amgen）生物制药公司[8]。1985 年，合成了重组人红细胞生成素（rHuEPO）。1989，美国 FDA 批准人造激素，即 Epogen 可用于和肾衰竭相关的贫血患者[9-10]。此后，不到一年的时间内，促红细胞生成素的销售额超过 10 亿美元。以前曾需频繁输血的透析患者报告称他们的生活质量得到改善[8,11]。从那时起，促红细胞生成素类似物和促红细胞生成素刺激剂（ESA）已成为生物技术产业中的重要药物。此外，人们对这些药物在其他疾病中临床应用的兴趣激增。

促红细胞生成素在众多疾病种类中获得爆炸性应用的情况，可在过去和现在的文献以及临床试验中得到反映。到目前为止，专家们进行了 550 多项临床试验，而这些临床试验旨在研究促红细胞生成素在慢性疾病［如慢性肾病（CKD）和慢性心脏病（CHD）］、脑型疟、双相型障碍和弗里德赖希共济失调中的应用情况[10]。目前，美国批准了促红细胞生成素用于治疗慢性肾衰竭（透析或不透析）、癌症化疗以及艾滋病病毒感染齐多夫定治疗引起的贫血患者，同时用于降低外科手术患者中异体血输血[10]。有趣的是，由于慢性疾病（例如主要是由于人口逐渐老化所导致的慢性肾病、心衰和慢性 CAD）造成的负担日益增加，加上高龄人口贫血发病率不断上升，在患有心衰的老年人中促红细胞生成素的使用引起了人们越来越多的兴趣。科学家已进行试验，同时不断研究心衰患者中关于促红细胞生成素服用、剂量和补充铁元素的问题[10]。过去的 20 年内，专家发表了大量有关这些问题的论文，差不多达到 250 篇，尤其是关于在心衰受试者中使用促红细胞生成素的情况[10]。随着促红细胞生成素用于越来越多的疾病，人们更加关注它的安全性[10]。这种情况加上人们在促红细胞生成素类似物生物学功能选择方面的了解，将可带来更多益处，同时可让风险降至最低[1]。

本章中，我们将集中在心衰老年人患者方面，此外，还将涉及以下内容：

- 回顾 ESA 生成的生物学机制。
- 分析与血液和非血液影响相关的 ESA 作用。
- 目前关于心衰患者中临床试验数据和分析。
- 说明 ESA 的疗效以及 ESA 研究中所观察到的新出现风险。
- 突出可能具有药效的新化合物。

- 说明有关治疗的建议。这些建议可改善这些新化合物使用于心衰患者中的疗效性和安全性。

促红细胞生成素生物学机制

促红细胞生成素是一种糖蛋白生长因子,主要作用是刺激红细胞生成[12]。由于红细胞的寿命有限,因此身体中必须不断地更换红细胞以确保正常供氧。身体通过一种负反馈机制让红细胞生成的速率和组织血氧水平相适应。在这种情形中,提供给组织的氧含量可确定血浆中促红细胞生成素水平,反过来,血液循环中的促红细胞生成素水平可通过调整红细胞生成速率确定红细胞数目[13]。例如,由于失血后贫血的进展或高海拔地区具有较少的大气氧,当供氧下降到低于正常水平,血浆中促红细胞生成素水平将升高,同时随后血液循环中红细胞的增加将让供氧恢复到正常水平[14]。同样,当供氧增加至高于正常时,血浆中促红细胞生成素水平将降低,红细胞计数将下降,组织供氧也将恢复正常[14]。

肾是促红细胞生成素生成的主要部位(90%),在肝中生成较少(10%),二者合成都是对组织氧合浓度减少做出的反应[13]。Jacobson等证实了这一点,因为这些研究人员发现,在成年人所有其他器官中,只有当切除肾时才阻止红细胞生成反应[15]。在肾中,促红细胞生成素是通过近髓肾单位皮质中管周、间质、成纤维细胞样细胞而生成的[16]。这些细胞(被称为产生促红细胞生成素的REPOS细胞和可感知氧存在的细胞),能够检测血氧水平和产生促红细胞生成素。在还未受到刺激而产生促红细胞生成素的肾中,可在深皮质和外髓质中观察到RE-POS细胞。在贫血加重的情况下,REPOS细胞越来越多,同时从深皮质和外髓质扩散到浅表肾皮质中[12]。虽然肝细胞和肝Ito细胞是成年人中促红细胞生成素的次要来源,但它们仍是胎儿和新生儿中促红细胞生成素的主要来源[13,16-17]。

由于缺氧和高氧可影响到细胞的呼吸作用和基因的表达,并且可促进使组织受到损伤的自由基过量生成,因此,必须严格控制组织氧合情况[18]。然后,是什么情况使肾适合促红细胞生成素生成?是什么情况让肾和其他器官分开?尽管获得了20%~25%的心排血量[19],但是肾动脉-静脉氧差仅为

8%,远低于其他器官,例如心脏和大脑[20]。此外,当肾血流(RBF)增加或减少30%时,这种低氧耗量将保持不变[18]。在Leong进行的一项研究中,通过在家兔中注射血管扩张剂和收缩剂,改变肾动脉血流,同时通过改变吸入氧浓度,控制动脉血氧浓度[18]。在常氧条件下,虽然肾小球滤过率、肾小管钠的重吸收和氧耗具有密切相关性,但是,肾氧耗量无明显改变,并且组织氧合水平保持正常。只有当血流量减少30%以上时,才会出现组织缺氧的情况。在血流量在较大范围内使肾维持稳态的这种肾氧储备,被认为是通过动静脉氧分流而介导的[18]。肾血管的解剖结构可以允许很大一部分动脉氧分流到静脉中[20]。动脉静脉分流量的变化将导致肾血流量平衡的变化以维持组织氧合[18]。肾组织氧合的严格控制具有重要的意义,因为它允许两个相关的肾功能分开,这样可以让肾血流和钠的重吸收从组织氧检测和促红细胞生成素合成中分离开来。在这里,当和其他器官相比时,肾组织氧合的调节机制急剧变化,因为这种机制包括肾小球滤过和重吸收。作为肾的主要功能,肾小球滤过和重吸收可以调节肾的血管直径而不是组织氧。肾通过分流来保持组织氧水平稳定的能力(尽管存在很大的血流波动)可以作为一种方法以解决以下这个问题,即它的血流量主要决定因素不是组织氧(这和其他器官不一样)。

在肾中,4-羟化酶域(PHD)酶是REPOS细胞核和细胞质中所发现的氧传感器[12]。在常氧条件下,将出现一个氧化还原反应,从而导致促红细胞生成素合成受到抑制[16]。在氧存在的情况下,PHD被激活。一个氧原子用于缺氧诱导因子(HIF)羟基化;另一个氧原子用于2-酮戊二酸的氧化脱羧过程,从而形成二氧化碳和琥珀酸[9,16](图15-1)。羟基化的HIF可以增加Von Hippel-Lindan(VHL)蛋白(这是一种肿瘤抑制蛋白)结合过程中的亲和力。被结合到HIF中的VHL可以被泛激素所识别,同时,整个HIF-VHL泛激素复合物出现降解。被降解的HIF不能作为促红细胞生成素mRNA合成的转录因子,因此,将停止促红细胞生成素的合成[16]。在缺氧条件下,HIF没有被羟基化[12],它可以作为一种转录因子,将激活许多参与适应过程的基因以减少氧供应,包括促红细胞生成素基因。随后红细胞生成的增加,将让组织供氧恢复到正常水平[12]。

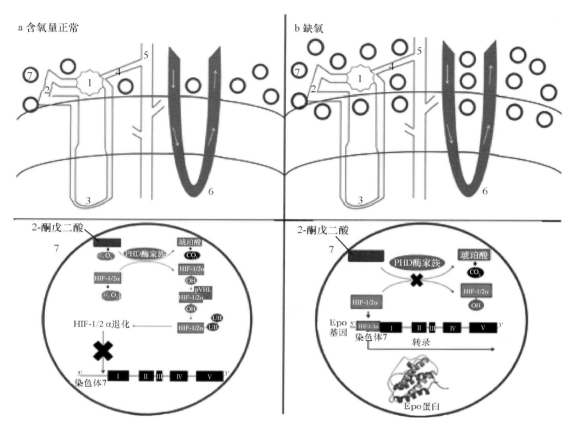

图 15-1　EPO 合成过程依赖氧气的存在。EPO 合成的路径〔①肾小球；②近曲小管；③髓袢；④远曲小管；⑤集合管；⑥直管毛细血管；⑦REPOS 细胞〕。（a）顶图显示的是肾小球旁肾单位。在含氧量正常的条件下，在深皮质发现 REPOS 细胞。底图显示的是 REPOS 细胞。在氧气存在的条件下，低氧诱导因子是退化的，而促红细胞生成素不产生。（b）顶图显示的是肾小球旁肾单位。在缺氧的条件下，REPOS 细胞的数量增加，扩散到表面的皮质和髓质外，底图显示的是 REPOS 细胞。在缺氧条件下，低氧诱导因子不退化。低氧诱导因子作为 Epo 基因的转录因子。促红细胞生成素蛋白产生（来源于 Wenger RH，Hoogewijs D. Regulated oxygen sensing by protein hydroxylation in renal erythropoietin-producing cells. American Journal of Physiology Renal physiology 2010；298；F1287-96 and Lin FK，Suggs S，Lin CH，et al. Cloning and expression of the human erythropoietin gene. Proceedings of the National Academy of Sciences of the United States of America 1985；82；7580-4)

　　有趣的是，上述氧化还原反应对于活性氧（ROS）具有敏感性，而这些活性氧是通过线粒体电子传递链复合物或 NADPH 氧化酶而产生的[16]。代谢紊乱，如低血糖和强烈的神经元去极化，将产生这些活性氧，这样可以通过 HIF 增加促红细胞生成素的表达[21]。这些发现可证实促红细胞生成素的调节是一个复杂的多因素过程，此外，许多因素（而不是简单的缺氧情况）将影响其合成。这种情况有待进一步研究。

　　促红细胞生成素的生成受到衰老的影响。Baltimore 老龄化纵向研究报告称，随着正常衰老的出现，血液循环中的促红细胞生成素水平将在 70 岁后出现相当急剧性的增加。该研究报告还称，这种水平增加代表一种生理反应，以维持足够的血液红细

胞生成[22]。这表明，随年龄增加，红细胞前体可能需更多刺激，从而进行分化而成为成熟的红细胞。此外，心脏和血管中造血系统的促红细胞生成素受体也可能需更强烈的刺激，以便在身体中产生一些积极的非造血性影响。

促红细胞生成素造血和非造血性作用

　　促红细胞生成素治疗具有很大益处，其范围从骨髓的刺激到心脏、血管和大脑的保护（表 15-1）。在造血系统中，促红细胞生成素可以刺激红细胞生成。促红细胞生成素可结合到它的受体（即促红细胞生成素受体），而这种受体位于骨髓内的红系祖细胞表面上[23]。受到激活的受体可以启动级联反应，从而抑制红细胞凋亡并促进其生长[23]。

表 15-1 促红细胞生成素的造血与非造血作用	
促红细胞生成素的作用	
造血的作用	非造血的作用
刺激红细胞产生	促进心脏发展
增加血细胞比容	促进内皮祖细胞向心肌细胞回归
增加血液黏度	促进心肌细胞新血管形成
刺激白细胞前体的产生	阻止心肌细胞凋亡
增加血小板计数和血小板反应性	减少再灌注的损伤
刺激血小板的生成	减少纤维化
	减少炎症因子
	减少氧化损害
	稳定内皮功能
	加快卒中后的恢复

一旦出现促红细胞生成素的刺激，在 $1\sim2$ 周内红细胞的生成将增加 $4\sim5$ 倍[24]。当红细胞的需求以及血浆促红细胞生成素比较高时，则将有大量的网织红细胞、未成熟的红细胞被释放入血液中以满足需求。在红细胞快速生成的情况下，在网织红细胞阶段将具有超过 30% 的红细胞出现在血液循环中[25]。随着新的红细胞生成，它们将进入到血液循环中，同时提高血液的携氧能力。正常人体中，经促红细胞生成素诱导的血细胞比容增加，不会显著提高总血量，原因是促红细胞生成素也导致血浆量减少。促红细胞生成素可下调肾素-血管紧张素-醛固酮系统，从而降低血浆量[26]，同时保持总血量几乎不变的情况[27]。在心衰患者的心脏中，血浆量调节可能具有特别重要的作用，因为在这些患者中，当血浆量减少时，前负荷将降低，同时心脏的血液动力学工作负荷恢复正常。

在促红细胞生成素治疗中，血细胞比容出现增加，也会增加血液黏度。血液黏度估计可用以下公式：全血黏度 $=(0.12\times h)+[0.17\times(p-2.07)]$，其中 h 是血细胞比容（%），p 是血浆蛋白浓度（g/dl）[28]。一项研究表明，使用该公式进行估计的血液黏度非常接近在 53 名研究受试者中实际观察到的黏度[28]。虽然通过血浆蛋白浓度、血浆蛋白质电荷和形状可确定血液黏度[28]，但血细胞比容在确定黏度的过程中发挥着更为实质性的作用（如在恒定蛋白质浓度下血细胞比容增加 50% 与在恒定血细胞比容情况下血浆蛋白增加

50% 的情况相比，使黏度提高几乎 20 倍）。从临床角度看，高血黏度将增加心血管事件的风险，其中包括心肌梗死和卒中。在心衰患者中，高黏性血液减少心脏的最大心排血量，这样将进一步恶化心脏的泵血作用[29]。

除刺激红细胞之外，促红细胞生成素也已表现出对白细胞生成产生的影响[26]。专家进行了一项人类研究，其中，使用促红细胞生成素治疗婴儿患者。此研究发现，中性粒细胞前体细胞计数没有出现减少的情况，从而支持以下观点，即在以髓细胞前体为代价的情况下，由促红细胞生成素介导的红细胞生成过程并没有让多功能造血干细胞变成红细胞[30]。成年人中，促红细胞生成素将刺激 CFU-GEMM 的增加（CF-GEMM 是粒细胞前体、血小板、红细胞和嗜酸性粒细胞）以及 CFU-GM 的增加（CFU-GM 是粒细胞的前体）[31-32]。有趣的是，促红细胞生成素也影响到血小板反应性和血栓形成。在一项人类研究中，促红细胞生成素可促进更多数量的血小板合成，从而增加血小板计数 15%[33]。较高的血小板计数可能通过血小板祖细胞（CFU-GEMM）的促红细胞生成素诱导性刺激而出现。促红细胞生成素还可增强血小板的反应性，从而突出心血管风险患者中促红细胞生成素所具有的潜在不利影响[33]。

除对红细胞产生血液性刺激外，促红细胞生成素还具有保护心血管的作用。从生长的观点看，促红细胞生成素是在血管生长和心脏成熟过程中的必要条件。促红细胞生成素受体 mRNA 可被表达在血管和心肌细胞中[34]。在胚胎发生过程中，促红细胞生成素或促红细胞生成素受体 mRNA 将被清除，这种情况将导致血管缺陷和致命性胚胎表型的出现[35]。在血管中，促红细胞生成素可稳定内皮细胞的结构以及加强细胞-细胞和细胞-基质之间的接触，从而巩固血管的完整性[36-37]。促红细胞生成素也是正常心脏发育的必要条件。当小鼠中缺乏促红细胞生成素和促红细胞生成素受体时，将会导致心脏结构受损，其中包括心室发育不全[38]、室间隔异常[39]，以及心肌瓣叶的分离[39]，而人类促红细胞生成素在相同小鼠中的表达恢复了正常心脏发育[40]。这项研究表明，人类促红细胞生成素的表达可修复在胚胎发生过程中所观察到的器官缺陷。据我们所知，有关专家还

没有对于这个问题［即在各种人类先天性心脏病，如发育不良性左心综合征（HLHS）中的促红细胞生成素信号是否存在异常的情况］进行充分研究。此外，有关治疗是否具有任何作用的这一问题，仍需进一步研究。

促红细胞生成素不仅在发育中具有非常重要的作用，而且它还将矛头指向一些与正常衰老有关的病理生理性心脏变化。关于人类的纵向研究［例如Baltimore老龄化纵向研究（BLSA）等］的数据，揭露了关于和正常衰老相关的重要心血管变化情况[41]。在细胞水平上，心室肌细胞数目随正常老化而下降。这是细胞凋亡的结果，而这种凋亡是由于线粒体途径改变而导致的，例如细胞色素C介导的途径，其中，蛋白质可形成导致大规模DNA碎片和染色质凝聚的复合物[42]。线粒体可释放对组织产生直接损伤的自由基，同时也可被自己产生的自由基所损伤，从而导致线粒体损伤、在电子传递链复合体出现功能失调的蛋白质以及更多的自由基生成[42]。事实上，在心脏组织中的线粒体抗氧化酶浓度随年龄增长而增加，从而表明慢性活性氧的一种适应性反应，以及证实在与年龄有关的心肌病变中线粒体和自由基的重要性[42]。

由于心肌细胞损失的程度，其间初始的心室肌细胞随着心脏老化而减少几乎30％，因此，在所供应的血液中剩余的心肌细胞肥大没有相应的增加[43]。在这里，细胞变大，但是可能无法满足它们越来越多的氧需求量。心肌细胞肥大将导致心肌结构的改变，即左心室肥厚。间质胶原含量及淀粉样蛋白沉积的增加也有助于受损左心室的松弛[43-44]。早期舒张充盈率减少[44]，从而越来越依赖于心室充盈时的心房肥厚，例如更主动的心房排空[45]。重要的是，虽然疾病和年龄所致心脏变化之间的区分具有非常重要的意义，但这种区分往往非常困难，原因是难以分清楚疾病发展以及生活方式改变对于老化心血管表型所产生的影响。促红细胞生成素是以老年人的病理生理性变化为目标，而不论这些变化是否是由心衰或正常老龄化引起。

促红细胞生成素可改善老年人的心脏功能，其中主要是通过两个紧密相关的机制：促进血管发育以及防止细胞凋亡的心肌细胞保护作用。促红细胞生成素可通过抑制程序性的细胞死亡来保护缺血性和心肌梗死性的小鼠心脏，从而维持心脏缺血区的心肌细胞以及加强收缩性功能[46]，减轻永久性肌肉损伤和加速左心室重构[47]。在对凋亡具有高度耐受性的心肌细胞中，有关专家已证实AKT和STAT3蛋白具有显著性的高水平。促红细胞生成素的使用已被证实会导致在两个信号路径（其中涉及蛋白质AKT/NF-κB和Jak2/Stat3）之间出现一个主动型反式激活循环，促进AKT和STAT3水平增加，从而起到心肌保护作用[48]。在使用促红细胞生成素治疗中为心脏所带来的这些好处，让人们更为热情研究区分参与心肌和血管信号传输过程调节（在正常衰老或心肌受损时）的分子路径，尤其是在老年人中的情况，而这些老年人中的表型具有心衰发展的显著易感性的特点[49]。由于心肌梗死是心衰的主要原因，因此，在心衰中使用促红细胞生成素时会在促红细胞生成素服用研究初期出现兴奋情况，而这种研究是在心肌梗死情况下以减少心肌损伤为目标的。Van Der Meer等的一项研究发现，当使用促红细胞生成素治疗时，将在心肌梗死后立刻诱发新生血管并且减少心肌梗死面积，而在心肌梗死后治疗3周（每3周一次）时，将显著改善心脏功能[50]。当出现心肌细胞肥大但不出现血液供应比例性增加的情况下，促红细胞生成素可以增加心肌中的VEGF和内皮祖细胞（EPC），从而可改善血液供应以满足所增加的需求[51]。在这里，虽然还不清楚心脏功能是否可通过保护心肌细胞或通过刺激冠状动脉血管发育而获得改善，但最有可能的情况是这两种机制组合在一起，从而对心血管提供保护性影响。

关于心血管功能改善方面所提出的另一个机制是细胞因子减少和炎症性缓解。在最近的一项研究中，在心肌梗死后心衰期间进行促红细胞生成素的治疗，可改善小鼠模型中的心脏功能，而这种改善的机制是通过激活PI3K/Akt和Jak/Stat细胞信号通路而减少炎症细胞因子和氧化性损伤[52]。所增加的炎症细胞因子和氧化应激将和心肌梗死后较差的预后结果具有密切相关性，同时还涉及心肌梗死后连续心肌重构过程，从而导致心衰问题出现[53-54]。此外，促红细胞生成素可通过降低一个特定细胞因子（TGF-β1）[52]水平而减少心肌梗死后再灌注损伤和纤维化现象，而在保持这个特定细胞因子水平情形下，将导致左心室重构、心衰[55]和心脏组织纤维化[56]。尽管在基本研究中的这些发现为人们带来很高期望，但在人体试验中促红细胞生成素没有表现出减少心肌梗死的面积[57]。这些结果特别令人失望，原因是促红细胞生成素不仅没有产生疗效，而且在患者中增加了不良影响，其中包括微血管阻塞发生率增加一倍、左心室舒张末期容积以及左心室收缩末期容积也有所增加[57]。虽然这些报告表明在这种心肌梗死情况下促红细胞生成素可能由于安全的问题而不需重复使用，但专家们对心肌梗死后低剂量促红细胞生成素的使用表现出很大兴趣[58]。

脑细胞产生促红细胞生成素并且表达促红细胞生成素受体[59]。虽然星形胶质细胞是促红细胞生成素的主要产生者，但星形胶质细胞和神经元均表达在缺氧条件下的促红细胞生成素mRNA[60]。在动物模型中的研究表明，大脑促红细胞生成素将有助于神经元在缺血条件下的存活[61]。有趣的是，促红细胞生成素通过局部和全身性灌注而介导其神经保护性作用。在一项研究中，小鼠大脑中的动脉被阻断以便模拟卒中情况，当促红细胞生成素注射到脑室时，则可减缓某些大脑功能的丧失，例如皮质梗死和地点导航能力丧失（place navigation disability)[62]，地点导航能力是指动物在新环境中只通过使用本体和前庭感受器来确定自己所在位置的一种机制[63]。在脊髓损伤和视网膜缺血-再灌注损伤的动物模型中，当腹腔内使用促红细胞生成素治疗时，也将产生神经保护性作用[64-65]。这些试验涉及促红细胞生成素在血脑屏障中的通透性。鉴于促红细胞生成素在神经性保护中的作用，人们对于这种药物在减少患痴呆风险方面的兴趣大幅上升。Kumar等进行的一项研究发现，促红细胞生成素可改善大鼠在服用DNA药物过程中所导致的学习和记忆效率低下的问题[66]。关于促红细胞生成素可提高学习和记忆效率的机制被假设为神经元突触的可塑性获得了调节[67]。在一项40例患者的随机双盲安慰剂对照的人类研究中，卒中发作后8h内使用促红细胞生成素治疗，结果是患者功能获得显著性改善，具体表现在美国国立卫生研究院和斯堪的纳维亚卒中量表得分得到提高以及神经损伤显著降低，即脑损伤获得改善[68]。促红细胞生成素在大脑中的作用，对于神经性和精神性疾病的治疗颇有前景，同时表明

促红细胞生成素在未来可能被批准用于治疗神经系统急性疾病。此外，虽然促红细胞生成素最为重要的是其造血的性能，但是它的广泛性非造血作用包括那些对中枢神经系统的作用，吸引了有关专家对其多效性进行更多研究（表15-1）。

运动能力受限是心衰的主要表现之一，并且其变化情况直接和疾病的严重程度相关[69]。因此，运动能力的测量可为临床医生提供以下信息，即心血管系统把氧输送到肌肉以及肌肉从血液中获取氧的最大能力。在进行运动能力定量化时，可采用峰值VO_2或最大摄氧量参数[69]。一些临床试验研究贫血和心衰患者中使用促红细胞生成素的情况，结果表明峰值VO_2出现显著性增加[70-71]。但仍存在的问题是了解通过介导而增加运动能力的生理机制在每个过程中对所增加的VO_2所做出的相对性贡献。促红细胞生成素是否可通过其造血性作用增加运动能力（好像是从所增加的血红蛋白浓度中获得供氧的增加）？或非造血性机制是否是运动能力增加的主要机制？Mancini等发现，所增加的供氧（而不是肌肉氧化能力和血管舒张功能）导致峰值VO_2的增加[72]。2012年动物研究数据表明，正常小鼠在运动过程中，其促红细胞生成素具有保护肌肉的作用。缺乏促红细胞生成素的小鼠（具有低于正常的运动能力以及和对照组比较时具有很低的VO_2）在肌肉缺氧相关的基因表达方面出现了变化，从而表明生理性促红细胞生成素浓度通过尚不清楚的通路作用而可能具有保护肌肉的作用[73]。运动能力由促红细胞生成素诱导的改善情况，很可能是由造血和非造血因子所介导的。所增加的血红蛋白水平可以降低氧化应激，从而改善血管内皮细胞功能，增加心肌灌注以及改善心肌细胞供氧。贫血的改善、神经内分泌和炎症途径副作用的抵消以及心脏收缩功能的增强，可能是促红细胞生成素对运动耐受性产生有益作用的基础。

临床试验的结果

许多试验评价心衰患者中使用促红细胞生成素的情况（表15-2）。这些试验规模比较小（受试者人数范围23到319)，同时通常口服或静脉注射铁补充剂。

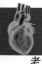

老年与心力衰竭

老年与心力衰竭

虽然这些研究入组患者的年龄和 EF 范围有差别并且出现不同的主要结果，但这些研究具有多种倾向或趋势。几乎所有的临床试验（除了 1 项外）都是以收缩性心衰（如 HFLEF）的患者为研究对象，此外，只有 1 项使用是以 EF 正常或保留心衰患者为特定研究对象。到目前为止，在收缩性心衰方面所进行的不成比例性高数量研究（表 15-2）表明 EF 保留的心衰患者中使用促红细胞生成素刺激剂的作用，而这些患者在慢性心衰人群中比例超过 50%[74]，这是一个还没有进行充分研究的临床领域。EF 保留的心衰患者中关于心衰发生率数据在所发表的文献中较少，同时在促红细胞生成素试验中所招募患者的年龄均为中年人，而通常情况下不招募 75 岁以上的患者。因此，尽管心衰患者的平均年龄大于 75 岁，但在 10 项已完成的收缩性心衰试验中，没有 1 项招募了 75 岁以上的患者，同时只有 1 项试验报告 75 岁患者人数（表 15-2）。

迄今为止，大多数研究通过确定临床和超声心动图终点的方法评估促红细胞生成素对于心血管和生活质量方面所产生的影响（表 15-2）。虽然主要结果往往会发生变化，但需回答的一个重要问题是，促红细胞生成素是否对心衰和贫血患者产生积极影响？多项研究已发现促红细胞生成素对临床结果具有积极影响，例如运动耐量和 NYHA 心功能分级等。Palazzuoli[75] 观察到与单独口服铁的情况相比，联合使用促红细胞生成素和口服铁时，患者运动期间在 NYHA 功能状态、运动持续时间、行走距离以及氧使用方面获得了改善。但是，Ghali 等的研究（此研究是目前为止在确定慢性心衰中贫血治疗效果方面的最大随机双盲性研究）并没有观察到运动耐量增加[76]。其他研究人员评价超声心动图预测值以作为促红细胞生成素疗效的证据，同时观察到 EF 出现改善、舒张末期容积和收缩末期容积减少、肺动脉压降低以及二尖瓣关闭不全减轻等情况。大多数研究都同意促红细胞生成素在功能性能力、左心室结构、运动耐量和生活质量方面具有显著性影响。

meta 分析已确认收缩性心衰和贫血患者可从促红细胞生成素治疗中获益。在 Kotecha 进行的 meta 分析中入选 11 个随机对照试验，结果表明，治疗中使用促红细胞生成素时，在以下方面获得显著改善：运动持续时间提高 96.8s（95% CI 为 5.2～188.4），

6min 步行距离增加 69.3m（95% CI 为 17.0～121.7），峰值耗氧量改善 2.29ml/kg/min，NYHA 降低 0.73 点，EF 增加 5.8%，BNP 减少了 227pg/ml，生活质量评估也改善[77]。作者还证实促红细胞生成素潜在的临床影响类似其他疗法改善 EF 的作用，例如卡维地洛（α/β 受体阻滞剂），并且降低 BNP 水平，例如依那普利、ACEI[77]。在这里，促红细胞生成素是以心衰的多种症状为目标的，而不单单是治疗贫血症状。另一项 meta 分析还发现，使用促红细胞生成素治疗可以显著改善运动能力（根据 6MWD 和峰值 VO_2 进行衡量）和生活质量（根据 MLHFQ 和 KCCQ 评分进行衡量）[78]。在 EF 和患者全身性评估（即患者总体感觉）结果方面，均出现改善。EF 增加 7.55%（95% CI 为 3.20～11.89），患者全身性评估结果提高 2.55 分（95% CI 为 0.98～6.641）[78]。临床和心功能超声心动图结果表明，促红细胞生成素可为收缩性心衰和贫血带来有益效果。然而，这些结果在 RED-HF 试验中仍未获得证实；在此试验中，Aranesp 药物（促红细胞生成素）在收缩期心衰患者中没有表现出临床性优点[79]。

促红细胞生成素使用过程中产生的危险性作用

一个权威性的医生数据库报告称，ESA 所产生的严重副作用是死亡率上升、肿瘤恶化、血栓栓塞、心肌梗死、卒中、充血性心衰、高血压、休克、过敏反应和单纯红细胞再生障碍[80]。这些警告性副作用反映人们对于贫血性慢性肾病患者中 ESA 临床试验结果的担忧，因为这些患者出现了心血管事件风险增加的情况，例如卒中和全因性死亡[81-82]。这些发现是如此让人不安，以至于美国食品和药物管理局（FDA）在 2011 年建议在贫血性慢性肾病患者中使用 ESA 时采取更为保守的剂量指南，同时在药品说明书带方框的警告和其他部分上添加关于药品服用的修改性意见。药品说明书上提出警告，即 ESA 会增加以下风险：死亡、心肌梗死、卒中、充血性心衰、血液透析血管通路血栓形成和其他血栓栓塞事件[83]。

然而，从那时起，ESA 在心衰患者中的积极性影响也引起研究人员观察药物在这类人群中的危险性，从而获得大量关于 ESA 在慢性肾病和心衰患者人群中的危害性数据。表 15-3 为这些严重不良事件及其发生频率（/1000 人年）。有关慢性肾病患者的

数据来自 TREAT［即"Aranesp 药物（促红细胞生成素）治疗以减少心血管事件试验"的英文缩写］研究，这是唯一一项大型双盲安慰剂对照性 ESA 的研究（$n=4038$）。也可看到 9 项心衰研究[74-75,81,89-92]（$n=647$）中副作用汇总情况。

TREAT 是一项大型安慰剂对照分析，其中包括 4038 名慢性肾病但没有接受透析的患者。这些患者被分配到 ESA 组和安慰剂组（ESA 组目标血红蛋白为 13g/dl）[81]。主要终点是死亡或心血管事件（非致命性心肌梗死、慢性心衰、卒中或因心肌缺血住院治疗）以及死亡或终末期肾病的混合结果。结果表明，促红细胞生成素不仅没有降低死亡、心血管事件或肾脏事件的风险，而且与卒中风险的增加有相关性[81]。治疗组（$n=2012$）中，101 例患者出现卒中，而相比之下，安慰剂组（$n=2026$）中，只有 53 例患者出现卒中[81]。虽然高血压、心肌梗死和死亡率的情况与治疗组和控制组均具有相关性，但卒中是唯一的负面结果，其中使用 ESA 治疗的患者具有更大的风险，这是和使用安慰剂治疗的患者相比较的情况（表 15-3）。TREAT 的进一步分析[84]表明，在 ESA 治疗中效果不太理想的患者（这种效果不太理想的情况更经常出现在有慢性炎症的老年人女性）是更易发生 ESA 治疗的副作用（尤其是卒中）的人群。

关于促红细胞生成素安全性的另一项重要试验是血红蛋白纠正和肾功能不全结果（CHOIR）的试验。这是在慢性肾病患者促红细胞生成素使用中一个最早的随机对照试验。在这个为期 3 年的非安慰剂对照慢性肾病临床试验中，那些没有接受透析且血红蛋白<11g/dl 的贫血性慢性肾病患者被分配到 11.3g/dl 或 13.5g/dl 目标血红蛋白组。在目标较高的组中，患者被发现会增加全因死亡率的相对风险性[82]，同时 CHOIR 的研究者们被迫提早终止试验。这项研究刚开始进行时没有设对照组，此外，对于促红细胞生成素使用比较有信心，同时并不了解其副作用的情况。CHOIR 随后的分析[85]发现，促红细胞生成素给药是试验中的一个重要变量。在血红蛋白目标较高的组，许多患者也服用高剂量药物，因为他们对于这种药物反应要比同一组中其他患者慢，从而在治疗中出现了让人最为担心的安全剂量算法问题。CHOIR 中关于心衰方面的分析发现，在血红蛋白目标较高的组，患有心衰的患者没有出现全因死亡率风险增加的情况[86-87]。值得一提的是，虽然在血红蛋白目标较高的组中整体上存在心衰恶化的情况，但是，亚组分析表明，血红蛋白目标较高和较低的两组中，心衰恶化具有类似的发生率[86]。这似乎表明某些合并症（如心衰）可以降低药物使用过程中的风险，并强调在心衰患者人群需进行促红细胞生成素的试验。

表 15-3　促红细胞生成素在慢性肾病及心衰患者中使用的危害

不良事件	在安慰剂对照的临床试验中使用 ESA 不良事件的报道			
	慢性肾病试验ᵃ		心衰试验ᵇ	
	ESA 组（事件数/100 人年）	ESA 组（事件数/100 人年）	ESA 组（事件数/100 人年）	安慰剂组（事件数/100 人年）
高血压	6.0	5.6	48	6
心衰恶化	2.5	2.8	106	262
肾衰竭	4.2	4.1	15	0
卒中	1.3	0.7	2	2
心肌梗死	1.6	1.6	2	13
死亡	5.1	4.9	57	82
脑缺血发作（短暂性和心肌性的）	0.5	0.6	2	58

ᵃ 仅来自 TREAT 试验

每 100 人年事件发生率数据通过以下方式获得。每组中每 100 人的事件的数目，n，为每个研究的长度。所有九项研究的事件率达到事件数/100 人年

ᵇ 合并了来自九个随机、安慰剂对照试验数据[72-73,78,87-92]

到目前为止，在使用促红细胞生成素治疗心衰患者的试验中，研究人员没能确定死亡或严重心血管副作用的绝对风险（表15-3）。在所有研究中，促红细胞生成素具有良好的耐受性[71-72,75-76,88-91]。程度较轻的副作用包括胃肠功能紊乱[88]、注射部位反应[88]、神经症状[89-90]、呼吸异常[76,88]、头痛[88]、结缔组织[89]和肌肉骨骼症状[89]。在所有研究中，个人分析结果表明对照组和治疗组之间在死亡或严重不良事件方面不存在显著性差异。严重的副作用被认为和促红细胞生成素使用没有相关性，原因是这些严重副作用均出现在安慰剂组和治疗组中。meta分析结果也支持这些发现。Kotecha发现全因死亡率减少，在不良事件方面没有显著性增加，以及存在较低的心肌梗死和其他血栓栓塞事件趋势[77]。Jin在ESA治疗组中也观察到较低的死亡率趋势[78]。汇总的数据表明，ESA组和安慰剂组具有类似性（在心肌梗死、心衰和死亡率加重方面），并且在一些病例中具有相同的影响（卒中）（表15-3）。有趣的是，在所治疗的患者中，只有高血压被证明存在风险增加的情况。和安慰剂组相比，ESA组高血压风险增加，多出8倍多（/100人年）。这种结果在单个分析中并没有出现，而这并不令人惊讶，它表明在ESA风险评价过程中患者人数比较少（n＝647，最长研究时间为1年），相比之下，TREAT研究时间长达4年，同时有超过4000名患者参加。这些发现得到RED-HF结果的支持，RED-HF证实致命性或非致命性卒中方面不存在显著性差别，但在血栓栓塞性不良事件率方面，达促红素α组高于安慰剂组。表15-3说明，虽然在副作用平均风险方面心衰患者高于慢性肾病患者，但是在慢性肾病患者中所观察到的副作用并没有在心衰患者中出现。这些发现获得RED-HF试验结果的支持，因为此试验证实在致命或非致命性卒中方面无显著性差异，对心衰住院率没有产生影响，但在血栓栓塞性不良事件率方面，达促红素α组高于安慰剂组。

新出现的促红细胞生成素类似物

促红细胞生成素的新临床应用体现在由促红细胞生成素介导的心肌保护作用，同时在这个过程中没有出现血红蛋白水平增加的情况。如前文所述，除了其造血性影响之外，促红细胞生成素具有多效性作用（包括纠正贫血）。促红细胞生成素受体已在多个非造血组织中被检测到，其中包括心脏[34]和脑[59]。表15-2详细说明在心衰中促红细胞生成素对于心肌功能改善所产生的影响。然而，有可能出现的情况是，经促红细胞生成素诱发的血红蛋白增加，可能通过以下途径抵消促红细胞生成素的有益影响，即提高黏度、增加血流阻力以及诱发高血压，从而混淆因果关系。人们已开发了促红细胞生成素的两个非造血性衍生物以介导组织保护功能，并且对于血细胞比容方面不会产生有害影响。

药物Asialoerythropoietin（asialoEPO）是促红细胞生成素的非造血性衍生物，它是通过在分子中去除唾液酸基团而获得的[92]。这些唾液酸基团引起促红细胞生成素被延迟清除[92]，同时当这些基团被去除时，可修改促红细胞生成素的半衰期，这样药物asialoEPO将不能极大刺激造血功能[92]。不过，所加速的清除过程并不干扰asialoEPO药物的组织保护作用。在最近一项研究中[93]，小鼠接受肾切除术（造成肾功能不全、贫血和心功能不全），同时使用生理盐水、促红细胞生成素或asialoEPO药物治疗。结果表明，接受促红细胞生成素或asialoEPO药物治疗的小鼠可显著减少左心室扩张、肥大和纤维化、白细胞浸润和氧化损伤。然而，只有使用促红细胞生成素治疗的动物在服用药物之后出现血红蛋白增加的情况[93]。这项研究证明asialoEPO药物具有心肌保护作用，并且强调所改善的心脏功能并不是通过血红蛋白的增加而介导的。在心衰中，asialoEPO药物也被证实可改善毛细血管密度，因此，在这种情况下，此药物在心肌保护性作用方面具有吸引力[94]。

促红细胞生成素衍生物（在和促红细胞生成素受体的亲和性方面存在差异）是利用促红细胞生成素非造血作用的另一种方法。CEPO或甲酰化促红细胞生成素就是这样一种促红细胞生成素衍生物，它可以在低亲和性的情况下和促红细胞生成素受体结合，降低其促红细胞生成和促凝血活性[92]，并提供充足的机会以确定促红细胞生成素是否具有造血功能并和心肌保护性作用无关。一项研究[95]发现，当心肌梗死后的小鼠和大鼠每天服用CEPO药物，所使用剂量是经体重调节后的剂量；该研究结果表明，虽然血细胞比容增加，但减少了心肌细胞损失和左心室壁应力而左心室舒张末压没有增加。在小鼠模型中，体外细胞凋亡明显减弱了35％，这种效果与促红细胞生成素相当[95]。这些研究结果表明，促红细胞生成素介导的心肌细胞凋亡保护作用（且不增加血红蛋白）可解释促红细胞生成素的心肌保护性作用。

促红细胞生成素的非红系造血衍生物产品，如asialoEPO和CEPO，让研究人员在寻找临床环境下更安全、更有效的心血管疾病替代治疗方面产生更大的热情。将来，准确了解确定促红细胞生成素介导的心肌保护作用（且不增加血红蛋白水平）的试验将是一个非常活跃的研究领域。

心力衰竭中加强ESA服用安全性的潜在方法

对于心衰中促红细胞生成素服用的关注，将有助于提供大量关于其优点和缺点方面的数据，尤其在老年人群（在心衰人群中绝大多数是老年人患者）。因此，"在正确时间给正确的患者服用正确药物"的原则应基于以下几点：考虑试验设计（以便尽量减少ESA接触的风险），识别ESA较大副作用风险的方法，以及临床中更加关注ESA给药情况（总体上类似于临床试验中的算法）。

以前有研究指出，在临床试验中有很高百分比的试验对象在ESA治疗中效果并不理想，同时这些试验对象的试验风险大于具有较好效果的患者。虽然随机对照试验旨在为医生提供临床的相关证据，但这些试验可能无法确定疗效不理想的患者人群，从而让患者暴露在ESA的风险中而没有获得潜在益处。在随机临床试验中，可在随机化前预处理时确定治疗有效的受试者人群（如治疗4周后血红蛋白含量增加>1g/dl）。只有这样的受试者才被获准参加临床试验的随机部分。在ESA试验中使用这种设计，以便让一些受试者（在治疗中效果不理想并可能受到潜在伤害）避免长期暴露的风险[84]。这是ESA等的治疗中特别有吸引力之处，它们的成本非常高。很显然，这些益处需要与适用性受限和治疗效果的影响放在一起权衡[96]。

另外，在服用之前促红细胞生成素治疗无效或效果不理想情况的确定，将是临床试验招募过程中一项重要的排除标准。遗憾的是，虽然在治疗中效果不理想的患者更有可能是女性，或有心血管疾病史，或使用醛固酮受体拮抗剂治疗，或具有较低的血清钾水平和更高的CRP水平（相对于具有较好的

初始反应的患者而言）[84]，但这些因素没有足够敏感性或特异性以作为ESA临床试验的排除标准。然而，由于很多收缩性心衰患者有溶血性贫血（如在缺少真正红细胞情况下血浆体积增加）[97]以及类似的数据可能不适用于EF保留的心衰患者[98]，因此，血量分析在这方面很可能比较有用。治疗无效或效果不理想的患者可以是以下患者，即虽然存在低血红蛋白浓度（符合贫血定义），但这些患者不存在红细胞缺乏情况，而仅是血浆体积增加，这是溶血性贫血的特点。在最近一项关于EF保留的心衰老年受试者的回顾性分析[99]中，初步数据表明相当多的患者（几乎是总招募受试者的1/3）出现了溶血情况，此外还表明血容量分析可用于确定这类基线上比例相对高的治疗无效的患者人群。因为还没有试验以确定目标血红蛋白水平、促红细胞生成素剂量或给药方法（此方法不会增加促红细胞生成素治疗的风险），以及在初期促红细胞生成素治疗中效果比较差的贫血性慢性肾病患者已被证实在服用促红细胞生成素时具有较高的严重心血管事件和死亡发生率[84]，因此确认治疗无效的患者是减少促红细胞生成素使用风险的潜在方法。

在促红细胞生成素使用过程中，另一个考虑因素是药物剂量情况。美国FDA根据临床试验（如TREAT试验）结果，建议在慢性肾病患者中采用更保守的促红细胞生成素剂量以改善这些药物的安全性，此外，药品说明书中对于血红蛋白水平大于11g/dl的情况提出警告[100]。通常情况下，临床实践中可能使用每周1次或每两周1次的剂量，且剂量超过10 000IU。不过，目前为止已完成的心衰试验（表15-2）的回顾结果表明，可能要求使用低得多的剂量（范围为2000~6000IU）。此外，虽可合理假设ESA的剂量-反应影响，较高剂量在更大程度上提高血红蛋白（参见其中的1项研究[88]），但所有研究不都支持这种情况。例如，在一项研究中，使用每周2次6000IU剂量，在12个月时血红蛋白从基线水平上增加1.25g/dl[75]，但当每周1次，且剂量为4000IU时，则12个月时血红蛋白增加2.6g/dl[91]。因此，在使用ESA的贫血伴心衰患者中，有关合适的剂量算法问题还需更多研究。一般情况下，最近的大规模试验报告，通过基于体型调节的剂量算法、绝对血红蛋白水平以及周增

加率因素[101]，将最有可能取得类似的效果和安全性。

结论

今天，心衰是医学领域中的一项重大挑战。诊断出患有心衰的人数每年都在增长，因为人们的寿命越来越长，医疗经历调整和改善，以及许多疾病的治疗取得了进展。尽管在使用 ACEI 和 β 受体阻滞剂治疗心衰方面取得了很大进步，但成千上万的老年人生活受到以下情况的威胁，即严重心衰、高死亡率、频繁住院以及严重的疲劳和呼吸困难症状。因为贫血被认为是心衰患者中常见的合并症，在这类患者人群中促红细胞生成素已被用作改善生活质量的潜在治疗方法。然而，对于在心衰患者中使用此药物的愿望而言，还需很多研究工作，包括合适的剂量算法、促红细胞生成素作用机制的定义。这些机制对于临床获益具有重要意义，同时可把有害性影响降至最低程度。

参考文献

1. Ng T, Marx G, Littlewood T, Macdougall I. Recombinant erythropoietin in clinical practice. Postgrad Med J. 2003;79:367–76.
2. Bert P. Sur la richesse en hemoglobine du sang des animaux vivant sur les hauts lieux. C R Acad Sci Paris. 1882;94:805–7.
3. Bonsdorff E, Jalavisto E. A humoral mechanism in anoxic erythrocytosis. Acta Physiol Scand. 1948;16:150–70.
4. Reissmann KR. Studies on the mechanism of erythropoietic stimulation in parabiotic rats during hypoxia. Blood. 1950;5:372–80.
5. Ruhenstroth-Bauer G. Reticulocyte and erythrocyte longevity. Klin Wochenschr. 1950;28:780–3.
6. Ruhenstroth-Bauer G. [Experiments in the identification of a specific erythropoietic hormone]. Naunyn Schmiedebergs Arch Exp Pathol Pharmakol. 1950;211:32–56.
7. Miyake T, Kung CK, Goldwasser E. Purification of human erythropoietin. J Biol Chem. 1977;252:5558–64.
8. Il THM. Eugene Goldwasser dies at 88; biochemist was known for anemia drug. In: Los Angeles Times. Los Angeles: Los Angeles Times; 2010.
9. Lin FK, Suggs S, Lin CH, et al. Cloning and expression of the human erythropoietin gene. Proc Natl Acad Sci U S A. 1985;82:7580–4.
10. ClinicalTrials.gov. U.S. National Institutes of Health. http://clinicaltrials.gov/ct2/results?term=erythropoietin&Search=Search. Last Accessed 10 Oct 2012
11. Goodnough LT, Anderson KC, Kurtz S, et al. Indications and guidelines for the use of hematopoietic growth factors. Transfusion. 1993;33:944–59.
12. Wu H, Liu X, Jaenisch R, Lodish HF. Generation of committed erythroid BFU-E and CFU-E progenitors does not require erythropoietin or the erythropoietin receptor. Cell. 1995;83:59–67.
13. Koury MJ, Bondurant MC. The molecular mechanism of erythropoietin action. Eur J Biochem/FEBS. 1992;210:649–63.
14. Lombardero M, Kovacs K, Scheithauer BW. Erythropoietin: a hormone with multiple functions. Pathobiology: J Immunopathol Mol Cell Biol. 2011;78:41–53.
15. Jacobson LO, Goldwasser E, Fried W, Plzak L. Role of the kidney in erythropoiesis. Nature. 1957;179:633–4.
16. Wenger RH, Hoogewijs D. Regulated oxygen sensing by protein hydroxylation in renal erythropoietin-producing cells. Am J Physiol Renal Physiol. 2010;298:F1287–96.
17. Fried W. The liver as a source of extrarenal erythropoietin production. Blood. 1972;40:671–7.
18. Leong CL, Anderson WP, O'Connor PM, Evans RG. Evidence that renal arterial-venous oxygen shunting contributes to dynamic regulation of renal oxygenation. Am J Physiol Renal Physiol. 2007;292:F1726–33.
19. Brienza N, Giglio MT, Marucci M. Preventing acute kidney injury after noncardiac surgery. Curr Opin Crit Care. 2010;16:353–8.
20. Rhoades RA, Bell DR, editors. Medical Physiology Principles for Clinical Medicine. 4th ed. Philadelphia, PA: Lippincott Williams & Wilkins; 2012.
21. Chandel NS, Maltepe E, Goldwasser E, Mathieu CE, Simon MC, Schumacker PT. Mitochondrial reactive oxygen species trigger hypoxia-induced transcription. Proc Natl Acad Sci U S A. 1998;95:11715–20.
22. Ershler WB, Sheng S, McKelvey J, et al. Serum erythropoietin and aging: a longitudinal analysis. J Am Geriatr Soc. 2005;53:1360–5.
23. Barrett KE, BSe, Boitano S, Brooks HL, editors. Ganong's review of medical physiology. 24 ed. New York: McGraw-Hill; 2012.
24. Adamson JW, Longo DL. Anemia and polycythemia. In: Fauci AS, Kasper DL, Hauser SL, Jameson JL, Loscalzo, editors. Harrison's principles of internal medicine. 18 ed. New York: McGraw-Hill; 2012.
25. Sherwood L, editor. Human physiology: from cells to systems. 7 ed. Brooks Cole; 2008. P. 397.
26. Lundby C, Thomsen JJ, Boushel R, et al. Erythropoietin treatment elevates haemoglobin concentration by increasing red cell volume and depressing plasma volume. J Physiol. 2007;578:309–14.
27. Krapf R, Hulter HN. Arterial hypertension induced by erythropoietin and erythropoiesis-stimulating

agents (ESA). Clin J Am Soc Nephrol: CJASN. 2009;4:470–80.

28. de Simone G, Devereux RB, Chien S, Alderman MH, Atlas SA, Laragh JH. Relation of blood viscosity to demographic and physiologic variables and to cardiovascular risk factors in apparently normal adults. Circulation. 1990;81:107–17.

29. Lundby C, Robach P, Boushel R, et al. Does recombinant human Epo increase exercise capacity by means other than augmenting oxygen transport? J Appl Physiol. 2008;105:581–7.

30. Meister B, Maurer H, Simma B, et al. The effect of recombinant human erythropoietin on circulating hematopoietic progenitor cells in anemic premature infants. Stem Cells. 1997;15:359–63.

31. Ganser A, Bergmann M, Volkers B, Grutzmacher P, Scigalla P, Hoelzer D. In vivo effects of recombinant human erythropoietin on circulating human hematopoietic progenitor cells. Exp Hematol. 1989; 17:433–5.

32. Geissler K, Stockenhuber F, Kabrna E, Hinterberger W, Balcke P, Lechner K. Recombinant human erythropoietin and hematopoietic progenitor cells in vivo. Blood. 1989;73:2229.

33. Stohlawetz PJ, Dzirlo L, Hergovich N, et al. Effects of erythropoietin on platelet reactivity and thrombopoiesis in humans. Blood. 2000;95:2983–9.

34. Bogoyevitch MA. An update on the cardiac effects of erythropoietin cardioprotection by erythropoietin and the lessons learnt from studies in neuroprotection. Cardiovasc Res. 2004;63:208–16.

35. Kertesz N, Wu J, Chen TH, Sucov HM, Wu H. The role of erythropoietin in regulating angiogenesis. Dev Biol. 2004;276:101–10.

36. Chong ZZ, Kang JQ, Maiese K. Erythropoietin is a novel vascular protectant through activation of Akt1 and mitochondrial modulation of cysteine proteases. Circulation. 2002;106:2973–9.

37. Fliser D, Bahlmann FH. Erythropoietin and the endothelium - a promising link? Eur J Clin Invest. 2008;38:457–61.

38. Suzuki N, Ohneda O, Takahashi S, et al. Erythroid-specific expression of the erythropoietin receptor rescued its null mutant mice from lethality. Blood. 2002;100:2279–88.

39. Wu H, Lee SH, Gao J, Liu X, Iruela-Arispe ML. Inactivation of erythropoietin leads to defects in cardiac morphogenesis. Development. 1999;126:3597–605.

40. Yu X, Lin CS, Costantini F, Noguchi CT. The human erythropoietin receptor gene rescues erythropoiesis and developmental defects in the erythropoietin receptor null mouse. Blood. 2001;98:475–7.

41. Lakatta EG. Age-associated cardiovascular changes in health: impact on cardiovascular disease in older persons. Heart Fail Rev. 2002;7:29–49.

42. Pollack M, Phaneuf S, Dirks A, Leeuwenburgh C. The role of apoptosis in the normal aging brain, skeletal muscle, and heart. Ann N Y Acad Sci. 2002; 959:93–107.

43. Olivetti G, Melissari M, Capasso JM, Anversa P. Cardiomyopathy of the aging human heart. Myocyte loss and reactive cellular hypertrophy. Circ Res. 1991;68:1560–8.

44. Gerstenblith G, Frederiksen J, Yin FC, Fortuin NJ, Lakatta EG, Weisfeldt ML. Echocardiographic assessment of a normal adult aging population. Circulation. 1977;56:273–8.

45. Thomas L, Levett K, Boyd A, Leung DY, Schiller NB, Ross DL. Compensatory changes in atrial volumes with normal aging: is atrial enlargement inevitable? J Am Coll Cardiol. 2002;40:1630–5.

46. Parsa CJ, Matsumoto A, Kim J, et al. A novel protective effect of erythropoietin in the infarcted heart. J Clin Invest. 2003;112:999–1007.

47. Kleijn L, de Boer RA, Voors AA. Should erythropoietin treatment in chronic heart failure be haemoglobin targeted? Eur J Heart Fail. 2010;12:215–6.

48. Lu Y, Zhou J, Xu C, et al. JAK/STAT and PI3K/AKT pathways form a mutual transactivation loop and afford resistance to oxidative stress-induced apoptosis in cardiomyocytes. Cell Physiol Biochem: Int J Exp Cell Physiol Biochem Pharmacol. 2008;21: 305–14.

49. Mitchell GF, Verwoert GC, Tarasov KV, et al. Common genetic variation in the 3′-BCL11B gene desert is associated with carotid-femoral pulse wave velocity and excess cardiovascular disease risk: the AortaGen Consortium. Circ Cardiovasc Genet. 2012;5:81–90.

50. van der Meer P, Lipsic E, Henning RH, et al. Erythropoietin induces neovascularization and improves cardiac function in rats with heart failure after myocardial infarction. J Am Coll Cardiol. 2005;46:125–33.

51. Westenbrink BD, Ruifrok WP, Voors AA, et al. Vascular endothelial growth factor is crucial for erythropoietin-induced improvement of cardiac function in heart failure. Cardiovasc Res. 2010;87:30–9.

52. Li Y, Takemura G, Okada H, et al. Reduction of inflammatory cytokine expression and oxidative damage by erythropoietin in chronic heart failure. Cardiovasc Res. 2006;71:684–94.

53. Kinugawa S, Tsutsui H, Hayashidani S, et al. Treatment with dimethylthiourea prevents left ventricular remodeling and failure after experimental myocardial infarction in mice: role of oxidative stress. Circ Res. 2000;87:392–8.

54. Testa M, Yeh M, Lee P, et al. Circulating levels of cytokines and their endogenous modulators in patients with mild to severe congestive heart failure due to coronary artery disease or hypertension. J Am

Coll Cardiol. 1996;28:964–71.

55. Ikeuchi M, Tsutsui H, Shiomi T, et al. Inhibition of TGF-beta signaling exacerbates early cardiac dysfunction but prevents late remodeling after infarction. Cardiovasc Res. 2004;64:526–35.

56. Border WA, Noble NA. Transforming growth factor beta in tissue fibrosis. N Engl J Med. 1994;331: 1286–92.

57. Ludman AJ, Yellon DM, Hasleton J, et al. Effect of erythropoietin as an adjunct to primary percutaneous coronary intervention: a randomised controlled clinical trial. Heart. 2011;97:1560–5.

58. Bergmann MW, Haufe S, von Knobelsdorff-Brenkenhoff F, et al. A pilot study of chronic, low-dose epoetin-{beta} following percutaneous coronary intervention suggests safety, feasibility, and efficacy in patients with symptomatic ischaemic heart failure. Eur J Heart Fail. 2011;13:560–8.

59. Siren AL, Knerlich F, Poser W, Gleiter CH, Bruck W, Ehrenreich H. Erythropoietin and erythropoietin receptor in human ischemic/hypoxic brain. Acta Neuropathol. 2001;101:271–6.

60. Hasselblatt M, Ehrenreich H, Siren AL. The brain erythropoietin system and its potential for therapeutic exploitation in brain disease. J Neurosurg Anesthesiol. 2006;18:132–8.

61. Sakanaka M, Wen TC, Matsuda S, et al. In vivo evidence that erythropoietin protects neurons from ischemic damage. Proc Natl Acad Sci U S A. 1998;95:4635–40.

62. Bures J, Fenton AA, Kaminsky Y, Zinyuk L. Place cells and place navigation. Proc Natl Acad Sci U S A. 1997;94:343–50.

63. Sadamoto Y, Igase K, Sakanaka M, et al. Erythropoietin prevents place navigation disability and cortical infarction in rats with permanent occlusion of the middle cerebral artery. Biochem Biophys Res Commun. 1998;253:26–32.

64. Junk AK, Mammis A, Savitz SI, et al. Erythropoietin administration protects retinal neurons from acute ischemia-reperfusion injury. Proc Natl Acad Sci U S A. 2002;99:10659–64.

65. Celik M, Gokmen N, Erbayraktar S, et al. Erythropoietin prevents motor neuron apoptosis and neurologic disability in experimental spinal cord ischemic injury. Proc Natl Acad Sci U S A. 2002; 99:2258–63.

66. Kumar R, Jaggi AS, Singh N. Effects of erythropoietin on memory deficits and brain oxidative stress in the mouse models of dementia. Korean J Physiol Pharmacol: Off J Korean Physiol Soc Korean Soc Pharmacol. 2010;14:345–52.

67. Shuqi Huant FZ, Zhao Z, Xie X. Effect of erythropoietin (EPO) on plasticity of nervous synapse in CA1 region of hippocampal of vascular dementia (VaD) rats. Afr J Pharm Pharmacol. 2012;6:

1111–7.

68. Ehrenreich H, Hasselblatt M, Dembowski C, et al. Erythropoietin therapy for acute stroke is both safe and beneficial. Mol Med. 2002;8:495–505.

69. Braunwald E. editor. A Textbook of Cardiovascular Medicine. Rehabilitation of patients with coronary artery disease. Dennis C, author. 4 ed. Philadelphia: Saunders; 1992.

70. Kourea K, Parissis JT, Farmakis D, et al. Effects of darbepoetin-alpha on plasma pro-inflammatory cytokines, anti-inflammatory cytokine interleukin-10 and soluble Fas/Fas ligand system in anemic patients with chronic heart failure. Atherosclerosis. 2008;199:215–21.

71. Parissis JT, Kourea K, Panou F, et al. Effects of darbepoetin alpha on right and left ventricular systolic and diastolic function in anemic patients with chronic heart failure secondary to ischemic or idiopathic dilated cardiomyopathy. Am Heart J 2008;155:751 e1-7.

72. Mancini DM, Katz SD, Lang CC, LaManca J, Hudaihed A, Androne AS. Effect of erythropoietin on exercise capacity in patients with moderate to severe chronic heart failure. Circulation. 2003;107:294–9.

73. Mille-Hamard L, Billat VL, Henry E, et al. Skeletal muscle alterations and exercise performance decrease in erythropoietin-deficient mice: a comparative study. BMC Med Genom. 2012;5:29.

74. Cohen RS, Karlin P, Yushak M, Mancini D, Maurer MS. The effect of erythropoietin on exercise capacity, left ventricular remodeling, pressure-volume relationships, and quality of life in older patients with anemia and heart failure with preserved ejection fraction. Congest Heart Fail. 2010;16:96–103.

75. Palazzuoli A, Silverberg D, Iovine F, et al. Erythropoietin improves anemia exercise tolerance and renal function and reduces B-type natriuretic peptide and hospitalization in patients with heart failure and anemia. Am Heart J 2006;152:1096 e9-15.

76. Ghali JK, Anand IS, Abraham WT, et al. Randomized double-blind trial of darbepoetin alfa in patients with symptomatic heart failure and anemia. Circulation. 2008;117:526–35.

77. Kotecha D, Ngo K, Walters JA, Manzano L, Palazzuoli A, Flather MD. Erythropoietin as a treatment of anemia in heart failure: systematic review of randomized trials. Am Heart J 2011;161:822-31 e2.

78. Jin B, Luo X, Lin H, Li J, Shi H. A meta-analysis of erythropoiesis-stimulating agents in anaemic patients with chronic heart failure. Eur J Heart Fail. 2010;12:249–53.

79. Swedberg K, Young JB, Anand IS, et al. RED-HF Committees; RED-HF Investigators. Treatment of anemia with darbepoetin alfa in systolic heart failure. N Engl J Med. 2013;28:368(13):1210–9.

80. Epoetin alfa (Rx). 2012. http://reference.medscape.

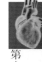

com/drug/epogen-procrit-epoetin-alfa-342151. Last Accessed on 15 Oct 2012.

81. Pfeffer MA, Burdmann EA, Chen CY, et al. A trial of darbepoetin alfa in type 2 diabetes and chronic kidney disease. N Engl J Med. 2009;361: 2019–32.

82. Singh AK, Szczech L, Tang KL, et al. Correction of anemia with epoetin alfa in chronic kidney disease. N Engl J Med. 2006;355:2085–98.

83. Epogen medication guide. U.S. Food and Drug Administration, 2012. http://www.fda.gov/downloads/Drugs/DrugSafety/ucm088591.pdf. Last Accessed on 15 Oct 2012.

84. Solomon SD, Uno H, Lewis EF, et al. Erythropoietic response and outcomes in kidney disease and Type 2 diabetes. N Engl J Med. 2010;363:1146–55.

85. Szczech LA, Barnhart HX, Inrig JK, et al. Secondary analysis of the CHOIR trial epoetin-alpha dose and achieved hemoglobin outcomes. Kidney Int. 2008;74:791–8.

86. Fishbane S, Miyawaki N. Anemia treatment in chronic kidney disease accompanied by diabetes mellitus or congestive heart failure. Kidney Int. 2010;77:175–7.

87. Szczech LA, Barnhart HX, Sapp S, et al. A secondary analysis of the CHOIR trial shows that comorbid conditions differentially affect outcomes during anemia treatment. Kidney Int. 2010;77:239–46.

88. Cleland JG, Sullivan JT, Ball S, et al. Once-monthly administration of darbepoetin alfa for the treatment of patients with chronic heart failure and anemia: a pharmacokinetic and pharmacodynamic investigation. J Cardiovasc Pharmacol. 2005;46:155–61.

89. Palazzuoli A, Silverberg DS, Iovine F, et al. Effects of beta-erythropoietin treatment on left ventricular remodeling, systolic function, and B-type natriuretic peptide levels in patients with the cardiorenal anemia syndrome. Am Heart J 2007;154:645 e9-15.

90. Ponikowski P, Anker SD, Szachniewicz J, et al. Effect of darbepoetin alfa on exercise tolerance in anemic patients with symptomatic chronic heart failure: a randomized, double-blind, placebo-controlled trial. J Am Coll Cardiol. 2007;49:753–62.

91. Silverberg DS, Wexler D, Sheps D, et al. The effect of correction of mild anemia in severe, resistant congestive heart failure using subcutaneous erythropoietin and intravenous iron: a randomized controlled study. J Am Coll Cardiol. 2001;37: 1775–80.

92. Brines M, Cerami A. Discovering erythropoietin's extra-hematopoietic functions: biology and clinical promise. Kidney Int. 2006;70:246–50.

93. Ogino A, Takemura G, Kawasaki M, et al. Erythropoietin receptor signaling mitigates renal dysfunction-associated heart failure by mechanisms unrelated to relief of anemia. J Am Coll Cardiol. 2010;56:1949–58.

94. De Boer RA, Pinto YM, Van Veldhuisen DJ. The imbalance between oxygen demand and supply as a potential mechanism in the pathophysiology of heart failure: the role of microvascular growth and abnormalities. Microcirculation. 2003;10:113–26.

95. Fiordaliso F, Chimenti S, Staszewsky L, et al. A non-erythropoietic derivative of erythropoietin protects the myocardium from ischemia-reperfusion injury. Proc Natl Acad Sci U S A. 2005;102:2046–51.

96. Pablos-Mendez A, Barr RG, Shea S. Run-in periods in randomized trials: implications for the application of results in clinical practice. JAMA. 1998;279: 222–5.

97. Androne AS, Katz SD, Lund L, et al. Hemodilution is common in patients with advanced heart failure. Circulation. 2003;107:226–9.

98. Abramov D, Cohen RS, Katz SD, Mancini D, Maurer MS. Comparison of blood volume characteristics in anemic patients with low versus preserved left ventricular ejection fractions. Am J Cardiol. 2008;102:1069–72.

99. Mathew S. Maurer ST, Bibhas Chakroborty, Stephen Helmke and Donna Mancini. Treating Anemia in Older Adults with Heart Failure with a Preserved Ejection Fraction (HFPEF) with Epoetin Alfa: Single Blind Randomized Clinical Trial of Safety and Efficacy. Circulation 2012;Heart Failure.

100. Altincatal A, Macarthur RB, Teruya S, Helmke S, Maurer MS. A Dosing Algorithm for Erythropoietin Alpha in Older Adults with Heart Failure and a Preserved Ejection Fraction. Cardiovascular therapeutics 2011.

101. Cosyns B, Velez-Roa S, Droogmans S, Pierard LA, Lancellotti P. Effects of eythropoietin administration on mitral regurgitation and left ventricular remodeling in heart failure patients. Int J Cardiol. 2010; 138:306–7.

老年与心力衰竭

第十六章　抗胰岛素蛋白与老年心力衰竭

Role of Resistin in Heart Failure in the Elderly

Yasuchika Takeishi

（杨　伟　译）

抗胰岛素蛋白的多种生物学功能

脂肪组织不仅让多余的能量储存起来，而且还是高活性的内分泌器官[1-4]。脂肪组织分泌生物活性肽，被称为"脂肪细胞因子"。这种脂肪细胞因子通过自分泌、旁分泌和内分泌机制而对各种组织的功能和结构完整性产生作用[1-4]。脂肪细胞因子生成的增加将影响多种功能，如能量平衡、免疫、胰岛素敏感性、血管生成、血压、脂质代谢、炎症和止血，所有这些情况均和 CVD 有密切联系。瘦素是一种具有 167 个氨基酸的蛋白质，并且只可通过脂肪组织获得表达。瘦素是脑饱足感的一种基本信号，也是胰岛素和葡萄糖代谢的一种调节因子。作为丰富的脂肪细胞因子之一，脂联蛋白是一种通过 APM1 基因生成且具有 244 个氨基酸的蛋白质，它可以在人体脂肪组织中获得高度表达。脂联蛋白具有抗动脉粥样硬化和抗炎特性。抗胰岛素蛋白是新发现的富含半胱氨酸的分泌性 12.5kDa 多肽[5-9]。抗胰岛素蛋白最初是在啮齿类动物脂肪组织中发现，同时几乎完全是从脂肪组织中衍生而来。不过，现在专家认识到抗胰岛素蛋白也可来自其他类型的细胞，其中包括巨噬细胞[10]。在肥胖和胰岛素抵抗性的动物模型中，脂肪表达和抗胰岛素蛋白血清水平出现升高[9]。虽然还没有了解到大鼠中抗胰岛素蛋白的功能作用，但高抗胰岛素蛋白血清水平会损害葡萄糖耐量，并诱导胰岛素耐受性[11]。另一方面，抗胰岛素蛋白缺乏的小鼠可以避免出现和胰岛素耐受性相关的肥胖[12]。临床研究表明，在人类抗胰岛素蛋

白血浆水平和炎症标志物相关，可用于预测冠状动脉粥样硬化情况[13]。此外，抗胰岛素蛋白浓度和动脉粥样硬化缺血性卒中[15]患者的肾功能不全[14]和不良预后相关。

心力衰竭患者的抗胰岛素蛋白循环浓度

多种炎症生物标志物，包括 C 反应蛋白、白细胞介素-6、肿瘤坏死因子 α 和五聚环蛋白 3，与心衰的风险增加有关[16]。类似，已有报道称在心衰中可观察到胰岛素耐受性。心衰具有高死亡率，由于老龄人口的增加和老年人的高发病率，心衰成为主要的日益流行的健康问题[17-19]。另一方面，抗胰岛素蛋白和心衰之间的关系还没有完全弄清楚。

Takeishi 等最初报道抗胰岛素蛋白循环浓度和心衰之间的相关性[20]。我们进行了前瞻性研究，招募连续收入院的 126 例慢性心衰患者［76 名男性，平均年龄（67±13）岁］。入院时提取血液样品以检测血清抗胰岛素蛋白水平，包括 126 名心衰患者和 18 名对照组受试者。血清抗胰岛素蛋白浓度通过夹心酶联测定免疫吸附试验（ELISA，Phoenix Pharmaceutical 公司，贝尔蒙特，加利福尼亚州，美国）进行测定。心衰的病因，48 名患者为扩张型心肌病、34 名患者为缺血性心脏病、20 名患者为心脏瓣膜疾病，12 名患者为高血压性心脏病。术后患者随访（平均随访时间为 645 天±644 天，范围为 29～1080 天）。出院后登记：①心源性死亡（定义为心衰恶化导致的死亡或心脏性猝死）；②需重新入院的恶化型心衰。血清抗胰岛素蛋白水平随着纽约心脏协会（NYHA）心功能

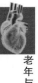

分级的增加而增加。抗胰岛素蛋白水平的正常上限定义为 18 名对照组受试者（ng/ml）平均值＋2 倍标准差。32 名患者为高抗胰岛素蛋白水平（＞14.1ng/ml），94 名患者为低抗胰岛素蛋白水平（≤14.1ng/ml）。血清抗胰岛素蛋白水平与体重指数和血糖没有相关性。在糖尿病患者和无糖尿病患者之间，血清抗胰岛素蛋白水平不存在差异。在随访期间共有 31 个心脏事件发生，包括 10 名患者发生心源性死亡，21 名患者由于心衰不断恶化而住院。在心脏事件发生率方面，抗胰岛素蛋白水平较高的患者显著高于抗胰岛素蛋白水平较低者（43.8% vs. 18.1%，卡方检验 P＜0.0036）。Kaplan-Meier 生存分析还表明，在无事件生存率方面，高抗胰岛素蛋白水平组显著低于低抗胰岛素蛋白水平组（数秩检验 P＝0.0041）。接着，基于血清抗胰岛素蛋白水平将患者分为四组，即第一四分位组（1.7～6.6ng/ml，n＝31）、第二四分位组（6.7～10.1ng/ml，n＝31）、第三四分位组（10.2～14.0ng/ml，n＝31）和第四四分位组（14.1～60.2ng/ml，n＝33）。第四四分位组的抗胰岛素蛋白水平最高，具有最高的心脏事件风险（四组的心脏事件风险依次为 16.1%、16.1%、22.6% 和 42.4%）。为了确定风险因素以便预测心脏事件，我们进行 Cox 比例风险回归分析。在单因素分析中，血清抗胰岛素蛋白水平［每次标准差（SD）增加，危险比（HR）为 1.357，95% 置信区间（CI）为 1.061～1.746，P＝0.014］、年龄、体重指数、B 型利钠肽以及祥利尿剂使用的这些因素和心源性死亡和重新住院治疗具有相关性。在单因素分析过程 P 值小于 0.05 的这些变量中，多元 Cox 比例风险回归分析表明，抗胰岛素蛋白是慢性心衰患者中心脏事件的独立预测因素（HR 为 1.439，95% CI 为 1.017～2.059，P＝0.041）。我们得出的结论是，对于慢性心衰患者的风险分类，抗胰岛素蛋白非常有用，可能是代谢信号和心衰之间的一种新的关联因素。

Takeishi 等的研究中，虽然慢性心衰患者会出现代谢紊乱情况，包括脂肪因子水平增加和胰岛素耐受性，但抗胰岛素蛋白与体重指数、血糖和糖尿病之间的关联性并不明显[20]。近日，Schulze 等测定血浆抗胰岛素蛋白水平，通过稳态模型评估以下情况的胰岛素耐受性（HOMA-IR）：急性失代偿性心衰（n＝44）、慢性稳定心衰（n＝26）和 21 名对照组受试者[21]。和对照组相比，抗胰岛素蛋白水平在慢性稳态心衰者中升高，并且在急性失代偿性心衰患者中进一步增加。类似，HOMA-IR 在慢性稳定心衰患者中升高，并且在急性失代偿性心衰患者中进一步增加。HOMA-IR 与心衰患者的抗胰岛素蛋白水平成正相关。他们的结论是，和慢性稳定病情相比，急性失代偿性心衰与胰岛素耐受性恶化和抗胰岛素蛋白的升高相关。

抗胰岛素蛋白和新发心力衰竭发病率的相关性

Frankel 等是弗莱明翰后代研究（Framingham Offspring Study）的专家，他们已报道这项研究的结果是，2739 名参加者表现出抗胰岛素蛋白和新发心衰的发病率具有相关性[22]。在为期 6 年的随访中，58 名参加者出现新发的心衰。在比例风险模型中（进行了年龄、性别、血压、降压治疗、糖尿病、吸烟、胆固醇、流行性 CAD、心脏瓣膜疾病、左心室肥厚和估算的肾小球滤过率方面的因素调整），在中部和顶部 2/3 的抗胰岛素蛋白水平中心衰的危险比分别为 2.89（95% CI 为 1.05～7.92）和 4.01（95% CI 为 1.52～10.57），这是和最低 1/3 的抗胰岛素蛋白水平进行比较的情况。在最大调整模型中（包括 C-反应蛋白和 B 型利钠肽），抗胰岛素蛋白水平（7.45ng/ml）的一个 SD 增量和心衰的 26% 风险增加具有相关性（95% CI 为 1%～60%）。有趣的是，脂联蛋白浓度和心衰不相关。这是第一份报告，此报告证实，即使考虑了流行性 CAD、肥胖、胰岛素耐受性和炎症的情况，抗胰岛素蛋白循环水平增加也与新发心衰的患病率有关。

老年人中抗胰岛素蛋白是心力衰竭的风险因素

心衰是老年人的常见病[17-18]。65 岁以后的老年人中，它的发病率接近 10/1000；在因为心衰住院的患者中，65 岁以上的老年人所占比例达 80%。Butler 等报道常见的临床变量，这些可以用于预测老年人中心衰风险[23]。尽管美国心衰发病率和老龄化人口在增加，但还没有有用模型以预测老年人中心衰的情况。在健康、老龄化及身体成分研究

（Health ABC）中，招募了 3075 名 70～79 岁生活正常的社区居民。其中，140 人患有心衰，82 人丢失了有关的心衰基线数据。这些参与者被排除在外。对 2853 名参加者进行研究（平均年龄 73.6 岁±2.9 岁，47.9％为男性，58.6％是白人）。在（6.5±1.8）年的随访过程中，258（8.8％）名参加者出现心衰。心衰事件的独立预测因素包括年龄、CAD 病史和吸烟史、基线收缩压和心率、血糖、肌酐水平、白蛋白水平，以及左心室肥厚。根据以下因素进行心衰的风险评分：年龄（−1～1），CAD 病史（0～5）和吸烟史（0～4），基线收缩压（−4～6），血清空腹血糖（−1～5），肌酐（−2～6）和白蛋白水平（−3～3），以及左心室肥厚（0～2）。根据这个风险评分，他们定义了四个风险组（低，小于 2 分；平均，3～5 分；高，6～9 分；非常高，超过 10 分）。在这些组中，5 年期的实际心衰发病率分别为 2.9％、5.7％、13.3％和 36.8％。一个简单的得分能够预测在生活正常老年人中的心衰事件风险。

Butler 等的同一研究小组在 Health ABC 研究中，研究老年人中血清抗胰岛素蛋白基线浓度和新发心衰之间的关联性[24]。在被招募到 Health ABC 研究的 3705 名患者中，患有心衰或丢失了有关心衰基线数据的患者被排除在外，2902 名具有血清抗胰岛素蛋白浓度并且没有心衰的患者参加这次研究。他们的平均年龄 73.6 岁±2.9 岁，48.1％为男性以及 58.8％为白人。平均抗胰岛素蛋白浓度为（20.3±10.0）ng/ml。他们还测定了炎症标志物（C-反应蛋白、白细胞介素-6 和肿瘤坏死因子 α）血清浓度、胰岛素耐受性（空腹胰岛素和糖化血红蛋白）和脂肪因子（瘦素和脂联蛋白）。通过全身双能 X 线吸收法评估总脂肪质量，同时通过计算机化断层显像（CT）测定腹部内脏和皮下脂肪组织。在中位数 9.4 年的随访过程中，341 名参与者（11.8％）发生心衰。图 16-1 表示队列中所观察到的相对于基线抗胰岛素蛋白浓度的心衰发病率情况。随着基线抗胰岛素蛋白浓度的增加，心衰发病率（/1000 人年）将增加。此外，在 Cox 比例风险模型中，抗胰岛素蛋白和心衰风险存在强烈的相关性，其中在临床变量、炎症标志物和肥胖测定方面进行对照（当增加 10.0ng/ml 时危险比为 1.15，95％ CI 为 1.05～1.27，$P=0.003$）。他们得出的结论

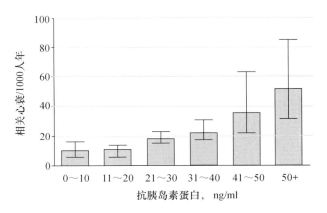

图 16-1　在 Health ABC 研究基线状态下无心衰患者中基线抗胰岛素蛋白浓度和心衰发病率（/1000 人年）。误差棒表示 95％的置信区间。（来源于 Butler J，Kalogeropoulos A，Georgiopoulou V，Rekeneire N，Rodondi N，Smith AL，et al：Serum resistin concentrations and risk of new onset heart failure in older persons. Arterioscler Thromb Vasc Biol 2009；29：1144-1149. 获得 Wolter Kluwers Health 授权）

是，在老年人中血清抗胰岛素蛋白浓度单独与心衰的风险相关。

Zhang 等最近报道了患有稳定 CAD 的卧床患者中抗胰岛素蛋白的预后意义[25]。这是 Heart & Soul 研究中的一种亚组分析，他们在确诊为 CAD 并且病情稳定的 980 名患者中评估抗胰岛素蛋白是否可以预测更为糟糕的心血管结果。在术后随访（平均时间为 6.1 年）后，结果发现 358 名患者由于心肌梗死或心衰而需住院治疗或者出现死亡情况。当和最低四分位相比时，抗胰岛素蛋白水平在最高四分位与心衰（风险比为 2.06，95％置信区间为 1.26～3.39）以及死亡（风险比为 1.56，95％置信区间为 1.11～2.18）风险的增加情况有关。但是，抗胰岛素蛋白水平和非致命性心肌梗死的风险没有相关性。在稳定性 CAD 门诊患者中，虽然抗胰岛素蛋白和较高的心衰及死亡风险相关，但和心肌梗死不存在相关性。

在弗莱明翰后代研究（Framingham Offspring Study）队列中，Rienstra 等最近研究了抗胰岛素蛋白循环浓度和心房颤动或心房扑动（AF）之间的关系[26]。在 2487 名参加者中，206 人在平均时间为 7.6 年的随访过程中出现心房扑动事件。血浆抗胰岛素蛋白浓度自然对数值和心房扑动具有显著相关性。多因素调整后的风险比为 1.17，当抗胰岛素蛋白浓度（0.41ng/ml）对数值每增加一次 SD（95％

置信区间为 $1.02 \sim 1.34$，$P = 0.028$）。另一方面，当 C 反应蛋白进一步调整时，抗胰岛素蛋白和心房扑动之间的相关性将减弱（风险比为 1.14，95％置信区间为 $0.99 \sim 1.31$，$P = 0.073$）。在这个基于社区的纵向研究中，虽然高浓度的抗胰岛素蛋白和心房扑动之间存在相关性，但当进行 C 反应蛋白调整时，这种相关性将减弱。在老年人，心房扑动发病率增加，同时由于心房扑动而导致的心动过速成为心衰的主要原因之一，特别是 EF 保留的心衰。在老年人，EF 保留的心衰发病率正在增加，并且成为常见的疾病。循环抗胰岛素蛋白水平可能在老年人群中具有重要临床意义。

参考文献

1. Yi-Hao Y, Ginsberg HN. Adipocyte signaling and lipid homeostasis. Circ Res. 2005;96:1042–52.

2. Petersen S. GI: Etiology of insulin resistance. Am J Med. 2006;119(5 Suppl 1):S10–6.

3. Rondinone CM. Adipocyte-derived hormones, cytokines, and mediators. Endocrine. 2006;29:81–90.

4. Ronti T, Lupattelli G, Mannarino E. The endocrine function of adipose tissue: an update. Clin Endocrinol (Oxf). 2006;64:355–65.

5. Beltowski J. Adiponectin and resistin–new hormones of white adipose tissue. Med Sci Monit. 2003;9:RA55–61.

6. Kunnari A, Ukkola O, Kesaeniemi YA. Resistin polymorphisms are associated with cerebrovascular disease in Finnish type 2 diabetic patients. Diabet Med. 2005;22:583–9.

7. Diez JJ, Iglesias P, Fernandez-Reyes MJ, Aguilera A, Bajo MA, Alvarez-Fidalgo P, et al. Serum concentration of leptin, adiponectin and resistin, and their relationship with cardiovascular disease in patients with end-stage renal disease. Clin Endocrinol (Oxf). 2005; 62:242–9.

8. Burnett MS, Devaney JM, Adenika RJ, Lindsay R, Howard BV. Cross-sectional associations of resistin, coronary heart disease, and insulin resistance. J Clin Endocrinol Metab. 2006;91:64–8.

9. Steppan CM, Bailey ST, Bhat S, Brown EJ, Banerjee RR, Wright CM, et al. The hormone resistin links obesity to diabetes. Nature. 2001;409:307–12.

10. Jung HS, Park KH, Cho YM, Chung SS, Cho HJ, Kim SJ, et al. Resistin is secreted from macrophages in atheromas and promotes atherosclerosis. Cardiovasc Res. 2006;69:76–85.

11. Rajala MW, Obici S, Scherer PE. Rossetti: Adipose-derived resistin and gut-derived resistin-like molecule-beta selectively impair insulin action on glucose production. J Clin Invest. 2003;111:225–30.

12. Benerjee RR, Rangwala SM, Shapiro JS, Rich AS, Rhoades B, Qi Y, et al. Regulation of fasted blood glucose by resistin. Science. 2004;303:1195–8.

13. Reilly MP, Lehrke M, Wolfe ML, Rohatgi A, Lazar MA, Rader DJ. Resistin is an inflammatory marker of atherosclerosis in humans. Circulation. 2005;111:932–9.

14. Ellington AA, Malik AR, Klee GG, Turner ST, Rule AD, Mosley TH, et al. Association of plasma resistin with glomerular filtration rate and albuminuria in hypertensive adults. Hypertension. 2007;50:708–14.

15. Efstathiou SP, Tsiakou AG, Tsioulos DI, Panagiotou TN, Pefanis AV, Achimastos AD, et al. Prognostic significance of plasma resistin levels in patients with atherothrombotic ischemic stroke. Clin Chim Acta. 2007;378:78–85.

16. Suzuki S, Takeishi Y, Niizeki T, Koyama Y, Kitahara T, Sasaki T, et al. Pentraxin 3, a new marker for vascular inflammation, predicts adverse clinical outcomes in patients with heart failure. Am Heart J. 2008;155:75–81.

17. Lloyd-Jones DM, Larson MG, Leip EP, Beiser A, D'Agostino RB, Kannel WB, et al. Lifetime risk for developing congestive heart failure: the Framingham Heart Study. Circulation. 2002;106:3068–72.

18. Roger VL, Weston SA, Redfield MM, Hellermann-Homan JP, Killian J, Yawn BP, et al. Trends in heart failure incidence and survival in a community-based population. JAMA. 2004; 292:344–50.

19. Niizeki T, Takeishi Y, Arimoto T, Okuyama H, Takabatake N, Fukui A, Tachibana H, Nozaki N, Hirono O, Tsunoda Y, Miyashita T, Takahashi H, Koyama Y, Shishido T, Kubota I. Serum heart-type fatty acid binding protein predicts cardiac events in the elderly chronic heart failure patients. J Cardiol. 2005;46:9–15.

20. Takeishi Y, Niizeki T, Arimoto T, Nozaki N, Hirono O, Nitobe J, et al. Serum resistin is associated with high risk in patients with congestive heart failure: A novel link between metabolic signals and heart failure. Circ J. 2007;71:460–4.

21. Schulze PC, Biolo A, Gopal D, Shahzad K, Balog J, Fish M, et al. Dynamics in insulin resistance and plasma levels of adipokines in patients with acute decompensated and chronic heart failure. J Card Fail. 2011;17:1004–11.

22. Frankel DS, Ramachandran VS, D'Agostino RB, Benjamin EJ, Levy D, Wang TJ, et al. Resistin, adiponectin, and risk of heart failure. The Framingham Offspring Study. J Am Coll Cardiol. 2009; 53:754–62.

23. Buttler J, Kalogeropoulos A, Georgiopoulou V, Rhonda B, Rodondi N, Garcia M, et al. Incident heart failure prediction in the elderly: The Health ABC heart failure score. Circ Heart Fail. 2008;1:125–33.

24. Butler J, Kalogeropoulos A, Georgiopoulou V, Rekeneire N, Rodondi N, Smith AL, et al. Serum resistin concentrations and risk of new onset heart failure in older persons. Arterioscler Thromb Vasc

Biol. 2009;29:1144–9.

25. Zhang MH, Na B, Schiller NB, Whooley MA. Association of resistin with heart failure and mortality in patients with stable coronary heart disease: data from the heart and soul study. J Card Fail. 2011;

17:24–30.

26. Rienstra M, Sun JX, Lubitz SA, Frankel DS, Vasan RS, Levy D, et al. Plasma resistin, adiponectin, and risk of incidental atrial fibrillation: The Framingham Offspring study. Am Heart J. 2012;163:119–24.

第十七章　老化人群中冠状动脉钙化在心血管风险分类和管理时的作用

Role of Coronary Artery Calcium in Cardiovascular Risk Stratification and Management in the Aging Population

Craig R. Butler 和 **Paolo Raggi**

（杨　伟　译）

引言

在 60 岁以上人群中，冠状动脉性心脏病（CAD）的风险大幅增加，此外，缺血性心肌病被证实为收缩性心衰的最重要原因[1]。和年轻人相比，老年人更易发生心衰（这是 CAD 的首要症状表现），并且在出现 CAD 后更易发生心衰[2-4]。过去的 20 年里，心血管计算机化断层显像（CT）不断发展，成为一个非常强大的工具。这种技术可无创性获得冠状动脉粥样硬化图像并可评估未来冠状动脉事件的风险情况，可帮助分析老年人所面临风险的程度。风险分级对于预防 CAD 和缺血性心肌病具有至关重要的作用，并且可通过使用冠状动脉钙化评分获得显著性细化。在老年人中使用冠状动脉钙化评分进行准确的风险分级，可提供双重的潜在益处，即采用有效的治疗方法为患者提供最佳效果，并且在低风险患者中避免不必要的多重用药。在本章中，我们综述目前有关老年人患者以风险分级为目的的冠状动脉钙化成像使用方面的文献资料。

冠状动脉性心脏病的病理生理学

冠状动脉粥样硬化是一慢性、炎性过程，进展缓慢，可长达数年时间，并且在老年群体非常普遍。在成年早期，脂质和炎症细胞开始以脂肪条纹形式沉积在冠状动脉壁上，随年龄增加，这些细胞变成更复杂的动脉粥样化。当尺寸变大时，粥样斑可侵犯冠状动脉内腔（即负性重构），引起血流被限制顺流到心肌，从而产生劳力型心绞痛的临床症状。此外，增大的动脉粥样斑可向动脉管腔外方向扩展（即正性重构），而不会导致在长时间内血液流动受到限制，虽然最终它仍可能导致血管腔狭窄。每个动脉粥样斑上面是一个帽，或厚（即胶原蛋白和平滑肌组成）或薄（薄层胶原蛋白渗入了炎症细胞但不含平滑肌细胞）。具有较强正性重构的斑块（较大的脂质核心和薄纤维帽）被称为高风险斑块，因为它们容易发生破裂而导致冠状动脉急性血栓闭塞，即所谓的急性冠状动脉综合征。

在数十年里，侵入性冠状动脉造影一直是用于评估冠状动脉疾病的重要方法，同时它在心绞痛和急性冠状动脉综合征中识别负性重构动脉粥样硬化并发症方面非常有用。不过，侵入性冠状动脉造影未能提供关于斑块成分或正性血管重构方面的信息，因为它经常隐藏在不稳定斑块中，请参见上述说明。在预防心血管医学领域中，我们非常希望可在老年人和年轻人中直接识别高风险的不稳定斑块，但目前还没有空间分辨率足够高的影像学检查方法以便直接看到脆弱的斑块情况。

不断增大的冠状动脉粥样斑钙化是一个发生在疾病早期阶段的自发过程，尽管可能在早期阶段由于钙量低而可能看不到斑块。钙随时间积累，因此，这有助于使用放射技术（特别是指非增强性心脏 CT）识别动脉粥样斑。虽然钙沉积的机制还不是十分清楚，但沉积的过程和骨生长过程类似。钙化性冠状动脉粥样斑被认为占到冠状动脉粥样斑总体积（即钙化斑块＋非钙化斑块）的 20%（图 17-1），同时和总斑块负荷紧密相关。更多钙化的斑块预示着更大的斑块负荷，这表明了更大数目的不稳定高风险斑块的出现和急性冠状动脉事件可能性的增加。

最常用钙化积分（Agatston 得分）方法量化冠状动脉钙化情况，积分计算公式是斑块体积×峰斑块衰减系数[5]；所获得的分数（冠状动脉钙化积分）已被广泛用于观察性和前瞻性研究，以评估作为心血管风险标记的冠状动脉钙化值。

风险分级

老年人可通过强化管理 CAD 危险因素而显著获益，例如降低胆固醇[6-7]、高血压[8]和改变生活方式[9]。事实上，和年轻人相比，老年人还可通过风险因素的治疗而得到更多好处[10]。尽管在医生中间不断开展有关老年人风险因素管理方面的教育，但老年人中有效的预防性治疗仍然没有获得充分利用，原因是存在关于临床无效性的误解、缺乏成本效益文献以及存在药物不良作用问题[11]。从患者中获得他们的冠状动脉钙化积分的方法，已被证明可改善戒烟率和促进减肥[12]，并可以鼓励医生更积极找到关于老年患者危险因素的更佳疗法。

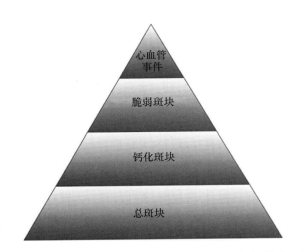

图 17-1 冠状动脉粥样硬化斑块中各个亚型之间的关系。虽然钙化冠状动脉斑块只是冠状动脉斑块的其中一种类型，但是它可以预测高风险斑块的出现情况。这些高风险斑块可以导致急性冠状动脉综合征的发生

预防性治疗的目标应当密切地注意到患者的风险水平。例如，不同水平的靶点胆固醇，这将取决于患者的风险水平；事实上，2009 年的加拿大胆固醇指南和美国国家胆固醇教育计划（NCEP）第三次报告指出，存在高风险的患者具有较低的低密度脂蛋白（LDL）目标[13-14]。类似的，每日服用阿司匹林时，应考虑到患者的基线风险，这样不仅可最大限度减少胃肠道出血的风险，而且可以优化心肌梗死预防效果[15]。因此，准确的风险预测在循证治疗中十分重要，这样可预防 CAD、急性冠状动脉综合征和缺血性心肌病。

在评估 10 年期 CHD 风险的过程中，最常用的方法是改良 Framingham/ATPⅢ 风险评分[14]。通过这种方法，可根据性别、年龄、胆固醇水平、血压、降压药使用和吸烟情况，把患者划分为低（<10%）、中（10%～20%）和高风险（>20%）。另一方面，基于 Framingham 风险的模型在老年人中使用时存在多种限制，原因是这些模型根据中年人群而建成，同时心血管危险因素的归因风险随年龄增长而减少[16-20]。年龄在传统的 CAD 风险模型上也占有很大比重，因此，对于 50 岁以上的患者而言，实足年龄成为主要的风险因素[21]。

年龄的增长和不良冠状动脉事件风险的增加之间存在相关性，原因是在冠状动脉粥样硬化过程中，已知和未知的风险因素将随时间而累积。高龄是冠状动脉粥样硬化的一个替代性指标，同时最终导致不良冠状动脉事件风险的增加。利用年龄作为风险预测因子的困难是，它在特定年龄的患者中表示平均风险，同时冠状动脉粥样硬化负荷中没有考虑到患者个人的具体情况。著名的医生 William Osler 爵士在 1911 年写道，"你和你的动脉一样古老"；后来由 Grundy[22] 所认可的这个概念是老化的生物性实足性理论的延伸，它说明了在一个年龄组中风险因素存在个体性差异。然而，冠状动脉粥样硬化负荷的直接测量是一种更细化的风险评估，这是相对于实足年龄而言的情况。这种直接测量可让预防性治疗获得更大个性化[22-23]。

冠状动脉钙化积分和心血管风险

冠状动脉钙化的程度和冠状动脉粥样斑总负荷成正比例的关系，同时已被证明可很好预测在不同年龄和种族的男性和女性中的未来心血管事件[24-27]。钙化积分范围从零（未检测到钙成分）至数千，此

外，当积分增加时，死亡率也将增加（图 17-2）[27]。动脉粥样硬化的多种族研究（MESA）证实冠状动脉钙化可独立改善白人、黑人、华人和西班牙人中冠状血管事件的预测效果[24]。在 MESA 中，和没有出现冠状动脉钙化的患者相比，钙化积分高于 100 的患者在未来心血管风险方面将增加 7 倍之多，即使控制了年龄和其他已知的心血管风险因素之后也如此。

多个大型登记机构已建立按照性别和年龄划分的冠状动脉钙化积分平均值[28-30]。很显然，在同年龄组成年人之间冠状动脉钙化程度差别很大，甚至在老年人组中也如此。Hoff 等证实，在 540 名 70～74 岁的无症状男性中，25％的钙化积分低于 64，另有 25％的钙化积分高于 1774[28]（图 17-3）。这种冠状动脉粥样硬化程度的差异解释了为什么动脉年龄（即冠状动脉钙化程度调整后的实足年龄）比实足年龄可更好预测 CAD 事件[31]。

越来越多文献资料证实，和年轻人相比，老年人的冠状动脉钙化积分在死亡率和心血管事件方面也具有类似的预测能力[32-35]。RAGGI 等评估 35 000 多名无症状患者的冠状动脉钙化积分，其中，3570 名患者超过 70 岁。通过钙化积分为 400 以上以及 1～10 的患者之间比较，可一致证实 50～79 岁年龄组之间具有比较高的死亡风险比[33]。16％的 75 岁以上患者所具有的冠状动脉钙化积分为 0，同时具有良好的 5 年期生存率（98％）[35]。

冠状动脉钙化积分和风险分级

心血管风险增加和钙化增加之间具有显著的相关性，此外，冠状动脉钙化积分的实际临床效用在于它可正确把个体患者重新划分到不同的心血管风险组中。风险重新分类是在新的心血管危险因子评价中的一个关键概念，它是指可改善风险预测的测试能力，而这种能力超越了传统风险评估的能力，如 Framingham 风险评分。Peters 等的系统性回顾最近评价了亚临床动脉粥样硬化影像的影响，这种影像可改善心血管事件的预测效果[36]。研究者发现，冠状动脉钙化积分证实在和血流介导的血管舒张功能和颈动脉内膜中层厚度相比时，预测值（C 统计量改善范围为 0.05～0.13）和重新分类净指数（14％～25％）获得最大改善。Yeboah 等还证实，当和踝肱指数、高敏 C 反应蛋白和心血管疾病家族史相比时，冠状动脉钙化积分可对更多的患者进行正确的重新分类[37]。

冠状动脉钙化积分在老年人群心血管风险的重新分类中特别有效[26,33]。Elias-Smale 等在 2028 名无症状老年患者［平均年龄（70±6）岁］进行冠状动脉钙化评分，同时收集超过 9 年时间不良心血管事件的数据[26]。他们报告说，当把冠状动脉钙化积分纳入到 Framingham 风险预测模型中时，则可让 52％原本被归为中等风险的患者被正确地重新归类为高（22％）或低（30％）风险（图 17-4）。

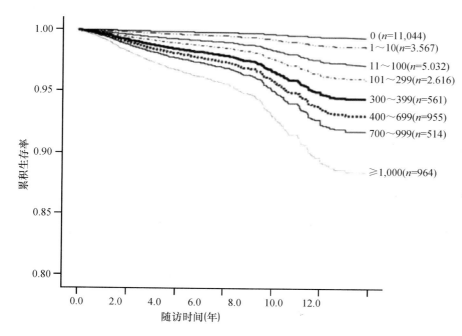

图 17-2 冠状动脉钙化积分和累积生存率。在 25 000 多名进行自我报告的患者中，数据结果表明随着冠状动脉钙化积分增加，生存率出现统计学上的显著性降低（来源于 Budoff MJ, Shaw LJ, Liu ST, Weinstein SR, Mosler TP, Tseng PH, Flores FR, Callister TQ, Raggi P, Berman DS. Long-term prognosis associated with coronary calcification: Observations from a registry of 25 253 patients. J Am Coll Cardiol. 2007；49：1860-1870. 获得 Elsevier 授权）

0 (n=11,044)
1～10(n=3.567)
11～100(n=5.032)
101～299(n=2.616)
300～399(n=561)
400～699(n=955)
700～999(n=514)
≥1,000(n=964)

累积生存率

随访时间(年)

	年龄（岁）								
	<40	40～44	45～49	50～54	55～59	60～64	65～69	70～74	>74
男性 (25 251)	3504	4238	4940	4825	3472	2288	1209	540	235
第25百分位数	0	0	0	1	4	13	32	64	166
第50百分位数	1	1	3	15	48	113	180	310	473
第75百分位数	3	9	36	103	215	410	566	892	1071
第90百分位数	14	59	154	332	554	994	1299	1774	1982
女性 (9995)	641	1024	1634	2184	1835	1334	731	438	174
第25百分位数	0	0	0	0	0	0	1	3	9
第50百分位数	0	0	0	0	1	3	24	52	75
第75百分位数	1	1	2	5	23	57	145	210	241
第90百分位数	3	4	22	55	121	193	410	631	709

图 17-3　年龄和性别划分的冠状动脉钙化积分。35 000 多名无症状患者中年龄和性别划分的冠状动脉钙化积分四分位数说明了实足年龄组（包括 60 岁以上的患者）中冠状动脉钙化积分分布的非常不均匀性（来源于 Hoff JA，Chomka EV，Krainik AJ，Daviglus M，Rich S，Kondos GT. Age and gender distributions of coronary artery calcium detected by electron beam tomography in 35 246 adults. Am J Cardiol. 2001；87：1335-1339. 获得 Elsevier 授权）

RAGGI 等在一组 70～79 岁的患者中进行类似观察，其中，在风险预测模型中 50% 的参与者可根据冠状动脉钙化积分被重新归类为低风险组[33]。RAGGI 等也报道，在年龄较大的人群中，确定一个新的高风险患者具有最有利的成本（即 70 岁以上患者确定成本为 405 美元，而 80 岁以上为 247 美元）。

在冠状动脉钙化和风险重新分类之间关系上，一个需考虑的重要因素是什么样的冠状动脉钙化积分阈值应被用于识别高、中和低风险组。大量数据表明，当钙化积分超过 400 时，心血管疾病的风险增加将出现一个较强拐点；因此，按照惯例，超过此阈值的钙化积分被视为高风险的证据。然而，还缺乏有关足够随访时间的研究以便可靠评估和每个冠状动脉钙化积分切点相关的 10 年期事件发生率。在他们的前瞻性

研究［最近一个最长随访时间（中位数为 9 年）的研究］中，Elias-Smale 等模拟实际的心血管事件发生率以及基线钙化积分[26]。这些研究者报告称超过 615 的基线钙化积分是最佳的心血管事件的高风险标记（即 >20% 的 10 年期风险），而积分低于 50 表示事件的风险较低（图 17-5）。

通过风险重新分类所获得的风险预测改善可让预防性治疗重点用于最有可能从中受益的患者，同时避免低风险患者的多重用药（其中，需要治疗的患者人数过大，而不能获得成本效益的好处）。

冠状动脉钙化与左心室收缩功能不全

很显然，冠状动脉钙化积分增加可确定冠状动

改良弗莱明翰10 年风险类别	改良弗莱明翰 + 冠状动脉钙化评分 10 年风险类别			再分类，(n%)
	<10%	10%~20%	>20%	
<10%				
n=1438	1278 (88%)	156 (11%)	4 (1%)	160 (12%)
可观察的风险 (95% 置信区间)	0.03 (0.02～0.05)	0.13(0.08～0.20)	无	
10%～20%				
n=451	134 (30%)	216 (48%)	101 (22%)	235 (52%)
可观察的风险 (95% 置信区间)	0.09 (0.05～0.16)	0.14 (0.10～0.20)	0.29 (0.20～0.41)	
>20%				
n=144	7 (5%)	42 (29%)	95 (66%)	49 (34%)
可观察的风险 (95% 置信区间)	0.49 (0.15～0.94)	0.13 (0.05～0.31)	0.13 (0.21～0.44)	

图 17-4　通过一起使用 Framingham 风险评分和冠状动脉钙化积分进行的患者重新分类。2000 多名老年人为期 9 年跟踪研究数据表明，当 Framingham 风险评分和冠状动脉钙化积分一起使用时，可对 52% 使用 Framingham 风险评分方法被预测为中度风险的患者进行正确的重新分类。（来源于 Elias-Smale SE，Proenca RV，Koller MT，Kavousi M，van Rooij FJ，Hunink MG，Steyerberg EW，Hofman A，Oudkerk M，Witteman JC. Coronary calcium score improves classification of coronary heart disease risk in the elderly：The rotterdam study. J Am Coll Cardiol. 2010；56：1407-1414. 获得 Elsevier 授权）

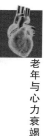

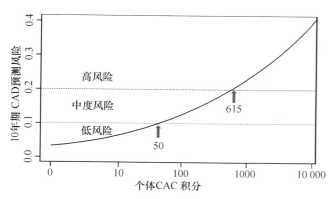

图 17-5　老年人中低、高心血管风险的冠状动脉钙化（CAC）积分阈值。和年轻人相比时，用于确定老年人中 10 年期低（＜50）、中（51～614）和高（＞615）CAD 风险的冠脉钙化积分阈值比较高。在通常情况下，当积分高于 400 时，可认为处于高风险状态。（来源于 Elias-Smale SE，Proenca RV，Koller MT，Kavousi M，van Rooij FJ，Hunink MG，Steyerberg EW，Hofman A，Oudkerk M，Witteman JC. Coronary calcium score improves classification of coronary heart disease risk in the elderly：The rotterdam study. J Am Coll Cardiol. 2010；56：1407-1414. 获得 Elsevier 授权）

脉事件风险增加的患者，这反过来又将导致左心室收缩功能障碍，并且最终出现临床心衰。在 2001 年，美国心脏协会提出心衰的分类方案（A～D级），此方案考虑病理生理学和症状情况[38]。A 级心衰的患者具有心衰的风险因素但没有表现出明显的心功能不全或症状。B 级心衰患者具有无症状的结构性心脏病。最近的一项研究估计，81％的 65～84 岁患者出现亚临床心衰（A 级或 B 级），而在这些患者，没有对心血管危险因素进行充分控制的患者占很大比例[39]。

冠状动脉钙化影像是一简单方法，它可以帮助识别和量身定制适用于面临心衰风险患者的预防性疗法，虽然它尚未被纳入临床指南。Leening 等最近评价老年人群中冠状动脉钙化情况独立预测心衰的能力[40]。他们在 1897 名没有 CAD 或充血性心衰病史的老年人（平均年龄 70 岁）中确定冠状动脉钙化积分，同时前瞻性记录 Index 心脏事件。这些研究者报道称，只有 18％的患者在首次确诊充血性心衰之前出现 CAD 事件，同时在 40％的时间中心衰是第一个心脏事件。此外，当钙化积分超过 400 时，出现心衰的风险将增加 3 倍，并且和明显的临床 CAD 事件无关。

冠状动脉钙化和虚弱

虚弱是身体应激抵抗力降低的一种临床综合征，最为常见的表现是体力降低、步速缓慢和体能活动不足。据估计，由于晚期 CAD 而住院的老年患者中，27％～50％的患者具有体弱特点[41]。我们应更好了解动脉粥样硬化性疾病和虚弱之间的关系[42]。心血管健康研究人员报告称，虽然虚弱和临床 CAD 具有较强的相关性，但虚弱在具有充血性心衰病史的患者中最为常见[43]。身体虚弱也会单独导致心衰患者出现预后更差的情况，同时在这方面强于纽约心脏协会心功能分级在死亡风险上的预测能力[44]。

据推测，被人们了解甚少的且参与冠状动脉斑块进展过程的慢性炎症状态也对肌肉量产生不利影响，同时导致身体虚弱的出现[45]。身体虚弱也被证明和亚临床动脉粥样硬化具有相关性，其表现为颈动脉内膜中层厚度增加和外周血管疾病（即踝肱指数降低）[43]。冠状动脉钙化积分与虚弱的两个关键指标相关，具体来说，是自我报告的较低体能活动水平[46]和较慢的步速[47]。因此，虽然冠状动脉钙化积分可确定那些面临身体虚弱风险的患者，但在这方面仍需更多研究。

结论

在老年人中，缺血性心肌病仍是心衰的最常见的病因病理学机制，尽管在 CAD 预防和管理方面已取得重要进展。控制 CAD 的心血管风险因素，是降低老年人群中缺血性心肌病负担的最有效方法。有效预防性治疗将依赖于心血管风险的准确估计情况。目前流行的风险预测模型不适当地强调实足年龄，从而导致许多老年人风险的错误分类。冠状动脉钙化积分是一简单的测试，可用于估计冠状动脉粥样硬化的负荷，并帮助确定"个性化"的方法来治疗与实足年龄无相关性的心血管疾病。冠状动脉钙化积分可准确预测老年患者的心血管事件，同时有效对老年患者的风险进行重新分类以及随后变更目标。由冠状动脉钙化所带来的风险预测的改善，可促进预防性疗法在可获得最大益处患者中使用，同时在获益很少的患者中避免多重用药的情况出现。

参考文献

1. Lloyd-Jones DM, Larson MG, Beiser A, Levy D. Lifetime risk of developing coronary heart disease. Lancet. 1999;353:89–92.

2. Ezekowitz JA, Kaul P, Bakal JA, Armstrong PW, Welsh RC, McAlister FA. Declining in-hospital mortality and increasing heart failure incidence in elderly patients with first myocardial infarction. J Am Coll Cardiol. 2009;53:13–20.

3. He J, Ogden LG, Bazzano LA, Vupputuri S, Loria C, Whelton PK. Risk factors for congestive heart failure in us men and women: NHANES I epidemiologic follow-up study. Arch Intern Med. 2001;161: 996–1002.

4. Raftery EB, Banks DC, Oram S. Occlusive disease of the coronary arteries presenting as primary congestive cardiomyopathy. Lancet. 1969;2:1146–50.

5. Agatston AS, Janowitz WR, Hildner FJ, Zusmer NR, Viamonte Jr M, Detrano R. Quantification of coronary artery calcium using ultrafast computed tomography. J Am Coll Cardiol. 1990;15:827–32.

6. Deedwania P, Stone PH, Bairey Merz CN, Cosin-Aguilar J, Koylan N, Luo D, Ouyang P, Piotrowicz R, Schenck-Gustafsson K, Sellier P, Stein JH, Thompson PL, Tzivoni D. Effects of intensive versus moderate lipid-lowering therapy on myocardial ischemia in older patients with coronary heart disease: results of the study assessing goals in the elderly (sage). Circulation. 2007;115:700–7.

7. Lewis SJ, Moye LA, Sacks FM, Johnstone DE, Timmis G, Mitchell J, Limacher M, Kell S, Glasser SP, Grant J, Davis BR, Pfeffer MA, Braunwald E. Effect of pravastatin on cardiovascular events in older patients with myocardial infarction and cholesterol levels in the average range. Results of the cholesterol and recurrent events (care) trial. Ann Intern Med. 1998;129:681–9.

8. Beckett N, Peters R, Tuomilehto J, Swift C, Sever P, Potter J, McCormack T, Forette F, Gil-Extremera B, Dumitrascu D, Staessen JA, Thijs L, Fletcher A, Bulpitt C. Immediate and late benefits of treating very elderly people with hypertension: results from active treatment extension to hypertension in the very elderly randomised controlled trial. BMJ. 2012;344:d7541.

9. Mozaffarian D, Kamineni A, Carnethon M, Djousse L, Mukamal KJ, Siscovick D. Lifestyle risk factors and new-onset diabetes mellitus in older adults: the cardiovascular health study. Arch Intern Med. 2009;169:798–807.

10. Staessen JA, Gasowski J, Wang JG, Thijs L, Den Hond E, Boissel JP, Coope J, Ekbom T, Gueyffier F, Liu L, Kerlikowske K, Pocock S, Fagard RH. Risks of untreated and treated isolated systolic hypertension in the elderly: meta-analysis of outcome trials. Lancet. 2000;355:865–72.

11. Cournot M, Cambou JP, Quentzel S, Danchin N. Key factors associated with the under-prescription of statins in elderly coronary heart disease patients: results from the eliage and elicoeur surveys. Int J Cardiol. 2006;111:12–8.

12. Rozanski A, Gransar H, Shaw LJ, Kim J, Miranda-Peats L, Wong ND, Rana JS, Orakzai R, Hayes SW, Friedman JD, Thomson LE, Polk D, Min J, Budoff MJ, Berman DS. Impact of coronary artery calcium scanning on coronary risk factors and downstream testing the eisner (early identification of subclinical atherosclerosis by noninvasive imaging research) prospective randomized trial. J Am Coll Cardiol. 2011;57:1622–32.

13. Genest J, McPherson R, Frohlich J, Anderson T, Campbell N, Carpentier A, Couture P, Dufour R, Fodor G, Francis GA, Grover S, Gupta M, Hegele RA, Lau DC, Leiter L, Lewis GF, Lonn E, Mancini GB, Ng D, Pearson GJ, Sniderman A, Stone JA, Ur E. 2009 Canadian cardiovascular society/Canadian guidelines for the diagnosis and treatment of dyslipidemia and prevention of cardiovascular disease in the adult – 2009 recommendations. Can J Cardiol. 2009;25:567–79.

14. Third report of the National Cholesterol Education Program (NCEP) expert panel on detection, evaluation, and treatment of high blood cholesterol in adults (adult treatment panel III) final report. Circulation. 2002;106:3143–421.

15. US Preventive Services Task Force. Aspirin for the prevention of cardiovascular disease: US Preventive Services Task Force recommendation statement. Ann Intern Med. 2009;150:396–404.

16. Kannel WB, D'Agostino RB, Silbershatz H. Blood pressure and cardiovascular morbidity and mortality rates in the elderly. Am Heart J. 1997;134:758–63.

17. Anderson KM, Castelli WP, Levy D. Cholesterol and mortality. 30 years of follow-up from the Framingham study. JAMA. 1987;257:2176–80.

18. Franklin SS, Larson MG, Khan SA, Wong ND, Leip EP, Kannel WB, Levy D. Does the relation of blood pressure to coronary heart disease risk change with aging? The Framingham heart study. Circulation. 2001;103:1245–9.

19. Shipley MJ, Pocock SJ, Marmot MG. Does plasma cholesterol concentration predict mortality from coronary heart disease in elderly people? 18 year follow up in Whitehall study. BMJ. 1991;303:89–92.

20. Assmann G, Cullen P, Schulte H. The munster heart study (PROCAM). Results of follow-up at 8 years. Eur Heart J. 1998;19(Suppl A):A2–11.

21. Wilson PW, D'Agostino RB, Levy D, Belanger AM, Silbershatz H, Kannel WB. Prediction of coronary heart disease using risk factor categories. Circulation. 1998;97:1837–47.

22. Grundy SM. Age as a risk factor: you are as old as your arteries. Am J Cardiol. 1999;83:1455–7. A1457.

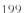

23. Grundy SM. Coronary plaque as a replacement for age as a risk factor in global risk assessment. Am J Cardiol. 2001;88:8E–11.

24. Detrano R, Guerci AD, Carr JJ, Bild DE, Burke G, Folsom AR, Liu K, Shea S, Szklo M, Bluemke DA, O'Leary DH, Tracy R, Watson K, Wong ND, Kronmal RA. Coronary calcium as a predictor of coronary events in four racial or ethnic groups. N Engl J Med. 2008;358:1336–45.

25. Erbel R, Mohlenkamp S, Moebus S, Schmermund A, Lehmann N, Stang A, Dragano N, Gronemeyer D, Seibel R, Kalsch H, Brocker-Preuss M, Mann K, Siegrist J, Jockel KH. Coronary risk stratification, discrimination, and reclassification improvement based on quantification of subclinical coronary atherosclerosis: the Heinz Nixdorf recall study. J Am Coll Cardiol. 2010;56:1397–406.

26. Elias-Smale SE, Proenca RV, Koller MT, Kavousi M, van Rooij FJ, Hunink MG, Steyerberg EW, Hofman A, Oudkerk M, Witteman JC. Coronary calcium score improves classification of coronary heart disease risk in the elderly: the Rotterdam study. J Am Coll Cardiol. 2010;56:1407–14.

27. Budoff MJ, Shaw LJ, Liu ST, Weinstein SR, Mosler TP, Tseng PH, Flores FR, Callister TQ, Raggi P, Berman DS. Long-term prognosis associated with coronary calcification: observations from a registry of 25,253 patients. J Am Coll Cardiol. 2007;49:1860–70.

28. Hoff JA, Chomka EV, Krainik AJ, Daviglus M, Rich S, Kondos GT. Age and gender distributions of coronary artery calcium detected by electron beam tomography in 35,246 adults. Am J Cardiol. 2001;87:1335–9.

29. McClelland RL, Chung H, Detrano R, Post W, Kronmal RA. Distribution of coronary artery calcium by race, gender, and age: results from the multi-ethnic study of atherosclerosis (MESA). Circulation. 2006;113:30–7.

30. Wong ND, Budoff MJ, Pio J, Detrano RC. Coronary calcium and cardiovascular event risk: evaluation by age- and sex-specific quartiles. Am Heart J. 2002;143:456–9.

31. McClelland RL, Nasir K, Budoff M, Blumenthal RS, Kronmal RA. Arterial age as a function of coronary artery calcium (from the multi-ethnic study of atherosclerosis [MESA]). Am J Cardiol. 2009;103:59–63.

32. Vliegenthart R, Oudkerk M, Hofman A, Oei HH, van Dijck W, van Rooij FJ, Witteman JC. Coronary calcification improves cardiovascular risk prediction in the elderly. Circulation. 2005;112:572–7.

33. Raggi P, Gongora MC, Gopal A, Callister TQ, Budoff M, Shaw LJ. Coronary artery calcium to predict all-cause mortality in elderly men and women. J Am Coll Cardiol. 2008;52:17–23.

34. Abbott RD, Ueshima H, Masaki KH, Willcox BJ, Rodriguez BL, Ikeda A, Yano K, White LR, Curb JD. Coronary artery calcification and total mortality in elderly men. J Am Geriatr Soc. 2007;55:1948–54.

35. Tota-Maharaj R, Blaha MJ, McEvoy JW, Blumenthal RS, Muse ED, Budoff MJ, Shaw LJ, Berman DS, Rana JS, Rumberger J, Callister T, Rivera J, Agatston A, Nasir K. Coronary artery calcium for the prediction of mortality in young adults <45 years old and elderly adults >75 years old. Eur Heart J. 2012;33(23):2955–62.

36. Peters SA, den Ruijter HM, Bots ML, Moons KG. Improvements in risk stratification for the occurrence of cardiovascular disease by imaging subclinical atherosclerosis: a systematic review. Heart. 2012;98:177–84.

37. Yeboah J, McClelland RL, Polonsky TS, Burke GL, Sibley CT, O'Leary D, Carr JJ, Goff DC, Greenland P, Herrington DM. Comparison of novel risk markers for improvement in cardiovascular risk assessment in intermediate-risk individuals. JAMA. 2012;308:788–95.

38. Hunt SA, Baker DW, Chin MH, Cinquegrani MP, Feldman AM, Francis GS, Ganiats TG, Goldstein S, Gregoratos G, Jessup ML, Noble RJ, Packer M, Silver MA, Stevenson LW, Gibbons RJ, Antman EM, Alpert JS, Faxon DP, Fuster V, Jacobs AK, Hiratzka LF, Russell RO, Smith Jr SC. ACC/AHA guidelines for the evaluation and management of chronic heart failure in the adult: executive summary. A report of the American college of cardiology/American heart association task force on practice guidelines (committee to revise the 1995 guidelines for the evaluation and management of heart failure). J Am Coll Cardiol. 2001;38:2101–13.

39. Mureddu GF, Agabiti N, Rizzello V, Forastiere F, Latini R, Cesaroni G, Masson S, Cacciatore G, Colivicchi F, Uguccioni M, Perucci CA, Boccanelli A. Prevalence of preclinical and clinical heart failure in the elderly. A population-based study in central Italy. Eur J Heart Fail. 2012;14:718–29.

40. Leening MJ, Elias-Smale SE, Kavousi M, Felix JF, Deckers JW, Vliegenthart R, Oudkerk M, Hofman A, Steyerberg EW, Stricker BH, Witteman JC. Coronary calcification and the risk of heart failure in the elderly: the Rotterdam study. JACC Cardiovasc Imaging. 2012;5:874–80.

41. Purser JL, Kuchibhatla MN, Fillenbaum GG, Harding T, Peterson ED, Alexander KP. Identifying frailty in hospitalized older adults with significant coronary artery disease. J Am Geriatr Soc. 2006;54:1674–81.

42. Alexander KP, Newby LK, Cannon CP, Armstrong PW, Gibler WB, Rich MW, Van de Werf F, White HD, Weaver WD, Naylor MD, Gore JM, Krumholz HM, Ohman EM. Acute coronary care in the elderly, Part I: Non-ST-segment-elevation acute coronary syndromes: a scientific statement for healthcare professionals from the American heart association council on clinical cardiology: in collaboration with the soci-

ety of geriatric cardiology. Circulation. 2007;115:2549–69.

43. Newman AB, Gottdiener JS, McBurnie MA, Hirsch CH, Kop WJ, Tracy R, Walston JD, Fried LP. Associations of subclinical cardiovascular disease with frailty. J Gerontol A Biol Sci Med Sci. 2001; 56:M158–66.

44. Tjam EY, Heckman GA, Smith S, Arai B, Hirdes J, Poss J, McKelvie RS. Predicting heart failure mortality in frail seniors: comparing the NYHA functional classification with the resident assessment instrument (RAI) 2.0. Int J Cardiol. 2012;155:75–80.

45. Afilalo J. Frailty in patients with cardiovascular disease: why, when, and how to measure. Curr Cardiovasc Risk Rep. 2011;5:467–72.

46. Desai MY, Nasir K, Rumberger JA, Braunstein JB, Post WS, Budoff MJ, Blumenthal RS. Relation of degree of physical activity to coronary artery calcium score in asymptomatic individuals with multiple metabolic risk factors. Am J Cardiol. 2004;94:729–32.

47. Inzitari M, Naydeck BL, Newman AB. Coronary artery calcium and physical function in older adults: the cardiovascular health study. J Gerontol A Biol Sci Med Sci. 2008;63:1112–8.

第十七章 老化人群中冠状动脉钙化在心血管风险分类和管理时的作用

第十八章 老化与肾素-血管紧张素系统、肾素-血管紧张素-醛固酮系统及相关通路的重构：对心力衰竭治疗的影响

Aging and Remodeling of the RAS and RAAS and Related Pathways：Implications for Heart Failure Therapy

Bodh I. Jugdutt

（范振兴　译）

引言

人的衰老是一自然的、不断进展的生理过程，与之相关会产生包括心血管（CV）系统在内的一系列生理变化，进而会影响疾病的表现以及对损伤和治疗的反应[1-10]。人类社会的进步和繁荣、医疗保健水平的提高，自然带来平均寿命的延长，无论是发达的工业化国家还是很多的发展中国家，≥65岁老年人群都在增加[11-12]。在本书前两章曾经提到，从19世纪70年代开始，为了应对社会经济和政治的负担，欧洲的退休制度把当时只有少数人口才能达到的年龄≥65岁作为老年的标准。这一老年的标准沿用了接近150年，到当前的21世纪，社会经济繁荣、医疗水平提高，人的平均寿命更长，人口年龄结构已经发生了很大变化[13-16]，这些现代的变化趋势必然会驱动对老年定义标准的上调。多年来发展和繁荣，伴随着老年人口增长的是更大的CVD负担，如高血压、CAD和影响心血管系统的伴发疾病，以及各种心血管疾病最终会出现的心衰（HF）[1,14,17]。20世纪70年代以来的医学发展和临床研究使得非老年（<65岁）心血管疾病患者的治疗不断进步，但针对≥65岁老年人群心血管疾病的病理、病理生理机制和治疗的知识有着令人担忧的差距。而由此带来的不良影响已非常明显，

老年人群的心血管疾病和心衰负担沉重，其发病率、死亡率和与之相关的医疗费用都在不断攀升[18-24]。

出现这一全球性问题的原因之一，就是适合于非老年人群的治疗对于老年人群并不理想，因为衰老导致心血管疾病发病的主要机制发生了改变[6,10,17,25-26]。肾素-血管紧张素-醛固酮系统（RAAS）在心血管疾病和心衰的病理生理过程和药物治疗中具有核心地位，本章正是要关注衰老相关的肾素-血管紧张素系统（RAS）及相关通路的重构[27]。

衰老与肾素-血管紧张素系统

人群研究显示，心肌梗死（MI）、高血压和心衰在老年人群中发病率更高[6,11,24,28]。老年人心肌梗死后心衰的医疗花费高而且还在上升中[6,11,17-19,28]。RAS在心血管生理中具有关键作用，不管是老年人群还是非老年人群，该系统的上调都会导致心血管的病理过程[6]。因此，RAS的各个成分从20世纪80年代就成为CVD和心衰药物治疗的重要靶点[6,28-29]。而血管紧张素Ⅱ（AngⅡ）是RAS的首要效应分子。从20世纪90年代开始，AngⅡ受体抑制剂就成为了老年和非老年心衰患者治疗的基石[6,29]。但有多项临床研究显示，与较年轻患者相比，老年心肌梗死后患者即使应用了

RAS/Ang II 受体抑制剂，其不良事件风险仍很高[6,28]。老化与 Ang II 及 RAS 其他成分水平的上升相关[6,30-33]。越来越多的证据证明，在老化的过程中，RAS 逐步上调和（或）失调[6,9,29]。而已经得到规范治疗的老年患者仍预后更差、心衰负担更重，与 RAS 的异常重构有关[27]。

衰老与肾素-血管紧张素系统、心肌梗死后及高血压后左心室的重构

心血管系统的衰老与其基本的生理学、生物学和结构上的变化相关，而这些变化可导致细胞外基质（extracellular matrix，ECM）增生，更明显的纤维化，心室和心房僵硬度的增加，出现 LV 舒张功能下降和 EF 正常的心衰（HF/PEF）[6,7,17]（图 18-1）。衰老是一个渐进的过程，同时 CVD 也在进展，最终发展到心衰阶段[7,17]。在衰老和心衰的连续进展中[14]，心血管危险因素、其他伴发病、上调的 RAS[27] 以及其他相关通路会加速老年人群心衰的发展（图 18-1）。衰老带来的生物学改变导致心血管系统显著的结构重构，进而影响心脏的储备。即使没有基础的心血管疾病，衰老带来的不断进展的变化也会导致心衰。而不同类型的心衰，包括 EF 降低的心衰（HF/REF）或是 HF/PEF，在心血管危险因素的暴露、激活的 RAS 和活性氧自由基之间相互作用下都会加速进展（图 18-2）。

在心衰的老年人，HF/REF 和 HF/PEF 的比例大致相当，而 RAS 的上调与这两种主要类型的心力衰竭明显相关[7,17]（图 18-3）。一些研究显示在老年人群，HF/PEF 超过一半，在高龄老年人群中这一比例更高[34-36]。有证据证明，衰老与 Ang II 和 RAS 的其他成分升高有关[30-33]，据此可合理推测在老年心脏的纤维化[37-38]、高血压所致肥厚重构和纤维化增加直至 HF/PEF、心肌梗死后心脏扩大直至 HF/REF，RAS 的重构均发挥关键作用（图 18-3）。

此外，年龄相关的 Ang II 升高还可以增强损伤后的促炎和促重构效应。老化可导致心肌梗死时再灌注后修复机制受损[6-9]。与老化相关的 RAS/Ang II、氧化应激/氧自由基上调[6] 可促进心肌梗死后心肌和间质的损害[9]，还可加重心肌梗死后 LV 的不良重构和功能下降，最终进展至 HF/REF[7-10,17]。总而言之，衰老相关的 Ang II 和 RAS 的其他成分升高、活性氧自由基、氧化应激等共同促进了老年心脏

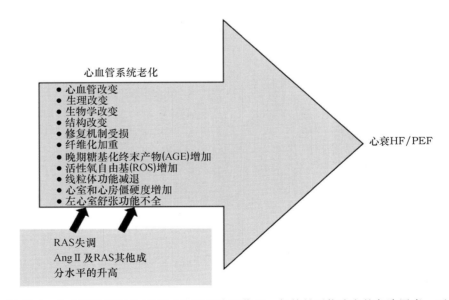

图 18-1 心血管老化和 RAS 在心衰进展中的作用。年龄是不能改变的危险因素，而年龄相关的心血管结构、功能、生理学和生物学、细胞/亚细胞、病理生理改变构成了 EF 保存的心衰（HF/PEF）发生的基础。RAS 以及与之相关和不相关的其他途径的失调可影响老化相关的改变，而这些系统或通路的失调通过适当的干预可得到改变。RAS，肾素-血管紧张素系统；Ang II，血管紧张素 II

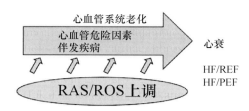

图 18-2 危险因素、伴发疾病、活性氧自由基和 RAS 在心衰中的作用。在心血管老化过程中，心血管危险因素、伴发疾病、上调的活性氧自由基和 RAS 之间相互作用加速心衰的发生和发展。RAS，肾素-血管紧张素系统；ROS，活性氧自由基

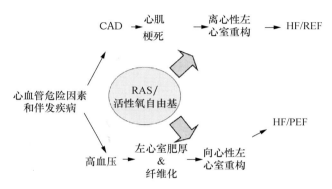

图 18-3 危险因素、伴发疾病、活性氧自由基和 RAS 在老年人主要的两类心衰中的作用。年龄相关的活性氧自由基和 RAS 激活在左心室离心性和向心性重构中发挥关键作用，最终导致这两类心衰的发生。RAS，肾素-血管紧张素系统

的纤维化增加、HF/PEF、心肌梗死后左心室重构以及 HF/REF 的发生[6,10]。

由此提示我们，心衰的治疗需改变思考模式，针对老年心衰的治疗目标不能仅限于 RAS，应当实施转化型的研究去寻找老年人群心衰新的治疗靶点和策略。老年人对心衰的主要病因如高血压和心肌梗死的反应更强烈，故而与年轻人相比，他们需不同的治疗策略。在较年轻的心衰人群中得到验证的治疗方式，对这一治疗方式的反应会被年龄相关的生物学变化所改变，所以这些治疗方式应用于老年心衰人群时，就需特别注意并做出更适当调整（例如类型、剂量和给药时间）。

衰老和 Ang Ⅱ、血管紧张素 1/2 型受体途径

传统的抑制 RAS 的概念是基于主要以年轻动物或人群为对象的研究而获得的。尽管这些基础的理论和途径相似，但一些重要证据显示差异存在，老化相关的 RAS 失调对老年人心衰的治疗影响极深。

年轻人和非老年人群 RAS/RAAS 的药理学

关于 RAS/RAAS 传统的药理学综述已有很多[39]。简单言之，RAS/RAAS 调节血容量和全身血管阻力，从而通过一系列关联效应调节心排血量和血压（图 18-4）。肾素产生于肾，它将循环中的血管紧张素原裂解为 10 肽的血管紧张素 Ⅰ（Ang Ⅰ），在最初发现于肺血管内皮的血管紧张素转化酶（ACE）作用下，进一步裂解为 8 肽的 Ang Ⅱ。后者是 RAS/RAAS 中最主要的效应多肽分子。Ang Ⅱ是一种多效性细胞因子，调节多种重要的生理学过程，包括血管收缩，释放神经内分泌激动剂如醛固酮、抗利尿激素和去甲肾上腺素，饮水，分泌泌乳素和促肾上腺皮质激素，以及糖原分解等。同时，Ang Ⅱ在心血管疾病的病理生理机制中发挥极为重要的作用。Ang Ⅱ的长期升高可导致血管收缩进而出现血压升高及高血压；刺激生长而使得心脏和血管肥大，促进左心室功能下降和心衰的发展，介导心脏和血管的不利的结构重构[40]，不适当的神经内分泌激素如内皮素等激活。钠水平衡失调，尤其是在老年人中。由于 Ang Ⅱ升高和心排血量降低导致口渴，当老年患者 Ang Ⅱ高、心衰和心排血量降低时，即使限制水摄入，也易出现低钠血症。

RAS 最初被认为是一个内分泌系统，但是自 20 世纪 90 年代以来的一系列证据扩展了其范畴，现在它被认为是一个多功能的内分泌、旁分泌和自分泌系统，涉及多种循环和局部/组织的成分[40-42]。Ang Ⅱ在循环或是组织中产生后，作用于 Ang Ⅱ 1 型（AT₁）和 2 型（AT₂）受体[39,41]，其中大部分效应一般是通过 AT₁ 受体途径实现。在 CVD 的病理情况下，如心脏肥大、血管损伤、心肌梗死、心衰和损伤修复时，AT₂ 受体上调并介导了 Ang Ⅱ的心血管效应。心衰时 AT₁ 受体下调而 AT₂ 受体上调，已有建议通过 AT₂ 受体介导抗增殖和血管舒张效应，可抵消 AT₁ 受体介导的生长刺激和血管收缩效应。在这一构想中，可通过使用 AT₁ 受体拮抗剂（ARB）完全阻断 AT₁ 受体的效应，从而使得 AT₂ 受体途径激活产生更大益处[43]。即使对于人类 AT₂ 受体途径的作用仍有争议[44]，在老年人群中这一设

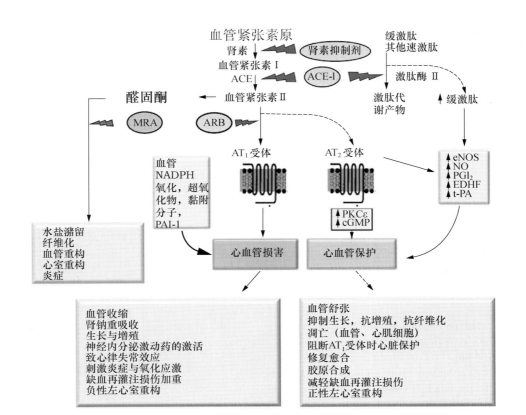

图 18-4　RAS 和 RAAS 的主要机制。ACE，血管紧张素转化酶；ACEI，血管紧张素转化酶抑制剂；ARB 血管紧张素受体拮抗剂；cGMP，环鸟苷酸；EDHF，内皮源性超极化因子；eNOS，内皮源性一氧化氮合酶；MRA，盐皮质激素受体拮抗剂；PAI-1，纤溶酶原激活物抑制剂-1；PGI₂，前列环素；PKCε，蛋白激酶Cε；RAS，肾素-血管紧张素系统；RAAS，肾素-血管紧张素-醛固酮系统；t-PA，组织纤溶酶原激活物

想也非常重要。而 AT₃ 受体和 AT₄ 受体在老化过程中的作用尚不清楚。

抑制 RAS 的心血管保护效应：激肽释放酶-激肽系统

　　累积的证据表明，ACEI 的心血管保护效应不仅源于其对 AngⅡ 途径的抑制作用，还可通过抑制缓激肽及与 ACE 的激肽酶Ⅱ活性相关的其他激肽的分解发挥作用。在这一构想中，ACEI 降低血管紧张素Ⅱ的水平，会同时影响 AT₁ 和 AT₂ 受体两个途径，也就抵消了之前提到的 AT₂ 受体途径对 AT₁ 受体途径的平衡效应。而 ACEI 增加缓激肽的水平，促进 NO、前列腺素类如前列环素（PGI₂）、内皮源性超极化因子（EDHF）和组织纤溶酶原激活物（t-PA）等的释放，产生 ACEI 的血管舒张、心血管保护和其他有益的心血管效应[45]。ACEI 升高缓激肽水平还会增加 ACEI 的降压效应。

　　与 ACEI 不同，ARB 类药物通过 3 种机制发挥

心血管保护作用，最主要途径为选择性阻断 AT₁ 受体，次要途径为激活 AT₂ 受体，第三种方式为促进激肽的释放而刺激 B₁ 或 B₂ 型激肽受体[46-49]和（或）AT₂ 受体介导的经蛋白激酶 C（PKCε）、NO、环鸟苷酸（cGMP）的信号传输[50-53]。在老鼠心肌缺血再灌注损伤的动物实验里，可观察到 AT₁ 受体阻断后 AT₂ 受体与激肽释放酶的偶联效应[49]。

　　尽管参与 ACEI 和 ARB 通过 AT₂ 受体途径以及 NO 保护心肌和血管而产生的心血管保护效应，激肽系统还参与炎症反应和炎症疾病的发病，例如关节炎[54]。我们已知激肽可作为炎性介质促进树突细胞的成熟，进而激活机体的适应性免疫系统，最终促进炎症反应。这在老年心衰人群中很值得关注。

糜蛋白酶和其他非 ACE 途径在血管紧张素Ⅱ产生中的作用

　　20 世纪 90 年代发现了当 ACE 阻断后还可产

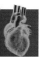
生 Ang Ⅱ 的非 ACE 途径[55-60]，这对老年人和非老年人心衰的理想治疗产生了重要影响。多数非老年患者研究的数据都显示，ACEI 并不能完全阻断 Ang Ⅱ 的形成。这些 Ang Ⅱ 包括 Ang Ⅰ 通过丝氨酸糜蛋白酶和其他非 ACE 途径转变来和（或）血管紧张素原通过非肾素途径转变而来。一些研究发现，在长期的 ACEI 治疗中 Ang Ⅱ 水平也无下降，这提示 RAS 阻断并不完全，也可称为血浆肾素反应性激活后的 ACEI 逃逸[57-60]。这些发现支持使用 ARB 去阻断 Ang Ⅱ 作用于 AT₁ 受体的效应，也支持 ARB 和 ACEI 的联用，以更充分阻断 Ang Ⅱ 的效应，进而取得更大获益。但支持这一想法的实验[61]或是临床[62]研究都来源于非老年心衰人群，如在心肌梗死后心衰的年轻大鼠联用福辛普利和缬沙坦，组织病理学的结果显示重构、Ⅰ型胶原增生、巨噬细胞和成肌纤维细胞都受到抑制[63]。

还有另两项结果需关注。其中一项发现，把 Ang Ⅰ 转变为 Ang Ⅱ 的能力，糜蛋白酶是 ACE 的 20 倍[55-56]；另外一项发现提示糜蛋白酶也可激活激肽释放酶-激肽系统[64-65]。这些发现意味着通过糜蛋白酶抑制剂联用 ACEI/ARB，阻断 Ang Ⅱ 和激活激肽系统的双重作用可能带来加倍的获益。针对高血压和心衰给予糜蛋白酶抑制剂联用 ACEI，可加强 ACEI 的效应并防止 ACEI 逃逸。

实际上，糜蛋白酶抑制剂的作用已在年轻动物模型试验中进行研究。这些研究结果显示糜蛋白酶抑制剂的作用有：在心动过速诱导的犬心衰模型中，改善扩张的左心室功能、抑制纤维化[66]；减少心肌梗死后的心律失常和左心室功能下降[67-68]；在间断低氧的鼠模型中可以减轻左心室重构[69]；在心肌梗死后得到再灌注的猪模型中，通过降低基质金属蛋白酶（MMP）-9 和促炎细胞因子的水平，缩小缺血再灌注后的心肌梗死面积[70]；在间断低氧的鼠模型中，左心室肥厚和纤维化的下降与左心室糜蛋白酶、Ang Ⅱ、氧化应激、白细胞介素-6（IL-6）、肿瘤坏死因子 α（TNF-α）及转化生长因子 β（TGF-β）水平的下降相关[69]。在心肌梗死后心衰的仓鼠模型中，与单一 ACEI 治疗相比，ACEI 和糜蛋白酶抑制剂的联合可以降低梗死面积、改善左心室重构和功能下降[71]。在通过二尖瓣反流增加左心室容量负荷的犬模型中，糜蛋白酶抑制剂的抗重构效应部分是通过抑制 MMP、激肽释放酶活性和纤维蛋白原

的降解来实现的[72]，由此而减少细胞外基质和细胞-细胞外基质连接的丧失以及细胞的死亡。正是在组织重构中的这些作用，证明了糜蛋白酶在心肌梗死后[73-75]左心室不良重构和心衰及动脉粥样硬化[76-79]发生中的重要地位。

在老年人群中或是在衰老过程中，通过非 ACE 途径的 Ang Ⅱ 生成是否增加尚需研究，糜蛋白酶抑制剂能否令老年动物或患者在心衰治疗中获益也需进一步研究。最近的证据表明，糖尿病患者冠状动脉和肾动脉的糜蛋白酶活性上调[80]，并牵涉高血糖环境下心肌细胞、成纤维细胞、肾小球系膜细胞、血管平滑肌细胞等细胞内 Ang Ⅱ 的生成[81]。由于糖尿病是老年心衰人群的一个主要伴发病，这一发现对于该类人群衰老的理解就有更为重要的价值。

RAS 和内皮肽系统间的相互作用

在双重抑制的概念中，一项在快速心房起搏诱导的猪心衰模型中进行的研究更进了一步。将 ARB 类中的缬沙坦和内皮肽（ET）阻断剂波生坦联用，在神经内分泌的激活、左心室负荷和功能等方面可产生额外的获益[82]。经 Ang Ⅱ 起效的 RAS 和经 ET-1 起效的内皮肽系统都可产生血管收缩和升压的效应，进而加重左心室不良重构和心衰的进展[83-85]。在心衰的动物和人群中，就像 Ang Ⅱ 一样，循环和心肌组织中都有 ET 水平升高，而在 ET 系统和 RAS 之间还存在相互作用[83]，Ang Ⅱ 通过调节转录可以刺激 ET 生成，而 ET 抑制肾素合成并刺激醛固酮分泌。Ang Ⅱ 和 ET 均可刺激基质合成。在心衰的动物模型中，非选择性 ET-A 和 ET-B 受体拮抗剂以及选择性 ET-A 受体拮抗剂都可发挥心血管保护效应。但在试验性心衰 ET-A 受体拮抗剂的治疗结果显示有 RAS 的激活和钠潴留增加[86]。在心衰患者的研究中，ET 受体拮抗剂短期治疗可改善血液动力学指标，但是长期治疗未能降低发病率和死亡率的联合终点[87]。在 EARTH 研究中，在 ACEI、β 受体阻滞剂或是醛固酮受体拮抗剂的基础上加 ET 受体拮抗剂达芦生坦，慢性心衰患者的左心室重构、症状以及预后均未得到改善[87]。由于不良事件的增加，多项使用波生坦的心衰长期观察试验均提早结束[88]。尽管既往波生坦在心衰继发的肺动脉高压亚组中

有一些成功的证据，但在最近的一项研究却没能得到证实[89]。即使有一些短期获益的报道，在等待心脏移植的严重肺动脉高压，WHO肺动脉高压协作组2也没有推荐ET受体拮抗剂的常规使用[90]。而老年心衰人群中尚无ET受体拮抗剂的相关研究。

RAS中的血管紧张素转化酶2反向调节和血管紧张素-(1-7) 通路的作用

RAS目前被认为是主要的心血管和肾功能调节系统，并是心血管疾病和心衰的病理生理机制中的关键角色，在2000年发现的血管紧张素转化酶2（ACE2）更进一步改变了RAS的传统概念[91-92]。随后的研究发现，ACE2是心功能的重要调节物[93]，多项研究强调AngⅡ被羧肽酶ACE2降解为血管紧张素-(1-7) ［Ang-(1-7)］这一过程的重要意义，Ang-(1-7) 是一个具有扩血管、抗肥大、抗纤维化作用的7肽，它是内在的AngⅡ抑制剂[94-95]。ACE2和Ang-(1-7) 被首先在鼠和人的心肌细胞中发现，之后发现在包括血管、肾、肺和脑等组织中均有，并可影响心血管的稳态。

在大鼠试验中，ACE的阻断降低AngⅡ水平并升高Ang-(1-7) 水平，而AT$_1$受体阻断后会升高AngⅡ和Ang-(1-7) 水平[96]。阻断ACE后Ang-(1-7) 水平的升高是由于AngⅠ升高和对Ang-(1-7) 代谢的抑制，而AT$_1$受体阻断后Ang-(1-7) 水平升高是由于AngⅠ升高后向Ang-(1-7) 的转化增加[96]。在鼠心肌梗死后，AT$_1$受体阻断可以上调ACE2[97]，进而通过Ang-(1-7) 起到心脏保护作用，而该作用已通过外源性的输注Ang-(1-7) 试验得到证实[98]。在心肌梗死后左心室功能不全的晚期，ACEI依那普利的使用可减弱ACE2的下调[99]。在高血压大鼠中，ARB替米沙坦通过调节ACE2而减轻主动脉的肥大[100]。

我们自己实验室的初步数据显示，ARB坎地沙坦和血管肽酶抑制剂奥帕曲拉可改善心肌梗死再灌注后左心室重构和功能下降，这一作用是通过调节ACE2以及MMP-9、IL-6、TNF-α、TGF-β、N-乙酰-丝氨酰-天冬氨酰-赖氨酸脯氨酸（Ac-SDKP）、胶原和纤维化水平而实现的[101]。在研究中证实，ACE2和Ang-(1-7) 的升高与下列变化有关：增强AT$_2$受体途径；抑制TGF-β$_1$

和smad-2信号系统、炎症因子，以及经AT$_1$受体的AngⅡ信号通路；有效限制纤维化、不良重构和心肌梗死后再灌注愈合时的心功能不全[101]。最近的证据还显示ACE2-Ang-(1-7)-Mas受体可反向调节AngⅡ的促重构效应，并抑制肥大和纤维化[102]。

与RAS通过ACE-AngⅡ-AT$_1$受体轴起到促进不良重构相反，ACE2/Ang-(1-7) 系统通过ACE2-Ang-(1-7)-Mas受体轴起到保护性的反向调节作用[96,102-103]，并抑制不良重构。ACEI和ARB在心衰中的抗重构和其他获益作用可能是由ACE2/Ang-(1-7) 升高介导的[102-103]。研究还发现ACE2/Ang-(1-7) 在心衰人群中上调[104]，在年轻大鼠中心肌梗死后ACE2的高表达可改善左心室重构[105]。

在心衰人群，血浆ACE2活性升高与预后不良有关[106-107]，提示其可能为对左心室功能不全的代偿反应。大鼠肺组织中ACE2的表达随老化而降低[108]。年轻、老年和糖尿病大鼠的海绵体对Ang-(1-7) 的反应不同[109]。未来应该研究随着老化的ACE2功能下降，是否会增强RAS的活性和促进不良重构，最终导致老年心衰的临床预后更差[6,8,14]。我们初步的实验室数据显示，犬心肌的AT$_2$受体、ACE2、Ang-(1-7)、Ac-SDKP和smad-2的下调，与年龄相关的左心室重构更严重、STEMI再灌注后左心功能不全有关[110]。

由于Ang-(1-7) 也需经ACE去降解失活，就会竞争性抑制AngⅠ和缓激肽的降解，进而抑制AngⅡ的生成并增强缓激肽的活性和扩血管效应[111]。应用ACEI后Ang-(1-7) 的升高会进一步增加缓激肽活性。后来的AT$_1$受体阻断可增加高血压人群的缓激肽水平，这可能由于降低了ACE和脑啡肽酶的代谢[112]。作者也提出警示，ARB在增加缓激肽时，一方面可能增加疗效。另一方面也会导致血管性水肿。总之，这些研究证明ACEI和ARB都可增加Ang-(1-7) 和缓激肽水平，但在老年人群中是否此效应更强还需研究。为减缓衰老带来的心衰进展，需研究的治疗策略之一就是通过使用ACEI、ARB去增加Ang-(1-7) 水平、降低AngⅡ水平，但同时要避免由于缓激肽升高带来的副作用，例如咳嗽、头晕和血管性水肿。

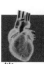

糜蛋白酶/血管紧张素-(1-12) 轴在肾素依赖性的 Ang Ⅱ 生成中的作用

2006 年以来的证据显示血管紧张素原可裂解产生血管紧张素-(1-12) [Ang-(1-12)]，而 Ang-(1-12) 可能是包括 Ang Ⅱ 在内的血管紧张素家族的代表性底物[113-114]。Ang-(1-12) 在成年自发性高血压大鼠的心肌细胞中升高[115]。在双肾切除后肾素缺失的大鼠，其 Ang-(1-12)、Ang Ⅰ 和 Ang Ⅱ 水平在心肌组织中升高而在血浆中下降[116]。在缺血－再灌注损伤的大鼠中发现，前血管紧张素 12（pro-angiotensin 12，PA12）是循环中糜蛋白酶介导 Ang Ⅱ 生成的底物[117]。近来，在迷宫手术治疗慢性心房颤动的人左心房组织中发现了肾素依赖性的 Ang Ⅱ 生成机制[118]，同样在正常和病理的人左心室组织也发现了该机制[119-120]。但在老年人群中是否此过程更强还需研究。

心力衰竭中的 PAS 阻断：ACEI 和 ARB

在 20 世纪的后期，使用 ACEI 和 ARB 抑制 RAS 治疗心衰是心血管药物治疗领域最重要进展之一。在 20 世纪 50 年代首次确立 RAS 在心血管疾病中的重要性时，其焦点主要聚集在高血压和神经内分泌领域。从 20 世纪 80 年代中期开始，几项主要的关于 ACEI 的大规模、多中心随机临床试验（RCT）确立了其在心衰和急性心肌梗死患者中改善预后的作用[121-126]（表 18-1）。ACEI 的作用机制是通过阻断 ACE，降低 Ang Ⅱ 水平和其不良效应。自 20 世纪 90 年代中期以来，多个 RCT 又观察了 ARB 对于心衰和心肌梗死患者的治疗益处[127-136]（表 18-2）。ARB 的主要作用机制是特异性和选择性地阻断 Ang Ⅱ 与 AT_1 受体效应[137]。

表 18-1　ACEI 治疗心力衰竭的主要临床研究

年代-研究	例数	观察药物	对照	平均年龄（岁）	结果
1987CONSENSUS[121]	253	依那普利	安慰剂	70	死亡率/发病率下降
1989 赖诺普利[122]	189	赖诺普利	卡托普利	60	射血分数、心功能和生活质量改善
1991SOLVD（有症状）[123]	2569	依那普利	安慰剂	61	死亡率/发病率下降
1991SOLVD（无症状）[124]	4228	依那普利	安慰剂	59	死亡率下降（非显著），发病率下降
2000ATLAS[125]	3164	赖诺普利（高剂量）	赖诺普利（低剂量）	64	高剂量组死亡率/发病率下降
2006PEP-CHF[126]	850	培哚普利	安慰剂	76	短期症状改善，住院率下降

表 18-2　ARB 治疗心力衰竭的主要临床研究

年代-研究	例数	观察药物	对照	平均年龄（岁）	结果
1997ELITE[127]	722	氯沙坦	卡托普利	73	死亡率升高 46%（二级终点）
1999RESOLVD[128]	768	坎地沙坦	依那普利	63	死亡率和心力衰竭在早期有升高趋势（二级终点）
2000ELITE Ⅱ[129]	3152	氯沙坦	卡托普利	71.5	无优势
2001Val-HeFT[130]	5010	缬沙坦	安慰剂	62.5	复合终点下降
2003CHARM-Overall[131]	7601	坎地沙坦	ACEI 类	66	改善一级终点（死亡率和发病率）
2003CHARM-Added[132]	2548	坎地沙坦	ACEI 类	64	改善一级终点（临床情况和发病率）
2003CHARM-Alternative[133]	2028	坎地沙坦	ACEI 类	66.5	改善一级终点（死亡率和发病率）
2003CHARM-Preserved[134]	3023	坎地沙坦	ACEI 类	67	一级终点相似（改善二级终点）
2005VALIANT（MI＋HF）[135]	14 703	缬沙坦	卡托普利	55，70，79，88	无优势；联合治疗增加不良事件
2008 I-PRESERVE[136]	4128	厄贝沙坦	安慰剂	72	无优势

缩写：ACEI，血管紧张素转化酶抑制剂；ARB，血管紧张素受体拮抗剂；HF，心衰；MI，心肌梗死

关于这些早期和随后的研究有 3 点需注意。首先，如表 18-1 和表 18-2 中的平均年龄所示，大多数早期 RCT 入组的是平均年龄≤65 岁或 18～65 岁的患者，并未入组老年人群。其次，由于首先明确了 ACEI 在高血压、心衰和心肌梗死的治疗获益，在研究 ARB 的作用时，更集中在对 ACEI 不耐受人群中的优效性和等效性研究，这些人群已接受其他背景治疗，很少再去与安慰剂相比。再次，对于 ACEI 和 ARB 的研究中，左心室功能不全和心衰的患者常常已接受当时的标准治疗，例如 β 受体阻滞剂。而已证实 β 受体阻滞剂可减少肾素[138]、Ang Ⅱ 水平[139]，还和 ACEI 有协同作用[140]。

此外，有三方面原因提示我们可在 ACEI 的基础上联合使用 ARB 或是以 ARB 替代 ACEI。首先，与 ACEI 相比，包括非 ACE 途径和非肾素途径所有来源的 Ang Ⅱ，ARB 都可更充分阻断其作用，尤其是在使用 ACEI 时更多的经由非肾素途径产生的 Ang Ⅱ[43,55]；但是 ARB 随后被发现可升高肾素、Ang Ⅰ、Ang Ⅱ 和 Ang-(1-7) 水平[94,96]。第二，由于 ARB 不阻断激肽酶 Ⅱ 或是由激肽酶 Ⅱ 而增加的循环中炎症反应相关多肽，如缓激肽、P 物质和其他的速激肽，由此可避免 ACEI 经由这些物质产生的咳嗽和血管性水肿等副作用[141-142]，但正如前文所提到的，ARB 也会增加激肽类的释放并激活激肽 B₁ 和 B₂ 受体[46-49]。第三，ARB 可相对增强 AT₂ 受体效应，带来更多的获益，其中包括超过 ACEI 所获得的长期心血管结构改变益处[43]。基于这些可能的理论，分别在心肌梗死后心功能不全和（或）心衰[130]、慢性心衰[144]人群中做了一些关于缬沙坦的 RCT。在 VALIANT 研究中，未设置研究对象的年龄上限，结果显示缬沙坦并不优于卡托普利，而且二者联用增加了老年患者不良事件的风险[135]；该研究还发现随年龄增加（<65、65～74、75～84 和 ≥85 岁 4 个不同年龄段），3 年死亡率可以上升 4 倍（分别为 13%、26%、36% 和 52%），复合终点事件增加 2 倍以上（分别为 25%、41%、52% 和 67%），心衰住院率上升 3 倍（分别为 12%、23%、31% 和 35%）[135]。这一结果也再次提示我们老年急性心肌梗死和 EF 减低的心衰患者是高危人群，其不成比例的死亡率和发病率风险增加促使我们去研究更有效的治疗方法。

治疗高血压的 RAS 抑制剂：ACEI 和 ARB

RAS 在调节血压、水和电解质平衡、心血管疾病的病理生理过程中的核心作用已得到公认（图 18-1）[24,144-147]。Ang Ⅱ 不仅升高血压，还会促进血管炎症反应进而导致内皮功能受损和动脉粥样硬化，刺激血管平滑肌肥大和血管重构，刺激心肌细胞肥大和纤维化并导致心脏重构[144-147]。重要的是，Ang Ⅱ 还可以使得刺激纤维化和心血管重构的醛固酮增加（图 18-1）。Ang Ⅱ 的主要效应是通过 AT₁ 受体途径实现的，由此确立了抑制 ACE 和阻断 AT₁ 受体的基本理论（图 18-1）。衰老与 Ang Ⅱ 和 RAS 其他组分的升高有关，这些活性物质促进老年人心血管重构、增加心血管风险[6]，所以推荐在此类人群中应用 ACEI 和 ARB 以阻断 RAS[24]。

ACEI 降低心血管危险的作用已有很多研究，这类药物可有效地控制高血压患者的血压，对于 CAD、卒中、心肌梗死、心衰、糖尿病或是慢性肾病等均有额外的获益。已有多项 RCT 证实 ACEI 可降低心衰[123]、左心室功能不全[148]、血管疾病[149-152]、高危糖尿病[153]患者的死亡、心肌梗死和卒中的发生率。HOPE 研究证实雷米普利可降低无 EF 下降或心衰的心血管事件高危人群的死亡、心肌梗死和卒中发生率，可改善预后，同时还可减少新发糖尿病以及糖尿病并发症[154]。EUROPA 研究入组的对象较 HOPE 研究的更为低危，该研究证明 ACEI 可改善心血管死亡、心肌梗死和复苏的联合终点[149]；但是在观察低危患者的 QUIET 研究中却未看到显著获益[150]；PEACE 研究的对象也是低危患者，发现群多普利也没有带来获益[151]。

尽管在 QUIET 和 PEACE 研究中，ACEI 使用可能未达到最佳剂量，但共入选 31 600 例患者的 meta 分析显示 ACEI 减少心血管事件的有效性，与安慰剂相比，ACEI 可以降低 26% 的心衰或是卒中风险，降低 13%～18% 的总死亡率、心血管死亡和心肌梗死联合终点事件风险[152]。还有一些研究发现，ACEI 不仅控制血压、减少卒中，还可预防糖尿病的肾并发症[155]。在 HOPE/TOO 研究中，雷米普利还减少随访期新发糖尿病，证实了其额外的长期获益[156]。在 MICRO-HOPE 亚组研究中[153]，雷米普利可降低糖尿病患者的心血管事件和显性肾病的发病。在 ADVANCE 研究中，培哚普利联合吲达帕胺减少 2 型糖尿病患者主要心血管事件和死亡风险[157]。

前文已提到，ARB 选择性地阻断 AT_1 受体，与 ACEI 相比，其优势是可更完全阻断 Ang Ⅱ 的作用（图 18-4）。而且 ARB 与 ACEI 不同，ACEI 通过抑制缓激肽的降解而增加其水平，在增加扩血管作用的同时却增加咳嗽和血管神经性水肿，这些作用的发生率接近 20%，尤其是在女性和亚裔人群更为明显[29,153-154]。ARB 同时还会造成不相对的 AT_2 受体途径效应增强，其介导的下游信号系统可促进血管扩张（图 18-4）。除了阻断 Ang Ⅱ 的不良效应、控制血压，ARB 还有与 ACEI 相似的保护效果。多个 RCT 表明 ARB 对高血压人群可有效控制血压，而且有良好的耐受性[158]。然而，关于 ARB 的使用还有些争议[29]，ARB 是不是像 ACEI 一样可减少卒中和心肌梗死事件尚有疑问[159]。此外，在高血压患者中 ARB 也可释放激肽、升高缓激肽水平[112,158]，从而起到心血管保护作用。这些 ARB 诱导的缓激肽增加在增加治疗效果的同时也会导致咳嗽和血管性水肿[112,158]。如前文所述，ACEI 和 ARB 都可升高 Ang-(1-7) 水平，这会导致 RAS 主要作用的反向调节。

心衰患者长期使用 ACEI 可能会出现 Ang Ⅱ 升高和症状恶化的现象[128]。但在高血压人群的研究中，氯沙坦、缬沙坦等 ARB 同 ACEI 一样有效降压[160-161]。在高血压患者中服用 ACEI 所致明显的咳嗽，使用 ARB 时很少出现[162]。在 EF 减低的心衰患者中，无论是不耐受 ACEI 者[133]和已使用 ACEI 者[130,132]，ARB 均较安慰剂降低死亡率和住院率。LIFE 研究中，与 β 受体阻滞剂相比，氯沙坦可减少高血压和左心室肥厚（LVH）高危患者的血管事件[163]。总之，这些研究证实，为达到 ACEI 的心血管保护效果，ARB 是有效而且耐受良好的替代药物。

因为 ACEI 更早用于治疗高血压和心衰，所以关于 ARB 的临床试验需要去验证其相对于 ACEI 的非劣效性或是优效性。在心肌梗死患者中比较 ARB 和 ACEI 的两项研究得出不同结果。OPTIMAAL[164] 和 VALIANT[143] 研究入组了发病 10 天以内有心衰症状的心肌梗死患者，分别比较氯沙坦、缬沙坦与卡托普利的作用。在 OPTIMAAL 研究平均随访 2.7 年后，ARB 没有达到优效和非劣效的标准，甚至还出现心血管死亡增加[164]。在 VALIANT 研究中，ARB 在死亡率以及致死和非致死性事件的复合终点非优效也非劣效，证明缬沙坦在降低心肌梗死后高危患者的死亡率上与 ACEI 同样有效[143]。在纳入 11 项研究共 54 254 例患者的 meta 分析中，与安慰剂相比 ARB 可能增加 18% 的心肌梗死，与其他活性药物治疗相比，ARB 组心肌梗死发病也有升高的可能[165]。在另一项纳入 11 项研究共 55 050 例患者的 meta 分析中，与安慰剂或活性对照药物相比，ARB 可以降低卒中发病率，不降低总死亡率，但增加 8% 的心肌梗死[159]。这两项研究结果造成的疑虑，直到关于替米沙坦的几项研究公布之后才被部分消除[166-169]。

衰老、RAS 失调，以及 ACEI 和 ARB 对 Ang Ⅱ 的抑制

衰老过程中 RAS 对心血管系统改变的影响在实验研究中已得到证实。前文曾经提到，衰老改变了 RAS 中的所有组分，衰老的大鼠心脏中血管紧张素原、Ang Ⅱ、AT_1 和 AT_2 受体、ACE 都有增加[30-31]。Ang Ⅱ 及 RAS 中其他组分随年龄的升高，可解释老化相关的胞浆和线粒体氧化产物增加、线粒体功能不全、细胞外基质沉积增加[32]。短期的 Ang Ⅱ 刺激可以下调老年大鼠心肌成纤维细胞的 AT_1 受体的 mRNA 表达[170]。在长期使用依那普利或氯沙坦实验中，抑制 Ang Ⅱ 可以对抗老化对心血管系统的影响并能延长大鼠寿命[171]，也间接证明老化过程中 RAS 激活和 Ang Ⅱ 升高的有害作用。此外，破坏衰老小鼠的 AT_1 受体可以降低 CVD 的发病率和死亡率并延长寿命[33]。

就像之前曾经讨论过的，使用 ACEI 和 ARB 抑制 RAS 的临床研究证明此类药物肯定的益处，但是入组的人群主要是非老年 HF/REF 患者。其中一些研究发现，即使给予阻断 RAS 的治疗，老年心肌梗死后心衰患者仍然有较高风险，并有持续的左心室不良重构[6,8,10]。尽管急性心肌梗死时再灌注治疗已广泛开展，但老年患者再灌注后 MI 的康复和重构资料还很缺乏[6]。心肌梗死后出现心衰的患者经治疗后死亡风险仍高 10 倍[172]，而其中的老年患者风险更高[28,173-174]。在心肌梗死再灌注治疗后即使给予最佳的药物治疗，由持续的缺血所致左心室功能不全的幸存者风险依然很

高[135,175-182]。有证据表明，老化相关的愈合和修复受损或是缺失，可能是导致负性重构和预后不良的主要原因[6,181]。

最近由我们实验室获得的证据显示，衰老过程中有 RAS 的失调[6,9]。随衰老而出现的生理的、细胞的和分子的改变，可对心肌梗死再灌注等损伤后的修复和愈合机制产生不良影响[6]。损伤后调节愈合和修复的一些因子会定时释放[6,26,38,176-177]，其中包括 AngⅡ、活性氧自由基、炎症细胞因子、生长因子、MMP 家族、其他基质蛋白如愈合特异性基质和基质细胞蛋白（HSMP），HSMP 包括分泌型白细胞蛋白酶抑制剂（SLPI）、富含半胱氨酸的酸性分泌蛋白（SPARC）和骨桥蛋白（OPN）等[6]。这些因子共同将炎症反应、细胞外基质重构、纤维化和不良的左心室重构关联在一起[6,175-177]。2008 年，Bujak 等第一次报道梗死后愈合缺陷与心肌梗死再灌注治疗后的不良重构在不同年龄小鼠中的区别[7-8]。优化愈合的治疗方法仍缺乏[6,8]，我们的实验室假设在衰老的心脏，AngⅡ 通过其促炎、促氧化和促重构的作用，促进促炎细胞因子、MMP、氧化标志物的增加，进而损伤愈合和修复机制并造成左心室不良重构[6]。我们假定衰老会导致基质、炎症和纤维化机制失调，出现愈合机制受损和再灌注后心肌梗死左心室不良重构（图 18-3）。在这一概念中，老化相关的心肌梗死后修复愈合机制受损或缺失是导致梗死后纤维化缺陷的主要原因，加重左心室不良重构，导致左心室进行性扩大，增加老年患者失能和（或）死亡。心肌梗死再灌注后愈合/修复机制的受损是导致老化相关负性重构的重要原因[6,9,182]，我们实验室的证据支持这一构想，但还需更多相关研究。

从我们在犬、大鼠和小鼠再灌注后心肌梗死的动物模型获得的初步数据显示，三种 HSMP（SLPI、SPARC 和 OPN）的同时上调与细胞外基质蛋白水解、炎症和纤维化机制同时上调相关，并导致了年轻动物中重构的发生[9,182]；而在老年动物模型中，这些机制更加失调并出现更明显的左心室重构和功能不全[9,182-183]。重要的是，坎地沙坦可减轻老年患者的这些改变，而对最老的那部分人群该获益却较小[9]，其中的机制与更明显的重构中 AngⅡ、炎症和细胞外基质水解蛋白途径的失调有关。

综合我们的数据显示，再灌注后心肌梗死 HSMP（SLPI、SPARC 和 OPN）的增加与炎症、纤维化机制相关，在年轻的动物中可促进愈合、改善 LV 重构，但在老年动物中这些机制出现失调[9]。在接近临床情况的犬模型中，衰老可以放大关键的细胞外信号系统和细胞外基质蛋白水解，并与心肌梗死再灌注后 AngⅡ/AT$_1$ 受体途径相互作用[182]。我们关于大鼠心肌梗死再灌注后康复的初步数据[183]证实，老化会促进 HSMP、MMP、炎症和致纤维化的细胞因子在坏死心肌区域的表达增加[183]。在该研究中，SLPI、SPARC 和 OPN 同处单核细胞和巨噬细胞中。在康复期使用坎地沙坦可抑制 HSMP 的表达水平和不同年龄段大鼠重构的变化，这意味着与老化相关的这种改变是 AngⅡ 调节的。坎地沙坦同时对各年龄段大鼠都会增加 MMP、炎症和致纤维化的细胞因子、iNOS，这提示这些与愈合相关的因素是由 AngⅡ 调节的。同时这些数据还显示，组织髓过氧化物酶（MPO，氧化活性的标志物）、MPO 阳性的粒细胞、CD68 和 MAC387 阳性的巨噬细胞等，在心肌梗死再灌注后 25 天有与年龄相关的增加；这意味着在梗死再灌注后期愈合受损，会有持续的炎症和肉芽组织存在。

总之，我们的研究数据显示，衰老可上调两种关键的机制：①增加 AngⅡ/ROS→增加 iNOS-NO→过氧亚硝基阴离子→MMP 和 HSMP 活性→不良重构和功能下降；②增加 AngⅡ/ROS→增加炎症细胞因子→MMP 和 HSMP 活性→不良重构和功能下降。

衰老所致 AT$_2$ 途径失调和 ACEI/ARB 的作用

证据显示随着衰老，RAS 的其他组分也在变化。正常情况下在成年人中，AngⅡ 的主要效应是通过 AT$_1$ 受体实现的，AT$_2$ 受体表达较少。当出现心血管疾病时，AT$_2$ 重新表达，此时阻断 AT$_1$，AngⅡ 通过缓激肽/NO/cGMP 途径诱导 AT$_2$ 介导的血管舒张[184]。但在老年大鼠中与此相反，AT$_2$ 激活时通过 ROS 机制使得血管收缩[185]，这说明衰老诱导了 AT$_2$ 受体对阻力血管的反向效应。这或许就可解释所谓的"ARB-MI 悖论"，即在老年患者中应用 ARB 增加 AT$_2$ 受体信号会使得预后恶化[159]。在 Pinaud 等[185]的研究中，与年轻大鼠相比，老年大鼠的阻力动脉血流介导和 NO 介导的血管舒张功能受损，内皮源性 NO 合酶表达减少。重要的是，老化增加血管平滑肌而不是内皮细胞的 AT_2 表达，阻断 AT_2 受体可以改善血流介导的血管舒张，这也意味着是 AT_2 受体介导了血管收缩[185]。此外，血管扩张剂肼屈嗪可减轻 AT_2 受体导致的 ROS 和直接血管收缩，进而改善血流介导的血管舒张[185]。而在一项接受 ARB 治疗的高血压合并 2 型糖尿病患者的研究中，观察 AT_2 受体在微血管中的表达，发现 AT_2 受体介导血管舒张[186]。还需研究人类的老化是否会有以下效应：①AT_2 受体介导的血管舒张转换成血管收缩的一个分子开关；②经 AT_2 受体激活缓激肽/NO/cGMP 途径的舒张血管反应受损，把 AT_2 受体对丝裂原激活性蛋白激酶（细胞外信号相关激酶 1/2）磷酸化的抑制转化为激活效应的细胞信号开关[184]。AT_2 受体阻滞剂和肼屈嗪能否令老年心衰患者获益还需探讨。

衰老与 ACE-2/Ang-(1-7) 及其他途径的重构

令人感兴趣的是，除了 Ang Ⅱ 受体随着衰老重构外[184]，在 RAS 反向调节的通路中，衰老可导致 ACE-2 水平下降[108-110]，而裸鼠 ACE-2 水平下降与其心功能下降有关[93]。老年心衰患者能否从升高 ACE2/Ang-(1-7) 途径中获益还需研究。在心肌梗死再灌注后心衰的老化心脏，我们的研究显示对老年人群，通过 ACE 抑制或 AT_1 阻断来抑制 RAS 带来的益处减弱[6,8-10]。其他 RAS 相关途径也随衰老在重构，包括炎症反应和激肽释放酶-激肽途径[187]、β肾上腺素能途径[188]，以及 Ang Ⅱ-醛固酮途径[189]。这都提醒我们要警惕老年心肌梗死和高血压患者使用 ACEI 和 ARB 的可能作用[24,28,159,190-193]。

总之，心肌梗死后老年人即使接受有证据的优化治疗仍然预后不良，可能是由 RAS 随衰老的重构决定的[6,27-28]。如前文所讨论的，很多临床研究都发现，老年心肌梗死后患者，尽管给予包括 ACEI 的合理治疗，仍处于不良事件的高风险中。由于 Ang Ⅱ 是 RAS 的主要效应分子，Ang Ⅱ 受体

拮抗剂对老年和非老年心衰患者都是基础治疗，衰老带来的 RAS 重构对老年心肌梗死后心衰患者 Ang Ⅱ 受体拮抗剂为基础的治疗可能有重要影响。

RAS、醛固酮和盐皮质激素受体拮抗剂

RAS 扩展到 RAAS，是为了强调 Ang Ⅱ/AT_1 受体介导醛固酮激活的重要性。醛固酮具有多重作用，包括促进保钠、排钾和镁、交感神经兴奋、副交感神经抑制、心肌和血管纤维化、压力感受器功能下降、血管损害、动脉顺应性受损等。使用盐皮质激素受体（MR）拮抗剂（MRA）的基本原理是即使给予 ACEI、ARB 和 β受体阻滞剂治疗，Ang Ⅱ 仍会刺激肾上腺皮质释放醛固酮，进而持续激活 MRA。多项关于 MRA 的研究都显示其降低 HF/REF 患者死亡率的效果[194-199]（表 18-3）。基于其中的前两项 RCT 的证据[194,196]，在小心监测肾功能（男性血清肌酐 ≤ 2.5mg/dl，女性血清肌酐 ≤ 2.0mg/dl）和血钾（≤5.0mmol/L）的情况下，给中到重度 HF/REF 患者加用 MRA 是合适的。RALES 研究[194]中，中到重度心衰患者（EF < 35%）在 ACEI、β受体阻滞剂、利尿剂和地高辛治疗的基础上，加用螺内酯在治疗的早期全因死亡率就有 30% 的下降，发病率和住院率也有下降，故而该研究提早结束。但该研究中同时有 10% 的男子乳腺发育和 2% 的高钾血症发生。在 EPHESUS 研究[196]中观察的是依普利酮，该药选择性地阻断 MR 而不影响糖皮质激素、孕酮和肾上腺素受体，结果支持在 EF≤40% 的心肌梗死后心衰患者标准治疗基础上加用该药可获益。其中，全因死亡率下降 14%，心血管死亡下降 17%，住院率下降 15%[196]。但在该研究中，依普利酮导致的严重高钾血症有 5.5%，而在基础肾功能不全患者（肌酐清除率 < 50ml/min）中严重高钾血症发生率达 10%[196]。最近在症状较轻的收缩性心衰患者中进行的一项研究发现[199]，依普利酮同时降低心血管死亡和心衰住院，但该研究中依普利酮治疗组高钾血症（> 5.5mmol/L）发生率远高于安慰剂对照组（11.8% vs. 7.2%，$P < 0.001$），所以按预先设定的规则被迫提前结束。

表 18-3	盐皮质激素受体拮抗剂（MAR）治疗心衰的主要临床研究				
年代-研究	例数	观察药物	对照	平均年龄（岁）	结果
1999RALES[194]	1663	螺内酯	安慰剂	65	死亡率/发病率下降
2000RALES 亚组[195]	261	螺内酯	安慰剂	69	死亡率/发病率下降；基线胶原合成标志物（PⅢNP）升高者获益最多
2003EPHESUS（MI+HF）[196]	6632	依普利酮	安慰剂	64	死亡率/发病率下降
2005 EPHESUS 亚组[197]	6632	依普利酮	安慰剂	64	30 天全因死亡率下降
2009 舒张性 HF[198]	44	依普利酮	活性对照	80	胶原合成标志物（PⅢNP）下降，临床无获益
2011 收缩性 HF[199]	2737	依普利酮	安慰剂	69	死亡率下降，住院率下降

缩写：ACEI, 血管紧张素转化酶抑制剂；ARB, 血管紧张素受体拮抗剂；HF, 心衰；MI, 心肌梗死

在一项 RALES 亚组的分析中[195]，螺内酯升高胶原合成标志物，提示其对过度的细胞外基质（ECM）代谢的限制可能是获益原因之一。在一项 EPHESUS 亚组的分析中[197]，依普利酮的早期使用可以减少心肌梗死后 30 天全因死亡率。在一项 HF/PEF 患者的研究中，依普利酮抑制原骨胶原Ⅲ型氨肽（PⅢNP）的过度增加，但对其他胶原代谢的标志物和舒张功能没有影响[198]。最近的一项关于包括螺内酯、坎利酸盐（canrenoate）和依普利酮在内的 MRA 的 meta 分析证明，MRA 可逆转左心室重构和功能下降[200]。

在使用 MRA 时要严密监测肾功能和血钾，尤其是在老年人中。在 RALES 和 EPHESUS 研究中都排除了血清肌酐＞2.5mg/dl 的患者。由于醛固酮受体拮抗剂在肾功能不全（肌酐清除率＜50ml/min）的患者中使用会增加高钾血症的风险，尤其是老年患者和已使用 ACEI 或是 ARB 的患者该风险更高，醛固酮或依普利酮在此类人群的使用剂量要小，而在肌酐清除率＜30ml/min 的患者中要避免使用。在已长期接受利尿剂和补钾治疗的患者，补钾制剂需减量或停用。

衰老、RAAS 和盐皮质激素受体拮抗剂

衰老时 AngⅡ升高[30-31]，而 AngⅡ可以刺激醛固酮分泌，但与之相反，健康人的衰老会导致血浆醛固酮水平降低[201]。虽然这一发现意味着 AngⅡ-醛固酮轴有着伴随老化的失调反应，在老年心衰患者中对 MRA 的需求降低，但还是有一系列证据证明在老化过程中实际上有着 MR 活性的增加。第一，在一项 18～84 岁高血压患者中类固醇激素代谢的研究中，老化与 2 型 β11-羟基类固醇脱氢酶（11βHSD2）活性下降有关[202]，这可能是老年人高血压发病率升高的原因之一。重要的是，11βHSD2 这个酶可以将氢化可的松和皮质酮转化为可的松和 11-脱氢皮质酮，后两者是不激活 MR 的 11 酮衍生物[203-204]。而更重要的是，氢化可的松不仅激活 MR 而且与 MR 的亲和力比醛固酮更高[205]。因为肾小管上皮的 11βHSD2 将大部分的氢化可的松转化为可的松，所以在正常情况下，醛固酮是青年人肾小管 MR 主要的内源性激动剂和活化剂[205]。正常情况下，氢化可的松在内皮细胞和非内皮细胞的紧张性抑制为主导地位，但当有组织损伤时，它就变成 MR 的激动剂，这就能解释在高血压和心衰时，即使醛固酮水平较低，血管和心脏 MR 也能同时激活而 MRA 也能够起效[206]。此外，在醛固酮水平较低的老年高血压[202]和 40～60 岁的非老年原发性高血压患者[207]，肾 11βHSD2 下降、氢化可的松升高就可以解释为什么 MR 活性增强且受 MRA 的调节。而来源于大多数为非老年患者的数据显示，醛固酮合成酶（CYP11B2）的基因编码与高醛固酮、高血压有关，而邻近的基因（CYP11B1）编码的 11β-羟化酶与肾上腺的 11 羟基化效能（使脱氧皮质醇转化为皮质醇）有关，但还需进一步研究在老年和高龄老年高血压人群中它们的关系。

第二，虽然在心肌中也有 MR，但心脏的大多数醛固酮是肾合成经血循环到来的，而糖皮质激素和醛固酮是内源性的心脏 MR 激动剂[208]。如前文所述，老年人心肌 11βHSD2 下降、氢化可的松增加会导致心脏 MR 激活。此外，在老年和心衰人群中增加的 AngⅡ、ROS 和氧化应激协同起效导致 MR 激活、炎症、纤维化、心肌的肥厚和凋亡，从而使得心衰进展[6,189]。

第三，一项在大鼠中的研究显示，老化与血管平滑肌细胞的 MR 活性增高有关，而血管平滑肌细胞的 MR 活性增高可促进通过细胞外信号调节的激酶 1/2 有丝分裂原激活的蛋白激酶和依赖表皮生长因子受体途径的炎症反应[209]。第四，老年人由于 MR 活性增高，组织中 ACE 表达增加、AT_1 受体上调[210]，推荐同时阻断或抑制 Ang Ⅱ 和醛固酮以更多获益[211]。这两项研究[210-211]都把白细胞内端粒长度作为心血管老化和氧化应激水平的指标。第五，在早期的三项包括老年人的 HF/REF 人群研究中，MRA 对年轻和老年患者均有效[194-196]。使用螺内酯的 RALES 研究[194]中平均年龄为 65 岁，观察依普利酮的 EPHESUS[196] 和 EMPHASIS-HF[199] 研究中平均年龄分别为 64 岁和 69 岁。重要的是，总死亡率和心衰住院率的下降在老年人群和非老年人群中相似。

第六，MRA 尤其在 HF/PEF 的老年患者中有效，这部分人群的主要病因是与左心室肥厚和心肌纤维化相关的高血压。而在这类患者中，ACEI、ARB 和 β 受体阻滞剂的治疗未能降低死亡率。舒张功能不全的特异性治疗在各年龄段都还缺乏，心肌纤维化是无高血压的老年人中舒张功能下降的主要原因。RAAS 阻断剂是有力的抗纤维化药物，如果没有该通路的异常失调，有理由推测老年患者可从此类药物中获益[6]。

如前文所讨论的，醛固酮诱导的 MR 激活导致非老年人心肌和血管的纤维化，而氢化可的松诱导的 MR 激活增强在老年和原发性高血压患者可以导致对纤维化的更强激活。在 HF/REF 人群中进行的 RALES 研究的一项亚组分析显示，螺内酯抑制纤维化，降低 Ⅰ 和 Ⅲ 型前胶原的水平[195]，对死亡率的获益主要在有持续胶原代谢的患者[189]。在左心室肥厚的中年（平均年龄 59～60 岁）原发性高血压人群中进行的 4E 研究中[212]，依那普利和依普利酮的联合治疗与单药治疗相比，即使血浆醛固酮水平正常，也在降低左心室重量和蛋白尿方面有更多获益，从而支持假设：在 11βHSD2 活性下降时，MRA 可阻断氢化可的松诱导的 MRA 激活。在一项老年 HF/PEF 患者的小型研究中［例数 44，平均年龄（80±8）岁］，以 Ⅲ 型前胶原氨基端肽作为评价指标，在已有 ACEI（64％）、ARB（34％）和 β 受体阻滞剂（68％）的基础上，依普利酮可抑制胶原代谢的进行性增加[198]。另一项小型研究观察了平均年龄（62±6）岁、HF/PEF 的老年患者，发现螺内酯可抑制舒张功能下降[213]。还有一项 30～70 岁高血压患者的小型研究发现，依普利酮比阿替洛尔具有更优的改善血管僵硬度效果[214]。然而，该研究中三组的平均年龄都不大（对照组 51 岁，依普利酮组 54 岁，阿替洛尔组 44 岁）[214]。在另一项高血压的小型研究中，左心室重量的下降与醛固酮水平下降相关，氯沙坦在降压之外还降低血浆醛固酮水平，在降低左心室重量方面较钙通道阻滞剂氨氯地平更优[215]。在多中心、前瞻性、随机双盲对照的 Aldo-DHF 研究中，≥50 岁的 HF/PEF 患者［平均年龄（67±8）岁］接受螺内酯治疗 6 年（2007—2012 年），结果显示螺内酯改善舒张功能，但没有改善运动耐量和生活质量[216]。

已经进行了 6 年（2006—2013 年）以醛固酮受体拮抗剂治疗 HF/PEF 的 3 期试验（TOPCAT 研究），观察 3445 例中老年［≥50 岁，平均（69±10）岁］HF/PEF 患者（其中 91％有高血压）中螺内酯对心血管死亡率和心衰住院率的影响[217]。该研究设计为多中心、前瞻性、随机双盲、安慰剂对照，其中代表性的合并症包括 CHD（57％）、心房颤动（35％）、慢性肾病（38％）和糖尿病（32％）[217]。

盐皮质激素受体拮抗剂在高龄老年射血分数保留的心力衰竭患者中的作用

老年尤其是高龄老年（≥80 岁）的 HF/PEF 患者，常会更多合并疾病，如肥胖、睡眠呼吸暂停、CHD、心房颤动、慢性肾病和糖尿病，MRA 可能给这类人群带来获益[189,217]。为评价这些人群的内皮或是非内皮组织中阻断醛固酮的效应和 MR 活性的意义，已有一系列的证据。第一，对白细胞（WBC）内端粒长度的研究显示醛固酮可加速心血管老化，其机制是通过促进 ROS 生成，而端粒长度可作为氧化应激水平的指标。在一项正常血压或是轻度高血压的男性人群的研究中，血浆醛固酮水平与端粒长度成负相关，提示着醛固酮不仅促炎，而且其水平增加会加速端粒缩短的进程，也就是可加速生物学衰老的进程[211]。

第二，其他一些研究显示，醛固酮和 MR 激活可发挥心血管和肾的多重作用，这些作用甚至超越经典的钠平衡肾调节机制。这些机制包括氧化应激、炎症、内皮反应性受损、内皮源性血管舒张、胰岛素代谢途径的蛋白下调、肾足细胞和系膜细胞完整性受损等。在代谢综合征[218]、肾纤维化[219]、睡眠呼吸暂停[220]和CHD[221-222]患者中，血浆醛固酮水平升高与这些疾病的病理生理机制有关。有趣的是，最近研究[222]发现，除了死亡率及缺血事件外，血浆醛固酮还与体重指数（BMI）、高血压、NYHA心功能分级直接相关；而与年龄、肌酐清除率和β受体阻滞剂的使用呈负相关。

第三，研究显示，防止尿蛋白丢失的脂肪细胞可以释放Rac-1和其他刺激肾上腺释放醛固酮的蛋白质[223]。虽然代谢综合征的肥胖患者中常有盐敏感性高血压，其中不到33%者有血浆醛固酮升高，给予MRA可减少盐敏感的心肾损害，这提示高盐和高醛固酮参与了这一损害过程[224]。其原因可能是通过GTP结合蛋白Rac-1而活化MR的替代途径可以被高盐和高血糖激活[224]。第四，对原发性醛固酮增多症患者的研究结果提示，醛固酮通过抑制胰岛β细胞功能，导致高血糖和糖尿病患者的胰岛素抵抗[225]。第五，醛固酮通过减少葡萄糖-6磷酸脱氢酶（G6PD）的表达导致谷胱甘肽、抗氧化储备、NO生成及其有效性下降，从而损伤血管的反应性[226]。

第六，醛固酮增强核因子κB（NFκB）和转录因子激活蛋白-1（AP-1）途径的信号系统、炎症、血管平滑肌细胞内的细胞因子表达，进而导致内皮功能受损和动脉粥样硬化[227-228]。这些以及关于醛固酮→氧化应激→炎症→内皮功能受损轴和醛固酮→氧化应激→肥厚性重构/纤维化轴这两个反应链的其他研究显示，醛固酮的作用是MR依赖或是独立于MR外的、通过基因和非基因的方式实现的[227]。第七，血管壁和动脉粥样硬化斑块中的巨噬细胞可表达MR[229]，醛固酮还刺激血管NADPH氧化酶和p38MAP激酶并释放MMP，从而介导动脉粥样硬化的进展和斑块的破裂[189,227-228]。第八，另外一些对充血性心衰患者的来源于单核细胞的巨噬细胞的研究发现，MRA的保护效应部分是因为其增加了Ang-(1-7)和ACE2生成而降低AngⅡ生成，这也是通过NADPH氧化酶介导的[230]。有趣的是，醛固酮或是皮质醇诱导的MR与AT$_1$受体上调及ACE2下调有关[231]。

第九，在症状较轻的收缩性心衰的老年患者中进行的EMPHASIS-HF研究，依普利酮不仅减少死亡率和住院率[199]，还通过改善心房重构和纤维化，减少了新发心房颤动/心房扑动的发生[232]。第十，MRA还阻断醛固酮诱导的、与NADPH氧化酶下降、氧化应激增加、醛固酮效应器激酶Sgk1增强相关的肾足细胞损伤，进而减轻足细胞损伤、蛋白尿和肾小球系膜纤维化[219,233]。MRA还会抑制在DOCA-盐高血压大鼠中MR介导的肾DNA损伤[234]。第十一，MRA还改善慢性肾病时的左心室肥厚和血管僵硬度增加[223]。

第十二，尽管许多研究发现，在不同的动物模型中MRA可以限制重构和纤维化，但其获益机制并没有完全弄清。在我们关于心肌梗死大鼠的研究中，阻断血管紧张素原和醛固酮可以抑制骨桥蛋白表达、左心室重构和纤维化[235]。通过为造成心脏肥大和心衰而转基因表达11βHSD2，导致MR信号提高，之后产生严重的心肌病和纤维化，死亡率增加。而这一效应可以被依普利酮治疗所部分减轻[236]。在心肌细胞中通过转基因所致醛固酮合酶的过度表达，导致冠状动脉功能下降，但同时通过保留毛细血管密度而防止糖尿病的有害作用[237]。阻断心肌细胞而不是成纤维细胞中的MR，可保护心功能并限制慢性压力负荷过重导致的心脏扩大[238]。通过选择性地对心脏的不同细胞中MR表达进行阻断，有助于搞清楚MRA的心脏保护机制[238]。还需在老年人和高龄老年人中进行更多系统研究去发现MRA其他的作用机制。

老年及高龄老年心力衰竭患者中的MRA和高钾血症

虽然MRA在老年人和高龄老年人中的使用被认为是有益的，但在高龄老年心衰患者[189]、慢性肾病和（或）糖尿病患者[239]中高钾血症风险很高。因此，在此类人群中要加强监测血钾并减少MRA的剂量。在TOPCAT研究，螺内酯起始的日剂量是15mg，后在血钾<5mmol/L的前提下逐渐加量至每天45mg[217]。PEARL-HF研究中，在平均年龄68岁、有慢性肾病并有过高钾血症导致RAAS治疗中断患者中的评价，证明新的钾结合聚合物PLY5016可治疗高钾血症[240]。在螺内酯25~50mg/d的基础上给予患者RLY5016每天30g，

RLY5016 组药物不良反应（ADR）率为 7%（安慰剂组为 6%），低钾血症（$K^+ < 3.5mmol/L$）发生率为 6%（安慰剂组为 0%）[240]。与螺内酯和依普利酮相比，心脏选择性的、有更好 Na^+/K^+ 比的 MRA 可能对老年和高龄老年患者更安全[189]。

高血压的新 RAAS 治疗：醛固酮合成酶抑制

对 RAAS 抑制剂治疗高血压的多项 RCT 进行 meta 分析显示，ACEI 治疗可降低原发性高血压患者全因死亡率，但 ARB 不能降低全因死亡率[241]。但该研究作者并未考虑年龄的影响。用传统的 RAAS 抑制剂治疗高血压在血压的控制和靶器官损害的保护方面都受到挑战，而一些新的方法给难治性高血压的治疗带来希望[242]，但这些新的方法还需在老年人中进一步研究。在 HF/PEF 伴糖尿病、慢性肾病等合并症的高龄老年患者[189]，经三种不同类型降压药联合仍然难以控制的难治性高血压[243]被认为可以触发心脏失代偿。尽管有人建议对难治性高血压可给予包括 ACEI、ARB 和 MRA 的三联 RAAS 阻断，但并不是推荐所有心血管疾病谱的患者都接受 RAAS 三重阻断的治疗；当然，反复出现的失代偿心衰发作证明在充血性心衰患者的神经内分泌阻断仍不充分，如果要给双联 RAAS 阻断治疗，就需频繁检测以保证其安全性[244]。

醛固酮合成酶（CYP11B2）抑制剂的基本原理是抑制醛固酮的合成、减少醛固酮水平升高及其与盐皮质激素受体结合的效应。研究表明，醛固酮合成酶抑制剂 LCI99 对原发性醛固酮增多症患者（平均年龄 50 岁）具有温和的效果，可降低血压、纠正低钾血症，并对皮质醇合成产生潜在的抑制作用[245]，但为了发现更特异性的抑制剂，对这方面的研究就没能继续下去[242]。在双转基因肾素和血管紧张素原（dTGR）的大鼠，醛固酮合成酶抑制剂 FAD286 在对血压影响不大的同时降低了死亡率、心肌肥大、蛋白尿、细胞浸润和基质沉积[246]；在单侧肾切除大鼠，FAD286 可以减低 AngⅡ 和高盐诱导的心脏和肾的纤维化[247]；在心衰大鼠，FAD286 还可改善血液动力学指标、左心室的重构及其功能、氧化还原反应[248]。但在老年人群中还缺乏应用醛固酮合成酶抑制剂的研究数据。

高血压的新 RAAS 治疗：肾素抑制

由于肾素是 RAAS 瀑布链中的关键限速环节，自 20 世纪 90 年代以来，就一直争论是否将其作为治疗靶点。选择性的肾素抑制剂阿利吉仑被发现可以降低 AngⅠ 和 AngⅡ 水平[249]，而且与 β 受体阻滞剂[250]、利尿剂[251]、ACEI[252-253]和 ARB[254]相比可以更好降低血压。它可降低由于使用 ACEI 和 ARB 而升高的血浆肾素水平[255]。但研究也注意到，在接受阿利吉仑治疗中会有肾素水平升高的逃逸现象[256]，而阿利吉仑不能阻止肾素与肾素（原）的结合以及肾素（原）受体的激活[257]。在心肌梗死后的小鼠，非降压剂量的阿利吉仑就可改善左心室功能和重构、减少细胞凋亡[258]。在对平均年龄 68 岁、有高血压病史、BNP 水平升高、HYHA 分级 Ⅱ～Ⅳ 级有症状的心衰患者的研究中，在 ACEI 或 ARB、β 受体阻滞剂的基础上加用阿利吉仑，产生了较好的神经内分泌效应[259]。关于阿利吉仑的数项临床研究已完成或正在进行中。在恶化的 HF/REF 人群中进行的 ASTRONAUT 研究，试图观察在标准治疗基础上应用阿利吉仑对出院后死亡率和再住院率的影响[260]。ATMOSPHERE 研究试图观察阿利吉仑联用或替代 ACEI 对慢性收缩性心衰患者预后的影响[261]。ASPIRE 研究中，心肌梗死后左心室收缩功能不全的高危患者，在包括 RAAS 抑制剂在内的标准治疗上加用阿利吉仑不仅没有改善左心室重构，还与副作用增加相关[262]。ASPIRE HIGHER 研究试图观察的是在心衰、心肌梗死后和糖尿病肾病等一系列心、肾病理状态下，阿利吉仑对靶器官损害和心血管发病率/死亡率的保护效应[263]。AVOID 研究发现阿利吉仑对 2 型糖尿病、肾病和高血压患者的肾保护和降低尿蛋白的作用[264]。这其中的几项研究纳入了老年患者。ALTITUDE 研究试图观察在 ACEI 或 ARB 基础上联用阿利吉仑对心肾事件高危的 2 型糖尿病患者延缓心肾并发症的效果，但由于无临床获益且包括高钾血症（治疗组 11%，对照组 7%）、低血压（治疗组 12%，对照组 8%）等不良事件增加，该研究在 2012 年提前终止[265]。阿利吉仑对老年高血压和 HF/PEF 患者能否获益仍有待解决。

双效分子在射血分数保留的心力衰竭老年患者中的作用

能对 ACE 和脑啡肽酶（NEP）途径有双重抑制的分子例如奥帕曲拉（OMA）在高血压患者中已有研究，尽管其降压效果优于 ACEI 且对心衰有相同的抗重构作用[266]，但同时发现其血管性水肿的副作用，FDA 并没有推荐该药用于高血压治疗。最近关于 LCZ696 的研究再次关注于这类双效分子，该药将 NEP 和缬沙坦结合在一起，一项在 HF/PEF 患者中进行的 2 期临床试验证实了其益处[267]，而在 HF/REF 患者中的研究正在进行中[267-268]。此类双重途径的抑制对于老年心衰患者是否更为有效尚需研究。

结论

RAS/RAAS 在心血管生理和病理生理中具有极其重要的功能。自 19 世纪 80 年代以来的 30 余年时间里，很多证据显示 RAS/RAAS 的上调在心血管病理过程中扮演着至关重要的角色。无论是心肌梗死后与 HF/REF 相关的扩张型重构，还是与高血压和 HF/PEF 相关的肥厚性重构、纤维化，RAS/RAAS 都是关键环节。衰老过程中血管紧张素 II 与 RAS 其他成分升高，证明其与 RAS 更明显的失调相关。RAS 的失调促进心血管疾病发生发展，而衰老又会放大这一效应。衰老导致的 RAS 重构加强，导致老年心肌梗死后心衰患者的预后更差。新的证据显示，衰老相关的 RAAS 失调可出现血浆醛固酮水平降低，而与皮质醇和其他途径有关的盐皮质激素受体活化增加，盐皮质激素受体拮抗剂可能会带来获益。RAS/RAAS 重构加强，对于心肌梗死后心衰老年患者以血管紧张素 II 受体拮抗剂和盐皮质激素受体拮抗剂为基础的治疗影响巨大，因为已有治疗的依据主要来源于非老年人群。需更深入的研究衰老导致 RAS/RAAS 的生理学变化及相关机制，从而为不同年龄段的心肌梗死后心衰、高血压后心衰的合理治疗提供更多发现，最终实现各年龄段患者不同的最佳治疗。

致谢 本书的部分工作得到安大略省渥太华市加拿大卫生研究院 IAP99003 号资助。非常感谢 Catherine Jugdutt 专业的协助。

参考文献

1. Jugdutt BI. Prevention of heart failure in the elderly: when, where and how to begin. Heart Fail Rev. 2012;15:531–44.
2. Weisfeldt ML. Left ventricular function. In: Weisfeldt ML, editor. The aging heart: its function and response to stress. New York: Raven; 1980. p. 297–316.
3. Lakatta EG, Gerstenblith G, Weisfeldt ML. The aging heart: structure, function, and disease. In: Braunwald E, editor. Heart disease. Philadelphia, PA: Saunders; 1997. p. 1687–700.
4. Lakatta EG, Levy D. Arterial and cardiac aging: major shareholders in cardiovascular disease enterprises. Part I. Aging arteries: a "set up" for vascular disease. Circulation. 2003;107:139–46.
5. Lakatta EG. Arterial and cardiac aging: major shareholders in cardiovascular disease enterprises. Part II. Circulation. 2003;107:346–54.
6. Jugdutt BI. Aging and remodeling during healing of the wounded heart: current therapies and novel drug targets. Curr Drug Targets. 2008;9:325–44.
7. Bujak M, Kweon HJ, Chatila K, et al. Aging-related defects are associated with adverse cardiac remodeling in a mouse model of reperfused myocardial infarction. J Am Coll Cardiol. 2008;51:1384–92.
8. Jugdutt BI, Jelani A. Aging and defective healing, adverse remodeling and blunted postconditioning in the reperfused wounded heart. J Am Coll Cardiol. 2008;51:1399–403.
9. Jugdutt BI, Jelani A, Palaniyappan A, et al. Aging-related early changes in markers of ventricular and matrix remodeling after reperfused ST-segment elevation myocardial infarction in the canine model. Effect of early therapy with an angiotensin II type 1 receptor blocker. Circulation. 2010;122:341–51.
10. Jelani A, Jugdutt BI. STEMI and heart failure in the elderly: role of adverse remodeling. Heart Fail Rev. 2010;15:513–21.
11. Lloyd-Jones D, Adams RJ, Brown TM, et al. Heart disease and stroke statistics – 2010 update: a report from the American Heart Association Statistics Committee and Stroke Statistics Subcommittee. Circulation. 2010;121:e46–215.
12. Centers for Disease Control and Prevention. Public health and aging: trends in aging: United States and worldwide. MMRW Morb Mortal Wkly Rep. 2003;52:101–6. http://www.cdc.gov/mmwr/preview/mmwrhtml/mm5206a2.htm. Accessed 18 Aug 2011.
13. World Health Organization (WHO). Definition of an older or elderly person. http://www.who.int/healthinfo/survey/ageingdefnolder/en/print.html. Accessed 30 Dec 2009.
14. Jugdutt BI. Aging and heart failure: changing demographics and implications for therapy in the

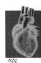

elderly. Heart Fail Rev. 2010;15:401–5.

15. Roebuck J. When does old age begin? The evolution of the English definition. J Soc Hist. 1979;12:416–28.

16. Holborn, H. A history of modern Germany – 1840–1945. Princeton University Press; 1969. p. 291–3.

17. Jugdutt BI. Heart failure in the elderly: advances and challenges. Expert Rev Cardiovasc Ther. 2010;8:695–715.

18. Hunt SA, Abraham WT, Chin MH, et al. ACC/AHA 2005 guideline update for the diagnosis and management of chronic heart failure in the adult: a report of the American College of Cardiology/American Heart Association Task Force on Practice Guidelines (writing committee to update the 2001 guidelines for the evaluation and management of heart failure. Circulation. 2005;112:e154–235.

19. Jessup M, Abraham WT, Casey DE, et al. 2009 focused update: ACCF/AHA guidelines for the diagnosis and management of heart failure in adults: a report of the American College of Cardiology Foundation/American Heart Association Task Force on Practice Guidelines: developed in collaboration with the International Society for Heart and Lung Transplantation. Circulation. 2009;119:1977–2016.

20. Johansen H, Strauss B, Arnold MO, Moe G, Liu P. On the rise: the current and projected future burden of congestive heart failure hospitalization in Canada. Can J Cardiol. 2003;19:430–5.

21. Arnold MO, Liu P, Demers C, et al. Canadian Cardiovascular Society consensus conference recommendations on heart failure 2006: diagnosis and treatment. Can J Cardiol. 2006;22:23–45.

22. Dickstein K, Cohen-Solal A, Filippatos G, et al. ESC guidelines for the diagnosis and treatment of acute and chronic heart failure 2008: the task force for the diagnosis and treatment of acute and chronic heart failure 2008 of the European Society of Cardiology. Eur J Heart Fail. 2008;10:933–89.

23. McMurray J, Adamopoulos S, Anker S, et al. ESC guidelines for the diagnosis and treatment of acute and chronic heart failure 2012 – the task force for the diagnosis and treatment of acute and chronic heart failure 2012 of the European Society of Cardiology. Developed in collaboration with the Heart Failure Association (HFA) of the ESC. Eur J Heart Fail. 2012;14:803–69.

24. Aronow WS, Fleg JL, Pepine CJ, et al. ACCF/AHA 2011 expert consensus document on hypertension in the elderly. J Am Coll Cardiol. 2011;57:2037–114.

25. Jugdutt BI. Optimal medical therapy for optimal healing. In: Lewis BS, Flugelman MY, Halon DA, editors. Proceedings 9th International Congress on Coronary Artery disease. Coronary artery diseases 2011 update– from Prevention to Intervention, Venice 2011. Bologna, Italy: Medimond; 2011. p. 243–7.

26. Jugdutt BI, Jelani A. Aging and markers of adverse remodeling after myocardial infarction. In: Jugdutt BI, Dhalla NS, editors. Cardiac remodeling. Molecular mechanisms. New York: Springer; 2013. p. 487–512.

27. Jugdutt BI. Aging and remodeling of the renin-angiotensin-system post infarction. In: Kimchi A, editor. Proceedings 15th World congress on Heart Disease, Vancouver 2010. Bologna, Italy: Medimond; 2010. p. 87–91.

28. Alexander KP, Newby LK, Armstrong PW, et al. American Heart Association Council on Clinical Cardiology; Society of Geriatric Cardiology. Acute coronary care in the elderly, Part II. ST-segment-elevation myocardial infarction. A scientific statement for healthcare professionals from the American Heart Association Council for Clinical Cardiology. Circulation. 2007;115:2570–89.

29. Jugdutt BI. Valsartan in the treatment of heart attack survivors. Vasc Health Risk Manag. 2006;2:125–38.

30. Heymes C, Silvestre JS, Llorens-Cortes C, et al. Cardiac senescence is associated with enhanced expression of angiotensin II receptor subtypes. Endocrinology. 1998;139:2579–87.

31. Cao XJ, Li YF. Alteration of messenger RNA and protein levels of cardiac alpha(1)-adrenergic receptor and angiotensin II receptor subtypes during aging in rats. Can J Cardiol. 2009;25:415–20.

32. De Cavanagh EM, Ferder M, Inserra F, Ferder L. Angiotensin II, mitochondria, cytoskeletal, and extracellular matrix connections: an integrating viewpoint. Am J Physiol Heart Circ Physiol. 2009;296:H550–8.

33. Benigni A, Corna D, Zoja C, et al. Disruption of the Ang II type 1 receptor promotes longevity in mice. J Clin Invest. 2009;119:524–30.

34. Fleg JL, Lakatta EG. Normal aging of the cardiovascular system. In: Aronow WS, Fleg JL, Rich MW, editors. Cardiovascular disease in the elderly. 4th ed. New York, NY: Informa; 2008. p. 1–43.

35. McCullough PA, Khandelwal AK, McKinnon JE, et al. Outcomes and prognostic factors of systolic as compared with diastolic heart failure in urban America. Congest Heart Fail. 2005;11:6–11.

36. McDonald K. Diastolic heart failure in the elderly: underlying mechanisms and clinical relevance. Int J Cardiol. 2008;125:197–202.

37. Jugdutt BI. Extracellular matrix and cardiac remodeling. In: Villarreal FJ, editor. Interstitial fibrosis in heart failure. New York, NY: Springer; 2004. p. 23–55.

38. Jugdutt BI. Regulation of fibrosis after myocardial infarction: implications for ventricular remodeling. In: Jugdutt BI, Dhalla NS, editors. Cardiac remodeling. Molecular mechanisms. New York, NY: Springer; 2013. p. 525–45.

老年与心力衰竭

39. Jugdutt BI. Angiotensin II, receptor blockers. In: Crawford MH, editor. Cardiology clinics annual of drug therapy, vol. 2. Philadelphia, PA: W.B. Saunders; 1998. p. 1–17.

40. Dzau VJ. Tissue renin-angiotensin system in myocardial hypertrophy and failure. Arch Intern Med. 1993;153:937–42.

41. Dzau VJ. Theodore Cooper lecture: tissue angiotensin and pathobiology of vascular disease: a unifying hypothesis. Hypertension. 2001;37:1047–52.

42. Kumar R, Thomas CM, Yong QC, Chen W, Baker KM. The intracrine renin-angiotensin system. Clin Sci (Lond). 2012;123:273–84.

43. de Gasparo M, Levens N. Does blockade of angiotensin II receptors offer clinical benefits over inhibition of angiotensin-converting enzyme? Pharmacol Toxicol. 1998;82:257–71.

44. Opie LH, Sack MN. Enhanced angiotensin II activity in heart failure: reevaluation of the counterregulatory hypothesis of receptor subtypes. Circ Res. 2001;88:654–8.

45. Drexler H. Endothelial dysfunction in heart failure and potential for reversal by ACE inhibition. Br Heart J. 1994;72(3 Suppl):S11–4.

46. Seyedi N, Xu X, Nasjletti A, et al. Coronary kinin generation mediates nitric oxide release after angiotensin receptor stimulation. Hypertension. 1995;26:164–70.

47. Liu YH, Yang XP, Sharov VG, et al. Effects of angiotensin-converting enzyme inhibitors and angiotensin II type 1 receptor antagonists in rats with heart failure. Role of kinins and angiotensin II type 2 receptors. J Clin Invest. 1997;99:1926–35.

48. Liu YH, Yang XP, Shesely EG, Sankey SS, Carretero OA. Role of angiotensin II type 2 receptors and kinins in the cardioprotective effect of angiotensin II type 1 receptor antagonists in rats with heart failure. J Am Coll Cardiol. 2004;43:1473–80.

49. Messadi-Laribi E, Griol-Charhbill V, Pizard A, et al. Tissue kallikrein is involved in the cardioprotective effect of AT1-receptor blockade in acute myocardial ischemia. J Pharmacol Exp Ther. 2007;323:210–6.

50. Xu Y, Menon V, Jugdutt BI. Cardioprotection after angiotensin II type 1 blockade involves angiotensin II type 2 receptor expression and activation of protein kinase C-epsilon in acutely reperfused myocardial infarction in the dog. Effect of UP269-6 and losartan on AT_1 and AT_2-receptor expression and IP_3 receptor and $PKC\varepsilon$ proteins. J Renin Angiotensin Aldosterone Syst. 2000;1:184–95.

51. Jugdutt BI, Balghith M. Enhanced regional AT_2-receptor and $PKC\varepsilon$ expression during cardioprotection induced by AT_1-receptor blockade after reperfused myocardial infarction. J Renin Angiotensin Aldosterone Syst. 2001;2:134–40.

52. Jugdutt BI, Menon V. AT_1 receptor blockade limits myocardial injury and upregulates AT_2 receptors during reperfused myocardial infarction. Mol Cell Biochem. 2004;260:111–8.

53. Jugdutt BI, Menon V. Valsartan-induced cardioprotection involves angiotensin II type 2 receptor upregulation in dog and rat in vivo models of reperfused myocardial infarction. J Cardiac Fail. 2004;10:74–82.

54. Rhaleb N-E, Yang X-P, Carretero OA. The kallikrein-kinin system as a regulator of cardiovascular and renal function. Compr Physiol. 2011;1:971–93.

55. Urata H, Kinoshita A, Misono KS, Bumpus FM, Husain A. Identification of a highly specific chymase as the major angiotensin II-forming enzyme in the human heart. J Biol Chem. 1990;265:22348–57.

56. Urata H, Healy B, Stewart RW, Bumpus FM, Husain A. Angiotensin II-forming pathways in normal and failing human hearts. Circ Res. 1990;66:883–90.

57. Kawamura M, Imanashi M, Matsushima Y, et al. Circulating angiotensin II levels under repeated administration of lisinopril in normal subjects. Clin Exp Pharmacol Physiol. 1992;19:547–53.

58. Jorde UP, Ennezat PV, Lisker J, et al. Maximally recommended doses of angiotensin-converting enzyme (ACE) inhibitors do not completely prevent ACE-mediated formation of angiotensin II in chronic heart failure. Circulation. 2000;101:844–6.

59. Wolny A, Clozel JP, Rein J, et al. Functional and biochemical analysis of angiotensin II-forming pathways in the human heart. Circ Res. 1997;80:219–27.

60. Azizi M, Menard J. Combined blockade of the renin-angiotensin system with angiotensin-converting enzyme inhibitors and angiotensin II type 1 receptor antagonists. Circulation. 2004;109:2492–9.

61. Spinale FG, de Gasparo M, Whitebread S, et al. Modulation of the renin-angiotensin pathway through enzyme inhibition and specific receptor blockade in pacing-induced heart failure: I. Effects on left ventricular performance and neurohormonal systems. Circulation. 1997;96:2385–96.

62. Hamroff G, Katz SD, Mancini D, et al. Addition of angiotensin II receptor blockade to maximal angiotensin-converting enzyme inhibition improves exercise capacity in patients with severe congestive heart failure. Circulation. 1999;99:990–2.

63. Yu CM, Tipoe GL, Wing-Hon Lai K, et al. Effects of combination of angiotensin-converting enzyme inhibitor and angiotensin receptor antagonist on inflammatory cellular infiltration and myocardial interstitial fibrosis after acute myocardial infarction. J Am Coll Cardiol. 2001;38:1207–15.

64. Forteza R, Lauredo I, Abraham WM, Conner GE. Bronchial tissue kallikrein activity is regulated by hyaluronic acid binding. Am J Respir Cell Mol Biol. 1999;21:666–74.

65. Hara M, Ono K, Hwang MW, et al. Evidence for a role of mast cells in the evolution to congestive heart

failure. J Exp Med. 2002;195:375–81.

66. Matsumoto T, Wada A, Tsutamoto T, et al. Chymase inhibition prevents cardiac fibrosis and improves diastolic dysfunction in the progression of heart failure. Circulation. 2003;107:2555–8.

67. Jin D, Takai S, Sakaguchi M, Okamoto Y, Muramatsu M, Miyazaki M. An antiarrhythmic effect of a chymase inhibitor after myocardial infarction. J Pharmacol Exp Ther. 2004;309:490–7.

68. Jin D, Takai S, Yamada M, et al. Impact of chymase inhibitor on cardiac function and survival after myocardial infarction. Cardiovasc Res. 2003;60:413–20.

69. Matsumoto C, Hayashi T, Kitada K, et al. Chymase plays an important role in left ventricular remodeling influenced by intermittent hypoxia in mice. Hypertension. 2009;54:164–71.

70. Oyamada S, Bianchi C, Takai S, Chu LM, Selke FW. Chymase inhibition reduces infarction and matrix metalloproteinase-9 activation and attenuates inflammation and fibrosis after acute myocardial ischemia/reperfusion. J Pharmacol Exp Ther. 2011;339:143–51.

71. Wei CC, Hase N, Inoue Y, et al. Mast cell chymase limits the cardiac efficacy of Ang I-converting enzyme inhibitor therapy in rodents. J Clin Invest. 2010;120:1229–39.

72. Pat B, Chen Y, Killingsworth C, Gladden JD, et al. Chymase inhibition prevents fibronectin and myofibrillar loss and improves cardiomyocyte function and LV torsion angle in dogs with isolated mitral regurgitation. Circulation. 2011;122:1488–95.

73. Okumura K, Takai S, Muramatsu M, et al. Human chymase degrades human fibronectin. Clin Chim Acta. 2004;347:223–5.

74. Hoshino F, Urata H, Inoue Y, et al. Chymase inhibitor improves survival in hamsters with myocardial infarction. J Cardiovasc Pharmacol. 2003;41 Suppl 1:S11–8.

75. Ihara M, Urata H, Shirai K, et al. High cardiac angiotensin-II-forming activity in infarcted and non-infarcted human myocardium. Cardiology. 2000;94:247–53.

76. Ihara M, Urata H, Kinoshita A, et al. Increased chymase-dependent angiotensin II formation in human atherosclerotic aorta. Hypertension. 1999;33:1399–405.

77. Arakawa K, Urata H. Hypothesis regarding the pathophysiological role of alternative pathways of angiotensin II formation in atherosclerosis. Hypertension. 2000;36:638–41.

78. Uehara Y, Urata H, Sasaguri M, et al. Increased chymase activity in internal thoracic artery of patients with hypercholesterolemia. Hypertension. 2000;35:55–60.

79. Uehara Y, Urata H, Ideishi M, Arakawa K, Saku K. Chymase inhibition suppresses high-cholesterol diet-induced lipid accumulation in the hamster aorta. Cardiovasc Res. 2002;55:870–6.

80. Koka V, Wang W, Huang XR, et al. Advanced glycation end products activate a chymase-dependent angiotensin II-generating pathway in diabetic complications. Circulation. 2006;113:1353–60.

81. Singh VP, Baker KM, Kumar R. Activation of the intracellular renin angiotensin system in cardiac fibroblasts by high glucose: role in extracellular matrix production. Am J Physiol. 2008;294:H1675–84.

82. New RB, Sampson AC, King MK, et al. Effects of combined angiotensin II and endothelin receptor blockade with developing heart failure: effects on left ventricular performance. Circulation. 2000;102:1447–53.

83. Rossi GP, Sacchetto A, Cesari M, Pessina AC. Interactions between endothelin-1 and the renin-angiotensin-aldosterone system. Cardiovasc Res. 1999;43:300–7.

84. Luscher TF, Barton M. Endothelins and endothelin receptor antagonists: therapeutic considerations for a novel class of cardiovascular drugs. Circulation. 2000;102:2434–40.

85. Teerlink JR. Endothelins: pathophysiology and treatment implications in chronic heart failure. Curr Heart Fail Rep. 2005;2:191–7.

86. Schirger JA, Chen HH, Jougasaki M, et al. Endothelin A receptor antagonism in experimental congestive heart failure results in augmentation of the renin-angiotensin system and sustained sodium retention. Circulation. 2004;109:249–54.

87. Anand I, McMurray J, Cohn JN, et al. Long-term effects of darusentan on left-ventricular remodelling and clinical outcomes in the Endothelin A Receptor Antagonist Trial in Heart Failure (EARTH): randomised, double-blind, placebo-controlled trial. Lancet. 2004;364:347–54.

88. Moraes DL, Colucci WS, Givertz MM. Secondary pulmonary hypertension in chronic heart failure: the role of the endothelium in pathophysiology and management. Circulation. 2000;102:1718–23.

89. Jiang BH, Tardif J-C, Shi Y, Dupuis J. Bosentan does not improve pulmonary hypertension and lung remodeling in heart failure. Eur Respir J. 2011;37:578–86.

90. Fang JC, DeMarco T, Givertz MM, et al. World Health Organization Pulmonary Hypertension group 2: pulmonary hypertension due to left heart disease in the adult – a summary statement from the Pulmonary Hypertension Council of the International Society for heart and Lung Transplantation. J Heart Lung Transplant. 2012;31:913–33.

91. Tipnis SR, Hooper NM, Hyde R, et al. A human homolog of angiotensin-converting enzyme. Cloning and functional expression as a captopril-insensitive carboxypeptidase. J Biol Chem. 2000;275:33238–43.

92. Donoghue M, Hsieh F, Baronas E, et al. A novel angiotensin-converting enzyme-related carboxypeptidase (ACE2) converts angiotensin I to angiotensin

1-9. Circ Res. 2000;87:E1–9.

93. Crackower MA, Sarao R, Oudit GY, et al. Angiotensin-converting enzyme 2 as an essential regulator of heart function. Nature. 2002;417:822–8.

94. Ferrario CM, Trask AJ, Jessup JA. Advances in biochemical and functional roles of angiotensin-converting enzyme 2 and angiotensin-(1-7) in regulation of cardiovascular function. Am J Physiol. 2005;289:H2281–90.

95. Iwata M, Cowling RT, Gurantz D, et al. Angiotensin-(1-7) binds to specific receptors on cardiac fibroblasts to initiate antifibrotic and antitrophic effects. Am J Physiol. 2005;289:H2356–63.

96. Ferrario CM, Jessup J, Chappell MC, et al. Effect of angiotensin-converting enzyme inhibition and angiotensin II receptor blockers on cardiac angiotensin-converting enzyme 2. Circulation. 2005; 111:2605–10.

97. Ishiyama Y, Gallagher PE, Averill DB, et al. Upregulation of angiotensin-converting enzyme 2 after myocardial infarction by blockade of angiotensin II receptors. Hypertension. 2004;43:970–6.

98. Loot AE, Roks AJ, Henning RH, et al. Angiotensin-(1-7) attenuates the development of heart failure after myocardial infarction in rats. Circulation. 2002;105:1548–50.

99. Ocaranza MP, Godoy I, Jalil JE, et al. Enalapril attenuates downregulation of angiotensin-converting enzyme 2 in the late phase of ventricular dysfunction in myocardial infarcted rat. Hypertension. 2006;48:572–8.

100. Zhong JC, Ye JY, Jin HY, et al. Telmisartan attenuates aortic hypertrophy in hypertensive rats by the modulation of ACE2 and profiling-1 expression. Regul Pept. 2011;166:90–7.

101. Jugdutt B, Palaniyappan A, Idikio H. Role of ACE2 and Ang (1-7) in limiting fibrosis and remodeling during healing after reperfused myocardial infarction. J Mol Cell Cardiol. 2009;57:S24 (Abstract).

102. Cowling RT, Goldberg BH. The ACE2/Ang-(1-7) pathway in cardiac fibroblasts as a potential target for cardiac remodeling. In: Jugdutt BI, Dhalla NS, editors. Cardiac remodeling. Molecular mechanisms. New York, NY: Springer; 2013. p. 547–57.

103. Wang W, Bodiga S, Das SK, et al. Role of ACE2 in diastolic and systolic heart failure. Heart Fail Rev. 2012;17:683–9.

104. Zisman LS, Keller RS, Weaver B, et al. Increased angiotensin-(1-7)-forming activity in failing human heart ventricles: evidence for upregulation of the angiotensin-converting enzyme Homologue ACE2. Circulation. 2003;108:1707–12.

105. Zhao YX, Yin HQ, Yu QT, et al. ACE2 overexpression ameliorates left ventricular remodeling and dysfunction in a rat model of myocardial infarction. Hum Gene Ther. 2010;21:1545–54.

106. Epelman S, Shrestha K, Troughton RW, et al. Soluble angiotensin-converting enzyme 2 in human heart failure: relation with myocardial function and clinical outcomes. J Card Fail. 2009;15:565–71.

107. Wang Y, Moreira Mda C, Heringer-Walther S, et al. Plasma ACE2 activity is an independent prognostic marker in Chagas' disease and equally potent as BNP. J Card Fail. 2010;16:157–63.

108. Xie X, Chen J, Wang X, et al. Age- and gender-related difference of ACE2 expression in a rat lung. Life Sci. 2006;78:2166–71.

109. Yousif MH, Kehinde EO, Benter IF. Different responses to angiotensin-(1-7) in young, aged and diabetic rabbit corpus cavernosum. Pharmacol Res. 2007;56:209–16.

110. Palaniyappan A, Idikio H, Jugdutt BI. Effect of age on expression of AT_1 and AT_2 receptors and ACE-2 and Angiotensin (1-7), Ac-SDKP and Smad-2 proteins after acute reperfused ST-segment myocardial infarction. Circulation. 2008;118 Suppl 2:S547 (Abstract).

111. Tom B, de Vries R, Saxena PR, et al. Bradykinin potentiation by angiotensin-(1-7) and ACE inhibitors correlates with ACE C- and N-domain blockade. Hypertension. 2001;38:95–9.

112. Campbell DJ, Krum H, Esler MD. Losartan increases bradykinin levels in hypertensive humans. Circulation. 2005;111:315–20.

113. Nagata S, Kato J, Sasaki K, et al. Isolation and identification of proangiotensin-12, a possible component of the renin-angiotensin system. Biochem Biophys Res Commun. 2006;350:1026–31.

114. Jessup JA, Trask AJ, Chappell MC, et al. Localization of the novel angiotensin peptide, angiotensin-(1-12), in heart and kidney of hypertensive and normotensive rats. Am J Physiol. 2008;294:H2614–8.

115. Trask AJ, Jessup JA, Chappell MC, Ferrario CM. Angiotensin-(1-12) is an alternate substrate for angiotensin peptide production in the heart. Am J Physiol. 2008;294:H2242–7.

116. Ferrario C, Varagic J, Hanini J, et al. Differential regulation of angiotensin-(1-12) in plasma and cardiac tissue in response to bilateral nephrectomy. Am J Physiol. 2009;296:H1184–92.

117. Prosser HC, Forster ME, Richards AM, Pemberton CJ. Cardiac chymase converts rat proAngiotensin-12 (PA12) to angiotensin II: effects of PA12 upon cardiac haemodynamics. Cardiovasc Res. 2009; 82:40–50.

118. Ahmad S, Simmons T, Varagic J, et al. Chymase-dependent generation of angiotensin II from angiotensin-(1-12) in human atrial tissue. PLoS One. 2011;6:e28501.

119. Ahmad S, Wei CC, Tallaj J, et al. Chymase mediates angiotensin-(1-12) metabolism in human hearts. J Am Soc Hypertens. 2013;7:128–36.

120. Moniwa N, Wei C-C, dell'Italia LJ, et al. Chymase-mediated angiotensin II generation from angiotensin-(1-12) in left ventricular tissue of normal and

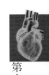

diseased human subjects. J Clin Hypertens (Greenwich). 2012;14 Suppl 1:149 (Abstract).

121. The CONSENSUS Trial Study Group. Effects of enalapril on mortality in severe congestive heart failure: results of the Cooperative North Scandinavian Enalapril Survival Study (CONSENSUS). N Engl J Med. 1987;316:1429–35.

122. Giles TD, Katz R, Sullivan JM, et al. Short- and long-acting angiotensin-converting enzyme inhibitors: a randomized trial of lisinopril versus captopril in the treatment of congestive heart failure. The Multicenter Lisinopril-Captopril Congestive Heart Failure Study Group. J Am Coll Cardiol. 1989; 13:1240–7.

123. The SOLVD Investigators. Effect of enalapril on survival in patients with reduced left ventricular ejection fractions and congestive heart failure. N Engl J Med. 1991;325:293–302.

124. The SOLVD Investigators. Effect of enalapril on mortality and the development of heart failure in asymptomatic patients with reduced left ventricular ejection fractions. N Engl J Med. 1992;327:685–91.

125. Ryden L, Armstrong PW, Cleland JG, et al. Efficacy and safety of high-dose lisinopril in chronic heart failure patients at high cardiovascular risk, including those with diabetes mellitus. Results from the ATLAS trial. Eur Heart J. 2000;21:1967–78.

126. Cleland JG, Tendera M, Adamus J, The PEPCHF Investigators, et al. The perindopril in elderly people with chronic heart failure (PEP-CHF) study. Eur Heart J. 2006;27:2338–45.

127. Pitt B, Segal R, Martinez FA, et al. Randomised trial of losartan versus captopril in patients over 65 with heart failure (Evaluation of Losartan in the Elderly Study, ELITE). Lancet. 1997;349:747–52.

128. McKelvie RS, Yusuf S, Pericak D, et al. Comparison of candesartan, enalapril, and their combination in congestive heart failure: randomized evaluation of strategies for left ventricular dysfunction (RESOLVD) pilot study. The RESOLVD Pilot Study Investigators. Circulation. 1999;100:1056–64.

129. Pitt B, Poole-Wilson PA, Segal R, et al. Effect of losartan compared with captopril on mortality in patients with symptomatic heart failure: randomised trial–the Losartan Heart Failure Survival Study ELITE II. Lancet. 2000;355:1582–7.

130. Cohn JN, Tognoni G, Valsartan Heart Failure Trial Investigators. A randomized trial of angiotensin receptor blocker valsartan in chronic heart failure. N Engl J Med. 2001;345:1667–75.

131. Pfeffer MA, Swedberg K, Granger CB, et al. CHARM Investigators and Committees. Effects of candesartan on mortality and morbidity in patients with chronic heart failure: the CHARM-Overall programme. Lancet. 2003;362:759–66.

132. McMurray JJ, Ostergren J, Swedberg K, et al. CHARM Investigators and Committees. Effects of candesartan in patients with chronic heart failure and reduced left-ventricular systolic function taking angiotensin-converting-enzyme inhibitors: the CHARM-Added trial. Lancet. 2003;362:767–71.

133. Granger CB, McMurray JJ, Yusuf S, et al. CHARM Investigators and Committees. Effects of candesartan in patients with chronic heart failure and reduced left-ventricular systolic function intolerant to angiotensin-converting-enzyme inhibitors: the CHARM-Alternative trial. Lancet. 2003;362:772–6.

134. Yusuf S, Pfeffer MA, Swedberg K, et al. CHARM Investigators and Committees. Effects of candesartan in patients with chronic heart failure and preserved left-ventricular ejection fraction: the CHARM-preserved trial. Lancet. 2003;362:777–81.

135. White HD, Aylward PE, Huang Z, et al. Mortality and morbidity remain high despite captopril and/or valsartan therapy in elderly patients with left ventricular systolic dysfunction, heart failure, or both after acute myocardial infarction: results of the Valsartan in Acute Myocardial Infarction Trial (VALIANT). Circulation. 2005;112:3391–9.

136. Massie BM, Carson PE, McMurray JJ, et al. I-PRESERVE Investigators. Irbesartan in patients with heart failure and preserved ejection fraction. N Engl J Med. 2008;359:2456–67.

137. Timmermans PB, Carini DJ, Chiu AT, et al. The discovery of a new class of highly specific nonpeptide angiotensin II receptor antagonists. Am J Hypertens. 1991;4:275S–81.

138. Buhler FR, Laragh JH, Baer L, et al. Propranolol inhibition of renin secretion. A specific approach to diagnosis and treatment of renin-dependent hypertensive diseases. N Engl J Med. 1972;287:1209–14.

139. Campbell DJ, Aggarwal A, Esler M, et al. β-blockers, angiotensin II, and ACE inhibitors in patients with heart failure. Lancet. 2001;358:1609–10.

140. Sharpe N. Benefit of beta-blockers for heart failure: proven in 1999. Lancet. 1999;353:1988–9.

141. Benz J, Oshrain C, Henry D, et al. Valsartan, a new angiotensin II receptor antagonist: a double-blind study comparing the incidence of cough with lisinopril and hydrochlorothiazide. J Clin Pharmacol. 1997;37:101–7.

142. Howes LG, Tran D. Can angiotensin receptor antagonists be used safely in patients with previous ACE inhibitor-induced angioedema? Drug Saf. 2002;25:73–6.

143. Pfeffer MA, McMurray JJ, Velazquez EJ, et al. Valsartan in Acute Myocardial Infarction Trial Investigators. Valsartan, captopril, or both in myocardial infarction complicated by heart failure, left ventricular dysfunction, or both. N Engl J Med. 2003;349:1893–906.

144. Chobanian AV, Bakris GL, Black HR, et al. Joint National Committee on Prevention, Detection, Evaluation, and Treatment of High Blood Pressure.

National Heart, Lung, and Blood Institute; National High Blood Pressure Education Program Coordinating Committee. Seventh report of the Joint National Committee on prevention, detection, evaluation, and treatment of high blood pressure. Hypertension. 2003;42:1206–52.

145. Chobanian AV, Bakris GL, Black HR, et al. National Heart, Lung, and Blood Institute Joint National Committee on Prevention, Detection, Evaluation, and Treatment of High Blood Pressure; National High Blood Pressure Education Program Coordinating Committee. The seventh report of the Joint National Committee on prevention, detection, evaluation, and treatment of high blood pressure: the JNC 7 report. JAMA. 2003;289:2560–72.

146. Rosendorff C, Black HR, Cannon CP, et al. American Heart Association Council for High Blood Pressure Research; American Heart Association Council on Clinical Cardiology; American Heart Association Council on Epidemiology and Prevention. Treatment of hypertension in the prevention and management of ischemic heart disease: a scientific statement from the American Heart Association Council for High Blood Pressure Research and the Councils on Clinical Cardiology and Epidemiology and Prevention. Circulation. 2007;115:2761–88.

147. Mancia G, De Backer G, Dominiczak A, et al. Guidelines for the management of arterial hypertension: the task force for the management of arterial hypertension of the European Society of Hypertension (ESH) and of the European Society of Cardiology (ESC). Eur Heart J. 2007;28:1462–536.

148. Pfeffer MA, Braunwald E, Moyé LA, et al. Effect of captopril on mortality and morbidity in patients with left ventricular dysfunction after myocardial infarction. Results of the survival and ventricular enlargement trial. The SAVE Investigators. N Engl J Med. 1992;327:669–77.

149. Fox KM, The EURopean trial On reduction of cardiac events with Perindopril in stable coronary Artery disease Investigators. Efficacy of perindopril in reduction of cardiovascular events among patients with stable coronary artery disease: randomised, double-blind, placebo-controlled, multicentre trial (the EUROPA study). Lancet. 2003;362:782–8.

150. Pitt B, O'Neill B, Feldman R, et al. QUIET Study Group. The QUinapril Ischemic Event Trial (QUIET): evaluation of chronic ACE inhibitor therapy in patients with ischemic heart disease and preserved left ventricular function. Am J Cardiol. 2001;87:1058–63.

151. Braunwald E, Domanski MJ, Fowler SE, et al. PEACE Trial Investigators. Angiotensin-converting-enzyme inhibition in stable coronary artery disease. N Engl J Med. 2003;362:782–8.

152. Dagenais GR, Pogue J, Fox K, Simoons ML, Yusuf S. Angiotensin-converting-enzyme inhibitors in sta-ble vascular disease without left ventricular systolic dysfunction or heart failure: a combined analysis of three trials. Lancet. 2006;368:581–8.

153. Heart Outcomes Prevention Evaluation Study Investigators. Effects of ramipril on cardiovascular and microvascular outcomes in people with diabetes mellitus: results of the HOPE study and MICRO-HOPE substudy. Lancet. 2000;355:253–9.

154. Yusuf S, Sleight P, Pogue J, et al. HOPE/HOPE-TOO Study Investigators. Effects of an angiotensin-converting-enzyme inhibitor, ramipril, on cardiovascular events in high-risk patients. The Heart Outcomes Prevention Evaluation Study Investigators. N Engl J Med. 2000;342:145–53.

155. Lewis EJ, Hunsicker LG, Bain RP, Rohde RD. The effect of angiotensin-converting-enzyme inhibition on diabetic nephropathy. The Collaborative Study Group. N Engl J Med. 1993;329:1456–62.

156. Bosch J, Lonn E, Pogue J, et al. HOPE/HOPE_TOO Study Investigators. Long-term effects of ramipril on cardiovascular events and on diabetes: results of the HOPE study extension. Circulation. 2005;112:1339–46.

157. Patel A, MacMahon S, Chalmers J, et al. ADVANCE Collaborative Group. Effects of a fixed combination of perindopril and indapamide on macrovascular and microvascular outcomes in patients with type 2 diabetes mellitus (the ADVANCE trial): a randomised controlled trial. Lancet. 2007;370:829–40.

158. Kjeldsen SE, Lyle PA, Tershakovec AM, et al. Targeting the renin-angiotensin system for the reduction of cardiovascular outcomes in hypertension: angiotensin-converting enzyme inhibitors and angiotensin receptor blockers. Expert Opin Emerg Drugs. 2005;10:729–45.

159. Strauss MH, Hall AS. Angiotensin receptor blockers may increase risk of myocardial infarction: unraveling the ARB-MI paradox. Circulation. 2006;114:838–54.

160. Tikkanen I, Omvik P, Jensen HA. Comparison of the angiotensin II antagonist losartan with the angiotensin converting enzyme inhibitor enalapril in patients with essential hypertension. J Hypertens. 1995;13:1343–51.

161. Holwerda NJ, Fogari R, Angeli P, et al. Valsartan, a new angiotensin II antagonist for the treatment of essential hypertension: efficacy and safety compared with placebo and enalapril. J Hypertens. 1996;14:1147–51.

162. Chan P, Tomlinson B, Huang TY, et al. Double-blind comparison of losartan, lisinopril, and metolazone in elderly hypertensive patients with previous angiotensin-converting enzyme inhibitor-induced cough. J Clin Pharmacol. 1997;37:253–7.

163. Dahlof B, Devereux RB, Kjeldsen SE, et al. LIFE Study Group. Cardiovascular morbidity and mortal-

ity in the Losartan Intervention For Endpoint reduction in hypertension study (LIFE): a randomised trial against atenolol. Lancet. 2002;359:995–1003.

164. Dickstein K, Kjekshus J, OPTIMAAL Steering Committee of the OPTIMAAL Study Group. Effects of losartan and captopril on mortality and morbidity in high-risk patients after acute myocardial infarction: the OPTIMAAL randomised trial. Optimal Trial in Myocardial Infarction with Angiotensin II Antagonist Losartan. Lancet. 2002;360:752–60.

165. Volpe M, Mancia G, Trimarco B. Angiotensin II receptor blockers and myocardial infarction: deeds and misdeeds. J Hypertens. 2005;23:2113–8.

166. Yusuf S, Teo KK, Pogue J, et al. ONTARGET Investigators. Telmisartan, ramipril, or both in patients at high risk for vascular events. N Engl J Med. 2008;358:1547–59.

167. Yusuf S, Diener HC, Sacco RL, et al. PROFESS Study Group. Telmisartan to prevent recurrent stroke and cardiovascular events. N Engl J Med. 2008;359:1225–37.

168. Yusuf S, Teo K, Anderson C, et al. Telmisartan Randomised AssessmeNt Study in ACE iNtolerant subjects with cardiovascular Disease (TRANSCEND) Investigators. Effects of the angiotensin-receptor blocker telmisartan on cardiovascular events in high-risk patients intolerant to angiotensin-converting enzyme inhibitors: a randomised controlled trial. Lancet. 2008;372:1174–83.

169. Verdecchia P, Sleight P, Mancia G, et al. ONTARGET/TRANSCEND Investigators. Effects of telmisartan, ramipril, and their combination on left ventricular hypertrophy in individuals at high vascular risk in the Ongoing Telmisartan Alone and in Combination With Ramipril Global End point Trial and the Telmisartan Randomized Assessment Study in ACE Intolerant Subjects With Cardiovascular Disease. Circulation. 2009;120: 1380–9.

170. Shivakumar K, Dostal DE, Boheler K, et al. Differential response of cardiac fibroblasts from young and senescent rats to ANG II. Am J Physiol Heart Circ Physiol. 2003;284:H1454–9.

171. Basso N, Cini R, Pietrelli A, et al. Protective effect of long-term angiotensin II inhibition. Am J Physiol Heart Circ Physiol. 2007;293:H1351–8.

172. Lewis EF, Moye LA, Rouleau JL, et al. Predictors of late development of heart failure in stable survivors of myocardial infarction: the CARE study. J Am Coll Cardiol. 2003;42:1446–53.

173. St John Sutton M, Pfeffer MA, Moye L, et al. Cardiovascular death and left ventricular remodeling two years after myocardial infarction: baseline predictors and impact of long-term use of captopril: information from the Survival and Ventricular Enlargement (SAVE) trial. Circulation. 1997;

96:3294–9.

174. Maggioni AP, Maseri A, Fresco C, et al. Age-related increase in mortality among patients with first myocardial infarctions treated with thrombolysis. The investigators of the gruppo Italiano per lo Studio della supravvivenza nell'Infarcto Miocardico (GISSI-2). N Engl J Med. 1993;329:1442–8.

175. Jugdutt BI. Prevention of ventricular remodeling after myocardial infarction and in congestive heart failure. Heart Fail Rev. 1996;1:115–29.

176. Jugdutt BI. Ventricular remodeling post-infarction and the extracellular collagen matrix. When is enough enough? Circulation. 2003;108:1395–403.

177. Jugdutt BI. Remodeling of the myocardium and potential targets in the collagen degradation and synthesis pathways. Curr Drug Targets Cardiovasc Haematol Disord. 2003;3:1–30.

178. Kim CB, Braunwald E. Potential benefits of late reperfusion of infarcted myocardium. The open artery hypothesis. Circulation. 1993;88:2426–36.

179. Bolognese L, Neskovic AN, Parodi G, et al. Left ventricular remodeling after primary coronary angioplasty: patterns of left ventricular dilation and long-term prognostic implications. Circulation. 2002;106:2351–7.

180. Bolognese L, Carrabba N, Parodi G, et al. Impact of microvascular dysfunction on left ventricular remodeling and long-term clinical outcome after primary coronary angioplasty for acute myocardial infarction. Circulation. 2004;109:1121–6.

181. Ferrari R, for the PREAMI Investigators. Effects of angiotensin-converting enzyme inhibition with peridopril on left ventricular remodeling and clinical outcome. Results of the randomized Perindopril and Remodeling Elderly with Acute Myocardial Infarction (PREAMI) study. Arch Intern Med. 2006; 166:659–66.

182. Jugdutt BI, Palaniyappan A, Uwiera RRE, Idikio H. Role of healing-specific-matricellular proteins and matrix metalloproteinases in age-related enhanced early remodeling after reperfused STEMI in dogs. Mol Cell Biochem. 2009;322:25–36.

183. Palaniyappan A, Idikio H, Jugdutt BI. Secretory leucocyte protease inhibitor and matricellular protein modulation of post reperfused myocardial infarction healing, fibrosis and remodeling in rat model. Effect of candesartan and omapatrilat. Circulation. 2009; 120 Suppl 2:S837 (Abstract).

184. Carey RM. Angiotensin receptors and aging. Hypertension. 2007;50:33–4.

185. Pinaud F, Bocquet A, Dumont O, et al. Paradoxical role of angiotensin II type 2 receptors in resistance arteries of old rats. Hypertension. 2007;50:96–102.

186. Savoia C, Touyz RM, Volpe M, Schiffrin EL. Angiotensin type 2 receptor in resistance arteries of type 2 diabetic hypertensive patients. Hypertension. 2007;49:341–6.

老年与心力衰竭

187. Chen W, Frangogiannis NG. The role of inflammatory and fibrogenic pathways in heart failure associated with aging. Heart Fail Rev. 2010;15:415–22.

188. Ho D, Yan L, Iwatsubo K, Vatner DE, Varner SF. Modulation of β-adrenergic receptor signaling in heart failure and longevity: targeting adenyl cyclase type 5. Heart Fail Rev. 2010;15:495–512.

189. Pitt B. The role of mineralocorticoid receptor antagonists (MRAs) in very old patients with heart failure. Heart Fail Rev. 2012;17:573–9.

190. Cruickshank JM, Thorp JM, Zacharias FJ. Benefits and potential harm of lowering high blood pressure. Lancet. 1987;1(8533):581–4.

191. Jugdutt BI. Intravenous nitroglycerin unloading in acute myocardial infarction. Am J Cardiol. 1991;68(14):52D–63.

192. Verma S, Strauss M. Angiotensin receptor blockers and myocardial infarction. BMJ. 2004;329:1248–9.

193. Thomas GN, Chan P, Tomlinson B. The role of angiotensin II type 1 receptor antagonists in elderly patients with hypertension. Drugs Aging. 2006;23:131–55.

194. Pitt B, Zannad F, Remme WJ, et al. The effect of spironolactone on morbidity and mortality in patients with severe heart failure. Randomized Aldactone Evaluation Study Investigators. N Engl J Med. 1999;341:709–17.

195. Zannad F, Alla F, Dousset B, Perez A, Pitt B. Limitation of excessive extracellular matrix turnover may contribute to survival benefit of spironolactone therapy in patients with congestive heart failure: insights from the randomized aldactone evaluation study (RALES). Rales Investigators. Circulation. 2000;102:2700–6.

196. Pitt B, Remme W, Zannad F, et al. Eplerenone Post-Acute Myocardial Infarction Heart Failure Efficacy and Survival Study Investigators. Eplerenone, a selective aldosterone blocker, in patients with left ventricular dysfunction after myocardial infarction. N Engl J Med. 2003;348:1309–21.

197. Pitt B, White H, Nicolau J, et al. EPHESUS Investigators. Eplerenone reduces mortality 30 days after randomization following acute myocardial infarction in patients with left ventricular systolic dysfunction and heart failure. J Am Coll Cardiol. 2005;46:425–31.

198. Mak GJ, Ledwidge MT, Watson CJ, et al. Natural history of markers of collagen turnover in patients with early diastolic dysfunction and impact of eplerenone. J Am Coll Cardiol. 2009;54:1674–82.

199. Zannad F, McMurray JJ, Krum H, et al. Eplerenone in patients with systolic heart failure and mild symptoms. N Engl J Med. 2011;364:11–21.

200. Li X, Qi Y, Li Y, et al. Impact of mineralocorticoid receptor antagonists on changes in cardiac structure and function of left ventricular dysfunction. A meta-analysis of randomized controlled trials. Circ Heart Fail. 2013;6:156–65.

201. Weidmann P, de Myttenaere-Bursztein S, Maxwell MK, de Lima J. Effect of aging on plasma renin and aldosterone in normal man. Kidney Int. 2008;8:325–33.

202. Henschkowski J, Stuck AE, Frey BM, et al. Age-dependent decrease 11 beta-hydroxysteroid dehydrogenase type 2 (11 beta-HSD2) activity in hypertensive patients. Am J Hypertens. 2008;21:644–9.

203. Funder JW, Pearce P, Smith R, Smith AL. Mineralocorticoid action: target–tissue specificity is enzyme, not receptor mediated. Science. 1988;242:583–5.

204. Edwards CR, Stewart PM, Burt D, et al. Localization of 11 beta-hydroxysteroid dehydrogenase-tissue specific receptor of the mineralocorticoid receptor. Lancet. 1988;2:986–9.

205. Funder JW. Rales, ephesus and redox. J Steroid Biochem Mol Biol. 2005;93:121–5.

206. Funder WF. Reconsidering the roles of the mineralocorticoid receptor. Hypertension. 2008;53(Pt 2):286–90.

207. Bocchi B, Kenouch S, Lamarre-Cliche M, et al. Impaired 11-beta hydroxysteroid dehydrogenase type 2 activity in sweat gland ducts in human essential hypertension. Hypertension. 2004;43:803–8.

208. Chai W, Danser AHJ. Why are mineralocorticoid receptor antagonists cardioprotective? Naunyn Schmiedebergs Arch Pharmacol. 2006;374:153–62.

209. Krug AW, Allenhofer L, Monticone R, et al. Elevated mineralocorticoid receptor activity in aged rat vascular smooth muscle cells promotes a proinflammatory phenotype via extracellular signal-regulated kinase 1/2 mitogen-activated protein kinase and epidermal growth factor receptor-dependent pathways. Hypertension. 2010;55:1476–83.

210. Vasan RS, Demisse S, Kimura M, et al. Association of leucocyte telomere length with circulating biomarkers of the renin-angiotensin-aldosterone system: the Framingham Heart Study. Circulation. 2008;117:1138–44.

211. Benetos A, Gardner JP, Kimura M, et al. Aldosterone and telomere length in white blood cells. J Gerontol A Biol Sci Med Sci. 2005;60:1593–6.

212. Pitt B, Reichek N, Willenbrock R, et al. Effects of eplerenone, enalapril, and eplerenone/enalapril in patients with essential hypertension and left ventricular hypertrophy: the 4E-left ventricular hypertrophy study. Circulation. 2003;108:1831–8.

213. Mottram PM, Haluska B, Leano R, et al. Effect of aldosterone antagonism on myocardial dysfunction in hypertensive patients with diastolic heart failure. Circulation. 2004;110:558–65.

214. Savoia C, Touyz RM, Amiri F, Schiffrin EL. Selective mineralocorticoid receptor blocker eplerenone reduces resistance artery stiffness in hypertensive patients. Hypertension. 2008;51:432–9.

215. Yoshida C, Goda A, Naito Y, et al. Role of plasma

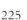

aldosterone concentration in regression of left-ventricular mass following antihypertensive medication. J Hypertens. 2011;29:357–63.

216. Edelmann F, Wachter R, Schmidt AG, et al. Effect of spironolactone on diastolic function and exercise capacity in patients with heart failure with preserved ejection fraction: the Aldo-DHF randomized controlled trial. JAMA. 2013;309:781–91.

217. Shah SJ, Heitner JF, Sweitzer NK, et al. Baseline characteristics of patients in the treatment of preserved cardiac function with an aldosterone antagonist trial. Circ Heart Fail. 2013;6:184–92.

218. Bochud M, Nussberger J, Bovet P, et al. Plasma aldosterone is independently associated with the metabolic syndrome. Hypertension. 2006;48:239–45.

219. Remuzzi G, Cattaneo D, Perico N. The aggravating mechanisms of aldosterone on kidney fibrosis. J Am Soc Nephrol. 2008;19:1459–62.

220. Pratt-Ubanama MN, Nishizaka MK, Boedefeld RL, et al. Plasma aldosterone is related to severity of obstructive sleep apnea in subjects with resistant hypertension. Chest. 2007;131:453–9.

221. Tomaschitz A, Pilz S, Ritz E, et al. Plasma aldosterone levels are associated with increased cardiovascular mortality: the Ludwigshafen Risk and Cardiovascular (LURIC) health study. Eur Heart J. 2010;31:1237–47.

222. Ivanes F, Susen S, Mouquet F, et al. Aldosterone, mortality, and acute ischemic events in coronary artery disease patients outside the setting of acute myocardial infarction or heart failure. Eur Heart J. 2012;33:191–202.

223. Edwards NC, Steeds RP, Stewart PM, et al. Effect of spironolactone on left ventricular mass and aortic stiffness in early-stage chronic kidney disease: a randomized controlled trial. J Am Coll Cardiol. 2009;54:505–12.

224. Fujita T. Mineralocorticoid receptors, salt-sensitive hypertension, and metabolic syndrome. Hypertension. 2010;55:813–8.

225. Mosso LM, Carvajal CA, Maiz A, et al. A possible association between primary aldosteronism and a lower beta-cell function. Hypertension. 2007;25:2125–30.

226. Leopold JA, Dam A, Maron BA, et al. Aldosterone impairs vascular reactivity by decreasing glucose-6-phosphate dehydrogenase activity. Nat Med. 2007;13:189–97.

227. Rocha R, Funder JW. The pathophysiology of aldosterone in the cardiovascular system. Ann NY Acad Sci. 2002;970:89–100.

228. Callera GE, Touyz RM, Tostes RC, et al. Aldosterone activates vascular p38MAP kinase and NADPH oxidase via c-Src. Hypertension. 2005;45:773–9.

229. Usher MG, Duan SZ, Ivaschenko CY, et al. Myeloid mineralocorticoid receptor controls macrophage polarization and cardiovascular hypertrophy and

remodeling in mice. J Clin Invest. 2010; 120:3350–64.

230. Keidar S, Gamliel-Lazarovich A, Kaplan M, et al. Mineralocorticoid receptor blocker increases angiotensin-converting enzyme 2 activity in congestive heart failure patients. Circ Res. 2005;97:946–53.

231. Yamamuro M, Yoshimura M, Nakayama M, et al. Aldosterone, but not angiotensin II, reduces angiotensin converting enzyme 2 gene expression levels in cultured neonatal rats cardiomyocytes. Circ J. 2008;72:1346–50.

232. Swedberg K, Zannad F, McMurray JJ, et al. EMPHASIS-HF Study Investigators. Eplerenone and atrial fibrillation in mild systolic heart failure: results from the EMPHASIS-HF (eplerenone in mild patients hospitalization and survival study in heart failure) study. J Am Coll Cardiol. 2012;59:1598–603.

233. Shibata S, Nagase M, Yoshida S, Kawachi H, Fujita T. Podocyte as the target for aldosterone: roles of oxidative stress and Sgk1. Hypertension. 2007;49:355–64.

234. Schupp N, Kolkhof P, Queisser N, et al. Mineralocorticoid receptor-mediated DNA damage in kidneys of DOCA-salt hypertensive rats. FASEB J. 2011;25:968–78.

235. Zhang Y-L, Zhou S-X, Lei J, Yuan G-Y, Wang J-F. Blockades of angiotensin and aldosterone reduce osteopontin expression and interstitial fibrosis infiltration in rats with myocardial infarction. Chin Med J. 2008;121:2192–6.

236. Qin W, Rudolph AE, Bond BR, et al. Transgenic model of aldosterone–driven cardiac hypertrophy and heart failure. Circ Res. 2003;93:69–76.

237. Messaoudi S, Milliez P, Samuel JL, Delcayre C. Cardiac aldosterone overexpression prevents harmful effects of diabetes in the mouse heart by preserving capillary density. FASEB J. 2009;23:2176–85.

238. Lother A, Berger S, Gilsbach R, et al. Ablation of mineralocorticoid receptors in myocytes but not in fibroblasts preserves cardiac function. Hypertension. 2011;57:746–54.

239. Palmer BF. Managing hyperkalemia caused by inhibition of the renin-angiotensin-aldosterone system. N Engl J Med. 2004;351:585–92.

240. Pitt B, Anker SD, Bushinsky DA, Kitzman DW, Zannad F, Huang IZ, the PEARL-HF investigators. Evaluation of the efficacy and safety of RLY5016, a polymeric potassium binder, in a double-blind, placebo-controlled study in patients with chronic heart failure (the PEARL-HF) trial. Eur Heart J. 2011;32:820–8.

241. van Vark LC, Bertrand M, Akkerhuis KM, et al. Angiotensin-converting enzyme inhibitors reduce mortality in hypertension: a meta-analysis of ran-

domized clinical trials of renin-angiotensin-aldosterone system inhibitors involving 158998 patients. Eur Heart J. 2012;33:2088–97.

242. Unger T, Paulis L, Sica DA. Therapeutic perspectives in hypertension: novel means for renin-angiotensin-aldosterone system modulation and emerging device-based approaches. Eur Heart J. 2011;32:2739–47.

243. Calhoun DA, Jones D, Textor S, et al. Resistant hypertension: diagnosis, evaluation, and treatment. A scientific statement from the American Heart Association Professional Education Committee of the Council for High Blood Pressure Research. Hypertension. 2008;51:1403–19.

244. Werner C, Poss J, Bohm M. Optimal antagonism of the renin-angiotensin-aldosterone system: do we need dual or triple therapy? Drugs. 2010;70:1215–30.

245. Amar L, Azizi M, Menard J, et al. Aldosterone synthase inhibition with LCI699. A proof-of-concept study in patients with primary aldosteronism. Hypertension. 2010;56:831–8.

246. Fiebeler A, Nussberger J, Shagdarsuren E, et al. Aldosterone synthase inhibitor ameliorates angiotensin-II induced organ damage. Circulation. 2005;111:3087–94.

247. Lea WB, Kwak ES, Luther JM, et al. Aldosterone antagonism or synthase inhibition reduces end-organ damage induced by treatment with angiotensin and high salt. Kidney Int. 2009;75:936–44.

248. Mulder P, Mellin V, Favre J, et al. Aldosterone synthase inhibition improves cardiovascular function and structure in rats with heart failure: a comparison with spironolactone. Eur Heart J. 2008;29:2171–9.

249. Nussberger J, Wuerzner G, Jensen C, Brunner HR. Angiotensin II suppression in humans by the orally active renin inhibitor Aliskiren (SPP100): comparison with enalapril. Hypertension. 2002;39:E1–8.

250. Dietz R, Dechend R, Yu CM, et al. Effects of the direct renin inhibitor aliskiren and atenolol alone or in combination in patients with hypertension. J Renin Angiotensin Aldosterone Syst. 2008;9:163–75.

251. Schmieder RE, Philipp T, Guerediaga J, et al. Long-term antihypertensive efficacy and safety of the oral direct renin inhibitor aliskiren: a 12-month randomized, double-blind comparator trial with hydrochlorothiazide. Circulation. 2009;119:417–25.

252. Andersen K, Weinberger MH, Egan B, et al. Comparative efficacy and safety of aliskiren, an oral direct renin inhibitor, and ramipril in hypertension: a 6-month, randomized, double-blind trial. J Hypertens. 2008;26:589–99.

253. Duprez DA, Munger MA, Botha J, Keefe DL, Charney AN. Aliskiren for geriatric lowering of systolic hypertension: a randomized controlled trial. J Hum Hypertens. 2010;24:600–8.

254. Stanton A, Jensen C, Nussberger J, O'Brien E. Blood pressure lowering in essential hypertension with an oral renin inhibitor, aliskiren. Hypertension. 2003;42:1137–43.

255. Menard J, Campbell DJ, Azizi M, Gonzales MF. Synergistic effects of ACE inhibition and AngII antagonism on blood pressure, cardiac weight, and renin in spontaneously hypertensive rats. Circulation. 1997;96:3072–8.

256. Sealey JE, Laragh JH. Aliskiren, the first renin inhibitor for treating hypertension: reactive renin secretion may limit its effectiveness. Am J Hypertens. 2007;20:587–97.

257. Schefe JH, Neumann C, Goebel M, et al. Prorenin engages the pro(renin) receptor like renin and both ligand activities are unopposed by aliskiren. J Hypertens. 2008;26:1787–94.

258. Westermann D, Riad A, Lettau O, et al. Renin inhibition improves cardiac function and remodeling after myocardial infarction independent of blood pressure. Hypertension. 2008;52:1068–75.

259. McMurray JJV, Pitt B, Latini R, et al. Effects of the oral renin inhibitor aliskiren in patients with symptomatic HF. Circ Heart Fail. 2008;1:17–24.

260. Gheorghiade M, Albaghdadi M, Zannad F, et al. On behalf of the ASTRONAUT investigators and study coordinators. Rationale and design of the multicentre, randomized, double-blind, placebo-controlled aliskiren trial on acute heart failure outcomes (ASTRONAUT). Eur J Heart Fail. 2011;13:100–6.

261. Krum H, Massie B, Abraham WT, et al. ATMOSPHERE investigators. Direct renin inhibition in addition to or as an alternative to angiotensin converting enzyme inhibition in patients with chronic systolic heart failure: rationale and design of the aliskiren trial to minimize outcomes in patients with heart failure (ATMOSPHERE) study. Eur J Heart Fail. 2011;13:107–14.

262. Solomon SD, Shin SH, Shah A, et al. Aliskiren Study in Post-MI Patients to Reduce Remodeling (ASPIRE) Investigators. Effect of the direct renin inhibitor aliskiren on left ventricular remodelling following myocardial infarction with systolic dysfunction. Eur Heart J. 2011;32:1227–34.

263. Rasilez® ASPIRE HIGHER Clinical Program Expands to 35,000 Patients in 14 Trials, The Largest Cardio-renal Outcomes Program Ever. *Medical News Today*, 20 June 2008. http://www.medicalnewstoday.com/releases/112086.php. Accessed 31 July 2013.

264. Parving HH, Persson F, Lewis JB, et al. AVOID study investigators. Aliskiren combined with losartan in type 2 diabetes and nephropathy. N Engl J Med. 2008;358:2433–46.

265. Parving HH, Brenner BM, McMurray JJ, et al. ALTITUDE Investigators. Cardiorenal end points in a trial of aliskiren for type 2 diabetes. N Engl J Med. 2012;367:2204–22.

266. Solomon SD, Skali H, Bourgoun M, et al. Effect of angiotensin-converting enzyme or vasopeptidase

inhibition on ventricular size and function in patients with heart failure: the omapatrilat versus enalapril randomized trial of utility in reducing events (OVERTURE) echocardiographic study. Am Heart J. 2005;150:257–62.

267. Solomon SD, Zile M, Pieske B, et al. Prospective comparison of ARNI with ARB on Management Of heart failure with preserved ejectioN fracTion. PARAMOUNT investigators. The angiotensin receptor neprilysin inhibitor LCZ696 in heart failure with preserved ejection fraction: a phase 2 double-blind randomized clinical trial. Lancet. 2012;380(9851):1387–95.

268. McMurray JJ, Packer M, Desai AS, et al. On behalf of the PARADIGM-HF Committees and Investigators. Dual angiotensin receptor and neprilysin inhibition as an alternative to angiotensin-converting enzyme inhibition in patients with chronic systolic heart failure: rationale for and design of the Prospective comparison of ARNI with ACEI to determine impact on global mortality and morbidity in patients with heart failure trial (PARADIGM-HF). Eur J Heart Fail. 2013;15:1062–73.

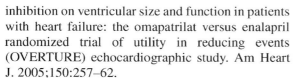

第十九章　老化和肺动脉高压引起的右心衰竭：右心室和肺动脉重构效应

Aging and Right Ventricular Failure from Pulmonary Hypertension：Effect of Right Ventricular and Pulmonary Artery Remodeling

Joseph Szeman Wong 和 Bodh I. Jugdutt

（胡少东　译）

引言

　　肺动脉高压（PHTN）定义为平均肺动脉压在静息时≥25mmHg。按照最近出版的世界卫生组织（WHO）分类法（19-1 表）有五种肺动脉高压类型[1]。部分肺动脉高压（WHO I 型）罕见，患病率 15/100 万[2]，但其他类型（WHO II～V 型）肺动脉高压常见，影响 10%～20% 的人口[3]。比较而言，在美国系统性高血压患病率 29%～31%[4]。年龄增长、左心室（LV）舒张末压（LVEDP）＞25mmHg、肥胖、劳力性呼吸困难、房性心律失常和慢性阻塞性肺疾病（COPD）和肺动脉高压发生相关[3]。

　　早期诊断标准[5]也将肺动脉高压定义为活动时平均肺动脉血压≥35mmHg；然而，研究也显示表面上正常人的平均肺动脉压可升到 35mmHg 以上[6-7]。肺动脉高压也被分为原发性和继发性肺动脉高压，表明继发性原因存在。然而越来越清楚，一些继发性肺动脉高压和原发性肺动脉高压的临床表现和治疗反应相似；因此肺动脉高压分为 5 类，如表 19-1 显示[8]。

　　本章呈现的是众所周知的信息，关于老化对肺血管系统和右心室结构的影响。本章关注最常见的肺动脉高压类型及其预后和治疗。简略介绍相关病理学，随着更多关注肺动脉高压对右心室结构和功能的影响，不断更新参考文献。

表 19-1　世界卫生组织肺动脉高压分类（修改自 2008 德纳角）
类型 1　肺动脉高压
特发性肺动脉高压，遗传性家族性肺动脉高压与 BM-PR2 相关
新生儿持续性肺动脉高压；先天性心脏病
药物和毒素诱发；肺静脉闭塞疾病
结缔组织病；慢性肝损害伴随门静脉高压
艾滋病病毒感染，血吸虫病
慢性溶血性贫血
肺毛细血管瘤
类型 2　左心功能障碍所致肺动脉高压
收缩性或舒张性心力衰竭；心脏瓣膜病
类型 3　肺部疾病和（或）组织缺氧所致肺动脉高压
慢性阻塞性肺疾病
睡眠呼吸障碍；肺泡通气不良
间质性肺疾病；高海拔慢性暴露
发育性畸形
其他混合限制性和阻塞性肺部疾病
类型 4　慢性血栓栓塞性肺动脉高压
类型 5　不明原因的多方面作用机制的肺动脉高压

病理生理学

　　持续肺动脉高压对肺血管和右心室施加血液动

力学压力，导致生物化学和结构变化。衰老[9]，通过多方面作用机制，导致肺血管、右心室[10-11]结构改变以及肺血液动力学方面发生变化[12]。衰老也决定疾病表现的时间。衰老相关的右心室和肺血管改变应该和对肺动脉高压引起的适应性及病理性反应相区别。

衰老影响疾病表现的一个例子是致心律失常性右心室发育不良（ARVD），通常出现在10～50岁，出现表现的平均年龄为30岁。极少出现在10岁前或是婴幼儿期间[13]。确切作用机制不明。衰老引起右心和肺血管改变的作用在后来表现中发挥作用。

右心室重构指右心室腔几何结构和室壁厚度对负荷增加适应性变化，如压力性后负荷及容量性负荷过重[14]。适应性反应衰竭可提供肺动脉高压、左心衰竭以及先天性心脏病方面重要的预后信息。右心室重构和衰竭对于理解肺动脉高压发病机制和预后有重要指导作用[15]。对原发性肺动脉高压进行充分研究，我们开始认识到和肺动脉高压其他部分相关的右心室衰竭和肺动脉高压的重要性[16]。右心室功能在发病机制和预后方面非常重要，认同这一点的一个里程碑式报告已公布[17]。

历史上认为右心室是"沉默的"，仅被考虑为左心室的导水管。结果，理解右心室功能障碍的有关临床知识和病理生理学已滞后于对左心室的认识。由于原发肺动脉高压可怜的存活率，初次诊断后3年死亡率20%～40%[18-19]，没有可利用的有关衰老对心脏重构路径的影响的长期人类数据。然而无论怎样，能够从注册表数据收集到衰老对存活的影响效果。在2009年奥姆斯特德研究首次报道肺动脉高压对存活影响的长期追踪随访数据。对老年、脉搏压、LVEF、LVEDP和呼吸量测定法矫正后发现，肺动脉血压是存活的独立预测因素[10]。

衰老和正常的右心室功能

右心室在胚胎起源和结构上不同于左心室[20]。与左心室对比，右心室呈三角形，并环绕着左心室。这个特别的形态防止对其正常和疾病状态下简单化的假设。它包含两个主要部分，流入部分（静脉窦）和流出部分（圆锥或漏斗）被室上嵴隔开，室上嵴起到收缩支柱作用，将间隔收缩传递给右心室游离壁。

无分流时，右心室心排血量和左心室心排血量相同。然而肺血管通常是一个低压系统，其平均动脉血压为体循环的1/5～1/6，其血管阻力约为体循环血管阻力的1/10；右心室腔比左侧略大些，其结果正常心脏射血分数右心室比左心室低（45%～70%）[21]。

在健康状态下跨肺压是5mmHg，它驱动连续的血流通过心脏收缩进入到低阻力的肺动脉系统。常被忽略的一点是在心脏舒张和心脏收缩期间右冠状动脉为大部分的右心室提供血流。然而在肺动脉高压和右心室肥厚时冠状动脉血流主要在舒张期供血[22]，对缺血的耐受力差[23]。正常右心室，纵向收缩对于右心室而言比横向的收缩更有助于心脏射血，因此纵向收缩和心脏射血分数相关性更大；过度肥大的右心室环向收缩和游离壁的平移更有助于收缩功能[24]。

右心室和左心室共用心室间隔和冠状动脉供血；它们被同一个心包包裹又连接同样的肺血管。肺血管的内皮覆盖层是所有器官内皮系统最大的[25-27]，同时在病理改变启动和细胞及分子水平信号交换方面有重要作用。

在正常的衰老过程中肺动脉在组织结构上轻度变硬，动脉壁上有更多的弹性组织；右心室大小和收缩功能保持不变，但右心室的舒张功能改变，代表性的是舒张早期血流减少和舒张晚期血流增多，舒张期血流速度降低。

右心室重构和右心衰竭：定义和起因

右心室重构定义为涉及右心室壁厚度、心室几何形状，以及随时间渐进扩张的适应性过程。压力负荷、容量负荷、缺血、原发心肌疾病或者多因素的综合病症导致右心室重构。人右心室重构的作用机制缺乏特征，但动物模型已引起较多关注。理解多种类型的肺动脉高压适应机制既包括生理学的也包括病理学的，帮助发展干预措施去阻止早期的疾病过程并预防其进展。

右心室功能紊乱会导致反常的舒张期充盈和收缩期收缩。右心室衰竭指右心室不能履行其功能，其结果是临床表现出现，多数是非特异性的临床表现。然而更困难的是做出明确的右心室衰竭临床诊断[28]。

引起右心室衰竭的原因包括原发右心室肌肉疾病，如心律失常性右心室发育不良，右心室梗死，大面积肺栓塞，肺动脉高压，心脏瓣膜疾病如三尖瓣狭窄或关闭不全，肺动脉狭窄和先天情况如法洛四联症、肺动脉瓣狭窄、埃布斯坦综合征以及先天性矫正型大动脉转位。导致右心室衰竭最常见的原因的是左心衰竭，包括心脏舒张和收缩低压功能障碍。右心室到肺循环解偶联导致急性右心室衰竭，诸如既往有高肺血管阻力（PVR）的心脏移植手术患者在围术期发生急性右心衰竭。加强监护室急性右心力衰竭可预测早期死亡率[29]。

与衰老相关联的临床症状经常掩盖肺动脉高压症状。其他是非特异性的和包括劳力性呼吸困难、疲劳、胸痛、类似晕厥或晕厥。早期调查显示临床表现。体检可揭示潜在疾病，可能涉及心脏杂音和第二心音的肺动脉成分增加（P2）。正常衰老能够

使静息和活动后肺动脉高压有轻微的升高[30]。

流行病学

肺动脉高压的典型形式是局部小肺动脉内膜纤维化、血管平滑肌肥大和动脉外膜重构的特征（图19-1）。衰老混淆了肺动脉和右心室结构改变的发病机制[31-33]。在原发肺动脉高压方面，REVEAL登记预测模型显示年龄＞60岁男性是预后不良的指示标识之一[34]。

各种肺动脉高压具有共同的途径（图19-2和19-3），右心室压力增加。导致右心室继发改变，包括右心室肥厚，随时间扩张和衰竭[28,35-37]。流行病学研究证明右心室功能障碍与高危心血管死亡率和发病率相关[38]。原发性肺动脉高压是最好的特征性实体。

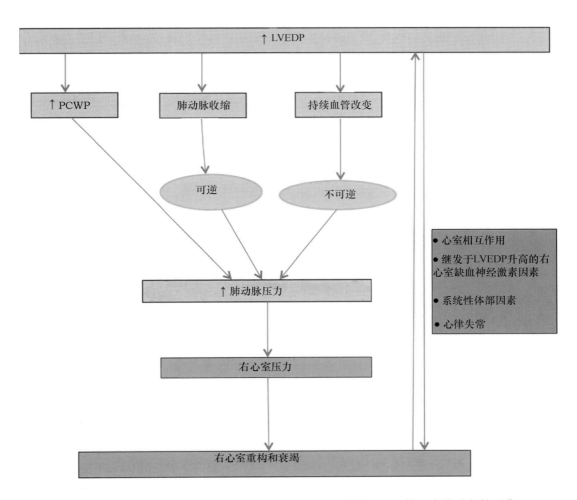

图 19-1　左心衰竭时肺动脉高压的发病机制。左心室舒张末压逐渐增加导致右心室重构和衰竭进行性恶化。LVEDP，左心室舒张末压；PCWP，肺毛细血管楔压

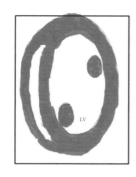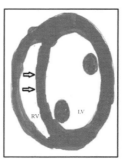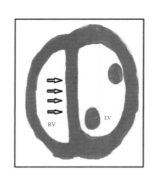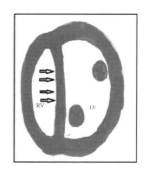

疾病　　　　　　　　　　进　展

图 19-2　渐进性右心室重构和衰竭。在心脏舒张期，右心室大小和室间隔位置进行性改变。心脏舒张期末进行性右心室重塑和衰竭时心室横切面。注意正常的右心室仅是左心室尺寸的 1/3。当右心室扩张及右心压力增加时，出现室间隔的压扁和最后的室间隔反向弯曲而使这个弯曲从右心室离开。LV，左心室；RV，右心室

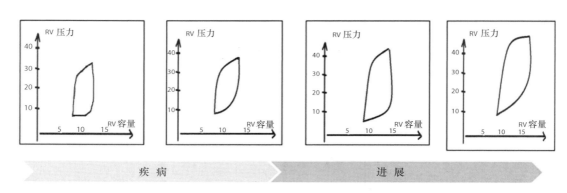

疾病　　　　　　　　　　进　展

图 19-3　重构时右心室（RV）压力-容量环。压力-容量环曲线描述右心衰竭的进程。纵坐标是右心室压/肺动脉压，横坐标是右心室容量。曲线斜率顺行减少，在收缩压峰值曲线斜率进行性降低代表右心室心肌收缩力减小；当肺动脉高压加重时，右心室压力峰值增加；另外，肺血管阻力增强和有效的动脉弹量（Ea）增强；这些变化导致右心室心肌收缩力恶化和肺血管解偶联（↓Ees/Ea）。Ees，右心室收缩末弹量

原发性肺动脉高压继发右心衰竭

　　原发性肺动脉高压是罕见疾病，发病率 2.4/100 万，患病率 15/100 万[2]。它被明确为静止状态下肺动脉高压平均值≥25mmHg，肺血管阻力＞3 伍德单位，肺毛细血管楔压＜15mmHg。历史上称为肺动脉高血压（PAH）[39]。

　　原发性肺动脉高压特征性影响青年女性，但在最近几个注册数据显示近些年平均年龄已从 36 岁移到 45 岁。所呈现年龄变化的确切原因未知，可能与更普遍使用超声心动图筛选相关。

　　肺动脉高血压确切病因未知[40]；它可能表现出一个共同途径，导致肺血管树主要是内皮细胞系统和肺动脉平滑肌细胞功能异常[41]。广泛研究正在发展新的模式[42]。包括遗传影响，大于 80% 的家族肺

动脉高压已在骨形态生成蛋白受体 2（BMPR2）方面丧失功能变异；这个突变促进肺动脉内皮和血管平滑肌细胞的细胞增殖[43]。它也和总血管病变相关，涉及循环血液[44]、内皮细胞[45]、肺动脉平滑肌细胞[46-48]和动脉外膜[49]。不同程度的血栓形成、血管收缩、血管增生和慢性炎症成为慢性 PHTN 的基础并保持疾病进展，结果是肺血管阻力和原发性肺动脉高压进行性增加。

　　肺动脉高压引起右心室适应变化以室壁增厚为特征，右心室可能是更圆的外形。这种过程通过细胞增大和每个细胞肌原小节数量增加[50]，伴随细胞外基质（ECM）和支持的脉管系统增加[51]而形成。原发性肺动脉高压的右心室已有缺血、冬眠心肌的特征。从功能性讲，右心室纵向和横向收缩逐渐衰弱，间隔倾向于凸向左侧。疾病发展时几个不良适

应的作用机制包括收缩蛋白质异形体[52]转换、线粒体膜超级化[53-54]、能量代谢转变[55]和离子通道方面涉及心肌细胞兴奋收缩耦联转变。另外，还有神经体液、细胞激活和支持基质重构。

左心衰竭引起的右心室衰竭

这是肺动脉高压的更常见形式，最近开始受到更多关注（图19-1）。左心室射血分数＞50％定义为左心室功能保留的心衰患者，相对于患病率8％的高血压患者[56]其患病率是83％。在左心衰竭相关的肺动脉和右心室重构中，其初级阶段涉及左心室舒张末压（＞15mmHg）增加导致的肺毛细血管的静水压被动升高。这导致肺毛细血管完整性丧失、间质和肺泡水肿、肺静脉扩张及红细胞渗入肺组织间隙。在犬模型中Ⅳ型胶原沉积导致基膜的增厚[57]。跨肺压保持相同（平均肺动脉压值减去肺毛细血管楔压＜12mmHg）。进一步微血管重塑可能被触发通过局部一氧化氮（NO）信号、组织血管紧张素路径和内皮素-1激活[58]。这可能导致血管收缩和肺血管阻力的可逆性增加。随着疾病发展，血管收缩时间延长和平滑肌增殖可能继发于局部血管内皮素分泌功能紊乱[59]和NO信号传导紊乱[60]。在结扎冠状动脉左前降支制作左心衰竭所继发的肺动脉高压大鼠模型，存在第10染色体同源性磷酸酶和张力蛋白（PTEN）表达下降和与肺血管平滑肌增殖有关的肺血管细胞过氧亚硝酸盐水平增加；应用过氧亚硝酸盐清除剂抑制细胞增生和使肺动脉压正常化[61]。

对于小型到中型肺动脉，长期的压力负荷导致内皮屏障的破坏伴随内源性丝氨酸蛋白酶和基质金属蛋白酶的活化作用，并释放局部生长因子如生腱蛋白-C和纤连蛋白[62]。较重心衰患者存在内膜破坏和显著中小肺动脉血管的中层肥厚。一些肺静脉显示扩张和内膜纤维变性以及"动脉化"特征，慢性肺静脉高压时一层平滑肌细胞分离出内弹性膜，形成额外外膜[63]。

与左心衰竭相关的右心室重构中，右心室对肺动脉高血压（PAH）反应如同对肺动脉高压（PHTN）。主要不同是心室相互依赖和心肌缺血。右心室和心房的扩张限制血流流到右侧，并且因为右心室和左心室都在心包腔内，左向的间隔移动（"D型左心室"）限制了左心室血液流入，导致心排

血量进一步减少。谨慎利尿减少右心室容量能够提高左心室充盈。而过度利尿能够降低右心室前负荷和减少左心室充盈，导致矛盾低肺动脉楔压和心排血量减少。冠状动脉灌注依赖于舒张期的主动脉和左心室之间的压力差。左心室舒张末压升高和右冠状动脉舒张期血流的改变降低了右心室的灌注，加剧右心室过度肥大的影响，使得右心室更易缺血和急性功能紊乱。

其他变化包括与左心衰竭相关的右心室儿茶酚胺受体总数的变化。特征表现是α-1肾上腺素能受体下调、β-1肾上腺素能受体和多巴胺能D1受体功能紊乱[64]。在肺动脉和过度增大的右心室磷酸二酯酶-5（PDE-5）表达显著增加[65]。它在衰竭的左心室和肾血循环中也增加；后者说明肾小管对利钠肽的抵抗。在心衰和左心室功能下降的患者，其肺动脉内皮细胞有很多的免疫反应活性[66]。所有这些发现暗示对于合适的肺动脉高压患者进一步探索内皮素拮抗剂和磷酸二酯酶-5抑制剂可能有益的。RE-LAX研究是一项多中心随机、双盲及前瞻性研究，研究西地那非（昔多芬）对舒张性心衰患者的效果[67]。

舒张性心衰患者活动期间左心室舒张末压显著增加，舒张期容量增加有限。活动引起正常的反应是平均肺动脉压增加，但在舒张性功能障碍患者其增加更显著[68]。一些患者的舒张期肺动脉压和肺毛细血管楔压的差别可能接近零，表明在舒张期缺乏前向的驱动力[69]。肺压的血液动力学改变可解释舒张性心衰患者不成比例的运动耐力差。

长期的右心衰竭伴随升高的右心压导致上腔静脉压力升高，使得发自肺和腹部器官的胸导管的全身淋巴引流受损。内脏循环淤血引起肝功能异常、腹水发生、清除毒素减少以及影响营养素和药物的吸收。这也有助于肠道微生物的迁移。升高的肾静脉压减少肾小球血流，引起心肾综合征[70]。

肺栓塞继发的右心衰竭

血栓栓塞性肺动脉高压时，血栓自下腔静脉向上移动并进入右心室。血栓停留在肺动脉主干或其分支可能导致血流动力学损害，而小血栓移到更远端引起微梗死，释放炎性介质导致胸膜炎性胸痛。当急性肺栓塞阻塞大于75％时，右心室产生50mmHg的收缩压保持肺灌注，正常右心室不能做

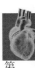

到因而发生衰竭[71]。如果血栓不能溶解，增加的肺血管阻力导致右心室压力负荷过度，结果导致继发的右心室重构[72]。

因此，急性右心衰竭能够发生在大块肺栓塞时，伴随肺血管阻力突然增加，即使原本右心功能正常。右心室不能生成足够的压力来适应突然增加的阻力，降低肺动脉前向血流；这是一个右心室和肺动脉容量失偶联的例子[73]。90min 内右心室发生衰竭，可能继发于内源性蛋白酶如钙蛋白酶激活[74]或细胞凋亡[75]。

慢性阻塞性肺疾病患者的肺动脉高压

慢性阻塞性肺疾病患者肺动脉高压发病率估计在 31%，另外肺静脉高压者发病率是 17%[76]。计划肺切除的患者，通过右心导管插入术得到其患病率是 50.1%[77]。存在肺动脉高压的患者预测 5 年存活率下降 50%[78]，这是除考虑年龄和肺功能测试结果外最强的独立预测因子[79]。

发病机制可能更复杂，包括导致血管收缩的慢性低氧血症。心脏合并症导致左心充盈压力增加、肺血管重构以及毛细血管表层面积丢失的肺实质破坏。病理学结果包括显著的肺动脉血管内膜增厚和微小动脉的肌化[80-81]。吸烟也能导致肺动脉血管系统变化和重构[82]。遗传多态性包括 5-羟色胺转运蛋白，而非 2a 受体或一氧化氮合酶，也参与慢性阻塞性肺疾病引起的肺动脉高压[83]。

诊断

PHTN 临床表现是非特异性的，且最常见主诉是呼吸急促和疲劳，这种主诉易被认为是衰老。其他主诉包括胸痛、眩晕、晕厥、踝关节肿胀。然而，它也可以完全无症状。

右心衰竭的征兆是非特异性的，难以与左心衰竭区别。其中包括升高的颈静脉压、第二心音（P2）的肺动脉瓣成分增强、腹水、外周水肿及肝增大导致的右上象限腹部不适。6min 步行试验通常用于运动耐力评价，作为临床试验常用终点。世界卫生组织Ⅱ～Ⅴ型肺动脉高压表现可能是其原发疾病的显示，肺动脉高压在后来的病情检查中被发现。

没有生物标志物可以诊断右心衰竭。骨桥蛋白是一种多效性细胞因子，预测原发性肺动脉高压[84]

和右心室重构患者的存活率[85]。

无创性诊断方法是研究右心室功能最常用的方法。理想的方式应容易应用、不依赖心室后负荷和前负荷并对收缩力改变敏感[86]。可用心脏 CT、核医学成像及心脏磁共振成像（MRI）。事实上 MRI 被认为是右心无创评价的金标准[87-88]。MRI 能够确定心脏收缩期和舒张期大小而不用考虑几何形状。MRI 能够更好地定量测定通过三尖瓣及肺动脉瓣的血流，因此能够准确地估计心脏射血分数、回流分数及分流比例[89-91]。

超声心动图仍是临床医生选择的方法[92]。可携带性和容易使用使得它广泛用于评价肺动脉高压引起的右心室重构[93]。壁厚、右心室大小及心动周期中的间隔移动对跟踪心脏重构进程特别有用。较重右心衰竭时，室间隔能够扁平化甚至凸向左心室（图 19-2）。隔膜形状是测量右心室和左心室之间压力差的较好指标[94]。通过观察在心动周期间隔移动有助于区别容量负荷及压力负荷过重（表 19-2）。3D 超声心动图可和心脏 MRI 媲美[95]。

右心导管插入术血液动力学数据为诊断肺动脉高压和右心室衰竭的金标准。右心室射血分数和其他测量值受到前负荷混淆的影响。然而，通过研究压力容量关系（Ees）测量的右心室功能不依赖于前负荷，反映固有的右心室心肌收缩力。另外，压力容量循环可以为右心室肺动脉偶联及疾病的进展提供更好的评价（图 19-3）。

特殊血管扩张药物治疗之前进行右心导管插入术，有助于区别世界卫生组织定义的肺动脉高压Ⅱ型和Ⅰ型。右心导管插入术期间已对血管扩张剂发出挑战。如果平均肺动脉压降低至少 10mmHg 及绝对值＜40mmHg，而心排血量增加或未改变，则考虑急性血管反应试验为阳性。值得注意，多普勒压力测量不准确，倾向于低估右侧压力[96-98]。

表 19-2　右心室容量与压力负荷过度的超声心动图区别

测量值	容量负荷	压力负荷
扩张	显著增强	增强
肥厚	增加	明显增加
收缩力	轻度降低或未改变	降低
"D" 型左心室形状	舒张期 D 型	收缩期 D 型

诊断和治疗

原发性肺动脉高压和右心室衰竭预示不良预后[99]。很多实验研究和临床试验已研究其作用机制和治疗选择[100-101]。原发性肺动脉高压是最适合研究的疾病实体。其治疗包括支持性治疗和肺动脉高压特殊疗法[102]。理想治疗是由第三方支持的多学科小组进行治疗。现代治疗方法能改善结果；中位存活期能够从 2.8 年[103] 提高到 7 年以上[104]。PAH 特异治疗方法包括前列环素[105]、内皮素受体拮抗剂和磷酸二酯酶-5 抑制剂等不同种类药物，概括在表 19-3 中。联合疗法被用于严重肺动脉高压患者。心肺移植术可能是最后的疗法。

正在发展或临床试验研究的新的治疗方法包括 selexipag[106]、伊马替尼[107]、马昔腾坦[108] 及利奥西呱[109-110]。考虑到事实上越来越多的治疗方式可利用，则需要一个系统的治疗途径[111]。

肺动脉高压患者的收缩和舒张功能紊乱与不良预后相关联[112]。一旦右心室功能障碍，死亡率加倍。肺动脉高压特异疗法可对选择的患者有用；例如对于左心室功能降低和临床心衰的患者，应用一年的磷酸二酯酶-5 抑制剂可改善功能性能力和左心室舒张功能及其几何结构[113]。

与晚期慢性阻塞性肺疾病相关的肺动脉高压没有特异的血管扩张剂治疗。治疗潜在的肺病，排除其他引起肺动脉高压的因素是主要的[114]。在 20 名慢性阻塞性肺疾病患者中进行的一项西地那非试验

表明，降低平均肺动脉压的结果以加重换气-灌注不匹配导致的低氧血症为代价[115]。一项涉及波生坦研究发现，波生坦治疗的患者生活质量下降、动脉血氧饱和度恶化而活动能力无改变[116]。又一项包括 16 名患者匹配对照的波生坦研究显示，平均肺动脉压值、肺血管阻力和 6min 步行试验显著改善，动脉血氧饱和度没有明显下降[117]。

慢性血栓栓塞性肺动脉高压由阻塞血栓的不完全溶解引起，导致右心室压力负荷过度、重构及右心衰竭[118]。如果未经治疗，则预后欠佳[119]。然而，成功的肺动脉内膜切除术可使全部心肌性能指标即刻改善，并有右心室舒张和收缩功能的逐渐恢复[120]。

结论

过去的 10 年间我们看到关于右心衰竭和肺动脉高压知识的激增。衰老影响正常肺血管和右心室舒张功能。衰老增加联合变量影响着疾病的进程。我们知道衰老是原发性肺动脉高压不良预后指标之一。的确，当我们更多关注不同疾病实体的右心室时，我们发现肺动脉高压患病率高于疑似者，肺动脉高压在多种疾病进程中发挥重要作用。

对原发性肺动脉高压已进行很多实验室和临床研究，基于对其发病机制的认识，新的治疗选择被增加到已有的医疗设备上，在登记的存活数据里我们已看到令人鼓舞的结果。此时我们不能确定对肺动脉高压同样的治疗方式是否能够外推用于其他类型的肺动脉高压，因此应进一步研究各自的病理学及衰老的影响。

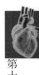

表 19-3	原发性肺动脉高压：特殊治疗[102,105]	
前列环素	依前列醇	静脉内前列腺素 I 拮抗剂，改善 5 年生存率
	曲前列尼尔	三环苯环前列环素类似物，静脉注射和皮下注射
	伊洛前列表	在 III 类和 IV 类肺动脉高压患者吸入性前列腺类，改善 6min 步行距离
内皮素受体拮抗剂	波生坦	非选择性内皮素受体，改善 6min 步行距离
	安立生坦	选择性内皮素受体，改善 6min 步行距离
磷酸二酯酶-5 抑制剂	西地那非	改善功能类
	他达拉非	改善 6min 步行距离
	伐地那非	改善 6min 步行距离

参考文献

1. Galie N, Hoeper MM, Humbert M, et al. Guidelines for the diagnosis and treatment of pulmonary arterial hypertension: the Task Force for the Diagnosis and Treatment of pulmonary hypertension of the European Society of Cardiology and the European Respiratory Society, endorsed by the International Society of Heart and Lung Transplantation. Eur Heart J. 2009;30:2493–537.
2. Humbert M, Sitbon O, Chaouat A, et al. Pulmonary arterial hypertension in France: results from a national registry. Am J Respir Crit Care Med. 2006;173(9):1023–30.
3. Shah S. Pulmonary hypertension. JAMA. 2012;308(13): 1366–74.
4. Egan BM, Zhao Y, Axon RN. US trends in preva-

lence, awareness, treatment, and control of hypertension, 1988–2008. JAMA. 2010;303(20):2043.

5. Galie N, Torbicki A, Barst R, et al. Guidelines on diagnosis and treatment of pulmonary arterial hypertension. ESC task force on diagnosis and treatment of pulmonary arterial hypertension. Eur Heart J. 2004;25:2243–78.

6. Kovacs G, Berghold A, Scheidl S, Olschewski H. Pulmonary arterial pressure during rest and exercise in healthy subjects: a systematic review. Eur Respir J. 2012;39:319–28.

7. Tolle JJ, Waxman AB, Van Horn TL, Pappagianopoulos PP, et al. Exercise induced pulmonary arterial hypertension. Circulation. 2008;118:2183–9.

8. Simonneaur G, Robbins IM, Beghetti M, Channick RN, et al. Updated Clinical classification of pulmonary hypertension. J Am Coll Cardiol. 2009;54(1 Suppl):S43.

9. Mackay EH, Banks J, Sykes B. Structural basis for the changing physical properties of human pulmonary vessels with age. Thorax. 1978;33:335–44.

10. Lam CS, Borlaug BA, Kane GC, Enders FT, Rodeheffer RJ, Redfield MM. Age associated increases in pulmonary systolic pressure in the general population. Circulation. 2009;119:2663–70.

11. Peter S. Age related dilatation of the right ventricle in arrhythmogenic right ventricular dysplasia-cardiomyopathy. Int J Cardiol. 1996;56(2):163–7.

12. Davidson Jr WR, Fee FC. Influence of aging on pulmonary hemodynamics in a population free of coronary artery disease. Am J Cardiol. 1990;65:1454–8.

13. Dalal D, Nari K, Bomma C, et al. Arrhythmogenic right ventricular dysplasia: a United States experience. Circulation. 2005;112:3823.

14. Puwanant S, Park M, Popovic ZB, Tang WH, Farha S, George D, Sharp J, Puntawangkoon J, Loyd JE, Erzurum SC, Thomas JD. Ventricular geometry, strain, and rotational mechanics in pulmonary hypertension. Circulation. 2010;121:259–66.

15. D'Alanzo GE, Barst RJ, Ayres SM, Bergofsky EH. Survival in patients with primary pulmonary hypertension: results from a national prospective registry. Ann Intern Med. 1991;115:343–9.

16. Right Heart Failure Summit 2012, Boston, MA, 12–13 October 2012. Program. http://www.medfound.com/rhfs/index.html. Accessed 28 Dec 2013.

17. Voelkel NF, Quaife RA, Leinwand LA, Gail DB, et al. Right ventricular function and failure, report of a National Heart, Lung, and Blood Institute Working Group on cellular and molecular mechanisms of right heart failure. Circulation. 2006;114:1883–91.

18. Hoeper MM, Markevych I, Spiekerkoetter E, et al. Goal oriented treatment and combination therapy for pulmonary arterial hypertension. Eur Respir J. 2005;26:858–63.

19. Stibon O, Humbert M, Nunes H, et al. Long term intravenous epoprostenol infusion in primary pulmonary hypertension: prognostic factors and survival. J Am Coll Cardiol. 2002;40:780–8.

20. Zaffran S, Kelly RG, Meihac SM, Brown NA. Right ventricular myocardium derives from anterior heart field. Circ Res. 2004;95:261–8.

21. Rudski LG, Lai WW, Afilalo J, et al. Guidelines for the echocardiographic assessment of the right heart in adults: a report from the American Society of Echocardiography endorsed by the European Association of Echocardiography, a registered branch of the European society of cardiology, and the Canadian society of echocardiography. J Am Soc Echocardiogr. 2010;23:685–713.

22. Hess DS, Bache RJ. Transmural right ventricular myocardial blood flow during systole in the awake dog. Circ Res. 1979;45:88–94.

23. Forman MB, Wilson BH, Sheller JR, et al. Right ventricular hypertrophy is an important determinant of right ventricular infarction complicating acute inferior left ventricular infarction. J Am Coll Cardiol. 1987;10:1180–7.

24. Kind T, Mauritz GJ, Marcus JT, Vonk-Noordegraaf A. Right ventricular ejection fraction is better reflected by transverse rather than longitudinal wall motion in pulmonary hypertension. J Cardiovasc Magn Reson. 2010;12:35.

25. Brutsaert DL. Cardiac endothelial-myocardial signaling: its role in cardiac growth, contractile performance and rhythmicity. Physiol Rev. 2003;83:59–115.

26. Sandoval J, Baurle O, Palomar A, Gómez A, Martinez-Guerra ML, Beltran M, et al. Survival in primary pulmonary hypertension: validation of a prognostic equation. Circulation. 1994;89:1733–44.

27. Mclaughlin VV, Sitbon O, Badesch DB, Barst RJ, et al. Survival with first-line bosentan in patients with primary pulmonary hypertension. Eur Respir J. 2005;25:24–249.

28. Haddad F, Hunt SA, Rosenthal DN, Murphy DJ. Right ventricular function in cardiovascular disease. Part I: Anatomy, physiology, aging and functional assessment of the right ventricle. Circulation. 2008;117:1436–48. Part II. 117:1717–31.

29. Phuynh T, Kleerup E, et al. Prognostic factors and outcomes of patients with pulmonary hypertension admitted to the intensive care unit. J Crit Care. 2012;27(6):739e7–13.

30. Kovacs G, Berghod A, Scheidl S, et al. Pulmonary arterial pressure during rest and exercise in healthy subjects: a systemic review. Eur Respir J. 2009;34(4):888–94.

31. Hosoda Y, Kawato K, Yamasawa F, Ishii T, et al. Age-dependent changes of collagen and elastin content in human aorta and pulmonary artery. Angiology. 1984;35:615–21.

32. Ehrsam RE, Perruchoud A, et al. Influence of age on

pulmonary haemodynamics at rest and during supine exercise. Clin Sci (Lond). 1983;65:653–60.

33. Ghali JK, Liao Y, Cooper RS, et al. Changes in pulmonary hemodynamics with ageing in a predominantly hypertensive population. Am J Cardiol. 1992; 70:367–70.

34. Benza RL, Gomber-Maitland M, Miller DP, et al. The REVEAL Registry risk score calculator in patients with newly diagnosed pulmonary arterial hypertension. Chest. 2012;141:354.

35. Arora R. Pathophysiological basis of RV remodeling. J Cardiovasc Pharmacol Ther. 2007;12(1):5–14.

36. Haddad F, Hunt SA, Rosenthal DN, Murphy DJ. Right ventricular function in cardiovascular disease. Part II: Anatomy, physiology, aging and functional assessment of the right ventricle. Circulation. 2008;117:1717–31.

37. Vandenheuvel MA, Bouchez S, Wouters PF, De Hert SG. A pathophysiological approach towards right ventricular function and failure. Non-commissioned, conventional narrative review. Eur J Anaesthesiol. 2013;30:1–9.

38. Kawut S, Marr R, Lima J, David A, et al. Right ventricular structure is associated with the risk of heart failure and cardiovascular death: multi-ethnic study of atherosclerosis (MESA)-right ventricle study. Circulation. 2012;126(14):1681–8.

39. Stuart R. Pulmonary hypertension. In: Bonow RO, Mann DL, Zipes DP, Libby P, editors. Braunwald's heart disease. 9th ed. Philadelphia, PA: Elsevier Saunders; 2012. p. 1696–718.

40. Humbert M, Morrell NW, Archer SL, et al. Cellular and molecular pathobiology of pulmonary arterial hypertension. J Am Coll Cardiol. 2004;43:13S–24.

41. Morrell NW, Adnot S, Archer SL, et al. Cellular and molecular basis of pulmonary arterial hypertension. J Am Coll Cardiol. 2009;54:S20.

42. Archer SL, Weir EK, Wilkins MR. Basic science of pulmonary arterial hypertension for clinicians. New concepts and experimental therapies. Circulation. 2010;121:2045–66.

43. Yang J, Davies RJ, Southwood M, Long L, et al. Mutation in bone morphogenetic Protein type II receptor cause dysregulation of Id gene expression in pulmonary artery smooth cells: implications for familial pulmonary hypertension. Circ Res. 2008;102:1212–21.

44. Herve P, Launay JM, Scrobohaci ML, Brenot F, Simonneau G, et al. Increased plasma serotonin in primary pulmonary hypertension. Am J Med. 1995;99:249–54.

45. Stewart DJ, Levy RD, Cernacek P, et al. Increased plasma endothelin-1 in pulmonary hypertension: marker or mediator of disease? Ann Intern Med. 1991;114:464–9.

46. Sakao S, Taraseviciene-Stewart L, Lee JD, Wood K, Cool CD, Voelkel NF. Initial apoptosis is followed by increased proliferation of apoptotic-resistant endothelial cells. FASEB J. 2005;19:1178–80.

47. Schermjuly RT, Dony E, Ghograni HA, Pullamsetti S, Savai R, et al. Reversal of experimental pulmonary hypertension by PDGF inhibition. J Clin Invest. 2005;115:2811–21.

48. McMurtry MS, Archer SL, Altieri DC, Bonnet S, Michelakis ED, et al. Gene therapy targeting surviving selectively induces pulmonary vascular apoptosis and reverse pulmonary arterial hypertension. J Clin Invest. 2005;115:1479–91.

49. Cowan KN, Jones PL, Rabinovitch M. Elastase and matrix metalloproteinase inhibitors induce regression, and tenascin-c antisense prevents progression of vascular disease. J Clin Invest. 2009;105:21–34.

50. Bogaard HJ, Kohtaro A, Noordegraaf AV, Voelkel NF. The right ventricle under pressure-cellular and molecular mechanisms of right heart failure in pulmonary hypertension. Chest. 2009;135:794–804.

51. Baicu CF, Stroud JD, Livesay VA, et al. Changes in extracellular collage matrix alter myocardial systolic performance. Am J Physiol Heart Circ Physiol. 2003;284:H122–32.

52. Lowes BD, Minobe W, Abraham WT, et al. Changes in gene expression in the intact human heart. Downregulation of alpha-myosin heavy chain in hypertrophied, failing ventricular myocardium. J Clin Invest. 1997;100:2315–24.

53. Gomez-Arroyo J, Mizuno S, Norbert F, et al. Metabolic gene remodelling and mitochondrial dysfunction in failing right ventricular hypertrophy secondary to pulmonary hypertension. Circ Heart Fail. 2013;6(1):136–44.

54. Can MM, Kaymaz C, Tanboga IH, Ozdemir N. Increased right ventricular glucose metabolism in patients with pulmonary arterial hypertension. Clin Nucl Med. 2011;36(9):743–8.

55. Xu W, Koeck T, Lara A, Neumann D, DiFilippo FP, et al. Alternations of cellular bioenergetics in pulmonary artery endothelial cells. Proc Natl Acad Sci USA. 2007;104:1342–7.

56. Lam CS, Roger VL, Rodeheffer RJ, Borlaug BA, Enders FT, Redfield MM. Pulmonary hypertension in heart failure with preserved ejection fraction: a community-based study. J Am Coll Cardiol. 2009;53: 1119–26.

57. Townsley MI, Fu Z, Mathieu-Costello O, West JB. Pulmonary micro-vascular permeability. Responses to high vascular pressure after induction of pacing-induced heart failure in dogs. Circ Res. 1995;77: 317–25.

58. Guazzi M. Alveolar gas diffusion abnormalities in heart failure. J Card Fail. 2008;14:695–702.

59. Dadfarmay S, Berkowitz R, Kim B, et al. Differentiating pulmonary arterial and venous hypertension and the implications for therapy. Congest Heart Fail. 2010;16:287–91.

60. Waxman AB. Pulmonary hypertension in heart failure with preserved left ventricular function. Circulation. 2011;124:133–5.

61. Ravi Y, Selvendiran K, Naidu SK, Meduru S, Sai-Sudhakar CB, et al. Pulmonary hypertension secondary to left-heart failure involves peroxynitrite-induced downregulation of PTEN in the lung. Hypertension. 2013;61:593–601.

62. Rabinovitch ME. EVE and beyond, retro and prospective insights. Am J Physiol. 1999;277:L5–12.

63. Kay J. Pulmonary vascular disease. In: Churg A, Myers J, Tazelaar H, Wright J, editors. Thurlbeck's pathology of the lung. 3rd ed. New York, NY: Thieme; 2005. p. 893–905.

64. Piao L, Fang Y-H, Parikh KS, Arther SL, et al. GRK2- mediated inhibition of adrenergic and dopaminergic signaling in right ventricular hypertrophy: therapeutic implications in pulmonary hypertension. Circulation. 2012;126:2859–69.

65. Nagendran J, Archer SL, Soliman D, et al. Phosphodiesterase type 5 is highly expressed in the hypertrophied human right ventricle, and acute inhibition of phosphodiesterase type 5 improves contractility. Circulation. 2007;116:238–48.

66. Giaid A, Yanagisawa M, Langleben D, Michel RP, Levy R, Shennib H, Kimura S, Masaki T, Duguid WP, Stewart DJ. Expression of endothelin-1 in the lungs of patients with pulmonary hypertension. N Engl J Med. 1993;328:1732–9.

67. Redfield M, Borlaug BA, Lewis GD, Mohammed SF, Braunwald E, et al. PhosphdiesteRasE-5 Inhibition to Improve CLinical Status and EXercise Capacity in Diastolic Heart Failure (RELAX) trial: rationale and design. Circ Heart Fail. 2012;5:653–9.

68. Maeder MT, Thompson BR, Brunner-La Rocca H, Kaye DM. Hemodynamic basis of exercise limitation in patients with heart failure and normal ejection fraction. J Am Coll Cardiol. 2010;56:855–63.

69. Borlaug BA, Jaber WA, Ommen SR, et al. Diastolic relaxation and compliance reserve during dynamic exercise in heart failure with preserved ejection fraction. Heart. 2011;97:964–9.

70. Kshatriya S, Kozman H, Siddiqui D, Bhatta L, Liu K, Salah A, Ford T, Michiel R, Villarreal D. The cardiorenal syndrome in heart failure: an evolving paradigm. Am J Med Sci. 2010;340(1):33–7.

71. Benotti JR, Dalen JE. Then natural history of pulmonary embolism. Clin Chest Med. 1984;5(3):403.

72. Delcroix M, Vonk-Noordegraaf A, Fadel E, et al. Vascular and right ventricular remodeling in chronic thromboembolic pulmonary hypertension. Eur Respir J. 2013;41:224–32.

73. Greyson CR. Right heart failure in the intensive care unit. Curr Opin Crit Care. 2012;18:424–31.

74. Greyson CR, Schwartz GG, Lu L, et al. Calpain inhibition attenuates right ventricular contractile dysfunction after acute pressure overload. J Mol Cell Cardiol. 2008;44:59–68.

75. Dewachter C, Dewachter L, Rondelet B, et al. Activation of apoptotic path-ways in experimental acute afterload-induced right ventricular failure. Crit Care Med. 2010;38:1405–13.

76. Cuttica MJ, Kalhan R, Shlobin OA, et al. Categorization and impact of pulmonary hypertension in patients with advanced COPD. Respir Med. 2010;104:1877–82.

77. Thabut G, Dauriat G, Stern JB, et al. Pulmonary hemodynamics in advanced COPD candidates for lung volume reduction surgery or lung transplant. Chest. 2005;127:1531–6.

78. Hoeper MM, Barbera JA, Channick RN, et al. Diagnosis, assessment and treatment of nonpulmonary arterial hypertension pulmonary hypertension. J Am Coll Cardiol. 2009;54(1 Suppl):S85–96.

79. Stone AC, Machan JT, Mazer J, et al. Echocardiographic evidence of pulmonary hypertension is associated with increased one year mortality in patients admitted with COPD. Lung. 2011;189:207–12.

80. Timms RM, Khaja FU, Williams GW. Hemodynamic response to oxygen therapy in COPD. Ann Intern Med. 1985;102:29–36.

81. Wright JL, Petty T, Thurlbeck WM. Analysis of the structure of the muscular pulmonary arteries in patients with pulmonary hypertension and COPD. National Institute of Health nocturnal oxygen therapy trial. Lung. 1992;170:109–24.

82. Seimetz M, Parajuli N, Pichl A, et al. Inducible NOS inhibition reverses tobacco-smoke-induced emphysema and pulmonary hypertension in mice. Cell. 2011;147:293–305.

83. Ulrich S, Hersberger M, Fischler M, et al. Genetic polymorphism of the serotonin transporter, but not the 2a receptor or nitric oxide synthetase, are associated with pulmonary hypertension in COPD. Respiration. 2010;79:288–95.

84. Lorenzen JM, Nickel N, Kramer R, Golpon H, et al. Osteopontin in patients with idiopathic pulmonary hypertension. Chest. 2011;139(5):1010–7.

85. Rosenberg M, Meyer FJ, Grueg Frey N, et al. Osteopontin predicts adverse right ventricular remodeling and dysfunction in pulmonary hypertension. Eur J Clin Invest. 2012;42(9):933–42.

86. Carabello BA. Evolution of the study of left ventricular function: everything old is new again. Circulation. 2002;105:2701–3.

87. Tandri H, Daya SK, Nari K, Bomma C, Bluemke DA. Normal reference values for the adult right ventricle by magnetic resonance Imaging. Am J Cardiol. 2006;98:1660–4.

88. Schiebler ML, Bhalla S, Runo WJ, Francois FJ, et al. Magnetic resonance and computed tomography imaging of the structural and functional changes of pulmonary arterial hypertension. J Thorac Imaging.

2013;28:178–95.

89. Hundley WG, Bluemke DA, Finn JP, Wesley DJ, et al. ACCF/ACR/AHA/NASCI/SCMR 2010 Expert consensus document on cardiovascular magnetic resonance: a report of the American College of Cardiology Foundation Task Force on Expert Consensus Document. Circulation. 2010;121(22): 2462–508.

90. Alfakih K, Reid S, Jones T, et al. Assessment of ventricular function and mass by cardiac magnetic resonance imaging. Eur Radiol. 2004;14:1813–22.

91. Chahal H, Johnson C, Tnadri H, et al. Relation of cardiovascular risk factors to right ventricular structure and function as determined by magnetic resonance imaging (results from the multi-ethnic study of atherosclerosis). Am J Cardiol. 2010;106:110–6.

92. Kurtz CE. Right ventricular anatomy, function, and echocardiographic evaluation. In: Otto C, editor. The practice of clinical echocardiography. 4th ed. Philadelphia, PA: Elsevier Saunders; 2012. p. 164–662.

93. Grapsa J, Dawson D, Nihoyannopoulos P. Assessment of right ventricular structure and function in pulmonary hypertension. J Cardiovasc Ultrasound. 2011;19(3):115–25.

94. Lima JA, Guzman PA, Yin FC, Weiss JC, et al. Septal geometry in the unloaded human heart. Circulation. 1984;74:463–8.

95. Kjaergaard J, Peterson CL, Kjaer A, Schaadt BK, Oh J, et al. Evaluation of right ventricular volume and function by 2D and 3D echocardiography compared to MRI. Eur J Echocardiogr. 2006;7(4):430–8.

96. Fisher MR, Forfia PR, Chamera E, Housten-Harris T, et al. Accuracy of Doppler echocardiography in the hemodynamic assessment of pulmonary hypertension. Am J Respir Crit Care Med. 2009;179(7):615.

97. Rich JD, Shah SJ, Swamy RS, Kamp A, Rich S. Inaccuracy of Doppler echocardiographic estimate of pulmonary arterial pressure in patients with pulmonary hypertension: implications for clinical practice. Chest. 2011;139(5):988–93.

98. Giardini A, Tacy TA. Non-invasive estimation of pressure gradients in regurgitant jets: an overdue consideration. Eur J Echocardiogr. 2008;9(5):578–84.

99. Ghio S, Klersy C, Magrini G, D'Armini Vigano M. Prognostic relevance of the echocardiographic assessment of right ventricular function in patients with idiopathic pulmonary arterial hypertension. Int J Cardiol. 2010;140:272–8.

100. Maron BA. Targeting Neurohumoral Signalling to Treat Pulmonary Hypertension: the right ventricle coming into focus. Circulation. 2012;126(24): 2806–8.

101. Galie N, Branzi A, et al. Pharmacological Impact on right ventricular remodeling in PAH. Eur Heart J Suppl. 2007;9:H68–74.

102. Judge EP, Gaine SP. Management of pulmonary arterial hypertension. Curr Opin Crit Care. 2013;19(1):

44–50.

103. D'Alonzo GE, Barst RJ, Ayres SM, et al. Survival in patients with primary pulmonary hypertension. Results from a national prospective registry. Ann Intern Med. 1991;115(5):343–9.

104. Raymond LB, Miller DP, Barst RJ, McGoon MD, et al. An evaluation of long term survival from time of diagnosis in pulmonary hypertension from the REVEAL Registry. Chest. 2012;142:448–56.

105. Papierniak ES, Lowenthal DT, Mubarak K. Pulmonary arterial hypertension: classification and therapy with a focus on prostaglandin Analog. Am J Ther. 2012;19(4):300–14.

106. Morrison K, Ernst R, Hess P, et al. Selexipag: a selective prostacyclin receptor agonist that does not affect rate gastric function. J Pharmacol Exp Ther. 2010;335:249–55.

107. Ghofrani HA, Seeger W, Grimminger F. Imatinib for the treatment of pulmonary arterial hypertension. N Engl J Med. 2005;353:1412–3.

108. Sidharta PN, Giersbergen PL, Halabi A, et al. Macitentan: entry-into-human study with a new endothelium receptor antagonist. Eur J Clin Pharmacol. 2011;67:977–84.

109. Semigran M, Bonderman D, Ghio S, Scalise AV, et al. Left ventricular systolic dysfunction associated with pulmonary hypertension Riociguat Trial (LEPHT). Late-breaking clinical abstracts. Circulation. 2012;126(23):2776–99.

110. Belik J. Riocigat, an oral soluble guanylate cyclase stimulator for the treatment of pulmonary hypertension. Curr Opin Investig Drugs. 2009;10:971–9.

111. Macchia A, Marhioli R, Tognoni G, et al. Systematic review of trials using vasodilators in pulmonary arterial hypertension: why a new approach is needed. Am Heart J. 2010;159(2):245–57.

112. Abramson SV, Burke JF, Kelly JJ, Kitchen JG, Phiambois TP, et al. Pulmonary hypertension predicts mortality and morbidity in patients with dilated cardiomyopathy. Ann Intern Med. 1992;116: 888–95.

113. Guazzi M, Vicenzi M, Arean R, Guazzi M. PDE5 inhibition with sildenafil Improves left ventricular diastolic dysfunction, cardiac geometry and clinical status in patient with stable systolic heart failure-results of a 1-year, prospective, randomized, placebo controlled Study. Circ Heart Fail. 2011;4:8–17.

114. Orr R, Smith LJ, Cuttica MJ. Pulmonary hypertension in advanced COPD. Curr Opin Pulm Med. 2012;18:138–43.

115. Blanco I, Gimeno E, Munoz PA, et al. Hemodynamic and gas exchanges effects of sildenafil in patients with COPD and pulmonary hypertension. Am J Respir Crit Care Med. 2010;181:270–8.

116. Rietema H, Holverda S, Bogaard HJ, et al. Sildenafil treatment in COPD does not affect stroke volume or

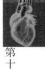

exercise capacity. Eur Respir J. 2008;31:759–64.

117. Valerio G, Bracciale P, Grazia D'Agostinao A. Effect of bosentan upon pulmonary hypertension in COPD. Ther Adv Respir Dis. 2009;3:15–21.

118. Fedullo PF, Auger WR, Kerr KM, et al. Chronic thromboembolic pulmonary hypertension. N Engl J Med. 2001;345:1465–72.

119. Dartevelle P, Fadel E, Mussot S, et al. Chronic thromboembolic pulmonary hypertension. Eur Respir J. 2004;23:637–48.

120. Surie S, Bouma BJ, Bruin-Bon RA, Harziyenka M, et al. Time course of restoration of systolic and diastolic right ventricular function after pulmonary endarterectomy for chronic thromboembolic pulmonary hypertension. Am Heart J. 2011;161: 1046–52.

老年与心力衰竭

第二十章　心血管老化的生物标志物

Biomarkers of Cardiovascular Aging

Nirankar S. Neki，Paramjit S. Tappia 和 Naranjan S. Dhalla

（胡少东　译）

引言

衰老是一种普遍的复杂生物过程，各种不良改变增加发病率和死亡率的危险。伴随衰老发生的生物学改变并不一致，受到遗传异质性和环境因素的影响。因而，每个个体的衰老状态不一样，通常以功能和应激能力下降为特点，称为去功能化过程[1]。除性激素和神经激素改变外，衰老过程中认知功能同时下降，见图20-1。已知实足年龄不代表"真正"年龄或生物年龄。实际上衰老时健康的改变以有序的方式开始，伴随贯穿不同疾病和病理生理状况的危险因素的开始，导致功能丧失和（或）某一生理功能的丧失。几个尝试分析将生物年龄与实际年龄进行对比，鉴别出衰老的各种生物标志物。尽管没有可接受的衰老的定义，世界卫生组织把衰老定义为＞60岁，而在美国定义为65岁。而且，大多研究老年病学的专家把老年分为三个部分：年轻老年人（60～75岁），老年人（75～85岁）和高龄老年人（＞85岁）[2]。值得注意，65岁以上老年人死亡的主要原因是CVD（约80%）[3-7]，75岁以上超过70%的女性和男性表现出CVD的临床证据[2]。

各种衰老生物标志物主要基于年龄相关的身体功能和结构改变，可评估无疾病的生物年龄，并预测以后可能的年龄相关疾病[8]。生物标志定义工作组[9]把标志物定义为有特性的标志物，依据生物过程或对治疗的药物反应可客观测量和评价。近来国家心、肺和血液研究所的战略规划中，基因型加到定义中[10]。另一方面，美国老年研究基金以全方位方式描述老年生物标志物[11]，其应该：①预测衰老阶段，提示在个人寿命中所处的阶段；②能监测衰老中的基本过程，而不是疾病状态的结果；③通过血液或影像技术可检测到；④人或动物可验证及进一步测验。建议生物标志物必须在寿命中较短时间段内可检测到，随年龄变化而变化，不一定严格按时间顺序[12]。然而，生物标志物水平应该和剩余寿命相关，和多种老年状况倾向相关。理解衰老过程需鉴别衰老的生物标志物，衰老基本机制的思考促使发展各种标志物来确定生物年龄。

衰老的概念分为三个主要方面：①"用进废退"理念假定衰老事实中的重要意义，我们在一段时间内较少使用体力和智力[13-15]；②基因突变导致器官功能不可逆改变，代谢累积，以及肿瘤和其他异常发生[16-17]；③经过一段时间，线粒体DNA变异导致线粒体功能异常，活性氧（ROS）产生增加，改变有氧呼吸，以及腺苷三磷酸（ATP）偶联改变和细胞衰老[18-19]。然而，目前共识是个体生命中逐步的分子缺陷导致衰老发生[20]。尽管没有鉴别出有关衰老的具体标志物，Crimmins等[21]建议CVD和糖尿病的生物标志物对于健康老龄化是有价值的预测因子。Kannel[22]指出生物标志物可评价治疗的益处，对CVD中危个体进行分层。一些研究[23-24]表明包括高敏C反应蛋白（hs-CRP）、N末端利钠肽原，以及心脏肌钙蛋白T和I在内的数种生物标志物可用来预测老年心衰、不良重构和心血管死亡率。本章着重于讨论氧化应激、炎症反应和免疫老化的生物标志物，以及遗传因素和增加心血管发病率和死亡率危险的衰老过程的关系。

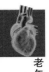

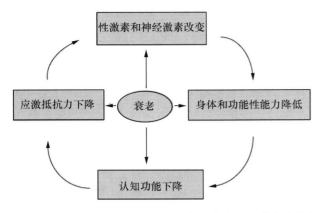

图 20-1 衰老引起功能改变。此图描述衰老过程中发生的相关事件环，会增加衰老个体患病的倾向

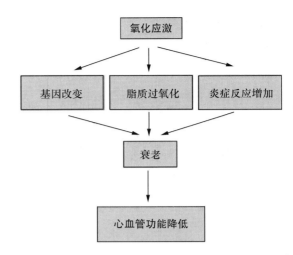

图 20-2 氧化应激在衰老引起的心血管功能改变中的作用。此图显示氧化应激对基因改变、脂质过氧化及炎症反应的作用，这是衰老过程中的一部分，引起心血管系统功能改变

氧化应激和衰老

衰老的自由基理论更广泛解释了衰老过程[25]，衰老中氧化应激相关事件见图 20-2。已表明活性氧是衰老过程中的关键作用因素。细胞内活性氧主要由线粒体呼吸链产生，源于复合物Ⅰ和Ⅱ中的电子渗漏[26-27]。另外，线粒体 NADPH 氧化酶在细胞内活性氧的产生中发挥主要作用。研究较多的氧化DNA损害是 8-羟基-2-脱氧鸟苷（8-OH dG），在活性氧尤其是羟基作用于 DNA 中脱氧鸟嘌呤时形成[28]。8-OH dG 抑制甲基化和致突变，因为在DNA 复制时它可和腺苷配对[29]。哺乳动物 8-OH dG 水平和寿命成相反关系，线粒体 DNA 中 8-OH dG 随年龄增长而增加[30]。然而，8-OH dG 水平改变在衰老时并不特异，因为它的水平也可在帕金森病、糖尿病、囊性纤维化及肌营养不良中增加[31]。白细胞 DNA 中 8-OH dG 形成及 8-OH 在尿中的排泄可以使用高效液相色谱法或质谱分析法测量，用于评价人类氧化应激及 DNA 损害。而且，测量 8-OH dG 水平有高度可重复性[32]。应指出，吸烟也可增加尿中 8-OH dG 的排泄，氧化性 DNA 损害增加 50%[33]。

蛋白质可清除 50%～75% 产生的活性氧[34]，导致活性氧产生羰基并改变蛋白质的结构和功能。随着年龄老化、慢性炎症、缺血再灌注损伤及其他老年性疾病均可发生羰基积累[35-36]。然而，Gil 等[37]的研究并未发现蛋白质羰基的老年依赖性增加。另一方面，Grune 等[38]报道氧化蛋白质抵抗蛋白分解，可能促进疾病发生和衰老过程。氧化

应激和衰老相关疾病如心血管疾病、糖尿病、肿瘤和阿尔茨海默病有关[39-40]。膜脂质过氧化产物在氧化应激标志物生成中起重要作用。F2 异前列腺素是前列腺素 F2 的化学结构稳定的异构体，是CVD、肺病、肾病、神经系统疾病和肝病有价值的标志物[41]。其他脂质过氧化产生的重要的有害终产物是丙二醛（MDA）和 4-羟基-2-丙烯醛（HNE）。糖尿病和糖尿病患者的动脉粥样硬化斑块中 MDA 水平增加[42]。HNE 和核酸、蛋白质和磷脂发生反应，诱导突变、细胞毒性和基因毒性及信号转导级联反应改变[43]。Gil 等[37]研究 194例 18～84 岁男性和女性，发现 MDA 和 HNE 水平随年龄增长而增加，表明衰老加速氧化作用。另一组生物标志物与代谢过程和心血管结果相关。中年人群总胆固醇和 CHD 及全因死亡率直接相关[44-45]。氧化低密度脂蛋白（LDL）水平和CHD[46]、动脉粥样硬化及死亡率增加直接相关[47]。LDL 氧化是动脉粥样硬化的前奏[48]，像LDL 一样，随年龄增加极低密度脂蛋白（VLDL）水平增加[49]。Whyanye 等[50]报道 VLDL 有效预测50 岁以上人群的 CHD 发生，而 LDL 在年龄小于50 岁人群中更重要。高三酰甘油（＞150mg/dl）和 CAD[51] 及心肌梗死[52]相关。

内源性抗氧化剂防御机制包括谷胱甘肽（GSH）、超氧化物歧化酶（SOD）、过氧化氢酶及谷胱甘肽过氧化物酶（GSH-Px）。另外，近来细胞外系发现 SOD 同工酶、细胞外超氧化物歧化酶

（EC-SOD）及清道夫超氧阴离子[53]。BELFAST 研究[54]显示，自由生活的老年人 GSH-Px 有下降趋势。其他组显示，认知减退和较低硒依赖性 GSH-Px 活性相关，和较高铜/锌超氧化物歧化酶活性相关[55]。GSH 缺乏导致氧化应激。GSH 水平和 GSH 与氧化谷胱甘肽（GSSG）比随衰老而降低，低组织 GSH 水平随着水平正常化其寿命增加[56]。因而，GSH 状态可作为健康和功能年龄的指示剂，而低 GSH 水平和衰老相关[57]。然而，BELFAST 研究显示九十多岁人血浆 GSH 水平增加，而不像八九十岁的人[54]。

近来，建议总血浆类胡萝卜素作为老年人群的一种可能的健康指示剂。就此而言，血管老化（EVA）流行病学研究发现低血浆类胡萝卜素水平与男性全因死亡率相关，而在女性中无此现象[58]。其他研究显示，类胡萝卜素对 CVD 和癌症可能具有防护作用[59-60]。应激反应时真核细胞可诱导热休克蛋白（HSP），这是一种高度防护蛋白质也称为应激蛋白质，发挥细胞抵抗活性氧的保护作用，同时对热、缺血、低氧、缺糖损伤和衰老也有保护作用[61-63]。有提议热休克蛋白 70 作为健康老龄化潜在的生物标志物[64-65]，事实上低血浆热休克蛋白 70 水平和老化相关[62,66]。

亲环素 A（Cyp A）是一种氧化应激诱导因子，是对活性氧反应时，血管平滑肌细胞、内皮细胞和巨噬细胞分泌的一种分子量为 20kDa 伴侣蛋白，被认为是坏死性细胞死亡时的生物标志物[67-68]。亲环素 A 刺激细胞外信号调节激酶 1/2、蛋白激酶 B，以及酪氨酸激酶；增加 DNA 合成；抑制血管平滑肌细胞中一氧化氮诱导的凋亡[67]；在活性氧生成中发挥重要作用[69]。活性氧诱导亲环素 A 分泌，协同增加活性氧产生，导致炎症细胞迁移和腹主动脉瘤（AAA）[70]。亲环素 A（细胞内和细胞外）促进内皮细胞（EC）凋亡和 EC 表达白细胞黏附分子、增加活性氧产生及增加巨噬细胞、血管平滑肌细胞和血管平滑肌细胞促炎性信号转导等导致动脉粥样硬化形成。因此，亲环素 A 可以看作促炎性和致粥样硬化性分子[71-72]。已提出亲环素 A 和血管紧张素 II 间密切相关，伴活性氧产生增加[73]。事实证实，活性氧刺激心肌肥厚、基质重构和细胞功能异常，亲环素 A 增加血管紧张素 II 诱导的心肌肥厚[74]。而且，亲环素 A 激活肺动脉高压患者的 Rho 酶[73,75]；Rho

酶是心血管疾病的重要治疗靶点[76]，抑制 Rho 酶减少血管紧张素 II 诱导的腹主动脉瘤形成[77]及粥样硬化和心肌肥厚[78]。

炎症和衰老

衰老伴随缓慢低级炎症状态，特征是血清炎性介质水平增加 2～4 倍。这些介质作为独立于发病率的死亡率预测因素。衰老和先天及后天免疫系统激活有关。先天免疫系统诱导缓慢低级炎症反应，而后天免疫系统诱导 T 细胞减少[79-80]。和衰老相关炎症标志物改变包括较多潜在指示剂：①肝产生的急性期蛋白 C 反应蛋白（CRP），对炎症和组织损伤发生免疫反应时其水平增加。包括心脏疾病[81-82]在内的多种慢性状态时其升高。高水平 hs-CRP（3～10mg/dl）和心血管疾病发展相关[83-84]。②白细胞介素-6（IL-6），高水平 IL-6 和心血管疾病及心脏病发作[85-86]、功能障碍及衰退[87-88]，以及死亡率[89]相关。IL-6 和心血管疾病的相关性因为它在促进 CRP 产生中发挥主要作用[90]。③纤维蛋白原也显示和心血管疾病[91]及死亡率[92]相关。④肿瘤坏死因子-α（TNF-α），一种多肽，在炎症反应和免疫功能中发挥重要作用。高水平 TNF-α 和阿尔茨海默病[93-94]、动脉粥样硬化[95]、肥胖和糖尿病[96]，以及卒中[97]相关。⑤白蛋白是主要的血浆蛋白，报道称低水平白蛋白和老年人心脏病发作、功能衰退和死亡率相关[98-99]。⑥血清淀粉样蛋白 A（SSA）是另一种炎症和损伤时升高的急性期反应蛋白[100]。SAA 也与动脉粥样硬化和 CHD 相关[101-102]。⑦巨细胞病毒（CMV），一种疱疹病毒，和炎症反应、心血管疾病、内皮功能紊乱、虚弱和认知衰退相关[103-105]。⑧T 辅助细胞也称为 CD4 和 T4 细胞。CD4 计数用来评价免疫系统状态，CD8 计数和年龄相关状态有关。CD4 与 CD8 的比值常量表示健康老龄化，而比值下降反应老年人免疫危险增加[106]。

一些研究显示体外 T 细胞功能和个体寿命成正相关[107-109]，而其他研究报道随着年龄增长对新的细胞外病原循环 B 细胞缺乏反应。另外，老年人 B 细胞水平降低和不良健康状态相关。老年人 IgM 和 IgD 水平降低表示 B 细胞从初始 CD27 分隔区移向记忆性 CD27＋分隔区[110]。循环 B 细胞依据 IgD 和 CD27 表达分为不同功能部分。随着衰老，IgD-CD27-B 细胞显著增加。百岁老人的子女初始 B 淋

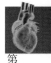

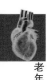

巴细胞是升高的，提示初始 B 淋巴细胞减少可能标志免疫衰老，可能是人类寿命相关的生物标志物[111]。至于自然杀伤（NK）细胞，对于免疫正常而功能障碍老年人而言，细胞活性低与感染和感染引起的死亡相关。NK 细胞对 IL-2 反应也分泌趋化因子或 γ 干扰素，随着衰老进程 IL-2 也降低。因此，高 NK 细胞毒性是健康老龄化和长寿的生物标志物，而低 NK 细胞毒性预测感染引起的发病率和死亡率[112-113]。

基因标志

基因标志通常用于人群研究，目的是辨认出不同疾病相关的基因变异型[17]。健康老龄化相关基因信息非常有限，一些研究直指长寿[114-115]，但不一定符合健康老龄化。CHD 最常检查的基因是载脂蛋白 E（APOE），它有 E2、E3 和 E4 三个等位基因。研究显示，APOE4 与 CVD、卒中[116]及阿尔茨海默病相关[117]。Lunetta 等[118]报道 60～90 岁男性和低于 60 岁男性相比有显著升高的 APOE E2 等位基因频率，表明 APOE 基因型可能和延长的存活率相关。反映个人整体基因组成的基因型也和健康老龄化相关。就此而言，个体有无疾病可以被基因分型为大量单核苷酸多态性（SNP），通过基因谱可定位 $10^3 \sim 10^6$ 个[118]。血管紧张素转化酶（ACE）基因编码的多态性和 CVD、肾病[119]、阿尔茨海默病[120]及寿命[121]相关。其他尚未发现和 ACE 正相关[122-123]。HTR 2A 基因型和记忆改变相关，可能包括 APOE 作为衰老引起认知减退的基因标记[124]。

端粒是含 5～15kb（TTAGGG）n 重复序列染色体的末端区域，端粒长度被认为是衰老的另一生物标志物。这些所谓的加帽区域保护 DNA 免受降解及重组，从而稳定染色体[125]。端粒缩短和老化加快[126]及氧化应激[127]紧密相关。尽管一些调查者报道端粒长度和寿命[128]无关，当端粒变太短或端粒结合蛋白如 TRF 2 破坏时端粒丧失其保护加帽功能[129]。功能障碍端粒通过 p53 途径触发衰老[130]，一种称为端粒触动细胞衰老的反应。外周血单核细胞（PBMC）常常用来测量人体端粒的长度。PBMC 端粒长度随年龄增长平均每年减少 20～60bp[131]。端粒长度被认为是衰老标志，白细胞端粒长度已显示和发病率及死亡率相关[132]。另一重要衰老标记是线粒体转录 6S rRNA。Calleja 等[133]研究发现 16S rRNA 水平下降和衰老相关。其他研究发现 16S rRNA 降解和氧化应激相关[134]。这似乎显示较高生物年龄的线粒体表现低水平 16S rRNA。有趣的是，16S rRNA 表达女性比男性高 700%[134]。

激素和衰老

研究表明衰老过程有许多激素参与其中，包括雌激素、睾酮、生长激素（GH）、脱氢表雄酮（DHEA）及胰岛素。绝经后女性雌激素下降导致骨骼重量迅速下降、血管收缩不稳定、心理症状及 CVD 危险增加[135]。确实，绝经前女性比男性心血管疾病危险低，而这一危险在绝经后期间较同龄男性增加[136]。众所周知绝经女性脂质谱发生改变，LDL 增加，HDL 下降，CHD 和卒中危险增加[137]。Paganini-Hill 报道老年女性接受雌激素替代治疗增加寿命[138]；然而，激素替代治疗增加 CVD 危险，因而开始治疗前需考虑个体获益风险比。衰老和男性及女性性腺类固醇产生减少有关。已报道睾酮随年龄进行性减少[139]。在马萨诸塞州男性老化研究[140]中，研究 1709 例男性，年龄 40～70 岁，发现游离睾酮水平和缺血性心脏病及呼吸疾病死亡率显著相关。另一方面，总睾酮水平和死亡率无关[141]。老年男性为恢复肌肉力量和男性性征进行睾酮替代治疗可能有价值[142]，但也可引起不良心血管效应，升高血压和降低 HDL 水平[143]。

20～25 岁后生长激素每 10 年下降大约 14%，导致年龄相关性肥胖症、肌肉质量下降，以及骨密度降低[144]。一些研究显示，过早老化小鼠生长激素水平增长引起包括过氧化氢酶、Cu/Zn SOD 及 GSH-Px 在内的抗氧化剂活性降低[145-146]。相比之下，已经报道缺乏或低水平生长激素减少抗氧化能力[147]。男性和女性生长激素替代治疗可降低 LDL 和 LDL 与 HDL 的比例，同时降低身体脂肪和增加瘦体重；然而，它会引起低级炎症反应[148-149]。据报道，生长激素降低胰岛素敏感性[150]。尽管在果蝇体内胰岛素样受体突变能够延长中位寿命期限达 85%[151]，胰岛素受体敲除小鼠死于早期新生生命[152]。低胰岛素样生长因子-1（IGF-1）调节细胞生长和存活。IGF-1 通过整个寿命期发挥着对生长激素的影响[153]。尽管低的 IGF-1 与 CAD[154]和增加的死亡率有关[155]，但已报道低 IGF-1 和全因死亡率之间无关，且和 CVD 或癌症引起死亡率无关[156]。

肾上腺对应激反应产生皮质醇水平升高，与 CVD 风险增加[157]、不良认知能力[158]和骨折风险增加相关[159]。脱氢表雄酮（DHEA）是肾上腺产生的类固醇激素，同时是雌激素和睾酮的前体，而 DHEA 水平是年龄依赖性的[160-161]。DHEA 峰值水平在年龄 25～30 岁时，此后水平开始下降直到 80 岁，其激素水平仍保持在峰值水平时的 10%～20%[161]。女性的功能下降主要是与低水平硫酸脱氢表雄酮相关[162]。硫酸脱氢表雄酮和任何原因死亡率独立反向相关，且和超过 50 岁以上男性 CVD 引起死亡率独立反向相关[163-164]。Cappola 等[165]提示残疾的年老女性伴有低或高水平硫酸脱氢表雄酮者比那些拥有中级激素水平的老年女性死亡风险高。一些研究显示，硫酸脱氢表雄酮是骨更新和预测骨矿物密度的一个标志物[166]；低水平硫酸脱氢表雄酮和阿尔茨海默病相联系[167]。另一方面，Nair 等[168]进行的一项双盲安慰剂对照研究对比老年男性和女性两年的脱氢表雄酮水平，认为对骨矿物质密度、肌肉脂肪组成、体能表现、胰岛素抵抗或生活质量没有益处及不良影响。

关于年龄相关瘦素改变有争议[169]。循环瘦素水平随衰老而下降[170]，其他调查者报道独立于肥胖，年龄对瘦素水平的变化影响较小[169]。另一方面，衰老也与高瘦素血症相关[171]，然而报道百岁老人脂肪因子调节异常和极低瘦素水平相关[172]。此外，动物和人研究已经显示老化进程可能与受损的瘦素信号传导和对瘦素功能的抵抗[171,173]相关。然而，多项研究已显示，瘦素水平增加可能与动脉粥样硬化、代谢综合征、糖尿病、营养失调、血脂异常、高血压性骨关节炎和骨质疏松症有关[174-175]。活跃的交感神经系统的标志物包括去甲肾上腺素和肾上腺素。高血浆肾上腺素和既往心肌梗死患者不良预后相关[176]。然而，在老年人高血浆去甲肾上腺素和总死亡率升高相关[177]，并和健康老年人、心肌梗死[178]和充血性心衰患者存活率下降相关[179]。另外，吸烟者尿肾上腺素和去甲肾上腺素水平都是高的[180]。虽然升高的同型半胱氨酸与 CVD 风险和外周血管疾病增加及认知下降相关[181-183]，但其患病率由于饮食中加入叶酸已下降[184]。

衰老诱发的生命体征改变

收缩压（SBP）更能预测高龄老年人 CAD 和预期寿命[185-186]。弗莱明翰心脏研究已显示 SBP 与 CHD 风险直接相关，而老年人中舒张压（DBP）与 CHD 风险反向相关[187]。在中年和老年人中 SBP 和脉搏压升高与增加的动脉厚度和增加的脉搏波反射幅度紧密相关[188]。事实上，中年和老年人的脉搏压增加可预测 CHD[6,189]。90 次或更高的脉率被认为增加 CHD 的风险和全因死亡率[190]。尽管体重指数（BMI）与体重和肥胖相关，但作为 CVD 危险的信号，腰臀比（WHR）和腰围指标优于 BMI[191]。BMI、腰围和臀围及 WHR 数值升高者更易发展为心脏病、高血压、动脉粥样硬化[192-193]、糖尿病[194]、骨关节炎[195]和残疾[196-197]。其他研究显示，WHR 是心血管事件强有力的预测指标，WHR 1% 的增加和 CVD 危险增加 5% 相关[198]。需强调，大多老年人的死亡归因于心衰进展，因此很难区分衰老和心衰的生物标志物、体征及症状。

结论

衰老是一必然进程，对不同的器官系统和身体功能发挥负面的影响。由于年龄是许多退行性疾病的主要危险因素，本章中描述的一些标志物可用来鉴别发展中的年龄相关疾病和致残的高危人群。没有衰老的特异性生物标志物，因为此处讨论的大多数生物标志物也与 CVD 有关。此外，生物标志物不能解释有些无论有无疾病的老年人衰老的原因。然而，应指出衰老引起的心功能不全总是与激活的交感神经系统、激活的肾素-血管紧张素系统、高血压、心肌肥厚、心肌梗死、心脏重构和充血性心衰有关。因此，需确定无合并症时衰老的生物标志物。多种生物标志物大多可预示对发生生理反应的质疑，应在老年人群中进行筛查。可利用特异性生物标志物评估药理干预效果，尤其是抗衰老疗法以改善老化进程，提高生活质量，通过推迟年龄相关疾病包括心血管疾病而延迟死亡。

参考文献

1. Verbrugge LM, Jette AM. The disablement process. Soc Sci Med. 1994;38:1–14.
2. Schwartz JB, Zipes DP. Cardiovascular disease in the elderly. In: Braunwald E, Zipes DP, Libby P, editors. Heart disease. 8th ed. Philadelphia, PA: WB Saunders; 2007. p. 1925–49.
3. MacMahon S, Peto R, Cutler J, et al. Blood pressure, stroke, and coronaryheart disease. Part 1. Prolonged differences in blood pressure: prospective observational studies corrected for the regression dilution bias. Lancet. 1990;335:765–74.
4. Domanski MJ, Davis BR, Pfeffer MA, et al. Isolated systolic hypertension: prognostic information provided by pulse pressure. Hypertension. 1999;34:375–80.
5. Chae CU, Pfeffer MA, Glynn RJ, et al. Increased pulse pressure and risk of heart failure in the elderly. JAMA. 1999;281:634–9.
6. Mitchell GF, Moyé LA, Braunwald E, et al. Sphygmomanometrically determined pulse pressure is a powerful independent predictor of recurrent events after myocardial infarction in patients with impaired left ventricular function. SAVE investigators. Survival and Ventricular Enlargement. Circulation. 1997;96:4254–60.
7. Baker III GT, Sprott RL. Biomarkers of aging. Exp Gerontol. 1988;23:223–39.
8. De Gruttola VG, Clax P, DeMets DL, et al. Considerations in the evaluation of surrogate endpoints in clinical trials. Summary of a National Institutes of Health workshop. Control Clin Trials. 2001;22:485–502.
9. Biomarkers Definitions Working Group. Biomarkers and surrogate endpoints: preferred definitions and conceptual framework. Clin Pharmacol Ther. 2001;69:89–95.
10. National Heart, Lung and Blood Institute. Shaping the future of research: a strategic plan for the National Heart, Lung and Blood Institute. http://www.nhlbi.nih.gov/about/strategicplan/documents/StrategicPlan_Plain.pdf. Accessed 17 Oct 2012.
11. Johnson TE. Recent results: biomarkers of aging. Exp Gerontol. 2006;41:1243–6.
12. Warner HR. Current status of efforts to measure and modulate the biological rate of aging. J Gerontol A Biol Sci Med Sci. 2004;59:692–6.
13. Corriveau H, Hébert R, Raîche M, et al. Postural stability in the elderly: empirical confirmation of a theoretical model. Arch Gerontol Geriatr. 2004;39:163–77.
14. Mazzeo RS, Tanaka H. Exercise prescription for the elderly: current recommendations. Sports Med. 2001;31:809–18.
15. Van Petten C. Relationship between hippocampal volume and memory ability in healthy individuals across the lifespan: review and meta-analysis. Neuropsychologia. 2004;42:1394–413.
16. Hamet P, Tremblay J. Genes of aging. Metabolism. 2003;52 Suppl 2:5–9.
17. Manolio TA. Study designs to enhance identification of genetic factors in healthy aging. Nutr Rev. 2007;65:S228–33.
18. Short KR, Bigelow ML, Kahl J, et al. Decline in skeletal muscle mitochondrial function with aging in humans. Proc Natl Acad Sci USA. 2005;102:5618–23.
19. Harman D. Free radical theory of aging: an update: increasing the functional life span. Ann NY Acad Sci. 2006;1067:10–21.
20. Kirkwood T. Age action. In: Changing expectations of life. Newcastle upon Tyne: Institute of Aging and Health, Newcastle University; 2007.
21. Crimmins E, Vasunilashorn S, Kim JK, Alley D. Biomarkers related to aging in human populations. Adv Clin Chem. 2008;46:161–216.
22. Kannel WB. Sixty years of preventive cardiology: a Framingham perspective. Clin Cardiol. 2011;34:342–3.
23. Januzzi Jr JL, Rehman SU, Mohammed AA, et al. Use of amino-terminal pro-B-type natriuretic peptide to guide outpatient therapy of patients with chronic left ventricular systolic dysfunction. J Am Coll Cardiol. 2011;58:1881–9.
24. de Filippi CR, de Lemos JA, Christenson RH, et al. Association of serial measures of cardiac troponin T using a sensitive assay with incident heart failure and cardiovascular mortality in older adults. JAMA. 2010;304:2494–502.
25. Knight JA. The biochemistry of aging. Adv Clin Chem. 2003;35:1–62.
26. Loft S, Høgh Danielsen P, Mikkelsen L, et al. Biomarkers of oxidative damage to DNA and repair. Biochem Soc Trans. 2008;36:1071–6.
27. Balaban RS, Nemoto S, Finkel T. Mitochondria, oxidants, and aging. Cell. 2005;120:483–95.
28. Ravanat JL, Di Mascio P, Martinez GR, et al. Singlet oxygen induces oxidation of cellular DNA. J Biol Chem. 2000;275:40601–4.
29. López-Diazguerrero NE, Luna-López A, Gutiérrez-Ruiz MC, et al. Susceptibility of DNA to oxidative stressors in young and aging mice. Life Sci. 2005;77:2840–54.
30. López-Torres M, Gredilla R, Sanz A, Barja G. Influence of aging and long-term caloric restriction on oxygen radical generation and oxidative DNA damage in rat liver mitochondria. Free Radic Biol Med. 2002;32:882–9.
31. Evans MD, Dizdaroglu M, Cooke MS. Oxidative DNA damage and disease: induction, repair and significance. Mutat Res. 2004;567:1–61.
32. Poulsen HE, Loft S, Prieme H, et al. Oxidative DNA damage in vivo: relationship to age, plasma antioxi-

dants, drug metabolism, glutathione-S-transferase activity and urinary creatinine excretion. Free Radic Res. 1998;29:565–71.

33. Loft S, Vistisen K, Ewertz M, et al. Oxidative DNA damage estimated by 8-hydroxydeoxyguanosine excretion in humans: influence of smoking, gender and body mass index. Carcinogenesis. 1992;13: 2241–7.

34. Davies MJ, Fu S, Wang H, Dean RT. Stable markers of oxidant damage to proteins and their application in the study of human disease. Free Radic Biol Med. 1999;27:1151–63.

35. Levine RL. Carbonyl modified proteins in cellular regulation, aging, and disease. Free Radic Biol Med. 2002;32:790–6.

36. Dalle-Donne I, Giustarini D, Colombo R, et al. Protein carbonylation in human diseases. Trends Mol Med. 2003;9:169–76.

37. Gil L, Siems W, Mazurek B, et al. Age-associated analysis of oxidative stress parameters in human plasma and erythrocytes. Free Radic Res. 2006;40: 495–505.

38. Grune T, Merker K, Sandig G, Davies KJ. Selective degradation of oxidatively modified protein substrates by the proteasome. Biochem Biophys Res Commun. 2003;305:709–18.

39. Finkel T, Holbrook NJ. Oxidants, oxidative stress and the biology of ageing. Nature. 2000;408: 239–47.

40. Halliwell B. Biochemistry of oxidative stress. Biochem Soc Trans. 2007;35:1147–50.

41. Montuschi P, Barnes PJ, Roberts II LJ. Isoprostanes: markers and mediators of oxidative stress. FASEB J. 2004;18:1791–800.

42. Slatter DA, Bolton CH, Bailey AJ. The importance of lipid-derived malondialdehyde in diabetes mellitus. Diabetologia. 2000;43:550–7.

43. Uchida K. 4-Hydroxy-2-nonenal: a product and mediator of oxidative stress. Prog Lipid Res. 2003; 42:318–43.

44. Corti MC, Guralnik JM, Salive ME, et al. Clarifying the direct relation between total cholesterol levels and death from coronary heart disease in older persons. Ann Intern Med. 1997;126:753–60.

45. Manolio TA, Pearson TA, Wenger NK, et al. Cholesterol and heart disease in older persons and women. Review of an NHLBI workshop. Ann Epidemiol. 1992;2:161–76.

46. Colpo A. LDL cholesterol: "Bad" cholesterol or bad science? Am J Phys Surg. 2005;10:83–9.

47. Reed D, Yano K, Kagan A. Lipids and lipoproteins as predictors of coronary heart disease, stroke, and cancer in the Honolulu Heart Program. Am J Med. 1986;80:871–8.

48. Witztum JL, Steinberg D. Role of oxidized low density lipoprotein in atherogenesis. J Clin Invest. 1991;88:1785–92.

49. Millar JS, Lichtenstein AH, Cuchel M, et al. Impact of age on the metabolism of VLDL, IDL, and LDL apolipoprotein B-100 in men. J Lipid Res. 1995;36:1155–67.

50. Whayne TF, Alaupovic P, Curry MD, et al. Plasma apolipoprotein B and VLDL-, LDL-, and HDL-cholesterol as risk factors in the development of coronary artery disease in male patients examined by angiography. Atherosclerosis. 1981;39:411–24.

51. Linton MF, Fazio S, National Cholesterol Education Program (NCEP)-the third Adult Treatment Panel (ATP III). A practical approach to risk assessment to prevent coronary artery disease and its complications. Am J Cardiol. 2003;92:19i–26.

52. Gaziano JM, Hennekens CH, O'Donnell CJ, et al. Fasting triglycerides, high-density lipoprotein, and risk of myocardial infarction. Circulation. 1997; 96:2520–5.

53. Serra V, von Zglinicki T, Lorenz M, Saretzki G. Extracellular superoxide dismutase is a major anti-oxidant in human fibroblasts and slows telomere shortening. J Biol Chem. 2003;278:6824–30.

54. Rea IM, McMaster D, Donnelly J, et al. Malondialdehyde and measures of antioxidant activity in subjects from the Belfast Elderly Longitudinal Free-living Aging Study. Ann NY Acad Sci. 2004;1019:392–5.

55. Berr C, Richard MJ, Gourlet V, et al. Enzymatic anti-oxidant balance and cognitive decline in aging–the EVA study. Eur J Epidemiol. 2004;19:133–8.

56. Richie Jr JP, Mills BJ, Lang CA. Correction of a glutathione deficiency in the aging mosquito increases its longevity. Proc Soc Exp Biol Med. 1987; 184:113–7.

57. Benzi G, Pastoris O, Marzatico F, Villa RF. Age-related effect induced by oxidative stress on the cerebral glutathione system. Neurochem Res. 1989; 14:473–81.

58. Jones DP, Mody Jr VC, Carlson JL, et al. Redox analysis of human plasma allows separation of pro-oxidant events of aging from decline in antioxidant defenses. Free Radic Biol Med. 2002;33:1290–300.

59. Byers T, Bowman B. Vitamin E supplements and coronary heart disease. Nutr Rev. 1993;51:333–6.

60. Comstock GW, Helzlsouer KJ, Bush TL. Prediagnostic serum levels of carotenoids and vitamin E as related to subsequent cancer in Washington County, Maryland. Am J Clin Nutr. 1991;53(1 Suppl):260S–4.

61. Akbaraly TN, Favier A, Berr C. Total plasma carotenoids and mortality in the elderly: results of the Epidemiology of Vascular Ageing (EVA) study. Br J Nutr. 2009;101:86–92.

62. Calabrese V, Stella AM, Butterfield DA, Scapagnini G. Redox regulation in neurodegeneration and longevity: role of the heme oxygenase and HSP70 systems in brain stress tolerance. Antioxid Redox

Signal. 2004;6:895–913.

63. Calabrese V, Signorile A, Cornelius C, et al. Practical approaches to investigate redox regulation of heat shock protein expression and intracellular glutathione redox state. Methods Enzymol. 2008;441:83–110.

64. Amadio M, Scapagnini G, Laforenza U, et al. Post-transcriptional regulation of HSP70 expression following oxidative stress in SH-SY5Y cells: the potential involvement of the RNA-binding protein HuR. Curr Pharm Des. 2008;14:2651–8.

65. Jin X, Wang R, Xiao C, et al. Serum and lymphocyte levels of heat shock protein 70 in aging: a study in the normal Chinese population. Cell Stress Chaperones. 2004;9:69–75.

66. Terry DF, Wyszynski DF, Nolan VG, et al. Serum heat shock protein 70 level as a biomarker of exceptional longevity. Mech Ageing Dev. 2006; 127:862–8.

67. Jin ZG, Melaragno MG, Liao DF, et al. Cyclophilin A is a secreted growth factor induced by oxidative stress. Circ Res. 2000;87:789–96.

68. Marks AR. Cellular functions of immunophilins. Physiol Rev. 1996;76:631–49.

69. Griendling KK, FitzGerald GA. Oxidative stress and cardiovascular injury: Part II: Animal and human studies. Circulation. 2003;108:2034–40.

70. Thomas M, Gavrila D, McCormick ML, et al. Deletion of p47phox attenuates angiotensin II-induced abdominal aortic aneurysm formation in apolipoprotein E-deficient mice. Circulation. 2006;114:404–13.

71. Nigro P, Satoh K, O'Dell MR, et al. Cyclophilin A is an inflammatory mediator that promotes atherosclerosis in apolipoprotein E-deficient mice. J Exp Med. 2011;208:53–66.

72. Satoh K, Matoba T, Suzuki J, et al. Cyclophilin A mediates vascular remodeling by promoting inflammation and vascular smooth muscle cell proliferation. Circulation. 2008;117:3088–98.

73. Satoh K, Nigro P, Matoba T, et al. Cyclophilin A enhances vascular oxidative stress and the development of angiotensin II-induced aortic aneurysms. Nat Med. 2009;15:649–56.

74. Takimoto E, Kass DA. Role of oxidative stress in cardiac hypertrophy and remodeling. Hypertension. 2007;49:241–8.

75. Suzuki J, Jin ZG, Meoli DF, et al. Cyclophilin A is secreted by a vesicular pathway in vascular smooth muscle cells. Circ Res. 2006;98:811–7.

76. Wang YX, Martin-McNulty B, da Cunha V, et al. Fasudil, a Rho-kinase inhibitor, attenuates angiotensin II-induced abdominal aortic aneurysm in apolipoprotein E-deficient mice by inhibiting apoptosis and proteolysis. Circulation. 2005;111:2219–26.

77. Higashi M, Shimokawa H, Hattori T, et al. Long-term inhibition of Rho-kinase suppresses angiotensin II-induced cardiovascular hypertrophy in rats in

vivo: effect on endothelial NAD(P)H oxidase system. Circ Res. 2003;93:767–75.

78. Shimokawa H, Takeshita A. Rho-kinase is an important therapeutic target in cardiovascular medicine. Arterioscler Thromb Vasc Biol. 2005;25:1767–75.

79. Pennesi G, Liu Z, Ciubotariu R, et al. TCR repertoire of suppressor CD8+CD28− T cell populations. Hum Immunol. 1999;60:291–304.

80. Franceschi C, Capri M, Monti D, et al. Inflammaging and anti-inflammaging: a systemic perspective on aging and longevity emerged from studies in humans. Mech Ageing Dev. 2007;128:2–105.

81. Rifai N, Ridker PM. High-sensitivity C-reactive protein: a novel and promising marker of coronary heart disease. Clin Chem. 2001;47:403–11.

82. Danesh J, Collins R, Appleby P, Peto R. Association of fibrinogen, C-reactive protein, albumin, or leukocyte count with coronary heart disease: meta-analyses of prospective studies. JAMA. 1998;279: 1477–82.

83. Ridker PM, Cook N. Clinical usefulness of very high and very low levels of C-reactive protein across the full range of Framingham Risk Scores. Circulation. 2004;109:1955–9.

84. Danesh J, Muir J, Wong YK, et al. Risk factors for coronary heart disease and acute-phase proteins. A population-based study. Eur Heart J. 1999; 20:954–9.

85. Kuller LH, Tracy RP, Shaten J, Meilahn EN. Relation of C-reactive protein and coronary heart disease in the MRFIT nested case–control study. Multiple Risk Factor Intervention Trial. Am J Epidemiol. 1996; 144:537–47.

86. Koenig W, Khuseyinova N, Baumert J, et al. Increased concentrations of C-reactive protein and IL-6 but not IL-18 are independently associated with incident coronary events in middle-aged men and women: results from the MONICA/KORA Augsburg case-cohort study, 1984–2002. Arterioscler Thromb Vasc Biol. 2006;26:2745–51.

87. Ferrucci L, Harris TB, Guralnik JM, et al. Serum IL-6 level and the development of disability in older persons. J Am Geriatr Soc. 1999;47:639–46.

88. Weaver JD, Huang MH, Albert M, et al. Interleukin-6 and risk of cognitive decline: MacArthur studies of successful aging. Neurology. 2002;59:371–8.

89. Harris TB, Ferrucci L, Tracy RP, et al. Associations of elevated interleukin-6 and C-reactive protein levels with mortality in the elderly. Am J Med. 1999; 106:506–12.

90. Kiechl S, Egger G, Mayr M, et al. Chronic infections and the risk of carotid atherosclerosis: prospective results from a large population study. Circulation. 2001;103:1064–70.

91. Patel P, Carrington D, Strachan DP, et al. Fibrinogen: a link between chronic infection and coronary heart disease. Lancet. 1994;343:1634–5.

92. Fried LP, Kronmal RA, Newman AB, et al. Risk factors for 5-year mortality in older adults: the Cardiovascular Health Study. JAMA. 1998; 279:585–92.

93. Perry RT, Collins JS, Wiener H, et al. The role of TNF and its receptors in Alzheimer's disease. Neurobiol Aging. 2001;22:873–83.

94. Lio D, Annoni G, Licastro F, et al. Tumor necrosis factor-α-308A/G polymorphism is associated with age at onset of Alzheimer's disease. Mech Ageing Dev. 2006;127:567–71.

95. Bruunsgaard H, Skinhøj P, Pedersen AN, et al. Ageing, tumour necrosis factor-α (TNF-α) and atherosclerosis. Clin Exp Immunol. 2000;121:255–60.

96. Hotamisligil GS, Spiegelman BM. Tumor necrosis factor α: a key component of the obesity-diabetes link. Diabetes. 1994;43:1271–8.

97. Sairanen T, Carpén O, Karjalainen-Lindsberg ML, et al. Evolution of cerebral tumor necrosis factor-alpha production during human ischemic stroke. Stroke. 2001;32:1750–8.

98. Reuben DB, Ix JH, Greendale GA, Seeman TE. The predictive value of combined hypoalbuminemia and hypocholesterolemia in high functioning community-dwelling older persons: MacArthur Studies of Successful Aging. J Am Geriatr Soc. 1999;47:402–26.

99. Reuben DB, Cheh AL, Harris TB, et al. Peripheral blood markers of inflammation predict mortality and functional decline in high-functioning community-dwelling older persons. J Am Geriatr Soc. 2002; 50:638–44.

100. Uhlar CM, Whitehead AS. Serum amyloid A, the major vertebrate acute-phase reactant. Eur J Biochem. 1999;265:501–23.

101. Zhang N, Ahsan MH, Purchio AF, West DB. Serum amyloid A-luciferase transgenic mice: response to sepsis, acute arthritis, and contact hypersensitivity and the effects of proteasome inhibition. J Immunol. 2005;174:8125–34.

102. Mahmoudi M, Curzen N, Gallagher PJ. Atherogenesis: the role of inflammation and infection. Histopathology. 2007;50:535–46.

103. Blum A, Peleg A, Weinberg M. Anti-cytomegalovirus (CMV) IgG antibody titer in patients with risk factors to atherosclerosis. Clin Exp Med. 2003; 3:157–60.

104. Shen YH, Utama B, Wang J, et al. Human cytomegalovirus causes endothelial injury through the ataxia telangiectasia mutant and p53 DNA damage signaling pathways. Circ Res. 2004;94:1310–7.

105. Aiello AE, Haan M, Blythe L, et al. The influence of latent viral infection on rate of cognitive decline over 4 years. J Am Geriatr Soc. 2006;54:1046–54.

106. Peres A, Bauer M, da Cruz IB, et al. Immunophenotyping and T-cell proliferative capacity in a healthy aged population. Biogerontology. 2003;4:289–96.

107. DelaRosa O, Pawelec G, Peralbo E, et al. Immunological biomarkers of ageing in man: changes in both innate and adaptive immunity are associated with health and longevity. Biogerontology. 2006;7:471–81.

108. Ferguson FG, Wikby A, Maxson P, et al. Immune parameters in a longitudinal study of a very old population of Swedish people: a comparison between survivors and nonsurvivors. J Gerontol A Biol Sci Med Sci. 1995;50:B378–82.

109. Pawelec G, Akbar A, Caruso C, et al. Human immunosenescence: is it infectious? Immunol Rev. 2005;205:257–68.

110. Listì F, Candore G, Modica MA, et al. A study of serum immunoglobulin levels in elderly persons that provides new insights into B cell immunosenescence. Ann NY Acad Sci. 2006;1089:487–95.

111. Colonna-Romano G, Bulati M, Aquino A, et al. B cell immunosenescence in the elderly and in centenarians. Rejuvenation Res. 2008;11:433–9.

112. Ogata K, An E, Shioi Y, et al. Association between natural killer cell activity and infection in immunologically normal elderly people. Clin Exp Immunol. 2001;124:392–7.

113. Larbi A, Franceschi C, Mazzatti D, et al. Aging of the immune system as a prognostic factor for human longevity. Physiology (Bethesda). 2008;23:64–74.

114. Cevenini E, Invidia L, Lescai F, et al. Human models of aging and longevity. Expert Opin Biol Ther. 2008;8:1393–405.

115. Vijg J, Campisi J. Puzzles, promises and a cure for ageing. Nature. 2008;454:1065–71.

116. Schmitz KH, Schreiner PJ, Jacobs DR, et al. Independent and interactive effects of apolipoprotein E phenotype and cardiorespiratory fitness on plasma lipids. Ann Epidemiol. 2001;11:94–103.

117. Evans DA, Beckett LA, Field TS, et al. Apolipoprotein E ε4 and incidence of Alzheimer disease in a community population of older persons. JAMA. 1997;277:822–4.

118. Lunetta KL, D'Agostino Sr RB, Karasik D, et al. Genetic correlates of longevity and selected age-related phenotypes: a genome-wide association study in the Framingham Study. BMC Med Genet. 2007:8 Suppl 1:S13.

119. Kritchevsky SB, Nicklas BJ, Visser M, et al. Angiotensin-converting enzyme insertion/deletion genotype, exercise, and physical decline. JAMA. 2005;294:691–8.

120. Narain Y, Yip A, Murphy T, et al. The ACE gene and Alzheimer's disease susceptibility. J Med Genet. 2000;37:695–7.

121. Frederiksen H, Gaist D, Bathum L, et al. Angiotensin I-converting enzyme (ACE) gene polymorphism in relation to physical performance, cognition and survival–a follow-up study of elderly Danish twins.

Ann Epidemiol. 2003;13:57–65.

122. Bladbjerg EM, Andersen-Ranberg K, de Maat MP, et al. Longevity is independent of common variations in genes associated with cardiovascular risk. Thromb Haemost. 1999;82:1100–5.

123. Blanché H, Cabanne L, Sahbatou M, Thomas G. A study of French centenarians: are ACE and APOE associated with longevity? C R Acad Sci III. 2001;324:129–35.

124. Reynolds CA, Jansson M, Gatz M, Pedersen NL. Longitudinal change in memory performance associated with HTR2A polymorphism. Neurobiol Aging. 2006;27:150–4.

125. d'Adda di Fagagna F, Teo SH, Jackson SP. Functional links between telomeres and proteins of the DNA-damage response. Genes Dev. 2004;18:1781–99.

126. Cherif H, Tarry JL, Ozanne SE, Hales CN. Ageing and telomeres: a study into organ- and gender-specific telomere shortening. Nucleic Acids Res. 2003;31:1576–83.

127. von Zglinicki T. Oxidative stress shortens telomeres. Trends Biochem Sci. 2002;27:339–44.

128. Bischoff C, Petersen HC, Graakjaer J, et al. No association between telomere length and survival among the elderly and oldest old. Epidemiology. 2006; 17:190–4.

129. de Lange T. Protection of mammalian telomeres. Oncogene. 2002;21:532–40.

130. Campisi J, d'Adda di Fagagna F. Cellular senescence: when bad things happen to good cells. Nat Rev Mol Cell Biol. 2007;8:729–40.

131. von Zglinicki T, Martin-Ruiz CM. Telomeres as biomarkers for ageing and age-related diseases. Curr Mol Med. 2005;5:197–203.

132. Martin-Ruiz CM, Gussekloo J, van Heemst D, et al. Telomere length in white blood cells is not associated with morbidity or mortality in the oldest old: a population-based study. Aging Cell. 2005;4: 287–90.

133. Calleja M, Peña P, Ugalde C, et al. Mitochondrial DNA remains intact during Drosophila aging, but the levels of mitochondrial transcripts are significantly reduced. J Biol Chem. 1993;268:18891–7.

134. Crawford DR, Wang Y, Schools GP, et al. Downregulation of mammalian mitochondrial RNAs during oxidative stress. Free Radic Biol Med. 1997; 22:551–9.

135. Johnson SR. Menopause and hormone replacement therapy. Med Clin North Am. 1998;82:297–320.

136. Chahal HS, Drake WM. The endocrine system and ageing. J Pathol. 2007;211:173–80.

137. Brochier ML, Arwidson P. Coronary heart disease risk factors in women. Eur Heart J. 1998;19(Suppl A):A45–52.

138. Paganini-Hill A, Corrada MM, Kawas CH. Increased longevity in older users of postmenopausal estrogen therapy: the Leisure World Cohort Study.

Menopause. 2006;13:12–8.

139. Rossouw JE, Anderson GL, Prentice RL, et al. Risks and benefits of estrogen plus progestin in healthy postmenopausal women: principal results From the Women's Health Initiative randomized controlled trial. JAMA. 2002;288:321–33.

140. Gray A, Feldman HA, McKinlay JB, Longcope C. Age, disease, and changing sex hormone levels in middle-aged men: results of the Massachusetts Male Aging Study. J Clin Endocrinol Metab. 1991;73:1016–25.

141. Araujo AB, Kupelian V, Page ST, et al. Sex steroids and all-cause and cause-specific mortality in men. Arch Intern Med. 2007;167:1252–60.

142. Wang C, Cunningham G, Dobs A, et al. Long-term testosterone gel (AndroGel) treatment maintains beneficial effects on sexual function and mood, lean and fat mass, and bone mineral density in hypogonadal men. J Clin Endocrinol Metab. 2004;89:2085–98.

143. Hartgens F, Kuipers H. Effects of androgenic-anabolic steroids in athletes. Sports Med. 2004;34:513–54.

144. Corpas E, Harman SM, Blackman MR. Human growth hormone and human aging. Endocr Rev. 1993;14:20–39.

145. Brown-Borg HM, Rakoczy SG. Catalase expression in delayed and premature aging mouse models. Exp Gerontol. 2000;35:199–212.

146. Hauck SJ, Bartke A. Free radical defenses in the liver and kidney of human growth hormone transgenic mice: possible mechanisms of early mortality. J Gerontol A Biol Sci Med Sci. 2001;56:B153–62.

147. Brown-Borg HM. Hormonal regulation of longevity in mammals. Ageing Res Rev. 2007;6:28–45.

148. Hoffman AR, Kuntze JE, Baptista J, et al. Growth hormone (GH) replacement therapy in adult-onset GH deficiency: effects on body composition in men and women in a double-blind, randomized, placebo-controlled trial. J Clin Endocrinol Metab. 2004;89:2048–56.

149. Serri O, St-Jacques P, Sartippour M, Renier G. Alterations of monocyte function in patients with growth hormone (GH) deficiency: effect of substitutive GH therapy. J Clin Endocrinol Metab. 1999;84:58–63.

150. Yakar S, Setser J, Zhao H, et al. Inhibition of growth hormone action improves insulin sensitivity in liver IGF-1-deficient mice. J Clin Invest. 2004; 113:96–105.

151. Tatar M, Kopelman A, Epstein D, et al. A mutant Drosophila insulin receptor homolog that extends life-span and impairs neuroendocrine function. Science. 2001;292:107–10.

152. Accili D, Drago J, Lee EJ, et al. Early neonatal death in mice homozygous for a null allele of the insulin receptor gene. Nat Genet. 1996;12:106–9.

153. Florini JR, Ewton DZ, Coolican SA. Growth hormone and the insulin-like growth factor system in

myogenesis. Endocr Rev. 1996;17:481–517.

154. Janssen JA, Stolk RP, Pols HA, et al. Serum total IGF-I, free IGF-I, and IGFB-1 levels in an elderly population: relation to cardiovascular risk factors and disease. Arterioscler Thromb Vasc Biol. 1998;18:277–82.

155. Cappola AR, Xue QL, Ferrucci L, et al. Insulin-like growth factor I and interleukin-6 contribute synergistically to disability and mortality in older women. J Clin Endocrinol Metab. 2003;88:2019–25.

156. Saydah S, Graubard B, Ballard-Barbash R, Berrigan D. Insulin-like growth factors and subsequent risk of mortality in the United States. Am J Epidemiol. 2007;166:518–26.

157. Henry J. Coronary heart disease and arousal of the adrenal cortical axis. In: Dembroski TM, Schmidt TH, Blumchen G, editors. Biobehavioral bases of coronary heart disease. Basel: Karger; 1983. p. 365–81.

158. Lupien S, Lecours AR, Lussier I, et al. Basal cortisol levels and cognitive deficits in human aging. J Neurosci. 1994;14:2893–903.

159. Greendale GA, Unger JB, Rowe JW, Seeman TE. The relation between cortisol excretion and fractures in healthy older people: results from the MacArthur studies-Mac. J Am Geriatr Soc. 1999;47:799–803.

160. Labrie F, Bélanger A, Simard J, et al. DHEA and peripheral androgen and estrogen formation: intracinology. Ann NY Acad Sci. 1995;774:16–28.

161. Migeon CJ, Keller AR, Lawrence B, Shepard II TH. Dehydroepiandrosterone and androsterone levels in human plasma: effect of age and sex; day-to-day and diurnal variations. J Clin Endocrinol Metab. 1957; 17:1051–62.

162. Berr C, Lafont S, Debuire B, et al. Relationships of dehydroepiandrosterone sulfate in the elderly with functional, psychological, and mental status, and short-term mortality: a French community-based study. Proc Natl Acad Sci USA. 1996;93:13410–5.

163. Beer NA, Jakubowicz DJ, Matt DW, et al. Dehydroepiandrosterone reduces plasma plasminogen activator inhibitor type 1 and tissue plasminogen activator antigen in men. Am J Med Sci. 1996; 311:205–10.

164. Feldman HA, Johannes CB, McKinlay JB, Longcope C. Low dehydroepiandrosterone sulfate and heart disease in middle-aged men: cross-sectional results from the Massachusetts Male Aging Study. Ann Epidemiol. 1998;8:217–28.

165. Cappola AR, Xue QL, Walston JD, et al. DHEAS levels and mortality in disabled older women: the Women's Health and Aging Study I. J Gerontol A Biol Sci Med Sci. 2006;61:957–62.

166. Gürlek A, Gedik O. Endogenous sex steroid, GH and IGF-I levels in normal elderly men: relationships with bone mineral density and markers of bone turnover. J Endocrinol Invest. 2001;24:408–14.

167. Svec F, Lopez A. Antiglucocorticoid actions of dehydroepiandrosterone and low concentrations in Alzheimer's disease. Lancet. 1989;2:1335–6.

168. Nair KS, Rizza RA, O'Brien P, et al. DHEA in elderly women and DHEA or testosterone in elderly men. N Engl J Med. 2006;355:1647–59.

169. Zoico E, Zamboni M, Zamboni V, et al. Leptin physiology and pathophysiology in the elderly. Adv Clin Chem. 2006;41:123–66.

170. Schautz B, Later W, Heller M, et al. Impact of age on leptin and adiponectin independent of adiposity. Br J Nutr. 2012;108:363–70.

171. De Solis AJ, Fernández-Agulló T, Garcia-SanFrutos M, et al. Impairment of skeletal muscle insulin action with aging in Wistar rats: role of leptin and caloric restriction. Mech Ageing Dev. 2012;133:306–16.

172. Arai Y, Takayama M, Abe Y, Hirose N. Adipokines and aging. J Atheroscler Thromb. 2011;18:545–50.

173. Kmiec Z. Aging and peptide control of food intake. Curr Protein Pept Sci. 2011;12:271–9.

174. Van Gaal LF, Wauters MA, Mertens IL, et al. Clinical endocrinology of human leptin. Int J Obes Relat Metab Disord. 1999;23 Suppl 1:29–36.

175. Margetic S, Gazzola C, Pegg GG, Hill RA. Leptin: a review of its peripheral actions and interactions. Int J Obes Relat Metab Disord. 2002;11:1407–33.

176. Goldstein DS. Plasma catecholamines in clinical studies of cardiovascular diseases. Acta Physiol Scand Suppl. 1984;527:39–41.

177. Grundy SM, Cleeman JI, Merz CN, et al. Implications of recent clinical trials for the National Cholesterol Education Program Adult Treatment Panel III guidelines. Circulation. 2004;110:227–39.

178. Boldt J, Menges T, Kuhn D, et al. Alterations in circulating vasoactive substances in the critically ill–a comparison between survivors and non-survivors. Intensive Care Med. 1995;21:218–25.

179. Semeraro C, Marchini F, Ferlenga P, et al. The role of dopaminergic agonists in congestive heart failure. Clin Exp Hypertens. 1997;19:201–15.

180. Reuben DB, Talvi SL, Rowe JW, Seeman TE. High urinary catecholamine excretion predicts mortality and functional decline in high-functioning, community-dwelling older persons: MacArthur Studies of Successful Aging. J Gerontol A Biol Sci Med Sci. 2000;55:M618–24.

181. Arnesen E, Refsum H, Bønaa KH, et al. Serum total homocysteine and coronary heart disease. Int J Epidemiol. 1995;24:704–9.

182. Verhoef P, Stampfer MJ, Buring JE, et al. Homocysteine metabolism and risk of myocardial infarction: relation with vitamins B6, B12, and folate. Am J Epidemiol. 1996;143:845–59.

183. Riggs KM, Spiro III A, Tucker K, Rush D. Relations of vitamin B-12, vitamin B-6, folate, and homocysteine to cognitive performance in the Normative Aging Study. Am J Clin Nutr. 1996;63:306–14.

184. Jacques PF, Selhub J, Bostom AG, et al. The effect of folic acid fortification on plasma folate and total homocysteine concentrations. N Engl J Med. 1999;340:1449–54.
185. Staessen JA, Fagard R, Thijs L, et al. Randomised double-blind comparison of placebo and active treatment for older patients with isolated systolic hypertension. The Systolic Hypertension in Europe (Syst-Eur) Trial Investigators. Lancet. 1997; 350:757–64.
186. SHEP Cooperative Research Group. Prevention of stroke by antihypertensive drug treatment in older persons with isolated systolic hypertension. Final results of the Systolic Hypertension in the Elderly Program (SHEP). JAMA. 1991;265:3255–64.
187. Franklin SS, Larson MG, Khan SA, et al. Does the relation of blood pressure to coronary heart disease risk change with aging? The Framingham Heart Study. Circulation. 2001;103:1245–9.
188. Nichols WW, Nicolini FA, Pepine CJ. Determinants of isolated systolic hypertension in the elderly. J Hypertens Suppl. 1992;10:S73–7.
189. Benetos A, Safar M, Rudnichi A, et al. Pulse pressure: a predictor of long-term cardiovascular mortality in a French male population. Hypertension. 1997;30:1410–5.
190. Gillum RF, Makuc DM, Feldman JJ. Pulse rate, coronary heart disease, and death: the NHANES I Epidemiologic Follow-up Study. Am Heart J. 1991;121:172–7.
191. Seeman TE, Singer BH, Rowe JW, et al. Price of adaptation–allostatic load and its health consequences. MacArthur studies of successful aging. Arch Intern Med. 1997;157:2259–68.
192. Lapidus L, Bengtsson C, Larsson B, et al. Distribution of adipose tissue and risk of cardiovascular disease and death: a 12 year follow up of participants in the population study of women in Gothenburg, Sweden. Br Med J. 1984; 289:1257–61.
193. Folsom AR, Kaye SA, Sellers TA, et al. Body fat distribution and 5-year risk of death in older women. JAMA. 1993;269:483–7.
194. McKeigue PM, Shah B, Marmot MG. Relation of central obesity and insulin resistance with high diabetes prevalence and cardiovascular risk in South Asians. Lancet. 1991;337:382–6.
195. Felson DT, Zhang Y, Anthony JM, et al. Weight loss reduces the risk for symptomatic knee osteoarthritis in women. The Framingham Study. Ann Intern Med. 1992;116:535–9.
196. Davison KK, Ford ES, Cogswell ME, Dietz WH. Percentage of body fat and body mass index are associated with mobility limitations in people aged 70 and older from NHANES III. J Am Geriatr Soc. 2002;50:1802–9.
197. Himes C. Obesity, disease, and functional limitation in later life. Demography. 2000;37:73–82.
198. de Koning L, Merchant AT, Pogue J, Anand SS. Waist circumference and waist-to-hip ratio as predictors of cardiovascular events: meta-regression analysis of prospective studies. Eur Heart J. 2007;28:850–6.

第二十一章　心脏随年龄增长而发生的变化：从整体到分子

Changes in the Heart That Accompany Advancing Age：Humans to Molecules

Edward G. Lakatta，Harold A. Spurgeon 和 Andrzej M. Janczewski

（焦振宇　译）

简介

高血压、动脉粥样硬化和由此产生的慢性心衰是老年人群中的常见疾病。这些疾病的临床表现和预后也随衰老而恶化（图 21-1）。

越来越多的来自于动物和人类的研究证实，心脏和中央动脉血管壁的一些与衰老相关的变化，是CVD强有力并且独立的危险因素。这些由衰老导致的动脉及心脏结构和功能的变化，预示着衰老可能是导致这些疾病发生的危险因素。因此，CVD 的临床表现和预后随衰老恶化的原因可解释为：CVD 病理生理机制随年龄增长发生了变化（图 21-2）。

如图 21-2 所示，由低到高代表年龄增长，一虚线将图一分为二，虚线代表疾病被识别的临床实践"阈值"，虚线以上的情况通常被定义为"疾病"，导致心脑功能的衰竭。

图 21-2 中虚线以下的内容常被认为是"正常衰老过程"中心血管的自然改变。这些与衰老相关的心血管变化以不同的方式叠加，导致 CVD 的发生。首先，人们忽视了疾病的严重程度需要跨越一定的阈值才会出现临床症状及体征。衰老不应继续被认为是不可控的危险因素。从某种意义上讲，图 21-2 中虚线以下的内容不能再仅被当作是衰老过程中的正常现象，相反，这些才应是相应疾病的危险因素，应当作被干预的靶点，从而降低老年人的 CVD 发生率。

在心血管结构和功能方面有些在以往被认为是与年龄相关的改变，包括细胞水平和分子水平的变化，均已被证实是明确的 CVD 危险因素，因此，当务之急是对这些心血管的衰老改变进行深入研究，通过一些措施（预防手段）去减缓现在所谓的正常衰老过程。

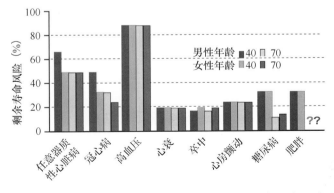

图 21-1（见书后彩图）　CVD 和其他疾病的剩余寿命风险（remaining lifetime risk），即男性和女性分别于 40 岁和 70 岁时无上述相关疾病的概率（来源于 Lloyd-Jones D. et al. Heart Disease and Stroke Statistics-2010 Update. A Report From the American Heart Association. Circulation. 2010；121：e1-e170）

人体中心脏的衰老

通常认为，对于健康人来说，心脏会随年龄增

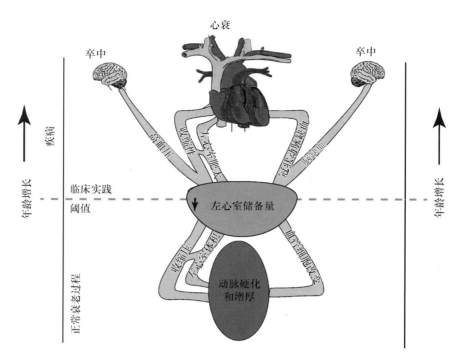

图 21-2 心血管危险因素与临床实践阈值关系的示意图。[来源于 Najjar SS，Lakatta EG，Gerstenblith G. Cardiovascular Aging：The Next Frontier in Cardiovascular Prevention. In Blumenthal R，Foody J，Wong NA（editors），*Prevention of Cardiovascular Disease：Companion to Braunwald's Heart Disease*. Philadelphia：Saunders，2011：415-432]

长而发生相应变化，这种变化在某种程度上是对于动脉伴随衰老改变的一种适应（图 21-3）[1]。

随年龄增长，左心室室壁对抗动脉阻力增加而使心肌细胞体积增大，室壁增厚，缓冲对室壁的压力。胶原蛋白水平适度增加亦与衰老有关。

左心室室壁增厚以延长心肌收缩时间来弥补收缩末期的动脉阻力增加，从而保持静息状态下心脏收缩射血功能正常。然而对于老年人，二尖瓣开放

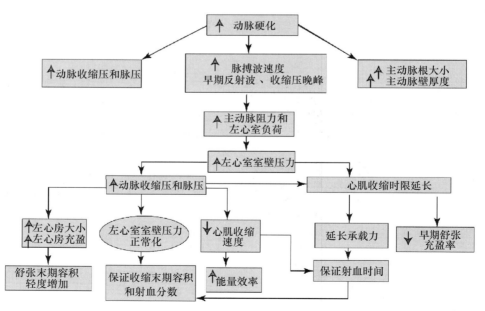

图 21-3 血压正常的老年人和血压升高人群动脉和心脏的改变。血管变化（如箭头方向）可导致心脏结构和功能发生改变，以维持正常心功能。[来源于 Lakatta EG. Normal Changes of Aging. In：Abrams WB，Berkow R（Eds），Merck Manual of Geriatrics，Rahway，N. J.：Merck Sharp & Dohme Research Laboratories，1990，pp. 310-325]

时心肌收缩期延长会使舒张不充分，从而导致早期的左心室充盈下降。

由衰老导致的左心室结构改变和功能不均一性变化亦可能造成左心室充盈峰值下降。为适应这一变化，左心房适应性增大以辅助左心室充盈，补偿早期左心室充盈，避免左心室舒张末期容积减少。组织水平上衰老相关的改变可看作是对生长因子（儿茶酚胺、血管紧张素Ⅱ、内皮素、TGF-β或成纤维细胞生长因子）、细胞活性物质的应答，从而对心肌细胞、血管细胞或细胞外基质（见下文）产生影响，如图21-3所示。

性别在心血管系统的生理和病理生理中起着重要的作用，在衰老人群中亦然（见[2-3]）。对未发生心衰的个体的心脏解剖发现，男性的心脏中心肌细胞的丢失及存活细胞的肥大与年龄存在明显相关性，但老年女性的心室肌仍能保持正常的肌细胞数量和大小。这些性别差异可能部分源于心肌细胞复制潜能的不同。对扩张型心肌病患者左心室样本进行性别和年龄基因表达差异分析，发现超过1800个基因在心脏显示两性差异。这些基因的存在说明了基因本体论途径参与了离子运输和G蛋白偶联受体信号转导[4]。

人体心血管储备

在社区健康人群的衰老过程中，心脏储备能力巨大的变化表现在：心率加快及左心室射血增多能力的下降，男性伴有左心室舒张末期容积快速适度增加（表21-1）。

表21-1　直立运动试验（exhaustive upright exercise）：20～80岁健康男性和女性的携氧能力和心脏调节

氧耗	↑（50%）
动静脉含氧差	↑（25%）
心脏指数	↑（25%）
心率	↑（25%）
每搏量	无变化
舒张末期容积（EDV）	←（30%）
血管后负荷（PVR）	←（30%）
收缩末期容积（ESV）	←（275%）
收缩力	↑（60%）
射血分数	↑（15%）
血浆儿茶酚胺	←
心血管对β肾上腺素刺激的反应	↑

来源于 Lakatta E，Sollott S．The "Heartbreak" of Older Age．Mol Interventions 2002；2：431-446

衰老相关的射血分数下降的机制是多方面的，包括内在的心肌收缩力下降、血管后负荷增加、动脉-心室负荷失衡。

心室负荷是指心肌收缩和射血的阻力；后负荷是指心肌开始收缩之后所受的阻力，相反心肌在收缩之前所受的阻力称为前负荷。尽管这些与衰老相关的心血管储备改变不足以引起临床上的心力衰竭，它可对一些临床现象产生影响，例如影响某些症状和体征出现的阈值，或影响继发性心力衰竭的严重程度及预后（例如由慢性高血压引起的收缩或舒张性心力衰竭）。

衰老相关的心血管储备能力降低主要由心率自主调节功能减弱、左心室收缩力减低及动脉后负荷导致。心血管系统交感神经调节的本质是保证更快的心率，保证心脏大小正常，通过减少舒张充盈期来减少左心室后负荷，增强心肌收缩力及舒张力，将血液重新分布至肌肉和皮肤。每一个与衰老有关的心血管调节因素的功能下降，包括心率（影响充盈时间）、后负荷（心肌和血管）、心肌收缩力和血液重新分布，均反映交感神经调节机制的减退[1]。

多个证据证实，突触后β-肾上腺素能信号转导的功效随衰老而减弱[1]。其中一个证据源于静息状态下机体对β-肾上腺素激动剂注射的反应随年龄的增长而减弱[1]。另一个证实突触后β-肾上腺素能受体（β-AR）信号转导减少的证据是，快速β-肾上腺素受体阻断可改变运动中年轻人的血液动力学，使其与老年人有相似的表现。显著的β受体阻断剂诱导的左心室扩张仅发生在年轻个体中[5]。应用β受体阻滞剂后，运动中的年轻人的心率减低较老年人更明显[5]，因为无论运动还是休息时，左心室早期舒张充盈率会出现与衰老相关的降低[5]。在老年犬的动物实验中亦发现，与衰老相关的运动中主动脉阻力增加可被快速β受体阻滞作用消除[6]。

随着衰老，心血管系统的交感神经调节在神经递质增加上表现出明显缺陷。与年轻人相比，老年人血浆中的去甲肾上腺素和肾上腺素水平可在轻微活动后出现明显升高。与衰老相关的去甲肾上腺素水平增高是由于分泌至循环系统增多所致，此外血浆清除率减少亦与此有关。不同器官的去甲肾上腺素的分泌水平不同；心脏中可见去甲肾上腺素分泌增加。在短时间的激烈运动中，神经末梢对去甲肾上腺素再摄取不足是使分泌增加的主要机制。然而在长时间的运动中，神经递质再摄取的减少也可能与消耗以及分泌、释放减少有关。心脏毒蕈碱受体密度和功能随年龄增加而减少，亦可能与老年受试者反射活动降低有关[7]。

心肌与衰老相关的细胞和分子改变

心肌结构和功能随衰老变化的细胞和分子机制在啮齿类动物中已有大量的研究（表 21-2）。

心脏结构随衰老的改变包括左心室体积增大[8]，左心室体积增大可由心肌细胞体积增大和其相应位置的基质局灶性增生引起，基质局灶性增生与成纤维细胞数目和功能发生改变有关。心肌细胞数目减少的原因是细胞坏死和凋亡，其中细胞坏死占主导地位[9]。啮齿类动物由衰老引起的心肌细胞增大的原因可能包括与衰老伴发的动脉硬化所致的血管负荷增加、由周围心肌细胞丢失引起的细胞伸展[10]。心肌细胞延展和成纤维细胞启动生长因子信号转导通路（如血管紧张素Ⅱ/TGF-β），除了调节细胞生长和基质合成，还可导致细胞的凋亡[11]。心房利钠肽[12]和阿片肽[13]通常被认为是对慢性应激的应答产物，它们在衰老的啮齿类动物中增加。

表 21-2　啮齿类动物中与衰老相关的心脏改变

结构改变	功能改变	离子、生物物理学和生物化学机制	分子机制
↑心肌细胞大小	收缩期延长	细胞浆中 Ca^{2+} 瞬变延长	—
↓心肌细胞数目		↓SR Ca^{2+} 泵出率	↓SERCA mRNA
		↓泵的密度	肌集钙蛋白 mRNA 无改变
	动作电位时限延长	↓I_{Ca} 失活	↑Na^+-Ca^{2+} 交换 mRNA
		↓I_{to} 密度	
	β-肾上腺素收缩性应答减少	↓βAR-AC 偶联	β_1 AR mRNA
		G_i 活化无改变	βARK mRNA 无改变
		βARK 活性无改变	—
		↓TNI，受磷蛋白	—
		↓受磷蛋白磷酸化	—
		↓I_{Ca} 增加	—
		↓Ca_i 瞬变增加	—
		↑脑啡肽	—
		↑脑啡肽原 mRNA	—
	收缩速度减慢	↓αMHC 蛋白	↓αMHC mRNA
		↑βMHC 蛋白	↑βMHC mRNA
		↓肌球蛋白 ATP 酶活性	肌动蛋白 mRNA 无改变
		↓RXRβ1 和 γmRNA	↓RXRβ1 和 γmRNA
		↓RXRβ1 和 γ 蛋白	
		↓甲状腺受体蛋白	
基质结缔组织	↑心肌僵化	↑羟脯氨酸含量	↑胶原蛋白 mRNA
		↑心肌 RAS 活性	↑纤维连接蛋白 mRNA
			↑AT1R mRNA
		↑心房钠尿肽	↑心房钠尿肽 mRNA
	↓生长应答	—	↓即刻早期基因诱导
	↓热休克应答	—	↓激活 HSF

来源于 Lakatta EG. Cardiovascular regulatory mechanisms in advanced age. Physiol Rev 1993；73；413-67. With permission from American Physiological Society. SR：肌浆网，SERCA：肌浆网/内质网 Ca^{2+}-ATP 酶，MHC：肌球蛋白重链，RXR：类视黄醇 X 受体，AR：肾上腺素受体，HSF：心肌休克因子，RYR2：心脏 ryanodine 受体，AT1R：血管紧张素Ⅱ1 型受体，RAS：肾素-血管紧张素系统

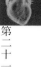

心肌兴奋收缩耦联与衰老

钙离子（Ca^{2+}）通过 L 型钙通道（L-type calcium channels，LCC）内流在心脏兴奋收缩（excitation-contraction，EC）耦联中起双向调节作用：通过峰值 L 型钙离子流（L-type Ca^{2+} current，I$_{CaL}$）"触发"肌浆网（sarcoplasmic reticulum，SR）释放 Ca^{2+}，同时整合的 Ca^{2+} 补充 SR 含量，以供下次释放。SR 的 Ca^{2+} 的释放和摄取在心脏收缩和舒张的调节中起着关键作用。SR 的 Ca^{2+} 转运蛋白包括肌浆网 Ca^{2+}-ATP 酶（sarcoplasmic reticularCa^{2+}-ATPase，SERCA2），SERCA2 的抑制蛋白受磷蛋白（phospholamban，PLB），Ca^{2+} 贮藏蛋白肌集钙蛋白（calsequestrin，CSQ），以及 SR 的 Ca^{2+} 释放通道（ryanodine 受体，RyR）。SR 的 Ca^{2+} 循环通过 Ca^{2+} 经 LCC 内流和 Na$^+$-Ca^{2+} 交换（Na$^+$-Ca^{2+} exchanger，NCX）来进一步调节（图 21-4）。

啮齿类动物心脏 EC 耦联（图 21-4）的几个关键步骤中起调节作用的蛋白可随衰老发生表达和功能变化。达峰值时间延长和收缩舒张时间减慢（图 21-5）均是典型的心肌老化的表现[14-19]，它们均决定于 αMHC 和 βMHC 蛋白比值的变化（表 21-2）[1] 和 Ca^{2+} 瞬变构型的变化。Ca$_i^{2+}$ 瞬变衰减减慢是心肌细胞衰老的标志性改变（图 21-4 和表 21-1）（图 21-5）。

动作电位延长

L 型钙通道

衰老相关的动作电位（action potential，AP）时限延长（图 21-5）[20-23] 是由于 L 型钙通道的特性发生改变所致[20,22,24]。现有的研究对于衰老如何影响 I$_{CaL}$ 特性的观点不尽相同，取决于物种、应激和该研究的年龄范围。在 Wistar 大鼠中，老年雄性鼠（21～25 个月）的心室肌细胞中 I$_{CaL}$ 的峰值密度与年轻雄性鼠（2～3 个月）并无区别[22,25]，I$_{CaL}$ 的峰值密度在 20～22 个月与 10～12 个月的 FVB 雄性鼠中亦不存在差别[26]。老年 Wistar 大鼠心肌细胞 I$_{CaL}$ 失活较年轻大鼠慢[22,24]，这可能部分说明了老年 Wistar 大鼠和 Fisher344 大鼠的心脏动作电位时限延长的原因[22-23]。相比之下，比较年轻的成年（6 个月）Fisher344 大鼠或 Long-Evans 大鼠和老年鼠的离体心室肌细胞，可观察到随年龄增长，I$_{CaL}$ 峰值密度减低，伴随着失活减慢和更大的瞬时外向离子流（I$_{to}$）[27]。与年轻大鼠相比，老年鼠心肌细胞在动作电位时限的 90% 复极化所需时间变长，在 20% 和 75% 复极化所需时间变短[27]。

将 C57/BL6 小鼠（未区分性别）的心肌细胞分离出来，对年轻小鼠（2 个月）和老年小鼠（20～27 个月）进行比较，在 2～8Hz 的刺激下 I$_{CaL}$ 峰值密度在两组间相似，但 0.4Hz 和 1Hz 下老年小鼠心肌细胞的 I$_{CaL}$ 峰值密度更高[28]。在 6Hz 的刺激下，I$_{CaL}$ 时间（振幅峰值和失活率的功能）恢复到正常细胞水平，随衰老未见明显变化。与年轻鼠心肌细胞相比，衰老心肌细胞 I$_{CaL}$ 时间在 8Hz 刺激下减小，在 0.4Hz 刺激下升高[28]。将 B6SJLF1/J 小鼠的离体心肌细胞分为年轻成年组（～7 个月）和老年组（～24 个月），并按性别区分开来[14]，在 2Hz 刺激下，与年轻雄性鼠相比，老年雄性鼠的 I$_{CaL}$ 峰值明显降低，伴随着失活明显减慢；在雌性鼠中未见与年龄相关的 I$_{CaL}$ 特性改变。对年轻雌性羊（18 个月）和老年雌性羊（8 岁）的离体心肌细胞进行比较，AP 时限、I$_{CaL}$ 峰值、整合钙离子流在老年组均增高[20]。

Ca^{2+} 通过 LCC 内流是一个多机制相互作用的复杂功能：电压依赖性调节；Ca^{2+} 依赖性调节，通过与 LCC 上的钙调蛋白直接连接和通过钙调蛋白激酶 Ⅱ（CaMKⅡ）；通过蛋白激酶 A（protein kinase A，PKA）信号转导进行 β 肾上腺素调节。电压依赖性变化可能由衰老带来的 AP 时限延长引起，表现出振幅峰值下降并伴随着失活减慢/I$_{CaL}$ 时间延长（如[29]）。Ca^{2+} 介导的调节可能导致频率依赖的振幅下降，心率依赖的舒张性 Ca^{2+} 积累所致的 I$_{CaL}$ 时间减少[28]，这使得正常或衰竭的心肌细胞 LCC 复活

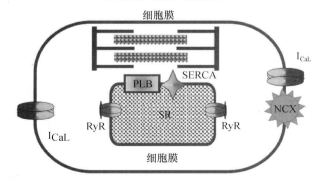

心肌细胞兴奋收缩耦联

细胞膜

I$_{CaL}$

SERCA

PLB

NCX

SR

RyR RyR

I$_{CaL}$

细胞膜

图 21-4 心室肌细胞参与兴奋收缩耦联的关键组成部分

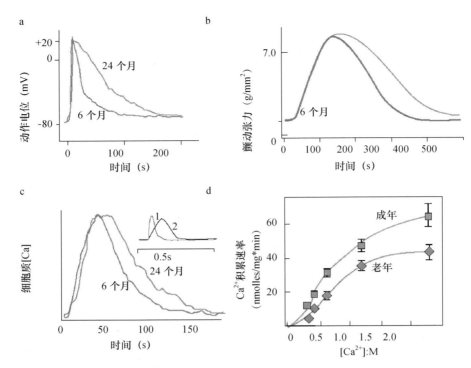

图 21-5 通过水雉性发光蛋白检测年轻成年和老年 Wistar 大鼠的离体等长右心室乳头肌的动作电位（**a**）、等长收缩（**b**）和细胞质中 Ca^{2+}（Ca_i）瞬变（**c**）。**c** 中插图显示 Ca^{2+} 瞬变随时间的变化（1）和收缩过程随时间的变化（2）。**d** 为成年和老年 Wistar 大鼠离体 $SRCa^{2+}$ 的积累速度。（**a**）and（**b**）：来源于 Spurgeon HA，Steinbach MF，Lakatta EG. Chronic exercise prevents characteristic age-related changes in rat cardiac contraction. Am J Physiol 1983；244；H513-H518. With permission from American Physiological Society. （**c**）：来源于 Orchard CH，Lakatta EG. Intracellular calcium transients and developed tensions in rat heart muscle. A mechanism for the negative interval-strength relationship. J Gen Physiol 1985；86；637-651. With permission Rockefeller University Press. （**d**）：Reprinted from Froehlich JP，Lakatta EG，Beard E，Spurgeon HA，Weisfeldt ML，Gerstenblith G. Studies of sarcoplasmic reticulum function and contraction duration in young adult and aged rat myocardium. J Mol Cell Cardiol 1978；10；427-438. 获得 Elsevier 授权

频率均减慢（见[30]）。此外，因心肌细胞衰老会导致 SR 释放 Ca^{2+} 减慢和（或）减少，Ca^{2+} 相关的 LCC 与 RyR 交叉通讯可促进 Ca^{2+} 通过 LCC 内流。例如，应用 EDTA 络合 Ca^{2+} 可消除大鼠心肌细胞 AP 构成和 I_{CaL} 失活时程的年龄差异[22]。

在衰老的心肌细胞中，减少 K^+ 外流亦可以促进 AP 时限延长。值得一提的是，I_{to} 在心肌细胞 EC 耦联中可起到间接调节作用（见[31]）。近期一些研究证实，早期复极阶段可在相当大的程度上影响整个 AP 波形，而 I_{to} 对这一时期起决定性作用。I_{to} 密度减低可在不成熟的或衰老的心肌中见到，此外，在一些心肌病和心衰的心肌组织中亦发现这一现象，例如在 SR 功能受抑制的情况下。

由衰老和心衰引起的 AP 时限延长促进去极化期间 Ca^{2+} 内流，限制电压依赖性 Ca^{2+} 通过 NCX 外流，这可能是为适应 SR 不足而形成的代偿性改变，

而随之发生的 Ca^{2+} 不均一性释放，使得发生心律失常的概率增加[31]。

肌浆网钙离子泵

Ca_i^{2+} 瞬变主要取决于 Ca^{2+} 从肌浆网（SR）释放的数量和频率。Ca_i^{2+} 瞬变衰退及后续的 Ca^{2+} 释放量主要取决于 SR 的 Ca^{2+} 吸收。通过 SERCA2 泵进行 Ca^{2+} 吸收具有双向调节功能：①降低细胞内 Ca^{2+} 含量使心肌松弛；②恢复 SR 的 Ca^{2+} 含量，为心肌收缩做准备。

衰老可导致 Ca_i^{2+} 瞬变的上升频率和振幅减低（收缩功能不全），及衰退频率减低（舒张功能不全），导致这个结果的主要原因为 SERCA2 的 Ca^{2+} 泵功能受损。这一变化已得到广泛生物化学及功能学研究的证实[32-36]。分子水平上，这一变化可能由于 SERCA2 蛋白表达减少，或 SERCA2 与 PLB 比值降低，和（或）由 PKA 和 CaMK 介导的 SER-

CA2-PLB 复合物磷酸化水平降低[36-38] 所引起。SERCA2b 在细胞膜下分布改变亦被证实与这一变化相关[28]。

衰老导致 SERCA2 mRNA 水平降低已被广泛证实（表21-2）。大多数比较老年大鼠与年轻大鼠的研究发现，老年鼠的 SERCA2 蛋白水平明显降低[19,34-35,39]。然而，多数关于衰老小鼠的研究却发现 SERCA2 的水平随年龄无明显变化[16,28,40]。除了 SERCA2-PLB 复合物磷酸化程度，SR 对 Ca^{2+} 的摄取取决于这两种蛋白的水平，例如当 SERCA2 与 PLB 比值降低时，Ca^{2+} 摄取减少[41]。

多数关于 SERCA2 和 PLB 表达水平的研究证实，啮齿类动物的 SERCA2 与 PLB 的比值随衰老降低。对 26 个月的大鼠通过活体 SERCA2a 基因转录使 SERCA/PLB 比值升高，可明显改善其与心率相关的收缩和舒张功能[34]。由 PLB 抑制引起的 SERCA/PLB 比值升高亦可使人类衰竭的心肌细胞功能得到改善[42]。另一方面，在鼠心衰模型对其进行 PLB 消融仅部分有效（见[41,43]）。

啮齿类动物中 SERCA2 与 Ca^{2+} 的亲和力随衰老下降，这一点已在离体 SR 囊泡的生物化学研究和心脏模型的生物物理学研究中被广泛证实[32-36]。

除了 SERCA2 的数目减少及 SERCA2/PLB 比值降低外，由于 SERCA2-PLB 复合物磷酸化减少而导致 SERCA2 泵作用活性降低亦可见于衰老的心肌组织中。特别是在去磷酸化状态下，PLB 与 SERCA2 相互作用后产生抑制效果，在很大程度上降低了 Ca^{2+} 与酶的亲和性。

利用 PKA 和（或）Ca^{2+}/CaMK 使 PLB 磷酸化，通过干扰 PLB 与 SERCA2 的相互作用，而增强 Ca^{2+} 与 ATP 酶的亲和性和 Ca^{2+} 泵的活性[41]。除了 PLB，CaMK 亦被认为可直接导致 SERCA2 发生磷酸化改变，从而改变 SR 对 Ca^{2+} 的摄取和释放[38]。近期研究发现衰老可带来以下显著改变：①CaMK（δ-异构体）数目减少，②内源性的 CaMK 介导的 SERCA 与 PLB 的磷酸化减少，③SR 中与磷酸化相关的 Ca^{2+} 吸收的激活减少[36]。已有研究证实，SR 相关磷酸酶 PP1 活性增强可导致 PLB 去磷酸化，在小鼠模型中，PP1 过度表达可导致心衰的发生。抑制剂 I-1 可调节 PP1 的活性，在心衰患者中抑制剂 I-1 是减少的（见[44]）。然而，衰老相关的心脏磷酸酶活性的潜在变化正在研究中。

衰老相关的 RyR 门控[19,45] 改变导致 $SRCa^{2+}$ 外流增加，亦分别限制 $SRCa^{2+}$ 吸收和 $SRCa^{2+}$ 加载的速度，使衰老的心肌发生收缩及舒张功能不全。最终，由于 $SRCa^{2+}$ 负荷减少，导致衰老心肌 Ca^{2+} 瞬变达到峰值的频率减慢或时间延长，使与 Ca^{2+} 释放同步的 I_{CaL} 峰值延长[22]。

肌浆网钙离子释放通道

除了 SERCA2，RyR 的特性对 $SRCa^{2+}$ 的释放也有重要作用。RyR 可被经 LCC 内流的 Ca^{2+} 激活，并通过自身蛋白表达和门控系统调节，在心脏舒张期 RyR 亦可发挥作用。因此，在收缩或舒张功能不全的衰老心肌细胞中均存在 RyR 表达和功能的改变。在衰老的 Wistar 大鼠的心脏中可见 RyR 蛋白表达减少[39]，但在 Fisher344 大鼠中并没有发现相同的变化[19,34,36]。PKA 和 CaMK 可使 RyR 发生磷酸化，在衰老 Fisher344 大鼠中发现由 CaMK 介导的 RyR 磷酸化明显减少[36]。

近期证实，在 6～24 个月的 Fisher344 鼠的心室肌细胞中 RyR 存在单通道特性和单一的 SR 释放 Ca^{2+} 途径（Ca^{2+} 火花）[19]。衰老的心肌细胞出现 Ca_i^{2+} 瞬变振幅降低和衰减时间延长，均与 SR 的 Ca^{2+} 含量减少有关。衰老心肌细胞还存在自发性钙火花增加、振幅及半值宽度和半值时限减低。

RyR 的单通道特性在衰老心肌中表现为 RyR 开放频率增加，但平均开放时间减少，这使得 Ca^{2+} 火花的频率增加，而触发量减少[19]。这一结果说明对正常的 RyR 门控进行修饰，提高其识别静息与活跃的 Ca^{2+} 的敏感性，可以改变衰老心肌细胞中 Ca^{2+} 的动态平衡。另一个近期研究[45]中，在 37℃ 条件下，对年轻（～5 个月）和老年（～24 个月）的 B6SJLF1/J 小鼠（无性别区分）的离体心肌细胞进行电刺激，观察衰老对细胞 Ca^{2+} 瞬变和 Ca^{2+} 火花的影响，发现衰老心肌细胞在 8Hz 的刺激下，Ca_i^{2+} 瞬变的振幅减少，上升时间缩短，且自发性钙火花的发生率明显提高。钙火花的振幅和宽度不与衰老相关，但钙火花的半量上升时间和半量下降时间在衰老心肌细胞中均缩短。静息状态下的 Ca_i^{2+} 水平和 SR 内的 Ca^{2+} 含量在两组小鼠中无差异，这揭示了钙火花频率增加与 SR 内钙储备增加无关，且 Ca_i^{2+} 瞬变振幅减低与 SR 内钙负荷减少无关。一系列结果表明，衰老心肌细胞 SR 钙释放单位发生改变，而这一变化更可能是由于年龄相关的基础释放量发

259

生变化，而不是 SR Ca^{2+} 储备或舒张期 Ca^{2+} 水平发生改变。这些研究[19,45]中 Ca^{2+} 火花（以及 SR Ca^{2+} 储备）的不同特性可能与实验的动物物种及条件（例如温度）不同有关。

与之前的研究[45]一致，上述两个研究[19,45]揭示衰老心肌细胞自发性 Ca^{2+} 火花的发生频率增多。这一结果使得 SR 钙外流增加，钙的吸收减少。研究还证实 Ca^{2+} 瞬变下降减慢，舒张性 Ca$_i^{2+}$ 增多（舒张功能不全），用于释放的钙负荷减少（收缩功能不全），以及心肌细胞对钙不耐受的阈值降低[46-47]。在舒张性和收缩性心功能不全的心肌细胞中均发现，PKA 相关的 RyR 超磷酸化所致的 SR 钙外流异常[48]。然而，新近的研究发现 CaMK II 可使正常心肌组织的 RyR 磷酸化[49-50]，而 PKA 在这个与衰老相关的心力衰竭的病理生理过程中所扮角色和机制仍未明。

肌集钙蛋白（CSQ）

不断有研究证实衰老并不改变 CSQ 的表达（表21-1），包括转录和蛋白水平[19,34-36]。

Na$^+$-Ca^{2+} 交换器（NCX）

NCX 是细胞膜上 Ca^{2+} 主要的流出通道，调节心肌细胞内的钙含量，控制心肌收缩力，包括调整 AP 晚期复极期和钙瞬变的晚期钙清除。因此，衰老心肌的 NCX 活性改变可能会导致 AP 时限和松弛期均延长[1]。衰老使 NCX 的表达在转录水平增多，但研究证实在蛋白水平上，衰老的啮齿类动物的 NCX 与年轻者相比未见明显差异[21,34,51]或降低[16,39,52]。

多个应用大鼠细胞膜或离体细胞的研究结果不

尽相同，衰老心肌的 NCX 可能是减弱的[52-53]、增强的[54]或不变的[55]。近期一个应用年轻（14～15个月）和老年（27～31个月）Fisher Brown Norway 雄性大鼠的研究[21]，对离体心肌细胞的 NCX 活性进行评价，发现在膜电位和细胞内的 Na$^+$ 和 Ca^{2+} 均可控的情况下，"前向（forward）" NCX 的活性随衰老增加。这个 "forward" NCX 活性增加可能是衰老心肌细胞晚期 AP 时限延长的一个影响因素[21]。Ca^{2+} 通过 NCX 外流的增加可通过经 LCC 内流代偿[20,22,24]。AP 时限延长带来 I$_{to}$ 减少[22]，可短暂导致松弛期 "forward" NCX 活性受限，从而允许 SR 通过 SERCA2 对 Ca^{2+} 再摄取[29]。

老年大鼠心肌细胞动作电位被迫缩短，可导致 Ca^{2+} 瞬变和 Ca^{2+} 瞬变的振幅降低和稳定状态衰减的速度减慢[29]。这归因于 SR 的 Ca^{2+} 摄取和加载减少，也就是说，在 SR 通过 SERCA2 进行 Ca^{2+} 吸收减少的情况下，上述情况可能与 I$_{CaL}$ 时间缩短以及 Ca^{2+} 通过 NCX 外流增加有关[29]。

对动作电位频率增加的反应

有研究证实，在较低频率（<2Hz）的刺激下，与年轻细胞相比，衰老心肌细胞可出现 Ca$_i^{2+}$ 瞬变振幅减低[14,19]。另有研究[15,28]对心肌细胞进行不同频率的刺激，观察衰老和年轻心肌细胞对刺激所产生的不同反应（图 21-6）。因此，在较低频率的刺激下，Ca$_i^{2+}$ 瞬变（和舒张期 Ca$_i^{2+}$ 水平）振幅和下降速度在衰老及年轻心肌细胞之间没有或仅有很小的差距，如果起搏频率增加，这个差距变得明显并逐渐加大，接近活体水平[15,28]。

同样，老年大鼠离体心肌细胞随刺激频率的变化，显示 SR 释放 Ca^{2+} 的能力减弱（图 21-6）。特别

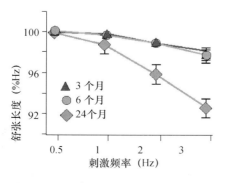

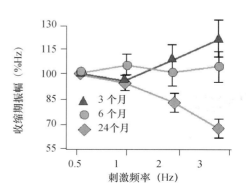

图 21-6 （见书后彩图） 三种不同年龄的大鼠离体心肌细胞在不同刺激频率下的反应

是在 I_{CaL} 恢复动力学相似的情况下，Ca_i^{2+} 瞬变振幅降低和 I_{CaL} 依赖的钙释放增多均归因于衰老细胞 SR 对钙的再摄取速度减低（图 21-7）。

与 SERCA2 的效果一致，离体大鼠心肌的研究显示，运动可逆转由年龄带来的心肌收缩和松弛能力的下降[17-18]。这与 Ca^{2+} 经 SERCA2 转运增多有关，并非心肌细胞肌浆中的肌球蛋白 ATP 酶活性[18]。同样，SERCA2 过度表达可显著促进衰老大鼠心脏频率依赖的收缩力和收缩功能增强[34]。很明显，后者反映频率依赖性正性变力性与负性变力性受损[14-16,34]，在很大程度上导致了衰老心肌发生收缩性和舒张性心衰。

老年心肌细胞对 β-受体刺激的快速反应下降

在大鼠心肌中可见衰老导致的心肌 β-AR 信号级联放大减弱。衰老使得细胞对 β-肾上腺素刺激产生的突触后反应减弱，这可能是由于分子和生物化学反应发生了多重改变，使受体和受体后反应偶联发生变化。然而，随年龄增长，啮齿类动物这一信号转导通路发生的主要限制性变化是 β-AR 和腺苷酸环化酶通过 Gs 蛋白偶联使腺苷酸环化酶蛋白改变，导致细胞增加 cAMP 的能力及通过激活 PKA 介导的关键蛋白磷酸化提高心脏收缩力的能力降低[37,56]。相反，由衰老引起的 β-肾上腺素信号转导失敏并不是由 β-AR 激酶增多和 G_i 活性增强介导的[57]。衰老心肌细胞对 β-肾上腺素刺激的反应减弱可解释为，为减少钙超载和应对压力而产生的细胞死亡的风险而做出的适应性变化（表 21-3），包括通过 PKA 介导改变 LCC 有效性和门控，使 I_{CaL} 的增大减少（图 21-8）[25]。在老年人和动物，β-AR 信号转导明显减少[1]，包括衰老导致大鼠心室肌细胞 PKA 相关的 PLB 磷酸化明显降低[37]。心肌对 $β_1AR$ 或 $β_2AR$ 刺激所产生的收缩反应均随衰老降低[25,57-58]。衰老的心肌细胞在 β 肾上腺素刺激下并不能使 Ca_i^{2+} 增大达到与年轻心肌细胞相同的程度（图 21-8），这可归因于细胞膜 LCC 增多不能充分满足需求（图 21-8）[25]，导致 Ca^{2+} 内流减少[25]。

老年心脏的慢性应激标志着它 "在疾病的边缘"

急性心肌钙超载导致 Ca^{2+} 动态平衡失调，使得舒张和收缩功能受损，发生心律失常和细胞死亡[47]。Ca^{2+} 负荷由细胞膜的结构、渗透性、活性氧

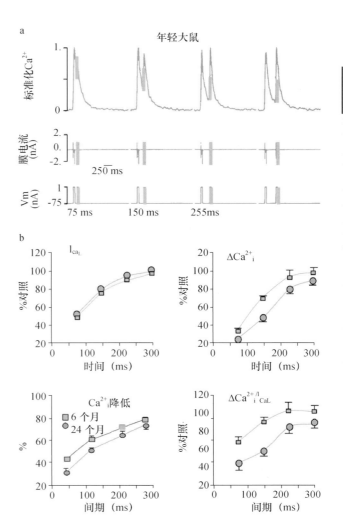

图 21-7 I_{CaL} 恢复过程和去极化后的 Ca_i^{2+} 瞬变。（**a**）具有代表性的年轻成年 Wistar 大鼠（6 个月）离体心室肌细胞的 Ca_i^{2+} 瞬变（上）和 I_{CaL}（中）经 $-75\sim0mV$ 电压钳去极化（下）诱发（应用 Na 离子流、K 离子流和抑制 Na^+-Ca^{2+} 交换）。试验脉冲间隔为 $75\sim300ms$，给予 9 个调节电压脉冲（50ms，$-75\sim0mV$，0.5Hz）。（**b**）大鼠心肌细胞数据显示：年轻组（$n=5$）和老年组（24 个月；$n=7$）在最后脉冲的条件下 Ca^{2+} 速度减慢，I_{CaL} 有相似的动力学恢复，但在早复极时老年组比年轻组 Ca^{2+} 瞬变时间延长，并"获得"I_{CaL} 依赖的 Ca^{2+} 释放（Ca_i^{2+}/I_{CaL}）。（来源于 Andzej M. Janczewski 和 Edward G. Lakatta）

自由基决定。活性氧自由基可调节 Ca^{2+} 通过细胞膜上各种蛋白内流或外流的刺激强度，影响细胞膜的结构和功能。无论在生理还是药理作用下，胞浆内的钙负荷增加可导致 Ca^{2+} 内流增加（例如神经传递素、缺血再灌注、氧化应激）[46,59]。在衰老心脏或心肌细胞中，随着起搏频度增加，钙内流增强，松弛受损，舒张期延长[15,18,60-61]。这体现

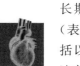
了衰老心肌细胞的"负"适应性，在年轻动物，长期处于动脉压超负荷的条件下也会出现此现象（表 21-4）。衰老心肌 Ca^{2+} 耐受性下降的原因，包括以下三点：第一，Ca^{2+} 处理的蛋白数量改变，这部分是由于基因表达引起（表 21-3 和表 21-4）。

表 21-3 衰老心室肌细胞的"边缘现象"
心肌细胞增大
基因表达改变
调节 Ca^{2+} 动态平衡的蛋白水平和功能改变
对急性应激的应答减弱
慢性应激的标志增多
细胞膜脂质组成改变
活性氧自由基增多
细胞死亡增加（在细胞补充减少的条件下）

第二，年龄相关的 Ca^{2+} 调节蛋白所在的细胞膜组成改变，包括细胞膜上 ω6∶ω3 多不饱和脂肪酸（polyunsaturated fatty acids，PUFA）增加[62]。ω3 PUFA对 Ca^{2+} 调节起保护作用。第三，衰老的心脏在应激条件下，细胞内的 ROS 产生增加[59,63]。在这一点上，老年人的心肌细胞和内皮细胞[64]存在相同的"风险"。

衰老心脏中的心肌细胞祖细胞

对于心肌细胞的再生有两种不同观点：第一个观点是心肌细胞数目在一生中保持不变；另一个观点是心脏是一个可自我更新的器官，包含很多祖细胞（progenitor cells，PC），控制着心脏的细胞更新、组织自我平衡和心肌衰老。对人类和动物进行研究发现，心肌细胞成熟和衰老的特点在于复制潜

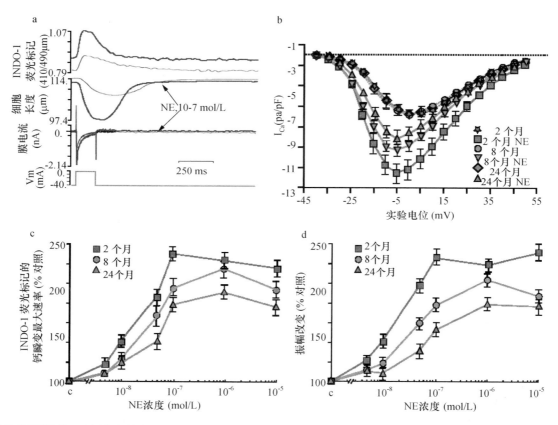

图 21-8（见书后彩图） 去甲肾上腺素（NE）（10^{-7} mol/L）对心肌收缩、Ca^{2+} 瞬变的振幅和动力学的影响。（**a**）在同一细胞中 NE 追踪描记。（**b**）Wistar 大鼠心室肌细胞年轻组（2 个月）、成年组（8 个月）和老年组（24 个月）应用 NE（10^{-7} mol/L）前后 L 型 Ca^{2+} 通道激活的电流-电压关系。（**c**）在三个年龄组大鼠，用 INDO-1 荧光标记显示的 Ca^{2+} 瞬变最大速率指数与 NE 剂量增加的关系。（**d**）三个年龄组对 NE 反应的平均收缩振幅。（来源于 Xiao R-P，Tomhave ED，Wang DJ，Ji X，Boluyt MO，Cheng H，Lakatta EG，Koch WJ．Age associated reductions in cardiac β1-and β2-adrenoceptor responses without changes in inhibitory G proteins or receptor kinases．J Clin Invest 1998；101：1273-1282）

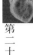

表 21-4 心肌细胞肥厚和正常衰老的变化

基因表达	肥厚	衰老
SRCa²⁺ ATP 酶	↓	↓
Na⁺-Ca²⁺ 交换	↑	↑
肌集钙蛋白	⟷	⟷
受磷蛋白	↓	↑
α-肌球蛋白重链	↓	↓
β-肌球蛋白重链	↑	↑
β-原肌球蛋白	↓	↑[a]
骨骼 α-肌动蛋白	↓	↑[a]
心房尿钠因子	↑	↑
前脑啡肽	↑	↓[a]
β₁ 受体	↓	↓
纤维连接蛋白	↑	↑
Ⅰ型胶原蛋白	↑	↑
Ⅲ型胶原蛋白	↑	↑
血管紧张素原	↑	↑
血管紧张素转化酶	↑	↑

a 仅在瞬变时发生

能的丧失，端粒变短，衰老相关蛋白和细胞循环抑制剂 p16[INK4a] 的表达[65-69]。PC 端粒变短导致其下一代细胞迅速获得衰老显型，包括细胞体积逐渐递增（直至一个肥大心肌细胞所能达到的临界体积），电传导、Ca²⁺ 循环和机械性能缺失及细胞死亡。心肌细胞中的衰老表型和非衰老表型在年轻时期便处于共存状态[69]。然而，衰老限制了 PC 生长和分化的潜能，因此 PC 不仅具有维持生理性细胞更新的能力，而且可适应压力和容积负荷的增长[65,68]。

PC 功能缺失可导致两方面的不平衡发展。其一为氧化应激增加、端粒消耗和细胞死亡，另一方面为促进生长，迁移和存活。近期研究发现类胰岛素生长因子 1（insulin-likegrowth factor-1，IGF-1）在某种程度上可以延缓细胞衰老，在众多生长因子中具有卓越的地位。在小鼠模型，使其过度表达 IGF-1，能够延缓衰老相关心肌病的发生[26]，恢复 SERCA2a 表达和挽救衰老相关的受损的心肌收缩功能[51]。后者的效果可被体外重组 IGF-1 治疗部分再现[51]。此外，心肌内 IGF-1 的产生可促进 Fisher344 大鼠衰老心肌细胞的明显改变，包括功能活跃的 PC 增殖和消除血管紧张素 II 介导的细胞凋亡[67]。PC 激活介导的心肌再生，表现在心室扩大趋势下降和心室质量与容积的比值减小，使得 28～29 个月的动物活体心脏功能改善[67]。

更近期的研究引入 ¹⁴C 对心肌细胞进行回顾性研究得到完全相反的结果，有研究发现心肌细胞再生率非常低[70]，而另外的研究证实衰老心肌细胞再生能力本质上是增强的[71]。后者预示着导致细胞过度死亡才是衰老心脏心肌细胞数目减少的本质原因，而非再生减少。

总结

年龄本身就是 CVD 主要的危险因素。阐述细胞和分子水平心血管系统结构和功能随年龄变化的改变，为预防、延缓或减少由于衰老导致的心衰制订有效治疗方案提供了宝贵的线索。心脏细胞改变可发生在正常衰老或衰老相关的心衰人群中，包括 β-AR 信号转导的缺失，ROS 产生的增多，EC 耦联改变（包括 AP 时限、Cai²⁺ 瞬变和收缩过程的延长，钝力和松弛-频率反应）。证据提示 SR 钙摄取、储存和释放在上述改变中起到核心作用，此外 LCC、NCX 和 K⁺ 通道亦参与其中。

尽管衰老导致的心血管结构和功能发生的生理改变受到了关注，但仍不是临床医疗的重点。部分是由于年龄相关的心脏病理生理改变并未得到足够的重视，亦没有在医疗群体中得到有效的传播。事实上，年龄通常被认为是一个不可更改的危险因素。政策制定者、研究人员和医务工作者应当努力寻找一条新的途径，通过一些干预手段延缓或减少年龄相关的心血管变化，特别是心血管系统发生了伴发衰老的快速变化的个体。应通过平行研究进一步证实这些策略（例如针对心血管衰老）是否对加速心血管衰老的不良因素有效。心血管衰老在心血管预防医学方面是很有前途的研究领域。

参考文献

1. Lakatta EG. Cardiovascular regulatory mechanisms in advanced age. Physiol Rev. 1993;73:413.
2. Leinwand LA. Sex is a potent modifier of the cardiovascular system. J Clin Invest. 2003;112:302.
3. Konhilas JP, Leinwand LA. The effects of biological

sex and diet on the development of heart failure. Circulation. 2007;116:2747.

4. Fermin DR, Barac A, Lee S, et al. Sex and age dimorphism of myocardial gene expression in nonischemic human heart failure. Circ Cardiovasc Genet. 2008;1: 117–25.

5. Fleg JL, Schulman S, O'Connor FC, Becker LC, Gerstenblith G, Clulow JF, Renlund DG, Lakatta EG. Effects of acute β-adrenergic receptor blockade on age-associated changes in cardiovascular performance during dynamic exercise. Circulation. 1994;90:2333–41.

6. Yin FCP, Weisfeldt ML, Milnor WR. Role of aortic input impedance in the decreased cardiovascular response to exercise with aging in dogs. J Clin Invest. 1981;68:28–38.

7. Brodde OE, Konschak U, Becker K, et al. Cardiac muscarinic receptors decrease with age. In vitro and in vivo studies. J Clin Invest. 1998;101:471.

8. Fraticelli A, Josephson R, Danziger R, Lakatta E, Spurgeon H. Morphological and contractile characteristics of rat cardiac myocytes from maturation to senescence. Am J Physiol. 1989;257:H259–65.

9. Anversa P, Palackal T, Sonnenblick EH, Olivetti G, Meggs LG, Capasso JM. Myocyte cell loss and myocyte cellular hyperplasia in the hypertrophied aging rat heart. Circ Res. 1990;67:871–85.

10. Lakatta EG. Cardiovascular aging research: the next horizons. J Am Geriatr Soc. 1999;47:613–25.

11. Cigola E, Kastura J, Li B, Meggs LG, Anversa P. Angiotensin II activates programmed myocyte cell death in vitro. Exp Cell Res. 1997;231:363–71.

12. Younes A, Boluyt MO, O'Neill L, Meredith AL, Crow MT, Lakatta EG. Age-associated increase in rat ventricular ANP gene expression correlates with cardiac hypertrophy. Am J Physiol. 1995;38:H1003–8.

13. Caffrey JL, Boluyt MO, Younes A, Barron BA, O'Neill L, Crow MT, Lakatta EG. Aging, cardiac proenkephalin mRNA and enkephalin peptides in the Fisher 344 rat. J Mol Cell Cardiol. 1994;26:701–11.

14. Grandy SA, Howlett SE. Cardiac excitation-contraction coupling is altered in myocytes from aged male mice but not in cells from aged female mice. Am J Physiol. 2006;291:H2362–70.

15. Lim CC, Apstein CS, Colucci WS, Liao R. Impaired cell shortening and relengthening with increased pacing frequency are intrinsic to the senescent mouse cardiomyocyte. J Mol Cell Cardiol. 2000;32:2075–82.

16. Lim CC, Liao R, Varma N, Apstein CS. Impaired lusitropy-frequency in the aging mouse: role of Ca^{2+} handling proteins and effects of isoproterenol. Am J Physiol. 1999;277:H2083–90.

17. Spurgeon HA, Steinbach MF, Lakatta EG. Chronic exercise prevents characteristic age-related changes in rat cardiac contraction. Am J Physiol. 1983;244: H513–8.

18. Tate CA, Taffet GE, Hudson EK, Blaylock SL, McBride RP, Michael LH. Enhanced calcium uptake of cardiac sarcoplasmic reticulum in exercise-trained old rats. Am J Physiol. 1990;258:H431–5.

19. Zhu X, Altschafl BA, Hajjar RJ, Valdivia HH, Schmidt U. Altered Ca^{2+} sparks and gating properties of ryanodine receptors in aging cardiomyocytes. Cell Calcium. 2005;37:583–91.

20. Dibb K, Rueckschloss U, Eisner D, Insberg G, Trafford A. Mechanisms underlying enhanced excitation contraction coupling observed in the senescent sheep myocardium. J Mol Cell Cardiol. 2004;37: 1171–81.

21. Mace LC, Palmer BM, Brown DA, Jew KN, Lynch JM, Glunt JM, Parsons TA, Cheung JY, Moore RL. Influence of age and run training on cardiac Na^+/Ca^{2+} exchange. J Appl Physiol. 2003;95:1994–2003.

22. Walker KE, Lakatta EG, Houser SR. Age associated changes in membrane currents in rat ventricular myocytes. Cardiovasc Res. 1993;27:1968–77.

23. Wei JY, Spurgeon A, Lakatta EG. Excitation-contraction in rat myocardium: alterations with adult aging. Am J Physiol. 1984;246:H784–91.

24. Josephson IR, Guia A, Stern MD, Lakatta EG. Alterations in properties of L-type Ca channels in aging rat heart. J Mol Cell Cardiol. 2002;34:297–308.

25. Xiao RP, Spurgeon HA, O'Connor F, Lakatta EG. Age-associated changes in beta-adrenergic modulation on rat cardiac excitation-contraction coupling. J Clin Invest. 1994;94:2051–9.

26. Torella D, Rota M, Nurzynska D, Musso E, Monsen A, Shiraishi I, Zias E, Walsh K, Rosenzweig A, Sussman MA, Urbanek K, Nadal-Ginard B, Kajstura J, Anversa P, Leri A. Cardiac stem cell and myocyte aging, heart failure, and insulin-like growth factor-1 overexpression. Circ Res. 2004;94:514–24.

27. Liu SJ, Wyeth RP, Melchert RB, Kennedy RH. Aging-associated changes in whole cell K^+ and L-type Ca^{2+} currents in rat ventricular myocytes. Am J Physiol. 2000;279:H889–900.

28. Isenberg G, Borschke B, Rueckschloss U. Ca^{2+} transients in cardiomyocytes from senescent mice peak late and decay slowly. Cell Calcium. 2003;34: 271–80.

29. Janczewski AM, Spurgeon HA, Lakatta EG. Action potential prolongation in cardiac myocytes of old rats is an adaptation to sustain youthful intracellular Ca^{2+} regulation. J Mol Cell Cardiol. 2002;34:641–8.

30. Bito V, Heinzel FR, Biesmans L, Antoons G, Sipido KR. Crosstalk between L-type Ca^{2+} channels and the sarcoplasmic reticulum: alterations during cardiac remodeling. Cardiovasc Res. 2008;77:315–24.

31. Bassani RA. Transient outward potassium current and Ca^{2+} homeostasis in the heart: beyond the action potential. Braz J Med Biol Res. 2006;39:393–403.

32. Froehlich JP, Lakatta EG, Beard E, Spurgeon HA, Weisfeldt ML, Gerstenblith G. Studies of sarcoplasmic reticulum function and contraction duration in young and aged rat myocardium. J Mol Cell Cardiol.

1978;10:427–38.

33. Kaplan P, Jurkovicova D, Babusikova E, Hudecova S, Racay P, Sirova M, Lehotsky J, Drgova A, Dobrota D, Krizanova O. Effect of aging on the expression of intracellular Ca^{2+} transport proteins in a rat heart. Mol Cell Biochem. 2007;301:219–26.

34. Schmidt U, del Monte F, Miyamoto MI, Matsui T, Gwathmey JK, Rosenzweig A, Hajjar RJ. Restoration of diastolic function in senescent rat hearts through adenoviral gene transfer of sarcoplasmic reticulum Ca^{2+}-ATPase. Circulation. 2000;101:790–6.

35. Taffet GE, Tate CA. CaATPase content is lower in cardiac sarcoplasmic reticulum isolated from old rats. Am J Physiol. 1993;264:H1609–14.

36. Xu A, Narayanan N. Effects of aging on sarcoplasmic reticulum Ca^{2+}-cycling proteins and their phosphorylation in rat myocardium. Am J Physiol. 1998; 275:H2087–94.

37. Jiang MT, Moffat MP, Narayanan N. Age-related alterations in the phosphorylation of sarcoplasmic reticulum and myofibrillar proteins and diminished contractile response to isoproterenol in intact rat ventricle. Circ Res. 1993;72:102–11.

38. Xu A, Hawkins C, Narayanan N. Phosphorylation and activation of the Ca^{2+}-ATPase of cardiac sarcoplasmic reticulum by Ca^{2+}/calmodulin-dependent protein kinase. J Biol Chem. 1993;268:8394–7.

39. Assayag P, Charlemagne D, Marty I, de Leiris J, Lompre AM, Boucher F, Valere PE, Lortet S, Swynghedauw B, Besse S. Effects of sustained low-flow ischemia on myocardial function and calcium-regulating proteins in adult and senescent rat hearts. Cardiovasc Res. 1998;38:169–80.

40. Slack JP, Grupp IL, Dash R, Holder D, Schmidt A, Gerst MJ, Tamura T, Tilgmann C, James PF, Johnson R, Gerdes AM, Kranias EG. The enhanced contractility of the phospholamban-deficient mouse heart persists with aging. J Mol Cell Cardiol. 2001; 33:1031–40.

41. MacLennan DH, Kranias EG. Phospholamban: a crucial regulator of cardiac contractility. Nat Rev Mol Cell Biol. 2003;4:566–77.

42. del Monte F, Harding SE, Dec GW, Gwathmey JK, Hajjar RJ. Targeting phospholamban by gene transfer in human heart failure. Circulation. 2002;105:904–7.

43. Armand A-S, De Windt LJ. Calcium cycling in heart failure: how the fast became too furious. Cardiovasc Res. 2004;62:439–41.

44. Sipido KR, Eisner D. Something old, something new: changing views on the cellular mechanisms of heart failure. Cardiovasc Res. 2005;68:167–74.

45. Howlett SE, Grandy SA, Ferrier GR. Calcium spark properties in ventricular myocytes are altered in aged mice. Am J Physiol. 2006;290:H1566–74.

46. Hano O, Bogdanov KY, Sakai M, Danziger RG, Spurgeon HA, Lakatta EG. Reduced threshold for myocardial cell calcium intolerance in the rat heart

47. Lakatta EG. Functional implications of spontaneous sarcoplasmic reticulum Ca^{2+} release in the heart. Cardiovasc Res. 1992;26:193–214.

48. Marks AR. Cardiac intracellular calcium release channels: role in heart failure. Circ Res. 2000; 87:8–11.

49. Guo T, Zhang T, Mestril R, Bers DM. Ca/calmodulin-dependent protein kinase II phosphorylation of ryanodine receptor does affect calcium sparks in mouse ventricular myocytes. Circ Res. 2006;99:398–406.

50. Li Y, Kranias EG, Mignery GA, Bers DM. Protein kinase a phosphorylation of the ryanodine receptor does not affect calcium sparks in mouse ventricular myocytes. Circ Res. 2002;90:309–16.

51. Li Q, Wu S, Li S-Y, Lopez FL, Du M, Kajstura J, Anversa P, Ren J. Cardiac-specific overexpression of insulin-like growth factor 1 attenuates aging-associated cardiac diastolic contractile dysfunction and protein damage. Am J Physiol. 2007;292: H1398–403.

52. Janapati V, Wu A, Davis N, Derrico CA, Levengood J, Schummers J, Colvin RA. Post-transcriptional regulation of the Na$^+$/Ca^{2+} exchanger in aging rat heart. Mech Ageing Dev. 1995;84:195–208.

53. Heyliger C, Prakash A, McNeill J. Alterations in membrane Na$^+$–Ca^{2+} exchange in the aging myocardium. Age. 1988;1988:1–6.

54. Frolkis VV, Frolkis RA, Mkhitarian LS, Shevchuk VG, Fraifeld VE, Vakulenko LG, Syrovy I. Contractile function and Ca^{2+} transport system of myocardium in ageing. Gerontology. 1988;34:64–74.

55. Abete P, Ferrara N, Cioppa A, Ferrara P, Bianco S, Calabrese C, Napoli C, Rengo F. The role of aging on the control of contractile force by Na$^+$–Ca^{2+} exchange in rat papillary muscle. J Gerontol A Biol Sci Med Sci. 1996;51:M251–9.

56. Schmidt U, Zhu X, Lebeche D, Huq F, Guerrero JL, Hajjar RJ. In vivo gene transfer of parvalbumin improves diastolic function in aged rat hearts. Cardiovasc Res. 2005;66:318–23.

57. Xiao R-P, Tomhave ED, Wang DJ, Ji X, Boluyt MO, Cheng H, Lakatta EG, Koch WJ. Age-associated reductions in cardiac β1- and β2-adrenoceptor responses without changes in inhibitory G proteins or receptor kinases. J Clin Invest. 1998;101:1273–82.

58. Sakai M, Danziger RS, Staddon JM, Lakatta EG, Hansford RG. Decrease with senescence in the norepinephrine-induced phosphorylation of myofilament proteins in isolated rat cardiac myocytes. J Mol Cell Cardiol. 1989;21:1327–36.

59. Lakatta EG, Sollott SJ, Pepe S. The old heart: operating on the edge. In: Bock G, Goode JA, editors. Ageing vulnerability: causes and interventions, Novartis Foundation Symposium, vol. 235. New York, NY: Wiley; 2001. p. 172–201.

60. Brenner DA, Apstein CS, Saupe KW. Exercise train-

第二十一章 心脏随年龄增长而发生的变化：从整体到分子

ing attenuates age-associated diastolic dysfunction in rats. Circulation. 2001;104:221–6.

61. Zhang SJ, Zhou YY, Xiao RP, et al. Age-associated reduction in recovery of the equilibrium state of myocyte length during reduced interstimulus intervals at higher stimulation rates. Biophys J. 2000;78:227A (Abstract).

62. Pepe S, Tsuchiya N, Lakatta EG, Hansford RG. PUFA and aging modulate cardiac mitochondrial membrane lipid composition and Ca^{2+} activation of PDH. Am J Physiol. 1999;276:H149–58.

63. Lucas D, Sweda L. Cardiac reperfusion injury, aging, lipid peroxidation, and mitochondrial dysfunction. Proc Natl Acad Sci USA. 1998;95:510–4.

64. Van der Loo B, Labugger R, Skepper JN, Bachschmid M, Kilo J, Powell JM, Palacios-Callendere M, Erusalimsky JD, Quaschning T, Malinski T, Gygi D, Ullrich V, Luscher TF. Enhanced peroxynitrite formation is associated with vascular aging. J Exp Med. 2000;192:1731–43.

65. Anversa P, Rota M, Urbanek K, Hosoda T, Sonnenblick EH, Leri A, Kajstura J, Bolli R. Myocardial aging-a stem cell problem. Basic Res Cardiol. 2005;100:482–93.

66. Chimenti C, Kajstura J, Torella D, Urbanek K, Heleniak H, Colussi C, Di Meglio F, Nadal-Ginard B, Frustaci A, Leri A, Maseri A, Anversa P. Senescence and death of primitive cells and myocytes leads to premature cardiac aging and heart failure. Circ Res. 2003;93:604–13.

67. Gonzalez A, Rota M, Nurzynska D, Misao Y, Tillmanns J, Ojaimi C, Padin-Iruegas ME, Muller P, Esposito G, Bearzi C, Vitale S, Dawn B, Anganalmath SK, Baker M, Hintze TH, Bolli R, Urbanek K, Hosoda T, Anversa P, Kajstura J, Leri A. Activation of cardiac progenitor cells reverses the failing heart senescent phenotype and prolongs lifespan. Circ Res. 2008;102:597–606.

68. Kajstura J, Urbanek K, Rota M, Bearzi C, Hosoda T, Bolli R, Anversa P, Leri A. Cardiac stem cells and myocardial disease. J Mol Cell Cardiol. 2008; 45:505–13.

69. Rota M, Hosoda T, De Angelis A, Arcarese ML, Esposito G, Rizzi R, Tillmanns J, Tugal D, Musso E, Rimoldi O, Bearzi C, Urbanek K, Anversa P, Leri A, Kajstura J. The young mouse heart is composed of myocytes heterogeneous in age and function. Circ Res. 2007;101:387–99.

70. Bergmann O, Bhardwaj RD, Bernard S, Zdunek S, Barnabe-Heider F, Walsh S, Zupicich J, Alkass K, Buchholz BA, Druid H, Jovinge S, Frisen J. Evidence for cardiomyocyte renewal in humans. Science. 2009;324:98–102.

71. Kajstura J, Rota M, Cappetta D, Ogorek B, Arranto C, Bai Y, Ferreira-Martins J, Signore S, Sanada F, Matsuda A, Kostyla J, Caballero M-V, Fiorini C, D'Alessandro DA, Michler RE, del Monte F, Hosoda T, Perrella MA, Leri A, Buchholz BA, Loscalzo J, Anversa P. Cardiomyogenesis in the aging and failing human heart. Circulation. 2012; 126:1869–81.

第二十二章　老化对细胞死亡和生存通路及心力衰竭治疗的影响

Aging-Related Changes in Cell Death and Cell Survival Pathways and Implications for Heart Failure Therapy

Guido R. Y. DeMeyer，Dorien M. Schrijvers 和 Wim Martinet

（焦振宇　译）

缩略语

ACE	血管紧张素转化酶
AMPK	腺苷-磷酸（AMP）活化的蛋白激酶
AR	肾上腺素能受体
ARC	半胱天冬酶门域凋亡抑制因子
ATG	自噬相关基因
ER	内质网
FOXO	叉头盒蛋白 O
MPTP	线粒体通透性转换孔
mTOR	哺乳动物雷帕霉素靶蛋白

衰老是伴随终身的分子水平损伤，这个过程是潜移默化的[1]。衰老的病理过程受应激反应和修复通路调节，它发生的速度在逐渐减慢[2]。在本章中，我们将讨论衰老对细胞死亡和生存通路及心衰治疗的影响。

衰老对心脏凋亡和坏死的影响

衰老使得蛋白、脂质、细胞核和线粒体 DNA 发生氧化损伤，造成氧化-抗氧化活性失衡。与年轻人相比，老年人的细胞核与线粒体中的 DNA 损伤更重[3]。当 DNA 损伤太严重以至于不能修复或者修复的级联反应受损时就会发生衰老[4]和凋亡[5]，比如慢性氧化应激过程。在正常人的心肌细胞很少发生凋亡，发生率为每 10 000～100 000 个 TUNEL 阳性心肌细胞中仅一个细胞发生凋亡（发生率为 0.001%～0.01%）[6]。然而，在老年的心衰患者，细胞凋亡是主要表现[7]，在心功能 NYHA（纽约心脏协会）Ⅲ～Ⅳ级患者，有 0.12%～0.70% 的心肌细胞发生凋亡[8]。由于心肌细胞增殖能力低，因而低水平的凋亡发生就产生很明显的作用。0.1% 的凋亡率就能使得每年有 37% 的心肌细胞死亡[9]。所以，尽管凋亡发生率并不高，但它也是心衰发病机制的重要因素[10]，是治疗的潜在靶点。

坏死的特点是细胞和细胞器肿胀，细胞膜损伤和 ATP 丢失[6]。细胞完整性破坏和释放的细胞内容物触发了继发性炎症反应[11]。坏死加速了心衰的进展、Ca^{2+} 转运、线粒体通透性转换孔（MPTP）开放[12-16]。在心衰患者心肌细胞的坏死比凋亡更为突出[17]。

衰老对心肌细胞自噬的影响

自噬是细胞内成分线粒体和大分子等物质的转运过程，它们通过双层膜结构（自噬体）被溶酶体降解（图 22-1），这个过程受自噬相关基因（ATG）调控[18-19]。这是心脏的一个重要保护途径。在基础水平，自噬可维持心肌细胞的结构和功能[20]。心肌细胞是有丝分裂后终末分化的细胞，寿命可达几十年，线粒体是维持心肌细胞稳态健康环境的重要物

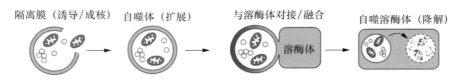

隔离膜（诱导/成核）　　自噬体（扩展）　　与溶酶体对接/融合　　自噬溶酶体（降解）

溶酶体

图 22-1　自噬过程示意图。自噬开始于新生的自噬体结构的形成（隔离膜），自噬体是细胞质和细胞器降解的产物。隔离膜扩展和细胞质外壳闭合以形成自噬体。随后，自噬体与溶酶体融合形成自噬溶酶体降解

质[21]。细胞自噬清除损伤的线粒体，避免促凋亡因子（如细胞色素 C）的释放及凋亡的激活。如此，自噬有助于预防心衰发生[22]。已证实，在成年小鼠，自噬相关基因 Atg5 的缺失会导致心肌肌节结构紊乱，线粒体结构不完整，心肌肥厚，心脏左心室缩短分数显著降低，并且存活率下降，这说明持续的自噬对维持心脏结构和功能有着至关重要的作用[23-24]。此外，心脏消耗所有器官的大部分能量。自噬有助于保持细胞能量的稳态，以防发生能量底物不足。这是细胞自噬有助于保护心脏功能、预防心力衰竭发生的第二种方式。

然而，衰老使得自噬的保护作用下降（图 22-2）[21,24-25]。这部分是因为自噬蛋白表达下降[26-27]，

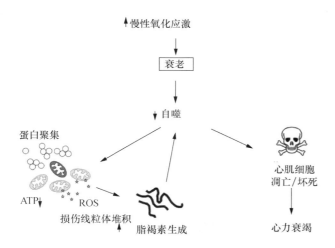

图 22-2　衰老对细胞自噬的调节。慢性氧化损伤 DNA、蛋白质、脂类及在细胞衰老过程中起着重要作用的细胞器。在衰老的细胞，自噬是有缺陷的，自噬体的形成减少，自噬体与溶酶体结合受损，溶酶体蛋白水解活性降低。在衰老的心肌细胞，自噬的逐渐抑制部分是由于溶酶体内脂褐素的堆积。交联聚合物脂褐素不能通过溶酶体水解酶降解，导致溶酶体酶优先分配到脂褐素附着的溶酶体，而不是自噬溶酶体。自噬障碍进一步加重线粒体损伤，导致 ATP 缺乏而产生大量的氧化活性物（ROS）。此外，氧化修饰的胞浆蛋白形成大的未消化的聚集体，脂褐素形成增加，使心肌细胞更易发生凋亡/坏死，最终导致心衰

导致自噬体形成减少、溶酶体和自噬体融合受损、溶酶体蛋白水解酶活性降低。此外，衰老改变了自噬的关键调节因子的活性：AMP 活化的蛋白激酶（AMPK）活性降低，而哺乳动物雷帕霉素靶蛋白（mTOR）活性增加[26]。以上这些变化均使得自噬的活性降低（图 22-3）[28]。也有其他一些因素影响衰老伴发的自噬过程。事实上，NF-κB 信号转导使得自噬抑制因子（如 A20、Bcl-2/XL 和 NLRP 受体）表达增加，是抑制与衰老伴发的自噬过程的强效因子[28]。此外，当自噬能力下降时，受损的结构不能被移除，导致废物堆积[29]，包括线粒体功能失调［ATP 生成不足而产生大量氧化活性物质（ROS）][21]，细胞内的蛋白质及未消化的物质（如脂褐素）的异常聚集[30]。交联聚合的脂褐素不能被溶酶体水解酶降解，导致溶酶体酶优先处理与脂褐素结合的溶酶体，而不是活化的自噬溶酶体。在自噬能力下降时，氧化修饰的胞浆蛋白形成大的未消化的聚集体，脂褐素形成增加，使心肌细胞更易发生凋亡/坏死，最终导致心衰（图 22-2）[31,34]。

值得提出的是，细胞自噬的保护能力固然重要，但过度的自噬会导致自噬细胞死亡与心肌细胞的丢失，导致心力衰竭恶化[30,35-36]。确定是否自噬将变为有利或不利因素的过程中，自噬的诱导水平很重要[30]。因此，存在一个最佳的自噬激活的自适应区域：太多或太少的自噬会使心肌肥厚和心功能不全[6]。这些研究结果对心衰的治疗有重要意义（见后）。如上所述，由于保护性自噬伴随着衰老在逐步下降，刺激自噬的药物可能在心力衰竭治疗中有一定的价值。然而，药物剂量应设定，以避免因过度刺激而导致自噬性细胞死亡。

组蛋白去乙酰化酶

组蛋白去乙酰化酶与衰老、DNA 修复和细胞存活相关[37-39]。组蛋白去乙酰化酶是脱乙酰基酶，有转译修饰作用，它使赖氨酸脱乙酰基并与水解后的

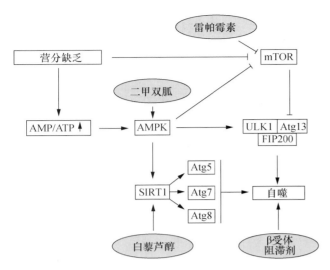

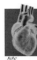

图 22-3　自噬调节和治疗干预靶点示意图。在营养丰富的条件下，mTOR 有活性，可以通过 Atg13 磷酸化抑制自噬诱导所需的 ULK1-Atg13-FIP200 复合物形成。养分缺乏导致 mTOR 失活和 AMPK 的激活，均诱导自噬。AMPK 是一个能量敏感激酶，可被细胞中 ATP 与 AMP 比值增加激活。在这种环境下，AMPK 通过激活 ULK1 和解除 mTOR 介导的自噬抑制而促进自噬。SIRT1 可以被 AMPK 激活，去乙酰化，被 Atg5、Atg7 和 Atg8 这几个自噬相关蛋白激活[21]。二甲双胍激活 AMPK，雷帕霉素抑制 mTOR，白藜芦醇激活 SIRT1。虽然 β 受体阻滞剂对细胞自噬的长期影响是未知的，但这可能与临床相关

还原型烟酰胺腺嘌呤二核苷酸（NAD）+ 耦合[40]。因此，组蛋白去乙酰化酶的生物化学与生物功能与细胞的代谢状态相关联。在心血管系统中，去乙酰化酶（SIRT）1 和 SIRT3 很重要。它们分别位于细胞核和线粒体。有趣的是，SIRT1 和 SIRT3 是长寿的潜在调节因子[41-42]。

这两个乙酰化酶对衰竭的心脏有保护作用，因为它们可以诱导保护性的自噬（图 22-3）和抑制细胞死亡[43-44]。有研究显示，SIRT1 延长低等生物寿命，因而，它很有可能成为抑制心血管衰老的靶分子（见后）[45]。

组蛋白去乙酰化酶抑制细胞凋亡

SIRT1 与 SIRT3 能保护细胞免于凋亡[46]。它们使 p53 去乙酰化，而使得促凋亡活性消失[47-48]。p53 通过 SIRT1 发生乙酰化对心肌细胞的存活似乎有着至关重要的作用。事实上，在心力衰竭患者，聚（ADP-核糖）聚合酶-1 的活性增加导致 SIRT1 的活性降低和 p53 的乙酰化增加[49]，这导致心肌细胞死亡。SIRT1 也通过去乙酰化之外的机制来抑制

凋亡[50]。SIRT1 适当的过度表达可以减缓心脏的衰老，因为它可以通过插头盒蛋白 O1（FOXO1）依赖机制增加抗氧化物（如过氧化氢酶）的表达，从而抵抗氧化应激反应和凋亡[51]。

组蛋白去乙酰化酶抑制坏死

组蛋白去乙酰化酶参与 MPTP 开放的调控。细胞内 ATP、ROS 和线粒体内 Ca^{2+} 水平决定 MPTP 开放阈值，这些因素由 SIRT1 和（或）SIRT3 来调节。p53 有助于 MPTP 介导的坏死[52]，但是，组蛋白去乙酰化酶介导的 p53 对 MPTP 开放调节因素尚不确定。在 SIRT3 基因敲除小鼠，衰老明显提高了心肌线粒体 MPTP Ca^{2+} 的敏感性[53]，这表明在衰竭和衰老的心脏，SIRT3 抵消了在细胞应激中的 MPTP 敏感性增加。

组蛋白去乙酰化酶刺激细胞自噬

在心衰患者，自噬诱导的 SIRT1-FOXO1 轴的激活，是重要的适应机制[43]。SIRT1 通过去乙酰化自噬相关的蛋白 Atg5、Atg7、Atg8 来调控自噬（图 22-3）[54]。心肌细胞中饥饿诱导的自噬需要 SIRT1，其中 SIRT1 介导的 FOXO1 去乙酰化起了一定作用[55]。FOXO1 保持饥饿后的心脏功能。此外，SIRT3 激活心肌细胞 AMPK 的上游激酶——丝氨酸-苏氨酸肝激酶 B1[56]。激活的 AMPK 是病理应激反应中细胞生存的调节因子[43,52,57]。

心力衰竭治疗的影响

心衰是老年人常见疾病；年龄每增加十岁，患病率大约增加一倍[7]。衰竭的心脏有明显的收缩功能障碍和左心室病理性重构，包括心室腔扩大和室壁变薄。在细胞水平，有细胞信号转导、Ca^{2+} 处理、兴奋-收缩耦联、收缩蛋白和细胞骨架的异常[11,30]。此外，在心衰过程中可以看到三个主要类型的细胞死亡：自噬性细胞死亡、凋亡和坏死[11,36,43,58]。目前治疗心衰的药物包括利尿剂、ACEI、β 受体阻滞剂与洋地黄[7]。尽管治疗有所改进，但为心力衰竭患者寻找新的疗法仍是重要的研究目标。药理调制细胞死亡和（或）生存途径，特别是自噬，可能是一个很有前途的新方法。

复合物抑制细胞凋亡

心肌细胞凋亡可以针对多个水平[9]：死亡信号转导开始之前（上游信号转导网络），在死亡信号转

导激活但未开始时（死亡受体或线粒体激活），或凋亡开始（半胱天冬酶的激活）。

ACE 抑制剂

目前，ACEI 是心衰治疗的基石。而 ACEI 有多个心血管作用，它们还可降低氧化应激和随后的由于血管紧张素Ⅱ抑制所造成的 DNA 损伤[59-60]，从而防止心肌细胞凋亡。

β 受体阻滞剂

与 ACEI 类似，β 受体阻滞剂目前也用于心衰治疗，已有证据显示它可降低心衰患者的死亡率。β 受体阻滞剂间接减少心肌细胞凋亡。在心力衰竭患者，慢性交感神经亢进引起 β1 受体持续活化，从而消耗内质网（ER）Ca^{2+}，导致 ER 应激和随后发生的细胞凋亡[61]。β 受体阻滞剂在很大程度上防止内质网发生应激和细胞凋亡，保护心肌。减轻内质网应激（从而防止细胞凋亡）可能是 β1 受体阻滞剂治疗心衰有效的一个重要机制[62]。

此外，刺激 β2 受体抗凋亡[63]。这也许可解释为什么长期 β2 受体激动剂非诺特罗与 β1 受体阻滞剂美托洛尔联用比单用 β1 受体阻滞剂美托洛尔在生存率和心脏重构方面效果更好。因此，这种 β1 受体阻滞剂与 β2 受体激动剂联合用药可能会作为临床试验的替代或辅助治疗方案[64]。然而，这种联合疗法有争议，卡维地洛是非选择性 β 受体阻滞剂（阻断 β1 受体和 β2 受体）已成功用于治疗心衰患者，这个临床结果被广泛认可[64]。

抗氧化剂

尽管抗氧化剂有抗凋亡的作用，但必须考虑它们的多效性[9]。此外，虽然抗氧化剂在体外和动物模型中有显著的作用，但在人体的有效性尚不确定。现有大量的证据表明，补充抗氧化剂并未显著降低心血管风险[5,65-66]。

半胱天冬酶抑制剂与细胞凋亡阻滞剂

半胱天冬酶抑制剂通过抑制细胞凋亡改善心功能[67]和生存率。另一方面，尸检研究显示原位肿瘤可存在于健康人[68]。即使是潜在的或一过性影响，这也与机体内凋亡的全身抑制有关[9]。由于需要长期全身抗凋亡治疗防止心衰进展，因而最好在大面积梗死的亚急性期寻找一个低水平升高的凋亡靶点来治疗。这种方法可以防止与事件相关的大量的细胞凋亡，可能是抗凋亡策略的最佳初始目标[9]。

凋亡调节蛋白半胱天冬酶门域凋亡抑制因子（ARC）在心脏组织中的浓度很高。它阻断了外在和内在的凋亡途径[69]及在缺血-再灌注的适应性反应和生物学应激中的保护作用[70]。氧化应激反应中 ARC 的降解触发心肌细胞凋亡[69]。由于 ARC 是被蛋白酶降解，针对这种途径可能是一有趣的方法[9]。

抑制坏死的复合物

抑制坏死的复合物是匮乏的。可通过抑制 MPTP 防止坏死性死亡[6,71]。免疫抑制剂环孢素 A 可以阻断 MPTP，通过减小患者心肌梗死面积而保护心脏[72]。非免疫抑制的 MPTP 抑制剂，如 NIM811，也已成功用于动物研究[73]。坏死性凋亡（程序性坏死）的选择性抑制剂 necrostatin-1，它的靶点位于受体相互作用蛋白-1（RIP-1）[6,74]。需注意，在细胞死亡途径之间有连接[11]。如果细胞凋亡可导致坏死，那么抑制细胞凋亡可能也抑制坏死。此外，药物抑制一个途径可能将死亡转移到另一个途径，例如，半胱天冬酶抑制剂可将凋亡转变为细胞坏死[75]。

刺激自噬的复合物

治疗方法的使用及改进，上调自噬过程的修复质量在心衰的治疗中有很大价值[6,30,76]。AMPK 激活，mTOR 抑制和（或）组蛋白去乙酰化酶激活（图 22-3）刺激自噬，可能意味着心衰会有新的治疗方法[19,77]，重点针对心肌细胞的存活，这将在下面讨论。然而，药物剂量应慎重设定，以避免过度自噬引起的自噬性细胞死亡。

AMPK 激活剂和 mTOR 抑制剂

关于自噬的调节，哺乳动物雷帕霉素靶蛋白（mTOR）是一个关键的调节因子，连接细胞营养状态与正在进行的自噬的水平[78]。营养丰富的条件下，通过磷酸化 Atg13，活化和抑制 mTOR，诱导自噬需 ULK1-Atg13-FIP200 复合物（图 22-3）。营养缺乏导致 mTOR 失活和 AMPK 激活，均导致自噬[78]。AMPK 是能量敏感激酶，可被细胞中 ATP 与 AMP 比值增加激活。在这些情况，AMPK 通过直接激活 ULK1 和减轻 mTOR 介导自噬抑制而促进自噬[21,78]。如上所讨论，SIRT1 可被 AMPK 激活，去乙酰化，被 Atg5、Atg7 和 Atg8 这几个自噬相关蛋白激活[21]。

自噬激活剂二甲双胍（一种 AMPK 激活剂）和雷帕霉素同系物（雷帕霉素及其类似物或衍生物，这是 mTOR 抑制剂；图 22-3）已用于临床其他适应证。二甲双胍是一种口服降糖药物，可降低全因死亡率和心肌梗死发生[79]。已有研究显示，在动物缺血和缺血/再灌注模型，二甲双胍通过减少梗死面积而减轻心衰[6,80]。

mTOR 抑制剂雷帕霉素用于器官移植后预防免疫排斥反应。mTOR 抑制剂对心血管系统中的保护作用表现在动脉粥样硬化[81-83]和使易损、易破裂斑块稳定[84-86]。此外，药理研究表明治疗心肌病可能成为雷帕霉素的一个新的应用[87]。在小鼠中，抑制 TOR 可防止心脏中脂褐素堆积[25]。应对雷帕霉素及其类似物/衍生物治疗心衰的长期效果进行观察[88]。

组蛋白去乙酰化酶激活复合物

组蛋白去乙酰化酶能够抑制细胞死亡和诱导保护性自噬，因而对心衰患者有保护作用，如上所述，SIRT1 和（或）SIRT3 药理的激活可能改善衰老在心衰患者中的作用[5,30,43]。存在于红葡萄酒中的白藜芦醇，激活和（或）上调心血管系统中的 SIRT1，可能有助于治疗或预防与衰老相关的心功能下降（图 22-3）。已有研究显示白藜芦醇有抗心衰和衰老的作用。几个信号通路需存在有功能的 SIRT1 以介导白藜芦醇的良性心血管效应[89]。例如，白藜芦醇通过 SIRT1 依赖途径诱导心肌细胞锰超氧化物歧化酶[90]，其作用是减少氧化应激和促进慢性心衰细胞存活。此外，白藜芦醇诱导自噬，这是对抗氧化应激的第一道防线（图 22-3）[91]。由于白藜芦醇生物利用度很低，因而对其进行了改良，形成如 resVida、Longevinex®、SRT501，从而提高生物利用度。也有些与白藜芦醇分子结构不相关的物质（如 SRT1720、SRT2104 和 SRT2379）比白藜芦醇自身更易激活组蛋白去乙酰化酶。这些在哺乳动物都是抗代谢应激的很好的保护因子，使得 SIRT1 成为干预治疗的有益靶点[89]。

β 受体阻滞剂

如上述讨论，已有研究显示 β 受体阻滞剂能抑制心肌细胞的凋亡。在心衰患者，应用 β 受体激动剂减少心肌细胞自噬，使心衰加重，相反，如使用 β 受体阻滞剂，增加心肌细胞自噬，可使心衰改善[18,92]。虽然 β 受体阻滞剂对细胞自噬的长期影响未知，但这可能与临床相关，因为心衰患者在长期应用这些药物治疗。

热量限制

自噬也可通过限制热量摄入而激活（图 22-3）。在动物模型中，限制热量摄入可衰减心脏与衰老相关的变化，包括心肌肥厚、心肌纤维化、细胞凋亡。在人类中，限制热量摄入可改善非肥胖心肌僵硬度下降患者的心脏舒张功能[6-7,93]。

结论

在心衰的进展过程中可观察到细胞死亡的三个主要类型：细胞凋亡、细胞自噬性死亡和坏死。药物抑制细胞凋亡和坏死可以改善心功能和心肌细胞存活。目前用于心力衰竭治疗的药物，如 ACEI 和 β 受体阻滞剂，可阻止细胞凋亡。然而，完全抑制细胞凋亡可能产生相反的效果。此外，有些物质可降低衰老过程中的细胞自噬水平，如 AMPK 激活剂、mTOR 抑制剂和（或）组蛋白去乙酰化酶激活剂，它们可抑制心肌细胞凋亡和坏死，刺激心肌细胞存活，这在心衰患者的治疗中可能有重要意义。然而，药物剂量应慎重设定，以避免因过度刺激而导致自噬性细胞死亡。

参考文献

1. Kirkwood TB. Understanding the odd science of aging. Cell. 2005;120:437–47.
2. Haigis MC, Yankner BA. The aging stress response. Mol Cell. 2010;40:333–44.
3. Martinet W, Knaapen MW, De Meyer GRY, Herman AG, Kockx MM. Elevated levels of oxidative DNA damage and DNA repair enzymes in human athero-sclerotic plaques. Circulation. 2002;106:927–32.
4. Harman D. Aging: a theory based on free radical and radiation chemistry. J Gerontol. 1956;11:298–300.
5. Wang JC, Bennett M. Aging and atherosclerosis: mechanisms, functional consequences, and potential therapeutics for cellular senescence. Circ Res. 2012;111:245–59.
6. Chiong M, Wang ZV, Pedrozo Z, Cao DJ, Troncoso R, Ibacache M, et al. Cardiomyocyte death: mechanisms and translational implications. Cell Death Dis. 2011;2:e244.
7. de Freitas EV, Batlouni M, Gamarsky R. Heart failure in the elderly. J Geriatr Cardiol. 2012;9:101–7.
8. van Empel VP, Bertrand AT, Hofstra L, Crijns HJ, Doevendans PA, De Windt LJ. Myocyte apoptosis in

heart failure. Cardiovasc Res. 2005;67:21–9.

9. Mani K. Programmed cell death in cardiac myocytes: strategies to maximize post-ischemic salvage. Heart Fail Rev. 2008;13:193–209.

10. Wencker D, Chandra M, Nguyen K, Miao W, Garantziotis S, Factor SM, et al. A mechanistic role for cardiac myocyte apoptosis in heart failure. J Clin Invest. 2003;111:1497–504.

11. Whelan RS, Kaplinskiy V, Kitsis RN. Cell death in the pathogenesis of heart disease: mechanisms and significance. Annu Rev Physiol. 2010;72:19–44.

12. Vanlangenakker N, Vanden Berghe T, Krysko DV, Festjens N, Vandenabeele P. Molecular mechanisms and pathophysiology of necrotic cell death. Curr Mol Med. 2008;8:207–20.

13. Kroemer G, Galluzzi L, Brenner C. Mitochondrial membrane permeabilization in cell death. Physiol Rev. 2007;87:99–163.

14. Nakayama H, Chen X, Baines CP, Klevitsky R, Zhang X, Zhang H, et al. Ca2+- and mitochondrial-dependent cardiomyocyte necrosis as a primary mediator of heart failure. J Clin Invest. 2007;117:2431–44.

15. Baines CP, Kaiser RA, Purcell NH, Blair NS, Osinska H, Hambleton MA, et al. Loss of cyclophilin D reveals a critical role for mitochondrial permeability transition in cell death. Nature. 2005;434:658–62.

16. Nakagawa T, Shimizu S, Watanabe T, Yamaguchi O, Otsu K, Yamagata H, et al. Cyclophilin D-dependent mitochondrial permeability transition regulates some necrotic but not apoptotic cell death. Nature. 2005; 434:652–8.

17. Guerra S, Leri A, Wang X, Finato N, Di Loreto C, Beltrami CA, et al. Myocyte death in the failing human heart is gender dependent. Circ Res. 1999;85:856–66.

18. Levine B, Kroemer G. Autophagy in the pathogenesis of disease. Cell. 2008;132:27–42.

19. Martinet W, Agostinis P, Vanhoecke B, Dewaele M, De Meyer GRY. Autophagy in disease: a double-edged sword with therapeutic potential. Clin Sci (Lond). 2009;116:697–712.

20. Gottlieb RA, Finley KD, Mentzer Jr RM. Cardioprotection requires taking out the trash. Basic Res Cardiol. 2009;104:169–80.

21. Dutta D, Calvani R, Bernabei R, Leeuwenburgh C, Marzetti E. Contribution of impaired mitochondrial autophagy to cardiac aging: mechanisms and therapeutic opportunities. Circ Res. 2012;110:1125–38.

22. Hamacher-Brady A, Brady NR, Logue SE, Sayen MR, Jinno M, Kirshenbaum LA, et al. Response to myocardial ischemia/reperfusion injury involves Bnip3 and autophagy. Cell Death Differ. 2007;14: 146–57.

23. Nakai A, Yamaguchi O, Takeda T, Higuchi Y, Hikoso S, Taniike M, et al. The role of autophagy in cardiomyocytes in the basal state and in response to hemodynamic stress. Nat Med. 2007;13:619–24.

24. Taneike M, Yamaguchi O, Nakai A, Hikoso S, Takeda T, Mizote I, et al. Inhibition of autophagy in the heart induces age-related cardiomyopathy. Autophagy. 2010;6:600–6.

25. Inuzuka Y, Okuda J, Kawashima T, Kato T, Niizuma S, Tamaki Y, et al. Suppression of phosphoinositide 3-kinase prevents cardiac aging in mice. Circulation. 2009;120:1695–703.

26. Hua Y, Zhang Y, Ceylan-Isik AF, Wold LE, Nunn JM, Ren J. Chronic Akt activation accentuates aging-induced cardiac hypertrophy and myocardial contractile dysfunction: role of autophagy. Basic Res Cardiol. 2011;106:1173–91.

27. Wohlgemuth SE, Julian D, Akin DE, Fried J, Toscano K, Leeuwenburgh C, et al. Autophagy in the heart and liver during normal aging and calorie restriction. Rejuvenation Res. 2007;10:281–92.

28. Salminen A, Hyttinen JM, Kauppinen A, Kaarniranta K. Context-Dependent Regulation of Autophagy by IKK-NF-kappaB Signaling: Impact on the Aging Process. Int J Cell Biol. 2012;2012:849541.

29. Brunk UT, Terman A. The mitochondrial-lysosomal axis theory of aging: accumulation of damaged mitochondria as a result of imperfect autophagocytosis. Eur J Biochem. 2002;269:1996–2002.

30. De Meyer GRY, De Keulenaer GW, Martinet W. Role of autophagy in heart failure associated with aging. Heart Fail Rev. 2010;15:423–30.

31. Shih H, Lee B, Lee RJ, Boyle AJ. The aging heart and post-infarction left ventricular remodeling. J Am Coll Cardiol. 2011;57:9–17.

32. Gottlieb RA, Carreira RS. Autophagy in health and disease. 5. Mitophagy as a way of life. Am J Physiol Cell Physiol. 2010;299:C203–10.

33. Marin-Garcia J, Akhmedov AT, Moe GW. Mitochondria in heart failure: the emerging role of mitochondrial dynamics. Heart Fail Rev. 2013;18(4):439–56.

34. Chen L, Knowlton AA. Mitochondrial dynamics in heart failure. Congest Heart Fail. 2011;17:257–61.

35. Sciarretta S, Hariharan N, Monden Y, Zablocki D, Sadoshima J. Is autophagy in response to ischemia and reperfusion protective or detrimental for the heart? Pediatr Cardiol. 2011;32:275–81.

36. Kostin S, Pool L, Elsasser A, Hein S, Drexler HC, Arnon E, et al. Myocytes die by multiple mechanisms in failing human hearts. Circ Res. 2003;92:715–24.

37. Villalba JM, Alcain FJ. Sirtuin activators and inhibitors. Biofactors. 2012;38(5):349–59.

38. Porcu M, Chiarugi A. The emerging therapeutic potential of sirtuin-interacting drugs: from cell death to lifespan extension. Trends Pharmacol Sci. 2005; 26:94–103.

39. Naiman S, Kanfi Y, Cohen HY. Sirtuins as regulators of mammalian aging. Aging (Albany, NY). 2012; 4(8):521–2.

40. Tanner KG, Landry J, Sternglanz R, Denu JM. Silent information regulator 2 family of NAD-dependent histone/protein deacetylases generates a unique prod-

uct, 1-O-acetyl-ADP-ribose. Proc Natl Acad Sci USA. 2000;97:14178–82.

41. Kim S, Bi X, Czarny-Ratajczak M, Dai J, Welsh DA, Myers L, et al. Telomere maintenance genes SIRT1 and XRCC6 impact age-related decline in telomere length but only SIRT1 is associated with human longevity. Biogerontology. 2012;13:119–31.

42. Bellizzi D, Rose G, Cavalcante P, Covello G, Dato S, De Rango F, et al. A novel VNTR enhancer within the SIRT3 gene, a human homologue of SIR2, is associated with survival at oldest ages. Genomics. 2005;85:258–63.

43. Tanno M, Kuno A, Horio Y, Miura T. Emerging beneficial roles of sirtuins in heart failure. Basic Res Cardiol. 2012;107:273.

44. Giralt A, Villarroya F. SIRT3, a pivotal actor in mitochondrial functions: metabolism, cell death and aging. Biochem J. 2012;444:1–10.

45. Wang F, Chen HZ, Lv X, Liu DP. SIRT1 as a novel potential treatment target for vascular aging and age-related vascular diseases. Curr Mol Med. 2013;13(1):155–64.

46. Sundaresan NR, Samant SA, Pillai VB, Rajamohan SB, Gupta MP. SIRT3 is a stress-responsive deacetylase in cardiomyocytes that protects cells from stress-mediated cell death by deacetylation of Ku70. Mol Cell Biol. 2008;28:6384–401.

47. Smith J. Human Sir2 and the 'silencing' of p53 activity. Trends Cell Biol. 2002;12:404–6.

48. Li S, Banck M, Mujtaba S, Zhou MM, Sugrue MM, Walsh MJ. p53-induced growth arrest is regulated by the mitochondrial SirT3 deacetylase. PLoS One. 2010;5:e10486.

49. Pillai JB, Isbatan A, Imai S, Gupta MP. Poly(ADP-ribose) polymerase-1-dependent cardiac myocyte cell death during heart failure is mediated by NAD+ depletion and reduced Sir2alpha deacetylase activity. J Biol Chem. 2005;280:43121–30.

50. Pfister JA, Ma C, Morrison BE, D'Mello SR. Opposing effects of sirtuins on neuronal survival: SIRT1-mediated neuroprotection is independent of its deacetylase activity. PLoS One. 2008;3:e4090.

51. Alcendor RR, Gao S, Zhai P, Zablocki D, Holle E, Yu X, et al. Sirt1 regulates aging and resistance to oxidative stress in the heart. Circ Res. 2007;100:1512–21.

52. Venkatapuram S, Wang C, Krolikowski JG, Weihrauch D, Kersten JR, Warltier DC, et al. Inhibition of apoptotic protein p53 lowers the threshold of isoflurane-induced cardioprotection during early reperfusion in rabbits. Anesth Analg. 2006;103:1400–5.

53. Hafner AV, Dai J, Gomes AP, Xiao CY, Palmeira CM, Rosenzweig A, et al. Regulation of the mPTP by SIRT3-mediated deacetylation of CypD at lysine 166 suppresses age-related cardiac hypertrophy. Aging (Albany, NY). 2010;2:914–23.

54. Lee IH, Cao L, Mostoslavsky R, Lombard DB, Liu J, Bruns NE, et al. A role for the NAD-dependent deacetylase Sirt1 in the regulation of autophagy. Proc Natl Acad Sci USA. 2008;105:3374–9.

55. Hariharan N, Maejima Y, Nakae J, Paik J, Depinho RA, Sadoshima J. Deacetylation of FoxO by Sirt1 plays an essential role in mediating starvation-induced autophagy in cardiac myocytes. Circ Res. 2010; 107:1470–82.

56. Pillai VB, Sundaresan NR, Kim G, Gupta M, Rajamohan SB, Pillai JB, et al. Exogenous NAD blocks cardiac hypertrophic response via activation of the SIRT3-LKB1-AMP-activated kinase pathway. J Biol Chem. 2010;285:3133–44.

57. Terai K, Hiramoto Y, Masaki M, Sugiyama S, Kuroda T, Hori M, et al. AMP-activated protein kinase protects cardiomyocytes against hypoxic injury through attenuation of endoplasmic reticulum stress. Mol Cell Biol. 2005;25:9554–75.

58. Boyle AJ, Shih H, Hwang J, Ye J, Lee B, Zhang Y, et al. Cardiomyopathy of aging in the mammalian heart is characterized by myocardial hypertrophy, fibrosis and a predisposition towards cardiomyocyte apoptosis and autophagy. Exp Gerontol. 2011; 46:549–59.

59. Herbert KE, Mistry Y, Hastings R, Poolman T, Niklason L, Williams B. Angiotensin II-mediated oxidative DNA damage accelerates cellular senescence in cultured human vascular smooth muscle cells via telomere-dependent and independent pathways. Circ Res. 2008;102:201–8.

60. Leri A, Claudio PP, Li Q, Wang X, Reiss K, Wang S, et al. Stretch-mediated release of angiotensin II induces myocyte apoptosis by activating p53 that enhances the local renin-angiotensin system and decreases the Bcl-2-to-Bax protein ratio in the cell. J Clin Invest. 1998;101:1326–42.

61. Asai K, Yang GP, Geng YJ, Takagi G, Bishop S, Ishikawa Y, et al. Beta-adrenergic receptor blockade arrests myocyte damage and preserves cardiac function in the transgenic G(salpha) mouse. J Clin Invest. 1999;104:551–8.

62. Ni L, Zhou C, Duan Q, Lv J, Fu X, Xia Y, et al. beta-AR blockers suppresses ER stress in cardiac hypertrophy and heart failure. PLoS One. 2011;6:e27294.

63. Zhu WZ, Zheng M, Koch WJ, Lefkowitz RJ, Kobilka BK, Xiao RP. Dual modulation of cell survival and cell death by beta(2)-adrenergic signaling in adult mouse cardiac myocytes. Proc Natl Acad Sci USA. 2001;98:1607–12.

64. Talan MI, Ahmet I, Xiao RP, Lakatta EG. beta(2) AR agonists in treatment of chronic heart failure: long path to translation. J Mol Cell Cardiol. 2011;51: 529–33.

65. Yusuf S, Dagenais G, Pogue J, Bosch J, Sleight P. Vitamin E supplementation and cardiovascular events in high-risk patients. The Heart Outcomes Prevention Evaluation Study Investigators. N Engl J Med. 2000;342:154–60.

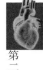

66. Cook NR, Albert CM, Gaziano JM, Zaharris E, MacFadyen J, Danielson E, et al. A randomized factorial trial of vitamins C and E and beta carotene in the secondary prevention of cardiovascular events in women: results from the Women's Antioxidant Cardiovascular Study. Arch Intern Med. 2007;167:1610–8.

67. Yarbrough WM, Mukherjee R, Squires CE, Reese ES, Leiser JS, Stroud RE, et al. Caspase inhibition attenuates contractile dysfunction following cardioplegic arrest and rewarming in the setting of left ventricular failure. J Cardiovasc Pharmacol. 2004;44:645–50.

68. Gezelius C, Eriksson A. Neoplastic disease in a medicolegal autopsy material. A retrospective study in northern Sweden. Z Rechtsmed. 1988;101:115–30.

69. Nam YJ, Mani K, Ashton AW, Peng CF, Krishnamurthy B, Hayakawa Y, et al. Inhibition of both the extrinsic and intrinsic death pathways through nonhomotypic death-fold interactions. Mol Cell. 2004;15:901–12.

70. Donath S, Li P, Willenbockel C, Al-Saadi N, Gross V, Willnow T, et al. Apoptosis repressor with caspase recruitment domain is required for cardioprotection in response to biomechanical and ischemic stress. Circulation. 2006;113:1203–12.

71. Piot C, Croisille P, Staat P, Thibault H, Rioufol G, Mewton N, et al. Effect of cyclosporine on reperfusion injury in acute myocardial infarction. N Engl J Med. 2008;359:473–81.

72. Hausenloy DJ, Boston-Griffiths EA, Yellon DM. Cyclosporin A and cardioprotection: from investigative tool to therapeutic agent. Br J Pharmacol. 2012;165:1235–45.

73. Argaud L, Gateau-Roesch O, Raisky O, Loufouat J, Robert D, Ovize M. Postconditioning inhibits mitochondrial permeability transition. Circulation. 2005;111:194–7.

74. Lim SY, Davidson SM, Mocanu MM, Yellon DM, Smith CC. The cardioprotective effect of necrostatin requires the cyclophilin-D component of the mitochondrial permeability transition pore. Cardiovasc Drugs Ther. 2007;21:467–9.

75. Scheller C, Knoferle J, Ullrich A, Prottengeier J, Racek T, Sopper S, et al. Caspase inhibition in apoptotic T cells triggers necrotic cell death depending on the cell type and the proapoptotic stimulus. J Cell Biochem. 2006;97:1350–61.

76. Rifki OF, Hill JA. Cardiac autophagy: good with the bad. J Cardiovasc Pharmacol. 2012;60(3):248–52.

77. Nair S, Ren J. Autophagy and cardiovascular aging: lesson learned from rapamycin. Cell Cycle. 2012;11:2092–9.

78. Kim J, Kundu M, Viollet B, Guan KL. AMPK and mTOR regulate autophagy through direct phosphorylation of Ulk1. Nat Cell Biol. 2011;13:132–41.

79. Effect of intensive blood-glucose control with metformin on complications in overweight patients with type 2 diabetes (UKPDS 34). UK Prospective Diabetes Study (UKPDS) Group. Lancet. 1998;352:854–65.

80. Yin M, van der Horst IC, van Melle JP, Qian C, van Gilst WH, Sillje HH, et al. Metformin improves cardiac function in a nondiabetic rat model of post-MI heart failure. Am J Physiol Heart Circ Physiol. 2011;301:H459–68.

81. Jia L, Hui RT. Everolimus, a promising medical therapy for coronary heart disease? Med Hypotheses. 2009;73:153–5.

82. Martinet W, De Meyer GRY. Autophagy in atherosclerosis: a cell survival and death phenomenon with therapeutic potential. Circ Res. 2009;104:304–17.

83. De Meyer GRY, Martinet W. Autophagy in the cardiovascular system. Biochim Biophys Acta. 2009;1793:1485–95.

84. Verheye S, Martinet W, Kockx MM, Knaapen MW, Salu K, Timmermans JP, et al. Selective clearance of macrophages in atherosclerotic plaques by autophagy. J Am Coll Cardiol. 2007;49:706–15.

85. Schrijvers DM, De Meyer GRY, Martinet W. Autophagy in atherosclerosis: a potential drug target for plaque stabilization. Arterioscler Thromb Vasc Biol. 2011;31:2787–91.

86. Martinet W, Verheye S, De Meyer GRY. Everolimus-induced mTOR inhibition selectively depletes macrophages in atherosclerotic plaques by autophagy. Autophagy. 2007;3:241–4.

87. Kushwaha S, Xu X. Target of rapamycin (TOR)-based therapy for cardiomyopathy: evidence from zebrafish and human studies. Trends Cardiovasc Med. 2012;22:39–43.

88. Harries LW, Fellows AD, Pilling LC, Hernandez D, Singleton A, Bandinelli S, et al. Advancing age is associated with gene expression changes resembling mTOR inhibition: Evidence from two human populations. Mech Ageing Dev. 2012;133:556–62.

89. Baur JA, Ungvari Z, Minor RK, Le Couteur DG, de Cabo R. Are sirtuins viable targets for improving healthspan and lifespan? Nat Rev Drug Discov. 2012;11:443–61.

90. Tanno M, Kuno A, Yano T, Miura T, Hisahara S, Ishikawa S, et al. Induction of manganese superoxide dismutase by nuclear translocation and activation of SIRT1 promotes cell survival in chronic heart failure. J Biol Chem. 2010;285:8375–82.

91. Petrovski G, Gurusamy N, Das DK. Resveratrol in cardiovascular health and disease. Ann NY Acad Sci. 2011;1215:22–33.

92. Bahro M, Pfeifer U. Short-term stimulation by propranolol and verapamil of cardiac cellular autophagy. J Mol Cell Cardiol. 1987;19:1169–78.

93. Weiss EP, Fontana L. Caloric restriction: powerful protection for the aging heart and vasculature. Am J Physiol Heart Circ Physiol. 2011;301:H1205–19.

第二十三章　与老化相关的端粒和端粒酶变化及其对心力衰竭治疗的提示

Aging-Related Changes in Telomeres and Telomerases and Implications for Heart Failure Therapy

Pim van der Harst 和 Dirk J. van Veldhuisen

（吕妍坤　译）

介绍

2009 年，Elizabeth H. Blackburn、Carol W. Greider 和 Jack W. Szostak 共同获得诺贝尔生理学或医学奖，因为他们对端粒和端粒酶的开创性研究。端粒位于染色体末端，是由蛋白质和核苷酸组成的特殊 DNA 结构。它们的一个重要功能就是提供保护帽以防止染色体被识别为 DNA 断裂，启动损坏修复系统，这样可导致细胞衰老或凋亡[1-2]。然而，端粒最显著的特征就是端粒随着年龄而缩短，直接影响到细胞的复制能力。已发现，人类端粒长度是生物学衰老的一个标志，并且衰老可引起许多疾病。本章将解释端粒复合体和端粒酶与衰老相关的功能。此外，也将讨论端粒对心衰生物学发展过程和治疗的潜在影响。

端粒的结构与功能

端粒是串联核苷酸重复序列的 DNA 结构（人类是 TTAGGG 重复序列），位于染色体末端（图 23-1）[3]。富含鸟嘌呤核苷酸（G）序列的端粒形成所谓的端粒环（T-loop），与一个特殊的端粒蛋白复合体连接在一起。这个蛋白复合体也被称作 "shelterin"，它包括端粒结合因子（TRF）1、TRF2、端粒保护因子（POT）1。TRF1 和 TRF2 可以直接与双链的端粒 DNA 结合。POT1 直接和单链端粒

DNA 结合。其他的 shelterin 相关蛋白包括抑制激活蛋白（Rap）1、端粒保护蛋白（TPP）1、TRF1-相互作用核因子（TIN）2（图 23-2）[3-4]。T-loop 形式的端粒-shelterin 复合体可以隐蔽终端 DNA 末端，免于被识别为 DNA 断裂而激活 p53 或 p16^{INK4a} 途径，从而导致细胞衰老或细胞凋亡，尤其是在肝细胞和祖细胞。

细胞分裂一次端粒丢失 30～150 对碱基，这种现象也称作 "末端复制问题"。每一次细胞分裂丢失的端粒碱基是因为 DNA 聚合酶未能完全复制 DNA 到 3′链末端。进一步的端粒受损可以在有害的环境因素出现时发生，比如氧化应激和一些可引发氧化应激的因素，如吸烟、紫外线辐射[5-7]。当端粒短到一定程度，细胞就失去分裂能力，引起衰老或功能失调[2]。原代培养细胞通常在分裂到 50 代左右时达到衰老状态[8]。除端粒长度本身以外，也有其他端粒-shelterin 复合体的干扰因素可引起细胞衰老或染色体不稳定[1]。端粒的生物学也能影响线粒体功能，同时缩短的端粒可导致代谢功能障碍[9]。

长期以来一直认为端粒是不能转录的。然而，事实并非如此。端粒重复保留 RNA（TERRA，telomeric repeat-containing RNA）是从端粒转录的非编码 RNA 片段，并且有不同长度的表达。TERRA 已被定位于端粒结构中，被认为是端粒的一个结构成分[10-11]。

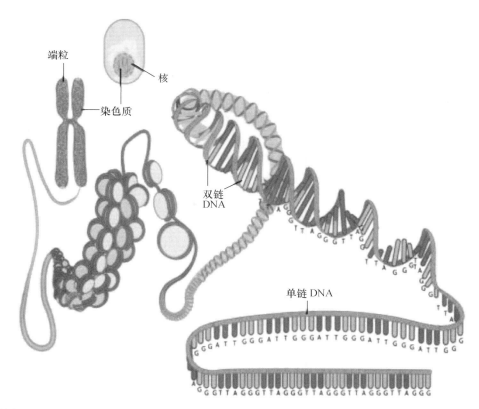

图 23-1 端粒结构、端粒的染色质和其细胞位置的示意图〔来源于 Huzen J，van Veldhuisen DJ，van Gilst WH，van der Harst P（2008）Telomeres and biological ageing in cardiovascular disease．Ned Tijdschr Geneeskd 152：1265-1270，获得授权〕

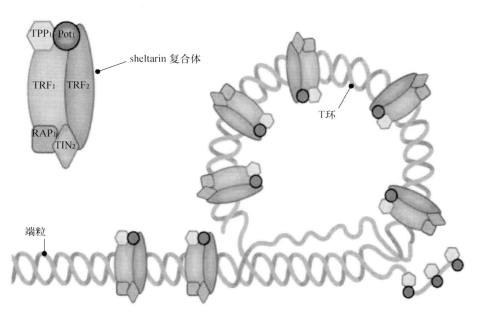

图 23-2 端粒-shelterin 复合体示意图〔来源于 Huzen J，van Veldhuisen DJ，van Gilst WH，van der Harst P（2008）Telomeres and biological ageing in cardiovascular disease．Ned Tijdschr Geneeskd 152：1265-1270，获得授权〕

端粒酶与端粒的延长

端粒长度的保持对于生殖细胞和干细胞是非常重要的，同时也是细胞永生化和肿瘤发生的关键。端粒长度保持主要归于被称为端粒酶的一种特殊核糖核蛋白。端粒酶的功能就是将端粒序列添加到端粒末端（图 23-3）[3]。端粒酶由三个主要成分组成：端粒酶 RNA 成分（TERC）、端粒逆转录酶（TERT）和可以稳定端粒酶的角化不良蛋白。TERRA（从端粒转录的非编码 RNA）序列是和 TERC 互补的，并且已经提出 TERRA 参与调节端粒酶活性[10-11]。

除端粒酶外，还有一种称作"端粒延长替代机制"（alternative lengthening of telomeres，ATL）的存在。对这个机制还了解较少，被认为依赖于细胞的同源重组机制。在细胞没有有功能的端粒酶的情况下，不认为修复系统的 ATL 可替代端粒酶，但通常认为它们同时起作用[12]。在不同染色体之间通过 ATL 延长的端粒具有更多的杂合性[13]。

端粒的生物学特性和衰老

在体外，细胞经过一定数量的倍增后停止分裂，之后开始衰老。这种现象早在 1961 年就已被证明[8]。缩短的端粒已被认为是复杂性衰老的一个主要机制[14]。最近也把缩短的端粒和线粒体的生理过程联系在一起[9]。线粒体衰老的主要调节因子也受到缩短端粒长度的影响，也为疾病的发生提供了途径。一些严重的过早衰老的人类疾病已被认为是与端粒酶突变直接相关的。先天性角化不良是一个非常典型的例子，患者过早衰老，表现出不同的特征，包括身材矮小、造血障碍、皮肤缺损、骨髓衰竭、不孕症、性腺功能减退和过早死

亡等[15]。

端粒长度已被认为是细胞累积复制历史的一个综合性标志，同时累积暴露在有害的环境因素中也被认为是生物学衰老的关键因素。端粒对于人类和所有动物种属都非常重要。然而，当讨论端粒长度相关的衰老时，还有几个重要的考虑因素。在物种之间比较时，直接比较不同物种的寿命和它们的端粒长度不可行。比如，纯系小鼠和大鼠具有比人类相对较长的端粒，另外和远交系小鼠比较端粒在不同品系间也存有高度差异。端粒长度和寿命之间没有明显的相关性，即使是在比较近的纯系小鼠之间[16]。复杂性的另一方面是在每个染色体添加的实际端粒长度不同。举个例子，已报道人类细胞的 17p、13p 和 19p 染色体的端粒长度和其他染色体端粒长度相比较短[17-18]。此外，端粒长度不仅在单个细胞中不同，而且它们在同一个体的不同细胞类型或不同组织之间也不具可比性。这可能被认为是不同复制历史和增殖周期的结果，但是也可能被某一个特殊细胞所暴露到的外界因素所影响。然而，一定程度上不同的身体组织中存在着端粒长度的同步性。已有报道，这种同步性同样在胚胎[19]和新生儿[20]中比随后的生命阶段更明显[21]。

端粒长度被认为和实足年龄相关，但在任何年龄端粒长度高度可变。这种变化的一部分是可遗传的。许多研究已报道个体端粒长度和他们父母端粒长度之间的关系，提示端粒长度具有可遗传性，这种遗传性父亲的影响比母亲的影响可能更强大[22-24]。有趣的是，精子的端粒长度反映男性生殖细胞的端粒长度，却随着年龄增长而变得更长[24-26]。因此父亲在受孕时的年龄被认为与一个个体的端粒长度相关[24-26]。全组基因关联分析已在不同染色体和 TERC 周围绘制出几个与端粒长度相关的基因位点[27-29]。

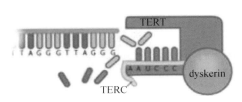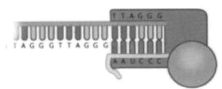

图 23-3 端粒酶活性示意图 ［来源于 Huzen J，van Veldhuisen DJ，van Gilst WH，van der Harst P（2008）Telomeres and biological ageing in cardiovascular disease. Ned Tijdschr Geneeskd 152：1265-1270，获得授权］

在衰老研究领域一个重要的假说就是端粒的消耗增加了疾病发生的可能性。个体间端粒长度的差异已被用作对疾病和愈后的预测因素[21,30-32]。最多的关于端粒长度和衰老之间关系的数据来源于白细胞中端粒的测量。选用白细胞具有许多明显的优势，因为白细胞容易观察到，并且处理它们的过程相对简单。但也需考量几个缺点。白细胞不是同源的和稳定的细胞群。相反，它们是由各种各样的异源性的不同细胞类型组成的。白细胞由不同类型细胞联合在一起，每种类型的细胞都有自己的复制历史。白细胞和疾病之间的关系，比如心衰，可能不是直接的。心肌细胞的端粒长度可能与心衰更具有相关性，而白细胞的端粒长度可能仅仅是略有影响。对于其他一些疾病，白细胞或许与其具有更多的相关性。

端粒生物学与心力衰竭的危险因素

端粒长度与预示心衰发展的几个因素相关。尽管确切相关机制还不明确，但是高血压、糖尿病、动脉粥样硬化、肾素-血管紧张素系统激活等与心衰相关的因素和端粒长度相关联。

高血压是心衰发展的一个重要危险因素。在人类研究和动物研究中均发现端粒生物学可以提示血压升高。主动脉自发性高血压大鼠的端粒酶活性和 TERT 表达在血压升高之前就已经增加[33]，而缺乏功能性端粒酶（TERC$^{-/-}$）大鼠患高血压是与循环内皮素-1 水平增加有关的[34]。尽管不是所有数据都一致，但也提示人类高血压和端粒长度缩短相关[35-36]。当在研究血压正常受试者时，血压升高过程可能伴随着端粒缩短[37]。高血压的特征，和心衰一样，就是肾素-血管紧张素系统的激活。Framingham 心脏研究中发现高血压受试者的肾素/醛固酮比率（肾素-血管紧张素系统激活的一个标志）升高与端粒长度相关[38]。

糖尿病是外周组织胰岛素抵抗和（或）胰岛 β 细胞功能失调引起的。糖尿病不仅是动脉粥样硬化也是心衰的一个重要危险因素。在许多大型研究中发现端粒缩短与糖尿病相关[39-40]。端粒长度减少部分原因可能是因为糖尿病患者的高氧化应激水平[40]。适当的血糖控制在糖尿病患者端粒消耗方面获益[41]。一个小型研究甚至显示在 1 型糖尿病患者中端粒长度也预示全因死亡率[42]。这个

结果还需大规模研究证实。同时也观察到人在糖耐量受损时端粒缩短[43]。最近在端粒酶缺失的小鼠（TERC$^{-/-}$）中观察到胰岛素分泌受损、糖耐量受损和端粒生物学之间存在着潜在的因果关系[44]。这些小鼠显示胰腺胰岛素分泌减少引起的糖耐量受损是因为胰岛修复能力受损造成胰岛体积减小的结果[44]。胰岛素敏感性增加可能调节心脏的端粒生物学特性，而且具有令人满意的功能性影响[45]。

动脉粥样硬化和心肌梗死是心衰发展过程中最重要的因素。冠状动脉疾病普遍与端粒长度缩短有关[46-50]。非常有趣的是患有 CVD 患者后代的端粒甚至比健康个体后代的端粒短[51]。尽管这个观察会被环境因素所干扰，但也支持端粒长度的缩短发生在动脉粥样硬化出现临床表现之前这一假说。几乎所有的动脉硬化斑块中均会发现衰老阳性的内皮细胞，这种衰老阳性的内皮细胞与端粒长度缩短相关[52]。同样，内皮细胞端粒缩短在动脉粥样硬化形成及其相关疾病的发展过程中也起着关键作用。动脉粥样硬化形成的其他临床表现也与端粒的缩短相关联，但与心衰可能关联不多[53-55]。

端粒生物学与心力衰竭

心衰的发生率和患病率随年龄急剧增长。然而，在心衰发病年龄和发展进程之间存在明显差异。这个差异不能完全由传统危险因素解释，部分原因可能是由于生物学的年龄和衰老之间的差异[56]。健康心肌由 20％～25％心肌细胞和很大比例的具有支撑作用的结缔组织构成[57]。随着年龄增长心肌细胞减少，剩下的心肌细胞变大，成为多倍体[58]。这是与胶原蛋白、纤维化增加和与衰老相关的淀粉样蛋白、脂褐素沉积相伴随的[59-61]。因此心脏的储备功能减低，心脏功能失调的易损性增加[62]。储备功能减低可能与端粒的生物学相关。在 Newcastle85 岁以上人群研究发现，白细胞端粒较短的老年受试者的 LVEF 也较低[63]。端粒缩短的一个标准误差与大约5％的 LVEF 降低相关联。这个研究中，单独的端粒长度因素可解释接近 12％可观测到的 LVEF 的变化。

从心衰患者的心脏活组织检查中已发现它们的心肌细胞具有相当短的端粒，它们衰老的水平增加，

而且还有大量死亡细胞[64]。来自于扩张型心肌病患者心脏的心肌细胞端粒长度比非心衰患者心脏的心肌细胞端粒长度大约减少25%[65]。这与TRF2表达减低有关，也与细胞周期检测点激酶2（Chk2）（一种DNA损害激酶）激活相关。细胞衰老标志物p16^{INK4a}在短端粒心肌细胞中也呈阳性。

成年人心肌细胞属于终末分化细胞这一传统说法已经被打破。通过应用碳定年代（carbon-dating）技术已经明确心肌细胞的DNA在出生后许多年一直在合成[66]。心肌细胞DNA合成随着年龄明显减少，通过模型估计在25周岁心肌细胞的更新率大约为1%，在75周岁时心肌细胞的更新率大约为0.5%。然而，即使非常低的更新率，50岁时仍保留了出生时50%甚至更多的心肌细胞。通过碳定年代技术获得的数据未能鉴定新生心肌细胞的来源。这些新生心肌细胞可能来源于局部或者是祖细胞的循环池。干细胞和祖细胞减少被认为是为了驱动组织发育，由此也造成器官的功能失调。具有功能的心脏干细胞逐步减少确实是以衰老和心衰为特征的[67]。有趣的是，人的心脏干细胞是受端粒酶活性和端粒长度调节的[68]。尽管心衰患者和健康受试者循环池中CD^{34+}祖细胞端粒长度看起来相似，但是心衰患者循环池中CD^{34+}祖细胞数量减少，其功能受损[69-70]。由此可以推测，心肌细胞更新和细胞死亡之间的失平衡导致了心脏功能下调，促进心脏功能障碍的发生、发展。

在年龄、性别都平衡的心衰和健康对照两组受试者中观察发现，心衰患者白细胞端粒长度比健康对照受试者的白细胞端粒长度明显缩短[69,71]。而且伴有更严重症状患者的端粒长度比其他患者端粒长度短。在缺血性心衰患者亚组，其端粒长度比那些非缺血性心衰患者端粒长度也缩短。同样也观察到心衰伴有动脉粥样硬化疾病的临床表现和程度与端粒明显缩短相关[71]。心衰伴有其他合并症的患者，如伴有肾功能减低或贫血，也与端粒缩短相关联[72-74]。心衰同时伴有白细胞端粒缩短的患者因心衰住院或过早死亡的风险增加[21]。当研究看似健康的心衰患者后代时发现，这些后代的端粒长度也比健康对照受试者后代的端粒长度缩短[69]。

被报道的关于端粒长度和人类心衰之间所有相互关联最重要的问题之一就是端粒的起源。还有待明确是否任何细胞的端粒长度与促进心衰的发生、发展过程均直接相关。另外，心衰本身可能引起端粒缩短或者心衰引起的氧化应激、炎症等也可能引起端粒缩短。也有确切数据报道先天性角化不良患者也伴有扩张型心肌病和心肌纤维化[75]。一些值得注意的证据来源自端粒酶缺失的小鼠模型，这些证据表明第五代端粒酶缺失小鼠的端粒长度明显缩短[76]。这些小鼠p53水平升高，并患有严重的心衰，包括左心室舒张末期压力的增加、最大的左心室压力下降。这些心脏舒张和收缩功能紊乱的特征与在扩张型心肌病患者中所观察到的相似。已通过过表达TRF2小鼠端粒稳定实验提供了进一步的动物实验支持[77]。野生型小鼠过表达TRF2防止了阿霉素诱导的心肌细胞凋亡，这与端粒酶缺乏小鼠恰恰相反。

端粒生物学与未来心力衰竭治疗

目前迫切需要改善心衰患者预后的治疗策略。尽管缺少明确的证据，但端粒生物学可能在人的心衰发展过程中起作用。当前最有力的证据是动物实验。已认识到心肌细胞不是终末分化细胞，心肌干细胞功能是受端粒长度调节的，端粒酶活性可能在心衰治疗中有重要的临床提示作用[68]。动物实验数据也显示端粒酶再活化可以延长端粒、减少DNA损伤的信号反应，并在多脏器间通过细胞增殖修复退化的细胞表型[78]。通过自体心肌干细胞移植获得心肌再生能力可能受患者年龄和疾病进程的限制。体外恢复端粒长度，比如，通过暂时激活端粒酶，可能增加心肌干细胞群，改善治疗效果[79]。目前也有一些药物可改善端粒功能，比如，他汀类药物上调TRF2，比格列酮也可上调端粒酶活性[80-81]。遗憾的是，还没有证明他汀类药物有益于心衰患者[82]。最简单的改变端粒生物学功能的策略可能仅需改变生活方式，比如增加体育锻炼或重复热疗[77,83]。

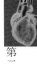

参考文献

1. Blackburn EH. Switching and signaling at the telomere. Cell. 2001;106:661–73.

2. de Lange T. How telomeres solve the end-protection problem. Science. 2009;326:948–52.

3. Huzen J, van Veldhuisen DJ, van Gilst WH, van der Harst P. Telomeres and biological ageing in cardiovascular disease. Ned Tijdschr Geneeskd. 2008;152:1265–70.

4. de Lange T. Shelterin: the protein complex that shapes and safeguards human telomeres. Genes Dev. 2005;19:2100–10.

5. von Zglinicki T. Oxidative stress shortens telomeres. Trends Biochem Sci. 2002;27:339–44.

6. Valdes AM, Andrew T, Gardner JP, Kimura M, Oelsner E, et al. Obesity, cigarette smoking, and telomere length in women. Lancet. 2005;366:662–4.

7. Oikawa S, Tada-Oikawa S, Kawanishi S. Site-specific DNA damage at the GGG sequence by UVA involves acceleration of telomere shortening. Biochemistry. 2001;40:4763–8.

8. Hayflick L, Moorhead PS. The serial cultivation of human diploid cell strains. Exp Cell Res. 1961;25:585–621.

9. Sahin E, Colla S, Liesa M, Moslehi J, Muller FL, et al. Telomere dysfunction induces metabolic and mitochondrial compromise. Nature. 2011;470:359–65.

10. Azzalin CM, Reichenbach P, Khoriauli L, Giulotto E, Lingner J. Telomeric repeat containing RNA and RNA surveillance factors at mammalian chromosome ends. Science. 2007;318:798–801.

11. Schoeftner S, Blasco MA. Developmentally regulated transcription of mammalian telomeres by DNA-dependent RNA polymerase II. Nat Cell Biol. 2008;10:228–36.

12. Grobelny JV, Kulp-McEliece M, Broccoli D. Effects of reconstitution of telomerase activity on telomere maintenance by the alternative lengthening of telomeres (ALT) pathway. Hum Mol Genet. 2001;10:1953–61.

13. Bryan TM, Reddel RR. Telomere dynamics and telomerase activity in in vitro immortalised human cells. Eur J Cancer. 1997;33:767–73.

14. Vaziri H, Schachter F, Uchida I, Wei L, Zhu X, et al. Loss of telomeric DNA during aging of normal and trisomy 21 human lymphocytes. Am J Hum Genet. 1993;52:661–7.

15. Mitchell JR, Wood E, Collins K. A telomerase component is defective in the human disease dyskeratosis congenita. Nature. 1999;402:551–5.

16. Hemann MT, Greider CW. Wild-derived inbred mouse strains have short telomeres. Nucleic Acids Res. 2000;28:4474–8.

17. Graakjaer J, Bischoff C, Korsholm L, Holstebroe S, Vach W, et al. The pattern of chromosome-specific variations in telomere length in humans is determined by inherited, telomere-near factors and is maintained throughout life. Mech Ageing Dev. 2003;124:629–40.

18. Martens UM, Zijlmans JM, Poon SS, Dragowska W, Yui J, et al. Short telomeres on human chromosome 17p. Nat Genet. 1998;18:76–80.

19. Youngren K, Jeanclos E, Aviv H, Kimura M, Stock J, et al. Synchrony in telomere length of the human fetus. Hum Genet. 1998;102:640–3.

20. Okuda K, Bardeguez A, Gardner JP, Rodriguez P, Ganesh V, et al. Telomere length in the newborn. Pediatr Res. 2002;52:377–81.

21. van der Harst P, de Boer RA, Samani NJ, Wong LS, Huzen J, et al. Telomere length and outcome in heart failure. Ann Med. 2010;42:36–44.

22. Njajou OT, Cawthon RM, Damcott CM, Wu SH, Ott S, et al. Telomere length is paternally inherited and is associated with parental lifespan. Proc Natl Acad Sci USA. 2007;104:12135–9.

23. Slagboom PE, Droog S, Boomsma DI. Genetic determination of telomere size in humans: a twin study of three age groups. Am J Hum Genet. 1994;55:876–82.

24. Arbeev KG, Hunt SC, Kimura M, Aviv A, Yashin AI. Leukocyte telomere length, breast cancer risk in the offspring: the relations with father's age at birth. Mech Ageing Dev. 2011;132:149–53.

25. Kimura M, Cherkas LF, Kato BS, Demissie S, Hjelmborg JB, et al. Offspring's leukocyte telomere length, paternal age, and telomere elongation in sperm. PLoS Genet. 2008;4:e37.

26. Aston KI, Hunt SC, Susser E, Kimura M, Factor-Litvak P, et al. Divergence of sperm and leukocyte age-dependent telomere dynamics: implications for male-driven evolution of telomere length in humans. Mol Hum Reprod. 2012;18(11):517–22.

27. Codd V, Mangino M, van der Harst P, Braund PS, Kaiser M, et al. Common variants near TERC are associated with mean telomere length. Nat Genet. 2010;42:197–9.

28. Mangino M, Richards JB, Soranzo N, Zhai G, Aviv A, et al. A genome-wide association study identifies a novel locus on chromosome 18q12.2 influencing white cell telomere length. J Med Genet. 2009;46:451–4.

29. Levy D, Neuhausen SL, Hunt SC, Kimura M, Hwang SJ, et al. Genome-wide association identifies OBFC1 as a locus involved in human leukocyte telomere biology. Proc Natl Acad Sci USA. 2010;107:9293–8.

30. Jones CH, Pepper C, Baird DM. Telomere dysfunction and its role in haematological cancer. Br J Haematol. 2012;156:573–87.

31. Shay JW, Wright WE. Role of telomeres and telomerase in cancer. Semin Cancer Biol. 2011;21:349–53.

32. Honig LS, Kang MS, Schupf N, Lee JH, Mayeux R. Association of shorter leukocyte telomere repeat length with dementia and mortality. Arch Neurol. 2012;69(10):1332–9.

33. Cao Y, Li H, Mu FT, Ebisui O, Funder JW, et al. Telomerase activation causes vascular smooth muscle cell proliferation in genetic hypertension. FASEB J. 2002;16:96–8.

34. Perez-Rivero G, Ruiz-Torres MP, Rivas-Elena JV, Jerkic M, Diez-Marques ML, et al. Mice deficient in telomerase activity develop hypertension because of an excess of endothelin production. Circulation. 2006;114:309–17.

35. Demissie S, Levy D, Benjamin EJ, Cupples LA, Gardner JP, et al. Insulin resistance, oxidative stress, hypertension, and leukocyte telomere length in men from the Framingham Heart Study. Aging Cell. 2006; 5:325–30.

36. Bhupatiraju C, Saini D, Patkar S, Deepak P, Das B, et al. Association of shorter telomere length with essential hypertension in Indian population. Am J Hum Biol. 2012;24:573–8.

37. Yang Z, Huang X, Jiang H, Zhang Y, Liu H, et al. Short telomeres and prognosis of hypertension in a Chinese population. Hypertension. 2009;53:639–45.

38. Vasan RS, Demissie S, Kimura M, Cupples LA, Rifai N, et al. Association of leukocyte telomere length with circulating biomarkers of the renin-angiotensin-aldosterone system: the Framingham Heart Study. Circulation. 2008;117:1138–44.

39. Zee RY, Castonguay AJ, Barton NS, Germer S, Martin M. Mean leukocyte telomere length shortening and type 2 diabetes mellitus: a case-control study. Transl Res. 2010;155:166–9.

40. Salpea KD, Talmud PJ, Cooper JA, Maubaret CG, Stephens JW, et al. Association of telomere length with type 2 diabetes, oxidative stress and UCP2 gene variation. Atherosclerosis. 2010;209:42–50.

41. Uziel O, Singer JA, Danicek V, Sahar G, Berkov E, et al. Telomere dynamics in arteries and mononuclear cells of diabetic patients: effect of diabetes and of glycemic control. Exp Gerontol. 2007;42:971–8.

42. Astrup AS, Tarnow L, Jorsal A, Lajer M, Nzietchueng R, et al. Telomere length predicts all-cause mortality in patients with type 1 diabetes. Diabetologia. 2010; 53:45–8.

43. Adaikalakoteswari A, Balasubramanyam M, Ravikumar R, Deepa R, Mohan V. Association of telomere shortening with impaired glucose tolerance and diabetic macroangiopathy. Atherosclerosis. 2007;195:83–9.

44. Kuhlow D, Florian S, von Figura G, Weimer S, Schulz N, et al. Telomerase deficiency impairs glucose metabolism and insulin secretion. Aging (Albany, NY). 2010;2:650–8.

45. Makino N, Sasaki M, Maeda T, Mimori K. Telomere biology in cardiovascular disease – role of insulin sensitivity in diabetic hearts. Exp Clin Cardiol. 2010;15:e128–33.

46. Samani NJ, Boultby R, Butler R, Thompson JR, Goodall AH. Telomere shortening in atherosclerosis. Lancet. 2001;358:472–3.

47. Brouilette S, Singh RK, Thompson JR, Goodall AH, Samani NJ. White cell telomere length and risk of premature myocardial infarction. Arterioscler Thromb Vasc Biol. 2003;23:842–6.

48. Mukherjee M, Brouilette S, Stevens S, Shetty KR, Samani NJ. Association of shorter telomeres with coronary artery disease in Indian subjects. Heart. 2009;95:669–73.

49. Brouilette SW, Moore JS, McMahon AD, Thompson JR, Ford I, et al. Telomere length, risk of coronary heart disease, and statin treatment in the West of Scotland Primary Prevention Study: a nested case-control study. Lancet. 2007;369:107–14.

50. Weischer M, Bojesen SE, Cawthon RM, Freiberg JJ, Tybjaerg-Hansen A, et al. Short telomere length, myocardial infarction, ischemic heart disease, and early death. Arterioscler Thromb Vasc Biol. 2012; 32:822–9.

51. Brouilette SW, Whittaker A, Stevens SE, van der Harst P, Goodall AH, et al. Telomere length is shorter in healthy offspring of subjects with coronary artery disease: support for the telomere hypothesis. Heart. 2008;94:422–5.

52. Ogami M, Ikura Y, Ohsawa M, Matsuo T, Kayo S, et al. Telomere shortening in human coronary artery diseases. Arterioscler Thromb Vasc Biol. 2004; 24:546–50.

53. Huzen J, Peeters W, de Boer RA, Moll FL, Wong LS, et al. Circulating leukocyte and carotid atherosclerotic plaque telomere length: interrelation, association with plaque characteristics, and restenosis after endarterectomy. Arterioscler Thromb Vasc Biol. 2011; 31:1219–25.

54. Wilson WR, Herbert KE, Mistry Y, Stevens SE, Patel HR, et al. Blood leucocyte telomere DNA content predicts vascular telomere DNA content in humans with and without vascular disease. Eur Heart J. 2008;29: 2689–94.

55. Cafueri G, Parodi F, Pistorio A, Bertolotto M, Ventura F, et al. Endothelial and smooth muscle cells from abdominal aortic aneurysm have increased oxidative stress and telomere attrition. PLoS One. 2012;7: e35312.

56. Samani NJ, van der Harst P. Biological ageing and cardiovascular disease. Heart. 2008;94:537–9.

57. Buja LM, Vela D. Cardiomyocyte death and renewal in the normal and diseased heart. Cardiovasc Pathol. 2008;17:349–74.

58. Olivetti G, Melissari M, Capasso JM, Anversa P. Cardiomyopathy of the aging human heart. Myocyte loss and reactive cellular hypertrophy. Circ Res. 1991;68:1560–8.

59. Burgess ML, McCrea JC, Hedrick HL. Age-associated changes in cardiac matrix and integrins. Mech Ageing Dev. 2001;122:1739–56.

60. Lie JT, Hammond PI. Pathology of the senescent

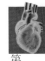

heart: anatomic observations on 237 autopsy studies of patients 90 to 105 years old. Mayo Clin Proc. 1988; 63:552–64.

61. Pandya K, Kim HS, Smithies O. Fibrosis, not cell size, delineates beta-myosin heavy chain reexpression during cardiac hypertrophy and normal aging in vivo. Proc Natl Acad Sci USA. 2006;103:16864–9.

62. Lakatta EG. Cardiovascular regulatory mechanisms in advanced age. Physiol Rev. 1993;73:413–67.

63. Collerton J, Martin-Ruiz C, Kenny A, Barrass K, von Zglinicki T, et al. Telomere length is associated with left ventricular function in the oldest old: the Newcastle 85+ study. Eur Heart J. 2007;28:172–6.

64. Chimenti C, Kajstura J, Torella D, Urbanek K, Heleniak H, et al. Senescence and death of primitive cells and myocytes lead to premature cardiac aging and heart failure. Circ Res. 2003;93:604–13.

65. Oh H, Wang SC, Prahash A, Sano M, Moravec CS, et al. Telomere attrition and Chk2 activation in human heart failure. Proc Natl Acad Sci USA. 2003; 100:5378–83.

66. Bergmann O, Bhardwaj RD, Bernard S, Zdunek S, Barnabe-Heider F, et al. Evidence for cardiomyocyte renewal in humans. Science. 2009;324:98–102.

67. Cesselli D, Beltrami AP, D'Aurizio F, Marcon P, Bergamin N, et al. Effects of age and heart failure on human cardiac stem cell function. Am J Pathol. 2011;179:349–66.

68. Bearzi C, Rota M, Hosoda T, Tillmanns J, Nascimbene A, et al. Human cardiac stem cells. Proc Natl Acad Sci USA. 2007;104:14068–73.

69. Wong LS, Huzen J, de Boer RA, van Gilst WH, van Veldhuisen DJ, et al. Telomere length of circulating leukocyte subpopulations and buccal cells in patients with ischemic heart failure and their offspring. PLoS One. 2011;6:e23118.

70. Kissel CK, Lehmann R, Assmus B, Aicher A, Honold J, et al. Selective functional exhaustion of hematopoietic progenitor cells in the bone marrow of patients with postinfarction heart failure. J Am Coll Cardiol. 2007;49:2341–9.

71. van der Harst P, van der Steege G, de Boer RA, Voors AA, Hall AS, et al. Telomere length of circulating leukocytes is decreased in patients with chronic heart failure. J Am Coll Cardiol. 2007;49:1459–64.

72. Wong LS, Huzen J, van der Harst P, de Boer RA, Codd V, et al. Anaemia is associated with shorter leucocyte telomere length in patients with chronic heart failure. Eur J Heart Fail. 2010;12:348–53.

73. Wong LS, van der Harst P, de Boer RA, Codd V, Huzen J, et al. Renal dysfunction is associated with shorter telomere length in heart failure. Clin Res Cardiol. 2009;98:629–34.

74. van der Harst P, Wong LS, de Boer RA, Brouilette SW, van der Steege G, et al. Possible association between telomere length and renal dysfunction in patients with chronic heart failure. Am J Cardiol. 2008;102:207–10.

75. Basel-Vanagaite L, Dokal I, Tamary H, Avigdor A, Garty BZ, et al. Expanding the clinical phenotype of autosomal dominant dyskeratosis congenita caused by TERT mutations. Haematologica. 2008;93:943–4.

76. Leri A, Franco S, Zacheo A, Barlucchi L, Chimenti S, et al. Ablation of telomerase and telomere loss leads to cardiac dilatation and heart failure associated with p53 upregulation. EMBO J. 2003;22:131–9.

77. Werner C, Hanhoun M, Widmann T, Kazakov A, Semenov A, et al. Effects of physical exercise on myocardial telomere-regulating proteins, survival pathways, and apoptosis. J Am Coll Cardiol. 2008;52: 470–82.

78. Jaskelioff M, Muller FL, Paik JH, Thomas E, Jiang S, et al. Telomerase reactivation reverses tissue degeneration in aged telomerase-deficient mice. Nature. 2011;469:102–6.

79. Cottage CT, Neidig L, Sundararaman B, Din S, Joyo AY, et al. Increased mitotic rate coincident with transient telomere lengthening resulting from Pim-1 overexpression in cardiac progenitor cells. Stem Cells. 2012;30(11):2512–22.

80. Spyridopoulos I, Haendeler J, Urbich C, Brummendorf TH, Oh H, et al. Statins enhance migratory capacity by upregulation of the telomere repeat-binding factor TRF2 in endothelial progenitor cells. Circulation. 2004;110:3136–42.

81. Werner C, Gensch C, Poss J, Haendeler J, Bohm M, et al. Pioglitazone activates aortic telomerase and prevents stress-induced endothelial apoptosis. Atherosclerosis. 2011;216:23–34.

82. Kjekshus J, Apetrei E, Barrios V, Bohm M, Cleland JG, et al. Rosuvastatin in older patients with systolic heart failure. N Engl J Med. 2007;357:2248–61.

83. Oyama J, Maeda T, Sasaki M, Higuchi Y, Node K, et al. Repetitive hyperthermia attenuates progression of left ventricular hypertrophy and increases telomerase activity in hypertensive rats. Am J Physiol Heart Circ Physiol. 2012;302:H2092–101.

第二十四章　老年相关性心肌炎症和纤维化改变：病理生理学观点和临床意义

Aging-Associated Alterations in Myocardial Inflammation and Fibrosis：Pathophysiological Perspectives and Clinical Implications

Arti V. Shinde 和 **Nikolaos G. Frangogiannis**

（李碧汐　译）

简介

衰老与心衰的高患病率相关[1]。近 12％ 的 80 岁及以上老年人患有心衰[2]。并且，心衰已成为 65 岁以上老年人住院最常见的病因。在美国，当 65 岁以上人口数量在快速增长时，老年人心衰所造成的负担将明显增加。一项研究旨在预测美国在未来 20 年中，CVD 的医疗成本将因心衰的盛行而增加 25％，这主要是由于人口快速老龄化造成的[3]。

老年人心衰的病因由多因素导致。老年人心衰发病率增加是由于老年相关性心衰常见危险因素（如 CHD、高血压和糖尿病）的发生增多。同时，越来越多的证据表明，由于心肌结构和功能的衰老对心脏产生的直接影响可能明显导致老年人心衰发展。即使没有高血压，看似健康的老年人也存在与年龄相关的左心室室壁厚度增加以及左心室充盈受损。这些心脏结构和血流动力学改变造成心脏舒张功能障碍，导致心衰发生，从而限制患者的运动耐量并且降低了生活质量[4]。老化也会破坏心脏受损后的修复机制，这可能造成更严重的心衰，加重心脏的不良重构，也增加患心肌梗死老年人的心功能障碍[5-6]。

进展中的心脏纤维化是心脏衰老的标志[5,7-8]，与心肌细胞松弛共同导致了与年龄相关的心脏僵硬度增加[9]。老年心脏纤维化的发病机制通常与炎症级联反应的失调相关，促使白细胞和心肌成纤维细胞活化。本章涉及的机制是造成老年心脏纤维化进展的原因，同时也讨论炎症信号的作用。此外，我们将讨论与年龄相关的改变在梗死后心脏不良重构的炎症性和修复性反应中的作用。这些概念在设计治疗策略时将产生重大的影响，从而防止老年患者心衰的进展。

正常心脏的成纤维细胞和基质网络

成年哺乳类动物的心肌包括细胞组分（心肌细胞和非心肌细胞）以及一个含细胞外基质的错综复杂的网络。在正常成年哺乳类动物的心脏中，心肌细胞只占细胞总数的 30％～40％[10]；成纤维细胞通常被认为是主要的非心肌细胞类型[11-12]。除了基质分泌细胞可帮助心脏修复，心脏成纤维细胞也可通过维持基质网络从而有助于达到心脏稳态，并且还可通过直接的相互作用调节心肌细胞功能[13]。

心脏成纤维细胞存在于间质的细胞外基质中。在正常心肌中，细胞外基质为细胞组分和血管提供了一个骨架，并且维持组织和心脏结构。基质通过传递心肌细胞产生的力量和电性分离心房和心室，直接影响心室泵功能[14]。同时，基质蛋白可转换心肌细胞存有的重要信号，也可使成纤维细胞免受机械压力，从而促进细胞的静止表型。基质通过基质蛋白质和细胞整合素之间的相互作用调节心肌细胞的稳态。这些作用对于收缩同步和心肌细胞功能至关重要。

反应性和修复性心脏纤维化

心脏纤维化的特点是增加了心肌间质中基质蛋白质的沉积，纤维损伤的严重程度和形态结构取决于潜在的病理生理条件。心肌细胞坏死引起了一系列强烈的炎症反应，导致心肌被纤维组织大量替代，这种形式的心脏纤维化通常发生在梗死的心脏中，并被称为"修复性纤维化"。另一方面，"反应性间质纤维化"被描述为心脏细胞间隙逐步扩张，并没有明显的心肌细胞损失。在左心室超负荷的动物模型中，最先在间质和血管周围区域观察到反应性纤维化，最初可能并未见到心肌细胞的损失。最初的反应性血管周围和间质纤维化伴随着心肌细胞肥大和部分适应性反应，目的是在正常的肌壁压力下保证心排血量。然而最终，修复性纤维化导致心肌细胞发生坏死和凋亡[15]。心肌细胞死亡的一种可能机制是肥大的心肌细胞周围的细胞外基质增厚，使营养物质的供给和需求之间失调，从而导致细胞死亡。间质的成纤维细胞对激活信号的反应被即将死亡的心肌细胞所释放，通过合成基质蛋白质来替代已死亡的细胞。

衰老与纤维化心肌重构相关

健康的老年人通常具有保护性的心脏收缩功能，但常表现出受损的心肌顺应性[16-17]。尽管衰老与心肌细胞总数的减少相关，但在实验模型以及真实的患者中均可出现老年心脏的左心室质量逐步提高[18]。动物模型实验为老年相关的心肌细胞肥大伴有心肌胶原含量的增加提供了一致证据。非高血压病患者老年心脏的组织学分析揭示了心肌细胞由于坏死和凋亡逐步减少[19]。当老年心脏心肌细胞减少后，剩余的心肌细胞出现细胞肥大[20]。Eghbali和其同事证明：在年轻的 Fischer 344 大鼠中，左心室胶原蛋白含量为总蛋白质的 5.5%，而在衰老的大鼠中该数值增加至 12% 左右[21]。这种与年龄相关的胶原蛋白含量增加在绵羊[22]、正常血脂的兔[23]和老鼠[24]中均有报道。在人类的心脏中也发现了类似的结果。胶原蛋白含量随着年龄的增长而增加[25]；衰老个体的心肌出现胶原蛋白沉积增多，肌内膜和肌束膜胶原纤维增厚[26]。

至少在某种程度上，老年相关的心脏肥大和纤维化是由于外围血管硬化所致。年龄相关性动脉硬化使血流负荷增加，促进心肌细胞肥大的进展[27]，并且在细胞间质和血管外周间隙中使胶原蛋白的沉积增加。

老年心肌的胶原转换

心脏的心肌胶原蛋白水平取决于基质保留信号与基质降解信号之间的平衡[28]。固有的心脏成纤维细胞是调节心肌胶原含量的关键，不仅通过分泌胶原蛋白，而且可以调节合成与降解之间的平衡。当受到纤维化生长因子的刺激时，如转化生长因子（TGF）-β，心脏成纤维细胞合成基质蛋白质并且表达蛋白酶抑制剂（如金属蛋白酶组织抑制剂，TIMP），从而保留基质[29]。相比之下，促炎介质如肿瘤坏死因子（TNF）-α 和白介素（IL）-1β 通过心脏成纤维细胞激活的基质降解途径来刺激基质金属蛋白酶（MMP）的表达[30-31]。有证据表明：在老年心脏，胶原蛋白合成增加可能不是纤维化的元凶。Mays 和其同事用放射性同位素作标记的脯氨酸测定，估算出年龄为 1 个月大鼠每天新合成的胶原蛋白约占 20%。这种合成在年龄为 15 个月的大鼠中仍然很高，当动物长至 24 个月大时，合成明显降低（每天降低 2%）[32]。同样，胶原蛋白 I 和胶原蛋白 III 的 mRNA 表达在老年大鼠的心肌中是减少的[33-34]。Robert 等指出，与高血压病的纤维化重构相比，大鼠年龄相关的纤维化与 MMP 表达减少有关[35]。高血压病诱导的全身性醛固酮灌注引起明显的血管周围纤维化，并且与 MMP-2 的表达和活化增加 40% 相关。标记的间质纤维化出现在非高血压病的衰老大鼠中；然而，与醛固酮灌注模型的观察组相比，衰老与 MMP-2 和 MMP-1 表达和活化的减少相关[35]。这些研究结果表明，正常老化过程中，可能主要是由于基质 MMP 蛋白水解活性的降低导致了纤维化的产生；TIMP-1 表达增加可能也是一个调节因子。因此，高血压和老化产生心肌纤维化的机制似乎是不同的：在高血压模型中，胶原蛋白合成的增加可能导致胶原蛋白的积累，而在老年心脏中，基质降解途径的弱化可能导致过多的胶原蛋白沉积。

老年心肌的胶原蛋白交联

原胶原蛋白由成纤维细胞合成，并分泌到细胞外间隙，在此形成胶原纤维，后组装成纤维。胶原蛋白的共价交联起到稳定纤维状胶原的作用，增加其拉伸强度并限制其降解。交联胶原蛋白的积累作用有助于研究老年心脏舒张功能不全的发病机制。可以通过定量分析组织中羟赖氨酸吡啶啉（hydroxylysylpyridinoline，HP）水解后的残留物来测定胶原蛋白交联的程度[7]。与年轻缺乏运动的大鼠相比，衰老的 Fischer 344 大鼠心室 HP浓度升高 5 倍左右[36]。有趣的是，胶原蛋白交联在老年经过训练的大鼠中比那些缺乏运动的大鼠中更低[36-37]。葡萄糖可以使心肌胶原蛋白之间产生非酶性反应，并将它们连接在一起，产生糖基化终产物（advanced glycation end products，AGE）[38]。通过 AGE 蛋白质交联可能是老年心脏舒张功能不全重要的发病机制。然而，一些试验研究测试这个假设时却得到相互矛盾的结果。在正常老年犬中，使用 AGE 阻滞剂 ALT-711 减少与年龄相关的左心室僵硬度[39]，研究结果提示 AGE交联的累积产物对于促进老化的心血管顺应性降低起到重要作用。与之相反，最近的一项研究显示对老年高血压犬使用相同的 AGE 阻滞剂，未见其对心室舒张功能不全起到改善作用，同时揭示AGE 累积产物和 AGE 交联阻滞药的作用仅限于血管系统，尚无对心肌作用的证据[40]。

老年患者心脏纤维化的功能性结果

因为心肌胶原含量和胶原蛋白交联增加与心肌僵硬度加剧相关，所以老化相关的心室纤维化重构可能与老年人舒张功能不全的发病机制有关。临床研究已经提供了可靠的证据支持衰老与舒张功能不全之间的关系。弗莱明翰心脏研究[41]和巴尔的摩衰老跟踪研究[27]已证明，在健康人群，左心室肥大的患病率增加与年龄相关，伴随着舒张功能下降。这些改变与运动能力降低有关；而静息状态的收缩功能被相对保留。舒张功能不全在老年人心衰的发病机制以及运动耐量受损中都起着主导作用[42-43]。除纤维化改变，衰老也表现出心肌细胞功能的显著改变，可导致舒张功能受损。因此，纤维化重构对衰老相关的舒张功能的损害作用尚不可知。

尽管衰老心脏纤维化主要与心室僵硬度增加以及舒张功能不全相关，但纤维化重构可能也会引起收缩功能受损。基质降解通路的激活可导致心室扩张和收缩功能衰竭的进展[44]。虽在健康的老年心脏中并未观察到心肌收缩力降低，但是在受到其他因素影响时，老化相关的心室纤维化重构可能是收缩功能不全的发病机制，其他因素如高血压性心肌病或糖尿病性心肌病。通过几个不同的机制，干扰纤维化心脏的胶原网络可能引起收缩功能不全。首先，通过破坏心肌兴奋-收缩耦联的协调，纤维化可能会抑制收缩功能[45]。第二，纤维胶原蛋白的丢失可能损害心肌细胞的传导，降低心肌收缩力，导致心肌细胞束收缩不协调[46]。第三，肌内膜基质成分（如层粘连蛋白和胶原蛋白）及其受体之间的相互作用可能在心肌细胞稳态中发挥了重要作用[47]。最后，心肌间质的纤维化重构通常与 MMP 的激活和基质降解的增强有关，造成心肌细胞滑动位移（即滑移），并导致心室壁肌层数量减少。这些变化均可促进左心室扩张[48]。

此外，纤维化过程可能对心脏传导系统产生深远影响。230 例非心脏病患者的尸检研究证明在老年患者的心脏传导系统中纤维化和脂肪有所增加[49]。纤维化的心室重构也可通过受损的各向异性传导以及之后的折返回路促进心律失常发生[50-51]。

老年心脏纤维化的发生机制

心脏纤维化的细胞感受器

成纤维细胞是心脏纤维化的主要效应细胞。在纤维化的条件下，成纤维细胞被激活并经过表型转换成"肌成纤维细胞"[52]。这些细胞结合平滑肌细胞的超微结构和表型特征，通过收缩应力纤维的形式和大量的内质网构成了复杂的活性成纤维细胞[52-53]。α-平滑肌肌动蛋白（α-SMA）的表达被认为是已分化的肌成纤维细胞的主要特征，但并不是肌成纤维细胞表型的必要条件。在纤维化和修复反应的早期阶段，肌成纤维细胞的应力纤维可能缺乏α-SMA，并且由细胞质肌动蛋白组成；这些细胞被称为原肌成纤维细胞[54]。原肌成纤维细胞发育成熟的黏着斑含有与非肌细胞肌球蛋白有关的 β- 和 γ- 肌动蛋白微丝[54]。

形成已分化的 α-SMA 阳性肌成纤维细胞需要TGF-β 信号转导、机械应力和特有的基质蛋白（如

ED-A 纤维连接蛋白变体）之间配合[54]。机械应力通过 Rho/Rho 激酶信号转导直接刺激 α-SMA 转录[55]，但是当缺乏 TGF-β 时，不足以导致肌成纤维细胞转分化（transdifferentiation）。在正常心脏，成纤维细胞通常从稳定的交联基质网络中得到保护，免于受到机械刺激。一旦心肌结构的完整性被破坏，细胞暴露，受到的机械应力将导致原肌成纤维细胞转分化[54]。关于老化相关的纤维化是否与肌成纤维细胞转分化有关尚无系统性研究。

在纤维化的心肌，成纤维细胞的起源仍存争议。传统观点认为，在纤维化的心脏中，激活的肌成纤维细胞起源于固有的成纤维细胞，经过细胞增殖和激活而成。然而，在心脏肥大和反应性间质性纤维化过程中，追踪增殖细胞群的调查显示，增殖的类似成纤维细胞只存在于血管的附近[56]。一些研究表明，损伤部位出现的增殖的成纤维细胞可能是其他细胞来源的，如内皮细胞[57]、周细胞[58]，或者循环系统的骨髓原始细胞[59-62]。原基分布图的研究已经证明，在正常成人心脏，虽内皮对成纤维细胞的数量没有明显作用，在受损的心肌中可能有多达 30% 的成纤维细胞起源于内皮[57]，这表明内皮细胞向间充质细胞转化（endothelial-to-mesenchymal transition，EndMT）在心脏纤维化中发挥重要作用。最近一项研究显示，在老年小鼠心脏的心肌纤维化过程中，EndMT 可能导致促纤维化反应，该过程可能涉及构成过程中的 TGF-β 信号转导[63]。在这项研究中，Ghosh 等所用的年龄相关心脏纤维化的小鼠模型是在缺乏纤溶酶原激活物抑制剂-1（PAI-1）的环境下培育的。PAI-1 在调节纤维化过程中起到重要作用，其通过抑制胶原酶活性，保护基质蛋白质免受蛋白酶的降解[64]。缺乏 PAI-1 的小鼠逐步表现出与年龄相关的心脏纤维化，可解释这种现象的机制尚未被完全了解[65]。Ghosh 等指出，在缺乏 PAI-1 的老年小鼠心脏，炎症反应有所增加，TGF-β 的表达增多，TGF-β 介导的促纤维化反应的激活增多。此外，缺乏 PAI-1 的内皮细胞更容易出现EndMT，通过 Smad 和 ERK1/2 MAPK 通路的诱导对 TGF-β 起反应。这些发现表明，生理的 PAI-1 水平可保护心脏避免年龄相关性纤维化发生[63]。骨髓原始细胞可能是纤维化心脏中成纤维细胞的一个额外来源。然而，它们在老化相关性纤维化中所发挥的作用尚未确定。

老化相关性纤维化中所涉及的分子信号（见图 24-1）

炎症级联反应的作用

炎症级联反应已被明确证实参与到许多纤维化的应答，特别是当观察到明显的细胞坏死时。例如，炎症与纤维化进程之间的密切联系很好地建立在心肌梗死后修复性纤维化的基础之上。在其他情况下，这种联系是相对薄弱的。在老化相关纤维化中，炎症反应的潜在参与主要是得到描述性研究和关联性研究的支持。最近的试验表明，衰老小鼠出现间质纤维化可能是由年龄相关的免疫炎症性失调引起的[66]。在 C57BL/6 小鼠中，心脏纤维化和舒张功能不全出现在一岁末期，当小鼠长至 30 个月时将会日益恶化。这些形态上和功能上的改变与单核细胞趋化因子（MCP）-1/CCL2 在心肌的表达增加以及促纤维化细胞因子白介素（IL）-4、IL-13 合成增多有关，并且也与在纤维化和舒张功能不全的进展中，CD45＋骨髓衍生的成纤维细胞定时和定量的积累有关。MCP-1 可通过招集具有纤维化特性的单核细胞[67]，或者通过成纤维细胞的原始细胞的化学性诱导，引起纤维化的产生。尽管动物和人类的研究已经指出 MCP-1/CCL2 在缺血性心脏纤维化过程中具有重要的作用[67-69]，但并没有研究证实 MCP-1/CCL2 参与了老化相关心脏纤维化重构。在老化相关纤维化的调节中，其他具有纤维化和抗纤维化特性[69-71]的趋化因子的潜在作用目前尚未知。

已知 IL-13 在体内可产生促纤维化作用[72-73]；然而，它在老化的心脏中所起的作用还未被查明。在老年小鼠的心脏中，IL-4 和 IL-13 的表达增加，这揭示 Th2 表型的转变。在动物研究[74]和人类衰老研究[75]中显示，与年龄相关的免疫功能特点发生改变，即细胞因子表型从 Th1（IL-12、IFN-γ）转变为 Th2（IL-13、IL-4），这在衰老相关纤维化的研究中可能较为重要。

老化相关纤维化中肾素-血管紧张素-醛固酮系统的作用

大量证据表明，肾素-血管紧张素-醛固酮系统（RAAS）的激活可能在心脏老化以及与年龄相关的纤维化重构中起到核心作用。在老年啮齿类动物的

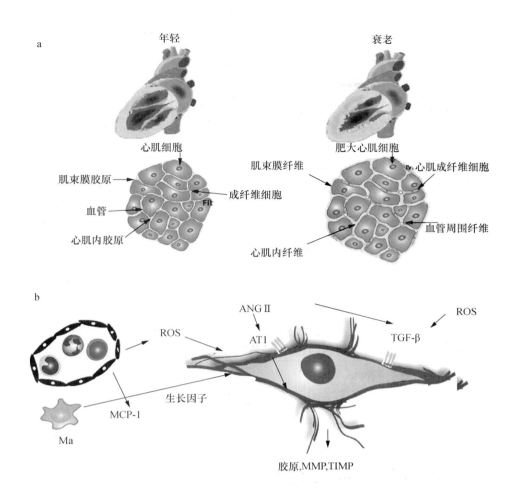

图 24-1 参与年龄相关性心脏纤维化的通路。（a）衰老与心肌纤维化和心脏肥大相关。（b）血管紧张素 Ⅱ（ANG Ⅱ）、活性氧（ROS）和转化生长因子-β（TGF-β）信号转导在调控老化心脏纤维化重构中发挥重要作用。ANG Ⅱ通过 ANG Ⅱ 1 型受体（AT1）并间接地通过 TGF-β 的上调发挥其促纤维化作用。老化相关的线粒体功能障碍是心肌中 ROS 的主要来源。炎性细胞因子可能诱导和激活基质金属蛋白酶（MMP）增强基质降解作用。TGF-β/Smad2/3 信号转导促进肌成纤维细胞转分化，增加细胞外基质蛋白质的产生

心脏中，血管紧张素（ANG）Ⅱ 的浓度显著增加[76]，可能是由于组织中血管紧张素 Ⅱ 转化酶（ACE）水平增加[77]。ANG Ⅱ 促使心肌细胞肥大[78]，刺激成纤维细胞的增殖和细胞外基质蛋白质的表达[79]。ANG Ⅱ 可以直接通过 ANG Ⅱ 1 型受体（AT1）以及间接通过 TGF-β1 的诱导来发挥作用[80]。ARB 的长期抑制或者 AT1 基因的破坏，都可以减少年龄相关的心脏病理改变以及延长大鼠[81]和小鼠[82]的生存期。相比之下，功能获得突变的 AT1A 基因敲除的小鼠，其逐步进展的心脏纤维化伴随着胶原蛋白表达的增加[83]。Stein 等指出，长期使用 RAAS 拮抗药可使衰老小鼠心脏中的间质纤维化和斑片状纤维化减少。有趣的是，已观察到使用 RAAS 拮抗药后心律失常的易感性显著降低，这

与斑片状纤维化的减少直接相关[84]。

β-肾上腺素信号转导的作用

β-肾上腺素信号转导的激活可以增加心率、心肌收缩力和心脏后负荷，提高心脏代谢需求。长期β-肾上腺素信号转导的激活对心脏是有害的；一些临床试验已经证明，通过 β 受体阻滞剂来抑制 β-肾上腺素信号转导，可以使心力衰竭患者获益，延长患者生存期。腺苷酸环化酶 5 型（AC5）是心脏中β-肾上腺素信号转导的主要介质，当小鼠的 AC5 被破坏时，其生存期延长，心脏受到保护，避免衰老，并且能够减少年龄相关性心脏肥大以及纤维化的发生[85]。然而，β-肾上腺素信号转导在老化相关纤维化发病机制中的潜在性参与，目前还没有研究定论。

活性氧作为年龄相关性心脏纤维化的介质

试验研究显示，在老化的心脏中 ROS 的生成增加。在细胞内，ROS 是在多腔室中产生的；然而，线粒体有助于大部分 ROS 的生成，在氧化磷酸化过程中作为电子转移的副产品。由于自由基诱导产生的损害和功能障碍，导致线粒体 DNA、脂质和蛋白质处于最高的风险。几项研究结果已经指出了年龄相关的线粒体功能损害与 ROC 的产生增加相关。高代谢需求的心脏富含线粒体，并且特别容易受到线粒体氧化损伤的破坏。在心力衰竭的患者及小鼠模型中，线粒体功能受损已得到广泛证实[86]。此外，在大鼠心脏的线粒体中观察到超氧化物自由基的生成明显增加[87]。小鼠的研究显示，针对线粒体中过度表达的过氧化氢酶（mCAT），其为线粒体 ROS 在心脏衰老中所起到的关键作用提供了直接证据。mCAT 的过度表达延长了小鼠寿命[88]，减少年龄相关的心肌细胞肥大、心脏纤维化和心脏舒张功能障碍[89]。这些保护性作用与减少线粒体氧化损伤有关[89]。

近期研究主要关注在心脏衰老的过程中，线粒体 NAD 相关的脱乙酰酶即线粒体乙酰化酶 3 抗体（SIRT3）所起到的作用。在培养的细胞中，SIRT3 的过度表达使 ROS 生成减少。SIRT3 基因敲除的小鼠表现出心脏老化加速，在小鼠长至 13 个月时就出现过早的心脏肥大和纤维化。SIRT3 基因敲除的小鼠也更易受到压力负荷影响，之后出现主动脉缩窄，增加小鼠的死亡率、心脏肥大和纤维化。研究结果表明，在老化过程中，SIRT3 对于预防线粒体功能障碍和心脏肥大的作用必不可少[90]。

尽管，越来越多的证据表明 ROS 在老化相关性心脏纤维化的发病机制中起到重要作用，但是，在老化的心脏中，对于 ROS 诱导的纤维化重构通路仍然知之甚少。ROS 致纤维化的作用可以直接通过心脏成纤维细胞以及细胞因子信号转导来调整。氧化应激通过调整胶原蛋白合成和代谢来调控细胞外基质的数量和质量[91]。此外，ROS 介导细胞因子和 ANG II 对成纤维细胞的诱导作用[92]。另一方面，ROS 能够诱导炎症和致纤维化介质的表达，这在老化相关性纤维化中起到至关重要的作用。ROS 介导的 CC 趋化因子（如 MCP-1/CCL2）上调，伴随微血管内皮中黏附分子的诱导[30]，可促进单核细胞的募集，也可促使老化心肌中成纤维细胞原始细胞创建一个致纤维化的环境[70,93]。

TGF-β 的作用

在心脏纤维化的环境中，TGF-β 似乎是一个重要的促纤维化信号[94-96]。TGF-β 可以通过诱导肌成纤维细胞转分化[97]以及通过心脏成纤维细胞增加了基质蛋白质合成[29]，从而介导老化相关性心脏纤维化。此外，TGF-β 可以通过抑制 MMP 活性，也可通过诱导蛋白酶抑制剂的合成，如 PAI-1 和 TIMP[98-99]，从而发挥潜在的基质保护作用。TGF-β 典型的信号转导通路涉及细胞内感受器 Smad 家族[100]。与受体相关的 R-Smads、Smad2 和 Smad3 通过 TGF-β1 型受体激酶直接磷酸化，之后，形成的异质低聚体和 Smad4 改变了细胞核的位置，并且和它们的结合伴侣一起，激活或抑制它们的目标基因。多项研究表明，TGF-β 也可通过与 Smad 无关的方式发送信号，激活细胞外信号调节激酶（ERK）、c-Abl 或者 TAK-1 通路[101]。

TGF-β1 过度表达的小鼠出现 β-肾上腺素信号转导增强以及显著的心脏肥大伴随间质纤维化[102]。另一方面，TGF-β1 杂合小鼠的一个 TGF-β1 等位基因失去，似乎能够改善与年龄相关的心肌纤维化并且能改善左心室顺应性[103]。在衰老的心脏，ROS 和 ANG II 都可激活 TGF-β 信号转导通路。ROS 可激活 TGF-β 并且上调其下游的致纤维化感受器[104]，即结缔组织生长因子（CTGF）/CCN2[105]。此外，ANG II 通过心脏成纤维细胞和肌成纤维细胞明显上调 TGF-β1 的合成[106-107]。ANG II 诱导的 TGF-β 上调在心脏纤维化进展之后出现[45]；然而，ANG II 的促纤维化作用对于 TGF-β 的依赖尚未被确定[79]。

老化与心脏修复

65 岁及以上患者约占入院人数的 50%，并且这些患者中有 80% 死于急性心肌梗死[108]。老化增加了梗死后心衰的发病率，并且导致在老年患者中不良心室重构变得更常见。这种与年龄相关的梗死后死亡率和发病率增加，不能用梗死面积增加来解释[109]。因此，这种从衰老的心脏到心脏损伤有所区别的反应，可能在老化相关性心衰中发挥了作用。衰老调节梗死心脏的修复，促进不良重构，降低生存率，并且增加心衰进展的可能性[108]。

老化与梗死后炎症反应

梗死后心脏的愈合依赖于一种炎症反应，最终导致瘢痕形成[110]。在梗死的心脏中，炎症级联反应引导梗死心脏的修复反应，调节沉积物以及创伤部位细胞外基质蛋白质的代谢活动[111-112]。这些作用通过影响瘢痕的拉伸强度，从而最终确定梗死心室的机械特性和几何特征。

我们最近检验了这个假设，即老化相关的炎性介质表达发生变化，衰老的修复细胞对生长因子的反应能力受损，这可能会造成缺陷性梗死愈合以及梗死心脏的不良重构。我们使用梗死再灌注的小鼠模型，比较年轻小鼠（3~4个月大）和老年（大于24个月）C57BL/6 J小鼠两者的炎性和纤维化反应[113]。衰老与梗死后炎症反应受抑制相关，减少

并延迟中性粒细胞和巨噬细胞浸润，降低细胞因子和趋化因子的表达，并且损害对已死亡心肌细胞的吞噬作用。尽管两者瘢痕的大小有可比性，但年轻小鼠梗死再灌注24h后诱导产生强烈炎症反应，并且在72h内被肉芽组织所替代，然而老年小鼠的愈合却出现了延迟（见图24-2）。衰老的巨噬细胞和中性粒细胞表现出吞噬作用减少[114]以及对激活信号氧化反应减少[115]，这可解释在梗死的心肌中，对死亡心肌细胞的清除受损。在衰老小鼠的梗死中，这种被抑制的炎症反应出现在肌成纤维细胞浸润减少以及胶原蛋白和基质细胞蛋白的沉积明显减少之后，导致瘢痕的构成中包含疏松结缔组织。在老年动物的瘢痕中，胶原蛋白含量减少与扩张型重构增加和梗死后心脏收缩功能障碍明显增加相关。

因为Smad2/3通路在介导致纤维化的TGF-β反应中起到关键作用[94,116]，我们假设在衰老的梗死心脏中，不完整的纤维组织沉积可能是由于老年小

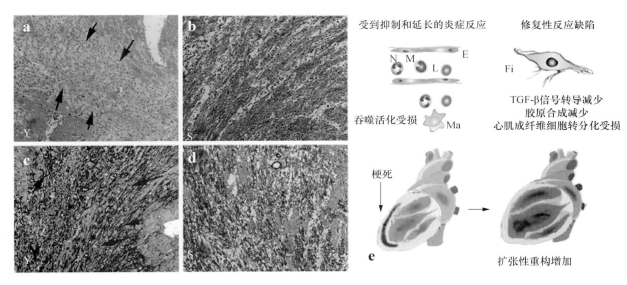

图24-2（见书后彩图） 衰老与梗死后炎性和修复性反应缺陷相关，这可能导致不良重构的发生。虽然衰老与炎症基线水平提高和纤维化增加相关，在急性梗死的情况下受到抑制，但是出现了炎症反应延迟、心肌细胞的吞噬作用受损、缺陷性成纤维细胞反应以及瘢痕中胶原沉积明显减少。（a~b）在梗死的心脏中，衰老与死亡心肌细胞吞噬作用延迟相关。Hematoxylin-eosin染色显示，缺血1h和再灌注72h后，年轻小鼠（2~4个月大）表现为死亡的心肌细胞被肉芽组织所替代（a）。相反，对于衰老的小鼠（>2岁），在同一时间点，死亡的心肌细胞仍然存在。（c~d）衰老的心脏表现为梗死的心肌成纤维细胞浸润受损。在梗死后再灌注72h时，α-平滑肌肌动蛋白（α-SMA）免疫组织化学标识了肌成纤维细胞（箭头所示）。在年轻的小鼠心脏中可见大量肌成纤维细胞浸润（c）；相反，衰老心脏中肌成纤维细胞密度明显降低（d）。（e）衰老小鼠梗死中出现了炎症反应减少并延迟，修复性储备受损，以成纤维细胞对TGF-β的缺陷性反应为特点。在衰老小鼠的梗死中，胶原蛋白沉积减少，从而使瘢痕的拉伸强度降低，增加了扩张性重构。E：内皮细胞；Fi：成纤维细胞；L：淋巴细胞；Ma：巨噬细胞；M：单核细胞；N：中性粒细胞

鼠成纤维细胞对生长因子刺激产生了不良反应。年轻小鼠的心脏成纤维细胞在经过 TGF-β1 刺激后的 Smad2 磷酸化过程中表现出强劲的增长趋势。相比之下，从衰老心脏中分离出的成纤维细胞对 TGF-β 的刺激反应迟钝[113]，这表明老化导致成纤维细胞对生长因子的反应受损。衰老的成纤维细胞对致纤维化介质的迟钝反应，可能不仅限于 TGF-β 的刺激。与年轻大鼠相比，ANG Ⅱ 对基质合成的刺激作用，在衰老大鼠心脏分离出的成纤维细胞中是降低的[117]。

因此，在衰老心脏中，致纤维化通路激活的基线水平提高和胶原沉积增多可能与不良的修复性储备有关，这是由于间质细胞对刺激性信号的迟钝反应（见图 24-2）。对于衰老的心脏，不完整的瘢痕构成可能在不良重构和心衰的发病机制中发挥关键作用。通过诱导绵羊的右心室快速起搏制作成心力衰竭模型，观察到老年个体心脏中胶原蛋白的消耗[22]。因此，基质合成受损和基质降解反应增加可能相互一致，这也是老年衰竭心脏损伤部位的成纤维细胞的重要临床特征。

减轻衰老心脏纤维化重构的治疗目标

针对参与老化相关纤维化发病机制的介质进行治疗，可能会降低舒张功能障碍，并且防止老年患者出现心力衰竭。MCP-1 抑制剂，针对 TGF-β 级联反应，可以削弱 ROS 信号转导，同时，AGE 阻滞药可以作为防止老年人心脏纤维化进展的合理的治疗手段。然而，有几个重要的关注点困扰了这些治疗手段的潜在用途：

（1）能否逆转心脏纤维化仍存争议。有人提出，已形成的纤维化改变可能不可逆，由于缺乏细胞介质，其可产生蛋白酶降解富含胶原蛋白的组织[118]。此外，在衰老心脏的进展性病变中，出现的交联基质蛋白质，可阻止纤维化过程的逆转。因此，有效的年龄相关性心脏纤维化可能需早期和长期治疗，患者经过药物治疗后出现的不良后果，将会干扰免疫功能、基质稳态以及组织修复。

（2）阻断致纤维化通路在许多情况下对衰老心脏有保护性作用，但同时也会抑制其适应过程。例如，长期应用 MCP-1 抑制剂不仅可以发挥抗纤维化作用，也可减少动脉形成，干扰并行血管构成。另外，TGF-β 抑制剂可能干扰免疫应答和基质保护作用，后者可维持心脏和血管的几何结构[95]。

（3）因为衰老也与心肌细胞的改变相关，导致其松弛受损，何种程度的年龄相关性纤维化可导致老年患者心脏舒张功能不全尚未知。因此，当临床患者出现明显的年龄相关性心脏纤维化，并没有伴随其他条件（如糖尿病、高血压或 CHD）时，这类患者尚无适当的定义。在健康的老年人中，适度的纤维化减少并没有带来明显临床获益。因此，应当关注老年患者的特定人群，即出现纤维化重构进展和高血压、糖尿病、缺血性心脏病而导致的心脏舒张功能不全的高危人群，关注这些人群似乎更合理。至少在一定程度上，应用于高血压患者的 ACEI 和 ARB 超过了已被证实了的益处，为减少心脏纤维化，其他抗纤维化的治疗手段（如 AGE 阻滞剂、抗 MCP-1 治疗或 TGF-β 抑制剂）可能使舒张性心衰的老年高危患者获益。

针对年龄相关性心脏修复缺陷纠正受损的修复性储备

更具吸引力也较为现实的治疗目标可能是对于患有心肌梗死的衰老患者，针对特定的年龄相关性治疗缺陷，目的是防止不良重构和心脏衰竭的进展[119-121]。在衰老小鼠中，抑制梗死后炎症反应导致死亡心肌细胞延迟替换为肉芽组织[113]，然而，衰老的成纤维细胞对致纤维化生长因子的迟钝反应，明显减少瘢痕中胶原沉积，导致拉伸强度下降以及心室扩张增加。这些研究表明，年龄相关性梗死心室的不良重构可能不是由于炎性损伤增强或者纤维化增加，而是由于成纤维细胞缺陷性反应和修复性基质网络的受损形式而造成，这对于梗死心脏提供机械性支持是必要的。老年患者可能存在受损的修复性储备。因此，治疗策略旨在增强心脏损伤后修复反应，通过对生长因子的谨慎管理，连同智能生物材料[122]注射试剂，对于防止老年急性心肌梗死患者心衰进展，可能将呈现出新的治疗机会。然而，这些方法目前尚未经过衰老相关性梗死后心衰实验模型检验。

参考文献

1. Vigen R, Maddox TM, Allen LA. Aging of the United States population: impact on heart failure. Curr Heart Fail Rep. 2012;9:369–74.

2. Roger VL, Go AS, Lloyd-Jones DM, et al. Heart disease and stroke statistics–2012 update: a report from the American Heart Association. Circulation. 2012;125:e2–e220.

3. Heidenreich PA, Trogdon JG, Khavjou OA, et al. Forecasting the future of cardiovascular disease in the United States: a policy statement from the American Heart Association. Circulation. 2011;123:933–44.

4. Vanoverschelde JJ, Essamri B, Vanbutsele R, et al. Contribution of left ventricular diastolic function to exercise capacity in normal subjects. J Appl Physiol. 1993;74:2225–33.

5. Biernacka A, Frangogiannis NG. Aging and cardiac fibrosis. Aging Dis. 2011;2:158–73.

6. Chen W, Frangogiannis NG. The role of inflammatory and fibrogenic pathways in heart failure associated with aging. Heart Fail Rev. 2010;15:415–22.

7. Mukherjee D, Sen S. Collagen phenotypes during development and regression of myocardial hypertrophy in spontaneously hypertensive rats. Circ Res. 1990;67:1474–80.

8. Dai DF, Chen T, Johnson SC, Szeto H, Rabinovitch PS. Cardiac aging: from molecular mechanisms to significance in human health and disease. Antioxid Redox Signal. 2012;16:1492–526.

9. Burlew BS. Diastolic dysfunction in the elderly–the interstitial issue. Am J Geriatr Cardiol. 2004;13:29–38.

10. Nag AC. Study of non-muscle cells of the adult mammalian heart: a fine structural analysis and distribution. Cytobios. 1980;28:41–61.

11. Souders CA, Bowers SL, Baudino TA. Cardiac fibroblast: the renaissance cell. Circ Res. 2009;105:1164–76.

12. Dobaczewski M, de Haan JJ, Frangogiannis NG. The extracellular matrix modulates fibroblast phenotype and function in the infarcted myocardium. J Cardiovasc Transl Res. 2012;5(6):837–47.

13. Tian Y, Morrisey EE. Importance of myocyte-nonmyocyte interactions in cardiac development and disease. Circ Res. 2012;110:1023–34.

14. Berk BC, Fujiwara K, Lehoux S. ECM remodeling in hypertensive heart disease. J Clin Invest. 2007;117:568–75.

15. Isoyama S, Nitta-Komatsubara Y. Acute and chronic adaptation to hemodynamic overload and ischemia in the aged heart. Heart Fail Rev. 2002;7:63–9.

16. Pugh KG, Wei JY. Clinical implications of physiological changes in the aging heart. Drugs Aging. 2001;18:263–76.

17. Chen MA. Heart failure with preserved ejection fraction in older adults. Am J Med. 2009;122:713–23.

18. Olivetti G, Melissari M, Capasso JM, Anversa P. Cardiomyopathy of the aging human heart. Myocyte loss and reactive cellular hypertrophy. Circ Res. 1991;68:1560–8.

19. Kajstura J, Cheng W, Sarangarajan R, et al. Necrotic and apoptotic myocyte cell death in the aging heart of Fischer 344 rats. Am J Physiol. 1996;271:H1215–1228.

20. Anversa P, Palackal T, Sonnenblick EH, et al. Myocyte cell loss and myocyte cellular hyperplasia in the hypertrophied aging rat heart. Circ Res. 1990;67:871–85.

21. Eghbali M, Robinson TF, Seifter S, Blumenfeld OO. Collagen accumulation in heart ventricles as a function of growth and aging. Cardiovasc Res. 1989;23:723–9.

22. Horn MA, Graham HK, Richards MA, et al. Age-related divergent remodeling of the cardiac extracellular matrix in heart failure: collagen accumulation in the young and loss in the aged. J Mol Cell Cardiol. 2012;53:82–90.

23. Orlandi A, Francesconi A, Marcellini M, Ferlosio A, Spagnoli LG. Role of ageing and coronary atherosclerosis in the development of cardiac fibrosis in the rabbit. Cardiovasc Res. 2004;64:544–52.

24. Lin J, Lopez EF, Jin Y, et al. Age-related cardiac muscle sarcopenia: combining experimental and mathematical modeling to identify mechanisms. Exp Gerontol. 2008;43:296–306.

25. Gazoti Debessa CR, Mesiano Maifrino LB, Rodrigues de Souza R. Age related changes of the collagen network of the human heart. Mech Ageing Dev. 2001;122:1049–58.

26. de Souza RR. Aging of myocardial collagen. Biogerontology. 2002;3:325–35.

27. Lakatta EG. Age-associated cardiovascular changes in health: impact on cardiovascular disease in older persons. Heart Fail Rev. 2002;7:29–49.

28. Spinale FG. Myocardial matrix remodeling and the matrix metalloproteinases: influence on cardiac form and function. Physiol Rev. 2007;87:1285–342.

29. Bujak M, Frangogiannis NG. The role of TGF-beta signaling in myocardial infarction and cardiac remodeling. Cardiovasc Res. 2007;74:184–95.

30. Bujak M, Dobaczewski M, Chatila K, et al. Interleukin-1 receptor type I signaling critically regulates infarct healing and cardiac remodeling. Am J Pathol. 2008;173:57–67.

31. Siwik DA, Chang DL, Colucci WS. Interleukin-1beta and tumor necrosis factor-alpha decrease collagen synthesis and increase matrix metalloproteinase activity in cardiac fibroblasts in vitro. Circ Res. 2000;86:1259–65.

32. Mays PK, McAnulty RJ, Campa JS, Laurent GJ. Age-related changes in collagen synthesis and degradation in rat tissues. Importance of degradation of newly synthesized collagen in regulating collagen production. Biochem J. 1991;276(Pt 2):307–13.

33. Besse S, Robert V, Assayag P, Delcayre C, Swynghedauw B. Nonsynchronous changes in myocardial collagen mRNA and protein during aging: effect of DOCA-salt hypertension. Am J Physiol. 1994;267:H2237–2244.

34. Annoni G, Luvara G, Arosio B, et al. Age-dependent expression of fibrosis-related genes and collagen deposition in the rat myocardium. Mech Ageing Dev. 1998;101:57–72.

35. Robert V, Besse S, Sabri A, et al. Differential regulation of matrix metalloproteinases associated with aging and hypertension in the rat heart. Lab Invest. 1997;76:729–38.

36. Thomas DP, Cotter TA, Li X, McCormick RJ, Gosselin LE. Exercise training attenuates aging-associated increases in collagen and collagen cross-linking of the left but not the right ventricle in the rat. Eur J Appl Physiol. 2001;85:164–9.

37. Thomas DP, Zimmerman SD, Hansen TR, Martin DT, McCormick RJ. Collagen gene expression in rat left ventricle: interactive effect of age and exercise training. J Appl Physiol. 2000;89:1462–8.

38. Aronson D. Cross-linking of glycated collagen in the pathogenesis of arterial and myocardial stiffening of aging and diabetes. J Hypertens. 2003;21:3–12.

39. Asif M, Egan J, Vasan S, et al. An advanced glycation endproduct cross-link breaker can reverse age-related increases in myocardial stiffness. Proc Natl Acad Sci U S A. 2000;97:2809–13.

40. Shapiro BP, Owan TE, Mohammed SF, et al. Advanced glycation end products accumulate in vascular smooth muscle and modify vascular but not ventricular properties in elderly hypertensive canines. Circulation. 2008;118:1002–10.

41. Dannenberg AL, Levy D, Garrison RJ. Impact of age on echocardiographic left ventricular mass in a healthy population (the Framingham Study). Am J Cardiol. 1989;64:1066–8.

42. Zile MR, Brutsaert DL. New concepts in diastolic dysfunction and diastolic heart failure: Part I: diagnosis, prognosis, and measurements of diastolic function. Circulation. 2002;105:1387–93.

43. Zile MR, Brutsaert DL. New concepts in diastolic dysfunction and diastolic heart failure: Part II: causal mechanisms and treatment. Circulation. 2002;105:1503–8.

44. Iwanaga Y, Aoyama T, Kihara Y, et al. Excessive activation of matrix metalloproteinases coincides with left ventricular remodeling during transition from hypertrophy to heart failure in hypertensive rats. J Am Coll Cardiol. 2002;39:1384–91.

45. Janicki JS, Brower GL. The role of myocardial fibrillar collagen in ventricular remodeling and function. J Card Fail. 2002;8:S319–325.

46. Baicu CF, Stroud JD, Livesay VA, et al. Changes in extracellular collagen matrix alter myocardial systolic performance. Am J Physiol Heart Circ Physiol. 2003;284:H122–132.

47. Wang J, Hoshijima M, Lam J, et al. Cardiomyopathy associated with microcirculation dysfunction in laminin alpha4 chain-deficient mice. J Biol Chem. 2006;281:213–20.

48. Beltrami CA, Finato N, Rocco M, et al. Structural basis of end-stage failure in ischemic cardiomyopathy in humans. Circulation. 1994;89:151–63.

49. Song Y, Yao Q, Zhu J, Luo B, Liang S. Age-related variation in the interstitial tissues of the cardiac conduction system; and autopsy study of 230 Han Chinese. Forensic Sci Int. 1999;104:133–42.

50. de Jong S, van Veen TA, van Rijen HV, de Bakker JM. Fibrosis and cardiac arrhythmias. J Cardiovasc Pharmacol. 2011;57:630–8.

51. Khan R, Sheppard R. Fibrosis in heart disease: understanding the role of transforming growth factor-beta in cardiomyopathy, valvular disease and arrhythmia. Immunology. 2006;118:10–24.

52. Hinz B. Formation and function of the myofibroblast during tissue repair. J Invest Dermatol. 2007;127:526–37.

53. Hinz B. The myofibroblast: paradigm for a mechanically active cell. J Biomech. 2010;43:146–55.

54. Hinz B, Phan SH, Thannickal VJ, et al. The myofibroblast: one function, multiple origins. Am J Pathol. 2007;170:1807–16.

55. Zhao XH, Laschinger C, Arora P, et al. Force activates smooth muscle alpha-actin promoter activity through the Rho signaling pathway. J Cell Sci. 2007;120:1801–9.

56. Ljungqvist A, Unge G. The proliferative activity of the myocardial tissue in various forms of experimental cardiac hypertrophy. Acta Pathol Microbiol Scand A. 1973;81:233–40.

57. Zeisberg EM, Tarnavski O, Zeisberg M, et al. Endothelial-to-mesenchymal transition contributes to cardiac fibrosis. Nat Med. 2007;13:952–61.

58. Humphreys BD, Lin SL, Kobayashi A, et al. Fate tracing reveals the pericyte and not epithelial origin of myofibroblasts in kidney fibrosis. Am J Pathol. 2010;176:85–97.

59. van Amerongen MJ, Bou-Gharios G, Popa E, et al. Bone marrow-derived myofibroblasts contribute functionally to scar formation after myocardial infarction. J Pathol. 2008;214:377–86.

60. Kania G, Blyszczuk P, Stein S, et al. Heart-infiltrating prominin-1+/CD133+ progenitor cells represent the cellular source of transforming growth factor beta-mediated cardiac fibrosis in experimental autoim-

mune myocarditis. Circ Res. 2009;105:462–70.

61. Abe R, Donnelly SC, Peng T, Bucala R, Metz CN. Peripheral blood fibrocytes: differentiation pathway and migration to wound sites. J Immunol. 2001;166: 7556–62.

62. Haudek SB, Xia Y, Huebener P, et al. Bone marrow-derived fibroblast precursors mediate ischemic cardiomyopathy in mice. Proc Natl Acad Sci U S A. 2006;103:18284–9.

63. Ghosh AK, Bradham WS, Gleaves LA, et al. Genetic deficiency of plasminogen activator inhibitor-1 promotes cardiac fibrosis in aged mice: involvement of constitutive transforming growth factor-beta signaling and endothelial-to-mesenchymal transition. Circulation. 2010;122:1200–9.

64. Jankun J, Skrzypczak-Jankun E. Yin and yang of the plasminogen activator inhibitor. Pol Arch Med Wewn. 2009;119:410–7.

65. Moriwaki H, Stempien-Otero A, Kremen M, Cozen AE, Dichek DA. Overexpression of urokinase by macrophages or deficiency of plasminogen activator inhibitor type 1 causes cardiac fibrosis in mice. Circ Res. 2004;95:637–44.

66. Cieslik KA, Taffet GE, Carlson S, et al. Immune-inflammatory dysregulation modulates the incidence of progressive fibrosis and diastolic stiffness in the aging heart. J Mol Cell Cardiol. 2011;50: 248–56.

67. Frangogiannis NG, Dewald O, Xia Y, et al. Critical role of monocyte chemoattractant protein-1/CC chemokine ligand 2 in the pathogenesis of ischemic cardiomyopathy. Circulation. 2007;115:584–92.

68. Dewald O, Zymek P, Winkelmann K, et al. CCL2/Monocyte Chemoattractant Protein-1 regulates inflammatory responses critical to healing myocardial infarcts. Circ Res. 2005;96:881–9.

69. Dobaczewski M, Frangogiannis NG. Chemokines and cardiac fibrosis. Front Biosci (Schol Ed). 2009; 1:391–405.

70. Frangogiannis NG. Chemokines in the ischemic myocardium: from inflammation to fibrosis. Inflamm Res. 2004;53:585–95.

71. Bujak M, Dobaczewski M, Gonzalez-Quesada C, et al. Induction of the CXC chemokine interferon-{gamma}-inducible protein 10 regulates the reparative response following myocardial infarction. Circ Res. 2009;105:973–83.

72. Fallon PG, Richardson EJ, McKenzie GJ, McKenzie AN. Schistosome infection of transgenic mice defines distinct and contrasting pathogenic roles for IL-4 and IL-13: IL-13 is a profibrotic agent. J Immunol. 2000;164:2585–91.

73. Fichtner-Feigl S, Strober W, Kawakami K, Puri RK, Kitani A. IL-13 signaling through the IL-13alpha2 receptor is involved in induction of TGF-beta1 pro-

duction and fibrosis. Nat Med. 2006;12:99–106.

74. Shearer GM. Th1/Th2 changes in aging. Mech Ageing Dev. 1997;94:1–5.

75. Deng Y, Jing Y, Campbell AE, Gravenstein S. Age-related impaired type 1 T cell responses to influenza: reduced activation ex vivo, decreased expansion in CTL culture in vitro, and blunted response to influenza vaccination in vivo in the elderly. J Immunol. 2004;172:3437–46.

76. Groban L, Pailes NA, Bennett CD, et al. Growth hormone replacement attenuates diastolic dysfunction and cardiac angiotensin II expression in senescent rats. J Gerontol A Biol Sci Med Sci. 2006;61: 28–35.

77. Lakatta EG. Arterial and cardiac aging: major shareholders in cardiovascular disease enterprises: Part III: cellular and molecular clues to heart and arterial aging. Circulation. 2003;107:490–7.

78. Sadoshima J, Izumo S. Molecular characterization of angiotensin II–induced hypertrophy of cardiac myocytes and hyperplasia of cardiac fibroblasts. Critical role of the AT1 receptor subtype. Circ Res. 1993;73:413–23.

79. Rosenkranz S. TGF-beta1 and angiotensin networking in cardiac remodeling. Cardiovasc Res. 2004;63:423–32.

80. Weber KT, Swamynathan SK, Guntaka RV, Sun Y. Angiotensin II and extracellular matrix homeostasis. Int J Biochem Cell Biol. 1999;31:395–403.

81. Basso N, Cini R, Pietrelli A, et al. Protective effect of long-term angiotensin II inhibition. Am J Physiol Heart Circ Physiol. 2007;293:H1351–1358.

82. Benigni A, Corna D, Zoja C, et al. Disruption of the Ang II type 1 receptor promotes longevity in mice. J Clin Invest. 2009;119:524–30.

83. Billet S, Bardin S, Verp S, et al. Gain-of-function mutant of angiotensin II receptor, type 1A, causes hypertension and cardiovascular fibrosis in mice. J Clin Invest. 2007;117:1914–25.

84. Stein M, Boulaksil M, Jansen JA, et al. Reduction of fibrosis-related arrhythmias by chronic renin-angiotensin-aldosterone system inhibitors in an aged mouse model. Am J Physiol Heart Circ Physiol. 2010;299:H310–321.

85. Yan L, Vatner DE, O'Connor JP, et al. Type 5 adenylyl cyclase disruption increases longevity and protects against stress. Cell. 2007;130:247–58.

86. Ventura-Clapier R, Garnier A, Veksler V. Transcriptional control of mitochondrial biogenesis: the central role of PGC-1alpha. Cardiovasc Res. 2008;79:208–17.

87. Sawada M, Carlson JC. Changes in superoxide radical and lipid peroxide formation in the brain, heart and liver during the lifetime of the rat. Mech Ageing Dev. 1987;41:125–37.

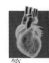

88. Schriner SE, Linford NJ, Martin GM, et al. Extension of murine life span by overexpression of catalase targeted to mitochondria. Science. 2005;308:1909–11.

89. Dai DF, Santana LF, Vermulst M, et al. Overexpression of catalase targeted to mitochondria attenuates murine cardiac aging. Circulation. 2009; 119:2789–97.

90. Hafner AV, Dai J, Gomes AP, et al. Regulation of the mPTP by SIRT3-mediated deacetylation of CypD at lysine 166 suppresses age-related cardiac hypertrophy. Aging (Albany NY). 2010;2:914–23.

91. Siwik DA, Pagano PJ, Colucci WS. Oxidative stress regulates collagen synthesis and matrix metalloproteinase activity in cardiac fibroblasts. Am J Physiol Cell Physiol. 2001;280:C53–60.

92. Cheng TH, Cheng PY, Shih NL, et al. Involvement of reactive oxygen species in angiotensin II-induced endothelin-1 gene expression in rat cardiac fibroblasts. J Am Coll Cardiol. 2003;42:1845–54.

93. Frangogiannis NG. Chemokines in ischemia and reperfusion. Thromb Haemost. 2007;97:738–47.

94. Dobaczewski M, Bujak M, Li N, et al. Smad3 signaling critically regulates fibroblast phenotype and function in healing myocardial infarction. Circ Res. 2010;107(3):418–28.

95. Dobaczewski M, Chen W, Frangogiannis NG. Transforming growth factor (TGF)-beta signaling in cardiac remodeling. J Mol Cell Cardiol. 2011;51: 600–6.

96. Biernacka A, Dobaczewski M, Frangogiannis NG. TGF-beta signaling in fibrosis. Growth Factors. 2011;29:196–202.

97. Desmouliere A, Geinoz A, Gabbiani F, Gabbiani G. Transforming growth factor-beta 1 induces alpha-smooth muscle actin expression in granulation tissue myofibroblasts and in quiescent and growing cultured fibroblasts. J Cell Biol. 1993;122:103–11.

98. Schiller M, Javelaud D, Mauviel A. TGF-beta-induced SMAD signaling and gene regulation: consequences for extracellular matrix remodeling and wound healing. J Dermatol Sci. 2004;35:83–92.

99. Mauviel A. Transforming growth factor-beta: a key mediator of fibrosis. Methods Mol Med. 2005;117: 69–80.

100. Shi Y, Massague J. Mechanisms of TGF-beta signaling from cell membrane to the nucleus. Cell. 2003;113:685–700.

101. Derynck R, Zhang YE. Smad-dependent and Smad-independent pathways in TGF-beta family signalling. Nature. 2003;425:577–84.

102. Rosenkranz S, Flesch M, Amann K, et al. Alterations of beta-adrenergic signaling and cardiac hypertrophy in transgenic mice overexpressing TGF-beta(1). Am J Physiol Heart Circ Physiol. 2002;283: H1253–1262.

103. Brooks WW, Conrad CH. Myocardial fibrosis in transforming growth factor beta(1)heterozygous mice. J Mol Cell Cardiol. 2000;32:187–95.

104. Barcellos-Hoff MH, Dix TA. Redox-mediated activation of latent transforming growth factor-beta 1. Mol Endocrinol. 1996;10:1077–83.

105. Park SK, Kim J, Seomun Y, et al. Hydrogen peroxide is a novel inducer of connective tissue growth factor. Biochem Biophys Res Commun. 2001;284:966–71.

106. Lee AA, Dillmann WH, McCulloch AD, Villarreal FJ. Angiotensin II stimulates the autocrine production of transforming growth factor-beta 1 in adult rat cardiac fibroblasts. J Mol Cell Cardiol. 1995;27: 2347–57.

107. Campbell SE, Katwa LC. Angiotensin II stimulated expression of transforming growth factor-beta1 in cardiac fibroblasts and myofibroblasts. J Mol Cell Cardiol. 1997;29:1947–58.

108. Ertl G, Frantz S. Healing after myocardial infarction. Cardiovasc Res. 2005;66:22–32.

109. Maggioni AP, Maseri A, Fresco C, et al. Age-related increase in mortality among patients with first myocardial infarctions treated with thrombolysis. The Investigators of the Gruppo Italiano per lo Studio della Sopravvivenza nell'Infarto Miocardico (GISSI-2). N Engl J Med. 1993;329:1442–8.

110. Frangogiannis NG. The immune system and cardiac repair. Pharmacol Res. 2008;58:88–111.

111. Frangogiannis NG. Matricellular proteins in cardiac adaptation and disease. Physiol Rev. 2012;92: 635–88.

112. Frangogiannis NG. The mechanistic basis of infarct healing. Antioxid Redox Signal. 2006;8:1907–39.

113. Bujak M, Kweon HJ, Chatila K, et al. Aging-related defects are associated with adverse cardiac remodeling in a mouse model of reperfused myocardial infarction. J Am Coll Cardiol. 2008;51:1384–92.

114. Swift ME, Burns AL, Gray KL, DiPietro LA. Age-related alterations in the inflammatory response to dermal injury. J Invest Dermatol. 2001;117:1027–35.

115. Ding A, Hwang S, Schwab R. Effect of aging on murine macrophages. Diminished response to IFN-gamma for enhanced oxidative metabolism. J Immunol. 1994;153:2146–52.

116. Bujak M, Ren G, Kweon HJ, et al. Essential role of Smad3 in infarct healing and in the pathogenesis of cardiac remodeling. Circulation. 2007;116:2127–38.

117. Shivakumar K, Dostal DE, Boheler K, Baker KM, Lakatta EG. Differential response of cardiac fibroblasts from young adult and senescent rats to ANG II. Am J Physiol Heart Circ Physiol. 2003;284:H1454–1459.

118. Wynn TA. Cellular and molecular mechanisms of fibrosis. J Pathol. 2008;214:199–210.

119. Jugdutt BI. Aging and remodeling during healing of the wounded heart: current therapies and novel drug targets. Curr Drug Targets. 2008;9:325–44.

120. Jugdutt BI, Jelani A, Palaniyappan A, et al. Aging-

related early changes in markers of ventricular and matrix remodeling after reperfused ST-segment elevation myocardial infarction in the canine model: effect of early therapy with an angiotensin II type 1 receptor blocker. Circulation. 2010;122:341–51.

121. Jugdutt BI, Jelani A. Aging and defective healing, adverse remodeling, and blunted post-conditioning in the reperfused wounded heart. J Am Coll Cardiol. 2008;51:1399–403.

122. Davis ME, Hsieh PC, Grodzinsky AJ, Lee RT. Custom design of the cardiac microenvironment with biomaterials. Circ Res. 2005;97:8–15.

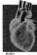

第二十四章 老年相关性心肌炎症和纤维化改变：病理生理学观点和临床意义

第二十五章　老化相关的细胞外基质改变在心肌梗死后心室重构中的意义

Aging-Related Changes in Extracellular Matrix：Implications for Ventricular Remodeling Following Myocardial Infarction

Nguyen T. Nguyen，**Andriy Yabluchanskiy**，**Lisandra E. de Castro Brás**，**Yu-Fang Jin** 和 **Merry L. Lindsey**

（刘东霞　译）

缩写

ECM	细胞外基质
LV	左心室
MMP	基质金属蛋白酶
MI	心肌梗死
OPN	骨桥蛋白
SPARC	富含半胱氨酸的酸性蛋白
TSP	凝血酶敏感蛋白
TIMP	基质金属蛋白酶抑制剂
TGF	转化生长因子
VEGF	血管内皮生长因子

引言

年龄是心血管疾病的主要危险因素，有报道81%的死亡发生在65岁以上的成年人[1-2]。此外，随着年龄的增长，心肌梗死后心衰的发病率及死亡率明显升高[3]。心肌梗死后的存活数随着年龄的增长逐渐下降，30天的存活率由小于60岁时的约90%下降至大于80岁时的约60%[4]。由于老年人心肌梗死后较差的临床结果，因此理解衰老对左心室的影响将帮助我们寻找治疗老年患者心肌梗死的更好方法[5-8]。

在正常的衰老过程中，心血管系统的内环境发生连续性的改变引起左心室功能及结构改变。在人体中，年龄相关的主要的左心室改变包括内皮功能受损、急性应激反应能力下降和心血管储备能力下降，而血管内膜厚度、血管硬度、左心室室壁厚度及左心房大小均增加[9-11]。在小鼠中，这些左心室的改变程度较弱，因为这些改变不是伴随着血管的改变而发生的。随年龄改变，小鼠不会患高血压病[12]。因此，老年小鼠是测试心脏改变的理想模型，因为不会叠加血管的改变。

正常情况下，细胞外基质为协调细胞黏附、增殖和移动提供了一个立体的结构，并维持一个正常的细胞性能。在这个环境中，细胞外基质通过结合于整联蛋白和其他的细胞表面受体而与心肌细胞、内皮细胞及成纤维细胞联系[13]。心肌梗死后，左心室细胞外基质也与巨噬细胞和成纤维细胞互相作用，调节炎症及创面愈合过程中的重构阶段[14]。

在这一章中，我们简短总结伴或不伴心肌梗死时年龄相关的细胞外基质改变，评价当前的临床治疗对细胞外基质的影响，也讨论了老年性左心室心肌梗死的新型治疗选择。

心脏细胞外基质年龄相关的改变

心脏细胞外基质中年龄相关的改变包括胶原、

其他糖蛋白、蛋白多糖、糖胺多糖和基质细胞蛋白的改变，以及整联蛋白、基质金属蛋白酶和生长因子的改变（表25-1）。

表 25-1　衰老时细胞外基质的改变

ECM 成分			改变	定位	物种
胶原蛋白	Ⅰ 型		↑	左心室心肌	人类
	Ⅲ 型		↓	左心室心肌	Balb-c 小鼠
原胶原蛋白	Ⅰ 型		↓	左心室游离壁	Fischer 大鼠
	Ⅲ 型		↓	左心室游离壁	
糖蛋白	纤连蛋白		↓ ↑	左心室	Balb-c 小鼠
			↓		Wistar 大鼠
	层粘连蛋白-α2		↓	左心室	Wistar 大鼠
	骨膜蛋白		↑	左心室	C57BL/6 J 小鼠
蛋白多糖	多能蛋白聚糖		↓	左心室	C57BL/6 J 小鼠
糖胺多糖	透明质酸		↓	左心室	Sprague-Dawley 大鼠
			↑	右心室	
基质细胞蛋白	富含半胱氨酸的酸性蛋白		↑	左心室	C57B16/SV129 小鼠
	凝血酶敏感蛋白-2		↑	左心室	C57BL/6 J 小鼠 C57B16/129SvJ/EMS＋Ter 小鼠
	腱生蛋白		↑	腱索	人类
	骨桥蛋白		↑	主动脉	F344xBN 大鼠
细胞表面受体	整联蛋白-α₁		↓ ↑		
	整联蛋白-α₅		↑	左心室	Balb-c 小鼠
	整联蛋白-β₁		↓		
基质金属蛋白酶	基质金属蛋白酶-2		↑	主动脉	F344xBN 大鼠
				心外膜冠状动脉	F344xBN 大鼠
				右心耳	人类
	基质金属蛋白酶-9		↑	右心耳	人类
	基质金属蛋白酶-28		↑	左心室	C57BL/6 J 小鼠
	基质金属蛋白酶抑制剂-2		↓	心外膜冠状动脉	F344xBN 大鼠
				右心耳	人类
	基质金属蛋白酶-2	不可溶解型	→	左心室	CB6F1 小鼠
		可溶解型	→		
	基质金属蛋白酶-3	不可溶解型	↑		
		可溶解型	↓		
	基质金属蛋白酶-7	不可溶解型	—		
		可溶解型	→		
	基质金属蛋白酶-8	不可溶解型	→ ↑ ↑		
		可溶解型	→		
	基质金属蛋白酶-9	不可溶解型	↓ → ↑		
		可溶解型	↓ → →		
	基质金属蛋白酶-12	不可溶解型	→ → ↑		
		可溶解型	↓		
	基质金属蛋白酶-13	不可溶解型	—		
		可溶解型	↓		

（续表）

ECM成分			改变	定位	物种
	基质金属蛋白酶-14	不可溶解型	→↑↑		
		可溶解型	↓↓↑		
	基质金属蛋白酶抑制剂-1	不可溶解型	—		
		可溶解型	↓→→		
	基质金属蛋白酶抑制剂-2	不可溶解型	—		
		可溶解型	→		
	基质金属蛋白酶抑制剂-3	不可溶解型	→↓↓		
		可溶解型	→		
	基质金属蛋白酶抑制剂-4	不可溶解型	→→↓		
		可溶解型	→		
生长因子	转化生长因子-β		↑	右心耳 主动脉	人类 F344xBN 大鼠
	血管内皮生长因子		↓	左心室	Wistar 大鼠

↑上升，↓下降，→无变化，—数量很低。在改变栏里，一个箭头表示一般水平的年龄相关的改变。双箭头表示的是从年幼到中年的改变（第一个箭头）和从中年到老年的改变（第二个箭头）。三个箭头表示的是年幼和中年之间的改变（第一个箭头）、年幼到老年之间的改变（第二个箭头）、中年到老年之间的改变（第三个箭头）。更多的细节详见文中

胶原

作为心肌细胞外基质的主要成分，总的胶原是由几种亚型胶原组成的，每一种都表现出不同的结构、功能及特性。表 25-1 中列出的包括纤维状的Ⅰ、Ⅲ、Ⅴ型，基底膜Ⅳ型及微纤维Ⅵ型胶原；在正常的老年化进程中，总的胶原数量、不可溶解胶原、胶原纤维直径、Ⅰ型和Ⅲ型胶原比例以及胶原相互交叉程度都在上升[15-17]。

Ⅰ型胶原和Ⅲ型胶原形成纤维支撑左心室细胞。积累的胶原（主要是Ⅰ和Ⅲ型）在左心室肥厚过程中起作用[10]。在老年小鼠心肌中，Ⅰ型胶原增加，Ⅲ型胶原减少，导致Ⅰ型胶原和Ⅲ型胶原的相对比例升高[18-19]。Ⅰ型胶原的抗拉强度可以和钢铁相媲美，而Ⅲ型胶原具有较低的抗拉强度和较高的扩张性。因此，Ⅰ～Ⅲ型胶原比例升高增加左心室室壁硬度。此外，和年幼的小鼠心脏相比，衰老的小鼠心肌胶原数量是其两倍[20]。由于胶原的硬度是肌肉硬度的 800～1000 倍，因此，随着老年化，胶原数量的增加明显增加左心室的硬度，这也损伤左心室的生物力学性能[21-22]。

随着年龄的变化，胶原在左心室的沉积增加，Ⅰ型和Ⅲ型原胶原蛋白的 mRNA 表达在左心室中实际上是下降的，这表明衰老时胶原的增加更可能是由于翻译水平或翻译后的调控增加，而不是转录水平的增加[12,23]。

糖蛋白

除了胶原，其他的细胞外糖蛋白包括纤连蛋白、层粘连蛋白和骨膜蛋白。细胞和糖蛋白之间的相互作用介导了多种功能，这包括黏附、移行、生长及分化。

纤连蛋白通过整联蛋白和其他细胞表面受体如多配体聚糖 4 抗体与细胞绑定在一起，纤连蛋白和其他的细胞外基质蛋白相互作用，包括胶原、纤维素、肝素和硫酸肝素[24]。纤连蛋白、Ⅳ型胶原、硫酸肝素蛋白多糖和层粘连蛋白联合共同组成正常左心室的基膜。和 2～3 月龄小鼠的左心室相比，中年 12 月龄的 Balb-c 小鼠的左心室纤连蛋白水平较低；和中年小鼠相比，20 月龄的小鼠左心室纤连蛋白水平增加[16]。在成年 7.5～10 月龄的 Wistar 大鼠中左心室的纤连蛋白水平也要比 2～3 月龄的低[25-26]。

层粘连蛋白通过绑定于细胞表面受体如 CD44 把基底膜和邻近的细胞连接起来。在人类及大鼠中，随着老年化，层粘连蛋白 α2mRNA 的水平逐步下降[25]。层粘连蛋白 α2 缺失会导致肌肉萎缩，这通常和心肌的功能及结构退化相伴发生[27]。

骨膜蛋白是一种多功能的分泌蛋白，能调节细胞黏附、移行及胶原纤维生成。骨膜蛋白表达在胶原含量丰富的结缔组织中，在发育中及频繁重构的

成熟组织中表现出动态改变[28]。在老龄化进程中已经观察到了骨膜蛋白升高，和年幼的鼠类相比，衰老的鼠类左心室中骨膜蛋白的 mRNA 水平增加了 85%[12,29]。

透明质酸和蛋白多糖

透明质酸是一种细胞外和细胞表面相关的糖胺多糖，和蛋白多糖相互作用，也和包括 CD44、连接蛋白、肿瘤坏死因子-α-刺激基因 6 细胞在内的细胞表面受体相互作用[30]。透明质酸和细胞表面受体 CD44 的相互作用对于胚胎期心脏的发育非常重要，在这一时期，房室管的形成受到包括透明质酸、CD44 和 ErbB 受体/配体的信号通路的调节[31]。透明质酸的表达及定位在新生及成熟的动物中是不同的，在新生的大鼠中，左心室室壁的透明质酸要比右心室室壁的透明质酸染色程度更强，同样，在大于 1 月龄的大鼠中也是如此[32]。

多能蛋白聚糖是一种较大的蛋白多糖，和透明质酸相互作用，在细胞外基质中形成一种复合结构[33]。多能蛋白聚糖在胎儿期的鼠类心肌中达到最高的 mRNA 水平，到出生时逐步下降至一个低水平，随年龄进一步降低[29,34]。

基质细胞蛋白

基质细胞蛋白是一组介导细胞和基质相互作用的细胞外基质蛋白，包括富含半胱氨酸的酸性分泌蛋白（SPARC）、凝血酶敏感蛋白（TSP）、腱糖蛋白和结合 N-糖蛋白配体的小的整联蛋白。在小鼠心肌中，富含半胱氨酸的酸性分泌蛋白随着年龄增长，这种增长与胶原合成后形成成熟的不可溶解的交联胶原的增长有关[35]。富含半胱氨酸的酸性分泌蛋白和合成后原胶原蛋白的关联表明随着年龄增长的富含半胱氨酸的酸性分泌蛋白的表达可能是年龄依赖性心肌纤维状胶原数量的增长和舒张功能降低的一个潜在原因。

凝血酶敏感蛋白家族包括两个亚型：凝血酶敏感蛋白-1 和凝血酶敏感蛋白-2（为同源三聚体），凝血酶敏感蛋白-3、凝血酶敏感蛋白-4 和凝血酶敏感蛋白-5（为同源五聚体）。在小鼠中，和年幼的心脏相比，老年心脏的凝血酶敏感蛋白-2 的转录和蛋白含量分别增加了 3.4 倍和 3.6 倍[29,36]。在年老的心脏中凝血酶敏感蛋白-2 的表达增加可能对心脏的扩大具有保护作用。

腱糖蛋白家族由四个多聚体分泌蛋白组成，包括腱糖蛋白 C、腱糖蛋白 R、腱糖蛋白 X、腱糖蛋白 W，能够调节细胞的分化及黏附。在小鼠模型中，和较年幼者相比，衰老组的左心室中腱糖蛋白 C 升高了 30%[12]。腱糖蛋白 C 的数量在左心室中的增加可能是老龄化过程中室壁僵硬度增加的结果。

骨桥蛋白（OPN）在多种类型的细胞中表达，包括心肌细胞和成纤维细胞。在小鼠中，和年幼组相比，衰老组左心室中的骨桥蛋白基因表达下降 34%[12]。和新生小鼠的心脏相比，正常成年小鼠的心脏中心室骨桥蛋白 mRNA 数量也下降 2.5 倍[37]。

整联蛋白

作为细胞表面受体，整联蛋白调节细胞和包括纤连蛋白、层粘连蛋白和胶原在内的细胞外基质蛋白的连接。在老龄化过程中，和纤连蛋白及胶原的即时变化一致，整联蛋白也经历动态变化。同 2 月龄和 20 月龄的小鼠相比，在 12 月龄的小鼠中，和纤连蛋白绑定的整联蛋白 α1 显著降低。另一个和纤连蛋白绑定的整联蛋白 α5 随着年龄明显增加。相反地，与中年及年幼的小鼠相比，老年小鼠中整联蛋白 β1 数量明显减少[16]。

基质金属蛋白酶

基质金属蛋白酶（MMP）是一组和细胞基质更新相关的锌依赖的酶类。基质金属蛋白酶的活性被基质金属蛋白酶抑制剂（TIMP）所抑制。基质金属蛋白酶和基质金属蛋白酶抑制剂都随着年龄而发生变化，与左心室舒张功能下降一致[38]。和 3 月龄 CB6F1 小鼠相比，15 月龄 CB6F1 小鼠的左心室中基质金属蛋白酶-3、基质金属蛋白酶-9、基质金属蛋白酶-12、基质金属蛋白酶-14、基质金属蛋白酶抑制剂-1 下降，而基质金属蛋白酶抑制剂-3 上升。中年时，基质金属蛋白酶-13、基质金属蛋白酶-14 及基质金属蛋白酶抑制剂-4 下降。和中年时相比，23 月龄小鼠的左心室中基质金属蛋白酶-3、基质金属蛋白酶-9 及基质金属蛋白酶-14 数量下降[20]。和更年轻的小鼠相比，衰老（26～34 月龄）的 C57BL/6 J 小鼠中基质金属蛋白酶-3 增加了 2 倍，基质金属蛋白酶-9 增加 83%，基质金属蛋白酶-14 增加 41%[12]。基质金属蛋白酶-28 是基质金属蛋白酶家族中最年轻的成员，其蛋白的表达在高龄小鼠左心室中是上调的[29]。

生长因子

几种生长因子刺激组织重构和细胞生长、增殖及

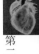

分化，这包括转化生长因子（TGF）和血管内皮生长因子（VEGF）。转化生长因子-β是一种多肽类的生长因子，其在胶原于高龄心脏中沉积相关的信号通路中发挥重要作用[39]。转化生长因子-β诱导成纤维细胞向肌纤维母细胞转分化并刺激胶原合成。已经发现人类右心耳中的转化生长因子-β的mRNA数量随着年龄增长[17]。转化生长因子-β的相似改变也在大鼠主动脉中观察到[40-41]。血管内皮生长因子是血管再生的主要调节因子。在老年大鼠的左心室中，年龄相关的血管再生受损与血管内皮生长因子表达降低有关[11,42]。

心肌梗死后细胞外基质的改变

作为左心室对受损的反应，心肌细胞外基质调整一系列的重构事件。这些事件发生在梗死愈合期的三个独立但是相互重叠的时期，称之为炎症期、增殖期及成熟期。在表25-2中，我们列举了人类和鼠类模型中细胞外基质蛋白的即时改变。

表 25-2　心肌梗死后细胞外基质的改变

细胞外基质成分		6h	12h	d1	d2	d3	d4	d7	d14	d21	d28	d35	d56	d40	d84	d112
胶原	A,S I型[1]			—		↑										
	A,S III型[1]			—		↑										
原胶原蛋白	A,W I型[1]						↑								↑	
	A,W III型[1]				↑					↑						
糖蛋白	A,CS 纤连蛋白[2]			—		↕										
	B,CS 层粘连蛋白[3]					↑										
	A,F 骨膜蛋白[2]						↑									
糖胺聚糖	B,C 透明质酸[3]			—		↑		↓								
基质细胞蛋白	A,CS 富含半胱氨酸的酸性分泌蛋白[2]			—		↕										
	B,C 凝血酶敏感蛋白-1[1]	↕			—		—	—								
	B,C 骨桥蛋白[3]					↑		↓								
细胞表面受体	A,S 整联蛋白-β1[1,2]					↑		↑	↓		↓					
	A,SH 整联蛋白-β1[2]					↑										
	A,S 骨桥蛋白-β3[1,2]					↑		↑	↓		↓					
基质金属蛋白酶	A,S 基质金属蛋白酶-2[1]			↑				↑	↑			↓	—	—	—	—
	A,CS 基质金属蛋白酶-3[1a,溶液]					↓										
	A,C 基质金属蛋白酶-7[2]								↑							
	A,S 基质金属蛋白酶-8[2p]								↑			↓	↓		↑	
	A,S 基质金属蛋白酶-8[1]	↑	↑	↓		↓										
	A,S 基质金属蛋白酶-9[1]	↑	↑	↑		↓										
	A,S 基质金属蛋白酶-9[2]							↑	↑			↓	→	↑	↑	↑
	A,S 基质金属蛋白酶-14[2p]							—								
	A,S 基质金属蛋白酶-13[2a]							↑	↑							
	A,S 基质金属蛋白酶-13[2p]							↓	↓			↑			↑	↑
	A,S 基质金属蛋白酶抑制剂-1[1]			↑				↓	↓			↓		↑	↓	
	A,S 基质金属蛋白酶抑制剂-1[2]	—														
	A,S 基质金属蛋白酶抑制剂-2[1]			↑				↑				↓			↓	
	A,S 基质金属蛋白酶抑制剂-2[2]							↑				↓				↑
	A,S 基质金属蛋白酶抑制剂-4[2]							↓								↑

老年与心力衰竭

（续表）

细胞外基质成分		6h	12h	d1	d2	d3	d4	d7	d14	d21	d28	d35	d56	d40	d84	d112
生长因子	[A,S]血管紧张素 II							↑								
	[A,W]血管紧张素 II									↑						
	[A,S]转化生长因子-β[1]	—	↑	↑		↑										
	[A,S]转化生长因子-β[2]	—	↑	↑		↓										
	[A,S]转化生长因子-β[3]	—	—	—		↑										
	[A,S]血管内皮生长因子[1]			↑		↓		↓								
	[A,S]血管内皮生长因子[1,2]	↓	↓			↓		↓	↓	↓						

[A]永久性阻断；[B]缺血/再灌注；[C] C57BL/6小鼠；[CS] C57/BL6/SV129小鼠；[F] FVB小鼠；[S] Sprague-Dawley大鼠；[SH] 129x黑色瑞士杂交小鼠；[W] Wistar大鼠；[1]微小 RNA；[2]蛋白；[3]免疫反应性；[a]活性形式；[P]前体形式；和模拟对照组相比，↑为上升，↓为下降；和第 0 天相比，↑为上升，→无变化，—数量非常低

胶原

在心肌梗死后的几天内，原有的细胞外基质降解，新的胶原在梗死区域开始合成和沉积。随着时间变化，梗死组织由主要成分为胶原的瘢痕组织替代。心肌梗死后在第 2 天，Ⅰ型胶原 mRNA 数量上升 5 倍，Ⅲ型胶原 mRNA 在心肌梗死后第 4 天上升 15 倍[43]。Ⅰ和Ⅲ型胶原 mRNA 在梗死后的大鼠左心室中仍然升高。心肌梗死后第 4 天开始，Ⅰ型和Ⅲ型胶原在左心室的非梗死区域和右心室开始延迟上调。在一种再灌注的小鼠模型中，梗死区域胶原数量的高峰发生在 14 天后[44]。成熟期交联酶如赖氨酰氧化酶的表达增加有助于左心室僵硬度的增加[44-45]。

糖蛋白类

在大鼠心肌梗死后的第 2 天，梗死区域可观察到重度纤连蛋白染色，从第 3 天到第 7 天染色程度逐渐下降[46]。和总的纤连蛋白增加一样，第 3 天在左心室梗死区域，不可溶解型及可溶解型纤连蛋白分别增加了 5 倍和 10 倍[47]。在阻塞后 1 小时及再灌注后的 24 小时至 7 天内能看到层粘连蛋白碎片[44]。在人类及小鼠心肌梗死后，梗死区域的骨膜蛋白表达明显增加[48]。

透明质酸

透明质酸在缺血后很短时间内降解成低分子量碎片[49]。梗死区域的透明质酸在再灌注后 1 天开始降解，并且在再灌注后的 7 天内持续性表达增加[44]。

基质细胞蛋白

在小鼠心肌梗死后的第 3 天，左心室梗死区域的可溶解型和不可溶解型富含半胱氨酸的酸性分泌蛋白数量分别增加了 60% 和 36%[47]。在小鼠的梗死后左心室，腱糖蛋白 C 亦被明显诱导，也在组织修复早期时刺激肌纤维母细胞的分化中起到重要作用[50]。小鼠的凝血酶敏感蛋白-1 在梗死区域是增加的，尤其是在梗死区域边界上。这种在边界的定位表明其在抑制梗死后炎症反应、抑制血管生成、抑制肉芽组织向非梗死区域扩展方面有重要的作用[51]。骨桥蛋白可在小鼠心肌梗死后 1 天被检测到，在第 3 天达到峰值，再灌注 7 天后下降[44]。

整联蛋白

已观察到梗死区域的整联蛋白 β[1] 和 β[3] 的 mRNA 及蛋白表达在第 3 天增加，第 7 天达到高峰，此后下降[52]。免疫印迹分析表明完整的整联蛋白 β[1] 数量在心肌梗死后 3 天增加[53]。

基质金属蛋白酶类

心肌梗死后，所有的基质金属蛋白酶及基质金属蛋白酶抑制剂都有适度的改变，其数量的改变促进细胞外基质的降解，允许炎症细胞聚集清除坏死的心肌细胞。

大鼠的基质金属蛋白酶-2 mRNA 在心肌梗死后 1 天增加，14 天达到高峰，10 周后降至基线水平[54]。左心室梗死区域的以可溶解型活性形式存在的基质金属蛋白酶-3 在第 3 天下调 2 倍[47]。心肌梗死后第 7 天，梗死区域及其外周的基质金属蛋白酶-7 数量上调 3 倍[55]。基质金属蛋白酶-8 mRNA 在心肌梗死后 6h 升高，12h 达到高峰[56]。在永久性梗死的大鼠模型中，发现基质金属蛋白酶-8 在心肌梗

死后 2 周升高，16 周时仍较高[54]。基质金属蛋白酶-9 在梗死后 24h 内活跃表达，在 16 周时仍然升高[54,56]。在犬类模型中，基质金属蛋白酶-9 在再灌注后 15min 就能观察到，并且主要（但不是唯一）位于中性粒细胞内[57]。在大鼠心肌梗死模型中，基质金属蛋白酶-14 的数量在梗死后 16 周才明显上升[54]。基质金属蛋白酶抑制剂-1 mRNA 升高较早，1～7 天达到高峰，梗死后 21 天内持续升高[54,58-59]。基质金属蛋白酶抑制剂-2 mRNA 在心肌梗死后 3 周升高，而蛋白数量在梗死后 2 周、5 周及 16 周增加[54]。相反，在人类及啮齿类动物心肌梗死模型中，基质金属蛋白酶抑制剂-3 表达显著减少[59]。基质金属蛋白酶抑制剂-4 蛋白数量在梗死后 1 周和 8 周减少[54]。

生长因子

心肌梗死后的瘢痕区域可见到转化生长因子-β 显著上调，尤其是在梗死边界[56]。梗死心肌中的转化生长因子 β_1 和 β_2 mRNA 数量持续增长，在心肌梗死后 12h 开始。转化生长因子 β_2 mRNA 的表达在梗死后 24h 达到高峰，此后减少。心肌梗死后 3 天转化生长因子 β_3 可被检测到增加。左心室梗死区域的血管紧张素 Ⅱ 数量在梗死后 7 天增加，28 天时不再能检测到[60-61]。在大鼠心肌梗死模型中，血管内皮生长因子蛋白和 mRNA 数量在结扎血管 6h 后下降至正常水平以下，并且在接下来的 4 周内持续下降[62]。

衰老和心肌梗死时细胞外基质变化

大多数研究心肌梗死的试验应用非常年幼（8～12 周龄的小鼠）的动物，而心肌梗死在人类却更多的是在年长的群体中发生。此外，心肌梗死后左心室重构结果随着年龄变化而结局更差。但是，在过去的几年中，只有有限的试验对老年心肌梗死后细胞外基质的变化进行研究。

在小鼠缺血/再灌注后，和年幼（2～3 月龄）的小鼠相比，衰老（大于 24 月龄）的小鼠中梗死恢复时胶原的沉积是下降的。12 月龄的小鼠和 3 月龄的小鼠相比，梗死区域的胶原数量是没有差异的，这表明胶原数量的变化发生在中年以后[63-64]。值得注意，和年幼的小鼠相比，中年小鼠的交联胶原数量更多，这可能导致心肌梗死区域对破裂有较强的抵抗作用，但也会更加僵硬[63]。

与 2～3 月龄的年幼小鼠相比，骨桥蛋白 mRNA 的表达在超过 2 岁的衰老小鼠的梗死区域降低[64]。在年幼的 2～3 月龄的小鼠和超过 2 岁的衰老小鼠中，转化生长因子 β_1、转化生长因子 β_2 和转化生长因子 β_3 的数量没有明显差异[64]。

在不伴有明显的 CVD 时，随年龄老化，细胞外基质的变化一致，心肌梗死后细胞外基质的变化包括胶原数量及交叉程度增加、生长因子如转化生长因子 β 的表达增加以及左心室中基质金属蛋白酶和基质金属蛋白酶抑制剂的不平衡。胶原数量、Ⅰ型和Ⅲ型胶原比例以及交叉程度的增加有助于左心室僵硬度的增加。同时，转化生长因子 β 的上调刺激心肌纤维结缔组织的合成，这会降低心肌的灵活性，增加心肌硬度。此外，心肌基质金属蛋白酶和基质金属蛋白酶抑制剂的不平衡可能导致左心室中细胞基质的过度降解。细胞外基质的这些变化能引起舒张功能障碍，最终导致心衰。老年化从根本上改变了心肌的基础环境，因此左心室对于伤害的反应变得不同。结果就是衰老的左心室的内环境的重建变得更困难。

临床相关性

到目前为止，针对心肌梗死后心脏中特定细胞外基质成分的研究只取得有限进展。但许多药物已用于治疗心肌梗死患者，并对细胞外基质具有直接或间接的影响。这些药物包括 ACEI、ARB、醛固酮受体拮抗剂、β 受体阻滞剂和他汀类[65-66]。在表 25-3 中，我们列举了药物对心肌梗死后细胞外基质的影响。

ACEI 对心肌梗死后的发病率及死亡率产生积极影响[67]。ACEI 降低血浆中纤连蛋白数量，改善左心室功能[68]。ACEI 也通过调节胶原、骨桥蛋白和蛋白聚糖的合成来减轻纤维化进展，也能阻断基质金属蛋白酶活性[69-73]。由于其架构的特异性，很多 ACEI 对明胶酶类具有很高的亲和力，也是几种基质金属蛋白酶的直接或间接抑制剂[74-75]。

ARB 是用于阻断肾素-血管紧张素-醛固酮系统的备用选择。ARB 通过对血管紧张素 Ⅱ 受体的竞争性拮抗作用而选择性抑制血管紧张素 Ⅱ[76]。ARB 间接改变几种细胞外基质成分。尤其是，ARB 上调凝血酶敏感蛋白-1 的表达，下调Ⅰ型胶原、纤连蛋白、基质金属蛋白酶和结缔组织生长因子的表达[77-79]。

表 25-3 目前心肌梗死后的治疗方法对细胞外基质蛋白表达和产生的影响

药物	对细胞外基质蛋白的影响
ACEI	↓ Ⅰ型胶原
	↑ Ⅲ型胶原
	↑ 纤连蛋白
	↓ 骨桥蛋白
	↓ 凝血酶敏感蛋白-4
	↓ 基质金属蛋白酶-1、-2、-3、-9
ARB	↓ Ⅰ型胶原蛋白
	↑ 凝血酶敏感蛋白-1
	↓ 纤连蛋白
	↓ 基质金属蛋白酶-2、-3、-9
醛固酮受体拮抗剂	↓ Ⅰ和Ⅲ型胶原
	↓ 纤连蛋白
	↓ 基质金属蛋白酶-1、-2、-9
β受体阻滞剂	↓ Ⅰ和Ⅲ型胶原
	↓ 胶原降解
	↓ 纤连蛋白
	↓ 凝血酶敏感蛋白-4
	↓ 基质金属蛋白酶-2、-9
他汀类	↓ Ⅰ型胶原
	↓ 基质金属蛋白酶-9

↑上升，↓下降

ARB 减轻心肌梗死实验性活体模型和心肌梗死后临床试验患者的心肌重构[80-81]。

醛固酮受体拮抗剂阻断醛固酮受体导致 Na^+ 重吸收下降，K^+、Mn^{2+}、Ca^{2+} 分泌增加[82]。醛固酮受体拮抗剂抑制醛固酮相关的心肌纤维化，减少胶原更新[83-84]。在活体中的研究表明醛固酮受体拮抗剂减少纤连蛋白、波形蛋白和基质金属蛋白酶的 mRNA 数量和蛋白表达，降低 Ⅰ 型胶原和 Ⅲ 型胶原的数量，降低心肌纤维化而改善左心室功能[85-86]。

β 受体阻滞剂抑制 β（$β_1$、$β_2$ 和 $β_3$）受体[87]。β 受体阻滞剂通过抑制胶原和纤连蛋白表达而对细胞外基质重构产生有利影响，因此可减轻纤维化[88-89]。β 受体阻滞剂也降低心肌梗死后凝血酶敏感蛋白-1 的数量[90]。这些与实验数据相关联的效应表明 β 受体阻滞剂降低基质金属蛋白酶活性而预防心室僵硬和心脏功能障碍[91]。

他汀类药物降低高密度胆固醇数量、氧化性应激和血管炎症，抑制平滑肌细胞增殖和移行，在心肌梗死后患者中被广泛应用[92]。在活体模型中证实，他汀具有通过心脏成纤维细胞降低 Ⅰ 型胶原合成的能力[93]。同样，在人体中他汀类药物已被发现可减弱胶原合成，通过减少促纤维化生长因子的分泌而发挥抗纤维化效应[94]。活体研究也表明他汀类药物可减弱人体心肌成纤维细胞的基质金属蛋白酶-9 的产生[95]。

临床实践中，心肌梗死后患者通常接受上述联合治疗。反过来，这些联合治疗可能产生协同作用而改善对细胞外基质的影响。

结论

衰老通过一种微妙而显著的方法改变了心脏细胞外基质的基础环境，这些改变的结果导致老年和年幼的心脏左心室对损伤的反应不同。更好理解年龄相关的心脏细胞外基质结构和功能的改变将可能对改善老年心肌梗死患者的预后产生新的治疗选择。

参考文献

1. Roger VL, Go AS, Lloyd-Jones DM, Benjamin EJ, Berry JD, Borden WB, et al. Heart disease and stroke statistics–2012 update: a report from the American Heart Association. Circulation. 2012;125(1):e2–220.

2. Kuller LH, Arnold AM, Psaty BM, Robbins JA, O'Leary DH, Tracy RP, et al. 10-year follow-up of subclinical cardiovascular disease and risk of coronary heart disease in the Cardiovascular Health Study. Arch Intern Med. 2006;166(1):71–8.

3. Lloyd-Jones DM, Larson MG, Leip EP, Beiser A, D'Agostino RB, Kannel WB, et al. Lifetime risk for developing congestive heart failure: the Framingham Heart Study. Circulation. 2002;106(24):3068–72.

4. Yang XS, Willems JL, Pardaens J, De Geest H. Acute myocardial infarction in the very elderly. A comparison with younger age groups. Acta Cardiol. 1987;42(1):59–68.

5. Jhund PS, McMurray JJ. Heart failure after acute myocardial infarction: a lost battle in the war on heart failure? Circulation. 2008;118(20):2019–21.

6. Velazquez EJ, Francis GS, Armstrong PW, Aylward PE, Diaz R, O'Connor CM, et al. An international perspective on heart failure and left ventricular systolic dysfunction complicating myocardial infarction: the VALIANT registry. Eur Heart J. 2004;

25(21):1911–9.

7. Velagaleti RS, Pencina MJ, Murabito JM, Wang TJ, Parikh NI, D'Agostino RB, et al. Long-term trends in the incidence of heart failure after myocardial infarction. Circulation. 2008;118(20):2057–62.

8. Ezekowitz JA, Kaul P, Bakal JA, Armstrong PW, Welsh RC, McAlister FA. Declining in-hospital mortality and increasing heart failure incidence in elderly patients with first myocardial infarction. J Am Coll Cardiol. 2009;53(1):13–20.

9. Lakatta EG, Levy D. Arterial and cardiac aging: major shareholders in cardiovascular disease enterprises: part I: aging arteries: a "set up" for vascular disease. Circulation. 2003;107(1):139–46.

10. Lakatta EG, Levy D. Arterial and cardiac aging: major shareholders in cardiovascular disease enterprises: part II: the aging heart in health: links to heart disease. Circulation. 2003;107(2):346–54.

11. Lakatta EG. Arterial and cardiac aging: major shareholders in cardiovascular disease enterprises: part III: cellular and molecular clues to heart and arterial aging. Circulation. 2003;107(3):490–7.

12. Chiao YA, Ramirez TA, Zamilpa R, Okoronkwo SM, Dai Q, Zhang J, et al. Matrix metalloproteinase-9 deletion attenuates myocardial fibrosis and diastolic dysfunction in aging mice. Cardiovasc Res. 2012; 96(3):444–55.

13. Jacob MP. Extracellular matrix remodeling and matrix metalloproteinases in the vascular wall during aging and in pathological conditions. Biomed Pharmacother. 2003;57(5–6):195–202.

14. Lambert JM, Lopez EF, Lindsey ML. Macrophage roles following myocardial infarction. Int J Cardiol. 2008;130(2):147–58.

15. McCormick RJ, Thomas DP. Collagen crosslinking in the heart: relationship to development and function. Basic Appl Myol. 1998;8(2):143–50.

16. Burgess ML, McCrea JC, Hedrick HL. Age-associated changes in cardiac matrix and integrins. Mech Ageing Dev. 2001;122(15):1739–56.

17. Gramley F, Lorenzen J, Knackstedt C, Rana OR, Saygili E, Frechen D, et al. Age-related atrial fibrosis. Age (Dordr). 2009;31(1):27–38.

18. Gazoti Debessa CR, Mesiano Maifrino LB, de Rodrigues Souza R. Age related changes of the collagen network of the human heart. Mech Ageing Dev. 2001;122(10):1049–58.

19. Bogoslavsky Levy Mendes A, Ferro M, Rodrigues B, Rodrigues de Souza M, Correa Araujo R, Rodrigues de Souza R. Quantification of left ventricular myocardial collagen system in children, young adults, and the elderly. Medicina (B Aires). 2012;72(3):216–20

20. Lindsey ML, Goshorn DK, Squires CE, Escobar GP, Hendrick JW, Mingoia JT, et al. Age-dependent changes in myocardial matrix metalloproteinase/tissue inhibitor of metalloproteinase profiles and fibroblast function. Cardiovasc Res. 2005;66(2):410–9.

21. Korpos E, Wu C, Sorokin L. Multiple roles of the extracellular matrix in inflammation. Curr Pharm Des. 2009;15(12):1349–57.

22. Yang T, Chiao YA, Wang Y, Voorhees A, Han HC, Lindsey ML, and Jin YF. Mathematical modeling of left ventricular dimensional changes in mice during aging. BMC Syst Biol. 2012;6(3):S10. doi: 10.1186/1752-0509-6-S3-S10.

23. Thomas DP, Zimmerman SD, Hansen TR, Martin DT, McCormick RJ. Collagen gene expression in rat left ventricle: interactive effect of age and exercise training. J Appl Physiol. 2000;89(4):1462–8.

24. Chen Y, Abraham DJ, Shi-wen X, Pearson JD, Black CM, Lyons KM, et al. CCN2 (connective tissue growth factor) promotes fibroblast adhesion to fibronectin. Mol Biol Cell. 2004;15(12):5635–46.

25. Oliviero P, Chassagne C, Salichon N, Corbier A, Hamon G, Marotte F, et al. Expression of laminin alpha2 chain during normal and pathological growth of myocardium in rat and human. Cardiovasc Res. 2000;46(2):346–55.

26. Mamuya W, Chobanian A, Brecher P. Age-related changes in fibronectin expression in spontaneously hypertensive, Wistar-Kyoto, and Wistar rat hearts. Circ Res. 1992;71(6):1341–50.

27. He Y, Jones KJ, Vignier N, Morgan G, Chevallay M, Barois A, et al. Congenital muscular dystrophy with primary partial laminin alpha2 chain deficiency: molecular study. Neurology. 2001;57(7):1319–22.

28. Conway SJ, Molkentin JD. Periostin as a heterofunctional regulator of cardiac development and disease. Curr Genomics. 2008;9(8):548–55.

29. Ma Y, Chiao YA, Zhang J, Manicone AM, Jin YF, Lindsey ML. Matrix metalloproteinase-28 deletion amplifies inflammatory and extracellular matrix responses to cardiac aging. Microsc Microanal. 2012; 18(1):81–90.

30. Jiang D, Liang J, Noble PW. Hyaluronan as an immune regulator in human diseases. Physiol Rev. 2011;91(1):221–64.

31. Camenisch TD, Spicer AP, Brehm-Gibson T, Biesterfeldt J, Augustine ML, Calabro Jr A, et al. Disruption of hyaluronan synthase-2 abrogates normal cardiac morphogenesis and hyaluronan-mediated transformation of epithelium to mesenchyme. J Clin Invest. 2000;106(3):349–60.

32. Hellstrom M, Johansson B, Engstrom-Laurent A. Hyaluronan and its receptor CD44 in the heart of newborn and adult rats. Anat Rec A: Discov Mol Cell Evol Biol. 2006;288(6):587–92.

33. Hattori N, Carrino DA, Lauer ME, Vasanji A, Wylie JD, Nelson CM, et al. Pericellular versican regulates the fibroblast-myofibroblast transition: a role for ADAMTS5 protease-mediated proteolysis. J Biol Chem. 2011;286(39):34298–310.

34. Henderson DJ, Copp AJ. Versican expression is associated with chamber specification, septation, and

valvulogenesis in the developing mouse heart. Circ Res. 1998;83(5):523–32.

35. Bradshaw AD, Baicu CF, Rentz TJ, Van Laer AO, Bonnema DD, Zile MR. Age-dependent alterations in fibrillar collagen content and myocardial diastolic function: role of SPARC in post-synthetic procollagen processing. Am J Physiol Heart Circ Physiol. 2010; 298(2):H614–22.

36. Swinnen M, Vanhoutte D, Van Almen GC, Hamdani N, Schellings MW, D'Hooge J, et al. Absence of thrombospondin-2 causes age-related dilated cardiomyopathy. Circulation. 2009;120(16):1585–97.

37. Graf K, Do YS, Ashizawa N, Meehan WP, Giachelli CM, Marboe CC, et al. Myocardial osteopontin expression is associated with left ventricular hypertrophy. Circulation. 1997;96(9):3063–71.

38. Bonnema DD, Webb CS, Pennington WR, Stroud RE, Leonardi AE, Clark LL, et al. Effects of age on plasma matrix metalloproteinases (MMPs) and tissue inhibitor of metalloproteinases (TIMPs). J Card Fail. 2007;13(7):530–40.

39. Biernacka A, Frangogiannis NG. Aging and cardiac fibrosis. Aging Dis. 2011;2(2):158–73.

40. Li Z, Froehlich J, Galis ZS, Lakatta EG. Increased expression of matrix metalloproteinase-2 in the thickened intima of aged rats. Hypertension. 1999;33(1): 116–23.

41. Wang M, Zhao D, Spinetti G, Zhang J, Jiang LQ, Pintus G, et al. Matrix metalloproteinase 2 activation of transforming growth factor-beta1 (TGF-beta1) and TGF-beta1-type II receptor signaling within the aged arterial wall. Arterioscler Thromb Vasc Biol. 2006;26(7):1503–9.

42. Iemitsu M, Maeda S, Jesmin S, Otsuki T, Miyauchi T. Exercise training improves aging-induced downregulation of VEGF angiogenic signaling cascade in hearts. Am J Physiol Heart Circ Physiol. 2006;291(3): H1290–8.

43. Cleutjens J, Verluyten M, Smiths J, Daemen M. Collagen remodeling after myocardial infarction in the rat heart. Am J Pathol. 1995;147(2):325–38.

44. Dobaczewski M, Bujak M, Zymek P, Ren G, Entman ML, Frangogiannis NG. Extracellular matrix remodeling in canine and mouse myocardial infarcts. Cell Tissue Res. 2006;324(3):475–88.

45. Lopez B, Gonzalez A, Hermida N, Valencia F, de Teresa E, Diez J. Role of lysyl oxidase in myocardial fibrosis: from basic science to clinical aspects. Am J Physiol Heart Circ Physiol. 2010;299(1):H1–9.

46. Casscells W, Kimura H, Sanchez JA, Yu ZX, Ferrans VJ. Immunohistochemical study of fibronectin in experimental myocardial infarction. Am J Pathol. 1990;137(4):801–10.

47. McCurdy SM, Dai Q, Zhang J, Zamilpa R, Ramirez TA, Dayah T, et al. SPARC mediates early extracellular matrix remodeling following myocardial infarction. Am J Physiol Heart Circ Physiol. 2011;

301(2):H497–505.

48. Shimazaki M, Nakamura K, Kii I, Kashima T, Amizuka N, Li M, et al. Periostin is essential for cardiac healing after acute myocardial infarction. J Exp Med. 2008;205(2):295–303.

49. Dobaczewski M, Gonzalez-Quesada C, Frangogiannis NG. The extracellular matrix as a modulator of the inflammatory and reparative response following myocardial infarction. J Mol Cell Cardiol. 2010;48(3):504–11.

50. Tamaoki M, Imanaka-Yoshida K, Yokoyama K, Nishioka T, Inada H, Hiroe M, et al. Tenascin-C regulates recruitment of myofibroblasts during tissue repair after myocardial injury. Am J Pathol. 2005;167(1):71–80.

51. Frangogiannis NG, Ren G, Dewald O, Zymek P, Haudek S, Koerting A, et al. Critical role of endogenous thrombospondin-1 in preventing expansion of healing myocardial infarcts. Circulation. 2005;111(22):2935–42.

52. Sun M, Opavsky MA, Stewart DJ, Rabinovitch M, Dawood F, Wen WH, et al. Temporal response and localization of integrins beta1 and beta3 in the heart after myocardial infarction: regulation by cytokines. Circulation. 2003;107(7):1046–52.

53. Krishnamurthy P, Subramanian V, Singh M, Singh K. Deficiency of beta1 integrins results in increased myocardial dysfunction after myocardial infarction. Heart. 2006;92(9):1309–15.

54. Peterson JT, Li H, Dillon L, Bryant JW. Evolution of matrix metalloprotease and tissue inhibitor expression during heart failure progression in the infarcted rat. Cardiovasc Res. 2000;46(2):307–15.

55. Lindsey ML, Escobar GP, Mukherjee R, Goshorn DK, Sheats NJ, Bruce JA, et al. Matrix metalloproteinase-7 affects connexin-43 levels, electrical conduction, and survival after myocardial infarction. Circulation. 2006;113(25):2919–28.

56. Deten A, Volz HC, Holzl A, Briest W, Zimmer HG. Effect of propranolol on cardiac cytokine expression after myocardial infarction in rats. Mol Cell Biochem. 2003;251(1–2):127–37.

57. Lindsey M, Wedin K, Brown MD, Keller C, Evans AJ, Smolen J, et al. Matrix-dependent mechanism of neutrophil-mediated release and activation of matrix metalloproteinase 9 in myocardial ischemia/reperfusion. Circulation. 2001;103:2181–7.

58. Lu L, Zhang JQ, Ramires FJ, Sun Y. Molecular and cellular events at the site of myocardial infarction: from the perspective of rebuilding myocardial tissue. Biochem Biophys Res Commun. 2004;320(3):907–13.

59. Kandalam V, Basu R, Abraham T, Wang X, Awad A, Wang W, et al. Early activation of matrix metalloproteinases underlies the exacerbated systolic and diastolic dysfunction in mice lacking TIMP3 following myocardial infarction. Am J Physiol Heart Circ

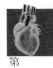

Physiol. 2010;299(4):H1012–23.

60. Duncan AM, Burrell LM, Kladis A, Campbell DJ. Angiotensin and bradykinin peptides in rats with myocardial infarction. J Card Fail. 1997;3(1):41–52.

61. Yamagishi H, Kim S, Nishikimi T, Takeuchi K, Takeda T. Contribution of cardiac renin-angiotensin system to ventricular remodelling in myocardial-infarcted rats. J Mol Cell Cardiol. 1993;25(11):1369–80.

62. Zhao T, Zhao W, Chen Y, Ahokas RA, Sun Y. Vascular endothelial growth factor (VEGF)-A: role on cardiac angiogenesis following myocardial infarction. Microvasc Res. 2010;80(2):188–94.

63. Yang Y, Ma Y, Han W, Li J, Xiang Y, Liu F, et al. Age-related differences in postinfarct left ventricular rupture and remodeling. Am J Physiol Heart Circ Physiol. 2008;294(4):H1815–22.

64. Bujak M, Kweon HJ, Chatila K, Li N, Taffet G, Frangogiannis NG. Aging-related defects are associated with adverse cardiac remodeling in a mouse model of reperfused myocardial infarction. J Am Coll Cardiol. 2008;51(14):1384–92.

65. Jessup M, Abraham WT, Casey DE, Feldman AM, Francis GS, Ganiats TG, et al. 2009 focused update: ACCF/AHA Guidelines for the Diagnosis and Management of Heart Failure in Adults: a report of the American College of Cardiology Foundation/American Heart Association Task Force on Practice Guidelines: developed in collaboration with the International Society for Heart and Lung Transplantation. Circulation. 2009;119(14):1977–2016.

66. Mebazaa A. Current ESC/ESICM and ACCF/AHA guidelines for the diagnosis and management of acute heart failure in adults—are there differences? Pol Arch Med Wewn. 2009;119(9):569–73.

67. Davies MK, Gibbs CR, Lip GY. ABC of heart failure. Management: diuretics, ACE inhibitors, and nitrates. BMJ. 2000;320(7232):428–31.

68. Olinic N, Vida-Simiti L, Cristea A, Muresan A, Pop S, Tesanu E. Correlation between fibronectin and cardiothoracic ratio in heart failure treated with angiotensin converting enzyme inhibitors. Rom J Intern Med = Revue roumaine de medecine interne. 1994; 32(4):253–7.

69. Wapstra FH, Navis GJ, van Goor H, van den Born J, Berden JH, de Jong PE, et al. ACE inhibition preserves heparan sulfate proteoglycans in the glomerular basement membrane of rats with established adriamycin nephropathy. Exp Nephrol. 2001;9(1): 21–7.

70. Chatzikyriakou SV, Tziakas DN, Chalikias GK, Stakos D, Thomaidi A, Mitrousi K, et al. Chronic heart failure patients with high collagen type I degradation marker levels benefit more with ACE-inhibitor therapy. Eur J Pharmacol. 2010;628(1–3):164–70.

71. Singh K, Sirokman G, Communal C, Robinson KG, Conrad CH, Brooks WW, et al. Myocardial osteopontin expression coincides with the development of

72. Tyralla K, Adamczak M, Benz K, Campean V, Gross ML, Hilgers KF, et al. High-dose enalapril treatment reverses myocardial fibrosis in experimental uremic cardiomyopathy. PLoS One. 2011;6(1):e15287.

73. Saygili E, Rana OR, Meyer C, Gemein C, Andrzejewski MG, Ludwig A, et al. The angiotensin-calcineurin-NFAT pathway mediates stretch-induced up-regulation of matrix metalloproteinases-2/-9 in atrial myocytes. Basic Res Cardiol. 2009;104(4):435–48.

74. Kontogiorgis CA, Papaioannou P, Hadjipavlou-Litina DJ. Matrix metalloproteinase inhibitors: a review on pharmacophore mapping and (Q)SARs results. Curr Med Chem. 2005;12(3):339–55.

75. Yamamoto D, Takai S, Miyazaki M. Inhibitory profiles of captopril on matrix metalloproteinase-9 activity. Eur J Pharmacol. 2008;588(2–3):277–9.

76. Barreras A, Gurk-Turner C. Angiotensin II receptor blockers. Proc (Bayl Univ Med Cent). 2003;16(1): 123–6.

77. Fischer JW, Stoll M, Hahn AW, Unger T. Differential regulation of thrombospondin-1 and fibronectin by angiotensin II receptor subtypes in cultured endothelial cells. Cardiovasc Res. 2001;51(4):784–91.

78. Ruperez M, Lorenzo O, Blanco-Colio LM, Esteban V, Egido J, Ruiz-Ortega M. Connective tissue growth factor is a mediator of angiotensin II-induced fibrosis. Circulation. 2003;108(12):1499–505.

79. Yamamoto K, Mano T, Yoshida J, Sakata Y, Nishikawa N, Nishio M, et al. ACE inhibitor and angiotensin II type 1 receptor blocker differently regulate ventricular fibrosis in hypertensive diastolic heart failure. J Hypertens. 2005;23(2):393–400.

80. Cipollone F, Fazia M, Iezzi A, Pini B, Cuccurullo C, Zucchelli M, et al. Blockade of the angiotensin II type 1 receptor stabilizes atherosclerotic plaques in humans by inhibiting prostaglandin E2-dependent matrix metalloproteinase activity. Circulation. 2004; 109(12):1482–8.

81. Yamashita C, Hayashi T, Mori T, Tazawa N, Kwak CJ, Nakano D, et al. Angiotensin II receptor blocker reduces oxidative stress and attenuates hypoxia-induced left ventricular remodeling in apolipoprotein E-knockout mice. Hypertens Res. 2007;30(12): 1219–30.

82. Albert NM, Yancy CW, Liang L, Zhao X, Hernandez AF, Peterson ED, et al. Use of aldosterone antagonists in heart failure. JAMA. 2009;302(15):1658–65.

83. MacFadyen RJ, Barr CS, Struthers AD. Aldosterone blockade reduces vascular collagen turnover, improves heart rate variability and reduces early morning rise in heart rate in heart failure patients. Cardiovasc Res. 1997;35(1):30–4.

84. Brilla CG. Aldosterone and myocardial fibrosis in heart failure. Herz. 2000;25(3):299–306.

85. Rastogi S, Mishra S, Zaca V, Alesh I, Gupta RC, Goldstein S, et al. Effect of long-term monotherapy

heart failure. Hypertension. 1999;33(2):663–70.

老年与心力衰竭

with the aldosterone receptor blocker eplerenone on cytoskeletal proteins and matrix metalloproteinases in dogs with heart failure. Cardiovasc Drugs Ther. 2007;21(6):415–22.

86. Tanabe A, Naruse M, Hara Y, Sato A, Tsuchiya K, Nishikawa T, et al. Aldosterone antagonist facilitates the cardioprotective effects of angiotensin receptor blockers in hypertensive rats. J Hypertens. 2004; 22(5):1017–23.

87. Gorre F, Vandekerckhove H. Beta-blockers: focus on mechanism of action. Which beta-blocker, when and why? Acta Cardiol. 2010;65(5):565–70.

88. Sampat U, Varadarajan P, Turk R, Kamath A, Khandhar S, Pai RG. Effect of beta-blocker therapy on survival in patients with severe aortic regurgitation results from a cohort of 756 patients. J Am Coll Cardiol. 2009;54(5):452–7.

89. Hamdani N, Paulus WJ, van Heerebeek L, Borbely A, Boontje NM, Zuidwijk MJ, et al. Distinct myocardial effects of beta-blocker therapy in heart failure with normal and reduced left ventricular ejection fraction. Eur Heart J. 2009;30(15):1863–72.

90. Mustonen E, Leskinen H, Aro J, Luodonpaa M, Vuolteenaho O, Ruskoaho H, et al. Metoprolol treatment lowers thrombospondin-4 expression in rats with myocardial infarction and left ventricular hypertrophy. Basic Clin Pharmacol Toxicol. 2010; 107(3):709–17.

91. Senzaki H, Paolocci N, Gluzband YA, Lindsey ML, Janicki JS, Crow MT, et al. Beta-blockade prevents sustained metalloproteinase activation and diastolic stiffening induced by angiotensin II combined with evolving cardiac dysfunction. Circ Res. 2000;86(7): 807–15.

92. Porter KE, Turner NA. Statins and myocardial remodelling: cell and molecular pathways. Expert Rev Mol Med. 2011;13:e22.

93. Chen J, Mehta JL. Angiotensin II-mediated oxidative stress and procollagen-1 expression in cardiac fibroblasts: blockade by pravastatin and pioglitazone. Am J Physiol Heart Circ Physiol. 2006;291(4): H1738–45.

94. Shyu KG, Wang BW, Chen WJ, Kuan P, Hung CR. Mechanism of the inhibitory effect of atorvastatin on endoglin expression induced by transforming growth factor-beta1 in cultured cardiac fibroblasts. Eur J Heart Fail. 2010;12(3):219–26.

95. Porter KE, Turner NA, O'Regan DJ, Ball SG. Tumor necrosis factor alpha induces human atrial myofibroblast proliferation, invasion and MMP-9 secretion: inhibition by simvastatin. Cardiovasc Res. 2004;64(3): 507–15.

第二十五章 老化相关的细胞外基质改变在心肌梗死后心室重构中的意义

第二十六章　老化心脏钙处理缺陷和心脏功能变化

Calcium－Handling Defects and Changes in Cardiac Function in the Aging Heart

Adriana Adameova，Nirankar S. Neki，Paramjit S. Tappia 和 **Naranjan S. Dhalla**

（李树仁　译）

引言

衰老状态反映为功能容量和抗压能力的下降（在不同个体间有所差异）被称为去功能化过程[1]。尽管提出了许多衰老的定义，关于哪个年龄成为老年人仍然没有普遍的共识。根据世界卫生组织（WHO）定义，老年人定义为年龄＞60 岁，而在美国定义为年龄＞65 岁。然而，老年学家提出三种老年的分型：较年轻的老年人（60～74 岁）、老年人（75～85 岁）和高龄老年人（年龄＞85 岁）[2]。众所周知，按实际年龄一般不能代表一个个体的"真实"年龄，即所谓的生物学年龄；然而鉴于现有的男性和女性衰老的文献，年龄在 70 岁或超过 70 岁者可被认为是老年人群。老龄被认为是包括心血管疾病（CVD）在内的许多疾病的危险因素[3-4]。临床研究显示急性心肌梗死相关性死亡的 80％以上发生在≥65 岁的患者[5,7]，随年龄每增加 10 岁，冠状动脉事件发生后院内死亡率增加 70％[8]。此外，老年患者中有超过 75％的人有心衰，超过 70％有心房颤动[9]。这些数据暗示内在固有的心脏老化是 CVD 的主要危险因素，被定义为缓慢的、与年龄相关的退化以及功能减弱使心脏应力降低[10]。

估计到 2035 年，65 岁或 65 岁以上人群将达全球人口的 1/4。因此考虑年龄相关的心血管并发症的发生，理解衰老过程是怎样促进心脏结构和功能变化的对于心血管研究界来说是一个巨大的挑战。实际上，研究衰老对于心脏本身影响的确切机制是非常困难的，因为，许多合并症如糖尿病、高血压、血脂紊乱存在于老年个体中并混杂于衰老过程。此外，加重与衰老相关的心脏结构和功能变化的因素，如缺血和缺乏锻炼应被考虑到衰老心脏功能减退的机制里。同样，性别（性激素）对于衰老心脏的结构和功能变化也有重要的影响。因此，区分正常衰老引起的心脏结构和功能变化以及疾病相关的变化对于明确衰老心脏功能减退的主要机制是非常重要的环节。

衰老介导的心脏变化及其对心脏功能的影响

在衰老心脏中各种各样的衰老介导的形态学和细胞分子学变化被确认。心外膜脂肪垫沉积和细胞内脂褐质沉积表现出有症状的由衰老介导的变化，但是对心脏功能没有任何不利影响[11-12]。另一方面，衰老介导的肌丝激活、基因表达、毛细血管密度降低、变性、心肌纤维化形成和肾上腺受体敏感性减低方面的变化作为衰老心脏功能减低的可能原因被提出[10,12-15]。Lakatta 和 Sollott[4] 提出心排血量的变化是作为对动脉硬化的适应性反应。老年患者心率降低而左心室舒张末期容积（LVEDV）和左心室收缩末期容积（LVSV）增加。这些变化伴随着左心室舒张末期压力（LVEDP）升高、压力形成最大速率（＋dP/

dt）降低和压力衰减最大速率（−dp/dt）降低，以及射血分数降低提示衰老心脏收缩功能和心脏重构的明显受损[7,16-19]。还有研究显示，由于血液动力学负荷和神经体液因子增加，衰老引起心肌细胞肥大。随着衰老过程，心脏组织中的肌细胞长度、容积以及胶原蛋白的含量日益增多。另一方面，作为坏死、凋亡、受损的自噬过程以及心肌细胞更新减少的结果，左心室心肌细胞的数量随着衰老逐渐减少[16,20-21]。

随年龄增加，心脏的有氧工作能力减低，主要归因于工作心肌细胞血流再分布受损、单位心肌细胞氧摄取受损、肌肉质量减低和机体脂肪组织增加[4]。有趣的是，据报道衰老相关的心功能不全表现出与心肌梗死后心衰相似的特点[22]。尽管线粒体功能、氧化应激和细胞保护信号通路丢失等异常在衰老的心脏均有表现，改变的 Ca^{2+} 稳态似乎在这一进程中发挥了关键作用。实际上，这些方面相互紧密联系。实际上，线粒体活性氧产物（ROS）的增加导致了心肌细胞 Ca^{2+} 处理缺陷以及随后的一系列过程即兴奋收缩耦联（ECC）、兴奋代谢耦联（EMC）和兴奋转录耦联（ETC）紊乱（图 26-1）。Ca^{2+} 的波动在衰老心脏心功能不全的发病机制中的作用是在数个有关缺血再灌注损伤和心力衰竭的研究中被发现的，显示细胞内 Ca^{2+} 超载导致了机械和电功能障碍[23-24]。因此，Ca^{2+} 稳态受损可能是衰老心脏功能减退的机制之一。

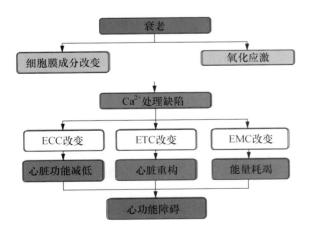

图 26-1　心肌细胞 Ca^{2+} 处理缺陷及随后导致心功能障碍的兴奋收缩耦联中断的机制。有人建议细胞膜脂质成分的变化以及氧化应激的进展导致衰老心脏 Ca^{2+} 处理异常。因此，细胞内 Ca^{2+} 超载在衰老心脏基因表达、心肌代谢、心脏功能改变中起了重要的作用。ECC：兴奋收缩耦联；EMC 兴奋代谢耦联；ETC 兴奋转录耦联

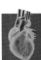
衰老心脏的 Ca^{2+} 稳态变化

研究显示，参与衰老心脏 ECC 的细胞反应的动力学减退。因此，动作电位时程和收缩延长。衰老心脏 L 型 Ca^{2+} 流（I_{Ca}）和 Ca^{2+} 瞬时振幅增加[25-26]，使衰老心脏心肌细胞松弛时间延长。I_{Ca} 缓慢失活以及瞬时外向 K^- 流峰值的减小解释了衰老心脏观察到的动作电位时程延长[27-28]。有趣的是，不像雄鼠，雌鼠没有观察到年龄相关的心肌细胞钙离子流的变化[29]。与此相反，雌羊中 I_{Ca} 峰值和整合的 Ca^{2+} 内流在衰老心肌细胞中明显高于年轻的心肌细胞[25]。此外，分子生物学研究显示在衰老心脏中肌膜（SL）L 型 Ca^{2+} 通道密度降低[30]。

衰老心脏松弛时间延长还可能与收缩期瞬间增加的 Ca^{2+} 流有关，主要归因于肌浆网（SR）Ca^{2+} 储存减少以至于收缩蛋白活性延长。由于 SR Ca^{2+} 泵即 SERCA2 水平降低，Ca^{2+} 升高时间延长[3,31]，反映了 SERCA2 基因表达的减少伴随着 SR Ca^{2+} 泵活性减低[32-35]。这些变化提示 SR Ca^{2+} 摄取减低，可部分解释衰老心脏的松弛功能减低。为支持这一论点，衰老心脏 SERCA2a 过度表达能够改善心功能[36]。然而，需指出，年龄相关的 SERCA2 变化并不始终如一。尽管已有 SERCA 活性减低的报道，衰老心脏蛋白水平并没有变化[34-35]。此外，最近公布的数据显示尽管衰老心肌细胞 SERCA2 蛋白表达没有变化，C57BL/6 小鼠的舒张功能不全仍然很明显[26]。这些 SERCA2 基因和蛋白表达的变化似乎与种属无关。并且 SERCA2 密度的不一致在不同种类小鼠（FVB 与 C57BL/6）中均有发现。尽管不同种类小鼠衰竭心脏观察到相同的特点，Westen blot 分析发现蛋白含量不同[26,31]。重要的是，钙调蛋白激酶 II（CaMK II）介导的受磷蛋白磷酸化，能够减少对 SERCA2 的抑制作用，成年与老年大鼠相比显著降低 $25\%\sim40\%$。此外，CaMK II 介导的 Ca^{2+} 释放通道或利阿诺定受体（RyR2）的磷酸化随着衰老进程而下调。CaMK II 总量降低了将近 50%，钙调蛋白对于 Ca^{2+} 摄取的累积效应在衰老心脏中也减少[34]。这些提示不仅 SR Ca^{2+} 调节蛋白本身固有特性发生改变，而且 CaMK II 对它们的激活在衰老心脏中同样减弱。

除 SERCA 外，细胞膜上的 Na^+-Ca^{2+} 交换（NCX）被认为是细胞质 Ca^{2+} 浓度降低的又一机制。

与其他的 Ca^{2+} 处理蛋白一样，衰老心脏 NCX 蛋白的改变是备受争议的。小鼠心脏中 NCX mRNA 水平初始先降低，随后随年龄增加而增加[37]。另一方面，衰老引起的心衰心脏中 NCX 蛋白水平下调[18,38-39]。还没有 NCX 基因及蛋白在年轻和老年心脏中的表达有区别的报道[15,31,33]。近期一项研究显示年龄相关 NCX 蛋白的增加，可能解释晚期动作电位的延长[40]。已有的文献报道，SL NCX 增加可作为衰老心脏的初期细胞质 Ca^{2+} 浓度降低的一种适应机制。然而，衰老心脏的晚期，其活性的抑制加速细胞内 Ca^{2+} 超载进展。

SR 的 Ca^{2+} 释放是通过 RyR 及磷酸肌醇受体（$InsP_3R$）介导的，它们表达和功能的变化均可能导致收缩和舒张功能不全。据报道衰老心脏总的 RyR[41] 以及 CaMKⅡ 介导的磷酸化形式[34]的蛋白总量减少。与此相同，衰老小鼠心肌细胞瞬时 Ca_i^{2+} 幅度较低，与 SR Ca^{2+} 浓度减低有关[42]。同样，自衰老心脏游离的心肌细胞自发性 Ca^{2+} 通道触发频率也显示增加[42-43]。这似乎提示 SR 的 Ca^{2+} 渗漏增加可解释较低 Ca^{2+} 浓度导致的收缩和舒张功能不全，分别为 Ca_i^{2+} 瞬时电流释放及缓慢降低。尽管有报道显示衰老心脏 RyR 功能减低，但似乎与年龄相关的基因转录[33]及蛋白表达水平[34]的任何差异没有相关性。衰老导致 $InsP_3R$ mRNA 水平增加，有研究提出，可导致年龄相关的 $InsP_3R$ 对蛋白水解酶降解的易感性增加，可通过增加 $InsP_3R$ mRNA 以增加 $InsP_3R$ 蛋白合成代偿[35]。

心肌上所富含的其他种类的同于调节 SR 上 Ca^{2+} 稳态的 Ca^{2+} 处理蛋白（肌集钙蛋白和 PLB）随着年龄增加并没有发生什么变化[34]。另一方面，Na^+-K^+-ATP 酶活性和细胞膜上 G 毒毛旋花苷结合位点的数量在衰老心脏中减少，与心律失常发生的阈值较低有关[44]。并且，衰老心脏室性和室上性期前收缩和房室传导阻滞增加[45]。尽管 Na^+-K^+-ATP 酶并不直接影响细胞内 Ca^{2+} 水平，通过强心苷抑制 Na^+-K^+-ATP 酶活性能够导致 Ca^{2+} 内流并产生正性变力性作用。因此，肌膜（SL）上 Na^+-K^+-ATP 酶密度减低能够解释衰老心脏心功能不全和心律失常易感性。如前所述，内在的心脏衰老是一系列钙离子依赖事件的综合作用，从而导致机械功能受损、心律失常敏感性增加以及细胞死亡。

衰老发展引起 Ca^{2+} 稳态失调的原因

由于儿茶酚胺过度产生、缺血后组织再灌注以及氧化应激导致 Ca^{2+} 内流增加引起 Ca^{2+} 超载从而导致衰老心脏表现出异常情况下阈值降低[24,46]。衰老心脏相对的 Ca^{2+} 不耐受主要是由于 Ca^{2+} 调节蛋白的变化，部分可能归因为基因表达的变化、活性以及细胞膜上组分的变化。研究显示随着年龄增加，小鼠心肌细胞和线粒体内膜 Ω-6 多不饱和脂肪酸（PUFA）含量增加而 Ω-3 PUFA 含量减少。然而，线粒体膜上 PUFA 含量的变化是否引起线粒体功能的变化仍有待于证实。无论如何，这些变化与细胞 Ca^{2+} 失衡有关，导致了缺血再灌注后 Ca^{2+} 依赖的心律失常[47]。除了细胞膜组分发生变化，作为 SL 和 SR 组分变化的结果，细胞内 ROS 的产生似乎可导致 Ca^{2+} 稳态受损。实际上，用过氧化氢灌注游离的兔心脏能够增加细胞内 Ca^{2+} 水平[48]。对于老年心脏，有报道显示，通过线粒体电子呼吸链和 NADPH 氧化酶促进氧化前体与氧化还原平衡的转化[49-50]。实际上，在衰老小鼠心脏中，作为蛋白氧化损伤的标志硫醇基含量减少，共轭二烯形式的脂质过氧化增加[51]。另一方面，持续终身的抗氧化酶的过度表达阻止年龄依赖的舒张功能不全提示氧化应激参与衰老心脏心功能不全的病理机制[10,52]。因此，可推测衰老心脏中 ROS 的增加可能影响及损伤细胞内不同的组分，包括 Ca^{2+} 调节蛋白，因此促进 Ca^{2+} 稳态的变化以及随后的 Ca^{2+} 依赖的蛋白水解、能量耗竭以及细胞坏死事件的发生。

衰老诱导的 ROS 产生与 SERCA2 活性抑制有关[53-54]。同样，Rueckschloss 等[15]研究显示，在衰老心肌细胞中 NADPH 氧化酶活性和表达增加、缩短/再伸长减速以及 Ca^{2+} 流振幅增加。这些变化伴随着肌丝对 Ca^{2+} 敏感性的减低，但不伴随 RyR2、PLB 及集钙蛋白密度的改变，也不伴随 L-型 Ca^{2+} 通道改变，提示衰老改变心肌细胞收缩涉及 Ca^{2+} 稳态和肌丝功能改变。值得注意，衰老心肌细胞肌丝对 Ca^{2+} 敏感性减低能够通过过氧化物清道夫钛试剂逆转。另外，通过夹竹桃麻素药物抑制 NADPH 氧化酶能够使衰老心肌细胞缩短/再伸长减速正常化，明确提示过氧化物形成、年龄依赖的 Ca^{2+} 处理与心肌收缩性变化间的相关性[15]。尽管在这个研究中，短期应用抗氧化治疗能够缓解年龄依赖的心肌细胞机械功能的变化，抗氧化剂对于老年患者用于纠正心功能不全仍有争论，因为临床试验没有证明维生素 E 对于年龄介导的心肌变化有持续有益的影响[55]。除了 Ca^{2+} 处理蛋白的特征性变化，衰老心脏对于应激敏感性增加也可能与伴随的内源性细胞保护机制减弱有关[56-57]。

预防和延缓年龄相关的心功能不全的可能干预措施

能够部分逆转已报道的年龄相关的变化的干预措施被归纳在表 26-1。例如，生活方式改善已显示能够改善老年患者的心功能。实际上，对于久坐不动的哺乳动物来说，运动训练能够上调 SERCA 并

表 26-1　能够预防或延迟心脏衰老的干预措施

干预措施	减少固有年龄引起的心脏功能障碍的机制
饮食	增加使细胞膜 Ca^{2+} 调节蛋白恢复的细胞膜 Ω-3PUFA 的含量
热卡限制	减少 MnSOD 活性增加引起的氧化应激，抑制 mPTP 开放受阻引起的凋亡
运动训练	增加 SERCA 活性/表达，改善心肌舒张功能
抗氧化剂	降低 ROS 产生减少和（或）直接 ROS 清除导致的氧化应激

快速松弛心脏[58]。此外，衰老心脏 Ca^{2+} 超载的风险能够通过抗氧化剂减少氧化应激以及通过饮食措施使 Ω-6 多不饱和脂肪酸和 Ω-3 多不饱和脂肪酸比例正常化逆转细胞膜组分的变化来预防[59-60]。同样，近期报道热量限制（能量减少 40%）能够减少年龄相关的 Ca^{2+} 处理能力的恶化并增强自噬作用[61]。据报道热量限制能够增加长寿蛋白（SIRT）。SIRT3 位于线粒体，能够通过激活锰超氧化物歧化酶（MnSOD）阻止年龄介导的氧化应激[59]。此外，SIRT3 很可能抑制心肌细胞死亡，因为其能够调节亲环蛋白 D，亲环蛋白是线粒体通透性转换孔（mPTP）的调节和结构蛋白，其开放能够诱导凋亡。SIRT3 活性随着年龄增加逐渐减低，导致亲环蛋白 D 过度乙酰化，导致线粒体通透性增加，诱导心肌细胞凋亡[62]。因此，似乎激活 SIRT3 对于衰老相关的线粒体功能损害和心功能不全的预防是必要的。维持正常心脏预适应和后适应期间激活的内源性心脏保护机制在衰老心脏中减弱，这些可能是年龄相关的心功能不全患者的额外治疗靶点[56-57]。此外，对于恢复衰老心脏钙调蛋白，用于使 SERCA 表达正常化的基因治疗是一个有前途的干预措施。图 26-2 总结了年龄介导的 Ca^{2+} 超载的主要结果及导致心功能不全的级联反应。

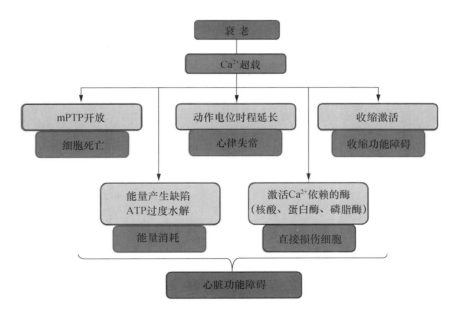

图 26-2　衰老心脏 Ca^{2+} 超载导致心脏功能减低的机制。有研究提出心脏功能障碍的进展归因于心肌细胞 Ca^{2+} 处理蛋白缺陷导致的细胞内 Ca^{2+} 超载。各种各样的机制如：凋亡、能量耗竭、蛋白水解及心律失常与细胞内 Ca^{2+} 超载导致的心脏功能障碍有关

结论

随着全球人口老龄化，了解衰老对于心血管系统的影响有着更大的临床意义。尽管为了明确衰老心脏的重构和功能不全的机制已经做出了相当大的努力，但是这种年龄相关变化的分子基础仍不完全清楚。对于已报道的对衰老心脏变化的理解仍有争议，因为有关年龄、合并症、生活方式相关危险因素以及减少的固有内源性细胞保护机制之间相互作用的知识有限。尽管提出了许多不同的机制，认为其在衰老心脏的病理机制中起一定作用，Ca^{2+}稳态的变化似乎对于心脏异常敏感性增加至关重要。在分子水平上Ca^{2+}处理蛋白的改变（位于SL和SR膜上的Ca^{2+}通道及Ca^{2+}泵和SL上NCX）以及蛋白密度和活性的改变是引起心脏收缩和舒张功能不全、动作电位时程延长的基础，导致肥厚和凋亡的进程。假设由于衰老导致的Ca^{2+}稳态改变与线粒体功能失调、氧化应激敏感性和细胞膜组分改变密切相关，因此详尽认识这些进程能够增加我们对于衰老生物学的理解。特别是，氧化应激引起的SR和SL膜的改变，可能对于确定衰老心肌细胞的Ca^{2+}处理特点非常重要。这些信息对于预防和降低衰老心脏对于缺血和心衰高易感性的药物干预措施的开发有价值。

参考文献

1. Verbrugge LM, Jette AM. The disablement process. Soc Sci Med. 1994;38:1–14.
2. Schwartz JB, Zipes DP. Cardiovascular disease in the elderly. In: Braunwald E, Zipes DP, Libby P, editors. Heart disease. 8th ed. Philadelphia: WB Saunders; 2008. p. 1923–53.
3. Lakatta EG. Cardiovascular regulatory mechanisms in advanced age. Physiol Rev. 1993;73:413–67.
4. Lakatta EG, Sollott SJ. Perspectives on mammalian cardiovascular aging: humans to molecules. Comp Biochem Physiol A Mol Integr Physiol. 2002;132:699–721.
5. Mehta RH, Rathore SS, Radford MJ, et al. Acute myocardial infarction in the elderly: differences by age. J Am Coll Cardiol. 2001;38:736–41.
6. Alexander KP, Newby LK, Armstrong PW, et al. Acute coronary care in the elderly, part II: ST-segment-elevation myocardial infarction: a scientific statement for healthcare professionals from the American Heart Association Council on Clinical Cardiology: in collaboration with the Society of Geriatric Cardiology. Circulation. 2007;115:2570–89.
7. Lakatta EG, Schulman S. Age-associated cardiovascular changes are the substrate for poor prognosis with myocardial infarction. J Am Coll Cardiol. 2004;44:35–7.
8. Granger CB, Goldberg RJ, Dabbous O, et al. Global Registry of Acute Coronary Events Investigators. Predictors of hospital mortality in the global registry of acute coronary events. Arch Intern Med. 2003;163:2345–53.
9. Rosamond W, Flegal K, Fridat G, et al. Heart disease and stroke statistics–2007 update: a report from the American Heart Association Statistics Committee and Stroke Statistics Subcommittee. Circulation. 2007;115:e69–171.
10. Dai DF, Rabinovitch PS. Cardiac aging in mice and humans: the role of mitochondrial oxidative stress. Trends Cardiovasc Med. 2009;19:213–20.
11. Klausner SC, Schwartz AB. The aging heart. Clin Geriatr Med. 1985;1:119–41.
12. Roffe C. Ageing of the heart. Br J Biomed Sci. 1998;55:136–48.
13. Dobson Jr JG, Fenton RA, Romano FD. Increased myocardial adenosine production and reduction of beta-adrenergic contractile response in aged hearts. Circ Res. 1990;66:1381–90.
14. Liles JT, Ida KK, Joly KM, et al. Age exacerbates chronic catecholamine-induced impairments in contractile reserve in the rat. Am J Physiol Regul Integr Comp Physiol. 2011;301:R491–9.
15. Rueckschloss U, Villmow M, Klöckner U. NADPH oxidase-derived superoxide impairs calcium transients and contraction in aged murine ventricular myocytes. Exp Gerontol. 2010;45:788–96.
16. Anversa P, Palackal T, Sonnenblick EH, et al. Myocyte cell loss and myocyte cellular hyperplasia in the hypertrophied aging rat heart. Circ Res. 1990;67:871–85.
17. Capasso JM, Palackal T, Olivetti G, Anversa P. Severe myocardial dysfunction induced by ventricular remodeling in aging rat hearts. Am J Physiol. 1990;259:H1086–96.
18. Lim CC, Liao R, Varma N, Apstein CS. Impaired lusitropy-frequency in the aging mouse: role of Ca^{2+}-handling proteins and effects of isoproterenol. Am J Physiol. 1999;277:H2083–90.
19. Fleg JL, O'Connor F, Gerstenblith G, et al. Impact of age on the cardiovascular response to dynamic upright exercise in healthy men and women. J Appl Physiol. 1995;78:890–900.
20. Fraticelli A, Josephson R, Danziger R, et al. Morphological and contractile characteristics of rat cardiac myocytes from maturation to senescence. Am J Physiol. 1989;257:H259–65.
21. Shih H, Lee B, Lee RJ, et al. The aging heart and post-infarction left ventricular remodeling. J Am Coll Cardiol. 2011;57:9–17.
22. Dhalla NS, Rangi S, Babick AP, et al. Cardiac remodeling and subcellular defects in heart failure due to

myocardial infarction and aging. Heart Fail Rev. 2012;17:671–81.

23. Alonso MT, Villalobos C, Chamero P, et al. Calcium microdomains in mitochondria and nucleus. Cell Calcium. 2006;40:513–25.

24. Dhalla NS, Saini HK, Tappia PS, et al. Potential role and mechanisms of subcellular remodeling in cardiac dysfunction due to ischemic heart disease. J Cardiovasc Med (Hagerstown). 2007;8:238–50.

25. Dibb KM, Rueckschloss U, Eisner DA, et al. Mechanisms underlying enhanced cardiac excitation contraction coupling observed in the senescent sheep myocardium. J Mol Cell Cardiol. 2004;37:1171–81.

26. Isenberg G, Borschke B, Rueckschloss U. Ca^{2+} transients of cardiomyocytes from senescent mice peak late and decay slowly. Cell Calcium. 2003;34:271–80.

27. Walker KE, Lakatta EG, Houser SR. Age associated changes in membrane currents in rat ventricular myocytes. Cardiovasc Res. 1993;27:1968–77.

28. Wei JY, Spurgeon HA, Lakatta EG. Excitation–contraction in rat myocardium: alterations with adult aging. Am J Physiol. 1984;246:H784–91.

29. Grandy SA, Howlett SE. Cardiac excitation–contraction coupling is altered in myocytes from aged male mice but not in cells from aged female mice. Am J Physiol Heart Circ Physiol. 2006;291:H2362–70.

30. Howlett SE, Nicholl PA. Density of 1,4-dihydropyridine receptors decreases in the hearts of aging hamsters. J Mol Cell Cardiol. 1992;24:885–94.

31. Li Q, Wu S, Li SY, et al. Cardiac-specific overexpression of insulin-like growth factor 1 attenuates aging-associated cardiac diastolic contractile dysfunction and protein damage. Am J Physiol Heart Circ Physiol. 2007;292:H1398–403.

32. Froehlich JP, Lakatta EG, Beard E, et al. Studies of sarcoplasmic reticulum function and contraction duration in young adult and aged rat myocardium. J Mol Cell Cardiol. 1978;10:427–38.

33. Maciel LM, Polikar R, Rohrer D, et al. Age-induced decreases in the messenger RNA coding for the sarcoplasmic reticulum Ca^{2+}-ATPase of the rat heart. Circ Res. 1990;67:230–4.

34. Xu A, Narayanan N. Effects of aging on sarcoplasmic reticulum Ca^{2+}-cycling proteins and their phosphorylation in rat myocardium. Am J Physiol. 1998;275:H2087–94.

35. Kaplan P, Jurkovicova D, Babusikova E, et al. Effect of aging on the expression of intracellular Ca^{2+}-transport proteins in a rat heart. Mol Cell Biochem. 2007;301:219–26.

36. Schmidt U, del Monte F, Miyamoto MI, et al. Restoration of diastolic function in senescent rat hearts through adenoviral gene transfer of sarcoplasmic reticulum Ca^{2+}-ATPase. Circulation. 2000;101:790–6.

37. Koban MU, Moorman AF, Holtz J, et al. Expressional analysis of the cardiac Na–Ca exchanger in rat development and senescence. Cardiovasc Res. 1998;37:405–23.

38. Guo KK, Ren J. Cardiac overexpression of alcohol dehydrogenase (ADH) alleviates aging-associated cardiomyocyte contractile dysfunction: role of intracellular Ca^{2+}-cycling proteins. Aging Cell. 2006;5:259–65.

39. Janapati V, Wu A, Davis N, et al. Post-transcriptional regulation of the Na^+/Ca^{2+} exchanger in aging rat heart. Mech Ageing Dev. 1995;84:195–208.

40. Mace LC, Palmer BM, Brown DA, et al. Influence of age and run training on cardiac Na^+/Ca^{2+} exchange. J Appl Physiol. 2003;95:1994–2003.

41. Assayag P, CHarlemagne D, Marty I, et al. Effects of sustained low-flow ischemia on myocardial function and calcium-regulating proteins in adult and senescent rat hearts. Cardiovasc Res. 1998;38:169–80.

42. Zhu X, Altschafl BA, Hajjar RJ, et al. Altered Ca^{2+} sparks and gating properties of ryanodine receptors in aging cardiomyocytes. Cell Calcium. 2005;37:583–91.

43. Howlett SE, Grandy SA, Ferrier GR. Calcium spark properties in ventricular myocytes are altered in aged mice. Am J Physiol Heart Circ Physiol. 2006;290:H1566–74.

44. Khatter JC. Mechanisms of age-related differences in the cardiotoxic action of digitalis. J Cardiovasc Pharmacol. 1985;7:258–61.

45. Carré F, Rannou F, Sainte Beuve C, et al. Arrhythmogenicity of the hypertrophied and senescent heart and relationship to membrane proteins involved in the altered calcium handling. Cardiovasc Res. 1993;27:1784–9.

46. Ataka K, Chen D, Levitsky S, et al. Effect of aging on intracellular Ca^{2+}, pHi, and contractility during ischemia and reperfusion. Circulation. 1992;86:II371–6.

47. McLennan PL, Abeywardena ML, Charnock JS. The influence of age and dietary fat in an animal model of sudden cardiac death. Aust NZ J Med. 1989;19:1–5.

48. Corretti MC, Koretsune Y, Kusuoka H, et al. Glycolytic inhibition and calcium overload as consequences of exogenously generated free radicals in rabbit hearts. J Clin Invest. 1991;88:1014–25.

49. Nohl H, Hegner D. Do mitochondria produce oxygen radicals in vivo? Eur J Biochem. 1978;82:563–7.

50. Sawada M, Carlson JC. Changes in superoxide radical and lipid peroxide formation in the brain, heart and liver during the lifetime of the rat. Mech Ageing Dev. 1987;41:125–37.

51. Tatarková Z, Kuka S, Račay P, et al. Effects of aging on activities of mitochondrial electron transport chain complexes and oxidative damage in rat heart. Physiol Res. 2011;60:281–9.

52. Ren J, Li Q, Wu S, et al. Cardiac overexpression of antioxidant catalase attenuates aging-induced cardiomyocyte relaxation dysfunction. Mech Ageing Dev.

2007;128:276–85.

53. Kaplan P, Babusikova E, Lehotsky J, Dobrota D. Free radical-induced protein modification and inhibition of Ca^{2+}-ATPase of cardiac sarcoplasmic reticulum. Mol Cell Biochem. 2003;248:41–7.

54. Thomas MM, Vigna C, Betik AC, et al. Cardiac calcium pump inactivation and nitrosylation in senescent rat myocardium are not attenuated by long-term treadmill training. Exp Gerontol. 2011;46:803–10.

55. Robinson I, de Serna DG, Gutierrez A, et al. Vitamin E in humans: an explanation of clinical trial failure. Endocr Pract. 2006;12:576–82.

56. Abete P, Ferrara N, Cioppa A, et al. Preconditioning does not prevent postischemic dysfunction in aging heart. J Am Coll Cardiol. 1996;27:1777–86.

57. Bartling B, Friedrich I, Silber RE, Simm A. Ischemic preconditioning is not cardioprotective in senescent human myocardium. Ann Thorac Surg. 2003;76:105–11.

58. Tate CA, Hyek MF, Taffet GE. Mechanisms for the responses of cardiac muscle to physical activity in old age. Med Sci Sports Exerc. 1994;26:561–7.

59. Qiu X, Brown K, Hirschey MD, et al. Calorie restriction reduces oxidative stress by SIRT3-mediated SOD2 activation. Cell Metab. 2010;12:662–7.

60. Pepe S, Tsuchiya N, Lakatta EG, et al. PUFA and aging modulate cardiac mitochondrial membrane lipid composition and Ca^{2+} activation of PDH. Am J Physiol. 1999;276:H149–58.

61. Shinmura K, Tamaki K, Sano M, Murata M, Yamakawa H, Ishida H, et al. Impact of long-term caloric restriction on cardiac senescence: caloric restriction ameliorates cardiac diastolic dysfunction associated with aging. J Mol Cell Cardiol. 2011;50:117–27.

62. Hafner AV, Dai J, Gomes AP, et al. Regulation of the mPTP by SIRT3-mediated deacetylation of CypD at lysine 166 suppresses age-related cardiac hypertrophy. Aging. 2010;2:914–23.

老年与心力衰竭

第二十七章　整合素在老年心力衰竭治疗中的启示

Integrins：Implications for Aging in Heart Failure Therapy

Laura L. Daniel，William L. Joyner，Mahipal Singh 和 Krishna Singh

（刘东霞　译）

引言

整合素是由 α、β 亚单位组成的多功能跨膜受体蛋白异二聚体[1]，能够进行跨膜双向信号传递，是细胞结合的主要受体，能够对细胞外基质（ECM）的变化做出反应。起源于细胞内的信号能够影响整合素与 ECM 的结合。大多数有核细胞中发现含有整合素，并且参与多种信号转导过程，如：发育、免疫反应、创伤愈合、细胞迁移、细胞增殖和生存[2]。在心脏，整合素对心脏的发育和功能非常重要。它们对各种病理生理应激，如压力负荷过度和心肌梗死做出反应，并且对于心肌细胞的存活发挥重要作用[3]。在此，我们将描述整合素的一般结构和功能，讨论年龄相关的心脏整合素表达的变化，评价整合素在心衰患者心肌重构中的作用。

一般结构和功能

整合素异二聚体是由非共价关联的各一个 α、β 亚单位组成的。每个多肽由 >1600 个氨基酸组成[1,4]。它们包含一个大的 700～1100 氨基酸胞外区域，一个小的单次跨膜区域，一个短的 20～60 氨基酸细胞质区域[5]。哺乳动物中目前已经确定的有 18 种 α 亚单位，每种亚单位含有约 1000 个氨基酸；β 亚单位有 8 种，约 750 个氨基酸大小；这些亚单位可以形成 >24 种不同的配对[6]。特定的 α 和 β 亚单位的结合决定了大的细胞外区域配体特异性，这些

配体与多种不同成分的 ECM 结合。如 α_3、α_6 或 α_7 与 β_1 亚单位配对，形成哺乳动物主要的层粘连蛋白结合受体。α_1、α_2、α_{10} 或 α_{11} 与 β_1 亚单位配对，形成胶原受体。此外，α_{IIb}、α_v、α_5 及 α_8 可与 β_1、β_3、β_5、β_6 与 β_8 亚单位结合，形成含有一个 ARG-GLY-ASP（RGD）为主的 ECM 蛋白受体[4]。整合素表达依细胞类型、发育阶段或病理状态而改变[7]。整合素的胞质区域连接到肌动蛋白为基础的微丝系统，以提供细胞与 ECM 的机械连接[4]。整合素胞质区域与骨架蛋白和 ECM 成分相结合，使整合素有了机械传感器的功能。机械传导是感知细胞外部机械应力并把它转换成细胞内反应的过程。能够感知机械力并做出反应在心血管系统中非常重要。心肌肥厚、动脉粥样硬化、心房颤动、心衰和高血压都与机械传导的中断有关[8]。

整合素是双向信号转导分子。当整合素结合到 ECM 蛋白时，它们可以借助非受体激酶发送信号到细胞内，这被称为外-内信号系统。这可能是细胞生存、增殖或移行的信号。已经证实，整合素结合到 ECM 对于通过 PI3 和 Akt 传递生存信号，以及通过 ERK1/2 和细胞周期蛋白 D1 刺激细胞周期进展是非常必要的[4]。随后的机械刺激，整合素参与形成局灶的粘连复合物（FAC），这种复合物包含 50 种以上不同的蛋白质[9]。在这些蛋白质中，有一对非受体酪氨酸激酶、黏着斑激酶（FAK）和 Src，它们与整合素的连接在从外部环境传递信号的过程中起着重要作用[10]。此外，整合素还结合到 FAC 内的

一种细胞骨架蛋白（如桩蛋白、纽蛋白、踝蛋白和 p130^{CAS}）上[11-12]。当整合素结合到它们的配体，FAK 在 Y397 位点发生自体磷酸化，为 Src 提供一个对接位点，允许 Y576、Y577 位点的 FAK 磷酸化，增加 FAK 的激活。Src 也能通过磷酸化 Y861 和 Y925 的 FAK，在 FAK 上产生 SH2 区域。蛋白质如 Grb2 将结合 FAK 的 SH2 区域，连接 FAK，激活 Ras 和 MAPK 途径[10]。

除了"外-内"信号系统，整合素 ECM 蛋白的结合受细胞内信号的调控，定义为"内-外"信号系统。与一个配体结合，如生长因子受体，可启动细胞内的一个信号级联反应，影响整合素的表达、聚类模式（亲和力）及它们与配体的亲和力。在正常情况下，一些整合素的异二聚体没有有效地与其配体结合，这对于免疫系统的细胞是非常必要的。例如，在正常情况下，白细胞不与内皮细胞结合，它们通过选择素在血管内循环。β$_2$ 整合素定位于白细胞，以密合构象存在从而不与其配体结合。一旦白细胞暴露于趋化因子或其他炎症介质，"内-外"信号系统激活整合素，使它们能与位于内皮细胞的配体结合[13]。整合素的激活，部分是由于桩蛋白易位到胞质尾区的 β 整合素，导致整合素受体构象改变，使之能够与配体结合[14]。

整合素能够调控生长因子激活的信号级联反应，如：血小板源性生长因子受体、表皮生长因子受体、胰岛素样生长因子-1 受体和血管内皮细胞生长因子受体[15]。它们对生长因子，如转化生长因子-β（TGF-β）的激活起主要作用。失活的 TGF-β 有一

个整合素结合位点，以及一个 ECM 结合位点。证据表明，整合素间的相互作用，如 α$_v$β$_8$ 和 α$_v$β$_6$ 间的相互作用促进 TGF-β 的激活。反过来，TGF-β 的激活增加了 α$_v$β$_3$、α$_v$β$_5$、α$_v$β$_6$ 和一些 β$_1$ 整合素结合亚单位的表达[16]。缺乏整合素 β$_6$ 亚单位或 TGF-β 基因 RGD 敲入突变为 ARG-GLY-GLU（RGE）小鼠，阻碍整合素结合到 RGD 序列。有相似表型的 TGF-β$_1^{-/-}$ 小鼠，提示整合素结合到 TGF-β 对于它的激活可能是必要的。

心脏整合素的表达

心肌细胞表达的整合素 α 亚单位有 α$_1$、α$_3$、α$_5$、α$_6$、α$_7$、α$_9$ 和 α$_{10}$。心肌细胞主要表达整合素 β$_1$ 亚单位[3]。然而，有研究显示，猫科动物的心肌细胞有 β$_3$ 亚单位的表达[17]。整合素在心肌细胞表达的变化依赖于心脏的发育和病理状态。例如，α$_1$ 和 α$_5$ 亚单位存在于胎儿和新生儿的心肌细胞，不存在于成人心肌细胞，压力负荷过重会诱导这些整合素在成人心脏表达[3]。在心肌细胞，与 α 亚单位结合的主要是 β$_{1D}$。整合素 β$_{1D}$ 是 β$_1$ 整合素的剪切变异体。它有一个固定的含 50 个氨基酸的胞质区域，最后 21 个氨基酸被含一个附加外显子的 24 个氨基酸替代。这 24 个氨基酸中，与 β$_{1A}$ 同型异构体比较，11 个是其固有的，13 个是其特有的[18-19]。在骨骼肌细胞，β$_{1D}$ 和 β$_{1A}$ 对整合素信号转导功能相似。在新生儿，腺病毒介导的 β$_{1A}$ 或 β$_{1D}$ 的表达增强去氧肾上腺素诱导的心肌肥厚，而细胞质中游离 β$_1$ 整合素的过度表达（代表 β$_1$ 脱落），抑制这种效应[20]。在心肌

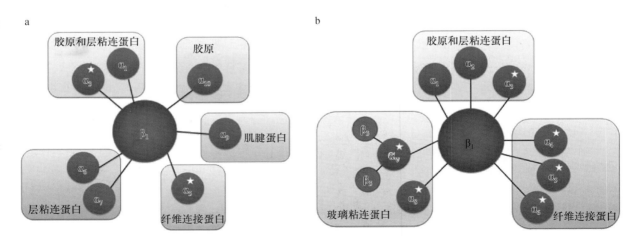

图 27-1　图中描述了心肌细胞（**a**）和心肌成纤维细胞（**b**）中整合素异二聚体与它们的 ECM 配体的结合，☆代表与纤维连接蛋白相关的整合素亚单位

成纤维细胞中能发现的整合素有 α_1、α_2、α_3、α_4、α_5、α_8、α_V，β_1 和 β_3。值得注意的是，特定的整合素是特定的心肌细胞类型所特有的。如，α_V 和 α_2 在心肌成纤维细胞中表达而不在心肌细胞中表达[3]。图 27-1 描述了整合素的配体与心肌成纤维细胞和心肌细胞不同 ECM 成分结合的过程。

在心肌成纤维细胞，整合素主要发现于黏着点[21]。在心肌细胞整合素定位于肋节（costamere）和闰盘内[22]。细胞骨架和 ECM 通过心肌细胞上整合素提供正确的位点连接在一起，形成一个传递机械力信号的导管系统，支持心肌细胞收缩[23]。由于整合素锚定心肌细胞与 ECM 的重要性，它们是许多研究的关键，包括在发育和疾病过程中的结构重构。

衰老心脏和整合素

老年心脏病的进展受到很大关注。在美国，2006 年 60 岁以上死亡的老年人约 80% 归因于 CVD。心衰的原因与多种因素有关。ECM 内胶原蛋白（纤维化）的蓄积，被认为是心室顺应性下降的主要促发因素[24]。纤维化的增加，不仅影响心脏的机械特性，还有人提出影响心肌电传导，从而导致心律失常和心脏性猝死。由于整合素将 ECM 与细胞内骨架偶联，有人提出将中断这种连接作为治疗心律失常的目标[25]。鉴于老年人心肌 ECM 变化多种多样，有理由推断年龄相关的整合素表达改变是其根本原因。与中年或年轻小鼠相比，老年 Balb-c 小鼠 α_1 和 α_5 整合素高水平表达，β_1 整合素表达水平降低。老年小鼠也表现为胶原蛋白和纤连蛋白增加[26]。有趣的是，研究中注意到纤连蛋白是胶原蛋白定位的初始基质[27]。在 wistar-Kyoto 大鼠也观察到年龄相关的 β_1 整合素水平降低[28]。成年人的心肌成纤维细胞与新生儿比较 β_1 整合素表达水平较低[29]。老年人心肌细胞与成年人比较，β_1、α_3 和 $\alpha_3\beta_1$ 整合素水平降低[30]。

整合素与心肌重塑

心肌损伤后心肌大小、形状、结构和功能的改变为心肌重塑。心肌重塑通常发生在心肌梗死（MI）后，但也发生在机械负荷过重，如高血压性心肌病、瓣膜性心肌病、家族性肥厚型心肌病和扩张型心肌病[31]。心肌梗死是充血性心衰发病的首要原因，并

且随年龄增加发病率增加[32]。心肌重塑的过程包括：梗死区延展、心肌肥厚、纤维化和心室扩张。下面部分描述整合素的表达和在心肌重塑中的作用，包括在机械传导、心肌肥厚和凋亡中的作用。

整合素的表达和在心肌重塑中的作用

β_1 和 β_3 整合素在非梗死心肌中呈基线水平低表达。这些整合素的表达在鼠心肌梗死后 3 天增加，7 天达高峰[33]。此外，梗死区周围和非梗死区域 α_5 亚单位的表达增加。在梗死区周围只观察到 α_1 亚单位表达增加，而 α_3 亚单位在心肌梗死后表达没有变化。伴随着 α 整合素表达的改变，胶原蛋白和纤连蛋白也增加。心肌梗死后 42 天随访显示，α_5 和纤连蛋白表达降低，而 α_1 和胶原蛋白表达仍较高[34]。在此需要注意，这些研究是在成年小鼠中进行的，没有在心肌梗死后成年与老年小鼠中做比较。心肌梗死后幼年和老年鼠的对比研究显示：老年小鼠嗜中性粒细胞和巨噬细胞浸入减少和延迟，细胞因子和趋化因子表达减少，对死亡细胞的吞噬作用减低。老年鼠还表现为肌成纤维细胞的密度减少，瘢痕区胶原蛋白沉积[35]。基于整合素活化生长因子，如 TGF-β1 的作用[36]，很容易让人推测整合素可能在心肌梗死后炎症期的心肌愈合中起主要作用。值得注意的是，$\alpha_4\beta_1$ 和 $\alpha_5\beta_1$ 整合素被认为在内毒素诱导的肺损伤中起细胞黏附分子的功能，介导中性粒细胞的聚集和移行[37]。

缺血性心肌病（ICM）患者左心室非梗死区域的检测显示，β_{1D} 整合素表达减少，而 β_{1D} 整合素的脱落和 mRNA 的产生没有变化。有趣的是，与 β_{1D} 调控相对应，ICM 患者与正常人相比 FAK 和磷酸化的 FAK 减少。并且 Akt 激酶的活性，一种 FAK 下游的信号转导通路，与对照相比也减低。β_{1D} 整合素蛋白水平降低的原因尚不清楚。但这些研究提示：整合素缺乏使心脏与机械需求不能充分匹配[38]。Shai 等（2002）应用 Cre-Lox 技术使心肌细胞 β_1 整合素基因选择性失活，证实 β_1 整合素在心肌纤维化和心力衰竭中起重要作用[39]。我们研究发现，β_1 整合素杂合子基因敲除小鼠与野生型相比，β_1 整合素的缺乏与心肌细胞凋亡增加、左心室功能障碍增加及心肌梗死后心脏扩大有关[40]。综上，这些研究提示，β_1 整合素在心肌存活和维持心功能方面起关键作用。在老年人心脏中可见 β_1 整合素减少，在某种程度上，是老年人心肌梗死后心功能恶化的原因。

整合素与机械转导

整合素是一种明确的参与心脏机械转导偶联的受体。细胞对机械刺激的感知和反应能力被认为随着年龄而改变[8]。机械刺激之前，一些整合素异二聚体没有与其配体结合。整合素对机械牵张的刺激做出反应，如 $\alpha_5\beta_1$，通过结合到 ECM 的 RGD 区域介导信号转导[22]。当心脏受到扭转应力作用，引起心脏 ECM 结构改变，暴露 RGD 主体，于是整合素结合到 ECM，信号分子聚集到细胞骨架形成 FAC[22]。激酶聚集到 FAC，于是所需的细胞内信号系统和下游的基因表达开启[41]。整合素与 ECM 结合的中断，被认为是心衰动物模型中由代偿至失代偿的转折点[42]。这种中断的原因尚不明确，但可能包括由于一种脱落酶导致细胞外区域整合素的脱落，这种脱落酶包括一种去整合素、一种金属蛋白酶（ADAM）和基质金属蛋白酶（MMP）[43-44]。MMP 被认为是梗死后心肌重塑过程中的主要因素[45]。ADAM 表达改变在梗死后心肌中也被发现[44]。AD-AM-15，一种新的炎症反应调节因子，在梗死后第 1 天大鼠的心脏中表达增加，第 3 天达最大量。免疫组化分析显示边界区域的心肌细胞是 ADAM-15 的来源[46]。β_1 整合素的脱落被认为与心肌肥厚转变至心力衰竭的过程相关[47]。通过中断 $\alpha_5\beta_1$ 整合素，心肌细胞从正常时的与胶原蛋白和（或）纤连蛋白附着位点解离，可触发心肌凋亡[48]。在单个成年大鼠心室肌细胞，细胞质区域 β_1 整合素的表达（整合素脱落的结果）激活半胱天冬酶-8 和心肌细胞的凋亡[49]。

整合素与凋亡

心肌细胞的死亡归因于与心脏发病机制相关的凋亡[50-51]。老年人心肌细胞易于凋亡[52]。据认为，正常心功能老年人多达 30% 的心肌肌细胞丧失[47]。心衰与心肌中交感神经兴奋性增加相关[53]。心肌梗死也引起交感神经激活[54-55]。老化本身与交感神经系统的改变有关[56]。交感神经系统受到慢性刺激，诱导儿茶酚胺释放，通过 β 肾上腺素能受体（β-AR），导致心肌负性重塑[57]。当 β_1-AR 与 β_2-AR 偶联刺激 G 蛋白 $G\alpha_s$，通过 cAMP 依赖性蛋白激酶（PKA），激活凋亡信号级联系统。而当 β_2-AR 与抑制 G 蛋白 $G\alpha_i$ 偶联，cAMP 合成受抑制[58]，激活抗凋亡信号级联系统[59]。证据显示，整合素特别是 β_1 整合素，可以改变 β-AR 信号转导，影响心肌关于

肥厚和凋亡的表型。在体和离体研究显示，β_1 整合素信号转导系统与 β-AR 的促凋亡作用相反，从而保护心肌细胞[61-62]。我们实验室的研究显示，β_1 整合素与 MMP-2 相互作用，干扰 β_1 整合素诱导的生存信号[62-63]。并且，慢性 β-AR 刺激诱导 β_1 脱落，与小鼠心肌细胞凋亡增加相关[49,61]。β_1 整合素的抗凋亡信号系统可能包括 Akt（一种生存激酶）激活，c-Jun N 末端激酶（JNKs，细胞凋亡激酶，见图 27-2）的失活[57]。

整合素与心肌肥厚

心肌肥厚是心肌梗死后和心衰过程中的一个重要病理改变。老化本身与心室肌肥厚有关[64]。肥厚是心脏为保持心排血量对血液动力学超负荷的代偿机制。但是，如果持续时间延长，这是一个去适应过程，可导致心脏性猝死或进展为心衰[65]。肥厚刺激引起的信号级联反应需要紧密的调控过程。细胞骨架为保持心脏功能，必须适应细胞大小和肌小节的增加。整合素被提出在初始信号的识别和反应方面起关键作用，从而促进早发基因的激活参与心肌肥厚过程。有人提出机械刺激本身就可激活整合素[22]。在心肌肥厚重塑过程中整合素表达发生改变。成纤维细胞和心肌细胞 β_1 整合素表达增加[66-67]。不正常的主动脉狭窄诱发心肌肥厚引起心肌细胞 α_1、α_5 整合素水平增加。在压力超负荷的初

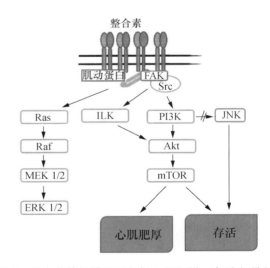

图 27-2 图中总结性描述了包括心肌肥厚、存活和凋亡的整合素信号系统。MEK：丝裂原活化蛋白激酶；mTOR：哺乳动物雷帕霉素靶；ERK：细胞外信号调节激酶；PI3K：磷酸肌醇 3 激酶；ILK：整合素连接激酶；JNK：c-Jun NH2 末端激酶；FAK：黏着斑激酶

始阶段，$\alpha_5\beta_1$ 的表达及其配体纤连蛋白平行增加。在肥厚反应的随后阶段，细胞-ECM 和（或）细胞-细胞的相互作用中断，这可能是心肌细胞发生失巢凋亡的促发因素之一[42]。

β_1 整合素作为心肌肥厚信号转导系统重要的参与者，已被认可[15]。离体 β_1 整合素的过度表达，放大了心肌肥厚反应，可通过心肌肥厚诱发的蛋白合成和心房利钠因子的产生来评价[20]。随着 β-AR 激活，β_1 整合素缺陷小鼠显示较低心肌细胞剖面面积（心肌肥厚的一种测量方法）。并且，β_1 整合素缺陷小鼠与野生型鼠比较，有较多心肌细胞凋亡[40,61]。压力负荷诱导的心肌肥厚中 β_3 整合素表达上调，形成 β_3 整合素特异性的 FAC[68]。这些研究提供了整合素亚单位在心肌肥厚中作用的证据。下游的信号转导系统被 β_1、β_3 整合素激活，可能包括激活 PI3 激酶/Akt、大鼠 ERK1/2 和哺乳动物雷帕霉素靶蛋白（mTOR），见图 27-2[22]。需要注意的是，β_3 整合素缺乏大鼠有中等程度自发性心肌肥厚及收缩和舒张功能失调，这种异常在主动脉缩窄 7 天后加重[69]。而另一项研究显示解除主动脉缩窄后 4 周 β_3 整合素缺乏使心肌肥厚减轻[70]。这些相反的发现可能与观察时间、炎症反应、心肌细胞丢失和（或）心肌细胞大小有关。

老年心脏病的治疗

心衰是老年人的一种主要疾病。ACEI、β 受体阻滞剂、ARB 已显示对改善心衰患者左心室重塑相关参数有可喜的临床效果[71]。目前有研究已提供整合素改善心功能的证据。如，用 ACEI 雷米普利治疗高血压患者，结果显示除降压作用外，可减少死亡、心肌梗死、卒中和充血性心衰风险[72]。以血管紧张素 II（Ang-II）处理大鼠心肌成纤维细胞，增加 α_v、β_1、β_3 和 β_5 整合素的表达，增强细胞与 ECM 蛋白的黏附，诱导 FAK 磷酸化，从而使细胞存活。这种作用被厄贝沙坦，一种 ARB 抑制。此外，以抗体激活 β_3 或 $\alpha_v\beta_5$，减少 Ang-II 介导的细胞黏附[73]。以 ARB 缬沙坦治疗自发性高血压大鼠，减少整合素（α_v 和 β_5）表达的增加程度和心肌肥厚反应[73]。阐明整合素的作用和整合素参与 ACEI、β 受体阻滞剂、ARB 所获得可喜治疗效果的作用机制，可以帮助我们识别整合素在心衰治疗中新的潜能。

整合素的其他治疗潜能包括纤维化目标治疗。TGF-β 被认为是一种有力的纤维化前因子[24]。它通过刺激 ECM 位点增强纤维化并降低其降解。缺乏 TGF-β_1 大鼠显示与年龄相关的纤维化减少，并且保留舒张功能[74]，纤维化增加与心脏功能失调有关。整合素对 TGF-β 激活起重要作用[75]。因此，靶向整合素治疗阻止 TGF-β 激活，可作为年龄相关的纤维化和左心室功能失调的诱人治疗方法。

通过病毒载体直接基因转导入心肌和心肌细胞也可以作为一种重要的治疗手段。然而，使用腺病毒在体的基因转导在老年心肌细胞较成年人中效果差[76]。β_1 整合素水平的下降被认为是老年心肌或心肌细胞病毒感染减少的主要机制[30]。较好理解为什么基因转导在老年心肌或心脏效果差，可能对治疗老年心衰患者提供启示。

在心脏修复过程中，尤其是心肌梗死后，监测整合素表达的变化，有助于对预后提供重要信息，还可能有助于心肌梗死后患者的靶向治疗，根据心肌梗死后心衰的严重程度制订相应治疗措施。Sherif 等于 2012 年利用（18）F-半乳糖-RGD，一种正电子发射断层扫描示踪剂，评估心肌梗死后大鼠 $\alpha_v\beta_3$ 的表达，显示心肌梗死后 1 周梗死区域示踪剂摄取增加。发现大部分示踪剂摄取与毛细血管密度有关，血管生成过程中内皮细胞 $\alpha_v\beta_3$ 高表达。有趣的是，较大面积的心肌梗死与小面积心肌梗死相比表现出低示踪剂的摄取。这种心肌梗死区域的摄取与左心室舒张功能呈负相关，并且直接与心功能恶化相关[77]。因此，整合素可用作心肌梗死后心肌修复过程的强力标志物。

结论

心衰是老年人的首发疾病。随着老年人口数量的不断提升，治疗措施的探索成为当务之急。了解老年相关性心肌病的变化，是提出干预措施的第一步。整合素是复杂的双向信号转导分子。它们有参与和影响心肌各种生长因子信号转导的潜能。人们在了解整合素在心脏和心肌重塑中的作用方面取得了显著进步。然而，大部分 CVD 的研究是在幼年动物中进行的，还需进一步研究来阐明整合素在老年心脏和老年心肌梗死后心脏修复过程中的作用。这些信息可能有助于开发治疗老年心衰的有效治疗措施。

参考文献

1. Hynes R. Integrins: a family of cell surface receptors. Cell. 1987;48:549–54.

2. Lowell C, Mayadas T. Overview: studying integrins in vivo. Methods Mol Biol. 2012;757:369–97.

3. Ross R, Borg T. Integrins and the myocardium. Circ Res. 2001;88:1112–21.

4. Hynes R. Integrins: bidirectional, allosteric signaling machines. Cell. 2002;110:673–87.

5. Humphries M. Integrin structure. Biochem Soc Trans. 2000;28:311–39.

6. Campbell I, Humphries M. Integrin structure, activation, and interactions. Cold Spring Harb Perspect Biol. 2011;3:a004994.

7. Meighan C, Schwarzbauer J. Temporal and spatial regulation of integrins during development. Curr Opin Cell Biol. 2008;20:520–4.

8. Wu M, Fannin J, Rice K, Wang B, Blough E. Effect of aging on cellular mechanotransduction. Ageing Res Rev. 2011;10:1–15.

9. Zamir E, Geiger B. Molecular complexity and dynamics of cell-matrix adhesions. J Cell Sci. 2001;114:3583–90.

10. Wozniak M, Modzelewska K, Kwong L, Keely P. Focal adhesion regulation of cell behavior. Biochim Biophys Acta. 2004;1692:103–19.

11. Galbraith C, Yamada K, Sheetz M. The relationship between force and focal complex development. J Cell Biol. 2002;159:695–705.

12. DePasquale J, Izzard C. Accumulation of talin in nodes at the edge of the lamellipodium and separate incorporation into adhesion plaques at focal contacts in fibroblasts. J Cell Biol. 1991;113:1351–9.

13. Laudanna C, Kim J, Constantin G, Butcher E. Rapid leukocyte integrin activation by chemokines. Immunol Rev. 2002;186:37–46.

14. Calderwood D. Talin controls integrin activation. Biochem Soc Trans. 2004;32:434–7.

15. Ross R. Molecular and mechanical synergy: crosstalk between integrins and growth factor receptors. Cardiovasc Res. 2004;63:381–90.

16. Munger J, Sheppard D. Cross talk among TGF-Beta signaling pathways, integrins, and the extracellular matrix. Cold Spring Harb Perspect Biol. 2011;3:a005017.

17. Nagai T, Laser M, Baicu C, Zile M, Cooper G, Kuppuswamy D. Beta3-integrin-mediated focal adhesion complex formation: adult cardiocytes embedded in three-dimensional polymer matrices. Am J Cardiol. 1999;83:38H–43.

18. van der Flier A, Kuikman I, Baudoin C, van der Neut R, Sonnenberg A. A novel beta 1 integrin isoform produced by alternative splicing: unique expression in cardiac and skeletal muscle. FEBS Lett. 1995;369:340–4.

19. Zhidkova N, Belkin A, Mayne R. Novel isoform of beta 1 integrin expressed in skeletal and cardiac muscle. Biochem Biophys Res Commun. 1995;214:279–85.

20. Ross R, Pham C, Shai S, Goldhaber J, Fenczik C, Glembotski C, Ginsberg M, Loftus J. Beta1 integrins participate in the hypertrophic response of rat ventricular myocytes. Circ Res. 1998;82:1160–72.

21. MacKenna D, Summerour S, Villarreal F. Role of mechanical factors in modulating cardiac fibroblast function and extracellular matrix synthesis. Cardiovasc Res. 2000;46:257–63.

22. Harston R, Kuppuswamy D. Integrins are the necessary links to hypertrophic growth in cardiomyocytes. J Signal Transduct. 2011;2011:521742.

23. Katsumi A, Orr A, Tzima E, Schwartz M. Integrins in mechanotransduction. J Biol Chem. 2004;279:12001–4.

24. Edgley A, Krum H, Kelly D. Targeting fibrosis for the treatment of heart failure: a role for transforming growth factor-beta. Cardiovasc Ther. 2012;30:e30–40.

25. Dabiri B, Lee H, Parker K. A potential role for integrin signaling in mechanoelectrical feedback progress in biophysics and molecular biology. Prog Biophys Mol Biol. 2012;110(2–3):196–203.

26. Burgess M, McCrea J, Hedrick H. Age-associated changes in cardiac matrix and integrins. Mech Ageing Dev. 2001;122:1739–56.

27. Sottile J, Hocking D. Fibronectin polymerization regulates the composition and stability of extracellular matrix fibrils and cell-matrix adhesions. Mol Biol Cell. 2002;13:3546–59.

28. Mamuya W, Chobanian A, Brecher P. Age-related changes in fibronectin expression in spontaneously hypertensive, Wistar-Kyoto, and Wistar rat hearts. Circ Res. 1992;71:1341–50.

29. Wilson CG, Stone JW, Fowlkes V, Morales MO, Murphy CJ, Baxter SC, Goldsmith EC. Age-dependent expression of collagen receptors and deformation of type I collagen substrates by rat cardiac fibroblasts. Microsc Microanal. 2011;17:555–62.

30. Communal C, Huq F, Lebeche D, Mestel C, Gwathmey J, Hajjar R. Decreased efficiency of adenovirus-mediated gene transfer in aging cardiomyocytes. Circulation. 2003;107:1170–5.

31. Swynghedauw B. Molecular mechanisms of myocardial remodeling. Physiol Rev. 1999;79:215–62.

32. Shih H, Lee B, Lee R, Boyle A. The aging heart and post-infarction left ventricular remodeling. J Am Coll Cardiol. 2011;57:9–17.

33. Sun M, Opavsky M, Stewart D, Rabinovitch M, Dawood F, Wen W-H, Liu P. Temporal response and localization of integrins beta1 and beta3 in the heart after myocardial infarction: regulation by cytokines. Circulation. 2003;107:1046–52.

34. Nawata J, Ohno I, Isoyama S, Suzuki J, Miura S, Ikeda J, Shirato K. Differential expression of alpha 1, alpha 3 and alpha 5 integrin subunits in acute and chronic stages of myocardial infarction in rats.

Cardiovasc Res. 1999;43:371–81.

35. Bujak M, Kweon H, Chatila K, Li N, Taffet G, Frangogiannis N. Aging-related defects are associated with adverse cardiac remodeling in a mouse model of reperfused myocardial infarction. J Am Coll Cardiol. 2008;51:1384–92.

36. Bujak M, Frangogiannis N. The role of TGF-beta signaling in myocardial infarction and cardiac remodeling. Cardiovasc Res. 2007;74:184–95.

37. Burns J, Issekutz T, Yagita H, Issekutz A. The alpha 4 beta 1 (very late antigen (VLA)-4, CD49d/CD29) and alpha 5 beta 1 (VLA-5, CD49e/CD29) integrins mediate beta 2 (CD11/CD18) integrin-independent neutrophil recruitment to endotoxin-induced lung inflammation. J Immunol. 2001;166:4644–9.

38. Pfister R, Acksteiner C, Baumgarth J, Burst V, Geissler H, Margulies K, Houser S, Bloch W, Flesch M. Loss of beta1D-integrin function in human ischemic cardiomyopathy. Basic Res Cardiol. 2007;102:257–64.

39. Shai S-Y, Harpf A, Babbitt C, Jordan M, Fishbein M, Chen J, Omura M, Leil T, Becker K, Jiang M, Smith D, Cherry S, Loftus J, Ross R. Cardiac myocyte-specific excision of the beta1 integrin gene results in myocardial fibrosis and cardiac failure. Circ Res. 2002;90:458–64.

40. Krishnamurthy P, Subramanian V, Singh M, Singh K. Deficiency of beta1 integrins results in increased myocardial dysfunction after myocardial infarction. Heart (British Cardiac Society). 2006;92:1309–15.

41. Calderwood D. Integrin activation. J Cell Sci. 2004;117:657–66.

42. Ding B, Price R, Goldsmith E, Borg T, Yan X, Douglas P, Weinberg E, Bartunek J, Thielen T, Didenko V, Lorell B. Left ventricular hypertrophy in ascending aortic stenosis mice: anoikis and the progression to early failure. Circulation. 2000;101:2854–62.

43. Hooper N, Karran E, Turner A. Membrane protein secretases. Biochem J. 1997;321(Pt 2):265–79.

44. Manso A, Elsherif L, Kang S-M, Ross R. Integrins, membrane-type matrix metalloproteinases and ADAMs: potential implications for cardiac remodeling. Cardiovasc Res. 2006;69:574–84.

45. Eckhouse S, Spinale F. Changes in the myocardial interstitium and contribution to the progression of heart failure. Heart Fail Clin. 2012;8:7–20.

46. Li J, Du W, Jiang S, Tian H. Expression of ADAM-15 in rat myocardial infarction. Int J Exp Pathol. 2009; 90:347–54.

47. Olivetti G, Melissari M, Capasso J, Anversa P. Cardiomyopathy of the aging human heart. Myocyte loss and reactive cellular hypertrophy. Circ Res. 1991;68:1560–8.

48. Goldsmith E, Carver W, McFadden A, Goldsmith J, Price R, Sussman M, Lorell B, Cooper G, Borg T. Integrin shedding as a mechanism of cellular adapta-tion during cardiac growth. Am J Physiol Heart Circ Physiol. 2003;284:H2227–34.

49. Menon B, Krishnamurthy P, Kaverina E, Johnson J, Ross R, Singh M, Singh K. Expression of the cytoplasmic domain of beta1 integrin induces apoptosis in adult rat ventricular myocytes (ARVM) via the involvement of caspase-8 and mitochondrial death pathway. Basic Res Cardiol. 2006;101:485–93.

50. van Empel V, Bertrand A, Hofstra L, Crijns H, Doevendans P, De Windt L. Myocyte apoptosis in heart failure. Cardiovasc Res. 2005;67:21–9.

51. Chen L, Knowlton AA. Mitochondrial dynamics in heart failure. Congest Heart Fail. 2011;17:257–61.

52. Sheydina A, Riordon DR, Boheler KR. Molecular mechanisms of cardiomyocyte aging. Clin Sci (Lond). 2011;121:315–29.

53. Hasking G, Esler M, Jennings G, Burton D, Johns J, Korner P. Norepinephrine spillover to plasma in patients with congestive heart failure: evidence of increased overall and cardiorenal sympathetic nervous activity. Circulation. 1986;73:615–21.

54. Karlsberg R, Penkoske P, Cryer P, Corr P, Roberts R. Rapid activation of the sympathetic nervous system following coronary artery occlusion: relationship to infarct size, site, and haemodynamic impact. Cardiovasc Res. 1979;13:523–31.

55. Graham L, Smith P, Stoker J, Mackintosh A, Mary D. Time course of sympathetic neural hyperactivity after uncomplicated acute myocardial infarction. Circulation. 2002;106:793–7.

56. Margiocco M, Borgarelli M, Musch T, Hirai D, Hageman K, Fels R, Garcia A, Kenney M. Effects of combined aging and heart failure on visceral sympathetic nerve and cardiovascular responses to progressive hyperthermia in F344 rats. Am J Physiol Regul Integr Comp Physiol. 2010;299:R1555–63.

57. Amin P, Singh M, Singh K. Beta-adrenergic receptor-stimulated cardiac myocyte apoptosis: role of beta1 integrins. J Sig Transduct. 2011;2011:179057.

58. Daaka Y, Luttrell L, Lefkowitz R. Switching of the coupling of the beta2-adrenergic receptor to different G proteins by protein kinase A. Nature. 1997; 390:88–91.

59. Nikolaev V, Moshkov A, Lyon A, Miragoli M, Novak P, Paur H, Lohse M, Korchev Y, Harding S, Gorelik J. Beta2-adrenergic receptor redistribution in heart failure changes cAMP compartmentation. Science (New York, NY). 2010;327:1653–7.

60. Communal C, Singh M, Menon B, Xie Z, Colucci W, Singh K. Beta1 integrins expression in adult rat ventricular myocytes and its role in the regulation of beta-adrenergic receptor-stimulated apoptosis. J Cell Biochem. 2003;89:381–8.

61. Krishnamurthy P, Subramanian V, Singh M, Singh K. Beta1 integrins modulate beta-adrenergic receptor-stimulated cardiac myocyte apoptosis and myocardial remodeling. Hypertension. 2007;49:865–72.

62. Menon B, Singh M, Singh K. Matrix metalloproteinases mediate beta-adrenergic receptor-stimulated apoptosis in adult rat ventricular myocytes. Am J Physiol Cell Physiol. 2005;289:C168–76.

63. Menon B, Singh M, Ross R, Johnson J, Singh K. Beta-adrenergic receptor-stimulated apoptosis in adult cardiac myocytes involves MMP-2-mediated disruption of beta1 integrin signaling and mitochondrial pathway. Am J Physiol Cell Physiol. 2006;290:C254–61.

64. Boyle A, Shih H, Hwang J, Ye J, Lee B, Zhang Y, Kwon D, Jun K, Zheng D, Sievers R, Angeli F, Yeghiazarians Y, Lee R. Cardiomyopathy of aging in the mammalian heart is characterized by myocardial hypertrophy, fibrosis and a predisposition towards cardiomyocyte apoptosis and autophagy. Exp Gerontol. 2011;46:549–59.

65. Frey N, Olson E. Cardiac hypertrophy: the good, the bad, and the ugly. Annu Rev Physiol. 2003;65:45–79.

66. Terracio L, Rubin K, Gullberg D, Balog E, Carver W, Jyring R, Borg T. Expression of collagen binding integrins during cardiac development and hypertrophy. Circ Res. 1991;68:734–44.

67. Burgess M, Terracio L, Hirozane T, Borg T. Differential integrin expression by cardiac fibroblasts from hypertensive and exercise-trained rat hearts. Cardiovasc Pathol. 2002;11:78–87.

68. Willey C, Balasubramanian S, Rodriguez Rosas MC, Ross R, Kuppuswamy D. Focal complex formation in adult cardiomyocytes is accompanied by the activation of beta3 integrin and c-Src. J Mol Cell Cardiol. 2003;35:671–83.

69. Ren J, Avery J, Zhao H, Schneider J, Ross F, Muslin A. Beta3 integrin deficiency promotes cardiac hypertrophy and inflammation. J Mol Cell Cardiol. 2007;42:367–77.

70. Johnston RK, Balasubramanian S, Kasiganesan H, Baicu CF, Zile MR, Kuppuswamy D. Beta3 integrin-mediated ubiquitination activates survival signaling during myocardial hypertrophy. FASEB J. 2009;23:2759–71.

71. Konstam M, Kramer D, Patel A, Maron M, Udelson J. Left ventricular remodeling in heart failure: current concepts in clinical significance and assessment. JACC Cardiovasc Imaging. 2011;4:98–108.

72. Mathew J, Sleight P, Lonn E, Johnstone D, Pogue J, Yi Q, Bosch J, Sussex B, Probstfield J, Yusuf S. Heart outcomes prevention evaluation I. Reduction of cardiovascular risk by regression of electrocardiographic markers of left ventricular hypertrophy by the angiotensin-converting enzyme inhibitor ramipril. Circulation. 2001;104:1615–21.

73. Kawano H, Cody R, Graf K, Goetze S, Kawano Y, Schnee J, Law R, Hsueh W. Angiotensin II enhances integrin and alpha-actinin expression in adult rat cardiac fibroblasts. Hypertension. 2000;35:273–9.

74. Brooks W, Conrad C. Myocardial fibrosis in transforming growth factor beta(1)heterozygous mice. J Mol Cell Cardiol. 2000;32:187–95.

75. Aluwihare P, Mu Z, Zhao Z, Yu D, Weinreb P, Horan G, Violette S, Munger J. Mice that lack activity of alphavbeta6- and alphavbeta8-integrins reproduce the abnormalities of Tgf-beta1 and Tgf-beta3 null mice. J Cell Sci. 2009;122:227–32.

76. Schmidt U, del Monte F, Miyamoto M, Matsui T, Gwathmey J, Rosenzweig A, Hajjar R. Restoration of diastolic function in senescent rat hearts through adenoviral gene transfer of sarcoplasmic reticulum Ca(2+)-ATPase. Circulation. 2000;101:790–6.

77. Sherif H, Saraste A, Nekolla S, Weidl E, Reder S, Tapfer A, Rudelius M, Higuchi T, Botnar R, Wester HJ, Schwaiger M. Molecular imaging of early alphav beta3 integrin expression predicts long-term left-ventricle remodeling after myocardial infarction in rats. J Nucl Med. 2012;53:318–23.

老年与心力衰竭

第二十八章　脂肪因子在老化与心力衰竭中作为新的生物标志物

Adipokines as Novel Biomarkers in Aging and Heart Failure

Ken Shinmura

（张　涛　译）

引言

过去十几年的动物研究改写了对于白脂肪组织（WAT）原来相关的认识，以前它被认为只是多余能量的存放物，就像肥胖个体那样[1]。新增的证据表明 WAT 是一种活跃的组织，能产生许多因子，它们被称为脂肪因子。这些因子参与一系列的生理及病理过程，包括新陈代谢，免疫，炎症，早饱感和经由内分泌、旁分泌、自分泌或邻分泌相互干扰导致的细胞死亡。脂肪因子广义上包括经典的炎症前细胞因子，像肿瘤坏死因子（TNF)-α 和白介素（IL)-6，两者由脂肪细胞分泌，但主要是由渗透到 WAT 中的免疫细胞如巨噬细胞合成的。这些炎症前细胞因子有助于低级的炎症反应，并与动脉粥样硬化和心力衰竭密切相关。由 WAT 分泌的特定的脂肪因子包括瘦素、脂联素、抵抗素和 visfatin，甚至在心血管系统中发挥一定作用。

虽然脂肪因子也被发现有直接和间接的心血管作用，但它们主要在包括心脏之内的多数器官发挥代谢作用[2]。另外，因为这些因子有潜在作为心血管疾病（CVD），包括心衰生物标志物的作用，因此受到大量关注[2]。大量证据表明在心衰患者中一些脂肪因子的血浆水平增加，这些增加与心衰的严重性及接下来的预后相关。将脂肪因子作为有效的生物分子和有用的 CVD 生物标志物对于内分泌学和心脏病学有重大的影响。此外，因为它们的生物学功能被认为是长寿的重要因素，因此脂肪细胞因

子也在老年医学和老年病学领域得到重视。随着老化，WAT 中量和质的变化是不可避免，因此，大多数脂肪因子的产生受衰老的影响。因此，当我们讨论脂肪细胞因子作为 CVD 生物标志物的作用时，我们应把重点放在年龄以及性别、合并症和身体组成的影响方面。

谈到在不同心衰阶段生物标志物确切作用的分类，它们或可作为危险因素从表面看上去健康的人群中筛查出易患病个体，或作为诊断标志物去识别患者的可疑诊断。在确定为心衰的患者，生物标志物可监测疾病的进展和预后，作为判断预后的指标，或用于观察治疗方案的疗效。在这一章中，通过相应的临床研究主要讨论各脂肪因子在作为老化和心衰生物标志物方面的可能性。此外，本章还基于从临床和实验研究中获得的信息来讨论每个脂肪细胞因子作用于心血管系统的可能机制。

瘦素

在脂肪因子中，16kDa 的蛋白质-瘦素已受到关注。瘦素在主要由脂肪细胞分泌的，但也被包括心脏在内的很多组织产生[2-3]。内皮素-1 和血管紧张素 Ⅱ（ANG Ⅱ）可使心肌细胞产生的瘦素增加，提示在病理条件下，瘦素在调节心脏功能中扮演自分泌或旁分泌的作用。在生理功能方面，心脏对瘦素的主要反应似乎是一种内源性一氧化氮（NO）介导的负性肌力作用。血液中瘦素水平一般被认为与体质量指数（BMI）呈正相关。因

此，瘦素传统上被公认为由脂肪细胞产生。然而，无法忽略包括心肌细胞在内的周围组织产生的局部瘦素在 CVD 进展中的作用。在肥胖个体中，瘦素主要是以游离的形式存在，而在较瘦人群，它与血浆蛋白相结合。瘦素的作用是由肽结合到其特定的受体而介导的，该受体被称为 OBR（或 LEPR 或 LR）。这些受体在包括心肌细胞在内的许多不同的细胞中大量表达。OBRb 的细胞内结构属于 Janus 激酶信号转导和翻译系统（JAK2/STAT3）。此外，据报道，瘦素激活各种激酶，包括 Ras 同源基因家族成员；A/Rho 相关的包含螺旋状盘的蛋白激酶（RhoA/ROCK）；细胞外信号调节激酶（ERK）1/2；p38 丝裂原活化蛋白激酶（MAPK）；磷脂酰肌醇 3-激酶（PI3K）/Akt 和在心肌细胞内的蛋白激酶 C（PKC）[2-3]。瘦素直接通过这些信号通路，或通过中枢神经系统介导的二次反应可以表现出不同的心血管效应（图 28-1）。从根本上，瘦素可保护心肌细胞免受凋亡，提示在

急性情况下有心脏保护作用。然而，越来越多的证据表明，过度和不足的瘦素信号导致不良的心血管作用。为保持一个稳定环境，机体存在一个反馈系统防止过量的瘦素活性，但在这个反馈系统损害后可发生瘦素抵抗。瘦素抵抗导致在肥胖个体中发生高瘦素血症。在病理条件下心脏是否发生瘦素抵抗目前仍不清楚。一项研究表明，在饲料中添加蔗糖喂养 10 周，导致大鼠离体心肌细胞高瘦素血症和胰岛素抵抗，使瘦素信号转导受损，提示发生瘦素抵抗[4]。在慢性高瘦素血症条件下，大多数瘦素的心血管效应似乎有害，而不是有益。因此，在肥胖个体中观察到的一些心血管病理现象可能反映多余的瘦素信号而不是心血管瘦素抵抗。也有可能由于瘦素介导的特定效应导致瘦素抵抗的发生，而其他保持瘦素敏感。

最后，人口老龄化对循环瘦素水平的影响仍存在争议。一些研究表明，老年人年龄越大瘦素水平越高，并且对应的脂肪质量越大[5]。其他报道称，

图 28-1　总结了每种脂肪因子可能的细胞信号通路下游和其可能的心脏影响。COX-2：环氧化酶-2；SOCS3：抑制细胞因子信号转导

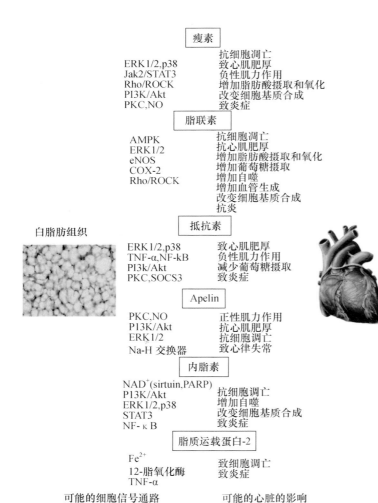

瘦素	
ERK1/2,p38	抗细胞凋亡
Jak2/STAT3	致心肌肥厚
Rho/ROCK	负性肌力作用
PI3K/Akt	增加脂肪酸摄取和氧化
PKC,NO	改变细胞基质合成
	致炎症

脂联素	
AMPK	抗细胞凋亡
ERK1/2	抗心肌肥厚
eNOS	增加脂肪酸摄取和氧化
COX-2	增加葡萄糖摄取
Rho/ROCK	增加自噬
	增加血管生成
	改变细胞基质合成
	抗炎

白脂肪组织

抵抗素	
ERK1/2,p38	致心肌肥厚
TNF-α,NF-kB	负性肌力作用
PI3k/Akt	减少葡萄糖摄取
PKC,SOCS3	致炎症

Apelin	
PKC,NO	正性肌力作用
PI3K/Akt	抗心肌肥厚
ERK1/2	抗细胞凋亡
Na-H 交换器	致心律失常

内脂素	
NAD$^+$(sirtuin,PARP)	抗细胞凋亡
PI3K/Akt	增加自噬
ERK1/2,p38	改变细胞基质合成
STAT3	致炎症
NF-κB	

脂质运载蛋白-2	
Fe^{2+}	致细胞凋亡
12-脂氧化酶	致炎症
TNF-α	

可能的细胞信号通路　　　　可能的心脏的影响

该人群有较低的瘦素水平，并认为瘦素与老化过程中的体脂变化不相关[6]。然而，明确的是，在老年人中的瘦素水平降低与恶病质密切相关，且独立于恶病质的病因[7]。此外，在校正BMI后，循环瘦素水平在男性和女性之间明显不同[8]。

瘦素作为心力衰竭的一种生物标志物

目前认为肥胖与CVD和心衰之间通过瘦素存在潜在的联系。在818例老年患者中，例行随访时检测循环瘦素水平评估其进展成慢性心衰或CVD的风险[8]。女性高瘦素水平与BMI密切相关，并与增高的心血管病事件和慢性心衰风险相关。然而，在校正BMI后这种关联不再显著。此外，在老年人中，瘦素与死亡率之间的关系表现为U形，而非线性。在这方面，Lehtonen等在一个10年的纵向研究中还报道，血清瘦素水平并不能预测老年男性的死亡率[9]。一项前瞻性研究包括4080名年龄在60～79岁未诊断心衰的患者随访9年发现，瘦素与心衰之间的关系取决于是否有CHD[10]。在校正心血管风险因素后，无论有没有预先存在的CHD（心肌梗死或心绞痛），BMI增加都与男性患者的心衰增加相关。此外，没有CHD时，瘦素水平增加与男性心衰风险的增加显著相关。相反，在那些患有CHD的患者中，没有观察到这些参数之间的关系。这一发现与Heart and Soul的研究结果一致，在CHD患者中，肥胖被认为与心衰风险增加相关，且独立于瘦素和C-反应蛋白（CRP）[11]。然而，基于这些可得到的数据，我们不能清楚解释为什么在非CHD患者中瘦素可作为心衰发展的一个标志物，但在CHD患者中则不能。

报道称瘦素和可溶性瘦素受体血清水平在进展性心衰患者中增加[12]。瘦素水平的增加与血清TNF-α水平升高相关。然而，这一发现的预测价值尚不清楚。一项临床研究的目的是阐明在非缺血性扩张型心肌病（DCM）和炎症性心肌病（DCMi）心衰患者中，瘦素和抵抗素（另一种稍后将讨论的脂肪因子）的影响[13]。血浆瘦素和抵抗素水平，而不是其在心脏的表达水平，在扩张型心肌病和炎症性心肌病患者中均显著升高。多元线性回归模型显示，在这些患者中，高水平的瘦素和抵抗素与心衰的进展相关，并独立于免疫反应。作者推测，抵抗素和瘦素通过增加氧化应激、激活核因子（NF）κ-B并在心肌内上调TNF-α和IL-6导致心功能不全进展。

另一项研究，包括同等数量的缺血性（n=5）和非缺血性（n=5）心肌病的心衰患者，表明在心衰患者中瘦素及其受体的心脏表达增加[14]。有心室辅助装置（VAD）的心衰患者将机械装置卸除会导致心肌瘦素及其受体表达明显减少。因此，在心脏中，瘦素及其受体表达的增加可能在心衰中是一种代偿机制。

脂联素

在脂肪因子中，脂联素，也称ACRP30和AdipoQ，是脂肪细胞分泌的在血浆中含量最丰富的蛋白质。其血浆水平范围为3～30μg/ml[15]。在人类和小鼠血浆中，它以不同的寡聚形式存在：三聚体、六聚体和高分子量（HMW）。这些不同的脂联素寡聚体形式结合到特定的脂联素受体上，即AdipoR1和AdipoR2，以不同的方式激活不同的信号通路对靶组织发挥不同的作用。AdipoR1已被确定是心肌细胞中脂联素介导的信号转导的主要受体。脂联素介导的信号转导的受体下游涉及AMP激活蛋白激酶（AMPK），激活过氧化物酶体增殖活化受体（PPAR）-α、PPAR-γ。脂联素在N-末端含有胶原蛋白的重复结构域，在C-末端含有球状结构域，这些显示与因子C1q有序列的同源性。脂联素通过蛋白水解破坏，包括球状结构域的片段已在人类和小鼠血浆中检测到，虽然它们的血浆水平通常极低。最近已明确，高效多聚化和分泌需要脂联素广泛的翻译后修饰[16]。例如，在通过内质网（ER）运输的脂联素，与包括ERp44和DsbA-L在内的蛋白辅助分子直接相互作用产生硫醇介导的脂联素保留，这个过程有利于多聚化和分泌。因此，可能是内质网应激导致肥胖患者和2型糖尿病（T2DM）患者中总体及高分子量脂联素循环水平下降。

脂联素的转录主要在脂肪组织。许多脂肪因子受肥胖的正向调控，但血浆脂联素水平与体内脂肪尤其是内脏脂肪的累积呈负向调控。从这方面说，肥胖和胰岛素抵抗状态下脂联素水平较低，在这些条件下，其保护作用的缺失可能解释所观察到的更大的CVD的风险。

存在着多个脂联素信号转导机制，而机制随细胞作用位点的变化而变化[15,17]。脂联素可改善啮齿类动物的微血管病变的进展；这与在流行病学研究

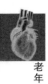
中显示的脂联素具有改善血管结局的作用相一致。脂联素保护心肌免受氧化应激和缺血-再灌注损伤，并减轻心肌梗死后或压力超负荷导致的心脏重塑。脂联素的有利作用与加速的血管生成、抗炎作用、抗凋亡作用、抗心肌肥厚反应和间质纤维化的抑制作用相关（图 28-1）[15,17]。因此，脂联素是一有益的脂肪因子，它可能是一个很有前途的治疗 CVD 的分子物质。另一方面，有证据表明，脂联素也参与类风湿关节炎、慢性肝病、慢性肾病、败血症等患者的炎症过程[18]。这些发现可能会使脂联素在一个前瞻性队列研究中作为心血管事件和长寿的生物标志物的作用变得不明确。

老化和长寿进程中的脂联素变化

在女性血浆脂联素水平显著高于男性[19-20]。此外，在女性绝经后的脂联素水平不随年龄而变化，但在男性随着年龄的增长脂联素呈线性增长[20]。因为众所周知，肾功能下降使血浆脂联素水平增加，与衰老相伴随的肾功能下降可能至少部分有助于年龄相关的脂联素水平的增加。此外，伴随着生理和病理衰老发生，身体脂肪的再分布和骨骼肌含量和强度的损失（机体老化）可能影响老年人的脂联素水平[21]。

流行病学研究的大量证据显示循环脂联素水平与 CHD 的患病率和发病率及死亡率的不同关系[21-26]。以人群为基础的研究表明，在看上去健康的男性和女性，升高脂联素水平与 CHD 的低风险相关[22-24]。同时，这些研究表明，无论男女，脂联素水平的增加不仅与全因死亡率，而且也与 CHD 死亡率密切相关[21-22,24-26]。这种关联性似乎在老年人[21,26]和 CHD 高风险的患者[22,25]中特别强。一项包含 4046 例年龄在 60～79 岁的老年男性的前瞻性研究证实了以前研究的结果，高脂联素水平与老年心衰患者明显增加的死亡率相关[21]。此外，本研究结果还扩展到高脂联素水平与没有确诊 CVD 或心衰的一般老年男性人群总死亡率的相关性。另一项包含 3075 例年龄在 69～79 岁的功能良好的男性和女性的前瞻性研究[26]表明，在老年人中增加的总的死亡率和 CVD 死亡率与高脂联素水平相关。最近，Kizer 等人在一项包含 840 名老年人的人群为基础的研究中评价血浆脂联素水平和脂联素与炎症标志物（CRP、IL-6）区间变化与死亡率的关系[27]。独立于其他指标，高水平或较大变化

的脂联素与炎性标志物在这一人群中可预测死亡率的增加，尽管在脂联素低于 20mg/L 时这种关系出现反转。

在无症状的健康人，脂联素水平不仅与 B 型利钠肽（BNP）有关，也与超声心动图评估的左心房内径（LAD）和（或）左心室壁厚度有关[28-29]。在这方面，Framingham 后代研究中 2615 名受试者用来评估 2 个循环的脂肪因子（脂联素和抵抗素）和 3 个超声心动图参数的关系[30]。血清脂联素水平与左心室质量（LVM）呈负相关，而血清抵抗素水平与缩短分数（FS）呈负相关。因此，在老年人中高水平的脂联素可能至少部分造成左心室肥大相关的左心室舒张功能受损。

与这些前瞻性的研究相反，由 3 个不同的国家——波兰[31]、美国[32]和日本[33]进行的横断面研究表明，脂联素水平在百岁老人（年龄超过 100 岁的幸存者）均明显高于高龄老年人（95 岁以下）和低龄老年人（70 岁以下）。虽然很难弄清是否脂联素水平的增加是长寿的原因还是结果，但这些研究人员得出结论：在百岁老人，改变脂联素的产生可能有助于在延长存活的机制中发挥一定作用。最近的巴尔的摩纵向调查中，一个病例对照研究表明，60 岁时的血清脂联素水平并不能预测长寿[34]。当考虑到多个生物标志物的调节异常时，长寿和短寿人群的直接不同点才能被观察到。

从这些临床研究，我们预测，无症状患者中由于复杂的慢性炎症性疾病和左心室舒张功能不良导致的营养不良和消耗增加高脂联素水平中老年人的死亡率，而遗传背景和（或）生活方式改善使高脂联素水平的健康老年人有长寿的潜力。

脂联素作为心衰的一种生物标志物

在许多病例对照研究中心衰患者被确定有更高水平的脂联素。在一个包括 195 名心衰患者的前瞻性研究中（平均年龄 69 岁），高水平的脂联素被发现是死亡率的预测指标，且独立于包括年龄、收缩压、左心室收缩功能不良、心衰持续时间和肌酐清除率[35]在内的心衰风险严重性标志物。三分位组的上两位相对于三分位组中最低患者（脂联素水平≤11.6mg/L）的死亡率危险比为 3.23（$P=0.032$）。然而，校正 N-末端 proBNP（NT-proBNP）后，这种关联变得不重要。高水平的脂联素与包括 DCM 在内的 HF 患者的死亡率增加和严重程度［表现为纽

约心脏协会（NYHA）Ⅰ～Ⅳ级]密切相关[21,36-41]。与那些患 HF 而没有恶病质的患者相比，HF 合并恶病质患者表现出血浆脂联素水平显著增加[42]。这些结果表明，脂联素水平的增加与发生在恶病质心衰患者的消耗过程相关。在老年心衰[21,36]和正常 BMI（21～25kg/m²）的心衰患者[41]，脂联素水平与心衰死亡率之间的关系非常重要。

除肥胖和 2 型糖尿病的并发症，遗传因素也决定循环脂联素水平。ADIPOQ 被认为是脂联素基因编码区和启动子通过单核苷酸多态性影响脂联素水平（SNP）的主要基因。然而，Masson 等发现高脂联素水平，而不是遗传变异，与心衰患者的预后不良密切相关[43]。有趣的是，同时测量 NT-proBNP 或 BNP 的所有研究表明，脂联素与 NT-proBNP 或 BNP 水平呈很强的正相关性[35-42]。除 BNP，血浆脂联素水平与心衰患者血浆肿瘤坏死因子-α[38,42]和氧化低密度脂蛋白水平[40]相关。

除了循环脂联素，局部产生的脂联素和其在心肌细胞受体的表达似乎在心衰的发展中也起着重要作用[17]。最近，Yin 等通过接受心脏移植的人类心脏组织发现，脂联素的表达，而不是瘦素和抵抗素，在心肌细胞中显著增加，并与心衰的严重程度呈正相关[44]。他们还报道，在 3 种脂肪因子中，血浆脂联素水平显示对慢性心衰患者的预后有预测价值。Khan 等对 3 种循环脂肪因子（瘦素、脂联素和抵抗素）在进展性心衰患者植入 VAD 之前和之后心肌组织脂联素及其受体的表达进行评价[45]。虽然其血清水平在心衰患者中均明显升高，但只有血清脂联素浓度在 VAD 植入后降低。心脏脂联素的表达在 VAD 植入后显著下降。相反，在衰竭的心脏中 AdipoR1 和 AdipoR2 的表达水平被抑制，但在 VAD 植入后它们恢复到对照组水平。Schulze 等人在急性失代偿性和慢性稳定性心衰患者中评价胰岛素抵抗和脂肪细胞因子的血浆水平的变化[46]。与对照组相比，血浆脂联素、内脂素、瘦素、抵抗素和 TNF-α 水平在慢性稳定的心衰患者中升高，并在急性失代偿性心衰患者中进一步增加。同样，稳态模型评估胰岛素抵抗（HOMA-IR）在慢性稳定心衰患者中增加，而在急性失代偿心衰患者中进一步增加。然而，在出院时，血浆 TNF-α、脂联素、内脂素水平和 HOMA-IR 下降到慢性稳定性 HF 患者水平。

心功能在通过硝酸甘油或卡培立肽（心房利钠肽 ANP）治疗 7 天后改善，血浆脂联素水平与 BNP 降低[47]。血清脂联素水平在治疗后降低已被确定是急性失代偿性心衰预后良好的指标[48]。除总脂联素水平，入院时高分子量脂联素水平和较大程度的降低将是急性失代偿性心衰患者对治疗反应良好的迹象[49]。当血浆脂联素水平作为诊断和预后的生物标志物时，应更加注重 β 受体阻滞剂的使用。卡维地洛治疗 6 个月以上可降低血浆脂联素水平，这与心衰患者 LVEF 改善相关[50]。卡维地洛治疗也降低血浆 BNP 和去甲肾上腺素的水平。β 受体阻滞剂的治疗与降低脂联素水平相关，尤其是在慢性心衰非肥胖患者[51]。此外，有报道称在慢性心衰患者，脂联素的预后价值受 β 受体阻滞剂治疗的显著影响[52]。

增加的脂联素水平与心衰患者高死亡率相关的最可能解释是，为对抗由"脂联素抵抗"导致过多的炎性细胞因子的产生和氧化应激而导致脂联素代偿性上调[15,17]。然而，循环脂联素的增加可能促进晚期心衰患者体重丢失，导致恶病质的发展。此外，脂联素产生的增加可能不仅参与代谢重构，而且也参与心衰发展过程中的结构重构[37]。

两个前瞻性研究对于脂联素与心衰事件的关系提供重要信息。一个研究共 946 人，平均年龄 70 岁，患者没有充血性心衰，经 9 年随访[53]。在校正所有充血性心衰危险因素后，脂联素浓度没有发现与充血性心衰事件明显相关。此外，在 Framing-ham Offspring 研究中，2739 名患者经过 6 年随访[54]。研究发现抵抗素水平增加与充血性心衰事件发生相关，但高的和低的脂联素水平与新发充血性心衰无关。脂联素水平与心衰风险之间的关联也在一项美国男医师的前瞻性病例对照研究中进行评价（医师健康研究）[55]。在这项研究中观察到两者间的 J 形关联，表明中等水平的脂联素对心血管风险有益，非常高水平的脂联素可能反映该脂肪因子和慢性炎症存在稳态失调。

抵抗素

抵抗素是一种 12.5-kDa 多肽，属于一个独特的富含半胱氨酸的 C-末端结构域的蛋白质，被称为抵抗素样分子[56]。在小鼠中，抵抗素是脂肪细胞分泌的，它已被证明通过胰岛素抵抗将肥胖与 2 型糖尿

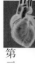

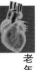
病联系起来。人抵抗素在 mRNA 水平与小鼠有 64% 相同性，在蛋白水平有 56% 的相同性。与小鼠抵抗素不同，人的抵抗素主要由单核细胞或巨噬细胞产生。抵抗素在人类主要在非脂肪细胞的炎症细胞和基质细胞中表达。脂肪细胞抵抗素表达缺失可能是由于一个基因组结合位点 PPAR-γ 在增强子区域的缺失所致，其在小鼠中调节脂肪细胞 Retn 基因特异性表达[57]。人抵抗素在炎症反应中的参与已经确立[56]。通过激活 NF-κB 抵抗素增加单核细胞、巨噬细胞和心肌细胞的 TNF-α、IL-6 和 IL-12（图 28-1）。在日本人群的横断面研究中发现，血浆抵抗素水平被发现与年龄、性别、低高密度脂蛋白-胆固醇水平、HOMA-IR 和高敏 CRP 水平相关，但与 BMI 无关[58]。关于人抵抗素与心衰关系的研究不像它与 CHD 关系的研究那么多，但越来越多的证据表明，升高的循环抵抗素水平与心衰进展的风险密切相关。

抵抗素作为生物标志物

在病例对照研究中，Takeishi 等首先论证了血清抵抗素水平在心衰患者中升高，随着患者 NYHA 心功能分级的增加而增加[59]。他们还发现，在严重心衰患者抵抗素水平升高预示着较高的事件发生率和死亡率。对此，Wu 等最近证实，在校正临床参数后，血清抵抗素水平与收缩性心衰患者的高死亡率相关[60]。像对于瘦素的描述那样，Bobbert 等发现因为它们调节促炎性细胞因子的产生，因此抵抗素和瘦素是心衰进展的强大预测因子[13]。

两个大型前瞻性队列研究支持抵抗素水平升高和心衰发展的相关性。在 Framingham Offspring 研究中对 2739 名患者随访 6 年，在校正临床危险因素包括体质量指数、胰岛素抵抗和 CRP、BNP 水平后，发现血清抵抗素水平每 7.45ng/ml 的增加伴随着 26% 心衰风险的增加[54]。然而，血清脂联素水平与心衰没有联系。另一项被称为健康、老化和躯体成分研究的前瞻性队列研究中，2902 名的老年人没有心衰（平均年龄 74 岁），随访 9 年[61]。在校正已知的危险因素后，发现抵抗素与心衰事件的风险密切相关。然而，无论是瘦素和脂联素都与心衰风险无关。此外，针对患有 CHD 的美国老兵的 Heart and Soul 研究显示出在校正年龄、性别和 BMI 后，抵抗素水平在最高的四分位数时心衰风险和全因死亡率明显升高[62]。虽然传统心衰危险因素可能依赖

于抵抗素，而抵抗素的明显效果也依赖于 HF 的这些传统危险因素。

与血清瘦素和脂联素在心衰患者中的作用相比，抵抗素似乎在心衰的发展中起到明显有害作用。许多体外研究观察抵抗素对心肌细胞的作用，但仍没有完全阐明是否人类抵抗素对心衰进展有直接致病效应。这应是未来研究的重点。

Apelin

Apelin 是一种新的肽，是血管紧张素 1（APJ）受体的内源性配体[63-64]。Apelin-APJ 基因在各种组织中广泛表达，显示与 Ang II 1 型受体（AT1R）系统相似。APJ 受体基因在 1992 年首次被发现。APJ 受体由 377 个氨基酸组成，有 7 个跨膜结构域，是 G 蛋白偶联受体，该基因位于 11 号染色体长臂上。尽管与 AT1R 相似，血管紧张素 II 无法激活 APJ 受体，直到 1998 年 Apelin 从牛胃提取物中分离出来前，APJ 受体被认为是一个孤独受体。Apelin 首先以一个 77 个氨基酸的前体被分泌，通过切割形成多种活性肽，根据长度分为 Apelin-13、Apelin-16、Apelin-17、Apelin-19 及 Apelin-36。已经表明，较短的合成 C-末端肽由 10～13 个氨基酸组成，比 Apelin-36 表现出更强的活性。该 Apelin-APJ 系统表达于中枢神经系统和周围脂肪组织。它在体液和葡萄糖的体内平衡、摄食行为调节、血管形成、细胞增殖、免疫方面起到了重要作用。此外，有证据表明，心血管系统组织是 Apelin-APJ 系统的主要靶点（图 28-1）。APJ 受体在心脏表达的密度类似于 AT1Rs。Apelin-APJ 系统的心血管效应与肾素-血管紧张素系统（RAS）相反，RAS 在心衰发病机制中起着至关重要的作用。因此，Apelin-APJ 轴起初可能作为一种代偿机制，但在终末期心衰时出现下调。

循环 Apelin 水平被发现在心衰的早期轻度升高，但随疾病进展它们开始降低[65-66]。与正常对照组相比，血浆 Apelin 水平在慢性心衰患者中降低[67]。在严重心衰患者，经心脏再同步化治疗使 NYHA 心功能分级和 LVEF 改善后，血浆 Apelin 水平有所增加[68]。在由于 CHD 和 DCM 导致心衰恶化时，Apelin 的 mRNA 表达明显升高，而 APJ 受体的 mRNA 则降低[66]。在通过使用 VAD 成功逆重构的心脏，Apelin 的组织浓度增加，APJ 的基因

表达也上调[65]。然而，最近的临床调查表明，与正常组比较，心衰患者血浆 Apelin 水平偏低和（或）类似，不同的心功能水平或 LVEF 中血浆 Apelin 水平无显著差异[69]。这些结果表明，Apelin 不能可靠地预测急性失代偿性心衰的发生，不是确切的心衰患者预后的指标。

最近，动物实验表明 APJ 受体具有两种功能，包括机械拉伸和内源性 Apelin[70]。因此，Apelin-APJ 系统在心衰发展中的作用可能比看起来更复杂。

内脂素/烟酰胺磷酸核糖转移酶（NAMPT）

内脂素/NAMPT 最初在 1994 年被克隆，作为一种细胞因子，命名为前 B 细胞克隆增强因子（PBEF）[71-72]。PBEF 是一个 52kDa 的分泌蛋白，被发现是血清细胞因子和 IL-7 介导的 B 细胞成熟的重要辅助因子。在 2001 年，其他研究者发现基因 nadV，它的存在使还原型烟酰胺腺嘌呤二核苷酸（NAD）依赖的革兰阴性菌——流感嗜血杆菌、胸膜肺炎放线杆菌生长。他们发现，nadV 与 PBEF 具有明显的序列同源性。事实上，小鼠 PBEF 同源物是一种酶，用来催化烟酰胺和 5-磷酸核糖-1-焦磷酸盐反应，其产生烟酰胺单核苷酸，是一种 NAD 生物合成的中间产物。二聚 PBEF 的晶体结构现在被称为 NAMPT，它被公认为是 NAD 生物合成的关键酶。此外，在 2005 年，NAMPT 被确定为一种内脂素。与皮下脂肪组织相比，发现它在内脏脂肪组织中高度表达，其血浆水平随着肥胖的进展而升高。内脂素细胞外（细胞因子）和细胞内（酶）的功能似乎是负责在生理和病理条件下的免疫、代谢和应激反应，这进一步强调这种分子的复杂性。

最近，因为其在炎症反应中的作用及基质调控，内脂素已涉及各种 CVD（包括心衰）的发病机制（图 28-1）。此外，发现内脂素可保护细胞免于凋亡。由于 NAD 作为辅助因子参与多种氧化还原反应，内脂素作为 NAD 生物合成的关键酶，其扮演着重要的角色。研究最多的关于内脂素 NAD 依赖性蛋白是组蛋白去乙酰化酶和聚（ADP 核糖）聚合酶蛋白（PARP），这可能在心衰的进展中发挥重要的作用。

到目前为止，只有少数临床研究是关于内脂素与心衰之间关系的。Schulze 等研究表明血浆内脂素水平在慢性心衰患者中升高，在急性失代偿性心衰患者中进一步增加[46]。后者中，就像血浆脂联素水平一样，治疗后血浆内脂素水平恢复到慢性心衰患者水平。Wu 等研究表明，尽管血浆抵抗素水平与高死亡率显著相关，但血浆内脂素水平在急性失代偿性心衰幸存者和非幸存者中相似[60]。需进一步的研究确定内脂素作为心衰生物标志物的可能性。

脂质运载蛋白-2

脂质运载蛋白-2（中性粒细胞明胶酶相关蛋白）是一种分子量为 25kDa 的分泌糖蛋白，在肝和脂肪组织中大量表达[18]。先前的研究表明循环脂质运载蛋白-2 水平和空腹血糖水平、胰岛素抵抗指数（HOMA-IR）和高 C 反应蛋白（CRP）之间呈正相关性，这提示该分子可能是胰岛素抵抗、2 型糖尿病和炎症的危险因素和生物标志物。该分子被认为在肥胖和包括心衰在内的肥胖相关 CVD 之间有潜在的联系。此外，Yndestrad 等报道，血清脂质运载蛋白-2 水平在心衰患者中增加，与临床和神经内分泌状态恶化有关[73]。脂质运载蛋白-2 的基线水平升高与急性心肌梗死后心衰患者的不良预后相关。其表达水平被报道在自身免疫性重症心肌炎实验模型，甚至在人重症心肌炎模型中增加[74]。在临床与实验心衰中，全身和心肌脂质运载蛋白-2 表达的增加暗示这个脂肪细胞因子在促使心衰发病的先天免疫反应中的作用。脂质运载蛋白-2 似乎不仅通过传统的细胞信号转导通路，而且也通过细胞内铁水平的调节发挥作用，最终导致心肌细胞凋亡（图 28-1）。有趣的是，脂质运载蛋白-2 有抑菌的作用，可能在链接感染（linking infection）、先天免疫和 CVD 中发挥一定作用。

其他新的脂肪细胞因子

网膜素（内凝集蛋白、肠道乳铁蛋白受体或内皮细胞凝集素 HL-1）最初是在小肠潘氏细胞被确定的。它与细菌细胞壁的糖基呋喃有关，与肠道对病原菌的防御机制有关[75]。虽然报道称网膜素-2 是网膜素的同源物，但网膜素-1 是循环中的主要形式。最近，报道称与皮下脂肪组织相比，网膜素优先被内脏脂肪组织产生和分泌（主要在间充质细胞表达）。据报道，网膜素有胰岛素增敏效应和抗炎的特性。因此，网膜素可能对代谢综合征具有有益影响，可能成为 CVD 包括心衰的有价值的生物标志物[76]。Chemerin（维甲酸受体应答-2）被发现在 AT 和肝高表达，在固有免疫细胞中也同样高表达[77]。血清 Chemerin 水平与代谢综合征患者 CHD 发生有关联[78]。Vaspin（内脏脂肪组织来源的丝氨酸蛋白酶抑制剂，serpinA12）最初被认为是一种脂肪细胞因子，主要在 OLETF（Otsuka Long-Evans Tokushima fatty）大鼠内脏脂肪组织分泌[79]。与血清 Vaspin 一样，人类脂肪组织中 Vaspin mRNA 高表达与肥胖、胰岛素抵抗和 T2DM 相关[80]。这些新的脂肪因子与心衰之间的关联尚未被评估，有待于今后证实。

总结

各种脂肪细胞因子中，应选择哪种作为心衰生物标志物？表 28-1 将以前的报告罗列出来，其中至少 2 个或更多脂肪细胞因子同时被评估，来阐明其作为心衰生物标志物的意义。表 28-2 总结了前瞻性队列研究，对某一特定的脂肪细胞因子作为心衰生物标志物的作用进行研究。因此，我们建议以下 4 个步骤对一个特定的脂肪细胞因子进行检查，从而达到对心衰患者进行管理的目的：选择在近期心衰高风险人群，帮助建立心衰的诊断，确定患者不良预后的风险并指导治疗（表 28-3）。

表 28-1　总结了先前的报道，其中至少 2 个或更多的脂肪细胞因子同时在心衰患者中被评估

作者	研究类型	研究对象	被评估的脂肪因子	结果
Bobbert 等[13]	病例对照研究	52 例扩张型心肌病的患者，52 例炎症性心肌病患者，16 例对照者	瘦素和抵抗素	在扩张型心肌病和炎症性心肌病患者中两个脂肪因子都升高，二者与预后相关
McManus 等[30]	交叉横断面研究	来自于 Framingham 后代研究中的 2615 名无症状健康受试者	脂联素和抵抗素	脂联素与左心室质量相关，而抵抗素与缩短分数相关
Yin 等[44]	交叉横断面研究	96 名充血性心衰患者	瘦素、脂联素、抵抗素	只有脂联素与预后相关
Khan 等[45]	病例对照研究	VAD 植入前后的 36 名进展性心衰患者和 10 名对照组患者	瘦素、脂联素、抵抗素	在进展性心衰中上述脂肪因子均升高，只有脂联素在 VAD 后减低
Schulzu 等[46]	病例对照研究	44 名急性失代偿性心衰患者（ADHF），26 名慢性稳定性心衰（CSHF）患者和 21 名对照组患者	瘦素、脂联素、抵抗素、内脂素	所有因子在 CSHF 患者中均升高，并在 ADHF 患者中进一步增加。在 ADHF 患者出院时，脂联素和内脂素明显减低
Wu 等[60]	交叉横断面研究	108 名收缩性心衰患者	瘦素、脂联素、抵抗素、内脂素	只有抵抗素与预后相关

表 28-2　总结一些前瞻性队列研究，研究某一个特定的脂肪细胞因子作为心衰生物标志物的可能性

作者	研究对象	被评估的脂肪因子	结果
Lieb 等[8]	818 例 Framingham 研究中的参与者（平均年龄 79 岁）	瘦素	瘦素与 CVD 和心衰的高风险相关，但在 BMI 以外不能提供额外的预后信息。在瘦素与死亡之间观察到 V 形关系
Wannamethee 等[10]	4080 名没有心衰患者（平均年龄 70 岁）	瘦素	瘦素在原先没有 CHD 的患者中与心衰事件相关
Ingelsson 等[53]	946 名没有明显心衰患者（平均年龄 70 岁）	脂联素	脂联素与心衰事件无关
Frankel 等[54]	Framingham 后代研究中 2739 名无症状健康参与者（平均年龄 61 岁）	脂联素、抵抗素	抵抗素与心衰事件相关，但脂联素无关
Butler 等[61]	2902 名没有明显心衰患者（平均年龄 74 岁）	瘦素、脂联素、抵抗素	抵抗素与心衰事件相关，但瘦素或脂联素无关
Zhang 等[62]	980 名登记的 CHD 患者（平均年龄 66 岁）	抵抗素	抵抗素与心衰死亡率及住院率相关，但校正传统心血管危险因素后不能提供预后信息

表 28-3　每种脂肪因子作为心衰生物标志物目前的状况

循环水平	筛选生物标志物	诊断性生物标志物	预后生物标志物	管理生物标志物
瘦素	△在先前没有 CHD 的患者中有用	○	△DCM 和 DCMi 患者中	×
脂联素	×	○	○	○注意接受 β 受体阻滞剂的患者
抵抗素	○	○	○	×
Apelin	?	×	×	△数据有限
内脂素	×数据有限	○	×数据有限	○数据有限
脂质运载蛋白-2	?	○	○数据有限	?

○，有希望；△，应用有限；×，没有提及；?，没有被评估

筛选

从以前的前瞻性队列研究得出的推论强烈表明抵抗素是从表面上看似健康的人群中筛选出心衰事件高危个体的一个很有前途的生物标志物。相反，尽管在不存在冠心病的个体中，较高血浆瘦素水平的确可预测心衰事件，但瘦素的作用似乎有限。在评估血浆瘦素水平时我们一定要注意，因为心衰的风险和其水平似乎呈 J 形关系。在血浆脂联素水平与心衰风险之间，类似关联已被提出。因此，在看似健康的人群中，脂联素不是筛选高危心衰事件个体的适当生物标志物。由于其他脂肪因子中没有进行大规模的前瞻性队列研究，我们不能评估它们作为筛选生物标志物的价值。

诊断

越来越多证据表明，大多数血浆脂肪因子在心衰患者中普遍升高。然而，每个脂肪因子作为诊断性生物标志物的价值是另一问题。因为某种脂肪因子血浆水平增加的机制虽不同，但有重叠部分，因此我们应将它们结合起来，更好利用其血浆水平。

预后

这是心衰患者最可能使用血浆脂肪因子的方面。虽然瘦素的预测价值尚不明确，但血浆脂联素和抵抗素水平在预测心衰患者的预后方面有用。由于其他脂肪因子可用的数据目前有限，我们无法估计它们作为预后标志物的价值。

管理

最近研究结果表明，随心脏功能的改善和负荷的减轻，血浆脂肪因子水平可降低。然而，治疗后血浆脂肪因子的变化模式似乎不同。报道称随着血液动力学的改善，脂联素和内脂素水平下降很快。然而，β 受体阻滞剂据说影响血浆脂联素水平与心衰预后的关系，所以管理心衰患者脂联素的意义仍不确定。目前，我们不知道是否 β 受体阻滞剂的效果在其他脂肪细胞因子中可同样观察到。

致谢　这项工作受到日本教育部、文化部和科学部的支持（2010—2012），并得到赛车纪念基金会资助（2012）。

参考文献

1. Maury E, Brichard SM. Adipokine dysregulation, adipose tissue inflammation and metabolic syndrome. Mol Cell Endocrinol. 2010;314:1–16.
2. Karmazyn M, Purdham DM, Rajapurohitam V, Zeidan A. Signalling mechanisms underlying the metabolic and other effects of adipokines on the heart. Cardiovasc Res. 2008;79:279–86.
3. Sweeney G. Cardiovascular effects of leptin. Nat Rev Cardiol. 2010;7:22–9.
4. Hintz KK, Aberle NS, Ren J. Insulin resistance induces hyperleptinemia, cardiac contractile dysfunction but not cardiac leptin resistance in ventricular myocytes. Int J Obes Relat Metab Disord. 2003;27:1196–203.
5. Mann DR, Johnson AO, Gimpel T, Castracane VD. Changes in circulating leptin, leptin receptor, and gonadal hormones from infancy until advanced age in humans. J Clin Endocrinol Metab. 2003;88:3339–45.
6. Moller N, O'Brien P, Nair KS. Disruption of the relationship between fat content and leptin levels with aging in humans. J Clin Endocrinol Metab. 1998;83:931–4.
7. Hubbard RE, O'Mahony MS, Calver BL, Woodhouse KW. Nutrition, inflammation, and leptin levels in aging and frailty. J Am Geriatr Soc. 2008;56:279–84.
8. Lieb W, Sullivan LM, Harris TB, Roubenoff R, Benjamin EJ, Levy D, Fox CS, Wang TJ, Wilson PW,

Kannel WB, Vasan RS. Plasma leptin levels and incidence of heart failure, cardiovascular disease, and total mortality in elderly individuals. Diabetes Care. 2009;32:612–6.

9. Lehtonen A, Huupponen R, Tuomilehto J, Lavonius S, Arve S, Isoaho H, Huhtaniemi I, Tilvis R. Serum testosterone but not leptin predicts mortality in elderly men. Age Ageing. 2008;37:461–4.

10. Wannamethee SG, Shaper AG, Whincup PH, Lennon L, Sattar N. Obesity and risk of incident heart failure in older men with and without pre-existing coronary heart disease: does leptin have a role? J Am Coll Cardiol. 2011;58:1870–7.

11. Spies C, Farzaneh-Far R, Na B, Kanaya A, Schiller NB, Whooley MA. Relation of obesity to heart failure hospitalization and cardiovascular events in persons with stable coronary heart disease (from the Heart and Soul Study). Am J Cardiol. 2009;104:883–9.

12. Schulze PC, Kratzsch J, Linke A, Schoene N, Adams V, Gielen S, Erbs S, Moebius-Winkler S, Schuler G. Elevated serum levels of leptin and soluble leptin receptor in patients with advanced chronic heart failure. Eur J Heart Fail. 2003;5:33–40.

13. Bobbert P, Jenke A, Bobbert T, Kuhl U, Rauch U, Lassner D, Scheibenbogen C, Poller W, Schultheiss HP, Skurk C. High leptin and resistin expression in chronic heart failure: adverse outcome in patients with dilated and inflammatory cardiomyopathy. Eur J Heart Fail. 2012;14(11):1265–75.

14. McGaffin KR, Moravec CS, McTiernan CF. Leptin signaling in the failing and mechanically unloaded human heart. Circ Heart Fail. 2009;2:676–83.

15. Shibata R, Ouchi N, Murohara T. Adiponectin and cardiovascular disease. Circ J. 2009;73:608–14.

16. Simpson F, Whitehead JP. Adiponectin–it's all about the modifications. Int J Biochem Cell Biol. 2010;42:785–8.

17. Shinmura K. Is adiponectin a bystander or a mediator in heart failure? The tangled thread of a good-natured adipokine in aging and cardiovascular disease. Heart Fail Rev. 2010;15:457–66.

18. Park M, Sweeney G. Direct effects of adipokines on the heart: focus on adiponectin. Heart Fail Rev. 2012;18(5):631–44.

19. Adamczak M, Rzepka E, Chudek J, Wiecek A. Ageing and plasma adiponectin concentration in apparently healthy males and females. Clin Endocrinol (Oxf). 2005;62:114–8.

20. Isobe T, Saitoh S, Takagi S, Takeuchi H, Chiba Y, Katoh N, Shimamoto K. Influence of gender, age and renal function on plasma adiponectin level: the Tanno and Sobetsu study. Eur J Endocrinol. 2005;153:91–8.

21. Wannamethee SG, Whincup PH, Lennon L, Sattar N. Circulating adiponectin levels and mortality in elderly men with and without cardiovascular disease and heart failure. Arch Intern Med. 2007;167:1510–7.

22. Dekker JM, Funahashi T, Nijpels G, Pilz S, Stehouwer CD, Snijder MB, Bouter LM, Matsuzawa Y, Shimomura I, Heine RJ. Prognostic value of adiponectin for cardiovascular disease and mortality. J Clin Endocrinol Metab. 2008;93:1489–96.

23. Frystyk J, Berne C, Berglund L, Jensevik K, Flyvbjerg A, Zethelius B. Serum adiponectin is a predictor of coronary heart disease: a population-based 10-year follow-up study in elderly men. J Clin Endocrinol Metab. 2007;92:571–6.

24. Laughlin GA, Barrett-Connor E, May S, Langenberg C. Association of adiponectin with coronary heart disease and mortality: the Rancho Bernardo study. Am J Epidemiol. 2007;165:164–74.

25. Maiolino G, Cesari M, Sticchi D, Zanchetta M, Pedon L, Antezza K, Pessina AC, Rossi GP. Plasma adiponectin for prediction of cardiovascular events and mortality in high-risk patients. J Clin Endocrinol Metab. 2008;93:3333–40.

26. Poehls J, Wassel CL, Harris TB, Havel PJ, Swarbrick MM, Cummings SR, Newman AB, Satterfield S, Kanaya AM. Association of adiponectin with mortality in older adults: the health, aging, and body composition study. Diabetologia. 2009;52:591–5.

27. Kizer JR, Arnold AM, Jenny NS, Cushman M, Strotmeyer ES, Ives DG, Ding J, Kritchevsky SB, Chaves PH, Hirsch CH, Newman AB. Longitudinal changes in adiponectin and inflammatory markers and relation to survival in the oldest old: the Cardiovascular Health Study All Stars study. J Gerontol A Biol Sci Med Sci. 2011;66:1100–7.

28. Kozakova M, Muscelli E, Flyvbjerg A, Frystyk J, Morizzo C, Palombo C, Ferrannini E. Adiponectin and left ventricular structure and function in healthy adults. J Clin Endocrinol Metab. 2008;93:2811–8.

29. Ohara T, Kim J, Asakura M, Asanuma H, Nakatani S, Hashimura K, Kanzaki H, Funahashi T, Tomoike H, Kitakaze M. Plasma adiponectin is associated with plasma brain natriuretic peptide and cardiac function in healthy subjects. Hypertens Res. 2008;31:825–31.

30. McManus DD, Lyass A, Ingelsson E, Massaro JM, Meigs JB, Aragam J, Benjamin EJ, Vasan RS. Relations of circulating resistin and adiponectin and cardiac structure and function: the framingham offspring study. Obesity (Silver Spring). 2011;20:1882–6.

31. Bik W, Baranowska-Bik A, Wolinska-Witort E, Martynska L, Chmielowska M, Szybinska A, Broczek K, Baranowska B. The relationship between adiponectin levels and metabolic status in centenarian, early elderly, young and obese women. Neuro Endocrinol Lett. 2006;27:493–500.

32. Atzmon G, Pollin TI, Crandall J, Tanner K, Schechter CB, Scherer PE, Rincon M, Siegel G, Katz M, Lipton RB, Shuldiner AR, Barzilai N. Adiponectin levels and genotype: a potential regulator of life span in humans. J Gerontol A Biol Sci Med Sci. 2008;63:447–53.

33. Arai Y, Takayama M, Gondo Y, Inagaki H, Yamamura K, Nakazawa S, Kojima T, Ebihara Y, Shimizu K,

Masui Y, Kitagawa K, Takebayashi T, Hirose N. Adipose endocrine function, insulin-like growth factor-1 axis, and exceptional survival beyond 100 years of age. J Gerontol A Biol Sci Med Sci. 2008;63:1209–18.

34. Stenholm S, Metter EJ, Roth GS, Ingram DK, Mattison JA, Taub DD, Ferrucci L. Relationship between plasma ghrelin, insulin, leptin, interleukin 6, adiponectin, testosterone and longevity in the Baltimore Longitudinal Study of Aging. Aging Clin Exp Res. 2011;23:153–8.

35. Kistorp C, Faber J, Galatius S, Gustafsson F, Frystyk J, Flyvbjerg A, Hildebrandt P. Plasma adiponectin, body mass index, and mortality in patients with chronic heart failure. Circulation. 2005;112:1756–62.

36. Haugen E, Furukawa Y, Isic A, Fu M. Increased adiponectin level in parallel with increased NT-pro BNP in patients with severe heart failure in the elderly: A hospital cohort study. Int J Cardiol. 2008;125:216–9.

37. Ho YL, Lin YH, Lee CM, Hsu RB, Ting HT, Chou NK, Chao CL, Wang SS, Hsu HC, Chen MF. Prognostic significance of adipocytokines and extracellular matrix activity in heart failure patients with high B-type natriuretic peptide. Clin Biochem. 2009;42:1407–12.

38. Nakamura T, Funayama H, Kubo N, Yasu T, Kawakami M, Saito M, Momomura S, Ishikawa SE. Association of hyperadiponectinemia with severity of ventricular dysfunction in congestive heart failure. Circ J. 2006;70:1557–62.

39. Tamura T, Furukawa Y, Taniguchi R, Sato Y, Ono K, Horiuchi H, Nakagawa Y, Kita T, Kimura T. Serum adiponectin level as an independent predictor of mortality in patients with congestive heart failure. Circ J. 2007;71:623–30.

40. Tanaka T, Tsutamoto T, Nishiyama K, Sakai H, Fujii M, Yamamoto T, Horie M. Impact of oxidative stress on plasma adiponectin in patients with chronic heart failure. Circ J. 2008;72:563–8.

41. Tsutamoto T, Tanaka T, Sakai H, Ishikawa C, Fujii M, Yamamoto T, Horie M. Total and high molecular weight adiponectin, haemodynamics, and mortality in patients with chronic heart failure. Eur Heart J. 2007;28:1723–30.

42. McEntegart MB, Awede B, Petrie MC, Sattar N, Dunn FG, MacFarlane NG, McMurray JJ. Increase in serum adiponectin concentration in patients with heart failure and cachexia: relationship with leptin, other cytokines, and B-type natriuretic peptide. Eur Heart J. 2007;28:829–35.

43. Masson S, Gori F, Latini R, Milani V, Flyvbjerg A, Frystyk J, Crociati L, Pietri S, Vago T, Barlera S, Maggioni AP, Tognoni G, Tavazzi L, Omland T, Franzosi MG. Adiponectin in chronic heart failure: influence of diabetes and genetic variants. Eur J Clin Invest. 2011;41:1330–8.

44. Yin WH, Wei J, Huang WP, Chen JW, Young MS, Lin SJ. Prognostic value of circulating adipokine levels and expressions of adipokines in the myocardium of patients with chronic heart failure. Circ J. 2012;76(9):2139–47.

45. Khan RS, Kato TS, Chokshi A, Chew M, Yu S, Wu C, Singh P, Cheema FH, Takayama H, Harris C, Reyes-Soffer G, Knoll R, Milting H, Naka Y, Mancini D, Schulze PC. Adipose tissue inflammation and adiponectin resistance in patients with advanced heart failure: correction after ventricular assist device implantation. Circ Heart Fail. 2012;5:340–8.

46. Schulze PC, Biolo A, Gopal D, Shahzad K, Balog J, Fish M, Siwik D, Colucci WS. Dynamics in insulin resistance and plasma levels of adipokines in patients with acute decompensated and chronic stable heart failure. J Card Fail. 2011;17:1004–11.

47. Tanaka T, Tsutamoto T, Sakai H, Nishiyama K, Fujii M, Yamamoto T, Horie M. Effect of atrial natriuretic peptide on adiponectin in patients with heart failure. Eur J Heart Fail. 2008;10:360–6.

48. Matsumoto M, Lee-Kawabata M, Tsujino T, Naito Y, Ezumi A, Sakoda T, Ohyanagi M, Shimomura I, Masuyama T. Decrease in serum adiponectin levels in response to treatment predicts good prognosis in acute decompensated heart failure. J Clin Hypertens (Greenwich). 2010;12:900–4.

49. Ohara T, Hashimura K, Asakura M, Ogai A, Amaki M, Hasegawa T, Kanzaki H, Sonoda M, Nishizawa H, Funahashi T, Kitakaze M. Dynamic changes in plasma total and high molecular weight adiponectin levels in acute heart failure. J Cardiol. 2011;58:181–90.

50. Yamaji M, Tsutamoto T, Tanaka T, Kawahara C, Nishiyama K, Yamamoto T, Fujii M, Horie M. Effect of carvedilol on plasma adiponectin concentration in patients with chronic heart failure. Circ J. 2009;73:1067–73.

51. Biolo A, Shibata R, Ouchi N, Kihara S, Sonoda M, Walsh K, Sam F. Determinants of adiponectin levels in patients with chronic systolic heart failure. Am J Cardiol. 2010;105:1147–52.

52. Van Berendoncks AM, Beckers P, Hoymans VY, Possemiers N, Coenen S, Elseviers MM, Vrints CJ, Conraads VM. Beta-blockers modify the prognostic value of adiponectin in chronic heart failure. Int J Cardiol. 2011;150:296–300.

53. Ingelsson E, Riserus U, Berne C, Frystyk J, Flyvbjerg A, Axelsson T, Lundmark P, Zethelius B. Adiponectin and risk of congestive heart failure. JAMA. 2006;295:1772–4.

54. Frankel DS, Vasan RS, D'Agostino Sr RB, Benjamin EJ, Levy D, Wang TJ, Meigs JB. Resistin, adiponectin, and risk of heart failure the Framingham offspring study. J Am Coll Cardiol. 2009;53:754–62.

55. Djousse L, Wilk JB, Hanson NQ, Glynn RJ, Tsai MY. Gaziano JM. Association Between Adiponectin and Heart Failure Risk in the Physicians' Health Study. Obesity (Silver Spring). 2013;21:831–4.

56. Schwartz DR, Lazar MA. Human resistin: found in

第二十八章 脂肪因子在老化及心力衰竭中作为新的生物标志物

translation from mouse to man. Trends Endocrinol Metab. 2011;22:259–65.

57. Tomaru T, Steger DJ, Lefterova MI, Schupp M, Lazar MA. Adipocyte-specific expression of murine resistin is mediated by synergism between peroxisome proliferator-activated receptor gamma and CCAAT/enhancer-binding proteins. J Biol Chem. 2009;284:6116–25.

58. Osawa H, Tabara Y, Kawamoto R, Ohashi J, Ochi M, Onuma H, Nishida W, Yamada K, Nakura J, Kohara K, Miki T, Makino H. Plasma resistin, associated with single nucleotide polymorphism -420, is correlated with insulin resistance, lower HDL cholesterol, and high-sensitivity C-reactive protein in the Japanese general population. Diabetes Care. 2007;30:1501–6.

59. Takeishi Y, Niizeki T, Arimoto T, Nozaki N, Hirono O, Nitobe J, Watanabe T, Takabatake N, Kubota I. Serum resistin is associated with high risk in patients with congestive heart failure–a novel link between metabolic signals and heart failure. Circ J. 2007;71:460–4.

60. Wu XM, Lin YH, Chen A, Hsu TP, Wu YW, Lin HJ, Hsu RB, Lee CM. Wang SS. Ho YL, Chen MF. Prognostic significance of adipocytokines in systolic heart failure patients. Eur J Clin Invest. 2012;42:1079–86.

61. Butler J, Kalogeropoulos A, Georgiopoulou V, de Rekeneire N, Rodondi N, Smith AL, Hoffmann U, Kanaya A, Newman AB, Kritchevsky SB, Vasan RS, Wilson PW, Harris TB. Serum resistin concentrations and risk of new onset heart failure in older persons: the health, aging, and body composition (Health ABC) study. Arterioscler Thromb Vasc Biol. 2009;29:1144–9.

62. Zhang MH, Na B, Schiller NB, Whooley MA. Association of resistin with heart failure and mortality in patients with stable coronary heart disease: data from the heart and soul study. J Card Fail. 2011;17:24–30.

63. Chandrasekaran B, Dar O, McDonagh T. The role of apelin in cardiovascular function and heart failure. Eur J Heart Fail. 2008;10:725–32.

64. Tycinska AM, Lisowska A, Musial WJ, Sobkowicz B. Apelin in acute myocardial infarction and heart failure induced by ischemia. Clin Chim Acta. 2012;413:406–10.

65. Chen MM, Ashley EA, Deng DX, Tsalenko A, Deng A, Tabibiazar R, Ben-Dor A, Fenster B, Yang E, King JY, Fowler M, Robbins R, Johnson FL, Bruhn L, McDonagh T, Dargie H, Yakhini Z, Tsao PS, Quertermous T. Novel role for the potent endogenous inotrope apelin in human cardiac dysfunction. Circulation. 2003;108:1432–9.

66. Foldes G, Horkay F, Szokodi I, Vuolteenaho O, Ilves M, Lindstedt KA, Mayranpaa M, Sarman B, Seres L, Skoumal R, Lako-Futo Z. deChatel R, Ruskoaho H, Toth M. Circulating and cardiac levels of apelin, the novel ligand of the orphan receptor APJ, in patients with heart failure. Biochem Biophys Res Commun. 2003;308:480–5.

67. Chong KS, Gardner RS, Morton JJ, Ashley EA, McDonagh TA. Plasma concentrations of the novel peptide apelin are decreased in patients with chronic heart failure. Eur J Heart Fail. 2006;8:355–60.

68. Francia P, Salvati A, Balla C, De Paolis P, Pagannone E, Borro M, Gentile G, Simmaco M, De Biase L, Volpe M. Cardiac resynchronization therapy increases plasma levels of the endogenous inotrope apelin. Eur J Heart Fail. 2007;9:306–9.

69. van Kimmenade RR, Januzzi Jr JL, Ellinor PT, Sharma UC, Bakker JA, Low AF, Martinez A, Crijns HJ, MacRae CA, Menheere PP, Pinto YM. Utility of amino-terminal pro-brain natriuretic peptide, galectin-3, and apelin for the evaluation of patients with acute heart failure. J Am Coll Cardiol. 2006;48:1217–24.

70. Scimia MC, Hurtado C, Ray S, Metzler S, Wei K, Wang J, Woods CE, Purcell NH, Catalucci D, Akasaka T, Bueno OF, Vlasuk GP, Kaliman P, Bodmer R, Smith LH, Ashley E, Mercola M, Brown JH, Ruiz-Lozano P. APJ acts as a dual receptor in cardiac hypertrophy. Nature. 2012;488:394–8.

71. Dahl TB, Holm S, Aukrust P, Halvorsen B. Visfatin/NAMPT: A Multifaceted Molecule with Diverse Roles in Physiology and Pathophysiology. Annu Rev Nutr. 2012;32:229–43.

72. Wang P, Vanhoutte PM, Miao CY. Visfatin and cardio-cerebro-vascular disease. J Cardiovasc Pharmacol. 2012;59:1–9.

73. Yndestad A, Landro L, Ueland T, Dahl CP, Flo TH, Vinge LE, Espevik T, Froland SS, Husberg C, Christensen G, Dickstein K, Kjekshus J, Oie E, Gullestad L, Aukrust P. Increased systemic and myocardial expression of neutrophil gelatinase-associated lipocalin in clinical and experimental heart failure. Eur Heart J. 2009;30:1229–36.

74. Ding L, Hanawa H, Ota Y, Hasegawa G, Hao K, Asami F, Watanabe R, Yoshida T, Toba K, Yoshida K, Ogura M, Kodama M, Aizawa Y. Lipocalin-2/neutrophil gelatinase-B associated lipocalin is strongly induced in hearts of rats with autoimmune myocarditis and in human myocarditis. Circ J. 2010;74:523–30.

75. Tan BK, Adya R, Randeva HS. Omentin: a novel link between inflammation, diabesity, and cardiovascular disease. Trends Cardiovasc Med. 2010;20:143–8.

76. El-Mesallamy HO, El-Derany MO, Hamdy NM. Serum omentin-1 and chemerin levels are interrelated in patients with Type 2 diabetes mellitus with or without ischaemic heart disease. Diabet Med. 2011;28:1194–200.

77. Ernst MC, Sinal CJ. Chemerin: at the crossroads of inflammation and obesity. Trends Endocrinol Metab. 2010;21:660–7.

78. Dong B, Ji W, Zhang Y. Elevated serum chemerin levels are associated with the presence of coronary artery disease in patients with metabolic syndrome. Intern Med. 2011;50:1093–7.

79. Bluher M. Vaspin in obesity and diabetes: pathophysiological and clinical significance. Endocrine. 2012; 41:176–82.

80. Choi SH, Kwak SH, Lee Y, Moon MK, Lim S, Park YJ, Jang HC, Kim MS. Plasma vaspin concentrations are elevated in metabolic syndrome in men and are correlated with coronary atherosclerosis in women. Clin Endocrinol (Oxf). 2011;75:628–35.

第二十九章　老年相关的心肌梗死后重构的细胞和分子机制相关研究对心力衰竭治疗方案的启示

Aging-Related Changes in Cellular 和 Molecular Mechanisms of Postinfarction Remodeling：Implications for Heart Failure Therapy

Henry Han-Jen Shih 和 **Andrew J. Boyle**

（周亚群　译）

众所周知，常见的衰老过程的结局为心脏功能减退，心脏容量减少，如心肌梗死后所见，并有更广泛的心肌梗死后重构。老年生物学的最新研究表明衰老从分子、细胞器及细胞的层面开始，最终导致器官功能紊乱。本章我们将回顾心脏衰老和重构时的细胞学和分子学改变，不同年龄的心肌梗死后重构的过程，衰老和梗死后重构对临床的影响以及老年人群心衰治疗的未来目标。

衰老重构心脏的细胞和分子学改变

长期以来，我们认为心肌细胞是一类永久性细胞，一旦坏死没有再生能力。不可逆细胞坏死是指心肌细胞一旦坏死将不可挽回，此概念指导我们对缺血性心脏病的理解和管理，填补了老年心肌梗死治疗上的空白。

然而，最新研究表明尽管速度很慢但心肌细胞有自我修复再生的能力。一个年轻健康的心脏在任何时候都有一小部分心肌在死亡，同样小部分心肌在修复，以此来保持心肌细胞数量的平衡。

最近一项全球范围内的脉冲追踪试验使计算心肌细胞再生比率成为可能。脉冲来自冷战时期反复的核武器测试形成的辐射，导致那个时期新生成的心肌细胞吸收了可检测剂量的放射性碳。通过尸检，笔者测定了包含放射性碳的心肌的比例，使用数学运算模型估计出心肌细胞再生的基线比例为年轻人每年 1％，老年人每年 0.45％[1]。此外，即使没有临床上的心肌损伤，恒定的低水平的细胞死亡也一直存在且老年人心肌细胞的再生比率也是降低的，这就导致人的一生中心肌细胞的数量逐渐减少。心肌细胞的低再生率与其他已知有再生能力的器官形成鲜明对比，如肝有 20％的细胞持续凋亡并不断再生直到功能恢复为止[2]。老年人心肌细胞死亡与再生平衡的改变导致了心肌梗死患者的预后很差。

心肌细胞的死亡和自体吞噬

衰老导致心肌细胞的逐渐死亡。许多机制表明心肌细胞死亡是一个慢性、渐进性过程。首先，衰老导致心肌细胞氧化损伤的积聚。心肌细胞消耗大量的氧来满足其自身代谢需求。众所周知，氧化代谢过程中凋亡-诱导信号即活性氧是通过增加线粒体渗透性和随后的细胞色素 C 的释放起作用的[3]。第二，细胞内蛋白质合成过程中随机错误产生的废物积聚，持续跳动引起的机械磨损以及细胞外因素如缺血、毒素或炎性损伤都可引起心肌细胞的凋亡[4-6]。通常，损伤的细胞器和蛋白质通过自体吞噬（细胞内废物消化的过程）来清除，但当大量的废物无法被自体的吞噬功能有效清除时，细胞功能被破坏、细胞死亡就变得不可避免[7]（见图 29-1 和 29-2）。

众所周知，衰老心肌细胞能增加自我吞噬[6]。

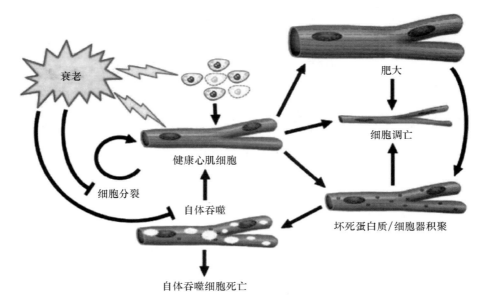

图 29-1　衰老心肌细胞。衰老心肌细胞再生功能减低源于干细胞功能减退或心肌细胞分裂功能减退。衰老的心肌细胞在细胞生化层面也倾向于死亡。心肌功能减退一方面可激活神经激素信号，代偿性使细胞肥大从而增加代谢需求，另一方面可增加蛋白的数量及细胞器的氧化损伤。最后，细胞内废物的积聚和自体吞噬的不足导致了细胞死亡。普通箭头：促进/诱导；封堵箭头：抑制；闪电：衰老的不利影响［来源于 Shih H，Lee B，Lee RJ，Boyle AJ．The aging heart and post-infarction left ventricular remodeling．J．Am．Coll．Cardiol．2011；57（1）：9-17．已获得 Elsevier 授权］

但是，尽管自噬能力增加但心肌细胞的衰老仍增加线粒体瓦解，脂褐质的堆积，细胞器的破坏和细胞组织的瓦解，打破细胞废物堆积与清理的平衡[8]。细胞内废物的堆积上调促凋亡及促自噬基因的表达，使细胞转换为促凋亡状态，最终导致细胞死亡。总体来说，心肌细胞逐渐由促存活转换为促凋亡状态导致个体一生中会减少 30% 的心肌细胞[9]（见图 29-3）。

干细胞再生障碍

心肌细胞库中的心肌细胞数量通过旧细胞的死亡和新细胞的形成来保持平衡。老年人的心肌细胞倾向于死亡且补充新细胞的速率降低，最终导致了细胞总数的减少。新生细胞来自现有细胞的分裂或干细胞、祖细胞分化。我们知道大多数的心肌细胞不会凋亡或分裂，其分裂的基础比率非常低，大约是每一百万个细胞有 14 个能分裂，这使得分裂比率与凋亡比率相近[10]。细胞死亡比率增加但分裂比率并没有相应增加使得老年人的心肌细胞总数减少[7]。

如果不存在与大量心肌细胞坏死（如缺血或感染引起的坏死）有关的心脏疾病，心脏干细胞就不会分裂形成新的细胞，但当人体处于上述疾病状态时，大量的心脏干细胞就会被激活。我们知道，当

人体存在心肌疾病时内生的干细胞和祖细胞会分裂成心肌细胞和冠状动脉血管，并且新生的细胞在结构和功能上与现存的心肌细胞是相同的[10]。

与正常人相比，人体处于疾病状态时衰老对干细胞的影响更显著。从衰老的研究中我们发现，心肌损伤后心功能的进行性恶化至少部分是归因于心脏干细胞的衰老[11]。讽刺的是作为再生的源头，干细胞也逃脱不了衰老的命运。正在老化的干细胞逐渐失去自我复制和分化成有功能组织的能力[12]。干细胞的衰老机制如下：端粒被抑制，DNA 复制被抑制，凋亡和自噬细胞死亡。端粒是 DNA 链末端的一个帽状序列，由于 DNA 聚合酶的限制，每一个细胞周期端粒序列都无法被充分合成。一旦达到端粒的最短长度临界值，细胞周期就会被抑制，干细胞就失去其再生的能力[13-15]。另一种形式的干细胞抑制是源于 DNA 复制时产生的随机错误。在人的一生中，随着细胞周期数量（相应的 DNA 复制周期的数量）的增加，DNA 复制过程中的错误结果亦不断堆积，当到达需要修复的临界值后，肿瘤抑制机制被激活，抑制细胞周期或诱导细胞凋亡[16]。细胞废物的堆积通过触发前面说到的细胞凋亡和自噬细胞死亡也可导致干细胞功能发生障碍。最后，细胞外基质纤维渗透性增加也使得干细胞处于一个恶

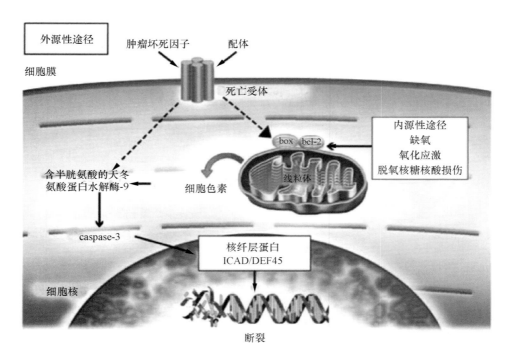

图 29-2 心肌细胞凋亡。心肌细胞凋亡是通过内源性和外源性两条途径调节的。内源性途径通过细胞内缺氧、氧化应激以及 DNA 损伤激活。Bcl-2 家族蛋白质通过应激信号激活。之后 Bcl-2 增加线粒体外膜的通透性使细胞色素 C 释放并激活下游调亡瀑布。外源性的死亡信号如肿瘤坏死因子-α 和 Fas 配体通过直接激活 caspase 瀑布或间接诱导线粒体膜通透性改变来触发凋亡。激活的 caspase 裂解细胞核纤层蛋白并分解细胞核结构。caspase 还可裂解和灭活 ICD/DEF45（一种核酸酶抑制剂）。结果导致脱氧核糖核酸酶去抑制，DNA 分解［来源于 Shih H，Lee B，Lee RJ，Boyle AJ. The aging heart and post-infarction left ventricular remodeling. J. Am. Coll. Cardiol. 2011；57（1）；9-17. 已获得 Elsevier 授权］

劣的增殖环境中[17]。

细胞内的重构蛋白信号与肥大

生存、死亡或再生细胞的数量只是心脏衰老这个过程的一部分。衰老的心肌细胞内我们称之为"胞内重构"的生化改变最终导致器官层面的重构和心力衰竭。细胞内重构的其中一个改变是钙离子。钙离子不仅调节心肌细胞收缩也参与细胞内许多信号途径。细胞内的钙离子水平通常很低并且胞浆钙离子的水平受细胞膜、肌浆网以及肌纤维膜上钙离子电压门控通道的严格控制[18]。

衰老导致心肌细胞钙离子循环系统的缺陷。已提出的解释这一缺陷的机制包括氧化损伤和蛋白质合成功能紊乱，这降低钙离子通道蛋白的密度，造成通道渗漏以及通道蛋白敏感性降低。随年龄增长，能提供密闭屏障、控制流经肌纤维膜和肌质网钙离子流量的离子通道蛋白数量也随之减少。这导致了细胞器和胞浆之间钙离子异常释放和无效再摄取，使细胞内钙离子超负荷，下游效应致使钙介导的肌原纤维不对称收缩。另外，年龄相关的蛋白质组成

的改变降低了肌原纤维对钙离子的敏感性，激活了氧自由基损伤、蛋白质水解并使蛋白产量减少。肌原纤维的功能和钙离子通道紊乱更加恶化心肌功能。心肌细胞的这些功能紊乱聚集在一起导致心脏器官层面的紊乱和心衰[19]。

心肌细胞肥大与心脏衰老相关[20]，是另一种形式的细胞重构。这种关系可能的解释是为了维持心脏足够的功能，衰老心脏通过细胞变肥大及细胞外基质组成的改变来代偿这些失去的细胞。在血液动力学负荷、神经激素和肥大信号的影响下心肌细胞在纵向和横向上增长，导致细胞尺寸明显增加[21]。老年人和有心肌病的患者，心肌肥大能在短期维持心脏功能，但从长期来看，代价是病理上的有害重构。肥大细胞更倾向于损伤和死亡，导致细胞内有害重构和心衰[22]。

肥大相关的细胞死亡机制可部分解释为蛋白质的合成/清除平衡的改变。血流动力学负荷产生肥大信号，G 蛋白途径被细胞外信号分子激活，过氧化物酶体增殖以响应脂肪酸氧化导致的蛋白质合成增加，所有这些都常常出现在氧化应激状态下。结果

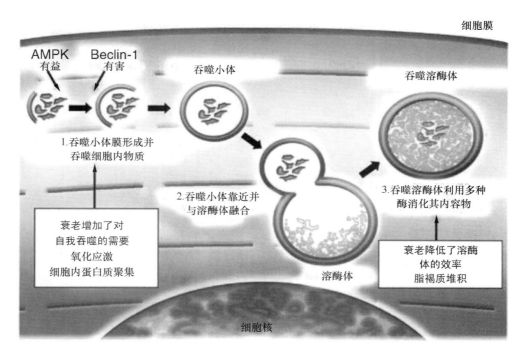

细胞膜
AMPK 有益   Beclin-1 有害   吞噬小体   吞噬溶酶体

1.吞噬小体膜形成并吞噬细胞内物质

2.吞噬小体靠近并与溶酶体融合

3.吞噬溶酶体利用多种酶消化其内容物

衰老增加了对自我吞噬的需要
氧化应激
细胞内蛋白质聚集

衰老降低了溶酶体的效率
脂褐质堆积

溶酶体

细胞核

图29-3　心肌细胞自我吞噬。细胞内废物的堆积和营养物质的缺乏触发了自噬信号，形成吞噬小体，吞噬细胞内废物，与溶酶体融合最终形成吞噬溶酶体。被吞噬的废物在吞噬溶酶体内被消化分解的产物循环用于细胞的重建。老年人自我吞噬的途径被破坏，压制了处理加工废物的能力，导致废物产生增加，自噬效率降低，大量未被吞噬的废物破坏了吞噬溶酶体［来源于 Shih H，Lee B，Lee RJ，Boyle AJ. The aging heart and post-infarction left ventricular remodeling. J. Am. Coll. Cardiol. 2011；57（1）：9-17. 已获得 Elsevier 授权］

是功能蛋白和损坏蛋白的增加同时进行，压倒吞噬系统对垃圾的清理。另外，细胞内 Akt 信号的慢性激活促进心肌细胞肥大，破坏自体吞噬的调节作用[23-24]。细胞内废物清理功能的减退激活了氧自由基，从而增加蛋白质和细胞器的损伤，使心肌收缩功能减弱。有缺陷的自噬细胞更容易死亡[3]。此外，有缺陷的吞噬细胞会影响整个心脏功能，导致神经激素信号病态的持续增加，促进更多的心肌细胞自我吞噬，导致产生更多自噬的恶性循环（见图29-1）。

值得注意，适应衰老引起的肥大应当与参加体育训练的年轻健康心脏的适应性肥大相区别。体育锻炼激活独特的基因表达模式，这种表达不会产生细胞内氧化废物或无功能细胞器的堆积。因此生理性肥大使心肌组织增大并可长期保留细胞功能。

衰老的细胞外基质

衰老不仅影响心肌细胞也影响细胞外基质。细胞基质蛋白不参与心脏的构成但可通过细胞间信号的传递和产基质细胞的衰老来影响细胞外基质的产生和构成。衰老时的心脏重构可激活细胞基质蛋白代偿死去的细胞并维持心脏功能[25]。细胞基质蛋白激活并释放信号增加纤维化，改变细胞外基质结构。尤其使胶原，纤维连接蛋白，α-1、α-5 整合素以及胶原连接增多[26]。最终的结果是使心室壁变硬，心脏收缩、舒张、电传导功能损伤。当产基质细胞，包括成纤维细胞、成肌纤维细胞以及炎症细胞衰老时，胶原的产量变化更大，对疾病状态的反应性下降。

不同年龄人群心肌梗死后左心室重构的不同

衰老的特征是重构，即心脏功能和储备的缓慢减少，以代偿心肌梗死的心肌损伤。衰老对心肌梗死后心肌细胞和细胞外基质有多种影响。

梗死后会有强烈的炎症反应，以清理坏死组织和修复创伤。这包括炎症细胞的汇集，成纤维细胞的增殖，肌成纤维细胞的出现以及基质细胞的生成。衰老的心脏这一过程的功能减退。在犬类心肌梗死的心脏试验中，与年轻动物相比，衰老与炎症因子、肿瘤坏死因子 α 和白介素（IL-6）的上调和抗炎转

换生长因子 β-1、抗炎白介素（IL-10）的下调有关。另外，与年轻心脏相比，衰老与细胞外基质调节蛋白的上调有关，包括基质金属蛋白酶（MMP）9，MMP2，金属蛋白酶组织抑制剂（TIMP）3，分泌性白细胞蛋白酶抑制因子，富含半胱氨酸的酸性分泌蛋白，骨桥蛋白，金属蛋白酶衰变因子（AD-AM）10 和 ADAM17。这些改变最终导致了器官层面的功能紊乱。重要的是，如果用 ARB 进行早期管理，所有这些分子改变和左心功能的恶化可被有效阻止[27]。另外，心肌梗死后早期的炎症和基质改变包括衰老心脏肌成纤维细胞、成纤维细胞和炎症细胞的老化，重构过程中 ECM 的减少以及肉芽组织形成的推迟。这些没有功能的修复过程使损伤缓慢形成，使存活心肌的壁应力减少，加快了有害重构[28]。而且，这可能使衰老心脏更易出现心肌梗死后并发症。

在基线水平，衰老的老鼠心脏 caspase-3 的表达增加，但是抗凋亡因子也相应增加使得心肌细胞凋亡的比率与年轻老鼠的凋亡比率差别不大[20]。然而，心肌梗死后，衰老心脏凋亡的心肌细胞数量增加多于年轻心脏，这种结果通过多种途径形成，不仅是 caspase 途径（数据未发布），这表明老年老鼠过量的凋亡与年轻老鼠凋亡的途径不同，老年老鼠是通过激活多种衰老相关途径引起凋亡的。通过对这些衰老相关途径的研究可能会给心肌梗死后心肌重构带来新的理论。心肌梗死老鼠和老年老鼠有更高的细胞凋亡比率，这导致心脏功能变差。重要的是，应用粒细胞集落刺激因子和干细胞因子后，衰老老鼠心肌细胞凋亡的数量明显减少。但是这些治疗在老年老鼠身上的反应不如年轻老鼠，这说明我们需要不同的剂量、时间或辅助治疗，使老年老鼠能得到与年轻老鼠相同的获益。最后，衰老时起搏细胞数量减少，细胞外基质纤维渗透性减少阻断心

脏传导系统，增加老年患者因心律失常及心脏停搏致死的风险[29]（见表 29-1）。

值得注意的是，在这些研究以及其他相关研究[30]中均指出可以阻止和（或）治疗心肌梗死后心脏重构，但老年人中成功率通常低于年轻人。

心肌梗死后不同年龄患者的预后

老年患者比年轻患者更容易因心肌梗死去世。每增加 1 岁，心肌梗死的死亡率就增加 6%[31]。在器官和功能层面，心肌梗死后死亡率增加的原因有心脏停搏比率的增加和并发症的出现，包括乳头肌断裂、心室游离壁破裂以及室间隔缺损[31-33]。在老年心肌梗死动物实验中出现这一临床现象的直接原因是细胞外基质的损伤伴随损伤修复延迟及瘢痕形成。在心肌梗死的存活者中，老年患者比年轻人更容易发展成心衰[34]。这可能是多种因素结合造成的，包括凋亡增加导致的心肌细胞减少，干细胞损伤引起的心肌细胞减少以及细胞外基质改变使心脏硬化。即使应用心肌梗死后心衰的最佳治疗方案，老年患者也会比年轻患者有更高的发病率和死亡率[35]。心肌梗死试验中针对细胞和分子改变的研究对老年患者心肌梗死有非常现实的指导意义。

美国心脏病学学会（ACC）和美国心脏协会（AHA）指南在管理心肌梗死患者及阻止心衰进展中没有区分年轻人和老年患者。急性心肌梗死后患者需快速恢复血流灌注，可通过纤溶，经皮冠状动脉介入术或不区分年龄的冠状动脉旁路移植术进行治疗（1 级推荐，A 类证据）。然而，推荐的阻止心肌梗死后左心室重构的维持治疗方案包括 ACEI、β 受体阻滞剂、醛固酮受体拮抗剂以及心脏功能锻炼，但方案并没有依据年龄区分[36]。

表 29-1 衰老使心脏倾向于梗死后重构

细胞和分子改变	衰老的影响	基线水平的临床影响	心肌梗死后的临床影响
存活的心肌细胞	↓	损伤收缩功能	左心室扩大，偏心重构，收缩功能紊乱
增殖的心肌细胞	↓	损伤收缩功能	左心室扩大，偏心重构，收缩功能紊乱
心脏干细胞数量	↓	损伤收缩功能	左心室扩大，偏心重构，收缩功能紊乱
心肌细胞直径	↑	左心室肥厚	壁应力增加，向心性重构
心肌纤维	↑	舒张功能紊乱	非梗死区域纤维化，心律失常增加
成纤维细胞功能紊乱	↑	舒张功能紊乱	梗死扩展

目前心肌梗死后重构的治疗原则主要通过阻断不良诱因和优化心脏生理结构来减缓重构的进程。这些细节为心肌提供有效氧化反应，减少心脏后负荷，调整神经激素分泌，减轻心脏壁应力。目前尚无有效的控制衰老心脏病理改变的治疗方案。

老年患者心肌梗死后重构的未来治疗方案

干细胞疗法

鉴于衰老心脏的一个主要后果是使病变心肌不能再生，所以我们可以推测一个心梗后的老年患者尤其能从心肌再生中获益。干细胞疗法有修复损伤心肌的可能并且以前的研究成果也非常鼓舞人心。然而，早期的临床研究结果大多不一致。完整讨论干细胞治疗方案是超出本章范围的，并且将该方案推广到临床上也有相当大难度。

目前研究表明，干细胞疗法的影响来自干细胞的移植和移植细胞发挥的旁分泌作用[37-39]。干细胞分化成不同功能的心肌细胞可以替代心肌坏死的细胞并减轻重构。干细胞的旁分泌促进血管生成，减少心肌细胞凋亡并促进损伤修复。这些特点更容易出现在衰老心脏，许多反应都是衰老心脏心肌梗死后的表现。在衰老心脏的细胞疗法领域我们面临着许多问题。第一，衰老干细胞的功能不如年轻干细胞，所以，哪种类型细胞是干细胞疗法最理想的细胞？自体心脏干细胞是有效治疗年轻心脏的疗法。然而，在老年心脏这些细胞表现出明显的功能紊乱。同种异体细胞疗法对老年患者可能是更好的选择。使用年轻供体的间充质干细胞，可躲避免疫识别。第二，最佳的细胞剂量（干细胞个数）是未知的。需不同年龄层研究来评估这一问题，老年患者若达到与年轻患者相同的效果可能需要更多的干细胞。第三，了解老年人心肌梗死后重构的时间和部位对决定细胞疗法最佳时机十分重要。例如，应当在心肌细胞凋亡达高峰时干细胞抗凋亡影响达到最大化[3,40]。然而，如上文所述，老年人和年轻人重构过程的时间有很大不同。老年患者炎症时间长，肉芽组织形成时间长，影响细胞移植和再生的成功率。因此，需要更多研究决定干细胞疗法的细胞类型、数量和最佳使用时间。

旁分泌调节

旁分泌信号调节是干细胞疗法的一种机制。年轻心脏心肌梗死后通过旁分泌释放必需因子产生心脏保护作用，此过程不需干细胞参与[38]。旁分泌可调节内生干细胞的激活和分化，促进心肌细胞再生，减少病理性肥大，调节炎症环境。旁分泌的几个靶向因子有明确有效的治疗效果。比如，IGF-1 和 TGF β-1 作用于心肌细胞，促进衰老细胞再生，而 GSK-3 β 可诱发心肌细胞分化和血管生成[41-43]。针对旁分泌信号通路的不同年龄层研究还很缺乏，未来需更多相关研究。

细胞内逆向重构

我们已研究细胞内逆向重构过程中的许多靶向因子。在老年动物实验模型中肌质网上 SER-CA2a-a 钙离子通道的过度表达可改善心肌功能[44]。另外，地塞米松扩大钙离子依赖途径的信号转导，心肌收缩力也得到改善[45]。由于衰老心肌细胞内信号转导有缺陷，这类治疗对老年患者可能更有效。

基因表达疗法

最近，通过调节 microRNA 在细胞内的基因表达作为干预心脏重构的靶点。microRNA 是短小的 RNA 分子，其功能为转录后抑制或降解现存的 mRNA。换句话说，microRNA 可对细胞的生长、再生或凋亡过程进行微调[46]。研究表明心肌梗死后会表达一定量的 microRNA 来抑制细胞增殖，改变心肌细胞收缩功能，促进细胞凋亡。同时，这些细胞功能改变导致病理性重构[47]。结果是该疗法通过抑制不良 microRNA，改善促生存 microRNA 来控制 microRNA，这可能是老年患者心肌梗死后心衰治疗的一种选择。

总体来说，衰老的过程影响心脏的基本功能，心室重构保留心肌梗死后心脏的功能。我们开始从分子、细胞以及器官层面通过不同类型的心肌细胞来理解衰老的特殊机制，从而通过广谱的靶向因子来干预心肌梗死后衰老心脏逆向重构的不良影响。未来某一天关于调整细胞内生化、细胞间信号转导以及干细胞使用的相关研究可能会为老年患者对抗心肌梗死后心衰带来希望。

参考文献

1. Bergmann O, Bhardwaj RD, Bernard S, Zdunek S, Barnabé-Heider F, Walsh S, et al. Evidence for cardiomyocyte renewal in humans. Science. 2009; 324(5923):98–102.

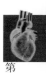

2. Hayakawa K, Takemura G, Koda M, Kawase Y, Maruyama R, Li Y, et al. Sensitivity to apoptosis signal, clearance rate, and ultrastructure of fas ligand-induced apoptosis in in vivo adult cardiac cells. Circulation. 2002;105(25):3039–45.

3. Phaneuf S, Leeuwenburgh C. Cytochrome c release from mitochondria in the aging heart: a possible mechanism for apoptosis with age. Am J Physiol Regul Integr Comp Physiol. 2002;282(2):R423–30.

4. Nakagawa T, Zhu H, Morishima N, Li E, Xu J, Yankner BA, et al. Caspase-12 mediates endoplasmic-reticulum-specific apoptosis and cytotoxicity by amyloid-beta. Nature. 2000;403(6765):98–103.

5. Ferri KF, Kroemer G. Organelle-specific initiation of cell death pathways. Nat Cell Biol. 2001;3(11): E255–63.

6. Centurione L, Antonucci A, Miscia S, Grilli A, Rapino M, Grifone G, et al. Age-related death-survival balance in myocardium: an immunohisto-chemical and biochemical study. Mech Ageing Dev. 2002;123(4):341–50.

7. Shih H, Lee B, Lee RJ, Boyle AJ. The aging heart and post-infarction left ventricular remodeling. J Am Coll Cardiol. 2011;57(1):9–17.

8. Ozawa T. Mitochondrial DNA, mutations and age. Ann N Y Acad Sci. 1998;854:128–54.

9. Olivetti G, Melissari M, Capasso JM, Anversa P. Cardiomyopathy of the aging human heart. Myocyte loss and reactive cellular hypertrophy. Circ Res. 1991;68(6):1560–8.

10. Beltrami AP, Urbanek K, Kajstura J, Yan SM, Finato N, Bussani R, et al. Evidence that human cardiac myocytes divide after myocardial infarction. N Engl J Med. 2001;344(23):1750–7.

11. Cesselli D, Beltrami AP, D'Aurizio F, Marcon P, Bergamin N, Toffoletto B, et al. Effects of age and heart failure on human cardiac stem cell function. Am J Pathol. 2011;179(1):349–66.

12. Torella D, Rota M, Nurzynska D, Musso E, Monsen A, Shiraishi I, et al. Cardiac stem cell and myocyte aging, heart failure, and insulin-like growth factor-1 overexpression. Circ Res. 2004;94(4):514–24.

13. Kajstura J, Gurusamy N, Ogórek B, Goichberg P, Clavo-Rondon C, Hosoda T, et al. Myocyte turnover in the aging human heart. Circ Res. 2010; 107(11):1374–86.

14. Beltrami AP, Barlucchi L, Torella D, Baker M, Limana F, Chimenti S, et al. Adult cardiac stem cells are multipotent and support myocardial regeneration. Cell. 2003;114(6):763–76.

15. Anversa P, Kajstura J, Leri A, Bolli R. Life and death of cardiac stem cells a paradigm shift in cardiac biology. Circulation. 2006;113(11):1451–63.

16. Houtgraaf JH, Versmissen J, van der Giessen WJ. A concise review of DNA damage checkpoints and repair in mammalian cells. Cardiovasc Revasc Med. 2006;7(3):165–72.

17. Song H, Cha M-J, Song B-W, Kim I-K, Chang W, Lim S, et al. Reactive oxygen species inhibit adhesion of mesenchymal stem cells implanted into ischemic myocardium via interference of focal adhesion complex. Stem Cells. 2010;28(3):555–63.

18. Dhalla NS, Rangi S, Babick AP, Zieroth S, Elimban V. Cardiac remodeling and subcellular defects in heart failure due to myocardial infarction and aging. Heart Fail Rev. 2012;17(4–5):671–81.

19. Janczewski AM, Lakatta EG. Modulation of sarcoplasmic reticulum Ca(2+) cycling in systolic and diastolic heart failure associated with aging. Heart Fail Rev. 2010;15(5):431–45.

20. Boyle AJ, Shih H, Hwang J, Ye J, Lee B, Zhang Y, et al. Cardiomyopathy of aging in the mammalian heart is characterized by myocardial hypertrophy, fibrosis and a predisposition towards cardiomyocyte apoptosis and autophagy. Exp Gerontol. 2011; 46(7):549–59.

21. Gosse P. Left ventricular hypertrophy as a predictor of cardiovascular risk. J Hypertens Suppl. 2005; 23(1):S27–33.

22. McMullen JR, Jennings GL. Differences between pathological and physiological cardiac hypertrophy: novel therapeutic strategies to treat heart failure. Clin Exp Pharmacol Physiol. 2007;34(4):255–62.

23. Hua Y, Zhang Y, Ceylan-Isik AF, Wold LE, Nunn JM, Ren J. Chronic Akt activation accentuates aging-induced cardiac hypertrophy and myocardial contractile dysfunction: role of autophagy. Basic Res Cardiol. 2011;106(6):1173–91.

24. Latronico MVG, Costinean S, Lavitrano ML, Peschle C, Condorelli G. Regulation of cell size and contractile function by AKT in cardiomyocytes. Ann N Y Acad Sci. 2004;1015:250–60.

25. Frangogiannis NG. Matricellular proteins in cardiac adaptation and disease. Physiol Rev. 2012; 92(2):635–88.

26. Thomas DP, Cotter TA, Li X, McCormick RJ, Gosselin LE. Exercise training attenuates aging-associated increases in collagen and collagen cross-linking of the left but not the right ventricle in the rat. Eur J Appl Physiol. 2001;85(1–2):164–9.

27. Jugdutt BI, Jelani A, Palaniyappan A, Idikio H, Uweira RE, Menon V, et al. Aging-related early changes in markers of ventricular and matrix remodeling after reperfused ST-segment elevation myocardial infarction in the canine model: effect of early therapy with an angiotensin II type 1 receptor blocker. Circulation. 2010;122(4):341–51.

28. Bujak M, Kweon HJ, Chatila K, Li N, Taffet G, Frangogiannis NG. Aging-related defects are associated with adverse cardiac remodeling in a mouse model of reperfused myocardial infarction. J Am Coll Cardiol. 2008;51(14):1384–92.

29. de Jong S, van Veen TAB, van Rijen HVM, de Bakker JMT. Fibrosis and cardiac arrhythmias. J Cardiovasc

Pharmacol. 2011;57(6):630–8.

30. Gould KE, Taffet GE, Michael LH, Christie RM, Konkol DL, Pocius JS, et al. Heart failure and greater infarct expansion in middle-aged mice: a relevant model for postinfarction failure. Am J Physiol Heart Circ Physiol. 2002;282(2):H615–21.

31. Maggioni AP, Maseri A, Fresco C, Franzosi MG, Mauri F, Santoro E, et al. Age-related increase in mortality among patients with first myocardial infarctions treated with thrombolysis. The Investigators of the Gruppo Italiano per lo Studio della Sopravvivenza nell'Infarto Miocardico (GISSI-2). N Engl J Med. 1993;329(20):1442–8.

32. French JK, Hellkamp AS, Armstrong PW, Cohen E, Kleiman NS, O'Connor CM, et al. Mechanical complications after percutaneous coronary intervention in ST-elevation myocardial infarction (from APEX-AMI). Am J Cardiol. 2010;105(1):59–63.

33. Ornato JP, Peberdy MA, Tadler SC, Strobos NC. Factors associated with the occurrence of cardiac arrest during hospitalization for acute myocardial infarction in the second national registry of myocardial infarction in the US. Resuscitation. 2001;48(2):117–23.

34. Ezekowitz JA, Kaul P, Bakal JA, Armstrong PW, Welsh RC, McAlister FA. Declining in-hospital mortality and increasing heart failure incidence in elderly patients with first myocardial infarction. J Am Coll Cardiol. 2009;53(1):13–20.

35. White HD, Aylward PEG, Huang Z, Dalby AJ, Weaver WD, Barvik S, et al. Mortality and morbidity remain high despite captopril and/or Valsartan therapy in elderly patients with left ventricular systolic dysfunction, heart failure, or both after acute myocardial infarction: results from the Valsartan in Acute Myocardial Infarction Trial (VALIANT). Circulation. 2005;112(22):3391–9.

36. Kushner FG, Hand M, Smith Jr SC, King 3rd SB, Anderson JL, Antman EM, et al. 2009 focused updates: ACC/AHA guidelines for the management of patients with ST-elevation myocardial infarction (updating the 2004 guideline and 2007 focused update) and ACC/AHA/SCAI guidelines on percutaneous coronary intervention (updating the 2005 guideline and 2007 focused update) a report of the American College of Cardiology Foundation/American Heart Association Task Force on Practice Guidelines. J Am Coll Cardiol. 2009;54(23):

2205–41.

37. Boyle AJ, McNiece IK, Hare JM. Mesenchymal stem cell therapy for cardiac repair. Methods Mol Biol. 2010;660:65–84.

38. Ye J, Boyle A, Shih H, Sievers RE, Zhang Y, Prasad M, et al. Sca-1+ cardiosphere-derived cells are enriched for Isl1-expressing cardiac precursors and improve cardiac function after myocardial injury. PLoS ONE. 2012;7(1):e30329.

39. Maltais S, Tremblay JP, Perrault LP, Ly HQ. The paracrine effect: pivotal mechanism in cell-based cardiac repair. J Cardiovasc Transl Res. 2010;3(6):652–62.

40. Zhang S, Sun A, Xu D, Yao K, Huang Z, Jin H, et al. Impact of timing on efficacy and safety of intracoronary autologous bone marrow stem cells transplantation in acute myocardial infarction: a pooled subgroup analysis of randomized controlled trials. Clin Cardiol. 2009;32(8):458–66.

41. Doyle B, Sorajja P, Hynes B, Kumar AHS, Araoz PA, Stalboerger PG, et al. Progenitor cell therapy in a porcine acute myocardial infarction model induces cardiac hypertrophy, mediated by paracrine secretion of cardiotrophic factors including TGFbeta1. Stem Cells Dev. 2008;17(5):941–51.

42. Moellendorf S, Kessels C, Peiseler L, Raupach A, Jacoby C, Vogt N, et al. IGF-IR signaling attenuates the age-related decline of diastolic cardiac function. Am J Physiol Endocrinol Metab. 2012;303(2):E213–22.

43. Cho J, Zhai P, Maejima Y, Sadoshima J. Myocardial injection with GSK-3β-overexpressing bone marrow-derived mesenchymal stem cells attenuates cardiac dysfunction after myocardial infarction. Circ Res. 2011;108(4):478–89.

44. Schmidt U, del Monte F, Miyamoto MI, Matsui T, Gwathmey JK, Rosenzweig A, et al. Restoration of diastolic function in senescent rat hearts through adenoviral gene transfer of sarcoplasmic reticulum Ca(2+)-ATPase. Circulation. 2000;101(7):790–6.

45. Narayanan N, Yang C, Xu A. Dexamethasone treatment improves sarcoplasmic reticulum function and contractile performance in aged myocardium. Mol Cell Biochem. 2004;266(1–2):31–6.

46. Liu N, Olson EN. MicroRNA regulatory networks in cardiovascular development. Dev Cell. 2010;18(4):510–25.

47. Zhu H, Fan G-C. Role of microRNAs in the reperfused myocardium towards post-infarct remodelling. Cardiovasc Res. 2012;94(2):284–92.

第三十章　老化相关的线粒体功能改变及其对心力衰竭治疗的启发

Aging-Related Changes in Mitochondrial Function and Implication for Heart Failure Therapy

Satoaki Matoba，Atsushi Hoshino 和 Hiroaki Matsubara

（周亚群　译）

引言

衰老是一个相当复杂的过程，与分子、细胞和器官损伤的累积有关，导致功能降低并增加致病和死亡的可能[1-2]。线粒体功能紊乱在衰老过程中扮演着至关重要的角色[3]。线粒体有三个重要的作用：①产生能量，②产生活性氧自由基（ROS），③指导细胞程序性死亡。所有生物体衰老过程中细胞稳态由线粒体精确调控。由于心脏产生和消耗腺苷三磷酸（ATP）比其他器官要多，衰老过程中心脏稳态的控制显得尤为重要。

许多物种的衰老组织中都有点突变和线粒体DNA（mtDNA）的缺失[4]。这些线粒体突变导致能量产生缺乏，增加有害活性氧自由基的数量，以及随之而来的细胞稳态的破坏[5]。通过对mtDNA聚合酶缺失的小鼠进行实验确定了线粒体在衰老过程中扮演的角色，mtDNA聚合酶缺失的小鼠会出现mtDNA突变和随之而来的早衰。事实上，靶向过度表达过氧化氢酶的小鼠保留了完整的线粒体可延迟衰老相关的器官功能减退并延长寿命[6]。

另外，抗氧化剂防御和蛋白质质量的控制由线粒体分子伴侣和蛋白酶管理，线粒体的完整性由细胞内线粒体数量的动态变化维持。线粒体膜的融合和分裂使线粒体在细胞内保持完整，严重损伤的线粒体被吞噬过程有选择地移除，这一过程称之为线粒体自噬，

来保护细胞避免死亡[6]。线粒体的质量可能成为治疗靶点，以延缓器官衰老和心衰发展的进程。

能量的产生和活性氧自由基的出现

线粒体是心脏能量供应的源头，通过脂肪酸 β-氧化和糖酵解来维持ATP的总体水平。有报道称心衰的患者能量产生减少[7]。除能量减少外，还有线粒体功能失调导致电子传递链（ETC）解偶联，以及氧化磷酸化产生过量的氧自由基（ROS）。ROS是细胞内的重要信号，线粒体是细胞内ROS的主要来源。大约 $3\%\sim5\%$ 的氧消耗最终转移成独立线粒体产生的ROS[8]。ETC中的复合体Ⅰ和Ⅲ是ROS产生的主要场所[9]。然而，一旦ROS产生，超氧化物歧化酶就自发将其转化为过氧化氢（H_2O_2）。在非蛋白结合金属（如铜和铁）的氧化还原循环中，过氧化氢可通过芬顿（Fenton）反应转换成高活性的羟基自由基（·OH）。随年龄增长啮齿类动物心肌线粒体内的铁离子增多，这一变化导致老化心脏的损伤[10]。但由于mtDNA靠近ETC，且缺乏组蛋白，所以对氧化损伤十分敏感。事实上，大量ROS诱导的对mtDNA的基础损害要比对核DNA的损伤大得多[11]。

大量ROS可损伤老年啮齿类动物心肌细胞内的线粒体、蛋白质、脂质及核酸[12]。表达mtDNA缺陷校对聚合酶-γ（PolG）的小鼠以线粒体损伤的积累以及随后的线粒体功能紊乱为特点。这些突变累积成

mtDNA 的突变和基因缺失[6,13]。这些小鼠表现出包括心脏扩张在内的寿命缩短及早衰的衰老相关表型。表达心脏特异性校对缺陷 mtDNA 的小鼠有严重的心肌病，它们最终死于扩张型心肌病[14]。一项举世瞩目的发现表明过氧化氢酶过度表达靶向作用于线粒体基质（mCAT）可挽救这些小鼠[15]。为了保护机体免于 ROS 的损伤，线粒体会产生大量的抗氧化剂，如超氧化物歧化酶 2（SOD2）、过氧化氢酶（CAT）、过氧化物还原酶 3 和过氧化物还原酶 5。线粒体净化系统可调控 ROS 的产生，这可能成为治疗心衰的强大工具；然而，这需更多关于衰老和线粒体功能紊乱的基础研究。

最近，优化心肌供能被认为是治疗心衰的方法。脂肪酸氧化在生理上受其浓度和许多线粒体酶调节。过量脂质诱导 ROS 并降低心肌收缩功能（图 30-1），调节能量来源的平衡将有利于产生适当的能量，并减轻 ROS 的破坏[16]。

程序性细胞死亡的调控

心肌梗死是心衰最常见的死亡原因之一[17]。心肌梗死所致的心衰是以左心室重构为主的多因素影响的过程。心肌梗死可使心肌细胞在数小时内发生不可逆的死亡。心肌梗死还可诱导体内神经激素的改变，这些改变使心肌梗死后的受损心脏代偿性收缩。在器官层面，左心室重构包括心肌梗死区域的扩展、心肌肥厚、心肌纤维化及心室扩张。然而，在细胞层面，左心室重构的精确机制还未被阐明。Gould 等的研究表明老鼠冠状动脉结扎模型中，心肌梗死后小鼠的生存率下降与年龄有关[18]。在这个模型中，尽管心肌梗死后年老的小鼠寿命比年轻的小鼠短，但通过药理疗法也可改善衰老小鼠的不良预后。

有大量关于减少凋亡的研究可阻止心肌细胞死亡[19]。凋亡在进化上是保守的并且有高度规范的机制，导致死亡和无用细胞的清除。从形态学上看，凋亡过程包括染色质浓缩、DNA 裂解、细胞皱缩和死亡细胞周围无炎症反应的相邻细胞的内吞作用。有两个主要的细胞凋亡信号转导通路："固有的"（线粒体）和"外在的"（死亡受体介导的）途径。细胞凋亡的生化步骤需被激活也需能量。病理条件下，这些细胞凋亡程序可引发不良反应。在基线水平上心肌细胞凋亡是每 100 000 个细胞中有 10 个自我诱导的生理性细胞死亡（0.01%），但有扩张型心肌病或缺血性心肌病时凋亡比例上升至 2%[20]。

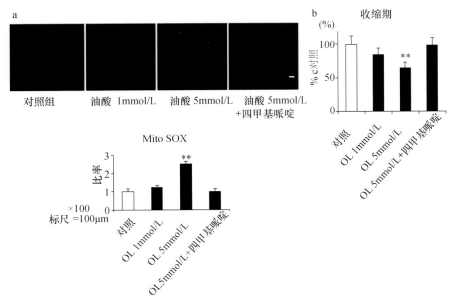

图 30-1（见书后彩图） 脂肪酸（油酸）诱导 ROS 产生，降低心肌收缩力。（**a**）通过 MitoSOX 探测到心肌内油酸的氧化可增加 ROS 的产生。用四甲基哌啶治疗可减少 ROS 产生。（**b**）通过管理油酸（5mmol/L）可降低电起搏（3Hz）的心肌收缩力。油酸诱导的细胞改变可通过四甲基哌啶控制。** *P* < 0.01 *vs.* 对照组；OL：油酸（来源于 Nakamura H，Matoba S，Iwai-Kanai E，Kimata M，Hoshino A，Nakaoka M，Katamura M，Okawa Y，Ariyoshi M，Mita Y，Ikeda K，Okigaki M，Adachi S，Tanaka H，Takamatsu T，Matsubara H. p53 promotes cardiac dysfunction in diabetic mellitus caused by excessive mitochondrial respiration-mediated reactive oxygen species generation and lipid accumulation. Cric Heart Fail. 2012；5：106-15. 已获得 Wolter Kluwers Health 授权）

事实上，老化的细胞更易引起凋亡。心肌细胞暴露于来自高水平代谢和机械应力引起的氧化损伤。核 DNA 和线粒体 DNA 的氧化损伤导致促凋亡基因表达增加。实践中，衰老心肌细胞的定义是标记 p53、p21 和 p16 的表达以及较短的端粒的存在[21]。最近，Sahin 等报道，端粒功能障碍抑制线粒体生物合成的主要调节，过氧化物酶体增殖物激活受体 γ 协同激活因子（PGC）-1α 和心脏上 p53 依赖的 PGC-1β[22]。虽然不同疾病模型中存在一些差异[16,23-24]，但 p53 在心衰时被激活[16,23-25]并在衰老或有疾病的心脏细胞凋亡中发挥重要作用。对 p53 基因和线粒体研究的广泛关注人群已从肿瘤生物学家转移到研究衰老的学者。他们对应激的直接相互作用和管理的研究将为心血管研究提供重要线索。

线粒体生物合成和自噬的控制

分裂/融合系统

由于线粒体是动态的细胞器，通过不断分化和融合来维持它们的数量，阻断心脏中的这一过程容易导致心衰。最近的研究认为新的线粒体过程的改变，如线粒体融合、分裂和线粒体自噬对心衰的发展有增效作用[26]。线粒体融合使线粒体内容物混合在一起并能修复线粒体 DNA 使代谢产物均衡分布。另一方面，分裂能使线粒体分离成两个子细胞器最终增加线粒体的数量。

尽管心肌细胞线粒体的大小和形状的变化对成人心脏线粒体活力的影响仍不清楚。但事实上，有报道称扩张型心肌病能使线粒体和线粒体碎片更新代谢失调[27]。

这些线粒体形态的病理变化与视神经萎缩蛋白 1（OPA1）的减少和细胞凋亡的增加有关[28]。这种线粒体内结构的改变在心衰的大鼠也会出现[29]。这些研究表明，线粒体动力学和结构的阻断是心衰发病的重要过程。许多研究已在酵母和哺乳动物细胞中进行，进一步的工作是需要定义线粒体分裂/融合在心衰中的作用，找到调节分裂/融合和线粒体功能的良好平衡的方式。

线粒体的生物合成

线粒体的生物合成由核编码的协同激活因子和转录因子的转录水平调控。首次报道的调节线粒体生物合成和功能的协同激活因子是 PGC1-α[30]。接下来是 PGC1-β 和 PGC 相关协同激活因子（PRC）[31-32]。这三个因子与其他转录因子如核呼吸因子 1 和 2（NRF-1 和 NRF-2），雌激素相关受体 α（ERR-α）和过氧化物酶体增殖物激活受体 PPAR 协同激活生物合成系统[33]。事实上，PGC1-α 的过度表达诱导线粒体生物合成，这表明线粒体数量的增加和活性氧的消耗[34]。最近，使用白藜芦醇治疗心衰的高血压模型发现该治疗能改善生存预后[35]。

白藜芦醇不仅保留线粒体的生物合成，也保护线粒体脂肪酸氧化。增加线粒体的生理功能是开发有效治疗心衰策略的关键。

线粒体自噬

线粒体的蛋白质可通过在线粒体基质中的 Lon 蛋白酶或 AAA 蛋白酶或蛋白酶体降解，一些外膜蛋白也通过蛋白酶体消除[36]。然而，线粒体的退化主要是由自噬溶酶体途径实现。损坏或不必要的线粒体被选择性自噬降解被称为线粒体自噬，其在线粒体的动态平衡中起着重要作用。线粒体分裂是线粒体自噬的基础；因此，分裂的损伤破坏了线粒体自噬，导致功能失调线粒体的堆积[37]。线粒体膜电位的损失是线粒体自噬主要的触发原理。选择性的线粒体自噬是由线粒体融合/分裂系统和几个关键蛋白 Bnip3、Bnip3L/Nix、parkin、PTEN 诱导激酶 1（PINK1）和 p62/SQSTM1 调控的[38-39]。Bnip3 和 Bnip3L/Nix 是 Bcl-2 家族中的 BH3-only 蛋白质，具有调控细胞凋亡线粒体途径的作用。然而，最近的研究表明它们也可调节自我吞噬[40-41]。提示 Bnip3 在没有激活凋亡的前提下能促进电子传递链中蛋白质降解[42]；因此，ROS 介质减少心脏重构很重要[40]。Parkin 是 E3 泛素连接酶，Parkin 的失调与帕金森病有关。Parkin 在许多组织中都高表达，包括脑、心脏、肝和骨骼肌。线粒体应激时将 Parkin 从细胞质传递到线粒体[41]。这种易位的 Parkin 需要 PINK1 的激活。通过蛋白水解 PINK1 更新速度快，PINK1 在健康的线粒体内维持着非常低的水平。当线粒体受损，蛋白水解 PINK1 受到抑制，从而导致 PINK1 只在受损的线粒体内积累，使 Parkin 进入受损的线粒体。Parkin 也招募泛素结合去乙酰化酶 HDAC6 与 p62/SQSTM1，促进线粒体自噬。

心肌线粒体自噬的优化可能是心衰治疗的新靶点[39]。最近提出，异常线粒体自噬的药理抑制可改善压力超负荷引起的心衰[43]。此外，p53 基因、肿瘤抑制蛋白，也将其功能集中在调节自噬上。有多个 p53 靶基因刺激细胞自噬，如损伤调节自噬调制器（DRAM）、Tp53 诱导的糖酵解和细胞凋亡调控因子（TIGAR）是癌症治疗的候选[44-46]。与核 p53 基因功能诱导自噬的功能相比，Tasdemir 等表示胞浆池内 p53 基因也可抑制细胞自噬[47]。心脏缺血时，我们第一时间报道的是 p53 基因抑制缺血诱导的心肌细胞线粒体自噬并且 TIGAR 会上调。TIGAR 可减少线粒体自噬引起的受损线粒体聚集、心肌细胞凋亡以及心脏重构的恶化（图 30-2 和图 30-3）。这些数据表明，p53/TIGAR 介导的线粒体质量控制失调可能参与心肌梗死后心室重构[40]。因

p53 在心脏和其他组织的衰老过程中起着中心作用，阐明 p53 基因在线粒体自噬中起到的作用可能成为保护衰老线粒体功能的关键。

结论

线粒体对细胞存活起着至关重要的作用，不仅能产生能量也能调控凋亡。线粒体的分裂/融合和自我吞噬降解由宿主细胞控制（图 30-4）。想要明白心脏衰老的机制，阐明线粒体与衰老细胞的关系是最基本的。许多研究将注意力放在凋亡的机制和线粒体功能上，然而，临床上需要更多、更清晰的数据，这样才能将相关知识从基础应用到临床。最近的研究将注意

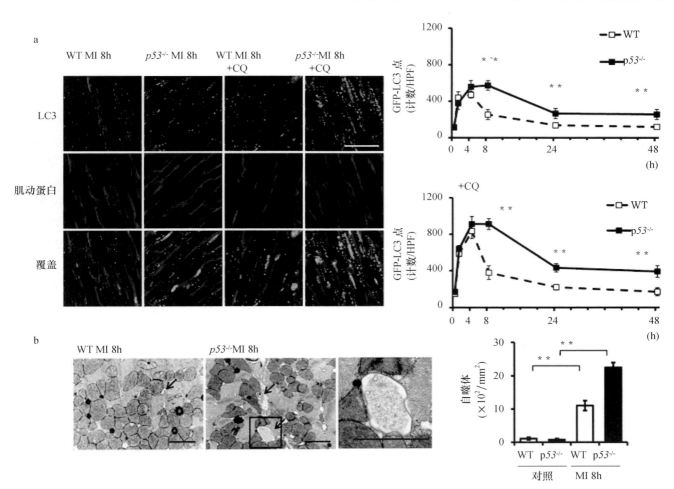

图 30-2（见书后彩图） p53[−/−] 基因心脏心肌梗死（MI）后持续激活的自噬。通过腹腔注射氯喹（CQ）来显示自噬通量。（**a**）在 GFP-LC3 转基因小鼠缺血边缘区的图像；绿色，GFP-LC3；蓝色，DAPI 染色的核；红色，α 肌动蛋白阳性的心肌细胞；原放大倍率×600；标尺，40μm。在心肌细胞中 GFP-LC3 点时程分析显示在右面图中。** $P < 0.01$ vs. WT。（**b**）WT 和 p53[−/−] 小鼠结扎后 8h 缺血边缘区具有代表性的电子显微照片。箭头表明自噬体；原放大倍率×5000 和×10 000；标尺，2μm。自噬体定量分析显示在右面图。** $P < 0.01$（来源于 Hoshino A，Matoba S，Iwai-Kanai E，Nakamura H，Kimata M，Nakaoka M，katamura M，Okawa Y，Ariyoshi M，Mita Y，Ikeda K，Ueyama T，Okigaki M，Matsubara H. p53-TIGAR axis attenuates mitophagy to exacerbate cardiac damage after ischemia. J Mol Cell Cardiol. 2012；52：175-84. 已获得 Elsevier 授权）

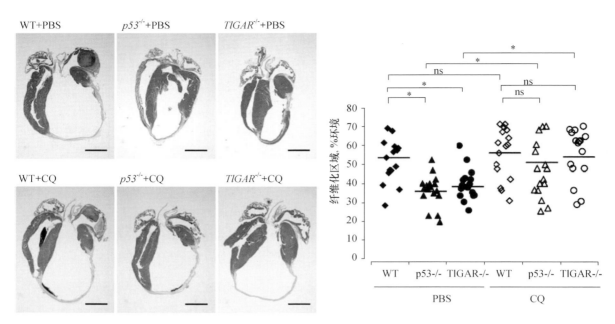

图 30-3（见书后彩图） *p53-TIGAR* 通过抑制线粒体自噬加重缺血损伤。氯喹（CQ）腹腔给药 4h 后进行冠状动脉结扎，之后 1 周每天一次。结扎 28 天后行马松三色染色的代表图像。显示周围纤维化面积百分比；比例尺，2mm。*$P<0.05$，**$P<0.01$（来源于 Hoshino A，Matoba S，Iwai-Kanai E，Nakamura H，Kimata M，Nakaoka M，Katamura M，Okawa Y，Ariyoshi M，Mita Y，Ikeda K，Ueyama T，Okigaki M，Matsubara H. p53-TIGAR axis attenuates mitophagy to exacerbate cardiac damage after ischemia. J Mol Cell Cardiol. 2012；52：175-84. 已获得 Elsevier 授权）

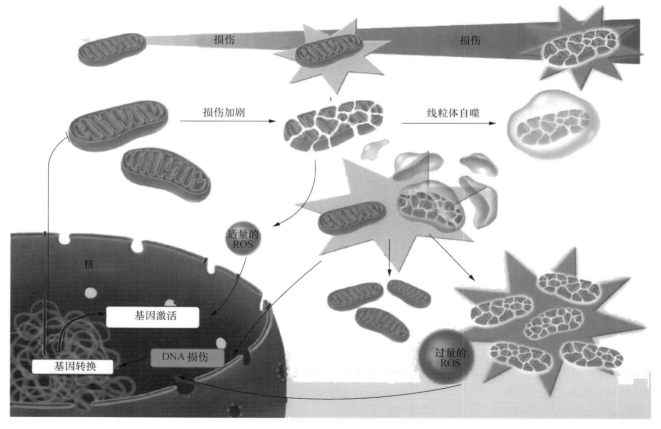

图 30-4 损伤的线粒体未被清除导致细胞内稳态被破坏。线粒体产生 ROS 增多如果未被有效清除可导致 DNA 的损伤（包括线粒体和细胞核）。适量的 ROS 对细胞来说是必需的，线粒体的质量取决于细胞融合/分裂系统与线粒体自噬

力集中在线粒体的生物起源及线粒体自噬方面，这将会提供我们修复衰老心脏线粒体功能的有效途径。

参考文献

1. Kirkwood TB. Understanding the odd science of aging. Cell. 2005;120:437–47.
2. Fontana L, Partridge L, Longo VD. Extending healthy life span – from yeast to humans. Science. 2010; 328:321–6.
3. Balaban RS, Nemoto S, Finkel T. Mitochondria, oxidants, and aging. Cell. 2005;120:483–95.
4. Bua E, Johnson J, Herbst A, Delong B, McKenzie D, Salamat S, Aiken JM. Mitochondrial DNA-deletion mutations accumulate intracellularly to detrimental levels in aged human skeletal muscle fibers. Am J Hum Genet. 2006;79:469–80.
5. Wallace DC. Mitochondrial diseases in man and mouse. Science. 1999;283:1482–8.
6. Trifunovic A, Wredenberg A, Falkenberg M, Spelbrink JN, Rovio AT, Bruder CE, Bohlooly-Y M, Gidlöf S, Oldfors A, Wibom R, Törnell J, Jacobs HT, Larsson NG. Premature ageing in mice expressing defective mitochondrial DNA polymerase. Nature. 2004;429:417–23.
7. Neubauer S. The failing heart-an engine out of fuel. N Engl J Med. 2007;356:1140–51.
8. Chance B, Sies H, Boveris A. Hydroperoxide metabolism in mammalian organs. Physiol Rev. 1979;59: 527–605.
9. Brand MD. The sites and topology of mitochondrial superoxide production. Exp Gerontol. 2010;45: 466–72.
10. Xu J, Marzetti E, Seo AY, Kim JS, Prolla TA, Leeuwenburgh C. The emerging role of iron dyshomeostasis in the mitochondrial decay of aging. Mech Ageing Dev. 2010;131:487–93.
11. Yakes FM, Van Houten B. Mitochondrial DNA damage is more extensive and persists longer than nuclear DNA damage in human cells following oxidative stress. Proc Natl Acad Sci U S A. 1997;94:514–9.
12. Judge S, Jang YM, Smith A, Hagen T, Leeuwenburgh C. Age-associated increases in oxidative stress and antioxidant enzyme activities in cardiac interfibrillar mitochondria: implications for the mitochondrial theory of aging. FASEB J. 2005;19:419–21.
13. Kujoth GC, Hiona A, Pugh TD, Someya S, Panzer K, Wohlgemuth SE, Hofer T, Seo AY, Sullivan R, Jobling WA, Morrow JD, Van Remmen H, Sedivy JM, Yamasoba T, Tanokura M, Weindruch R, Leeuwenburgh C, Prolla TA. Mitochondrial DNA mutations, oxidative stress, and apoptosis in mammalian aging. Science. 2005;309:481–4.
14. Zhang D, Mott JL, Farrar P, Ryerse JS, Chang SW, Stevens M, Denniger G, Zassenhaus HP. Mitochondrial DNA mutations activate the mitochondrial apoptotic pathway and cause dilated cardiomyopathy. Cardiovasc Res. 2003;57:147–57.
15. Dai DF, Chen T, Wanagat J, Laflamme M, Marcinek DJ, Emond MJ, Ngo CP, Prolla TA, Rabinovitch PS. Age-dependent cardiomyopathy in mitochondrial mutator mice is attenuated by overexpression of catalase targeted to mitochondria. Aging Cell. 2010;9:536–44.
16. Nakamura H, Matoba S, Iwai-Kanai E, Kimata M, Hoshino A, Nakaoka M, Katamura M, Okawa Y, Ariyoshi M, Mita Y, Ikeda K, Okigaki M, Adachi S, Tanaka H, Takamatsu T, Matsubara H. p53 promotes cardiac dysfunction in diabetic mellitus caused by excessive mitochondrial respiration-mediated reactive oxygen species generation and lipid accumulation. Circ Heart Fail. 2012;5:106–15.
17. Roger VL, Go AS, Lloyd-Jones DM, Benjamin EJ, Berry JD, Borden WB, Bravata DM, Dai S, Ford ES, Fox CS, Fullerton HJ, Gillespie C, Hailpern SM, Heit JA, Howard VJ, Kissela BM, Kittner SJ, Lackland DT, Lichtman JH, Lisabeth LD, Makuc DM, Marcus GM, Marelli A, Matchar DB, Moy CS, Mozaffarian D, Mussolino ME, Nichol G, Paynter NP, Soliman EZ, Sorlie PD, Sotoodehnia N, Turan TN, Virani SS, Wong ND, Woo D, Turner MB. American Heart Association Statistics Committee and Stroke Statistics Subcommittee. Executive summary: heart disease and stroke statistics–2012 update: a report from the American Heart Association. Circulation. 2012;125: 188–97.
18. Gould KE, Taffet GE, Michael LH, Christie RM, Konkol DL, Pocius JS, Zachariah JP, Chaupin DF, Daniel SL, Sandusky Jr GE, Hartley CJ, Entman ML. Heart failure and greater infarct expansion in middle-aged mice: a relevant model for postinfarction failure. Am J Physiol Heart Circ Physiol. 2002;282:H615–21.
19. Whelan RS, Kaplinskiy V, Kitsis RN. Cell death in the pathogenesis of heart disease: mechanisms and significance. Annu Rev Physiol. 2010;72:19–44.
20. Olivetti G, Abbi R, Quaini F, Kajstura J, Cheng W, Nitahara JA, Quaini E, Loreto CD, Beltrami CA, Krajewski S, Reed JC, Anversa P. Apoptosis in the Failing Human Heart. N Engl J Med. 1997;336: 1131–41.
21. Torella D, Rota M, Nurzynska D, Musso E, Monsen A, Shiraishi I, Zias E, Walsh K, Rosenzweig A, Sussman MA, Urbanek K, Nadal-Ginard B, Kajstura J, Anversa P, Leri A. Cardiac Stem Cell and Myocyte Aging, Heart Failure, and Insulin-Like Growth Factor-1 Overexpression. Circ Res. 2004;94:514–24.
22. Sahin E, Colla S, Liesa M, Moslehi J, Müller FL, Guo M, Cooper M, Kotton D, Fabian AJ, Walkey C, Maser RS, Tonon G, Foerster F, Xiong R, Wang YA, Shukla SA, Jaskelioff M, Martin ES, Heffernan TP, Protopopov A, Ivanova E, Mahoney JE, Kost-Alimova M, Perry SR, Bronson R, Liao R, Mulligan R, Shirihai OS, Chin L, DePinho RA. Telomere dysfunction induces metabolic and mitochondrial compromise.

Nature. 2011;470:359–65.

23. Sano M, Minamino T, Toko H, Miyauchi H, Orimo M, Qin Y, Akazawa H, Tateno K, Kayama Y, Harada M, Shimizu I, Asahara T, Hamada H, Tomita S, Molkentin JD, Zou Y, Komuro I. p53-induced inhibition of Hif-1 causes cardiac dysfunction during pressure overload. Nature. 2007;446:444–8.

24. Shizukuda Y, Matoba S, Mian OY, Nguyen T, Hwang PM. Targeted disruption of p53 attenuates doxorubicin-induced cardiac toxicity in mice. Mol Cell Biochem. 2005;273:25–32.

25. Moorjani N, Westaby S, Narula J, Catarino PA, Brittin R, Kemp TJ, Narula N, Sugden PH. Effects of left ventricular volume overload on mitochondrial and death-receptor-mediated apoptotic pathways in the transition to heart failure. Am J Cardiol. 2009;103:1261–8.

26. Liesa M, Palacín M, Zorzano A. Mitochondrial dynamics in mammalian health and disease. Physiol Rev. 2009;89:799–845.

27. Schaper J, Froede R, Hein S, Buck A, Hashizume H, Speiser B, Friedl A, Bleese N. Impairment of the myocardial ultrastructure and changes of the cytoskeleton in dilated cardiomyopathy. Circ Res. 1991;68:1681–92.

28. Chen L, Gong Q, Stice JP, Knowlton AA. Mitochondrial OPA1, apoptosis, and heart failure. Cardiovasc Res. 2009;84:91–9.

29. Bugger H, Schwarzer M, Chen D, Schrepper A, Amorim PA, Schoepe M, Nguyen TD, Mohr FW, Khalimonchuk O, Weimer BC, Doenst T. Proteomic remodelling of mitochondrial oxidative pathways in pressure overload-induced heart failure. Cardiovasc Res. 2010;85:376–84.

30. Puigserver P, Wu Z, Park CW, Graves R, Wright M, Spiegelman BM. A cold-inducible coactivator of nuclear receptors linked to adaptive thermogenesis. Cell. 1998;92:829–39.

31. Andersson U, Scarpulla RC. Pgc-1-related coactivator, a novel, serum-inducible coactivator of nuclear respiratory factor 1-dependent transcription in mammalian cells. Mol Cell Biol. 2001;21:3738–49.

32. Lin J, Puigserver P, Donovan J, Tarr P, Spiegelman BM. Peroxisome proliferator-activated receptor gamma coactivator 1beta (PGC-1beta), a novel PGC-1-related transcription coactivator associated with host cell factor. J Biol Chem. 2002;277:1645–8.

33. Scarpulla RC, Vega RB, Kelly DP. Transcriptional integration of mitochondrial biogenesis. Trends Endocrinol Metab. 2012;23:459–66.

34. Lehman JJ, Barger PM, Kovacs A, Saffitz JE, Medeiros DM, Kelly DP. Peroxisome proliferator-activated receptor gamma coactivator-1 promotes cardiac mitochondrial biogenesis. J Clin Invest. 2000;106:847–56.

35. Rimbaud S, Ruiz M, Piquereau J, Mateo P, Fortin D, Veksler V, Garnier A, Ventura-Clapier R. Resveratrol improves survival, hemodynamics and energetics in a rat model of hypertension leading to heart failure. PLoS One. 2011;6:e26391.

36. Takeda K, Yoshida T, Kikuchi S, Nagao K, Kokubu A, Pluskal T, Villar-Briones A, Nakamura T, Yanagida M. Synergistic roles of the proteasome and autophagy for mitochondrial maintenance and chronological lifespan in fission yeast. Proc Natl Acad Sci U S A. 2010;107:3540–5.

37. Twig G, Elorza A, Molina AJ, Mohamed H, Wikstrom JD, Walzer G, Stiles L, Haigh SE, Katz S, Las G, Alroy J, Wu M, Py BF, Yuan J, Deeney JT, Corkey BE, Shirihai OS. Fission and selective fusion govern mitochondrial segregation and elimination by autophagy. EMBO J. 2008;27:433–46.

38. Youle RJ, Narendra DP. Mechanisms of mitophagy. Nat Rev Mol Cell Biol. 2011;12:9–14.

39. Gottlieb RA, Carreira RS. Autophagy in health and disease. 5. Mitophagy as a way of life. Am J Physiol Cell Physiol. 2010;299:C203–10.

40. Narendra D, Tanaka A, Suen DF, Youle RJ. Parkin is recruited selectively to impaired mitochondria and promotes their autophagy. J Cell Biol. 2008;183:795–803.

41. Rikka S, Quinsay MN, Thomas RL, Kubli DA, Zhang X, Murphy AN, Gustafsson ÅB. Bnip3 impairs mitochondrial bioenergetics and stimulates mitochondrial turnover. Cell Death Differ. 2011;18:721–31.

42. Hoshino A, Matoba S, Iwai-Kanai E, Nakamura H, Kimata M, Nakaoka M, Katamura M, Okawa Y, Ariyoshi M, Mita Y, Ikeda K, Ueyama T, Okigaki M, Matsubara H. p53-TIGAR axis attenuates mitophagy to exacerbate cardiac damage after ischemia. J Mol Cell Cardiol. 2012;52:175–84.

43. Givvimani S, Munjal C, Tyagi N, Sen U, Metreveli N, Tyagi SC. Mitochondrial division/mitophagy inhibitor (Mdivi) ameliorates pressure overload induced heart failure. PLoS One. 2012;7:e32388.

44. Crighton D, Wilkinson S, O'Prey J, Syed N, Smith P, Harrison PR, Gasco M, Garrone O, Crook T, Ryan KM. DRAM, a p53-induced modulator of autophagy, is critical for apoptosis. Cell. 2006;126:121–34.

45. Ryan KM. p53 and autophagy in cancer: guardian of the genome meets guardian of the proteome. Eur J Cancer. 2011;47:44–50.

46. Bensaad K, Cheung EC, Vousden KH. Modulation of intracellular ROS levels by TIGAR controls autophagy. EMBO J. 2009;28:3015–26.

47. Tasdemir E, Maiuri MC, Galluzzi L, Vitale I, Djavaheri-Mergny M, D'Amelio M, Criollo A, Morselli E, Zhu C, Harper F, Nannmark U, Samara C, Pinton P, Vicencio JM, Carnuccio R, Moll UM, Madeo F, Paterlini-Brechot P, Rizzuto R, Szabadkai G, Pierron G, Blomgren K, Tavernarakis N, Codogno P, Cecconi F, Kroemer G. Regulation of autophagy by cytoplasmic p53. Nat Cell Biol. 2008;10:676–87.

第三十一章　氧化修饰调节肌浆网钙 ATP 酶：对老化心脏舒张功能障碍的病理生理启示

Regulation of SERCA Via Oxidative Modifications：Implications for the Pathophysiology of Diastolic Dysfunction in the Aging Heart

Fuzhong Qin，Richard A. Cohen 和 Wilson S. Colucci

（吕妍坤　译）

衰老心脏的表型

衰老与心脏结构和功能改变相关联，而且不依赖于高血压、冠状动脉疾病和糖尿病[1-5]。心脏衰老的最显著特征就是左心室质量的增加［如左心室肥厚（LVH）］、舒张功能受损和收缩功能代偿[6]。收缩功能障碍的出现一般是因为冠状动脉疾病（CAD）和心肌梗死。同样，动物实验研究，主要是啮齿类动物的实验呈现收缩功能代偿的 LVH 和舒张功能障碍[7]。不足为奇，射血分数保留的心衰（HFpEF）发生率随年龄增长而极大增加，反映了 LVH 和舒张功能障碍在衰老心脏心衰发病机制中的重要作用[8-9]。

衰老过程中 LVH 和舒张功能障碍与心肌细胞的特征性变化相关联[3,6]，包括增加单个细胞体积大小（如心肌细胞肥大），并且增加结缔组织数量（比如胶原蛋白）导致间质纤维化[9-11]。心肌肥厚是与心肌细胞数量减少相关的，而心肌细胞数量减少又可反映细胞凋亡。

平行比较衰老相关的心肌变化，血管重构与心肌细胞有许多共同特征，包括血管平滑肌细胞肥大、胶原沉积和僵硬度增加等[6,12]。动脉僵硬度增加导致收缩压升高和脉压升高，这是衰老的典型特征。动脉僵硬度增加加速动脉波动波传播速率（即速度），成为心脏收缩期主动脉瓣开放时脉搏波过早反射的原因，因而导致左心室后负荷增加。因此，衰老相关的动脉结构和功能的变化几乎肯定促进 LVH 的发展[6,9]。然而，衰老过程中动脉和左心室僵化之间的因果关系还不很清楚：它们之间可能存在共同病理生理机制，和（或）动脉僵硬可能至少部分是左心室重构的原因。

普遍认为衰老相关的心肌纤维化引起左心室僵硬度增加，顺应性下降，从而导致左心室充盈受损[4,6,9,13]。如何形成 LVH 还不很清楚，可能完全由于心肌细胞肥大引起，LVH 又导致舒张功能受损。虽然有可能心肌细胞肥大和左心室室壁厚度增加导致舒张功能受损是由于机械因素，但更可能是由于心肌细胞功能发生相关变化，这种变化影响钙调节和（或）肌小节功能。后者的一个例子是肌节蛋白如肌联蛋白数量或亚型发生改变。在这个章节，我们将专注于衰老过程中可能引起心肌细胞钙调节和松弛异常的机制[14-15]。

衰老心脏钙调节异常

大量研究表明心衰和衰老时钙调节异常引起心肌细胞功能受损[3,14,16-21]。举个例子，几年前，我们观察到从衰老小鼠中分离出的心室心肌细胞松弛延长与细胞内钙瞬变异常有关，这种钙瞬变异常以钙重摄取减慢和舒张期钙增多为特征[22]。然而，关于衰老时钙调节异常的明确机制还需进一步阐述。

细胞内钙瞬变由一个蛋白家族调节，包括肌浆网（SR）钙 ATP 酶（SERCA）、它的抑制蛋白受磷蛋白（PLB）、钙贮存蛋白、肌集钙蛋白和钙释放通道（CRC 或 ryanodine 受体）[15]。细胞内钙和（或）SR 钙的释放也是由经细胞膜 L-型钙通道（二氢吡啶受体）或钠钙交换体的钙流入调节的[15,19]。已有关于在心衰和衰老心脏中这些钙诱导/调节蛋白分子和功能变化的描述[15,19]。

SERCA 对于维持细胞内钙平衡具有尤为重要的作用，在心肌舒张时通过其将细胞质的钙泵入SR[19]。几项研究已经表明在衰老心脏中 SERCA 活性降低[15,19]。某些情况下，SERCA 活性降低与SERCA 蛋白水平降低或 SERCA/PLB 比率降低有关[15]。SERCA 活性降低可能也与 SERCA-PLB 复合体磷酸化减低有关，而 SERCA-PLB 复合体磷酸化减低则是由于蛋白激酶 A 依赖的 PLB 磷酸化减低[15]。其他研究也说明衰老与钙/钙调蛋白依赖的蛋白激酶（CaMK，δ-isoform）数量、内生 CaMK 介导 SERCA 和 PLB 的磷酸化、磷酸化依赖的 SR 集钙刺激等减少有关[15]。

衰老心脏 ROS 的可能作用

除了心脏表达钙调蛋白数量和（或）亚型的改变，越来越多的证据表明至少一种钙调蛋白 SERCA 功能上的变化可通过翻译后氧化修饰（oxidative post-translational modifications，OPTM）调节[23-24]。众所周知衰老心肌的活性氧（reactive oxidative species，ROS）和氧化应激增多[25-27]。反应氧化应激增多的一种方式是氧化修饰的蛋白（比如，3-硝基酪氨酸）数量增多，氧化修饰蛋白可通过免疫组化或 Western blotting 测定。

虽然衰老心脏氧化应激增多已有据可循，但功能的影响还不很清楚。然而，最近两个不同组的研究已证明心脏衰老的许多关键性特征在过表达过氧化氢酶转基因小鼠中被防止或基本上得到改善。在一组研究中，Ren 和他的同事们发现过表达细胞质过氧化氢酶的心肌细胞可改善细胞内钙调节，同时改善心肌细胞的收缩/舒张功能[21,28]。同样，在一组单独的研究中，Rabinovitch 和他的同事们发现过表达作用于线粒体的过氧化氢酶改善衰老相关的细胞内钙调节及细胞收缩/舒张的异常，也改善左心室

舒张功能[3,8]。过氧化氢酶改善心肌细胞和左心室收缩/舒张功能的能力说明 ROS 可能导致衰老心肌细胞松弛受损，从而导致衰老心脏左心室舒张功能障碍。虽然这些和其他研究结果发现 ROS 可能介导钙调节异常和心肌细胞松弛受损，但明确的机制和分子靶向还需进一步阐述。

SERCA OPTM：通过可逆的谷胱甘肽化激活

现在人们认识到 SERCA 功能可通过 OPTM 调节。过去的几年，Cohen 和同事们已经证明谷胱甘肽化（S-glutathiolation）是 SERCA 的一种重要氧化修饰，能增加 SERCA 的活性。他们最初的研究发现在心脏和大动脉氧化剂如过氧亚硝基（ONOO⁻）在低浓度（10～50μmol/L）既增加 SERCA S-glutathiolation，也增加 SERCA 活性[24]。

我们在体外实验进一步发现，SERCA 激活是由于半胱氨酸 674（C674）上的巯基 S-glutathiolation。C674 位于参与调节钙进入 SR 通道的 SERCA 铰链区域和 SR 膜的细胞基质面[29]。HEK293 细胞过表达野生型 SERCA 或 SERCA 突变体，C674 被改为 C674S，而突变的 SERCA 不能被 S-glutathiolation。C674 突变的细胞不能被 ONOO⁻ 激活，这就提示 C674 是关键的反应性残基[24,30]。以类似的方式，在大鼠主动脉平滑肌细胞，他们发现一氧化氮（NO）激活细胞的表达野生型 SERCA，反之，过表达 C674S 突变体防止 NO 激活 SERCA[30-31]。这些观察结果延伸到完整的动脉，他们发现在这些动脉 ONOO⁻ 诱导 SERCA C674 S-glutathiolation 导致 SERCA 激活，细胞内钙减少，血管平滑肌松弛度减低[24]。

心肌细胞 SERCA 通过谷胱甘肽化激活

随后，我们研究了硝酰基（HNO）——1 个电子还原及 NO 的质子化形式，在离体心肌细胞调节 SERCA 的作用[32]。HNO 显著增加 SERCA 活性，从而使心肌细胞缩短和松弛。这个作用与可逆的氧化巯基修饰有关，这已通过生物素化碘乙酰胺（biotinylated iodoacetamide，BIAM）标记的 SERCA C674 巯基数量减少且被还原剂二硫苏糖醇（dithiothreitol，DTT）逆转这一证据所证明，提示 SERCA 激活是由可逆的氧化巯基修饰所介导[32]。也表明 HNO 激活 SERCA 与 S-glutathiolation 有关，并可通过免疫印迹证实，同时也被过表达谷氧还蛋白-

1 (glutaredoxin-1) 防止 SERCA 肽化和激活所支持，谷氧还蛋白-1 还原混有二硫化物的谷胱甘肽蛋白。在过表达 C674S SERCA 突变体的心肌细胞，HNO 不能增加 SERCA S-glutathiolation 或 SERCA 激活，从而说明 C674 是 HNO S-glutathiolation 的关键性靶目标[32]。在尚未公开发表的研究中，我们也发现 ONOO⁻ 在低浓度（10～50 μmol/L）通过 C674 glutathiolation 激活心肌细胞的 SERCA 活性。因此，可看出 SERCA C674 的氧化 S-glutathiolation 是 SERCA 激活的一个共同机制。这是心脏和血管平滑肌细胞的共同机制，最近发现这也是内皮细胞 SERCA 激活的机制[33]。

SERCA OPTM：通过不可逆的氧化反应失活

在主动脉的一系列研究中，Cohen 和同事们证明 SERCA 也受到丝氨酸和酪氨酸不可逆的氧化，这可导致酶活性减低。在动脉硬化的兔主动脉，他们发现 SERCA 的活性巯基，特别是在 C674，有不可逆的氧化磺化反应，这种反应防止了 S-glutathiolation NO 介导的激活[24]。在体外实验，C674 的氧化同样可以防止 NO-介导的 S-glutathiolation 和 SERCA 的激活，这些作用可通过过表达 C674S SERCA 突变体所模拟[24]。总体来说，这篇论文涵盖了这些结果：参与 S-glutathiolation（例如 C674）介导的 SERCA 激活的半胱氨酸活性巯基在具有病理水平氧化剂的一些疾病状态可被不可逆氧化，因此致使 SERCA 通过 glutathiolation 被不适当激活。在糖尿病高脂血症的猪中，SERCA C674 的氧化也增多[34]。病理生理相关机制在高糖培养的平滑肌细胞即模拟糖尿病得到进一步证实，在此，也证明 SERCA C674 的氧化与 NO 不能抑制迁移相关联[35]。

SERCA 也可能受到酪氨酸的不可逆氧化。在肥胖的 Zucker 大鼠（一个肥胖和胰岛素抵抗的模型），分离出的主动脉平滑肌细胞，不但有 SERCA C674 的氧化，也有 SERCA tyrosines 294/295 的硝化，同样与 NO 不能抑制血清诱导的迁移相关联[31]。在这种情况下，氧化剂的来源看似是 NADPH 氧化酶的同型异构体——Nox4，因为它的敲除可以防止 SERCA 的氧化和失活[31]。同样，高胆固醇血症的兔主动脉，SERCA 在酪氨酸 294/295 的硝化反应增多，这引起了 SERCA 活性减低和乙酰胆

碱/NO 诱导的心肌松弛受损，两者均可通过抗氧剂恢复[36-37]。SERCA 酪氨酸硝化也在动脉硬化的人的主动脉中检测到[37]。

离体心肌细胞半胱氨酸 674 的磺化

我们已发现在心肌细胞经受强效的氧化剂作用时 SERCA 也发生不可逆的氧化。离体心肌细胞暴露于 H_2O_2 引起半胱氨酸氧化修饰，从而导致钙调节受损和收缩/松弛异常[38]。利用免疫印迹技术，通过应用位点特殊的抗体可以辨别 SERCA 是在 C674 发生磺化，我们已发现，暴露于 H_2O_2 导致 SERCA C674 发生磺化。

更多的新近未发表的研究验证了在心肌细胞 C674 氧化是否参与心肌细胞 SERCA 活性抑制。在培养的成年大鼠心肌细胞过表达野生型 SERCA 或 C674S SERCA 突变体。由于 C674S SERCA 突变体不能在 C674 被氧化，这样就为验证 C674 磺化后功能性改变提供了可能性。在过表达 C674S 突变体的心肌细胞 H_2O_2 抑制 SERCA 活性的效能可被减弱约一半，这就说明 H_2O_2 抑制酶活性的效能被减弱约一半是因为 C674 氧化。C674S 突变体提供的部分保护作用可能反映在 SERCA 的其他位点，比如酪氨酸 294/295，和（或）其他一些影响 SERCA 活性的蛋白。当高浓度 ONOO⁻ 被用作氧化剂时，也观察到类似结果。因此，在心肌细胞和血管，强效能的氧化剂可引起不可逆的 SERCA C674 氧化并导致钙摄取能力降低。

Gαq 小鼠不可逆的 SERCA 氧化

Gαq 过表达小鼠是被广泛使用的心脏收缩功能衰竭的模型，并且心肌的氧化应激增多[39]。值得注意，这个表型呈现出心肌细胞收缩功能和钙瞬变显著异常[23]。我们发现钙调节异常参与最大化钙刺激的 SERCA 活性减低[23]。然而，SERCA 蛋白表达水平没有降低，增大了功能降低反映翻译后修饰的可能性。与这一观点一致，我们发现提示 SERCA OPTM 的证据。首先，BIAM 标记的 SERCA，这可反映自由巯基（即还原巯基）的数量，是减少的。其次，利用免疫组化方法用位点直接的抗体证明 C674 磺化和酪氨酸 294/295 硝化增多。

为进一步评价氧化剂的作用，Gαq 小鼠和心肌细胞表达过氧化氢酶的转基因鼠杂交。这些过表达过氧化氢酶杂交小鼠的 SERCA OPTM（利用 BI-

AM 标记和免疫组化的方法）减少，SERCA 活性恢复、心肌细胞钙瞬变和收缩功能改善[23]。因此这些结果说明 SERCA OPTM 至少部分参与 Gαq 性心肌病心肌细胞收缩功能障碍。值得注意，本文作者也已发现严重心衰患者心肌细胞 SERCAC674 磺化和酪氨酸 294/295 硝化的证据（未发表的数据）。

氧化还原反应调解 SERCA 的统一观点

我们在离体心肌细胞和患病心肌细胞的观察结果和 Cohen 等的研究结果一致，Cohen 等主要基于在血管组织和细胞的实验首次提出氧化还原调节 SERCA 的这一观点[24]（图 31-1）。根据这个观点，低浓度也就是生理水平的氧化剂引起 SERCA C674 可逆性的 S-glutathiolation，并激活 SERCA。与之相反，病理状态下较高水平氧化剂可引起 SERCA 一个或多个位点发生不可逆的氧化，包括 C674 磺化。不可逆的 C674 氧化会抑制酶的基础活性，进一步防止其通过 S-glutathiolation 激活。

SERCA 氧化会引起心脏衰老吗？

正如已提到的，心脏衰老的一个标志是 SERCA 活性减低引起 SR 钙循环受损[15]。和先前的研究一致，我们最近研究发现衰老心脏的 SERCA 活性减低[40]。我们[22]和其他人[21]以前也观察到在衰老心脏分离出的心肌细胞，SERCA 活性减低引起钙重摄取和心肌细胞松弛受损。一些研究已证明在衰老心脏 SERCA 蛋白表达减少[3,41-42]，可能引起 SERCA 活性减低。另一方面，几项其他研究显示衰老小鼠的 SERCA 蛋白表达没有改变[15,20,43-45]。因此，看起来 SERCA 蛋白表达减少本身并不是衰老心脏 SERCA 活性减低的必要原因。SERCA 活性减低也可能由于受磷蛋白表达增加或活性增加，也可能是 PLB/SERCA 比率增加[15,46]。然而，这个机制看起来不能解释我们在衰老心脏中观察到的最大 SERCA 活性减低，因为最大 SERCA 活性是在钙超载和 ATP 刺激的条件下测定的，而它们对 PLB 调节不敏感。

关于衰老心脏 SERCA 活性减低的另一种解释是衰老心脏病理水平的 ROS 导致不可逆的 SERCA OPTM。在这一点上，研究已证实在骨骼肌和心肌广泛存在衰老相关的 SERCA 半胱氨酸氧化[12]和酪氨酸硝化[47-49]。过表达过氧化氢酶恢复分离心肌细胞 SERCA 活性和保护左心室舒张功能的性能提示其对 ROS 有重要作用从而支持这个观点。就这一点而言，我们已观察到衰老心脏 3-硝基酪氨酸和 4-HNE 显著升高，而过表达过氧化氢酶的转基因小鼠中防止了 3-硝基酪氨酸和 4-HNE 升高[40]。此外，通过应用位点特异性抗体检测 SERCA C674 磺

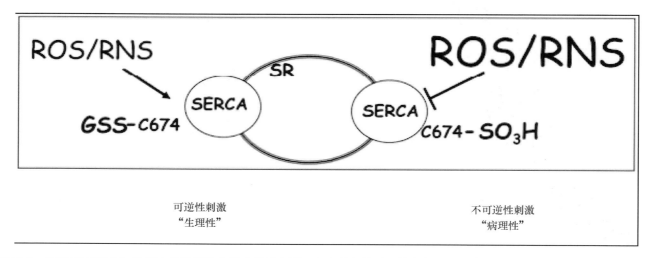

图 31-1　ROS 对 SERCA OPTM 功能理论上影响的示意图。在生理条件下，低浓度 ROS 引起可逆性的 S-glutathiolation，从而提高 SERCA 活性，增加钙重摄取至 SR，改善心肌细胞收缩和舒张功能。病理水平 ROS 引起 SERCA C674 发生不可逆的磺化，导致 SERCA 活性减低，阻碍钙重摄取至 SR，以心肌细胞松弛延迟和收缩力的可能降低为特征的心肌细胞功能障碍。［来源于 Adachi T，Weisbrod RM，Pimentel DR et al．S-Glutathiolation by peroxynitrite activates SERCA during arterial relaxation by nitric oxide．Nat Med 2004 November；10（11）：1200-7．获得 Nature Publishing Group 授权］

化[34]，我们发现衰老心脏与 SERCA C674 磺化相关，这可由过氧化氢酶过表达所防止[40]。因此，与已被证明的 674 氧化抑制 SERCA 活性综合考虑，ROS 介导 SERCA OPTM 可能是引起衰老心脏舒张功能障碍的一个重要机制。

启示

这些研究表明 ROS，如 H_2O_2 导致衰老心脏舒张功能障碍，至少部分经 SERCA 氧化修饰介导，尤其是 C674 磺化。将氧化剂来源作为治疗靶目标，降低氧化剂水平和（或）防止靶蛋白如 SERCA 发生不可逆的氧化等措施可能对改善衰老心脏舒张功能有价值。SERCA 氧化修饰的机制和后果有可能与心脏舒张功能不全的其他状况存在广泛联系。

参考文献

1. Chen MA. Heart failure with preserved ejection fraction in older adults. Am J Med. 2009;122(8):713–23.
2. Aronow WS. Left ventricular diastolic heart failure with normal left ventricular systolic function in older persons. J Lab Clin Med. 2001;137(5):316–23.
3. Dai DF, Santana LF, Vermulst M, et al. Overexpression of catalase targeted to mitochondria attenuates murine cardiac aging. Circulation. 2009;119(21):2789–97.
4. Dai DF, Rabinovitch PS. Cardiac aging in mice and humans: the role of mitochondrial oxidative stress. Trends Cardiovasc Med. 2009;19(7):213–20.
5. Lakatta EG, Levy D. Arterial and cardiac aging: major shareholders in cardiovascular disease enterprises: Part II: the aging heart in health: links to heart disease. Circulation. 2003;107(2):346–54.
6. Oxenham H, Sharpe N. Cardiovascular aging and heart failure. Eur J Heart Fail. 2003;5(4):427–34.
7. Chen W, Frangogiannis NG. The role of inflammatory and fibrogenic pathways in heart failure associated with aging. Heart Fail Rev. 2010;15(5):415–22.
8. Dai DF, Linford NJ, Santana LF, Treuting P, Ladiges W, Rabinovitch PS. Mice overexpressing mitochondrial-targeted catalase are protected against cardiac aging. Eur Heart J. 2006;27:875–6.
9. Groban L. Diastolic dysfunction in the older heart. J Cardiothorac Vasc Anesth. 2005;19(2):228–36.
10. Boyle AJ, Shih H, Hwang J, et al. Cardiomyopathy of aging in the mammalian heart is characterized by myocardial hypertrophy, fibrosis and a predisposition towards cardiomyocyte apoptosis and autophagy. Exp Gerontol. 2011;46(7):549–59.
11. Dutta D, Calvani R, Bernabei R, Leeuwenburgh C, Marzetti E. Contribution of impaired mitochondrial autophagy to cardiac aging: mechanisms and therapeutic opportunities. Circ Res. 2012;110(8):1125–38.
12. Lakatta EG. Arterial and cardiac aging: major shareholders in cardiovascular disease enterprises: Part III: cellular and molecular clues to heart and arterial aging. Circulation. 2003;107(3):490–7.
13. Kitzman DW. Diastolic heart failure in the elderly. Heart Fail Rev. 2002;7(1):17–27.
14. Bernhard D, Laufer G. The aging cardiomyocyte: a mini-review. Gerontology. 2008;54(1):24–31.
15. Janczewski AM, Lakatta EG. Modulation of sarcoplasmic reticulum Ca(2+) cycling in systolic and diastolic heart failure associated with aging. Heart Fail Rev. 2010;15(5):431–45.
16. Davies CH, Davia K, Bennett JG, Pepper JR, Poole-Wilson PA, Harding SE. Reduced contraction and altered frequency response of isolated ventricular myocytes from patients with heart failure. Circulation. 1995;92(9):2540–9.
17. Houck WV, Pan LC, Kribbs SB, et al. Effects of growth hormone supplementation on left ventricular morphology and myocyte function with the development of congestive heart failure. Circulation. 1999;100(19):2003–9.
18. Kinugawa S, Tsutsui H, Ide T, et al. Positive inotropic effect of insulin-like growth factor-1 on normal and failing cardiac myocytes. Cardiovasc Res. 1999;43(1):157–64.
19. Zarain-Herzberg A. Regulation of the sarcoplasmic reticulum Ca2+−ATPase expression in the hypertrophic and failing heart. Can J Physiol Pharmacol. 2006;84(5):509–21.
20. Lim C, Liao R, Varma N, Apstein CS. Impaired myocardial relaxation in the senescent mouse heart correlates with age-related alterations in calcium handling proteins. Biophys J. 1999;76(1):A309.
21. Ren J, Li Q, Wu S, Li SY, Babcock SA. Cardiac overexpression of antioxidant catalase attenuates aging-induced cardiomyocyte relaxation dysfunction. Mech Ageing Dev. 2007;128(3):276–85.
22. Lim CC, Apstein CS, Colucci WS, Liao RL. Impaired cell shortening and relengthening with increased pacing frequency are intrinsic to the senescent mouse cardiomyocyte. J Mol Cell Cardiol. 2000;32(11):2075–82.
23. Lancel S, Qin FZ, Lennon SL, et al. Oxidative post-translational modifications mediate decreased SERCA activity and myocyte dysfunction in G alpha q-overexpressing mice. Circ Res. 2010;107(2):228–32.
24. Adachi T, Weisbrod RM, Pimentel DR, et al. S-Glutathiolation by peroxynitrite activates SERCA during arterial relaxation by nitric oxide. Nat Med. 2004;10(11):1200–7.
25. Li SY, Du M, Dolence EK, et al. Aging induces cardiac diastolic dysfunction, oxidative stress, accumulation of advanced glycation endproducts and

protein modification. Aging Cell. 2005;4(2):57–64.

26. Rueckschloss U, Villmow M, Klockner U. NADPH oxidase-derived superoxide impairs calcium transients and contraction in aged murine ventricular myocytes. Exp Gerontol. 2010;45(10):788–96.

27. Wang MY, Zhang J, Walker SJ, Dworakowski R, Lakatta EG, Shah AM. Involvement of NADPH oxidase in age-associated cardiac remodeling. J Mol Cell Cardiol. 2010;48(4):765–72.

28. Wu S, Li Q, Du M, Li SY, Ren J. Cardiac-specific overexpression of catalase prolongs lifespan and attenuates ageing-induced cardiomyocyte contractile dysfunction and protein damage. Clin Exp Pharmacol Physiol. 2007;34(1–2):81–7.

29. Bishop JE, Squier TC, Bigelow DJ, Inesi G. (Iodoacetamido)fluorescein labels a pair of proximal cysteines on the Ca2+–ATPase of sarcoplasmic reticulum. Biochemistry. 1988;27(14):5233–40.

30. Ying J, Tong X, Pimentel DR, et al. Cysteine-674 of the sarco/endoplasmic reticulum calcium ATPase is required for the inhibition of cell migration by nitric oxide. Arterioscler Thromb Vasc Biol. 2007;27(4):783–90.

31. Tong X, Hou X, Jourd'heuil D, Weisbrod RM, Cohen RA. Upregulation of Nox4 by TGF{beta}1 oxidizes SERCA and inhibits NO in arterial smooth muscle of the prediabetic Zucker rat. Circ Res. 2010; 107(8):975–83.

32. Lancel S, Zhang J, Evangelista A, et al. Nitroxyl activates SERCA in cardiac myocytes via glutathiolation of cysteine 674. Circ Res. 2009;104(6):720–3.

33. Evangelista AM, Thompson MD, Weisbrod RM, et al. Redox regulation of SERCA2 is required for vascular endothelial growth factor-induced signaling and endothelial cell migration. Antioxid Redox Signal. 2012;17(8):1099–108.

34. Ying J, Sharov V, Xu S, et al. Cysteine-674 oxidation and degradation of sarcoplasmic reticulum Ca(2+) ATPase in diabetic pig aorta. Free Radic Biol Med. 2008;45(6):756–62.

35. Tong X, Ying J, Pimentel DR, Trucillo M, Adachi T, Cohen RA. High glucose oxidizes SERCA cysteine-674 and prevents inhibition by nitric oxide of smooth muscle cell migration. J Mol Cell Cardiol. 2008;44(2):361–9.

36. Adachi T, Matsui R, Weisbrod RM, Najibi S, Cohen RA. Reduced sarco/endoplasmic reticulum Ca(2+) uptake activity can account for the reduced response to NO, but not sodium nitroprusside, in hypercholesterolemic rabbit aorta. Circulation. 2001; 104(9):1040–5.

37. Adachi T, Matsui R, Xu S, et al. Antioxidant improves smooth muscle sarco/endoplasmic reticulum Ca(2+)-ATPase function and lowers tyrosine nitration in hypercholesterolemia and improves nitric oxide-induced relaxation. Circ Res. 2002;90(10):1114–21.

38. Kuster GM, Lancel S, Zhang JM, et al. Redox-mediated reciprocal regulation of SERCA and Na(+)-Ca(2+) exchanger contributes to sarcoplasmic reticulum Ca(2+) depletion in cardiac myocytes. Free Radic Biol Med. 2010;48(9):1182–7.

39. Qin F, Biolo A, Siwik DA, et al. Cardiac-specific overexpression of catalase prevents progressive left ventricular remodeling and failure in gq-overexpressing transgenic mice. Circulation. 2006; 114(18):155.

40. Qin F, Luptak I, Siwik DA, Kang L, Cohen RA, Colucci WS. Myocyte-specific catalase overexpression prevents age-related left ventricular diastolic dysfunction: association with reduction of oxidation of SERCA at cysteine 674 Abstract. Circulation. 2011;124:A9575.

41. Schmidt U. del MF, Miyamoto MI et al. Restoration of diastolic function in senescent rat hearts through adenoviral gene transfer of sarcoplasmic reticulum Ca(2+)-ATPase. Circulation. 2000;101(7):790–6.

42. Zhu X, Altschafl BA, Hajjar RJ, Valdivia HH, Schmidt U. Altered Ca2+ sparks and gating properties of ryanodine receptors in aging cardiomyocytes. Cell Calcium. 2005;37(6):583–91.

43. Isenberg G, Borschke B, Rueckschloss U. Ca2+ transients of cardiomyocytes from senescent mice peak late and decay slowly. Cell Calcium. 2003;34(3):271–80.

44. Slack JP, Grupp IL, Dash R, et al. The enhanced contractility of the phospholamban-deficient mouse heart persists with aging. J Mol Cell Cardiol. 2001; 33(5):1031–40.

45. Thomas MM, Vigna C, Betik AC, Tupling AR, Hepple RT. Cardiac calcium pump inactivation and nitrosylation in senescent rat myocardium are not attenuated by long-term treadmill training. Exp Gerontol. 2011;46(10):803–10.

46. Periasamy M, Bhupathy P, Babu GJ. Regulation of sarcoplasmic reticulum Ca2+ ATPase pump expression and its relevance to cardiac muscle physiology and pathology. Cardiovasc Res. 2008;77(2):265–73.

47. Sharov VS, Dremina ES, Galeva NA, Williams TD, Schoneich C. Quantitative mapping of oxidation-sensitive cysteine residues in SERCA in vivo and in vitro by HPLC-electrospray-tandem MS: selective protein oxidation during biological aging. Biochem J. 2006;394(Pt 3):605–15.

48. Knyushko TV, Sharov VS, Williams TD, Schoneich C, Bigelow DJ. 3-Nitrotyrosine modification of SERCA2a in the aging heart: a distinct signature of the cellular redox environment. Biochemistry. 2005; 44(39):13071–81.

49. Xu SQ, Ying J, Jiang BB, et al. Detection of sequence-specific tyrosine nitration of manganese SOD and SERCA in cardiovascular disease and aging. Am J Physiol Heart Circ Physiol. 2006;290(6):H2220–7.

老年与心力衰竭

第三十二章　衰老标记蛋白-30 与老化相关的心脏重构和心力衰竭

SMP30 and Aging-Related Cardiac Remodeling and Heart Failure

Satoshi Suzuki 和 Yasuchika Takeishi

（张　涛　译）

衰老标记蛋白-30 特征

衰老标记蛋白 30（SMP30）的表达随着年龄的增长而降低，最初在 1991 年，利用蛋白质组学分析技术从大鼠肝中作为一种新的蛋白质被发现。虽然许多蛋白质受性激素特别是雄激素的影响，随着年龄增加而增加或减少，但 SMP30 随年龄增长的下降不受雄激素的影响，也不受性别差异的影响。1992 年，通过 Northern 杂交分离出 SMP30 的 mRNA，基因组 Southern 杂交分析表明广泛存在于包括人类在内的许多高等动物物种中[2]。虽然监测到 SMP30 的转录存在于几乎所有的器官中，但大量的 SMP30 表达在肝和肾近端小管上皮中[2-4]。小鼠基因组克隆的分析表明，SMP30 由七个外显子和六个内含子组成，氨基酸序列分析显示小鼠的 SMP30 与大鼠的有 94％ 的相似度，与人的有 89％ 的相似度[5]。与大鼠一样，人类 SMP30 基因存在于 X 染色体上。人类的 SMP30 像大鼠和小鼠一样由 299 个氨基酸组成，与大鼠相比有 88.6％ 的同源性，分子量大约为 34kDa[3]。

最近的一个更详细的研究表明，全长 34kDa 的 SMP30 蛋白通过细胞内处理产生两个其他形式的 SMP30，分子量大小为 28kDa 和 24kDa[6]。作者也表明 28kDa 和 24kDa 的蛋白形成往往与细胞内的颗粒成分（线粒体）相关。而全长 34kDa 的 SMP30 均匀分布在细胞质和颗粒成分之间。28kDa 和 24kDa 的较低分子量的 SMP30 也存在于正常大鼠肝组织，这表明在生理状态下，SMP30 确实存在多种形式[6]。

SMP30 的多种生物学功能

虽然当 SMP30 首次被发现时，其功能未被认识，但现在已阐明 SMP30 具有多种生物学功能。Fujita 等使用培育出的 SMP-30 cDNA 载体转染 SMP30 表达的 Hep G2 细胞系表明，SMP30 通过调节 Ca^{2+} 泵的活性，进而调节胞浆游离 Ca^{2+} 浓度[7]。SMP30 的这个效果与 regucalcin（RGN）相同，通过调节 Ca^{2+} 结合蛋白的活性，如 Ca^{2+}-ATP 酶/Ca^{2+} 泵、蛋白酶和 Ca^{2+} 依赖的蛋白激酶（钙调蛋白激酶和蛋白激酶 C 等），RGN 在调节 Ca^{2+} 稳态中起重要作用[8]。虽然 1978 年发现的 RGN 是一种没有典型的 Ca^{2+} 结合模体的钙结合蛋白，但现在很显然 RGN 和 SMP30 是同一个蛋白[8-10]。此外，上述 SMP30 转染的 HepG2 细胞（HepG2/SMP30）被证明由许多细胞表面的微绒毛和胆小管覆盖，而在内质网膜则拥有特殊的黏附接触，如紧密连接和桥粒[11]。在同一研究，与对照组相比，HepG2/SMP30 延缓细胞生长。此外，与对照细胞相比，线粒体和线粒体后片断中的活性氧（ROS）形成、超氧化物歧化酶（SOD）活性和由硫代巴比妥酸反应产物（TBARS）评估的脂质过氧化在 HepG2/SMP30 细胞中被抑制，这表明 SMP30 具有很强的抗氧化活性[12]。他们认为，这些减少 HepG2/SMP30 细

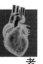

胞 ROS 形成的作用可能与 SMP30 过度表达后细胞内 Ca^{2+} 调制作用有关。通过 RGN 过度表达细胞，最近的研究进一步发现，RGN 增加肌浆网 Ca^{2+}-ATP 酶（SERCA）的 mRNA 和蛋白水平[13]。

为探讨体内 SMP30 的详细功能，Ishigami 等发明了 SMP30 基因敲除小鼠（SMP30-KO）[14]。在这项研究中，他们证明了与野生型（WT）小鼠的肝细胞相比，SMP30-KO 小鼠的肝细胞更容易受到肿瘤坏死因子（TNF）-α 加放线菌素 D（ActD）诱导的细胞凋亡的影响。此外，与野生型小鼠肝细胞相比，SMP30-KO 小鼠肝细胞的 TNF-α/ActD 诱导的细胞凋亡蛋白酶 8 的活性要高，但是，核转录因子 κB 的活化在这两个品系小鼠中没有改变[14]。肝损伤的组织学切片，包括抗 Fas 抗体给药后的细胞凋亡见图 32-1。用苏木精染色法检测的出血性病变和用末端标记法（TUNEL）检测的凋亡，表明抗 Fas 抗体处理后 SMP30-KO 小鼠更容易患肝损伤与细胞凋亡。细胞内的信号分析显示，与对照细胞相比，在给予 TNF-α/ActD 后，作为细胞存活因子的 Akt 磷酸化

作用在 HepG2/SMP30 细胞中被增强[15]。此外，钙调蛋白抑制剂三氟拉嗪使 Akt 的活化和 SMP30 的抗凋亡作用减弱。因此 Matsuyama 等建议，钙调素和 SMP30 之间相互作用调节 Akt 的活性，从而在肝细胞中起到存活因子的作用[15]。氟磷酸二异丙酯（DFP）是一种像沙林一样的化学神经性毒剂，由其导致的肝损伤显示，与野生型小鼠相比，SMP30-KO 小鼠的肝细胞对 DFP 诱导的细胞毒性更敏感[16]。此外，从野生型小鼠的肝中可检测 DFP 酶活性，而从 SMP30-KO 小鼠的肝中没有发现该种酶的活性。从这些结果中，Kondo 等提示 SMP30 可能是在肝中唯一的 DFP 水解酶，对 DFP 有解毒效果[16]。

SMP30 对于维生素 C（抗坏血酸，AA）的生物合成也很重要。葡糖醛酸内酯酶（GNL）是将 L 古洛糖酸转化为 L 葡糖醛酸 γ 内酯，即 AA 的前体物质过程中的一个必不可少的酶。当给予维生素 C 缺乏的食物喂养时，SMP30-KO 小鼠会出现坏血病症状，像佝偻病和骨折[17]。Kondo 等显示在 SMP30-KO 小鼠死亡的时候，其器官 AA 的水平不

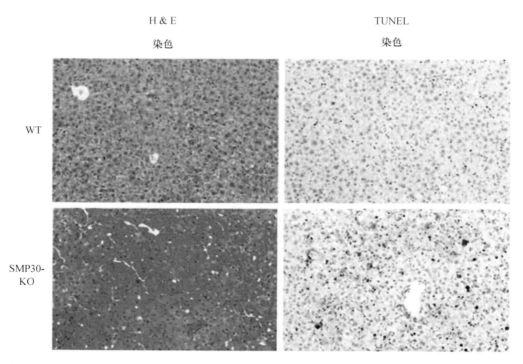

H & E 染色   TUNEL 染色

WT

SMP30-KO

图 32-1（见书后彩图） 野生型（WT）和 SMP30 基因敲除（SMP30-KO）小鼠通过尾静脉注入抗 Fas 抗体（$3\mu g/25g$ 老鼠体重）。小鼠在 6h 的抗 Fas 抗体处理后被杀掉。肝标本（×100）通过苏木精-伊红（H&E）染色（左侧）和终端的 dUTP 切口末端标记（TUNEL）分析（右侧）后的组织学检查（来源于 Ishigami A，Fujita T，Handa S，Shirasawa T，Koseki H，Kitamura T，et al. Senescence marker protein-30 knockout mouse liver is highly susceptible to tumor necrosis factor- alpha- and Fas-mediated apoptosis. Am J Pathol. 2002；161：1273-1281. With permission from Elsevier)

到对照组 WT 小鼠的 1.6%，且在肝中未检测到 GNL 活性[17]。他们指出 SMP30 有内酯酶活性，像 GNL 一样，都需 Zn^{2+} 和 Mn^{2+} 作为辅助因子。此外，他们发现，给予 D-葡糖醛酸 γ 内酯后 AA 尿排泄增加，并且如果没有 SMP30，AA 合成有另一种途径，虽然该途径的作用非常小（图32-2）。从这些结果他们得出的结论是，SMP30 是哺乳类动物中 AA 生物合成途径的一个独特的 GNL[17]。

组织学检查显示，在电镜照片下 SMP30-KO 小鼠的线粒体和溶酶体异常扩大，在肝标本与 WT 小鼠相比，脂滴存储随着年龄增加而增加[18]。在 12 个月的年龄，SMP30-KO 小鼠在肾小管上皮细胞中清晰可见有脂褐素和与衰老有关的 β-半乳糖苷酶（SA-β-GAL）的沉积[19]。与对照 WT 小鼠相比，SMP30-KO 小鼠表现出更短的寿命和明显的营养不良与消瘦[18]。这些衰老标志的形态特征，支持的结论是 SMP30-KO 小鼠是有用的衰老模型。此外，与对照 WT 小鼠相比，SMP30-KO 小鼠的磷脂水平以及总胆固醇和三酰甘油水平也较高[18]。这种脂质代谢异常可能导致了 SMP30-KO 小鼠寿命短。

对于不同器官中 SMP30 的抗氧化应激作用已有许多研究报道。虽然 SMP30 表达在大脑中的水平非常低，但在 SMP30-KO 小鼠大脑中，ROS 的产生

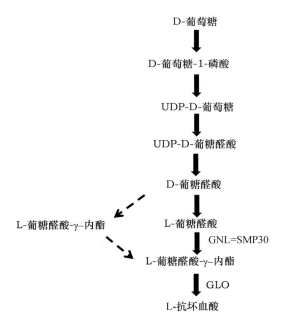

图 32-2 从 D-葡萄糖到 L-抗坏血酸的生物合成途径。衰老标记蛋白 30（SMP-30）作为葡糖醛酸内酯酶（GNL），它催化 L-古洛糖酸形成 L 葡糖醛酸 γ 内酯。突变人类缺乏 L 葡糖醛酸 γ 内酯氧化酶（GLO）

（图中流程）
D-葡萄糖
↓
D-葡萄糖-1-磷酸
↓
UDP-D-葡萄糖
↓
UDP-D-葡糖醛酸
↓
D-葡糖醛酸
↓
L-葡糖醛酸-γ-内酯 ← → L-葡糖醛酸
GNL=SMP30
↓
L-葡糖醛酸-γ-内酯
↓ GLO
L-抗坏血酸

和烟酰胺腺嘌呤二核苷酸磷酸（NADPH）氧化酶活性增强[20]。在 SMP30-KO 小鼠和野生型小鼠脑皮质，抗氧化活性没有变化，包括超氧化物歧化酶、过氧化氢酶和谷胱甘肽过氧化物酶，这表明 SMP30 本身可有抗氧化作用。

把 SMP30-KO 小鼠暴露于慢性吸烟环境下造成的肺损伤的组织学检查显示，肺泡容积扩大明显，外周肺泡壁破坏显著[21]。然而，该研究表明，暴露于慢性吸烟环境下，与 WT 鼠相比，SMP30-KO 小鼠肺中的丙二醛和支气管肺泡灌洗液中的谷胱甘肽（作为脂质氧化应激产物）的表达增加[21]。因为老化和吸烟被认为是肺气肿形成的主要原因，故对抗暴露于慢性吸烟环境下氧化应激的保护作用被认为对于肺气肿等年龄相关的疾病有用。给 SMP30-KO 小鼠不含 AA 的饮食，从而导致 AA 的彻底缺乏，会出现慢性吸烟环境暴露下小鼠模型同样的结果[22]。组织学研究发现，与 WT 小鼠相比，在无 AA 饮食的 SMP30-KO 小鼠中有肺气肿的发展及 ROS 产物，包括 TBARS 的增加[22]。有趣的是，与无 AA 饮食的 WT 小鼠相比，在无 AA 饮食的 SMP30-KO 小鼠中，I 型胶原 mRNA 水平降低 82.2%，然而，补充 AA 在 SMP30-KO 小鼠中可部分恢复 I 型胶原 mRNA 水平，使其水平几乎达到无 AA 饮食的 WT 小鼠的一半。这表明，除了 AA，SMP30 在胶原合成中也起重要作用[22]。

Hasegawa 等使用 SMP30-KO 小鼠报道了 SMP30 和血糖动态平衡的关系[23]。在腹膜内注射葡萄糖 30min 后，与 WT 小鼠相比，SMP30-KO 小鼠的血糖水平更高，胰岛素水平更低，然而，通过腹膜内胰岛素耐受实验评估的胰岛素敏感性表明，与 WT 小鼠相比，SMP30-KO 小鼠血糖降低更多。5-溴脱氧尿嘧啶核苷（BrdU）免疫组化染色显示高脂饮食诱导的 β 胰岛细胞的弥补性增加程度没有不同。与 WT 小鼠相比，从 SMP30-KO 小鼠分离的胰岛细胞对葡萄糖和氯化钾（KCl）反应性胰岛素的分泌明显下降，而两组在 ATP 含量上没有不同。他们得出结论，SMP30-KO 小鼠胰岛素分泌早期阶段的损害导致胰岛素的不耐受[23]。

虽然随年龄增加 SMP30 水平往往下降，但通过热量限制，SMP30 在肝和肾的蛋白表达可被提高，同时 SMP30 的下调伴随着 ROS 产生增多[24]。众所周知，在包括人类在内的各种动物，热量限制阻止老化

并延长寿命，而该基质中最重要的因素之一是氧化应激的减少[25]。因此，了解氧化应激和SMP30的关系有助于解释SMP30和老化相关的应激性疾病。

SMP30 与心血管疾病

老化伴随着CAD和高血压的患病率逐渐增加，由于缺血和高血压性心肌病导致心衰发病率增加。肾素-血管紧张素-醛固酮系统（RAAS）的激活增加引起氧化应激，RAAS和氧化应激均与年龄相关的心肌重构相关[26]。RAAS的主要效应分子血管紧张素Ⅱ不仅有助于血管收缩、心肌肥大、重构和心力衰竭，而且有助于NADPH氧化酶的激活。我们利用衰老相关的血管紧张素Ⅱ诱导的心肌重构小鼠模型检查SMP-30的上述抗氧化和抗凋亡作用。

我们用年龄匹配（12～16周）的SMP30-KO和WT小鼠（C57BL/6背景），因为SMP30-KO小鼠不能合成AA，因此使用普通饲料和含有AA（1.5g/L）的饮用水喂养它们[17-20]。通过皮下渗透微泵持续输注14天的高剂量的血管紧张素Ⅱ[800ng/（kg·min）]和生理盐水。

通过重力数据分析，由胫骨长度（TL）校正的

心脏重量（HW）和左心室重量（LVW）在控制组WT小鼠和基因敲除组小鼠之间是相似的。血管紧张素Ⅱ输注后，虽在WT小鼠和基因敲除小鼠导致收缩压同等程度升高，HW与胫骨长度（TL）比值和LVW与胫骨长度（TL）比值在SMP30-KO小鼠明显高于WT小鼠。

组织学检查表明，与血管紧张素Ⅱ注射的WT小鼠相比，血管紧张素Ⅱ注射的SMP30-KO小鼠有实质性的左心室（LV）肥厚伴LV扩张肥大，提示相比输注血管紧张素Ⅱ的WT小鼠，输注血管紧张素Ⅱ的SMP30-KO小鼠产生离心性肥厚。与血管紧张素Ⅱ注射的WT小鼠相比，血管紧张素Ⅱ注射的SMP30-KO小鼠的心肌细胞横截面积明显增大（图32-3，顶部）。与血管紧张素Ⅱ注射的WT小鼠相比，血管紧张素Ⅱ注射的SMP30-KO小鼠心肌纤维化程度明显升高（图32-3，下）。这些数据表明，SMP30缺陷加剧血管紧张素Ⅱ诱导的心肌肥厚和纤维化，其作用不依赖于血压。

超声心动图显示，与接受血管紧张素Ⅱ注射的WT大鼠注射血管紧张素Ⅱ后14天时相比，接受血管紧张素Ⅱ注射的SMP30-KO大鼠LV舒张末期内径增大、缩短分数明显降低。输注血管紧张素Ⅱ后，

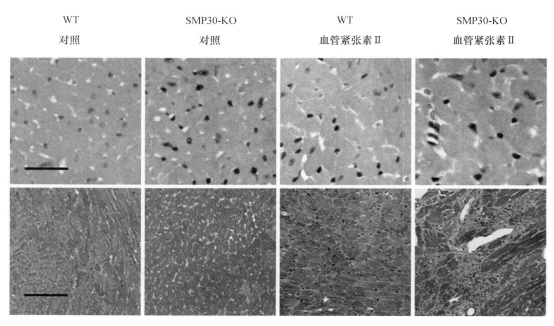

图32-3（见书后彩图）（上）在在WT小鼠和SMP30-KO小鼠有/没有血管紧张素Ⅱ时苏木精和伊红染色的心肌横截面（标尺＝50μm）。与血管紧张素Ⅱ注射的野生型小鼠相比，血管紧张素Ⅱ注射的SMP30-KO小鼠的心肌细胞横截面积明显增大（372μm±11μm vs. 399μm±17μm[2]，P＜0.01）。（下）马松弹性心肌切片染色（标尺＝100μm）。与血管紧张素Ⅱ注射的野生型小鼠相比，血管紧张素Ⅱ注射的SMP30-KO小鼠的心肌纤维化程度明显升高（6.4%±0.8% vs. 7.5%±0.7%，P＜0.01）

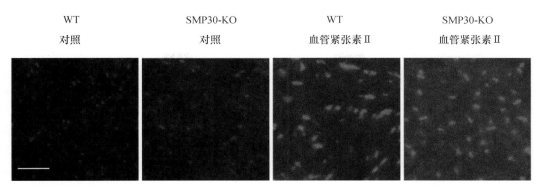

WT	SMP30-KO	WT	SMP30-KO
对照	对照	血管紧张素Ⅱ	血管紧张素Ⅱ

图 32-4（见书后彩图） 冷冻左心室组织二氢乙锭（DHE）染色（标尺＝50μm）。血管紧张素Ⅱ注射的 SMP30-KO 小鼠的超氧阴离子产生明显大于血管紧张素Ⅱ注射的野生型小鼠（P＜0.01）

与 WT 小鼠相比，SMP30-KO 小鼠二尖瓣血流的多普勒检查和二尖瓣环的组织多普勒图像显示 LV 收缩和舒张功能显著受到抑制。

二氢乙锭（DHE）染色用来检查 ROS 的生成。虽然注射血管紧张素Ⅱ大大增加 WT 小鼠和 SMP30-KO 小鼠 ROS 的产生，但在血管紧张素Ⅱ输注的 SMP30-KO 小鼠 ROS 的产生明显多于输注血管紧张素Ⅱ的 WT 小鼠（图 32-4）。血管紧张素Ⅱ刺激增加 NADPH 氧化酶亚基 p67^{phox} 表达，与 WT 小鼠相比，SMP30-KO 小鼠 p67^{phox} 表达水平显著升高（P＜0.01）。这些数据表明，SMP30 缺陷通过 NADPH 氧化酶上调增加血管紧张素Ⅱ诱导的心肌氧化应激。此外，注射血管紧张素Ⅱ后出现的心肌细胞凋亡通过终端脱氧核苷酸末端转移酶介导的 dUTP 缺口末端标记（TUNEL）在 SMP30-KO 小鼠明显高于 WT 小鼠。

在这一章中使用血管紧张素Ⅱ注射的小鼠模型，我们证明在心脏重构中 SMP30 的抗氧化和抗凋亡作用。SMP30 可能有心脏保护作用，这些作用在脑、肺、肝中的表现也相似。这些结果也表明，SMP30 可能对于氧化应激和衰老加快的心脏重构是一个关键因素，并可成为治疗药物。

参考文献

1. Fujita T, Uchida K, Maruyama N. Purification of senescence marker protein-30 (SMP30) and its androgen-independent decrease with age in the rat liver. Biochim Biophys Acta. 1992;1116:122–8.

2. Fujita T, Shirasawa T, Uchida K, Maruyama N. Isolation of cDNA clone encoding rat senescence marker protein-30 (SMP30) and its tissue distribution. Biochim Biophys Acta. 1992;1132:297–305.

3. Fujita T, Mandel JL, Shirasawa T, Hino O, Shirai T, Maruyama N. Isolation of cdna clone encoding human homologue of senescence marker protein-30 (SMP30) and its location on the X chromosome. Biochim Biophys Acta. 1995;1263:249–52.

4. Ishigami A, Handa S, Maruyama N, Supakar PC. Nuclear localization of senescence marker protein-30, SMP30, in cultured mouse hepatocytes and its similarity to RNA polymerase. Biosci Biotechnol Biochem. 2003;67:158–60.

5. Fujita T, Shirasawa T, Maruyama N. Isolation and characterization of genomic and cDNA clones encoding mouse senescence marker protein-30 (SMP30). Biochim Biophys Acta. 1996;1308:49–57.

6. Arun P, Aleti V, Parikh K, Manne V, Chilukuri N. Senescence marker protein 30 (SMP30) expression in eukaryotic cells: existence of multiple species and membrane localization. PLoS One. 2011;6:e16545.

7. Fujita T, Inoue H, Kitamura T, Sato N, Shimosawa T, Maruyama N. Senescence marker protein-30 (SMP30) rescues cell death by enhancing plasma membrane Ca^{2+}-pumping activity in Hep G2 cells. Biochem Biophys Res Commun. 1998;250:374–80.

8. Yamaguchi M. Role of regucalcin in calcium signaling. Life Sci. 2000;66:1769–80.

9. Yamaguchi M, Yamamoto T. Purification of calcium binding substance from soluble fraction of normal rat liver. Chem Pharm Bull (Tokyo). 1978;26:1915–8.

10. Fujita T. Senescence marker protein-30 (SMP30): structure and biological function. Biochem Biophys Res Commun. 1999;254:1–4.

11. Ishigami A, Fujita T, Inoue H, Handa S, Kubo S, Kondo Y, et al. Senescence marker protein-30 (SMP30) induces formation of microvilli and bile canaliculi in Hep G2 cells. Cell Tissue Res. 2005;320:243–9.

12. Handa S, Maruyama N, Ishigami A. Over-expression of senescence marker protein-30 decreases reactive oxygen species in human hepatic carcinoma Hep G2 cells. Biol Pharm Bull. 2009;32:1645–8.

13. Lai P, Yip NC, Michelangeli F. Regucalcin (RGN/SMP30) alters agonist- and thapsigargin-induced cytosolic [Ca^{2+}] transients in cells by increasing SERCA

Ca^{2+}ATPase levels. FEBS Lett. 2011;585:2291–4.

14. Ishigami A, Fujita T, Handa S, Shirasawa T, Koseki H, Kitamura T, et al. Senescence marker protein-30 knockout mouse liver is highly susceptible to tumor necrosis factor-alpha- and Fas-mediated apoptosis. Am J Pathol. 2002;161:1273–81.

15. Matsuyama S, Kitamura T, Enomoto N, Fujita T, Ishigami A, Handa S, et al. Senescence marker protein-30 regulates Akt activity and contributes to cell survival in Hep G2 cells. Biochem Biophys Res Commun. 2004;321:386–90.

16. Kondo Y, Ishigami A, Kubo S, Handa S, Gomi K, Hirokawa K, et al. Senescence marker protein-30 is a unique enzyme that hydrolyzes diisopropyl phosphorofluoridate in the liver. FEBS Lett. 2004; 570:57–62.

17. Kondo Y, Inai Y, Sato Y, Handa S, Kubo S, Shimokado K, et al. Senescence marker protein 30 functions as gluconolactonase in l-ascorbic acid biosynthesis, and its knockout mice are prone to scurvy. Proc Natl Acad Sci U S A. 2006;103:5723–8.

18. Ishigami A, Kondo Y, Nanba R, Ohsawa T, Handa S, Kubo S, et al. SMP30 deficiency in mice causes an accumulation of neutral lipids and phos-pholipids in the liver and shortens the life span. Biochem Biophys Res Commun. 2004;315:575–80.

19. Yumura W, Imasawa T, Suganuma S, Ishigami A, Handa S, Kubo S, et al. Accelerated tubular cell senescence in SMP30 knockout mice. Histol Histopathol. 2006;21:1151–6.

20. Son TG, Zou Y, Jung KJ, Yu BP, Ishigami A, Maruyama N, et al. SMP30 deficiency causes increased oxidative stress in brain. Mech Ageing Dev. 2006;127:451–7.

21. Sato T, Seyama K, Sato Y, Mori H, Souma S, Akiyoshi T, et al. Senescence marker protein-30 protects mice lungs from oxidative stress, aging, and smoking. Am J Respir Crit Care Med. 2006;174:530–7.

22. Koike K, Kondo Y, Sekiya M, Sato Y, Tobino K, Iwakami SI, et al. Complete lack of vitamin C intake generates pulmonary emphysema in senescence marker protein-30 knockout mice. Am J Physiol Lung Cell Mol Physiol. 2010;298:L784–92.

23. Hasegawa G, Yamasaki M, Kadono M, Tanaka M, Asano M, Senmaru T, et al. Senescence marker protein-30/gluconolactonase deletion worsens glucose tolerance through impairment of acute insulin secretion. Endocrinology. 2010;151:529–36.

24. Jung KJ, Ishigami A, Maruyama N, Takahashi R, Goto S, Yu BP, et al. Modulation of gene expression of SMP-30 by LPS and calorie restriction during aging process. Exp Gerontol. 2004;39:1169–77.

25. Heilbronn LK, Ravussin E. Calorie restriction and aging: review of the literature and implications for studies in humans. Am J Clin Nutr. 2003;78:361–9.

26. Wang M, Zhang J, Walker SJ, Dworakowski R, Lakatta EG, Shah AM. Involvement of NADPH oxidase in age-associated cardiac remodeling. J Mol Cell Cardiol. 2010;48:765–72.

索　引

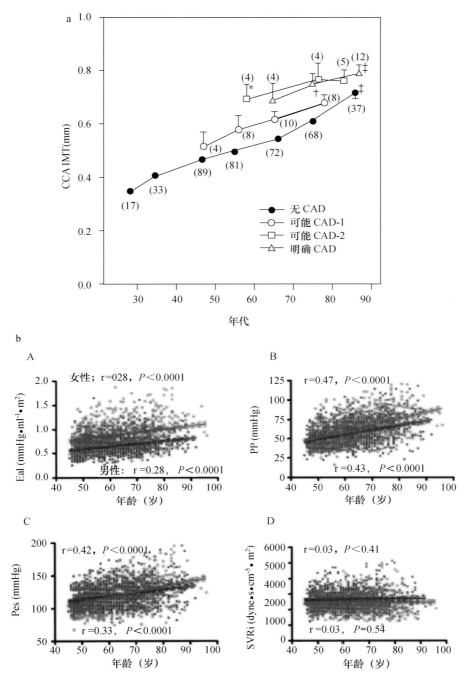

图 9-3 组 **（a）** 根据运动心电图、铊扫描和临床表现定义的 CAD 状态与颈总动脉（CCA）内膜中层厚度（IMT）。组的定义如下：可能 CAD-1，运动心电图阳性而铊扫描阴性亚组；可能 CAD-2，运动心电图阳性与铊扫描阳性亚组；和无 CAD 及明确 CAD 组。每个点代表给出的每 10 年受试者平均 IMT 与特定的 CAD 分类（星号，20 世纪 50 年代和 60 年代可能 CAD-2；剑标，20 世纪 70 年代和 80 年代可能 CAD-1；双剑标，20 世纪 80 年代和 90 年代可能无 CAD 及明确 CAD）。误差条表示标准差，图括号内数字表示受试者人数由每个数据点表示。经过年龄调整后，IMT 从无 CAD 同、可能 CAD-1 到可能 CAD-2 显著增加，但可能 CAD-2 和明确 CAD 组无差异（来源于 Nanar Y，Metter LJ，Ladey CJ，Kenper MK，Lecker LC，Lakatti EG，Fleg JL. Increased carotid artery intimal-medial thickness in asymptomatic older subjects with exercise-induced myocardial ischemia. Circulation. 1998；98：1504-1509. 获得 Wolters Kluwer health 授权）。组 **（b）** 男性和女性人群年龄与血管功能的关系。动脉弹性可索引 BSA（Eal，**b-A**），脉搏压（PP，**b-B**），以及 Pes（**b-C**），在男性（蓝色）和女性（红色）人群中随年龄增加。SVRi（**b-D**）不随年龄而变化。原始数据点，线性回归线 95% 可信区间，Peatscn 相关系数，以及相关性概率值如图示（来源于 Redfiekl MM，Jecotoen SJ，Borlaug BA，Rodebeffer RJ，Kass DA. Age- and gender-related ventricular-vascular stiffening: A community-based study. Circulation. 2005；112：2254-2262. 获得 Wolters Kuwer Health 授权）

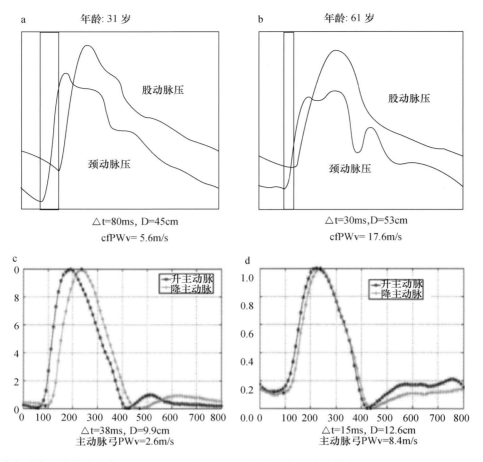

图 9-4 MRI 评估主动脉弓脉搏波速率（PWV）及压力测量法测得的彩色血流脉搏波（cfPWV）。cfPWV 通过颈动脉-股动脉压力测量法评价年轻参与者（**a**）和老年参与者（**b**）。相应的主动脉弓 PWV（**c** 和 **d**）所示同时通过相位差 MRI 在升主动脉和降主动脉获取正常血流曲线。年轻受试者表现出保存的主动脉弹性（正常脉搏波流速），然而老年参与者表现为 PWV 增加与主动脉变硬相关。△t 代表经过时间；D，经过距离；x 轴，时间以毫秒表示；y 轴，任意单位（来源于 Redheuil A，Yu WC，Wu CO，Mousseaux E，de Cesare A，Yan R，Kachenoura N，Bluemke D，Lima JA. Reduced ascending aortic strain and distensibility：Earliest manifestations of vascular aging in humans. Hypertension. 2010；55：319-326. 获得 Wolters Kluwer Health 授权）

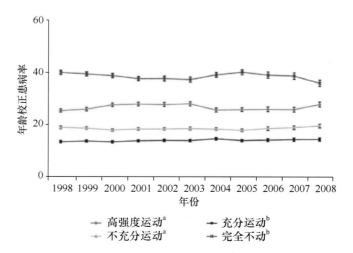

图 11-1 2008 年指南中定义的 1998—2008 年的国家健康调查英国成年人中四种不同运动方式的患病率。提示：误差线的上下区间代表 95% 可信区间。[a] 二次效应意义显著（$P < 0.05$），[b] 线性效应意义显著（$P < 0.05$）[5]

图 11-2 年龄对于久坐和运动的男性和女性的影响。图中展示了每搏量（SV）随着年龄增长而降低，同时伴随着 VO_{2max} 的降低[14]。图中展示了年轻人和老年人（久坐男性、运动男性、久坐女性及运动女性）在静息、亚极量和极量平板运动时的 SV。在静息、亚极量和极量平板运动等不同运动水平时的结果之间具有显著的统计学差异。与同性别及运动状态的年轻人比较，$^*P<0.001$，$^{**}P<0.01$，$^{***}P<0.05$。与同龄及同性别久坐者比较，$+P<0.001$。与同龄及运动状态的男性比较，$\delta P<0.001$，$\delta\delta P<0.01$

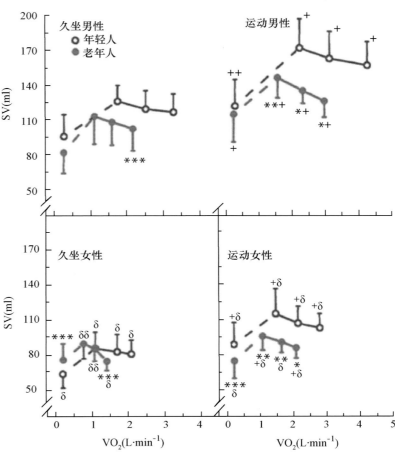

表 11-3 在规定范围的运动负荷下，心率（**a**）、舒张末期容积（**b**）、每搏量（**c**）及心排血量之间的关系。测试者按预先设定分成 3 个年龄组：25～44 岁（$n=22$），45～64 岁（$n=23$），以及 65～79 岁（$n=16$）。在同等心排血量的老年组中，运动训练者 HR 更低，EDV 和 SV 更高。年龄的影响有显著的统计学差异在 HR（$P=0.001$）、EDV（$P=0.04$）和 SV（$P=0.002$）。能达到预期运动阶段的人数随着运动负荷的增加而减少，在负荷达到 125W 时，1 组 $n=16$，2 组 $n=15$，3 组 $n=11$。即使仅分析运动负荷达到 125W 的测试者时，上述 3 个参数的改变仍然是相似的，年龄的影响仍具有显著性[16]。运动数据来自于踏车运动测力计，运动负荷由 25W 起始，按阶段逐级递增，各阶段累计增量 25W，每阶段时长 3min，在每阶段最后半分钟进行一次心室造影检查并记录数据

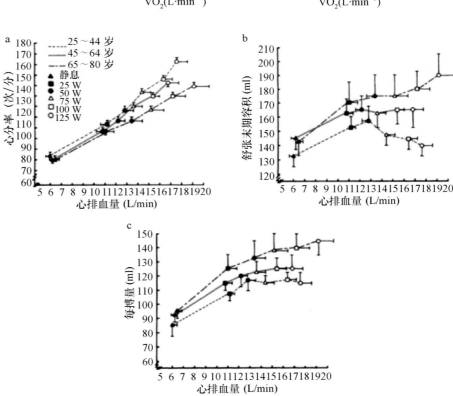

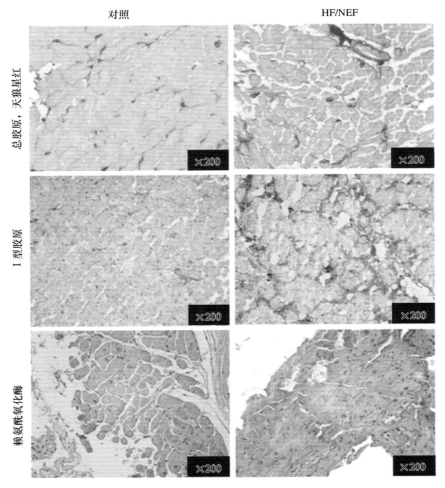

图 13-2 HF/NEF 患者心内膜活检的典型组织学染色。EF 正常的心衰（HF/NEF）患者和对照组比较（放大×），经天狼星红染色后，显示胶原蛋白含量增加，Ⅰ型胶原和赖氨酰氧化酶表达增强

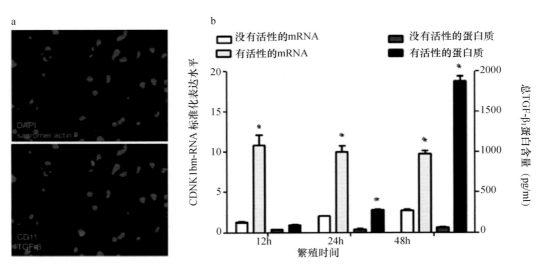

图 13-7 TGF-β 的表达水平。（**a**）代表 CD11a⁺ 细胞与促纤维化生长因子 TGF-β 的双重染色组织图像。（**b**）在体外用佛波醇 12-肉豆蔻酸酯 13-乙酸酯活化实验，单核细胞（THP-1 细胞）的 TGF-β mRNA 和 TGF-β 的蛋白质水平增加，呈时间依赖性。与对照组比较，* P<0.05

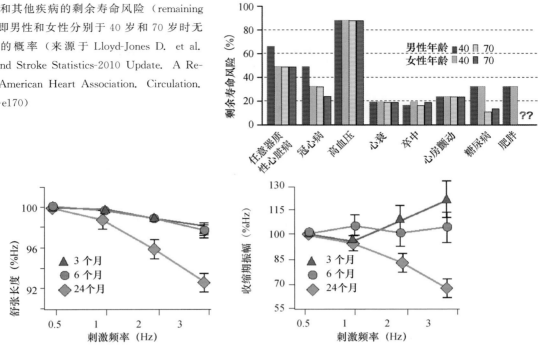

图 21-1 CVD 和其他疾病的剩余寿命风险（remaining lifetime risk），即男性和女性分别于 40 岁和 70 岁时无上述相关疾病的概率（来源于 Lloyd-Jones D. et al. Heart Disease and Stroke Statistics-2010 Update. A Report From the American Heart Association. Circulation. 2010；121：el-el70）

图 21-6 三种不同年龄的大鼠离体心肌细胞在不同刺激频率下的反应

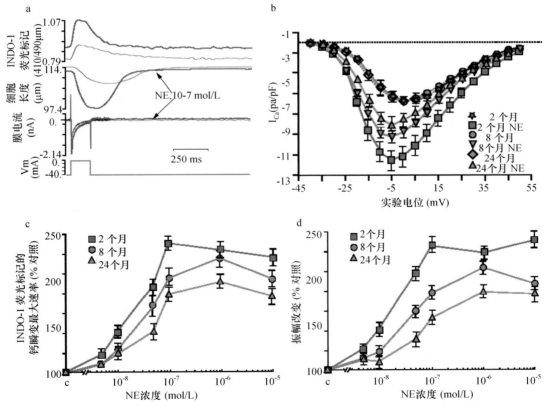

图 21-8 去甲肾上腺素（NE）（10^{-7} mol/L）对心肌收缩、Ca^{2+} 瞬变的振幅和动力学的影响。（**a**）在同一细胞中 NE 追踪描记。（**b**）Wistar 大鼠心室肌细胞年轻组（2 个月）、成年组（8 个月）和老年组（24 个月）应用 NE（10^{-7} mol/L）前后 L 型 Ca^{2+} 通道激活的电流-电压关系。（**c**）在三个年龄组大鼠，用 INDO-1 荧光标记显示的 Ca^{2+} 瞬变最大速率指数与 NE 剂量增加的关系。（**d**）三个年龄组对 NE 反应的平均收缩振幅。（来源于 Xiao R-P，Tomhave ED，Wang DJ，Ji X，Boluyt MO，Cheng H，Lakatta EG，Koch WJ. Age associated reductions in cardiac β1-and β2-adrenoceptor responses without changes in inhibitory G proteins or receptor kinases. J Clin Invest 1998；101：1273-1282）

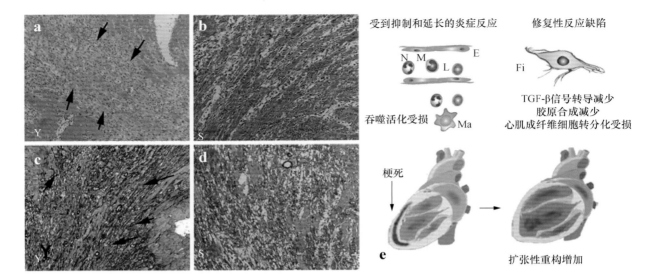

图 24-2 衰老与梗死后炎性和修复性反应缺陷相关，这可能导致不良重构的发生。虽然衰老与炎症基线水平提高和纤维化增加相关，在急性梗死的情况下受到抑制，但是出现了炎症反应延迟、心肌细胞的吞噬作用受损、缺陷性成纤维细胞反应以及瘢痕中胶原沉积明显减少。（**a~b**）在梗死的心脏中，衰老与死亡心肌细胞吞噬作用延迟相关。Hematoxylin-eosin 染色显示，缺血 1h 和再灌注 72h 后，年轻小鼠（2~4 个月大）表现为死亡的心肌细胞被肉芽组织所替代（**a**）。相反，对于衰老的小鼠（＞2 岁），在同一时间点，死亡的心肌细胞仍然存在。（**c~d**）衰老的心脏表现为梗死的心肌成纤维细胞浸润受损。在梗死后再灌注 72h 时，α-平滑肌肌动蛋白（α-SMA）免疫组织化学标识了肌成纤维细胞（箭头所示）。在年轻的小鼠心脏中可见大量肌成纤维细胞浸润（**c**）；相反，衰老心脏中肌成纤维细胞密度明显降低（**d**）。（**e**）衰老小鼠梗死中出现了炎症反应减少并延迟，修复性储备受损，以成纤维细胞对 TGF-β 的缺陷性反应为特点。在衰老小鼠的梗死中，胶原蛋白沉积减少，从而使瘢痕的拉伸强度降低，增加了扩张性重构。E：内皮细胞；Fi：成纤维细胞；L：淋巴细胞；Ma：巨噬细胞；M：单核细胞；N：中性粒细胞

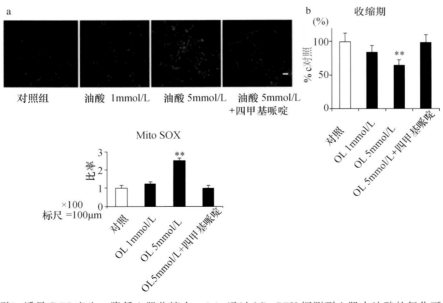

图 30-1 脂肪酸（油酸）诱导 ROS 产生，降低心肌收缩力。（**a**）通过 MitoSOX 探测到心肌内油酸的氧化可增加 ROS 的产生。用四甲基哌啶治疗可减少 ROS 产生。（**b**）通过管理油酸（5mmol/L）可降低电起搏（3Hz）的心肌收缩力。油酸诱导的细胞改变可通过四甲基哌啶控制。** $P<0.01$ *vs.* 对照组；OL：油酸（来源于 Nakamura H，Matoba S，Iwai-Kanai E，Kimata M，Hoshino A，Nakaoka M，Katamura M，Okawa Y，Ariyoshi M，Mita Y，Ikeda K，Okigaki M，Adachi S，Tanaka H，Takamatsu T，Matsubara H. p53 promotes cardiac dysfunction in diabetic mellitus caused by excessive mitochondrial respiration-mediated reactive oxygen species generation and lipid accumulation. Cric Heart Fail. 2012；5：106-15. 已获得 Wolter Kluwers Health 授权）

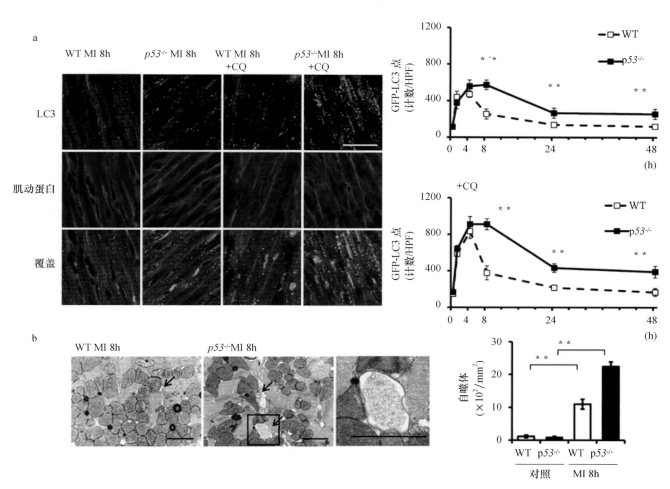

图 30-2 $p53^{-/-}$ 基因心脏心肌梗死（MI）后持续激活的自噬。通过腹腔注射氯喹（CQ）来显示自噬通量。（**a**）在 GFP-LC3 转基因小鼠缺血边缘区的图像；绿色，GFP-LC3；蓝色，DAPI 染色的核；红色，α肌动蛋白阳性的心肌细胞；原放大倍率×600；标尺，40μm。在心肌细胞中 GFP-LC3 点时程分析显示在右面图中。$^{**}P < 0.01$ *vs*. WT。（**b**）WT 和 $p53^{-/-}$ 小鼠结扎后 8h 缺血边缘区具有代表性的电子显微照片。箭头表明自噬体；原放大倍率×5000 和×10 000；标尺，2μm。自噬体定量分析显示在右面图。$^{**}P < 0.01$（来源于 Hoshino A，Matoba S，Iwai-Kanai E，Nakamura H，Kimata M，Nakaoka M，katamura M，Okawa Y，Ariyoshi M，Mita Y，Ikeda K，Ueyama T，Okigaki M，Matsubara H. p53-TIGAR axis attenuates mitophagy to exacerbate cardiac damage after ischemia. J Mol Cell Cardiol. 2012；52；175-84. 已获得 Elsevier 授权）

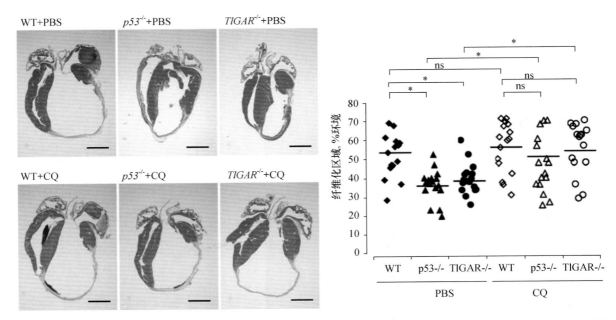

图 30-3 *p53-TIGAR* 通过抑制线粒体自噬加重缺血损伤。氯喹（CQ）腹腔给药 4h 后进行冠状动脉结扎，之后 1 周每天一次。结扎 28 天后行马松三色染色的代表图像。显示周围纤维化面积百分比；比例尺，2mm。*P<0.05，**P<0.01（来源于 Hoshino A，Matoba S，Iwai-Kanai E，Nakamura H，Kimata M，Nakaoka M，Katamura M，Okawa Y，Ariyoshi M，Mita Y，Ikeda K，Ueyama T，Okigaki M，Matsubara H. p53-TIGAR axis attenuates mitophagy to exacerbate cardiac damage after ischemia. J Mol Cell Cardiol. 2012；52：175-84. 已获得 Elsevier 授权）

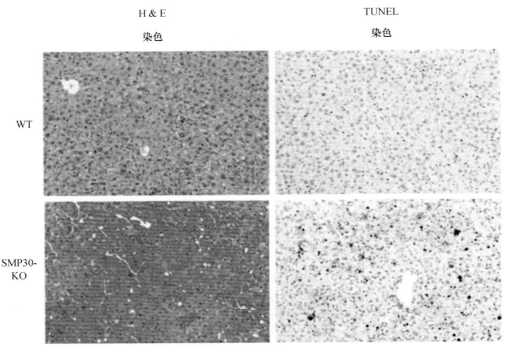

图 32-1 野生型（WT）和 SMP30 基因敲除（SMP30-KO）小鼠通过尾静脉注入抗 Fas 抗体（3μg/25g 老鼠体重）。小鼠在 6h 的抗 Fas 抗体处理后被杀掉。肝标本（×100）通过苏木精-伊红（H&E）染色（左侧）和终端的 dUTP 切口末端标记（TUNEL）分析（右侧）后的组织学检查（来源于 Ishigami A，Fujita T，Handa S，Shirasawa T，Koseki H，Kitamura T，et al. Senescence marker protein-30 knockout mouse liver is highly susceptible to tumor necrosis factor- alpha- and Fas-mediated apoptosis. Am J Pathol. 2002；161：1273-1281. With permission from Elsevier）

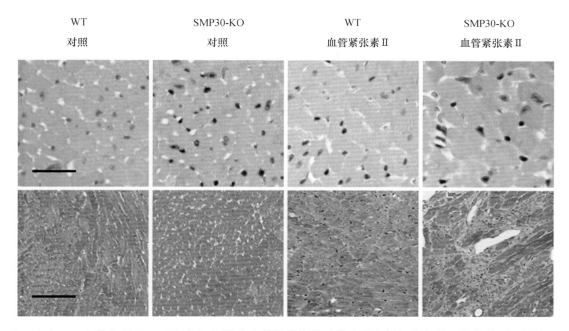

图 32-3 （上）在在 WT 小鼠和 SMP30-KO 小鼠有/没有血管紧张素 Ⅱ 时苏木精和伊红染色的心肌横截面（标尺＝50μm）。与血管紧张素 Ⅱ 注射的野生型小鼠相比，血管紧张素 Ⅱ 注射的 SMP30-KO 小鼠的心肌细胞横截面积明显增大（372μm±11μm *vs.* 399μm±17μm[2]，*P*＜0.01）。（下）马松弹性心肌切片染色（标尺＝100μm）。与血管紧张素 Ⅱ 注射的野生型小鼠相比，血管紧张素 Ⅱ 注射的 SMP30-KO 小鼠的心肌纤维化程度明显升高（6.4％±0.8％ *vs.* 7.5％±0.7％，*P*＜0.01）

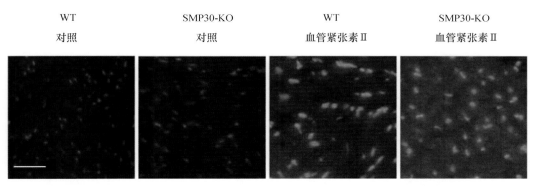

图 32-4 冷冻左心室组织二氢乙锭（DHE）染色（标尺＝50μm）。血管紧张素 Ⅱ 注射的 SMP30-KO 小鼠的超氧阴离子产生明显大于血管紧张素 Ⅱ 注射的野生型小鼠（*P*＜0.01）